M. Sitzer, H. Steinmetz (Hrsg.)

Lehrbuch Neurologie

M. Sitzer, H. Steinmetz (Hrsg.)

Lehrbuch Neurologie

1. Auflage

Herausgegeben von:
Prof. Dr. med. Matthias Sitzer, Herford
Prof. Dr. med. Helmuth Steinmetz, Frankfurt am Main

Mit Beiträgen von:
Prof. Dr. med. Fuat Aksu, Datteln
Prof. Dr. med. Gabriele Arendt, Düsseldorf
Prof. Dr. med. Ralf Baumgartner, Zürich
Prof. Dr. med. Reiner Benecke, Rostock
PD Dr. med. Michael von Brevern, Berlin
Dr. med. Jan-Markus Dörr, Berlin
Prof. Dr. med. Frank Erbguth, Nürnberg
Prof. Dr. med. Rüdiger Gerlach, Erfurt
Prof. Dr. med. Oliver C. Hanemann, Plymouth
Dr. med. Frank Hanisch, Halle (Salle)
PD Dr. med. Elke Hattingen, Frankfurt am Main
Prof. Dr. med. Rüdiger Hilker, Frankfurt am Main
Prof. Dr. med. Thomas Lempert, Berlin
Prof. Dr. med. Holger Lerche, Tübingen
Prof. Dr. med. Arne May, Hamburg
PD Dr. med. Richard du Mesnil de Rochemont, Frankfurt am Main
Prof. Dr. med. Harald Prüß, Berlin
Prof. Dr. med. Andreas Raabe, Bern
Dr. med. Julian Rathert, Erfurt
PD Dr. med. Eva Schielke, Berlin
Prof. Dr. med. Klaus Schmidtke, Offenburg
Prof. Dr. med. Erich Schmutzhard, Innsbruck
Prof. Dr. med. Mario Siebler, Essen-Kettwig
Prof. Dr. med. Joachim Steinbach, Frankfurt am Main
Prof. Dr. med. Andreas Unterberg, Heidelberg
PD Dr. med. Yvonne Weber, Tübingen
Prof. Dr. med. Ulf Ziemann, Frankfurt am Main
Prof. Dr. med. Stephan Zierz, Halle (Saale)
Prof. Dr. med. Frauke Zipp, Mainz
Dr. med. Klaus Zweckberger, Heidelberg

ELSEVIER

ELSEVIER
Hackerbrücke 6, 80335 München, Deutschland

ISBN 978-3-437-41444-2
Ist bereits unter der ISBN 978-3-437-41442-8 erschienen.

01. Auflage 2011

16 17 18 19 4 3 2 1

Wichtiger Hinweis für den Benutzer
Die Erkenntnisse in der Medizin unterliegen laufendem Wandel durch Forschung und klinische Erfahrungen. Herausgeber und Autoren dieses Werkes haben große Sorgfalt darauf verwendet, dass die in diesem Werk gemachten therapeutischen Angaben (insbesondere hinsichtlich Indikation, Dosierung und unerwünschter Wirkungen) dem derzeitigen Wissensstand entsprechen. Das entbindet den Nutzer dieses Werkes aber nicht von der Verpflichtung, anhand weiterer schriftlicher Informationsquellen zu überprüfen, ob die dort gemachten Angaben von denen in diesem Werk abweichen und seine Verordnung in eigener Verantwortung zu treffen.

Für die Vollständigkeit und Auswahl der aufgeführten Medikamente übernimmt der Verlag keine Gewähr.
Geschützte Warennamen (Warenzeichen) werden in der Regel besonders kenntlich gemacht (®). Aus dem Fehlen eines solchen Hinweises kann jedoch nicht automatisch geschlossen werden, dass es sich um einen freien Warennamen handelt.

Bibliografische Information der Deutschen Nationalbibliothek
Die Deutsche Nationalbibliothek verzeichnet diese Publikation in der Deutschen Nationalbibliografie; detaillierte bibliografische Daten sind im Internet über http://www.d-nb.de abrufbar.

Um den Textfluss nicht zu stören, wurde bei Patienten und Berufsbezeichnungen die grammatikalisch maskuline Form gewählt. Selbstverständlich sind in diesen Fällen immer Frauen und Männer gemeint.

Planung und Lektorat: Christina Nussbaum, Alexander Gattnarzik, Dr. med. Constance Spring
Redaktion: Martin Kortenhaus, Illertissen
Herstellung: Cornelia Reiter
Satz: abavo GmbH, Buchloe/Deutschland; TnQ, Chennai/Indien
Druck und Bindung: Printer Trento, Italy
Fotos/Zeichnungen: Dr. Katja Dalkowski, Erlangen
Umschlaggestaltung: SpieszDesign, Neu-Ulm
Titelfotografie: Aufsicht auf eine virtuelle Präparation wichtiger Faserbahnen des menschlichen Gehirns; Rekonstruktion aus diffusionsgewichteten Magnetresonanztomografien eines gesunden Probanden: Am rechten unteren Bildrand ist die Radiatio optica (grün, gelb) zu sehen, in der Mitte sind neben der Balkenstrahlung (rot, blau) die auf- und absteigenden kortikospinalen Faserbahnen (blau) abgebildet. (Quelle: mit freundlicher Genehmigung: Dr. Johannes C. Klein, Brain Imaging Center Frankfurt)

Aktuelle Informationen finden Sie im Internet unter **www.elsevier.de** und **www.elsevier.com**

Vorwort

Eine der Faszinationen der Neurologie liegt in der Systematik ihres klinischen Denkens. Anamnese und körperliche Untersuchung klären die meisten Diagnosen ohne technische Zusatzuntersuchungen, auch wenn letztere nach außen gelegentlich besonders beeindrucken mögen (siehe Cover-Abbildung dieses Buches). Begeisterung für die Struktur und Funktion des Nervensystems, gute neuroanatomische und neurophysiologische Kenntnisse sowie deduktives Denken sind die wesentlichen Voraussetzungen der klinischen Neurologie. Ihr besonderer Reiz liegt dann in der Spannung zwischen einem in vielen seiner physiologischen Funktionen noch unverstandenen „Organ“ (Nervensystem) und der relativen Einfachheit der Analyse seiner Störungen. Dieser intellektuelle Rahmen macht die Neurologie zu einem, auch für den heutigen Arztnachwuchs, besonders attraktiven Fach!

Der traditionellen diagnostischen Differenziertheit der Neurologie sind in den letzten 25 Jahren erfreulicherweise enorme Fortschritte in der Behandelbarkeit ihrer „großen“ Erkrankungen gefolgt. Beispiele hierfür sind der Hirninfarkt („Schlaganfall“), die Multiple Sklerose, Epilepsie oder die Parkinson-Krankheit. Die Neurologie ist hierdurch ganz anders als vor 100 Jahren zu einem „Therapiefach“ geworden, dessen Erfolge denen der Inneren Medizin nicht mehr nachstehen. Auch in den vor uns liegenden Jahrzehnten werden die Krankheiten des Nervensystems zu denjenigen gehören, die von der Etablierung neuer Therapieprinzipien besonders profitieren.

Galt die Neurologie etwa noch zu Zeiten des Studiums der Herausgeber dieses Buches als eher „kleines“ medizinisches Gebiet, so hat sich dies heute grundlegend gewandelt. Die neurologischen Patientenzahlen haben sich allerorts vervielfacht. In den meisten Klinika gehört die Neurologie zu den Leistungsträgern und hat andere früher „große Fächer“ überholt. Verantwortlich hierfür ist neben den Fortschritten in Diagnostik und Therapie vor allem der demografische Wandel unserer Bevölkerung. Schlaganfall, Morbus Parkinson, degenerative „Demenzkrankheiten“, aber auch Epilepsie und Hirntumoren nehmen mit zunehmendem Durchschnittsalter zu und werden dies weiter tun. Auch Primärärztinnen und -ärzte sind häufige Ansprechpartner für vieldeutige neurologische Symptome wie „Kopfschmerz“, „Schwindel“ oder „Gedächtnisstörungen“. Die Bedeutung der Neurologie wird damit nicht nur in der Medizin weiter wachsen. Dem Nachwuchs mag dies als weiteres „Stimulans“ beim Studium dieses Buches dienen!

Unser Lehrbuch versucht den didaktischen Herausforderungen durch ein neues Konzept gerecht zu werden. Die Autorinnen und Autoren der Kapitel haben sich bemüht, die Krankheitsbilder vom Symptom zur Diagnose darzustellen, sodass die „klinische Präsentation“ im Vordergrund steht und sich die Systematik der Krankheiten wie im ärztlichen Alltag durch die zunehmende Verdichtung anamnestischer, befundlicher und zusatzdiagnostischer Informationen ergibt. Einleitend wird eine Einführung in die funktionelle Neuroanatomie und die darauf aufbauende klinisch-neurologische Untersuchung gegeben. Die Kapitel über die Erkrankungen werden durch didaktische Zusatzinformationen in verschiedenen Lernkästen ergänzt. Das Online-Angebot einschließlich IMPP-Fragen unterstützt das effektive Lernen.

Wir danken allen Autorinnen und Autoren, die das didaktische Konzept dieses Buches in die Tat umgesetzt haben. Besondere Anerkennung gebührt darüber hinaus den hervorragenden Leistungen von Frau Dr. med. Constance Spring, Herrn Martin Kortenhaus, Herrn Dr. Johannes C. Klein und Herrn Dr. med. Helmut Plöger.

Herford und Frankfurt am Main, im September 2011
Prof. Dr. med. Matthias Sitzer
Prof. Dr. med. Helmuth Steinmetz

Adressen

Herausgeber

Prof. Dr. med. Matthias Sitzer
Klinikum Herford
Klinik für Neurologie
Schwarzenmoorstr. 70
32049 Herford

Prof. Dr. med. Helmuth Steinmetz
Klinikum der Johann Wolfgang Goethe-Universität
Zentrum der Neurologie und Neurochirurgie
Klinik für Neurologie
Schleusenweg 2–16
60528 Frankfurt am Main

Autoren

Prof. Dr. med. Fuat Aksu
Universität Witten/Herdecke
Vestische Kinder- und Jugendklinik Datteln
Abteilung Neuropädiatrie
Dr.-Friedrich-Steiner-Str. 5
45711 Datteln

Prof. Dr. med. Gabriele Arendt
Klinikum der Heinrich-Heine-Universität
Neurologische Klinik
Moorenstr. 5
40225 Düsseldorf

Prof. Dr. med. Ralf Baumgartner
NeuroZentrum Hirslanden
Witellikerstr. 40
CH-8032 Zürich

Prof. Dr. med. Reiner Benecke
Universität Rostock
Zentrum für Nervenheilkunde
Klinik für Neurologie und Poliklinik
Gehlsheimer Str. 20
18147 Rostock

PD Dr. med. Michael von Brevern
Park-Klinik Weißensee
Abteilung für Neurologie
Schönstr. 80
13086 Berlin

Dr. med. Jan-Markus Dörr
Charité Universitätsmedizin Berlin
NeuroCure Clinical Research Center
Klinische Neuroimmunologie
Charitéplatz 1
10117 Berlin

Prof. Dr. med. Frank Erbguth
Klinikum Nürnberg Süd
Klinik für Neurologie
Breslauer Str. 201
90471 Nürnberg

Prof. Dr. med. Rüdiger Gerlach
HELIOS Klinikum Erfurt
Klinik für Neurochirurgie
Nordhäuser Str. 74
99089 Erfurt

Prof. Dr. med. Oliver C. Hanemann
Peninsula Medical School
Department of Clinical Neurobiology
Tamar Science Park
Research Way
Plymouth U.K.
PL6 8BU

Dr. med. Frank Hanisch
Klinikum der Martin-Luther-Universität Halle-Wittenberg
Klinik und Poliklinik für Neurologie
Ernst-Grube-Str. 40
06120 Halle (Saale)

PD Dr. med. Elke Hattingen
Klinikum der Johann Wolfgang Goethe-Universität
Zentrum der Radiologie
Institut für Neuroradiologie
Schleusenweg 2–16
60528 Frankfurt am Main

Prof. Dr. med. Rüdiger Hilker
Klinikum der Johann Wolfgang Goethe-Universität
Zentrum der Neurologie und Neurochirurgie
Klinik für Neurologie
Schleusenweg 2–16
60528 Frankfurt am Main

Prof. Dr. med. Thomas Lempert
Schlosspark-Klinik
Abteilung für Neurologie
Heubnerweg 2
14059 Berlin

Prof. Dr. med. Holger Lerche
Klinikum der Eberhard-Karls-Universität Tübingen
Abteilung Allgemeine Neurologie mit Schwerpunkt Epileptologie
Hoppe-Seyler-Str. 3
72076 Tübingen

Prof. Dr. med. Arne May
Universitätsklinikum Hamburg-Eppendorf
Institut für Systemische Neurowissenschaften
Martinistr. 52
20246 Hamburg

PD Dr. med. Richard du Mesnil de Rochemont
Klinikum der Johann Wolfgang Goethe-Universität
Zentrum der Radiologie
Institut für Neuroradiologie
Schleusenweg 2–16
60528 Frankfurt am Main

Prof. Dr. med. Andreas Raabe
Inselspital Bern
Universitätsklinik für Neurochirurgie
Freiburgstr. 4
CH-3010 Bern

Dr. med. Julian Rathert
HELIOS Klinikum Erfurt
Klinik für Neurochirurgie
Nordhäuser Str. 74
99089 Erfurt

PD Dr. med. Eva Schielke
Praxis für Neurologie
Friedrichstr. 185
10117 Berlin-Mitte

Prof. Dr. med. Klaus Schmidtke
Ortenau Klinikum
Zentrum für Altersmedizin
Abteilung für Neurologie, Neurogeriatrie
Ebertplatz 12
77654 Offenburg

Prof. Dr. med. Erich Schmutzhard
Medizinische Universität Innsbruck
Universitätsklinik für Neurologie
Anichstr. 35
A-6020 Innsbruck

Prof. Dr. med. Mario Siebler
MediClin Fachklinik Rhein/Ruhr
Abteilung für Neurologie
Auf der Rötsch 2
45219 Essen-Kettwig

Prof. Dr. med. Joachim Steinbach
Klinikum der Johann Wolfgang Goethe-Universität
Zentrum der Neurologie und Neurochirurgie
Dr. Senckenbergisches Institut für Neuroonkologie
Schleusenweg 2–16
60528 Frankfurt am Main

Prof. Dr. med. Andreas Unterberg
Universitätsklinikum Heidelberg
Neurochirurgische Klinik
Im Neuenheimer Feld 400
69120 Heidelberg

PD Dr. med. Yvonne Weber
Klinikum der Eberhard-Karls-Universität Tübingen
Abteilung Allgemeine Neurologie mit Schwerpunkt Epileptologie
Hoppe-Seyler-Str. 3
72076 Tübingen

Prof. Dr. med. Ulf Ziemann
Klinikum der Johann Wolfgang Goethe-Universität
Zentrum der Neurologie und Neurochirurgie
Klinik für Neurologie
Schleusenweg 2–16
60528 Frankfurt am Main

Prof. Dr. med. Stephan Zierz
Klinikum der Martin-Luther-Universität Halle-Wittenberg
Klinik und Poliklinik für Neurologie
Ernst-Grube-Str. 40
06120 Halle (Saale)

Prof. Dr. med. Frauke Zipp
Universitätsmedizin der Johannes Gutenberg-Universität
Klinik und Poliklinik für Neurologie
Langenbeckstr. 1
55131 Mainz

Dr. med. Klaus Zweckberger
Universitätsklinikum Heidelberg
Neurochirurgische Klinik
Im Neuenheimer Feld 400
69120 Heidelberg

Abkürzungen

AAT	Aachener Aphasietest
ACTH	adrenokortikotropes Hormon
ADC	apparent diffusion coefficient
ADEM	akute disseminierte Enzephalomyelitis
ADH	antidiuretisches Hormon
ADP	Adenosindiphosphat
AEP	akustisch evozierte Potenziale
AFP	α-Fetoprotein
AHB	Anschlussheilbehandlung
AIDP	akute idiopathische Polyradikuloneuritis
AIDS	acquired immuno deficiency syndrome
ALD	Adrenoleukodystrophie
ALS	amyotrophe Lateralsklerose
ANA	antinukleäre Antikörper
ANCA	anti-neutrophile cytoplasmatic antibodies
APP	amyloid precursor protein
ARDS	acute (adult) respiratory distress syndrome
ASR	Achillessehnenreflex
ASS	Acetylsalicylsäure
AVM	arteriovenöse Malformation
BFNIS	benign familial neonatal-infantile seizures
BFNS	benign familial neonatal seizures
BHR	Bauchhautreflex
BMRC	British Medical Research Council
BNS	Blitz-Nick-Salaam (Typ der epileptischen Anfälle)
BPLS	benigner paroxysmaler Lagerungsschwindel
BSE	bovine spongiforme Enzephalitis
BSG	Blutkörperchensenkungsgeschwindigkeit
BSR	Bizepssehnenreflex
BSV	Bandscheibenvorfall
BTF	Brain Trauma Foundation
BTX	Botulinumtoxin
BWK	Brustwirbelkörper
BWS	Brustwirbelsäule
CADASIL	cerebral autosomal dominant angiopathy with subcortical infarcts and leucencephalopathy
CBD	kortikobasale Degeneration
CBF	cerebral blood flow
CCT	kraniale(s) Computertomografie/-tomogramm
CGRP	calcitonin-gene related peptide
CIDP	chronische idiopathische Polyradikuloneuritis
CIS	„clinically isolated syndrome" (klinisch isoliertes Syndrom)
CJD	Creutzfeldt-Jakob-Krankheit
CK	Kreatinkinase
CMD	kongenitale Muskeldystrophie
CMV	Zytomegalievirus
COX	Cyclooxygenase
CPAP	continuous positive airway pressure
CPEO	chronisch progrediente externe Ophthalmoplegie
CPH	chronische paroxysmale Hemikranie
CPK	Kreatinphosphokinase
CPP	zerebraler Perfusionsdruck
CRP	C-reaktives Protein
CSWS	cerebral salt waste syndrome, zerebrales Salzverlust-syndrom
CT	Computertomografie/-tomogramm
CTA	CT-Angiografie
DCM	dilatative Kardiomyopathie
DHPR	Dihydropyridinrezeptor
DNET	dysembryonale neuroepitheliale Tumoren
DOPA	Dihydroxyphenylalanin
DRG	diagnosis related groups
DSA	digitale Subtraktionsangiografie
DTICH	delayed traumatic intracerebral hemorrhage
DTPA	Diethylentriaminpentaessigsäure
DWI	diffusion-weighted imaging
EBV	Epstein-Barr-Virus
EDSS	Expanded Disability Status Scale
EEG	Elektroenzephalogramm
EGFR	epidermal growth factor receptor
EKG	Elektrokardiografie/-gramm
ELISA	enzym-linked immunosorbent assay
EMG	Elektromyografie/-myogramm
ENG	Elektroneurografie
EPM	extrapontine Myelinolyse
EPSP	exzitatorisches postsynaptisches Potenzial
FFI	fatal familial insomnia
FHM	familiäre hemiplegische Migräne
FLAIR	fluid attenuated inversion recovery
FRDA	Friedreich-Ataxie
FSHD	fazioskapulohumerale Muskeldystrophie
FSME	Frühsommer-Meningoenzephalitis
FTD	frontotemporale Demenz
GABA	Gammaaminobuttersäure
GAD	glutamic acid decarboxylase (Glutamatdecarboxylase)
GBS	Guillain-Barré-Syndrom
GCS	Glasgow Coma Scale
GH	growth hormone (Wachstumshormon)
GOT	Glutamat-Oxalacetat-Transaminase
GPT	Glutamat-Pyruvat-Transaminase
GTKA	generalisierter tonisch-klonischer Anfall
HACEK	Haemophilus aphrophilus, Actinobacillus actinomycetemcomitans, Cardiobacterium hominis, Eikenella corrodens und Kingella kingae
HCG	humanes Choriongonadotropin
HE	Hounsfield-Einheiten
HHV	humanes Herpesvirus
HIV	human immunodeficiency virus
HLA	human leucocyte antigen
HSMN	hereditäre sensomotorische Neuropathie
HSP	hereditäre spastische Spinalparalyse
HSV	Herpes-simplex-Virus
HWK	Halswirbelkörper
HWS	Halswirbelsäule
IBM	inclusion body myositis (Einschlusskörperchenmyositis)
ICF	International Classification of Functioning, Disability and Health
ICP	intracranial pressure
IGE	idiopathische generalisierte Epilepsie
INO	internukleäre Ophthalmoplegie
INR	international normalized ratio
ISG	Iliosakralgelenk
IZB	intrazerebrale Blutung
JAE	juvenile Absence-Epilepsie
JME	juvenile myoklonische Epilepsie
LBD	Lewy-Body-Demenz
LDL	low density lipoproteins
LEMS	Lambert-Eaton-Myotonie-Syndrom
LGMD	limb girdle muscle dystrophy (Gliedergürtel-Muskeldystrophie)

LHON	Leber'sche hereditäre Optikusneuroretinopathie
LP	Lumbalpunktion
LWK	Lendenwirbelkörper
LWS	Lendenwirbelsäule
MAO	Monoaminooxidase
MAP	mittlerer arterieller Blutdruck
MCI	minimal cognitive impairment
MELAS	mitochondrial encephalomyelopathy, lactic acidosis and strokelike episodes
MEN	multiple endokrine Neoplasie
MEP	motorisch evozierte Potenziale
MER	Muskeleigenreflexe
MERRF	myoclonic epilepsy with ragged red fibers
MGMT	Methyl-Guanin-Methyltransferase
MHC	major histocompatibility complex
MID	Multiinfarktdemenz
MIP	maximum intensity projection
MLF	Fasciculus longitudinalis medialis
MMC	Myelomeningozele
MMST	Mini-Mental-Status-Test
MOTT	mycobacteria others than tuberculosis
MPO	Myeloperoxidase
MPNST	maligner peripherer Nervenscheidentumor
MPR	multiplanare Rekonstruktion
MRA	Magnetresonanzangiografie
MRS	Magnetresonanzspektroskopie
MRT	Magnetresonanztomograf(ie), -tomogramm
MS	Multiple Sklerose
MSA	Multisystematrophie
NAA	N-Acetyl-Aspartat
NF	Neurofibromatose
NIHSS	National Institute of Health Stroke Scale
NLG	Nervenleitgeschwindigkeit
NMO	Neuromyelitis optica
NNO	Neuritis nervi optici
NPH	Normaldruckhydrozephalus
NSAR	nichtsteroidale Antirheumatika
NSCLC	non small cell lung cancer
NSE	neuronspezifische Enolase
OKB	oligoklonale Banden
OKN	optokinetischer Nystagmus
OPCA	olivopontozerebelläre Atrophie
OPMD	okulopharyngeale Muskeldystrophie
PAI	Plasminogenaktivator-Inhibitor
PAN	Polyarteriitis nodosa
PCR	polymerase chain reaction (Polymerasekettenreaktion)
PDD	Morbus Parkinson mit Demenz
PED	paroxysmal exercise induced dyskinesia (paroxysmale belastungsinduzierte Dyskinesie)
PEG	perkutane endoskopische Gastrostomie
PET	Positronenemissionstomografie
PKD	paroxysmale kinesiogene Dyskinesie
PKU	Phenylketonurie
PMA	progressive Muskelatrophie
PML	progressive multifokale Leukenzephalopathie
PNET	primitive neuroektodermale Tumoren
PNKD	paroxysmale non-kinesiogene Dyskinesie
POTS	posturales Tachykardiesyndrom
PPRF	pontine paramediane retikuläre Formation
PRES	posteriores reversibles Enzephalopathie-Syndrom
PRIND	prolonged reversible ischaemic neurolic deficit
PROMM	proximale myotone Myopathie
PSP	progressive supranukleäre Paralyse
PSR	Patellarsehnenreflex
PWI	perfusion-weighted imaging
REM	rapid eyes movement
RLS	Restless-legs-Syndrom
RNA	Ribonucleinsäure
RPR	Radiusperiostreflex
RR	Blutdruck nach Riva-Rocci
SAB	Subarachnoidalblutung
SAE	subkortikale arteriosklerotische Enzephalopathie
SANDO	sensorische Ataxie, Neuropathie, Dysarthrophonie, Ophthalmoplegie
SCA	spinozerebelläre Ataxie
SCLC	small cell lung cancer
SDH	subdurales Hämatom
SGB	Sozialgesetzbuch
SHT	Schädel-Hirn-Trauma
SIADH	Syndrom der inadäquaten ADH-Sekretion
SIRS	systemic inflammatory response syndrome
SLE	systemischer Lupus erythematodes
SMA	spinale Muskelatrophie
SND	striatonigrale Degeneration
SOREM	sleep-onset-REM
SPECT	single photon emission computed tomography
SPS	Stiff-Person-Syndrom
SSEP	somatosensorisch evozierte Potenziale
SSPE	subakute sklerosierende Panenzephalitis
SSRI	selektive Serotonin-Wiederaufnahmehemmer
STIR	short tau inversion recovery
SUNCT	short-lasting unilateral neuralgiform headache with conjunctival injection and tearing
SWK	Sakralwirbelkörper
T1w	T1-weighted (T1-gewichtet)
TAK	trigeminoautonome Kopfschmerzen
TEE	transösophageale Echokardiografie
TGA	transiente globale Amnesie
TIA	transitorische (transiente) ischämische Attacke
TPHA	Treponema-pallidum-Hämagglutinationstest
TR	recovery time, repetition time, Repetitionszeit
TSH	thyreoidea stimulating hormone
TSR	Trizepssehnenreflex
TTE	transthorakale Echokardiografie
VCAM	vascular cell adhesion molecule
VDRL	Veneral Disease Research Laboratory (Lues-Test)
VEP	visuell evozierte Potenziale
VHL	Von-Hippel-Lindau-Syndrom
VIM	Nucleus ventralis intermedius
VOR	vestibulo-okulärer Reflex
VPL	Nucleus ventralis posterolateralis
VPM	Nucleus ventralis posteromedialis
VZV	Varicella-Zoster-Virus
WHO	World Health Organisation
ZMV	Zytomegalievirus
ZNS	zentrales Nervensystem
ZVD	zentralvenöser Druck

Quellenverzeichnis

Der Verweis auf die jeweilige Abbildungsquelle befindet sich bei allen Abbildungen im Werk am Ende des Legendentextes in eckigen Klammern. Alle nicht besonders gekennzeichneten Grafiken und Abbildungen © Elsevier GmbH, München.

1 Benninghoff A, Drenckhahn D. Anatomie. 17. Aufl. München: Elsevier; 2008.

2 Brunkhorst R, Schölmerich J. Differenzialdiagnostik und Differenzialtherapie. München: Elsevier; 2010.

3 Ceballos-Baumann AO, Conrad B. Bewegungsstörungen. 2. Aufl. Stuttgart: Georg-Thieme; 2005.

4 Mayatepek E. Pädiatrie. München: Elsevier; 2007.

5 Paulsen F, Waschke J. Sobotta Atlas der Anatomie des Menschen. 23. Aufl. München: Elsevier; 2010.

6 Speckmann EJ, Hescheler J, Köhling J. Physiologie. 5. Aufl. München: Elsevier; 2008.

7 Steinbrück I, Baumhoer D, Henle P. Intensivkurs Anatomie. München: Elsevier; 2008.

8 Trepel M. Neuroanatomie. 4. Aufl. München: Elsevier; 2008.

9 Welsch U. Sobotta Lehrbuch Histologie. 3. Aufl. München: Elsevier; 2010.

10 Bähr/Frotscher, Duus neurologisch-topische Diagnostik. 8. Aufl. Stuttgart: Georg-Thieme; 2008

11 Diener, Kopfschmerzen. Stuttgart: Georg-Thieme; 2003

Inhaltsverzeichnis

KAPITEL

1

Ralf W. Baumgartner, Matthias Sitzer, Helmuth Steinmetz

Neurologische Untersuchung und Syndrome

Zur Orientierung

Wie auch in anderen klinischen Fächern sind die Anamnese und anschließende körperliche Untersuchung des Patienten wichtige Meilensteine auf dem Weg zur Diagnose. Mehr noch: Mit Anamnese und klinisch-neurologischem Befund sollten die meisten neurologischen Diagnosen bereits korrekt gestellt sein, sodass apparative Zusatzbefunde entweder nicht nötig sind oder bestätigenden Charakter haben. Fasst man die erhobenen Befunde zu einem neurologischen Syndrom zusammen (Syndromdiagnose), lassen sich hiermit in vielen Fällen schon Aussagen dazu treffen, wo die zugrunde liegende Schädigung lokalisiert ist (Lokalisationsdiagnose) und was dort geschehen ist (pathogenetische Diagnose). Beim Erstellen dieser Diagnosen sind Kenntnisse in Neuroanatomie und Neurophysiologie und die Erfahrung, der sog. klinische Blick für typische Kombinationen von Beschwerden und Zeichen bei bestimmten Erkrankungen, wegweisend.

Prüfungsschwerpunkte

+++ neurologischer Untersuchungsgang: Anamnese, Hirnnervenbefund, Kennmuskeln, Prüfung von Muskelkraft, Muskeleigenreflexen, Muskeltonus, Sensibilität und Koordination

1

++ charakteristische Zeichen der Schädigung von Hirnnerven, Großhirnhemisphären, Hirnstamm, Rückenmark oder peripheren Nerven
+ neuropsychologische Syndrome, Hirntodbestimmung

1.1 Grundlagen

Anamnese Am Anfang steht die sorgfältige Erfassung des aktuellen neurologischen Leidens. Daraus ergibt sich oft schon eine Verdachtsdiagnose und damit der Schwerpunkt des nachfolgenden „Neurostatus", also der klinisch-neurologischen Untersuchung. Die Angaben des Patienten können durch gezielte Fragen optimiert und die von ihm verwendeten Begriffe durch Nachfragen präzisiert werden, denn z.B. mit der Aussage, dass ihm schwindlig sei, kann eine allgemeine leichte Unsicherheit, eine Gangunsicherheit oder ein Drehschwindel gemeint sein. Generell sind die Angaben des Patienten dahingehend zu analysieren, ob sie überhaupt Strukturen des Nervensystems zugeordnet werden können und welche zeitliche Dynamik des Krankheitsgeschehens sie wiedergeben. Darüber hinaus ist nicht nur wichtig, was der Patient sagt, sondern auch, wie er es tut: Ist die Sprache unauffällig, das Gedächtnis beeinträchtigt oder das Bewusstsein gestört? Gibt es psychische Auffälligkeiten? In solchen Fällen sollten Verwandte, Familienangehörige oder beteiligte Zeugen befragt werden. Danach folgen die Systemanamnese, persönliche Anamnese und Familienanamnese.

Auf den Punkt gebracht

6-W-Fragen

Bei der neurologischen Anamnese haben sich Fragen nach den **„6 Ws"** der vom Patienten geklagten Symptome bewährt:
- Wo?
- Wie?
- Wann?
- Wie oft?
- Womit einhergehend?
- Wodurch verstärkt?

Sie ermöglichen in den meisten Fällen eine gut begründete Verdachtsdiagnose, die durch den klinisch-neurologischen Befund und apparative Zusatzuntersuchungen nur noch bestätigt werden sollte.

Syndromdiagnose

Die neurologische Syndromdiagnose benennt eine charakteristische Kombination von anamnestischen Symptomen und klinisch-neurologischen Befunden (Mustererkennung, z.B. „Aphasie und armbetonte Hemiparese rechts"). Damit kann man in der Regel den Läsionsort benennen, der dieses Muster hervorruft (Lokalisationsdiagnose, z.B. „A.-cerebri-media-Territorium links"). Zusammen mit Informationen über das „Wann" und „Wie" (z.B. „plötzlich") ist mit hoher Treffsicherheit die pathogenetische Diagnose zu stellen („vaskuläres Ereignis").

Klinisch-neurologische Untersuchung Die klinisch-neurologische Untersuchung („Neurostatus") ist eine Frage des geeigneten Werkzeugs (➤ Tab. 1.1) und eines logischen und systematischen Vorgehens. Nur dadurch ist es möglich, die wesentlichen Befunde zu erheben und die Lokalisation und Ursache der neurologischen Erkrankung frühzeitig festzustellen.

Tab. 1.1 Instrumente zur Erhebung eines klinisch-neurologischen Befundes.

Instrument	Untersuchung von
Ophthalmoskop	Augenhintergrund
Taschenlampe	Pupillo- und Okulomotorik
Stimmgabel (64 oder 128 Hz)	N. vestibulocochlearis, Vibrationssinn
Reflexhammer	Muskeleigenreflexe
Holzstäbchen (wegen möglicher Übertragung von Erregern nur einmal zu verwenden)	Schmerzsinn, Bauchhautreflexe
Wattestäbchen (wegen möglicher Übertragung von Erregern nur einmal zu verwenden)	Kornealreflex, Berührungssinn
mit kaltem und warmem Wasser gefüllte Reagenzgläser oder metallische Gefäße	Temperatursinn
Geruchsproben	N. olfactorius
Geschmacksproben	gustatorische Fasern des N. facialis

MERKE
Es ist hilfreich, verschiedene oft gebrauchte neurologische Skalen wie die National Institute of Health Stroke Scale (NIHSS) dabeizuhaben.

1.2 Hirnnerven

1.2.1 Nervus olfactorius (Hirnnerv I)

Funktionelle Anatomie

Die Sinneszellen des Geruchs, die Riechzellen, liegen im Riechepithel der Riechspalte (Regio olfactoria), einer schmalen Zone der oberen Nasenhöhle (Muschel, Septum und Dach; ➤ Abb. 1.1). An sie binden – in einer mit Sinneshaaren versehenen kolbenartigen Verdickung – die Duftstoffe, was letztlich elektrische Impulse auslöst, die in den eigenen ableitenden Axonen der Sinneszellen weitergeleitet werden. Diese ableitenden Axone bilden den N. olfactorius, der durch die Lamina cribrosa des Os ethmoidale zum Bulbus olfactorius gelangt. Hier werden die Axone synaptisch verschaltet. Die Axone des 2. sensorischen Neurons (➤ Abb. 1.2) verlaufen im Tractus olfactorius am Boden der vorderen Schädelgrube nach hinten, teilen sich danach in die medialen und lateralen olfaktorischen Striae und enden im primären olfaktorischen Kortex (Riechhirn). Verbindungen zu temporalen Hirnanteilen, dem Hypothalamus und dem Thalamus und Verbindungen zur Gegenseite führen dazu, dass eine Geruchsempfindung einerseits von

Emotionen begleitet wird, und sind andererseits der Grund, warum eine zentrale Läsion (Tractus olfactorius, olfaktorischer Kortex) nicht zu einer Anosmie führt.

MERKE

Die Regio olfactoria wird auch von sensiblen Fasern des N. trigeminus innerviert, die auf nichtaromatische, stechende Geruchsreize (z.B. Salmiak, Ammoniak) reagieren.

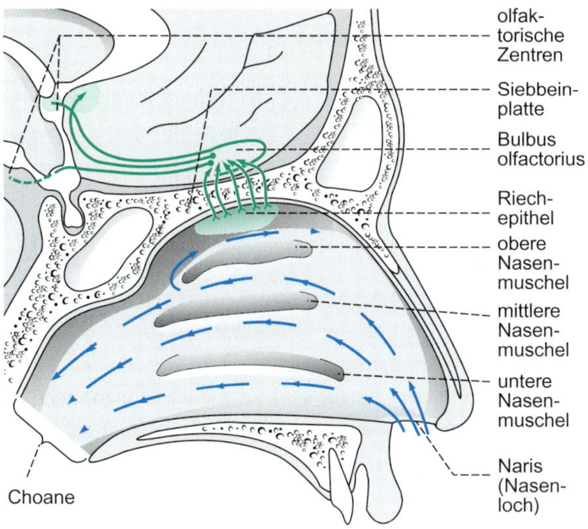

Abb. 1.1 Lokalisation des Riechepithels. [6]

Klinische Untersuchung

Man fordert den Patienten auf, die Augen zu schließen und aromatische Stoffe mit charakteristischen Gerüchen zu identifizieren (Pfefferminz, Kaffee, Nelkenöl), die jedem Nasenloch unter Verschluss des anderen separat angeboten werden. Gibt der Patient keine aromatische Geruchsempfindung an (beidseitige Anosmie), wird ein Trigeminus-Reizstoff (z.B. Ammoniak) getestet. Geruchstests können mit standardisierten Riechproben durchgeführt werden („sniffin' sticks").

Interpretationen

Das Geruchsempfinden kann prinzipiell quantitativ (Hyper-, Hypo-, Anosmie) oder qualitativ (z.B. Parosmie = veränderte oder Kakosmie = als unangenehm empfundene Geruchswahrnehmung) gestört sein. Eine Anosmie ist bei einem Schädeltrauma typisch, weil dabei oft die Riechfäden abreißen. Bei einer beidseitigen Anosmie ist die „Gegenprüfung" mit einem Trigeminusreizstoff wichtig, weil es sich nur dann um eine Anosmie handelt, wenn der Patient auf diesen Reizstoff reagiert – im anderen Fall liegt ein diffuser Schleimhautprozess (z.B. eine rhinogene Anosmie) vor, aber keine olfaktorische Störung.

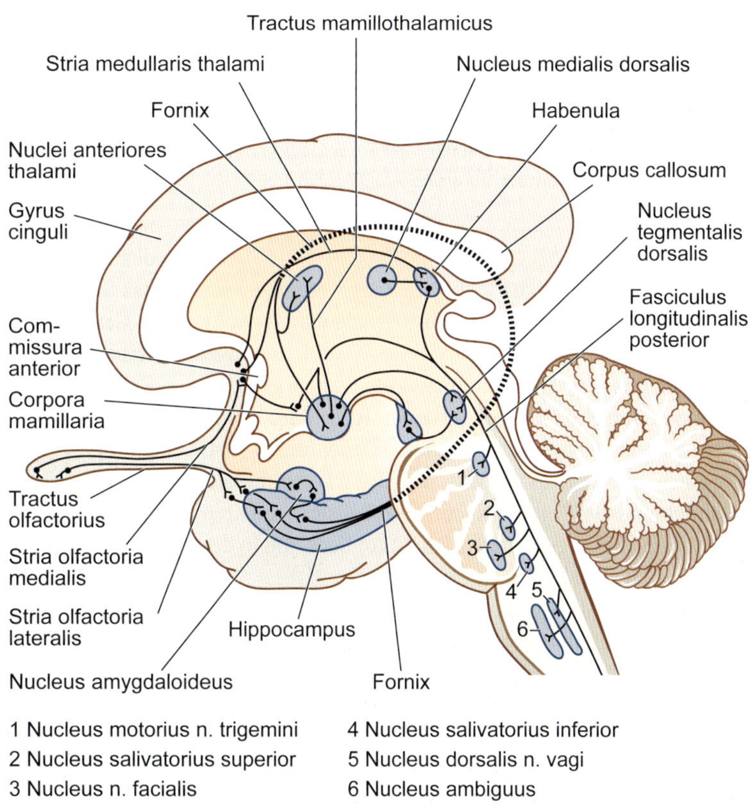

Abb. 1.2 Bahnen und zentrale Verbindungen des olfaktorischen Systems.

1.2.2 Nervus opticus (Hirnnerv II), visuelles System und Fundoskopie

Funktionelle Anatomie

Fotosensoren Hornhaut und Linse fokussieren das Licht. Sie treffen in der Macula lutea, dem gelben Fleck, auf die Netzhaut (Retina). Die Macula lutea enthält eine kleine Vertiefung in ihrem Zentrum, die Fovea centralis, und zentral in ihr liegt wiederum die Foveola als die Stelle, an der das Licht direkt auf die Rezeptoren fällt. Diese Rezeptoren (Fotosensoren, 1. sensorisches Neuron) wandeln das sichtbare Licht (Wellenlänge 400 bis 700 nm) durch chemoelektrische Transduktion in Nervenimpulse um. Die wesentlich zahlreicheren Stäbchen sind dabei für das Sehen in der Dämmerung zuständig und die Zapfen für das scharfe Sehen und das Erkennen von Farben. Sie sind unterschiedlich verteilt: In der Macula lutea finden sich nur Zapfen. Sie repräsentiert die zentralen 15° des Gesichtsfeldes.

N. opticus Noch in der Retina werden die Sensorpotenziale der Fotosensoren zunächst auf die Bipolarzellen und dann auf die Ganglienzellen umgeschaltet und dabei bereits verrechnet. Etwa 1,2 Millionen Axone der Ganglienzellen – zu 90% aus der Macula lutea – bilden den N. opticus, der am sog. blinden Fleck (hier enthält die Retina keine Fotosensoren), das Auge verlässt. Er ist etwa 5 cm lang und verläuft durch die Orbita und den Canalis n. optici zum Chiasma opticum.

Zur Vertiefung

Der N. opticus – als Teil des Gehirns – ist von Hirnhäuten und damit auch vom Subdural- und Subarachnoidalraum umgeben. Diese Räume stehen mit den entsprechenden Räumen des Gehirns in direktem Kontakt. Daher können intrakranielle Druckerhöhungen fortgeleitet werden und ein Papillenödem („Stauungspapille") verursachen, das durch chirurgische Eröffnung der Dura und Arachnoidea behandelt werden kann.

Chiasma und Tractus opticus Die Nn. optici vereinigen sich im Chiasma opticum, das etwa 10 mm oberhalb der Hypophyse liegt. Im Chiasma kreuzen die Fasern des N. opticus teilweise und werden dann im Tractus opticus zum Corpus geniculatum laterale weitergeleitet. Dabei verlaufen Fasern der temporalen Retina in den temporalen (lateralen) Teilen des N. opticus, Chiasma und Tractus opticus. Die Fasern der nasalen Retina sind im nasalen Teil des N. opticus lokalisiert und kreuzen im Chiasma zum gegenseitigen Tractus opticus, um in dessen medialen Teil nach hinten zu ziehen.

Weiterer Verlauf Im Corpus geniculatum laterale bilden die Axone der Ganglienzellen ihre Synapsen. Die Axone des Corpus geniculatum laterale bilden die Sehstrahlung (Radiatio optica) und enden im primären visuellen Kortex (Area calcarina oder striata) an der medialen Oberfläche des Okzipitallappens. Im primären visuellen Kortex besteht folgende Retinotopie:

- Die visuelle Information der unteren Retina wird an die untere Lippe der Fissura calcarina und die visuelle Information der oberen Retina an die obere Lippe der Fissura calcarina (Cuneus) projiziert.
- Die visuelle Information der Retinaperipherie wird in den vorderen Teil der Sehrinde projiziert, und je mehr sich die visuelle Information der Makula nähert, umso weiter hinten liegt die Zone ihrer kortikalen Repräsentation.

Klinische Untersuchung

Klinisch werden der äußere Augapfel (Bulbus oculi), die Pupillen, die Sehschärfe (Visus), die Gesichtsfelder und der Augenfundus (mit dem Augenspiegel, Fundoskopie) untersucht.

Sehschärfe (Visus)

Die Sehschärfe wird nach Korrektur (cum correctione, c.c.) einer eventuellen Störung der Brechkraft (Myopie, Hyperopie, Presbyopie, Astigmatismus) geprüft. Dazu werden Sehprobentafeln in 5 m Abstand für die Fernsehschärfe (Fernvisus) und/oder Schrifttafeln in Leseabstand für die Nahsehschärfe (Nahvisus) verwendet.

Gesichtsfeld

Unter dem Gesichtsfeld versteht man die Summe aller visuellen Sinneseindrücke, die ohne Blick-, Kopf- oder Rumpfbewegung, üblicherweise mit einem Auge, wahrgenommen werden. Klinisch wird das Gesichtsfeld fingerperimetrisch geprüft. Dabei bedeckt der Patient mit der hohlen rechten Hand sein rechtes Auge und fixiert die etwa 1 m entfernte Nase des Untersuchers. Dieser bewegt von seitwärts-hinten kommend seine Finger in allen 4 Gesichtsfeldquadranten des linken Auges nach vorne, um so deren Grenze abzustecken. Danach deckt der Patient mit seiner linken Hand sein linkes Auge ab, und das Gesichtsfeld des rechten Auges wird untersucht.

Genauer werden Gesichtsfelder mit der apparativen Computerperimetrie geprüft, z.B., um Skotome zu erfassen oder Krankheitsverläufe zu dokumentieren.

Fundoskopie

Neurologische Patienten werden üblicherweise durch die undilatierte Pupille fundoskopiert. Ein Mydriatikum würde zwar die Pupille erweitern und die Untersuchung erleichtern, der Informationsgewinn wird jedoch mit dem Risiko erkauft, einen Anfall bei Engwinkelglaukom auszulösen (0,1%). Bei der Fundoskopie werden die Papilla n. optici, die A. centralis retinae und ihre 2 temporalen und 2 nasalen Äste, die Macula lutea und die periphere Netzhaut untersucht (➤ Abb. 1.3).

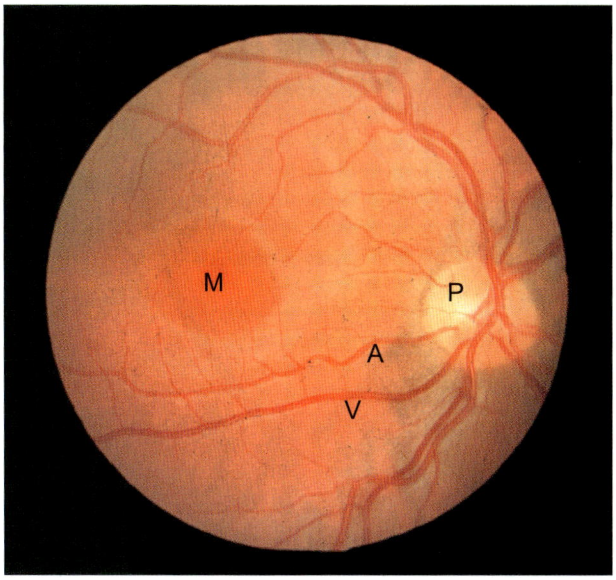

Abb. 1.3 Normale Fundoskopie. Die Papilla n. optici (P) ist normalerweise weiß-gelb, rund oder oval, flach mit einer Einsenkung in ihrer Mitte und scharf begrenzt. Die Makula lutea (M) liegt etwa 2 Papillendurchmesser temporal von der Sehnervenpapille entfernt. Sie ist dünner und dunkler als die umgebende Netzhaut. Die Fovea centralis erscheint als stecknadelkopfgroßer Lichtreflex im Zentrum der Makula. Die etwas dickeren und dunkleren Venen (V) lassen sich von den dünneren und helleren Arterien (A) im oberen und unteren Gefäßbogen unterscheiden. [6]

Interpretationen

Gesichtsfeldausfälle Das normale Gesichtsfeld kann auf verschiedene Arten eingeschränkt werden. **Skotome** sind z.B. Gesichtsfeldareale mit verminderter visueller Perzeption, die sich in einem sonst normalen Gesichtsfeld finden und die Folge einer Erkrankung des Auges (Retinitis, Chorioretinitis, Glaukom) oder des N. opticus (und nur selten einer zerebralen Läsion) sind. **Hemianopsien** (Quadrantenanopsien) bezeichnen Störungen, welche die Hälfte (einen Quadranten) eines Gesichtsfelds in beiden Augen betreffen und den vertikalen Meridian nicht überschreiten (➤ Abb. 1.4).

MERKE

Afferentes visuelles System Erkrankungen des afferenten visuellen Systems werden in prächiasmatische, chiasmatische und postchiasmatische Läsionen eingeteilt:

- Prächiasmatische Läsionen verursachen monokuläre Minderungen des Visus und Farbensehens, Skotome und ein afferentes Pupillendefizit. Fundoskopisch ist die Papilla n. optici je nach zugrunde liegender Krankheit normal oder pathologisch.
- Chiasmatische Läsionen verursachen bitemporale Gesichtsfelddefekte, während Visus, Farbensehen und Fundoskopie normal sind.
- Retrochiasmatische Läsionen verursachen kontralaterale, homonyme Hemianopsien, wobei Visus, Farbensehen und Fundoskopie ebenfalls normal sind.

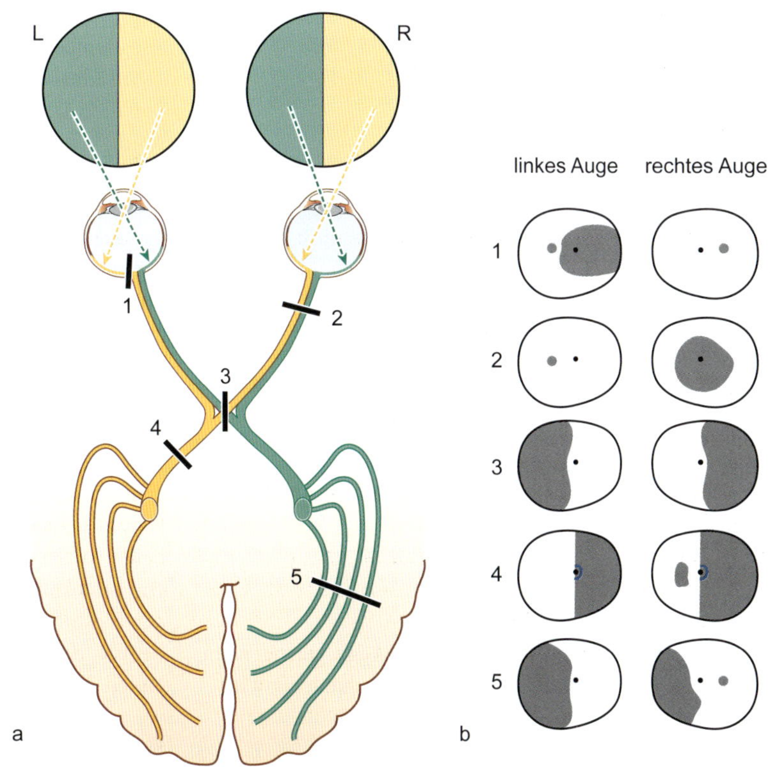

Abb. 1.4 Sehbahn, typische Läsionsorte und Gesichtsfeldausfälle (s.a. ➤ Tab. 1.2). **a** Sehbahn; aufgeteilt in rechte und linke Gesichtsfeldhälfte, jeweils mit Projektion. Die Läsionen 1–5 sind durch schwarze Balken dargestellt. **b** Konsequenz der Läsionen in a für das Gesichtsfeld: 1 = Skotom rechts infolge einer Retinablutung, 2 = zentrales Skotom des linken Auges infolge einer den Sehnerv schädigenden Retrobulbärneuritis, 3 = bitemporale Hemianopsie infolge einer Läsion im Bereich des Chiasmas, 4 = homonymes Skotom im rechten Gesichtsfeld infolge einer Verletzung im linken Tractus opticus, 5 = homonyme Hemianopsie nach einem Infarkt im Bereich der rechten Sehstrahlung oder Sehrinde, manchmal mit Aussparung der Makula. Nach [6]

Tab. 1.2 Läsionsort und Ursachen von Gesichtsfeldausfällen.

Gesichtsfeldausfall	Läsionsort
Skotom; mon- oder binokular	Retina, N. opticus, Chiasma opticum
• zentral	Makula, makuläre Optikusfasern
• parazentral	Retina oder N. opticus paramakulär
Hemianopsie (halbes Gesichtsfeld binokulär betroffen)	Corpus geniculatum laterale, Radiatio optica
• homonym (Gesichtsfeldstörung in entsprechenden Abschnitten beider Augen, z.B. temporal am rechten und nasal am linken Auge)	retrochiasmatisch
• heteronym (Gesichtsfeldstörung in gegenüberliegenden Abschnitten beider Augen, fast immer bitemporal = Scheuklappenanopsie); zuerst obere Quadranten bei infrachiasmatischem Tumor (Hypophysentumor) und untere Quadranten bei suprachiasmatischer Raumforderung (Kraniopharyngeom) befallen	Chiasma opticum
Rindenblindheit	Sehrinde beidseits
konzentrische Gesichtsfeldeinengung (progrediente Einengung des peripheren Gesichtsfelds)	Optikusatrophie, Glaukom, Retinitis pigmentosa; Differenzialdiagnose: Erschöpfung, schlechte Konzentration, schlechter Visus
röhrenförmiges Gesichtsfeld	psychogen
visueller Neglekt (halbseitige Suppression visueller Information bei bilateraler Stimulation trotz intakten Gesichtsfelds; ➤ Kap. 1.7.5)	Parietallappen, meist rechtshemisphärisch

Zur Vertiefung

Differenzialdiagnose: Mouches volantes

Mouches volantes (frz. „fliegende Fliegen") sind kleine schwarze Punkte, Flecken oder fadenartige Strukturen im Gesichtsfeld, die sich gemeinsam mit der Blickrichtung verschieben und um eine Grundposition herum langsam schwingende Bewegungen ausführen. Sie werden durch Glaskörpertrübungen hervorgerufen und entstehen durch physiologische Kondensation von Kollagenfibrillen.

1.2.3 Pupillenfunktion

Die Pupille reguliert die Menge des ins Auge gelangenden Lichts, um das bestmögliche Sehen unter verschiedenen Lichtbedingungen zu erlauben.

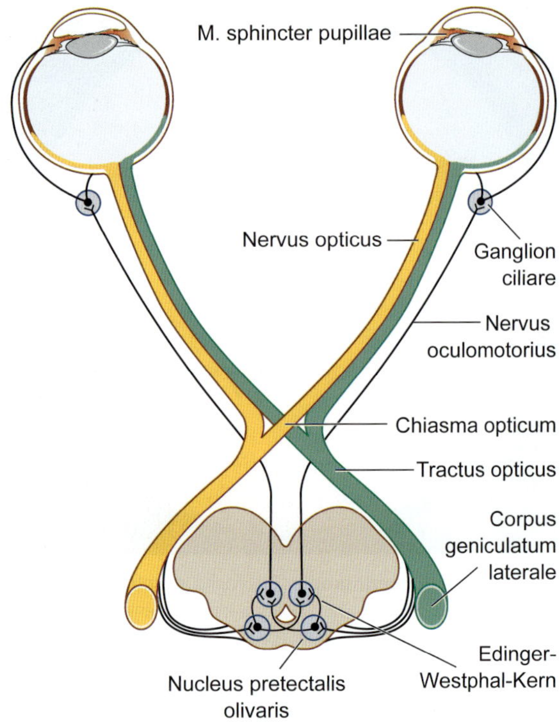

Abb. 1.5 Pupillomotorischer Regelkreis mit parasympathischer Pupilleninnervation.

Funktionelle Anatomie

Pupillenweite und optische Reflexe

Die Pupillenweite wird in erster Linie durch die Menge des Lichts, das auf die Retina fällt, bestimmt. In zweiter Linie können die „Augen" aber auch vor Schreck geweitet oder klein vor Müdigkeit sein. Im ersten Fall überwiegt der Sympathikus mit einer Mydriasis, im zweiten der Parasympathikus mit einer Miosis. Der sympathisch innervierte M. dilatator pupillae und der kräftigere, parasympathisch innervierte M. sphincter pupillae setzen diese Einflüsse um.

Parasympathische Pupilleninnervation Wird es plötzlich hell, vergehen etwa 200 ms, bis die Miose einsetzt. Diese Latenz ist dadurch bedingt, dass der Pupillenlichtreflex aus 4 Neuronen (➤ Abb. 1.5) besteht, wobei die parasympathische Pupilleninnervation das letzte Neuron darstellt. Das 1. Neuron wird durch die Ganglienzellen der Retina gebildet. Die retinalen Fasern verlaufen im Tractus opticus, den sie unmittelbar vor dem Corpus geniculatum laterale verlassen, um im Mesenzephalon beide Nuclei pretectales olivares (2. Neuron) zu innervieren. Die prätektalen Kerne senden Axone zu beiden Nuclei Edinger-Westphal (3. Neuron), deren parasympathische Fasern mit dem N. oculomotorius zum Ganglion ciliare (4. Neuron) verlaufen. Postganglionäre Fasern ziehen in den Nn. ciliares breves zum M. sphincter pupillae.

Sympathische Pupilleninnervation Die sympathische Pupilleninnervation besteht aus 3 Neuronen (➤ Abb. 1.6). Das

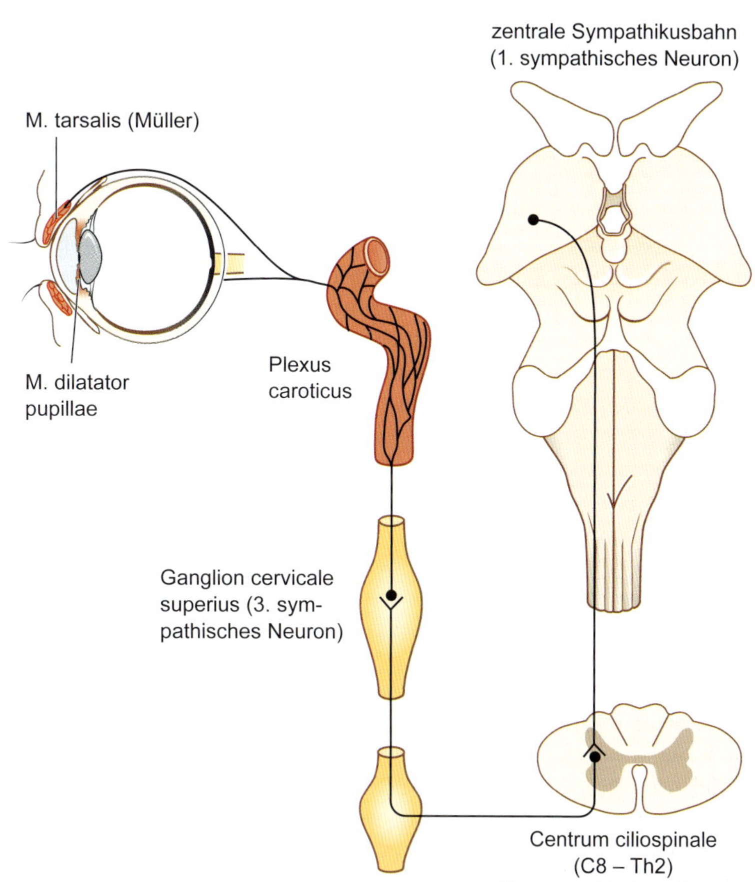

Abb. 1.6 Sympathische Pupilleninnervation. Nach [10]

1. sympathische Neuron liegt im Hypothalamus. Seine Axone laufen ungekreuzt durch den Hirnstamm und das obere Zervikalmark zum Centrum ciliospinale, dem 2. sympathischen (präganglionären) Neuron, das in der intermediolateralen grauen Kolonne des Rückenmarks auf Höhe C8–Th2 liegt. Die Axone verlaufen durch die Vorderwurzeln, den N. spinalis und den R. communicans griseus zur zervikalen sympathischen Kette, wo sie aufsteigen und im Ganglion cervicale superius, dem 3. sympathischen (postganglionären) Neuron, umgeschaltet werden. Die postganglionären Fasern verlaufen zuerst um die A. carotis communis. Faziale Strukturen versorgende Fasern verlaufen mit der A. carotis externa, Fasern, die das Auge und teilweise supraorbitale Strukturen versorgen, verlaufen mit der A. carotis interna. Diese Fasern treten mit dem N. ophthalmicus durch die Fissura orbitalis superior und erreichen als Nn. ciliares posteriores longi den M. dilatator pupillae.

Klinische Untersuchung

Pupillenbeurteilung Bei der Untersuchung der Pupille werden 6 Punkte beurteilt:

- **Durchmesser:** Der Pupillendurchmesser kann weit, normal oder eng sein und zeigt dabei beträchtliche inter- und intraindividuelle Schwankungen. Bei überwachungspflichtigen Patienten sind diese Angaben allerdings nicht ausreichend, sondern Millimeterangaben gefragt: Normal sind 2–6 mm, darunter handelt es sich um eine Miosis, darüber um eine Mydriasis.
- **Isokorie:** Gleich große Pupillen sind isokor, ungleiche anisokor. Eine physiologische Anisokorie beträgt weniger als 1 mm und findet sich bei 15–20% der Bevölkerung. Dabei ändert sich das Ausmaß der Asymmetrie nicht, wenn es hell oder dunkel ist, und die Pupillenreflexe sind normal.
- **Pupillenform:** Abnormitäten der Pupillenform sind meist Folge einer Operation, seltener einer Entzündung.
- **Lage der Pupille:** Die Pupille liegt normalerweise im Zentrum der Iris. Ist dies nicht der Fall, spricht man von einer Korektopie.
- **Lichtreaktion:** Leuchtet man ein Auge mit einer Lampe an, verengt sich seine Pupille (direkte Reaktion), aber gleichzeitig auch die des anderen Auges (indirekte oder konsensuelle Reaktion). Weil sich geringgradige Sehnervenläsionen mit dieser Methode nicht nachweisen lassen – starke Lichtreize können trotzdem noch zu einer starken Pupillenreaktion führen –, ist der Pupillenvergleichstest (s.u.) die genauere Methode.
- **Konvergenzreaktion:** Lässt man den Patienten erst in die Ferne und dann auf den etwa 20 cm vor seinem Gesicht gehaltenen eigenen Zeigefinger blicken, konvergieren die Au-

gen, die Pupillen werden enger und der Ziliarmuskel kontrahiert sich, weshalb die Zonulafasern erschlaffen und die Linse sich wegen ihrer Eigenelastizität krümmt (Akkommodation).

MERKE
Beide Pupillen sollten die gleiche, reguläre Größe haben, rund sein, im Zentrum der Iris liegen und spezifische Reflexantworten zeigen.

Pupillenvergleichstest Beim Pupillenvergleichstest (Swinging-Flashlight-Test) schaut der Patient in einem abgedunkelten Raum in die Ferne. Dann wird mit einer Lichtquelle ein Auge für 3 Sekunden von schräg unten in einem Abstand von ca. 50 cm belichtet. Anschließend wechselt der Untersucher rasch zum gegenseitigen Auge und wiederholt die 3 Sekunden dauernde Belichtung. Dieser Vorgang wird etwa 4- bis 5-mal wiederholt. Dann werden Ausmaß und Geschwindigkeit der Pupillenverengung sowie die Pupillenweite im Seitenvergleich beurteilt. Verlässliche Ergebnisse setzen eine intakte efferente Pupillenfunktion voraus. Eine afferente Pupillenstörung liegt vor, wenn die Pupillenverengung bei Beleuchtung des betroffenen Auges ausbleibt oder im Vergleich zur Gegenseite vermindert ist. Verlässliche Ergebnisse setzen eine intakte efferente Pupillenfunktion voraus. Beim Swinging-Flashlight-Test wird die Pupillenweite vorwiegend durch die retinale Leuchtdichte des beleuchteten Auges eingestellt. Bei einer einseitigen Afferenzstörung wird der Area pretectalis eine geringere als die tatsächlich vorhandene Leuchtdichte gemeldet. Durch diese fehlerhafte Information wird die Pupillenweite des Auges mit Afferenzdefizit so eingestellt, als wenn es dunkler wäre, als es tatsächlich ist. Dieser Vorgang erklärt, dass Ausmaß und Geschwindigkeit der Pupillenverengung auf dem erkrankten anders als auf dem gesunden Auge ablaufen. Bei ausgeprägter Afferenzstörung kann eine Pupillenverengung auch ausbleiben oder es kann sogar eine Pupillenerweiterung auftreten.

Interpretationen

Efferente Störung der Pupillomotorik

Das Leitsymptom einer efferenten Pupillomotorikstörung, d.h. einer Störung der parasympathischen oder sympathischen Pupilleninnervation, ist die Anisokorie. Ist eine physiologische Anisokorie ausgeschlossen, muss zunächst geklärt werden, welche Pupille erkrankt ist, die engere oder die weitere. Meist zeigt die Lichtreaktion der pathologischen Pupille eine kleinere Amplitude. Wenn beide Pupillen gleich rasch und ausgiebig auf Licht reagieren, kann ein Horner-Syndrom oder eine zentrale Anisokorie vorliegen. Letztere ist häufig und meist harmlos. Wenn beide Pupillen schlecht auf Licht reagieren, liegt vermutlich eine doppelseitige Efferenzstörung vor oder, bei intakter Naheinstellungsreaktion, eine reflektorische Pupillenstarre (Argyll-Robertson-Pupille).

Parasympathische Efferenz Störungen der parasympathischen Efferenz führen zu einer Parese des M. sphincter pupillae mit Mydriasis. Gleichzeitig sind die direkte und indirekte Lichtreaktion sowie der Akkommodationsreflex abgeschwächt oder aufgehoben. Bei einer **Parese des N. oculomotorius** sind oft auch die äußeren Augenmuskeln betroffen (Ophthalmoplegia externa). Bei der häufigeren Ophthalmoplegia interna, meist die Folge einer Ganglionitis ciliaris, finden sich eine Lähmung des M. sphincter pupillae und der Akkommodation. Bei der **Pupillotonie** ist die kranke Pupille weiter und reagiert kaum oder nicht auf Licht: Die Konvergenzreaktion ist normal (Licht-Nah-Dissoziation), die Wiedererweiterung der Pupille bei Blick in die Ferne jedoch tonisch verlangsamt. Die Anisokorie kann asymptomatisch sein oder der Patient kann über ein Blendungsgefühl bei hellem Licht klagen. Die Pupillotonie beginnt fast immer einseitig, in 10–20% wird später auch die andere Seite befallen. In etwa 50% finden sich Reflexstörungen an den Beinen (**Adie-Syndrom**). Von der Pupillotonie muss die seltene **reflektorische Pupillenstarre (Argyll-Robertson-Syndrom)** abgegrenzt werden. In beiden Fällen ist zwar die Lichtreaktion stark herabgesetzt oder gar aufgehoben, im Gegensatz zur Pupillotonie sind jedoch meist beide Pupillen seitengleich eng und entrundet und die Naheinstellungsreaktion ist prompt.

Sympathische Efferenz Störungen der sympathischen Efferenz führen zu einem **Horner-Syndrom** mit einer Ptose und Miosis auf der betroffenen Seite (> Abb. 1.7). Die Ptose (Parese des M. tarsalis Müller) beträgt meist mehr als 2 mm, die Anisokorie (Parese des M. dilatator pupillae) selten mehr als 1 mm. Sie nimmt im Dunkeln zu und die engere Pupille erweitert sich langsamer. Der oft als 3. Kardinalsymptom erwähnte Enophthalmus wird durch die engere Lidspalte vorgetäuscht. Die zusätzlich mögliche Schweißsekretionsstörung wird von den Patienten oft nicht bemerkt und ist umso weniger ausgedehnt, je weiter distal die Läsion lokalisiert ist. Liegt die Läsion vor der Karotisbifurkation, kann das ganze Gesicht betroffen sein, bei einer Karotisdissektion ist dagegen nur die Stirn betroffen.

Afferente Störung der Pupillomotorik

Die Pupillen sind bei einer afferenten Störung isokor. Bei völliger Unterbrechung eines Sehnervs wird die Beleuchtung der gleichseitigen Netzhaut keine Pupillenkonstriktion auslösen (amaurotische Pupillenstarre), während sich die Pupillen bei Lichteinfall auf der gegenseitigen Netzhaut normal verengen.

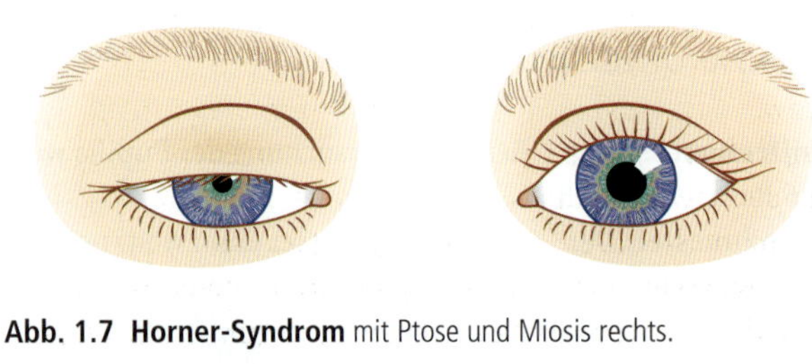

Abb. 1.7 Horner-Syndrom mit Ptose und Miosis rechts.

Zur Vertiefung

Indikationen für einen pharmakologischen Pupillentest sind:
- physiologische Anisokorie vs. Anisokorie durch Horner-Syndrom (Kokaintest)
- prä- oder postganglionäres Horner-Syndrom (Pholedrin- oder Hydroxyamphetamintest)
- Nachweis einer Pupillotonie (Pilocarpintest).

Kokain Kokain hemmt die Wiederaufnahme von Noradrenalin aus dem synaptischen Spalt, d.h., es wirkt indirekt noradrenerg. Es verringert eine physiologische Anisokorie (weil es eine binokuläre Mydriasis bewirkt) und vergrößert bei einem Horner-Syndrom die Anisokorie (Mydriasis des gesunden Auges).

Pholedrin Pholedrin 5% führt wie Hydroxyamphetamin zur Sekretion von Noradrenalin aus dem postganglionären Neuron und zu einer Mydriasis. Bei einer postganglionären Sympathikusschädigung erweitert sich die Pupille des gesunden Auges um mindestens 0,5 mm mehr als die des Auges mit dem Horner-Syndrom. Bei einer präganglionären Sympathikusschädigung erweitert sich das Auge mit dem Horner-Syndrom mehr als das gesunde Auge.

Pilocarpin Pilocarpin ist ein Parasympathomimetikum, das direkt am Azetylcholinrezeptor des M. sphincter pupillae wirkt. Es führt zu einer Pupillenverengung bei einer Denervationshypersensitivität des M. sphincter pupillae und einer bestenfalls geringen Miosis an der gesunden Pupille.

1.2.4 Okulomotorische Hirnnerven, Blickmotorik

Einleitung

Das okulomotorische System erlaubt das binokuläre, dreidimensionale, scharfe Sehen durch eine stabile Abbildung der visuellen Sinneseindrücke auf der Fovea centralis. Sehobjekte werden erfasst und trotz Eigen- und/oder Umweltbewegungen stabil auf der Fovea abgebildet. Das okulomotorische System besteht aus:
- **Sakkadensystem:** Sakkaden sind konjugierte, willkürliche oder unwillkürliche Augenbewegungen, die eine rasche Einstellung der Fovea auf das visuelle Zielobjekt ermöglichen (Winkelgeschwindigkeit bis 700°/s, kleine Amplitude).
- **Folgebewegungssystem:** Die langsamen Folgebewegungen sind konjugierte, willkürliche Augenbewegungen. Sie ermöglichen, dass das Zielobjekt mit der Fovea verfolgt werden kann (Winkelgeschwindigkeit bis 100°/s). Sie können im Gegensatz zu den Sakkaden während ihres Ablaufs in Geschwindigkeit und Amplitude verändert werden.
- **Vestibuläres System:** Der vestibulo-okuläre Reflex (VOR) führt zu langsamen, konjugierten Augenbewegungen in Gegenrichtung einer Kopfbewegung. Amplitude und Geschwindigkeit der Augenbewegung sind der jeweiligen Kopfbewegung angepasst, sodass das visuelle Objekt stabil auf der Fovea centralis abgebildet bleibt.
- **Optokinetisches System** (➤ Kap. 1.2.8).
- **Vergenzsystem:** Das Vergenzsystem kontrolliert das Ausmaß der Konvergenz und Divergenz der Augen, um die makuläre Fixation unabhängig von der Distanz des Zielobjekts zu garantieren.
- **Fixationssystem:** Die Fixation von visuellen Objekten ist entsprechend den jeweiligen Gelegenheiten das Resultat der verschiedenen okulomotorischen Subsysteme.

Funktionelle Anatomie

Äußere Augenmuskeln

Die Haupt- und Nebenfunktionen der Augenmuskeln und die Stellung der Doppelbilder bei rechtsseitigen Augenmuskelparesen sind in ➤ Tab. 1.3 aufgeführt.

Okulomotorische Hirnnerven und ihre Kerne

N. oculomotorius (Hirnnerv III) Der Okulomotorius-Kernkomplex liegt im Tegmentum des Mittelhirns ventral des Aquädukts und lateral des Fasciculus longitudinalis medialis. Er besteht aus:
- dem großzelligen, paarigen, lateralen Hauptkern,
- dem kleinzelligen, paarigen, parasympathisch-efferenten Nucleus Edinger-Westphal,
- dem unpaaren Ncl. caudalis centralis.

Im lateralen Hauptkern sind die Subnuclei für die einzelnen Augenmuskeln in longitudinal gruppierten Kernsäulen angeordnet. Wichtig ist, dass der M. obliquus inferior, M. rectus inferior und M. rectus medialis von den ipsilateralen Subnuclei innerviert werden, wogegen der M. rectus superior vom gegenseitigen Subnucleus innerviert wird. Der Ncl. Edinger-Westphal liegt rostral und medial vom lateralen Hauptkern. Der den M. levator palpebrae superioris beider Seiten innervierende Ncl. caudalis centralis liegt in der Mittellinie und am weitesten kaudal.

N. trochlearis (Hirnnerv IV) Der Ncl. trochlearis liegt im unteren Tegmentum des Mittelhirns auf Höhe der Colliculi inferiores am Boden des Aquädukts und unmittelbar dorsal des Okulomotoriuskerns. Die Trochlearisfasern verlaufen nach dorsal, umschlingen den Aquädukt, kreuzen sich im Velum medullare anterius und verlassen als einziger Hirnnerv den Hirnstamm dorsal. Wird der N. trochlearis intramedullär geschädigt, entsteht eine Parese des kontralateralen, sonst des ipsilateralen M. obliquus superior.

N. abducens (Hirnnerv VI) Der Abduzenskern liegt im Tegmentum des Pons am Boden des IV. Ventrikels und ist ventral vom inneren Fazialisknie umgeben. Seine Nervenfasern treten ventral zwischen Pons und Medulla aus.

Okulomotorisches System

Sakkadensystem Sakkaden können willkürlich oder unwillkürlich nach visuellen oder akustischen Reizen auftreten. Sie entstehen in 4 Kortexarealen, wobei das im prämotorischen Kortex liegende frontale Augenfeld das klinisch wichtigste ist.

Tab. 1.3 Haupt- und Nebenfunktionen der Augenmuskeln und Stellung der Doppelbilder bei rechtsseitigen Paresen.

Muskel (versorgender Hirnnerv)	Hauptfunktion	Nebenfunktion	Stellung (Ausmaß) der Doppelbilder
M. rectus medialis (III)	Adduktion		horizontal (maximal bei Blick nach links, geringer bei Blick geradeaus, fehlend bei Blick nach rechts)
M. rectus lateralis (VI)	Abduktion		horizontal (maximal bei Blick nach rechts, geringer bei Blick geradeaus, fehlend bei Blick nach links)
M. rectus superior (IV)	Elevation; Wirkung nimmt in Abduktion zu und ist in Adduktion nahezu aufgehoben	Adduktion und Einwärtsdrehung des vertikalen Meridians, insbesondere in Adduktion	schräg (maximal bei Blick nach oben, weniger bei Blick geradeaus, fehlend bei Blick nach unten)
M. obliquus inferior (III)	Elevation; Wirkung nimmt in Adduktion zu und ist in Abduktion nahezu aufgehoben	Abduktion und Auswärtsdrehung des vertikalen Meridians, insbesondere in Abduktion	schräg (maximal bei Blick nach oben, weniger bei Blick geradeaus, fehlend bei Blick nach unten)
M. rectus inferior (III)	Senkung; Wirkung nimmt in Abduktion zu und ist in Adduktion nahezu aufgehoben	Adduktion und Auswärtsdrehung des vertikalen Meridians, insbesondere in Adduktion	schräg (maximal bei Blick nach unten, weniger bei Blick geradeaus, fehlend bei Blick nach oben)
M. obliquus superior (III)	Senkung; Wirkung nimmt in Adduktion zu und ist in Abduktion nahezu aufgehoben	Abduktion und Einwärtsdrehung des vertikalen Meridians, insbesondere in Abduktion	schräg (maximal bei Blick nach unten, weniger bei Blick geradeaus, fehlend bei Blick nach oben)

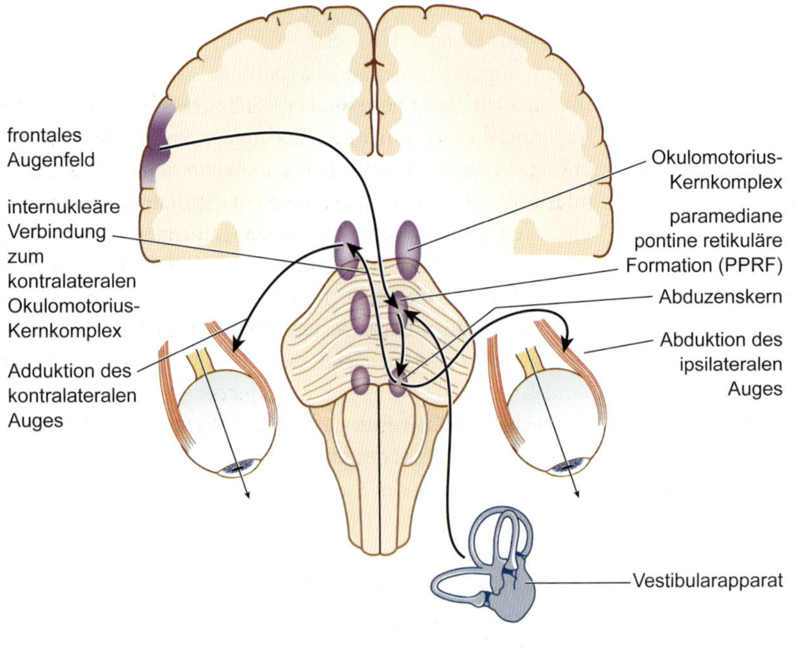

Abb. 1.8 Supranukleäre Kontrolle von horizontalen Augenbewegungen. Wird die horizontale Augenbewegung vom rechten frontalen Augenfeld gestartet, entsteht eine Bewegung nach kontralateral. Der Vestibularapparat hat einen aktivierenden Einfluss auf die ipsilaterale pontine retikuläre Formation. Nach [8]

Es ermöglicht alle Arten von konjugierten Willkürsakkaden auf die Gegenseite, und eine Läsion führt zu einem definierten neurologischen Defizit. Die Fasern des frontalen Augenfeldes deszendieren durch die Capsula interna, kreuzen dann auf Höhe der Okulomotoriuskerne auf die Gegenseite und enden in der pontinen paramedianen retikulären Formation (➤ Abb. 1.8). Diese pontine paramediane retikuläre Formation (PPRF, pontines Blickzentrum für horizontale Augenbewegungen) dehnt sich vom Okulomotorius- zum Abduzenskern aus und liegt ventrolateral des Fasciculus longitudinalis medialis (MLF). Alle für die horizontalen Augenbewegungen verantwortlichen Bahnen gehen von der PPRF zu Motoneuronen und Interneuronen des ipsilateralen Abduzenskerns. Die Impulse für konjugierte Folgebewegungen stammen von den vestibulären Kernen. Zerebelläre Neurone sind für die Zielgenauigkeit der Sakkaden (sakkadische Puls- und Steppkalibrierung) und die Integratorfunktion wichtig.

Langsame Folgebewegungen Langsame Augenfolgebewegungen dienen der stabilen Abbildung von sich bewegenden visuellen Objekten auf der Fovea centralis. Sie werden von einem neuronalen Netzwerk generiert, zu dem bestimmte Areale des Kortex, Hirnstamms und Kleinhirns gehören.

Vertikale Augenbewegungen Die supranukleären Zentren für vertikale Augenbewegungen liegen in der mesenzephalen Formatio reticularis bzw. im rostralen interstitialen Kern des MLF (Nucleus Büttner-Ennever, riMLF). Dessen Neurone projizieren zum N. oculomotorius und N. trochlearis, und Verbindungen über die Commissura posterior koordinieren die Aktivitäten beider Augen.

Klinische Untersuchung

Inspektion der Augäpfel (Bulbi oculi)

Die Augäpfel werden in der Primärposition (Blick geradeaus) inspiziert, wobei der Untersucher kontrolliert, ob sie parallel ausgerichtet sind, ob der Blick nach rechts oder links abweicht und ob ein Spontannystagmus zu beobachten ist. Um die Position der Bulbi zu beurteilen, also ob ein Augapfel weiter hervortritt als der andere, sollte der Untersucher die Augen von oben (von einer Position hinter dem Patienten aus) oder von der Seite betrachten. Wieder von vorne inspiziert er Pupillenweite und -form (➤ Kap. 1.2.3) und ob die Lider, die Linse, die Hornhaut, Bindehaut oder Iris Veränderungen zeigen.

Prüfung der Okulomotorik

Der Abstand zwischen dem visuellen Objekt (z.B. Zeigefinger des Untersuchers) und dem Auge des Patienten sollte etwa 1 m betragen, um eine Interferenz durch die Konvergenzreaktion zu vermeiden. Die Augen werden zuerst in der Primärposition (Blick geradeaus nach vorne), dann die Folgebewegungen und Sakkaden nach rechts und links in der horizontalen Ebene (vertikale Achse) sowie nach oben und unten (horizontale Achse) untersucht.

Folgebewegungen Bei der Prüfung der Folgebewegungen wird der Patient aufgefordert, dem Zeigefinger des Untersuchers oder einer Lichtquelle in 9 Positionen zu folgen (s.a. ➤ Tab. 1.3). Damit werden die Funktionen aller 6 Augenmuskeln, die horizontalen und vertikalen Augenbewegungen untersucht.

Sakkaden Bei der Prüfung der horizontalen und vertikalen Sakkaden hält der Patient seinen Kopf in Neutralstellung und fixiert erst die Nase des Untersuchers und dann den im linken Gesichtsfeld des Patienten gehaltenen Zeigefinger des Untersuchers. Anschließend werden die horizontalen Sakkaden im rechten Gesichtsfeld geprüft. Um die vertikalen Sakkaden zu beobachten, fixiert der Patient zuerst den oberhalb seiner Nase gehaltenen Finger des Untersuchers und dann die Nase des Untersuchers, danach den unterhalb seiner Nase gehaltenen Finger des Untersuchers und dann die Nase des Untersuchers. Dabei beobachtet der Untersucher die Geschwindigkeit, Amplitude und Zielgenauigkeit der Sakkaden und vergleicht die Abduktions- und Adduktionssakkaden beider Augen.

Vestibulo-okulärer Reflex Beim bettlägerigen Patienten können der horizontale und der vertikale vestibulo-okuläre Reflex getestet werden. Dabei fixiert der Patient ein vor ihm gelegenes Ziel und der Untersucher bewegt den Kopf des Patienten horizontal und vertikal, wonach reflektorisch langsam eine kompensatorische Blickbewegung zur Gegenseite erfolgt.

Doppelbilder

Um binokuläre von monokulären Doppelbildern abzugrenzen, wird ein Auge abgedeckt: Während binokuläre Doppelbilder dabei verschwinden, bleiben die monokulären bestehen. Bei binokulären Doppelbildern wegen paralytischen Strabismus (z.B. Augenmuskelparese) fordert man den Patienten auf, in die Richtung zu blicken, in dem die Doppelbilder am stärksten ausgeprägt sind (s.a. ➤ Tab. 1.3).

MERKE

Oft haben Patienten mit Doppelbildern eine abnormale Kopfdrehung und/oder -version, damit die Doppelbilder möglichst gering ausgeprägt sind.

Interpretation

Augäpfel

Normalerweise sind die Stellung der Augenlider und die Größe der Lidspalten symmetrisch. Vorbestehende geringe Asymmetrien sind jedoch nicht selten und haben keinen Krankheitswert. Oft sind sie bereits auf alten Fotografien des Patienten zu erkennen. Die häufigste Ursache einer Lidspaltenasymmetrie ist eine Ptose, d.h. ein Herabhängen des Oberlids, sodass die Lidspalte auf der kranken Seite enger ist als auf der gesunden (➤ Tab. 1.4). Die häufigste Ursache einer erweiterten Lidspalte ist die zentrale Fazialisparese. Eine Ptose kann durch eine Kontraktion des M. frontalis kompensiert werden, sodass sie erst sichtbar wird, wenn der Untersucher mit dem Finger die Kontraktion des M. frontalis verhindert.

Okulomotorik

Die Achsen der Augenbulbi in der Orbita sind nicht parallel, sondern leicht divergierend ausgerichtet. Entsprechend divergieren beide Bulbi im Schlaf und Koma. Im Wachzustand werden die Augenmuskeln aktiv tonisiert, damit das visuelle Objekt an korrespondierenden Stellen der Fovea abgebildet wird.

Sakkadierte Folgebewegungen Sie sind ein unspezifischer Befund, der uni- oder bilateral bei zu schneller Bewegung des Zielobjekts, Unaufmerksamkeit, Müdigkeit, Somnolenz, Medikamenten, Basalganglien- oder zerebellären Erkrankungen oder diffusen kortikalen Läsionen auftreten kann.

Doppelbilder Monokuläre Doppelbilder können durch zahlreiche ophthalmologische Erkrankungen (Katarakt, Linsenluxation, Amotio retinae) entstehen. Binokuläre Doppelbilder entstehen typischerweise bei paralytischem Strabismus, z.B. einer Augenmuskelparese.

1

Tab. 1.4 Neurologisch relevante pathologische Befunde bei Inspektion des Augapfels und mögliche Ursachen.

Pathologischer Befund (Beschreibung)	Ursache
Augenlider	
Ptose (Herabhängen des Oberlids)	Horner-Syndrom, Parese des N. oculomotorius, Myasthenie, Myopathie
Retraktion des Ober- oder Unterlids	Oberlidretraktion: • unilateral bei Schilddrüsenerkrankung • bilateral bei Läsion im Bereich der Commissura posterior (Collier-Zeichen)
Ektropion (Auswärtsstellung eines Lids, meist Unterlid)	M. orbicularis oculi: • Alter: binokuläre Tonusabnahme und Erschlaffung • monokuläre Lähmung bei Parese des N. facialis (➤ Kap. 1.2.6)
Tränendrüse	
verminderte Tränensekretion (Jucken, Brennen, Fremdkörpergefühl)	• physiologisch im Alter, binokulär • Parese des N. facialis: monokulär (➤ Kap. 1.2.6) • Sicca-Syndrom
Bindehaut (Konjunktiva)	
Konjunktivitis (Jucken, Brennen, Fremdkörpergefühl, Lichtscheu, Tränen, Lidkrampf, Gefäße erweitert, Schwellung binokulär)	Infektion, Allergie, Trauma
erweiterte und korkenzieherartig geschlängelte Gefäße	arteriovenöse Sinus-cavernosus-Fistel
Hornhaut (Cornea)	
Keratitis neuroparalytica und e lagophthalmo (kann ohne Schmerzen auftreten, ophthalmoskopische Diagnose)	• Neuroparalytika: Parese des N. ophthalmicus (z.B. nach Operation des Ganglion trigeminale Gasseri) • e lagophthalmo: Parese des N. facialis (➤ Kap. 1.2.6)
Arcus senilis (= lipoides; grauweiß, binokulär; vom Limbus durch Randzone abgegrenzt)	Lipideinlagerung bei älteren (Arcus senilis) und jüngeren (Arcus lipoides) Patienten mit Lipidstoffwechselstörung
Kayser-Fleischer-Ring (grüngelb, binokulär)	Kupfereinlagerung bei Morbus Wilson
Augäpfel	
Exophthalmus (abnormes Hervortreten eines Augapfels aus der Orbita)	• ein- und beidseitig: Erkrankung der Schilddrüse • einseitig: orbitale Raumforderung, arteriovenöse Sinus-cavernosus-Fistel, Thrombose des Sinus cavernosus

Abnormale Okulomotorik Eine abnormale Okulomotorik kann durch periphere (nukleäre und infranukleäre) oder zentrale (internukleäre und supranukleäre) Ursachen bedingt sein. Periphere Ursachen umfassen Prozesse, welche die Orbita involvieren und zu einer mechanischen Behinderung der Augenbewegung führen, Erkrankungen der motorischen Endplatte (z.B. Myasthenia gravis), Muskeln (Myopathie) oder Hirnnerven (Kerne, Faszikel, Trunci). Internukleäre Okulomotorikstörungen betreffen Verbindungen, welche die Aktivität der okulomotorischen Kerne im Hirnstamm koordinieren (z.B. Fasciculus longitudinalis medialis). Supranukleäre Okulomotorikstörungen entstehen bei Erkrankungen zerebraler Areale, die konjugierte Augenbewegungen beeinflussen (Blickzentren in den Hemisphären und dem Hirnstamm, Basalganglien, Kleinhirn).

Störungen der Hirnnerven oder ihrer Kerngebiete

Parese des N. oculomotorius Sie kann die Augenmuskeln (äußere Ophthalmoplegie), den M. sphincter pupillae und das Ganglion ciliare (innere Ophthalmoplegie) oder beide (komplette Ophthalmoplegie) betreffen. Aufgrund der speziellen Anatomie der Subnuclei des N. oculomotorius führen nukleäre Läsionen zu speziellen Ausfällen: Eine Läsion des Subnucleus des M. rectus superior führt zu einer kontralateralen Parese, eine Läsion der Subnuclei des M. obliquus inferior, M. rectus medialis und inferior zu ipsilateralen Paresen, und eine Läsion des Subnucleus des M. levator palpebrae superioris zu bilateraler Ptose.

Parese des N. abducens Sie führt zu einer Lähmung des M. rectus lateralis, der den Augapfel nach außen dreht. Die daraus resultierende Überfunktion des gleichseitigen Antagonisten, des M. rectus medialis, führt zum Einwärtsschielen des betroffenen Auges. Der Abstand der damit einhergehenden horizontalen Doppelbilder nimmt beim Blick in Richtung des betroffenen Auges zu. Zur Aufrechterhaltung des beidäugigen Einfachsehens wird deshalb oft eine kompensatorische Kopfhaltung eingenommen, meist in Form einer Kopfdrehung zur befallenen Seite.

Parese des N. trochlearis Sie führt zu einer Lähmung des M. obliquus superior. Dieser Muskel hat 3 unterschiedliche Funktionen, nämlich eine senkende (Infraduktion), eine innenrollende (Inzykloduktion) und eine außenwendende (Abduktion). Ein Funktionsverlust bedeutet demnach, dass blickrichtungsabhängig ein Höherstand, eine Verrollung zur Schläfe (außen) und eine Schielabweichung in Richtung der Nase (innen), ggf. mit zusätzlicher V-Symptomatik bei Auf- und Abblick, bestehen. Entsprechend treten Doppelbilder auf, die analog der Deviation horizontal, vertikal und verkippt wahrgenommen werden. Der Patient neigt deshalb oft kompensatorisch den Kopf zur gesunden Seite. Neigt man den Kopf hingegen zur kranken Seite, wird ein auffälliger Höherstand des befallenen Auges sichtbar (**Bielschowsky-Phänomen**).

Störungen der zentralen Blickmotorik

Internukleäre Ophthalmoplegie Läsionen des Fasciculus longitudinalis medialis (MLF) führen zu einer internukleären Ophthalmoplegie (INO; ➤ Abb. 1.9a). Bei versuchter MLF-Aktivierung via PPRF und Abduzenskern wird der kontralaterale M. rectus medialis nicht innerviert, sodass eine Adduktionsschwäche auf der Seite der MLF-Läsion entsteht. Im Frühstadium sind die Sakkaden des adduzierenden Auges verlangsamt. Typischerweise besteht auch ein dissoziierter Blickrichtungsnystagmus des abduzierenden Auges. Die INO kann normalerweise gut von einer N.-oculomotorius-Parese unterschieden werden, weil weder weitere Augenmuskelparesen noch eine Lidheberschwäche oder Mydriasis nachzuweisen sind. Die häufigsten Ursachen einer INO sind eine multiple Sklerose (nicht selten bilateral) oder eine Hirnstammischämie (meist unilateral). Selten imitieren eine Myasthenia gravis, Wernicke-Enzephalopathie oder Schilddrüsenerkrankung eine INO.

Eineinhalb-Syndrom Das „one-and-a-half syndrome" entsteht, wenn neben dem MLF auch die ipsilaterale pontine paramediane retikuläre Formation (PPRF) betroffen ist (➤ Abb. 1.9b). Damit bestehen eine ipsilaterale Blickparese, eine kontralaterale Adduktionsschwäche und ein dissoziierter Blickrichtungsnystagmus des abduzierenden Auges. Somit kann der Patient nur noch mit dem gegenseitigen Auge abduzieren.

Supranukleäre horizontale Blickparese Bei einer Läsion des frontalen Augenfelds kann der Patient keine horizontalen Sakkaden mehr auf die Gegenseite ausführen. Da die kontralaterale Hemisphäre ihre Aktivität beibehält, blicken die Augen in Ruhestellung auf die Seite des lädierten Augenfelds („der Patient schaut den Herd an"). Die häufigste Ursache ist ein ischämischer Schlaganfall im Versorgungsgebiet der A. cerebri media. Differenzialdiagnostisch kommen epileptische Anfälle mit Kopfdrehung (Versivanfälle) infrage. Letztere dauern meist nur Minuten und sind oft mit Myoklonien und weiteren epileptischen Phänomenen assoziiert. Der epileptische Fokus führt meist zu einer Kopfdrehung nach kontralateral. Bei einer Läsion der PPRF oder des gleichseitigen Abduzenskerns entsteht eine horizontale Blickparese auf die Seite der Läsion, und der Patient blickt zur Gegenseite. Die Blickparese kann bei PPRF-Läsion durch vestibuläre Stimuli überwunden werden, was bei einer Läsion des Abduzenskerns nicht möglich ist.

1.2.5 Nervus trigeminus (Hirnnerv V)

Funktionelle Anatomie

Der N. trigeminus enthält einen großen sensorischen, einen kleinen motorischen und einen ganz kleinen zerebellären Teil. Er besteht aus 3 Ästen, dem N. ophthalmicus (V1), N. maxillaris (V2) und N. mandibularis (V3) (➤ Abb. 1.10a).

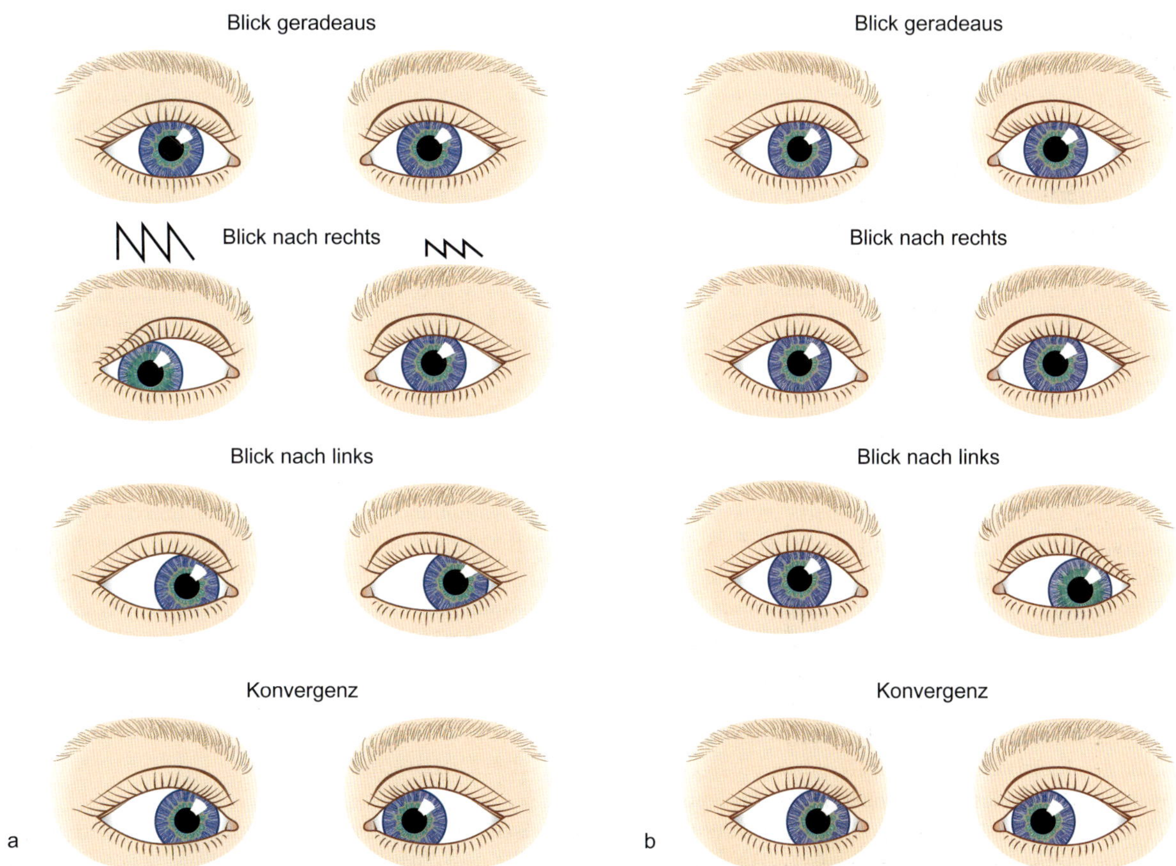

Abb. 1.9 Störungen der zentralen Blickmotorik. a Internukleäre Ophthalmoplegie links. **b** Eineinhalb-Syndrom rechts.

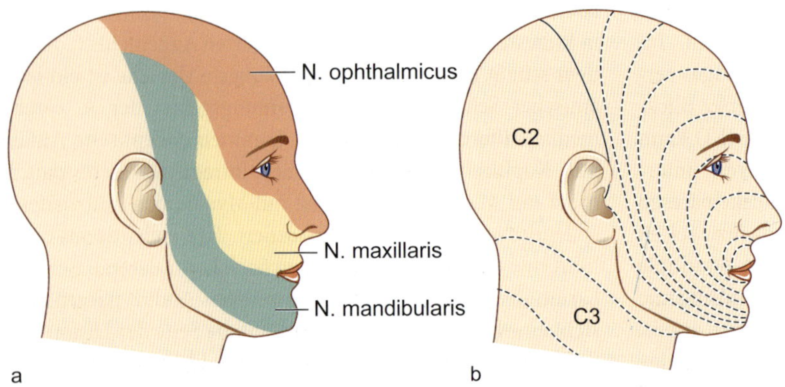

Abb. 1.10 Kutane Verteilung des N. trigeminus. **a** Periphere Verteilung. **b** Segmentale Zuordnung.

Sensorische Funktionen

Der sensorische Teil des N. trigeminus empfängt Fasern aus der Kopfhaut ab dem Vertex bis zum Gesicht, aus Nasenhöhlen, Nasennebenhöhlen, Mundhöhle, Dura der vorderen und mittleren Schädelgrube (der N. vagus versorgt die Dura der hinteren Schädelgrube), den zerebralen Gefäßen und Kaumuskeln.

Verschaltung Die aus dem Gesicht und der Kopfhaut stammende sensible Information wird zum Ganglion trigeminale Gasseri geleitet (1. sensorisches Neuron). Es liegt lateral des Pons im Cavum Meckeli, an der Spitze des Os petrosum. Die Information für leichte Berührung wird zum pontinen Ncl. sensorius principalis, die für Schmerz und Temperatur zum Ncl. tractus spinalis geleitet (2. sensorisches Neuron). Die Fasern des Ncl. sensorius principalis kreuzen auf die Gegenseite und enden im Ncl. ventro-postero-medialis (VPM) des gegenseitigen Thalamus (3. sensorische Neurone). Der VPM projiziert zum primär-sensorischen Kortex. Der sich vom Pons ins obere Halsmark ausdehnende Ncl. tractus spinalis hat eine somatotope Anordnung von kranial nach kaudal, die der Hautinnervation von perioral beginnenden und sich nach dorsal ausdehnenden Zwiebelschalen entspricht (➢ Abb. 1.10b). Seine Fasern kreuzen auf die Gegenseite und laufen im Tractus trigeminothalamicus zum VPM-Kern des kontralateralen Thalamus.

Endäste Der **N. ophthalmicus** läuft nach vorne, dann weiter in der lateralen Wand des Sinus cavernosus, gelangt über die Fissura orbitalis superior ins Auge und teilt sich dort in seine Endäste auf (➢ Tab. 1.5). Der **N. maxillaris** entlässt zuerst den N. meningeus medius (recurrens), der die Meningen der Fossa crani media versorgt, verläuft durch die laterale Wand des Sinus cavernosus, verlässt dann den Schädel durch das Foramen ovale, läuft durch die Fossa pterygopalatina und teilt sich in die verschiedenen Endäste (➢ Tab. 1.5), wobei die Rr. alveolares anteriores und medii im Canalis infraorbitalis laufen und der vordere alveolare Ramus durch das Foramen infraorbitale den Kanal verlässt und als N. infraorbitalis endet. Der **N. mandibularis** verlässt den Schädel durch das Foramen ovale und verläuft während einer kurzen Strecke mit der motorischen Wurzel. Der N. spinosus kehrt durch das Foramen spinosum zurück, begleitet die A. meningea media und versorgt die Meningen der vorderen und hinteren Schädelgrube.

Tab. 1.5 N. trigeminus mit Endästen und sensiblem Innervationsgebiet.

Trigeminusast	Endäste	Innervationsgebiet
N. ophthalmicus	N. frontalis, N. lacrimalis, N. nasociliaris, N. meningealis	Nase, oberes Augenlid, Stirn bis Vertex, Augapfel, Tränendrüse, Sinus ethmoidalis, Meningen des Tentorium cerebelli
N. maxillaris	N. infraorbitalis, N. zygomaticus, N. alveolaris superior, N. pterygopalatinus, N. meningealis	Wange, Seite der Stirn, Nasenflügel, Oberlippe, Oberkieferzähne und -zahnfleisch, Gaumen, Nasopharynx, hintere Nasenhöhle, Meningen der Fossa cranii anterior und media
N. mandibularis	N. buccalis, N. lingualis, N. alveolaris superior, N. auriculotemporalis, N. meningealis	Innenseite der Wangen, Schläfe, Meatus acusticus externus, Membrana tympanica, temporomandibulares Gelenk, Mandibula, Unterkieferzähne und -zahnfleisch, vordere zwei Drittel der Zunge, Unterlippe, Kinn, Meningen der Fossa cranii anterior und media

Motorische Funktionen

Die motorischen Trigeminuskerne haben eine bilaterale kortikale Innervation und extrapyramidale Afferenzen vom prämotorischen Kortex und von den Basalganglien. Der motorische Teil versorgt in erster Linie die Kaumuskeln (M. masseter, M. temporalis, M. pterygoideus medialis und lateralis) sowie den M. mylohyoideus, den vorderen Bauch des M. digastricus, den M. tensor veli palatini und den M. tensor tympani.

Klinische Untersuchung

Sensorische Funktionen Die Schmerz- und Berührungsempfindlichkeit wird wie im übrigen Körper geprüft (➢ Kap. 1.4). Dabei werden Hautareale untersucht, die fast immer von einem der 3 Äste des N. trigeminus versorgt werden: V1: supraorbitale Haut; V2: Haut der Wange, V3: Haut des Kinns.

Motorische Funktionen Bei der Motorikprüfung werden die Kaumuskeln untersucht. Ein Frühzeichen ist ein Abweichen des Unterkiefers auf die paretische Seite bei langsamem Öffnen des Mundes oder Protrusion und Retraktion des Unterkiefers. Zudem kann der Unterkiefer bei horizontalen Bewegungen nicht auf die Gegenseite bewegt werden.

Reflexe Von den zahlreichen beschriebenen Trigeminusreflexen sind der Korneal-, der Nies- und der Masseterreflex klinisch relevant:

- **Kornealreflex:** Bei diesem Fremdreflex bildet der V1 den afferenten und der N. facialis den efferenten Schenkel. Er wird durch eine leichte Berührung der Kornea, idealerweise deren oberer Hälfte, mit einem Wattestäbchen ausgelöst. Die Reflexantwort besteht im Blinzeln des ipsilateralen (direkter Reflex) und des kontralateralen Auges (konsensueller Reflex).
- **Niesreflex:** Den afferenten Schenkel dieses Fremdreflexes bildet wieder der V1, den efferenten Schenkel die N. V, VII, IX und X sowie die motorischen Nerven des zervikalen und thorakalen Rückenmarks. Er wird durch eine leichte Berührung des Nasenseptums oder der vorderen Nase mit einem Wattestäbchen ausgelöst. Die Reflexantwort besteht im Rümpfen der Nase, Schließen der Augen und Niesen.
- **Masseterreflex:** Dieser Muskeleigenreflex wird ausgelöst, indem der Untersucher den Zeigefinger auf das Kinn legt und ihn bei leicht geöffnetem Mund beklopft. Die Reflexantwort besteht in einer Aufwärtsbewegung des Unterkiefers.

Interpretation

Motorische Funktionen Eine unilaterale motorische Parese des N. trigeminus weist auf eine Läsion des Hirnstamms, der motorischen Trigeminuswurzel oder des Ganglion trigeminale Gasseri hin. Bilaterale Paresen mit Unfähigkeit des Mundschlusses sind dagegen auf andere Erkrankungen verdächtig, etwa eine Motoneuronerkrankung, neuromuskuläre Transmissionsstörung (Myasthenie) oder Myopathie.

Reflexe Bei einer unilateralen Läsion des N. trigeminus fehlen der direkte und der konsensuelle **Kornealreflex,** während diese beiden Reflexe bei Stimulation der gegenseitigen Kornea erhalten sind. Bei einer unilateralen N.-facialis-Parese fehlt nur der direkte Kornealreflex, während bei Stimulation der gegenseitigen Kornea nur der konsensuelle Kornealreflex fehlt. Der **Masseterreflex** ist normalerweise gar nicht oder nur schwach auslösbar. Er ist wichtig, um eine zervikale Myelopathie (Masseterreflex normal) von einer allgemeinen Hyperreflexie und Läsion der kortikobulbären Bahnen bei Pseudobulbärparalyse oder amyotropher Lateralsklerose (Masseterreflex gesteigert) abzugrenzen. Der Masseterreflex dient hierbei als „Eichmaß" des Niveaus der übrigen Muskeleigenreflexe.

1.2.6 Nervus facialis (Hirnnerv VII)

Funktionelle Anatomie

Der N. facialis enthält vorwiegend motorische Fasern, im N. intermedius parasympathische und somatosensorische und in der Chorda tympani sensorische und parasympathische Fasern. Die motorischen Fasern versorgen die Muskeln der Kopfhaut, der Stirn und des Gesichts sowie das Platysma, aber auch die Muskeln des Ohrs, den M. stapedius, M. buccinator, M. stylohyoideus und den Venter posterior des M. digastricus. Die parasympathisch-efferenten (sekretorischen) und sensorischen Fasern innervieren die Gll. submandibularis, sublingualis und lacrimalis sowie die kleinen Schleimdrüsen der Nasen- und Mundhöhle. Viszeral-sensorische Fasern leiten von den vorderen zwei Dritteln der Zunge stammende Geschmacksinformationen. Schließlich versorgen sensible Fasern das Ohr und den Meatus acusticus externus.

Motorische Funktionen

Vom Kortex zum Hirnstamm Die supranukleäre Innervation der Gesichtsmuskulatur erfolgt durch Motoneurone, die im unteren Drittel des kontralateralen Gyrus precentralis lokalisiert sind. Die Axone verlaufen im Tractus corticobulbaris, kreuzen meist pontin zur Gegenseite und innervieren den Fazialiskern, der im Tegmentum des kaudalen Pons, anteromedial vom Ncl. tractus spinalis n. trigemini und anterolateral vom Ncl. n. abducentis liegt. Der Teil des Fazialiskerns, der das untere Drittel bis die Hälfte der Gesichtsmuskulatur innerviert, wird vorwiegend vom kontralateralen motorischen Kortex versorgt. Dagegen wird der Teil des Fazialiskerns, der das obere Drittel bis die Hälfte der Gesichtsmuskulatur innerviert, auch durch den ipsilateralen motorischen Kortex versorgt, sodass die supranukleäre Innervation zumindest der Stirn bilateral ist. Vom Fazialiskern ziehen die Axone zuerst nach dorsomedial und hinten, umschlingen dann den Abduzenskern (inneres Fazialisknie), um seitlich am Fazialiskern vorbei zum Sulcus pontomedullaris zu ziehen, wo sie hinter dem N. trigeminus am hinteren Brückenrand im Kleinhirnbrückenwinkel den Hirnstamm verlassen.

Nervenverlauf Dabei bildet der N. facialis eine größere motorische und eine kleinere sensorische Wurzel, die den N. intermedius bildet. Danach tritt er mit dem N. intermedius und N. vestibulocochlearis in den inneren Gehörgang ein. An seinem Boden trennt sich der N. facialis vom N. vestibulocochlearis und tritt in den Canalis n. facialis (Fallopii) ein. Dort durchläuft er auf einer Länge von 25–32 mm die Pars labyrinthica, tympanica oder horizontalis, pyramidalis und mastoidea. Am Ende der Pars labyrinthica liegt das Ganglion geniculi (viszero- und somatosensorische Afferenzen, vgl. Chorda tympani), und in der Pars mastoidea zweigen der N. stapedius und schließlich die Chorda tympani ab. Unmittelbar nach dem Austritt aus dem Foramen stylomastoideum gehen die posterioren aurikulären (M. occipitalis und Mm. auriculares), digastrischen (Ven-

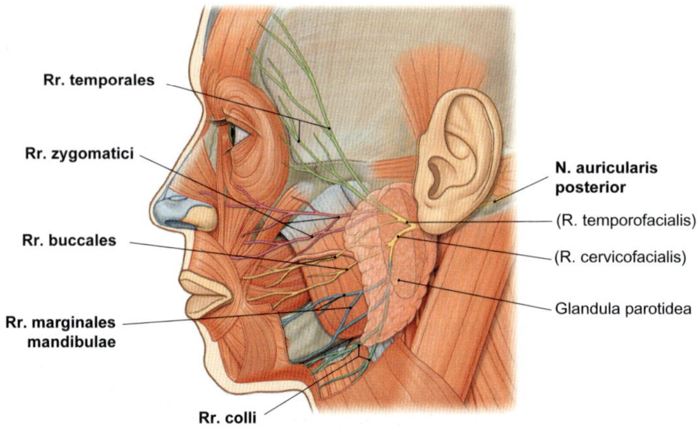

Abb. 1.11 Endäste des N. facialis. [5]

ter posterior des M. digastricus) und stylohyoidalen (M. stylohyoideus) Äste ab. Danach wendet sich der N. facialis nach vorne und bildet in der Gl. parotis den Plexus parotideus, der alle Muskeln der Kopfhaut, der Stirn und des Gesichts sowie das Platysma versorgt (➤ Abb. 1.11).

Nervus intermedius

Der N. intermedius enthält somatisch-afferente und parasympathisch-efferente Fasern. Die parasympathischen Fasern stammen vom Ncl. salivatorius superior und zweigen vom Fazialisstamm auf der Höhe des Ganglion geniculi als N. petrosus superficialis major ab. Dieser vereinigt sich mit dem N. petrosus profundus (sympathische Fasern des Plexus carotideus), tritt mit diesem als N. vidianus in den Canalis pterygoideus ein und endet am Ganglion pterygopalatinum (sphenopalatinum), das postganglionäre Fasern zur Tränendrüse schickt.

Chorda tympani

Die Chorda tympani enthält viszeral-efferente (sekretorische), viszerosensorische (Geschmack) und somatosensorische Fasern. Sie zweigt vom N. facialis unmittelbar vor dessen Austritt aus dem Foramen stylomastoideum ab und vereinigt sich mit dem N. lingualis. Beide Nerven ziehen zum parasympathischen Ganglion submandibulare, dessen postganglionäre Fasern mit sympathischen Fasern durchmischt werden und die Gll. submandibularis, sublingualis und linguales des Zungenkörpers sowie die kleinen Drüsen des Mundbodens und die Schleimdrüsen in der Umgebung der Tonsille und der Schlundenge versorgen. Die **sensorischen Geschmacksfasern** der Chorda tympani (= periphere Fortsätze des Ganglion geniculi) innervieren die Papillae fungiformes in den vorderen zwei Dritteln der Zunge und vermitteln die Geschmacksqualitäten süß, sauer und salzig. Der zentrale Fortsatz des Ganglion geniculi läuft im N. intermedius zum Ncl. tractus solitarii der Medulla oblongata. Dessen Axone laufen u.a. zum Ncl. salivatorius superior und inferior und geben Geschmacksinformationen über den kontralateralen Lemniscus medialis zum Thalamus und zum Zungenareal im Gyrus postcentralis. **Somatosensorische Fasern** der Chorda tympani sind ebenfalls periphere Fortsätze des Ganglion geniculi, und sie versorgen Teile des Meatus acusticus externus, die Membrana tympanica und 2 kleine, retroaurikulär und mastoidal gelegene Hautareale.

Klinische Untersuchung

Motorische Funktionen Zuerst wird das nicht angespannte Gesicht insbesondere auf eine Asymmetrie hin untersucht. Danach werden die vom N. facialis versorgten Muskeln von oben nach unten geprüft (➤ Tab. 1.6).

Auf den Punkt gebracht

Bei der **Inspektion des Gesichts** ist zunächst auf eine Asymmetrie zu achten. Die ist in der Normalbevölkerung gar nicht so selten, muss sich dann aber auch auf früheren Fotos des Untersuchten nachweisen lassen und darf natürlich nicht auf alte Verletzungen oder Erkrankungen zurückgehen. Des Weiteren ist der Gesichtsausdruck relevant, der beispielsweise beim Morbus Parkinson (immobiles, emotionslos wirkendes „Maskengesicht"), bei Muskelerkrankungen (Facies myopathica) und bei einer N.-facialis-Parese verändert ist. Bei Atrophien, Faszikulationen, abnormalen Muskelkontraktionen und Hinweisen auf extrapyramidale Erkrankungen, die mit Hyperkinesien assoziiert sind (Chorea, Athetose, Ballismus, Dystonie), sind ggf. Nachfragen oder weitere Untersuchungen erforderlich.

Sensorische Funktionen Eine Parese des N. stapedius kann durch die Angabe einer die N.-facialis-Parese begleitenden Hyperakusis oder Dysakusis erfragt werden. Der Geschmackssinn wird am mittleren Drittel der herausgestreckten Zunge geprüft, indem mit Wattestäbchen nacheinander 4 Geschmacksstoffe – entsprechend den primären Geschmacksrichtungen – aufgepinselt werden: bitter (1%ige Chininlösung), sauer (5%ige Zitronenlösung), süß (20%ige Zuckerlösung oder Saccharin, Aspartam), salzig (10%ige Kochsalzlösung). Die vom Japaner Kikunae Ikeda 1908 beschriebene Geschmacksqualität umami (fleischig und herzhaft, wohlschmeckend) wird nur von wenigen Neurologen getestet.

Tab. 1.6 Klinische Untersuchung des N. facialis und Befunde bei Parese des N. facialis.

Untersuchter Muskel	Aufforderung (Handlung) des Untersuchers	Pathologischer Befund
M. frontalis	Stirn runzeln	keine oder weniger Querfalten
M. orbicularis oculi	Augen zukneifen (versucht, das Auge mit den Fingern zu öffnen)	• Parese: unvollständiger Lidschluss mit besserem Sichtbarbleiben der Wimpern („signe des cils") • Plegie: unvollständiger Augenschluss (= Lagophthalmus); evtl. Keratitis e lagophthalmo; nach oben gedrehter Bulbus bei Augenschluss sichtbar (Bell-Phänomen) • Ectropium paralyticum (nach auswärts gedrehtes Unterlid); Orbicularis-oculi-Reflex fehlt
M. procerus	Nase rümpfen	Nasenrümpfen nicht möglich
M. orbicularis oris	(versucht, zwischen den Lippen gehaltenen Spatel herauszuziehen)	Spatel kann herausgezogen werden
M. orbicularis oris, M. levator labii superioris, M. zygomaticus, M. depressor et levator anguli oris, M. mentalis	• Zähne zeigen, Mund spitzen • pfeifen	• Bewegung wird vorwiegend oder nur mit der gesunden Seite gemacht • Pfeifen nicht möglich
M. buccinator	Backe aufblasen (manuelle Kompression der Wangen)	• Parese: Luft entweicht bei manueller Kompression der Wangen • Plegie: Backe nicht aufblasbar
Platysma	Kinn vorstrecken und Zähne zeigen	verminderte oder fehlende Muskelkontraktion

MERKE
Ein verminderter Geschmackssinn wird als Hypogeusie bezeichnet, ein fehlender Geschmackssinn als Ageusie.

Interpretation

Motorische Funktionen Eine Gesichtsasymmetrie mit glatter Stirn bzw. geringer ausgeprägten Stirnfurchen, herabhängender Augenbraue, erweitertem Lidspalt mit herabhängendem, etwas vom Bulbus abstehenden Unterlid, tränendem Auge, verstrichener Nasolabialfalte, herabhängender Oberlippe und zur gesunden Seite verzogener Medianlinie der Oberlippe ist das typische Bild einer einseitigen, peripheren Fazialisparese. Mitbewegungen (Synkinesien), Kontrakturen und ein „postparalytischer" Spasmus facialis sind für die Reinnervationsphase nach einer peripheren Fazialisparese typisch. Synkinesien sind Folge regenerativer Axon-Fehlaussprossungen und verursachen beispielsweise beim Augenschluss ein gleichzeitiges Anheben des Mundwinkels, wogegen Kontrakturen der Gesichtsmuskeln eine enge Lidspalte oder eine ausgeprägte Nasolabialfalte bewirken können.

Sensorische Funktionen Außer den Geschmacksstörungen kann eine periphere Parese des N. facialis weitere Störungen nach sich ziehen: **Krokodilstränen** können während des Essens durch Stimulation der Speicheldrüsensekretion auftreten.

Zentrale oder periphere Fazialisparese? Eine zentrale Parese des N. facialis betrifft wegen der einseitigen, supranukleären Innervation überwiegend die untere Gesichtshälfte, wogegen die obere Gesichtshälfte wegen der bilateralen supranukleären Innervation kaum betroffen ist. Im Gegensatz zur peripheren Parese des N. facialis fehlen eine Hyper- und Dysakusis sowie Geschmacksstörungen. Zudem finden sich bei zentralen Lähmungen oft weitere Zeichen einer zerebralen Schädigung (➤ Tab. 1.7).

MERKE
Ist Stirnrunzeln noch möglich, hat die faziale Schwäche wahrscheinlich eine zentrale und keine periphere Ursache (s.a. ➤ Abb. 14.8).

1.2.7 Nervus vestibulocochlearis (Hirnnerv VIII)

Funktionelle Anatomie

Der N. vestibulocochlearis besteht aus dem N. vestibularis und dem N. cochlearis. Beide Anteile verlaufen extrazerebral gemeinsam, wobei die Perikarya des N. cochlearis im Ganglion spirale cochleae liegen (mit peripheren Fortsätzen zu den Sinneszellen des Corti-Organs), die des N. vestibularis im Ganglion vestibulare im Meatus acusticus internus (mit peripheren Fortsätzen zu den Bogengängen, Sacculus und Utriculus).

Kochleärer Anteil Schallwellen werden über das Mittelohr der Schnecke zugeleitet und lösen in der Kochlea eine sog. Wanderwelle der Basilarmembran aus. Je nach Frequenz des Schallreizes liegt die maximale Amplitude dieser Welle an einer spezifischen Stelle in der Kochlea (hohe Frequenzen basal, tiefe Frequenzen apikal). Die Auslenkung der Basilarmembran aktiviert die Haarzellen (sekundäre Sinneszellen im Corti-Organ), wobei durch die Frequenz vorgegeben ist, welche Haarzellpopulation am meisten aktiviert wird. Die in den peripheren Fortsätzen des Ganglion spirale entstehenden Aktionspotenziale werden im N. cochlearis nach zentral weitergeleitet. Der N. cochlearis zieht im Kleinhirnbrückenwinkel zum Hirn-

Tab. 1.7 Verschiedene Läsionsorte des N. facialis mit klinischen Befunden.

Ort der Läsion	Mögliche zusätzliche Befunde*
nukleär	Faszikulationen, andere Zeichen einer Motoneuronerkrankung (oft bilateral)
Pons	Hyperakusis, verminderte Tränensekretion, Faszikulationen, Myokymien, ipsilaterale Abduzens- oder Blickparese, ipsilaterale Kaumuskelschwäche, kontralaterale Hemiparese
zisternal	Tinnitus, Taubheit, Schwindel (N. VIII), Schmerzen oder Sensibilitätsstörung im Gesicht (N. V), Geschmacksstörung vordere zwei Zungendrittel, verminderte Tränen- und Speichelsekretion, Hyperakusis (N. intermedius), pathologische Nystagmen und ipsilaterale Ataxie (Kleinhirn oder Kleinhirnbahnen)
Fazialiskanal, auf Höhe des Ganglion geniculi	Geschmacksstörung vordere zwei Zungendrittel, verminderte Tränen- und Speichelsekretion, Hyperakusis (N. stapedius)
Fazialiskanal, distal des Ganglion geniculi und vor Abgang des N. stapedius	Hyper- oder Dysakusis (N. stapedius), Geschmackssinnstörung vordere zwei Zungendrittel und verminderte Speichelsekretion (Chorda tympani)
Fazialiskanal, zwischen Abgang des N. stapedius und der Chorda tympani	Geschmackssinnstörung vordere zwei Zungendrittel und verminderte Speichelsekretion (Chorda tympani)
Fazialiskanal, nach Abgang der Chorda tympani	keine
nach Austritt aus dem Foramen stylomastoideum	keine

* zusätzlich zu möglichen Paresen der die Kopfhaut, die Stirn und das Gesicht versorgenden Muskeln sowie des Platysmas

stamm. Dort findet ipsilateral eine erste neuronale Umschaltung auf das 2. Neuron statt (Ncl. cochlearis dorsalis et ventralis). Ein Großteil der Fasern kreuzt dann auf die Gegenseite und zieht rostral bis zum Colliculus inferior der Vierhügelplatte und entweder von dort indirekt oder direkt zum Corpus geniculatum mediale. Von dort gibt es eine direkte Projektion zum primär auditiven Kortexareal (Area 41, Heschl-Querwindungen, Gyri temporales transversi) in den oberen und proximalen Anteilen des Temporallappens (tonotopische Gliederung). Ähnlich wie beim visuellen Kortex sind den primären Kortexarealen weitere assoziative Kortexareale vor allem parietal zugeordnet.

Vestibulärer Anteil Die sekundären Sinneszellen des Labyrinths befinden sich in den Bogengangsorganen der 3 Bogengänge und den Makulaorganen von Utrikulus und Sakkulus. Sie setzen schon in Ruhe so viel Transmitter frei, dass in den peripheren Fortsätzen des Ganglion vestibulare eine Ruheaktivität entsteht. Änderungen der räumlichen Lage oder Bewegungen des Körpers führen dazu, dass sich diese Aktivität ändert. Der N. vestibularis zieht mit dem N. cochlearis durch den inneren Gehörgang zum kaudalen, lateralen Hirnstamm (s.a. ➤ Kap 4.1). Im Komplex der Vestibulariskerne auf der Höhe der unteren Olive werden die peripheren Signale nicht nur auf zentrale Neurone umgeschaltet, sondern auch primär analysiert und auf folgende Systeme aufgeteilt: ipsilateral zum Archizerebellum (Nodulus und Flocculus), ipsilateral deszendierend zu den motorischen Vorderhornzellen des Rückenmarks und sowohl ipsi- als auch kontralateral zu den Augenmuskelkernen. Zudem gibt es Projektionen über die Formatio reticularis zur Area postrema (Brechzentrum). Auch Projektionen bis zum Thalamus und damit wahrscheinlich auch indirekt zu Kortexarealen sind bekannt.

Klinische Untersuchung und Interpretation

Kochleärer Anteil Die Funktionalität des kochleären Systems wird mit Hörtests geprüft. Dies ist im Rahmen der klinischen Untersuchung möglich oder durch eine apparative Tonaudiometrie. Bei der klinischen Prüfung sollten über eine Stimmgabel oder andere akustische Quellen zumindest hoch- und niederfrequente Töne präsentiert werden. Im Seitenvergleich kann dabei eine Hypakusis diagnostiziert werden. Eine Unterscheidung zwischen Innenohr- oder Mittelohrschwerhörigkeit gelingt mit dem **Test nach Rinne**. Hierbei wird eine Stimmgabel auf den Processus mastoideus auf der Seite des betroffenen Ohres aufgesetzt. Wird der Ton durch die Knochenleitung nicht mehr gehört, aber durch die Luftleitung vor dem Ohr, besteht eine normale Funktion des Mittelohrs und es liegt eine Innenohrschwerhörigkeit vor. Ist die Knochenleitung besser als die Schallleitung, liegt eine Mittelohrschwerhörigkeit vor. Beim **Versuch nach Weber** wird die Stimmgabel auf den Scheitel des Kopfes gesetzt. Bei einer Mittelohrschwerhörigkeit wird der Ton auf dem betroffenen Ohr lauter gehört, bei Innenohrschwerhörigkeit auf dem gesunden Ohr.

Vestibulärer Anteil Die klinische Prüfung der Vestibularfunktion ist in ➤ Kap. 4 dargestellt. Neben der Stand- und Gangprüfung (Romberg-, Tandem-Romberg-Stehversuch, Unterberger-Tretversuch) wird auch die Okulomotorik geprüft, wobei insbesondere ein Spontannystagmus auf eine periphere Störung der Vestibularissystems hindeutet.

1.2.8 Nystagmus

Einteilung

Ein Nystagmus bezeichnet unwillkürliche, rhythmische Hin-und-her- bzw. Auf-und-ab-Bewegungen, die meist beide Augen betreffen.

Beschreibung Betrachtet man als Untersucher einen Nystagmus, lassen sich grundsätzlich 2 Formen unterscheiden:

- **Rucknystagmus:** Er setzt sich aus einer langsamen Augenbewegung in einer Richtung und einer schnellen Augenbewegung (Sakkade) in die Gegenrichtung zusammen. Mit dem Blick in die Richtung der raschen Phase nimmt er zu.

- **Pendelnystagmus:** Die Geschwindigkeiten der Hin-und-her-Bewegungen der Augen sind annähernd gleich. Sollten kleine Geschwindigkeitsunterschiede in beiden Phasen auftreten, sind sie jedoch nie so ausgeprägt wie beim Rucknystagmus. Der Pendelnystagmus ist deutlich seltener als der Rucknystagmus.

Die Richtung des Nystagmus wird nach der Richtung seiner schnellen Phase angegeben. Zudem kann in diesem Zusammenhang beobachtet werden, ob der Nystagmus schnell oder langsam schlägt und ob sich die Amplitude des Nystagmus in beiden Augen unterscheidet. Ist dies der Fall, handelt es sich um einen dissoziierten Nystagmus, z.B. bei der internukleären Ophthalmoplegie (➤ Kap. 1.2.4).

Auslösung Es gibt verschiedene (Untersuchungs-)Bedingungen, unter denen ein Nystagmus auftreten kann. Er kann spontan zu sehen sein, nur wenn der Patient ein Objekt fixiert oder in eine bestimmte Richtung blickt oder nur wenn der Untersucher den Körper oder den Kopf des Patienten schnell umlagert oder in einer bestimmten Position hält.

Ursache Bereits aus den Bedingungen, unter denen ein Nystagmus auftritt, ergeben sich Rückschlüsse auf seine Ursache. Nystagmen können physiologisch oder pathologisch sein, wobei es natürlich auch pathologisch ist, wenn ein physiologischer Nystagmus in der für ihn typischen Auslösesituation nicht auftritt. Aus neurologischer Sicht stellt sich bei einem pathologischen Nystagmus zusätzlich die Frage, ob er auf einer neurologischen oder einer nicht neurologischen Erkrankung beruht.

MERKE

Das vom Patienten bemerkte Leitsymptom des neurologischen Befundes „Nystagmus" sind scheinbare Bewegungen der visuellen Umwelt, sog. Oszillopsien. Sie sind die Folge der retinalen Bildverschiebung in der langsamen Nystagmusphase. Noch häufiger klagen die Patienten über unscharfes oder verwackeltes Sehen.

Funktionelle Anatomie

Nystagmus entsteht in okulomotorischen Subsystemen (z.B. Sakkadensystem, langsames Folgebewegungssystem). Deren funktionelle Neuroanatomie wird im ➤ Kap. 1.2.4 und im ➤ Kap. 1.2.7 beschrieben.

Klinische Untersuchung

MERKE

Grundsätzlich wird der Nystagmus nach Schlagform (ruckend, pendelnd), Schlagebene (horizontal, vertikal, torsional) und Schlagrichtung (rechts, links, auf, ab, Uhrzeigersinn, Gegenuhrzeigersinn) beurteilt.

Physiologische Nystagmen sind der Endstellnystagmus, der optokinetische Nystagmus und der vestibuläre Nystagmus:

- Der **Endstellnystagmus** ist ein feinschlägiger, irregulärer, symmetrischer Nystagmus unterschiedlicher Dauer, der typischerweise beim Seitwärtsblick in das monokuläre Gesichtsfeld auftritt und bei etwas geringerem Blickwinkel verschwindet.
- Der **optokinetische Nystagmus (OKN)** wird dadurch ausgelöst, dass der Betrachter und/oder das visuelle Objekt sich bewegen, beispielsweise wenn man aus dem fahrenden Zug auf feststehende Objekte in der Landschaft schaut, aber auch umgekehrt, wenn man selbst in der Landschaft steht und einen vorbeifahrenden Zug beobachtet. Bei der klinischen Untersuchung werden der horizontale (nach rechts und links) und der vertikale (nach oben und unten) OKN mit einer Drehtrommel geprüft. Der dabei abgeleitete OKN setzt sich aus den Folgebewegungen in Richtung der Bewegung der Drehtrommel und den Korrektursakkaden in Gegenrichtung zusammen. Bei einer Läsion der für die Generation von Sakkaden und/oder langsamen Bewegungen zuständigen Zentren ist der OKN verlangsamt oder aufgehoben.
- Der **vestibuläre Nystagmus** wird unter der Frenzel-Brille beim auf einem Drehstuhl sitzenden Patienten oder mittels Spülung des äußeren Gehörgangs durch kaltes oder heißes Wasser ausgelöst (➤ Kap. 1.2.7).

Interpretation

Jeder Spontannystagmus gilt genauso als pathologisch wie das Fehlen eines physiologischen Nystagmus. Durch eine neurologische Erkrankung ausgelöste Nystagmen und abnorme Augenbewegungen sind in ➤ Tab. 1.8 zusammengefasst. Nicht durch eine neurologische Erkrankung ausgelöste Nystagmen sind kongenitale Nystagmen, medikamentös induzierte Nystagmen und Nystagmen bei okulären Erkrankungen.

1.2.9 Nervus glossopharyngeus (Hirnnerv IX) und Nervus vagus (Hirnnerv X)

Die Hirnnerven IX und X entspringen aus motorischen und autonomen Kernen der Medulla oblongata, sie enthalten die gleichen Fasersysteme (motorisch-efferent, parasympathisch-efferent, somatisch-afferent, viszeral-afferent), liegen anatomisch eng beieinander, versorgen teilweise die gleichen Strukturen, haben ähnliche Funktionen und werden oft von den gleichen Krankheiten betroffen. Eine isolierte Schädigung nur eines der beiden Hirnnerven ist klinisch jeweils kaum abgrenzbar.

Tab. 1.8 Pathologische Nystagmen und abnorme Augenbewegungen bei neurologischen Erkrankungen.

Abnorme Augenbewegung	Symptome und Zeichen	Ursache/Lokalisation der Läsion
Upbeat-Nystagmus	in Primärposition: Oszillopsien, schlägt nach oben	Vermis (Zunahme bei Blick nach oben) oder Medulla oblongata (Abnahme bei Blick nach oben)
Downbeat-Nystagmus	• in Primärposition: Oszillopsien, schlägt nach unten • nimmt beim Blick zur Seite zu	Anomalie des kraniozervikalen Übergangs, spinozerebelläre Degeneration, kaudaler Hirnstamm
Ocular Bobbing	• Sakkade nach unten, gefolgt von langsamem Drift nach oben in Primärposition • Patient meist komatös	meist schwere pontine Läsion
Opsoklonus	schnelle, multidirektionelle, konjugierte Sakkaden ohne Fixationsintervall	paraneoplastisches Opsoklonus-Myoklonus-Syndrom, Hirnstamm, Zerebellum, zerebelläre Bahnen
Ocular Flutter	Opsoklonus mit horizontalen Sakkaden	wie Opsoklonus
Gegenrucke („macro square wave jerks")	kleine Sakkaden vom Fixationspunkt weg, gefolgt von Rückstellsakkaden zum Fixationspunkt	Zerebellum

Funktionelle Anatomie

Nervus glossopharyngeus

Der Tractus corticobulbaris versorgt bilateral den in der Medulla oblongata gelegenen motorischen Ncl. ambiguus. Sein rostraler Teil enthält Motoneurone des N. glossopharyngeus, und der kaudale Teil diejenigen des N. vagus. Der N. glossopharyngeus tritt im Sulcus posterolateralis zwischen der inferioren Olive und dem Pedunculus cerebellaris inferior aus der Medulla oblongata aus und gelangt durch den Kleinhirnbrückenwinkel zum Foramen jugulare. Dieses durchlaufen zudem der N. vagus, die kraniale Wurzel des N. accessorius und die V. jugularis, und es enthält außerdem das superiore glossopharyngeale und vagale (jugulare) Ganglion. Etwa 1 cm kaudal vom Foramen jugulare liegt das inferiore glossopharyngeale, inferiore (petrosale) Ganglion. Beide glossopharyngeale Ganglien enthalten das erste sensorische sowie somatisch- und viszeral-afferente Neurone. Auf Höhe des inferioren Ganglions gibt der IX. Hirnnerv den N. tympanicus ab, verläuft in einem Bogen nach vorne und erreicht die laterale Pharynxwand, um sich in seine 6 Endäste aufzuteilen.

Motorische Fasern Der N. glossopharyngeus versorgt die Pharynxmuskulatur, wobei – mit der möglichen Ausnahme des M. stylopharyngeus – alle pharyngealen Muskeln auch vom N. vagus innerviert werden.

Parasympathisch-efferente Neurone Die präganglionären Neurone liegen im Ncl. salivatorius inferior und Ncl. dorsalis n. vagi, die in der Medulla oblongata lokalisiert sind. Ihre Axone laufen zuerst mit dem N. glossopharyngeus und verlassen ihn auf der Höhe des Ganglion inferius als N. tympanicus. Er läuft durch das Cavum tympanicum (Paukenhöhle) und bildet dort den Plexus tympanicus, aus dem der N. petrosus inferior abgeht. Dieser läuft durch die Fossa cranii media, um mit dem N. mandibularis durch das Foramen ovale den Schädel zu verlassen und Synapsen mit dem postganglionären Ganglion oticum zu bilden. Dessen Axone verlaufen mit dem N. auriculotemporalis und innervieren die Gl. parotis.

Sensorisch-afferente Fasern Die Rr. sinus carotici (Sinusnerv von Hering) leiten Informationen des Glomus caroticum (Chemorezeptoren) und Sinus caroticus (Barorezeptoren) und die Rr. linguales diejenigen des Geschmacks (sauer und bitter) des hinteren Zungendrittels. Die zentralen Fortsätze enden im Ncl. tractus solitarii.

Sensorische Fasern Das erste Neuron ist im Ganglion glossopharyngeale superius oder inferius lokalisiert und leitet somatische sowie viszerale Informationen. Die peripheren Fortsätze der 3 sensibel-afferenten Rr. tympanici, pharyngeales und tonsillares versorgen die Schleimhaut der Paukenhöhle, des Mastoids, des inneren Gehörgangs, des Pharynx, der Tonsille und des hinteren Zungendrittels. Der zentrale Fortsatz leitet die sensible Information zu entsprechenden Kernen des N. trigeminus (2. sensibles Neuron: Ncl. sensorius principalis, Ncl. tractus spinalis; 3. sensibles Neuron: Ncl. ventroposterolateralis thalami) und zum sensorischen Kortex.

Nervus vagus

Der N. vagus ist der längste Hirnnerv. Er entspringt aus dem bilateral supranukleär versorgten kaudalen Anteil des Ncl. ambiguus (2. motorisches Neuron). Die vagalen Fasern verlaufen durch das Foramen jugulare, wo sie den R. internus des N. accessorius aufnehmen. Dann verläuft der N. vagus in der Gefäß-Nerven-Scheide mit der A. carotis interna und der V. jugularis und vorübergehend dem N. hypoglossus nach kaudal zur Basis des Nackens. Im Mediastinum verläuft der Vagus zwischen der V. brachiocephalica und dem Aortenbogen (bzw. der A. subclavia dextra) und hinter den Hauptbronchen zum Ösophagus, wo die Rr. oesophageales den Plexus oesophagealis bilden. Aus diesem gehen der Truncus vagalis anterior und posterior hervor, die mit dem Ösophagus durch den Hiatus oesophageus im Zwerchfell in den Bauchraum zur Vorder- und Hinterwand des Magens gelangen. Es folgt die Aufzweigung zu den Nervengeflechten der Pars abdominalis autonomica.

Motorische Fasern Sie innervieren den Pharynx, weichen Gaumen und Larynx. Die Pharynxmuskeln versorgt der N. vagus mit dem N. glossopharyngeus, nur der M. stylopharyngeus wird ausschließlich vom N. glossopharyngeus innerviert. Den weichen Gaumen versorgt der N. vagus mit Ausnahme des M. tensor veli palatini (N. trigeminus). Bei der vagalen Larynxversorgung muss angemerkt werden, dass die vom N. laryngeus recurrens innervierten laryngealen Muskeln vom N. accessorius mitversorgt werden. Die Larynxmuskeln erfüllen 3 Funktionen:

- Sie öffnen die Stimmritze und erlauben damit das Ein- und Ausatmen.
- Sie schließen die Stimmritze und verhindern die Aspiration von Getränken und Speisen während des Schluckens.
- Sie regulieren die Spannung der Stimmbänder und erlauben die Phonation.

Zum Schluss gehen die Rr. cardiaci, pulmonales, oesophageales und gastrointestinales ab, welche die Muskeln der entsprechenden Organe versorgen.

Parasympathisch-efferente Fasern Die präganglionären Neurone sind der dorsale motorische Nucleus des N. vagus (DMNX) und der mediale Teil des Ncl. ambiguus. Die vagalen Fasern des Ncl. ambiguus versorgen das Herz, diejenigen des DMNX die übrigen viszeralen Organe (➤ Kap. 1.6).

Sensorische Fasern Die ersten sensorischen Neurone sind im Ganglion vagale superius und inferius lokalisiert. Das superiore Ganglion leitet vorwiegend sensible, das inferiore Ganglion vorwiegend viszerale Informationen. Die sensiblen Fasern leiten Empfindungen der Oberflächensensibilität aus dem Pharynx, dem Larynx, dem Gehörgang, der Außenseite des Trommelfells und den Meningen der hinteren Schädelgrube zu den Kernen des N. trigeminus (2. sensibles Neuron). Die weiteren sensiblen Bahnen sind identisch zum N. trigeminus. Die peripheren Fortsätze der viszeral-afferenten Fasern leiten die Informationen von Pharynx, Larynx, des Glomus caroticum (Chemorezeptoren) und Sinus caroticus (Barorezeptoren) sowie der viszeralen Organe in den kaudalen Teil des Ncl. tractus solitarii. Zahllose Kollateralen gehen zu anderen Hirnstammstrukturen und vermitteln wichtige viszerale Reflexe, welche die Regulation von Herz, Blutdruck, Atmung und gastrointestinalen Funktionen ermöglichen.

Klinische Untersuchung und Interpretation

Nervus glossopharyngeus

Der N. glossopharyngeus ist schwer zu untersuchen, weil an fast allen seinen Funktionen andere Hirnnerven beteiligt sind oder weil die von ihm versorgten Strukturen nicht untersucht werden können. Der Schmerz- und Berührungssinn des Pharynx, der Tonsille und des weichen Gaumens und der Würgereflex können jedoch untersucht werden. Der Würgereflex kann an der lateralen Rachenhinterwand (pharyngealer Reflex) oder am weichen Gaumen (palataler Reflex) – z.B. mit einem hölzernen Spatel – ausgelöst werden. Der afferente Schenkel des Würgereflexes wird durch den N. glossopharyngeus und der efferente Schenkel durch die Hirnnerven IX und X gebildet.

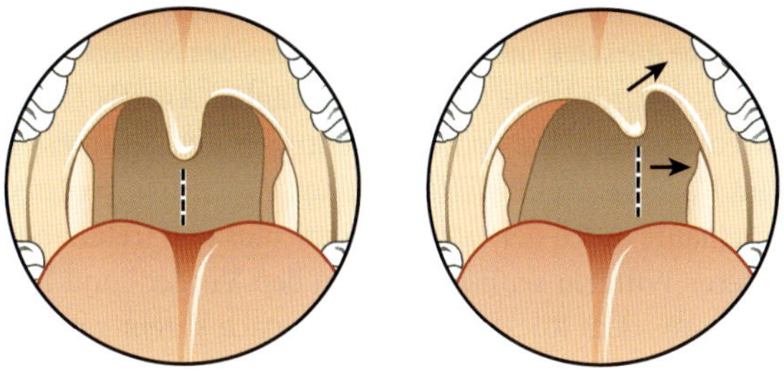

Abb. 1.12 Kulissenphänomen. Bei rechtsseitiger Lähmung des N. glossopharyngeus oder N. vagus verziehen sich das Gaumensegel und die Rachenhinterwand beim „A"-Sagen oder Würgen auf die gesunde linke Seite.

Die Reflexantwort besteht in einer Konstriktion und Anhebung des Oropharynx.

MERKE

Bei einseitiger Glossopharyngeusparese bestehen eine Hypalgesie und eine Hypästhesie in seinem sensiblen Versorgungsgebiet sowie eine Abschwächung des Würgereflexes. Eine isolierte Läsion des N. glossopharyngeus ist selten, da fast immer auch Paresen anderer Hirnnerven, insbesondere des N. vagus, vorliegen.

Nervus vagus

Bei unilateraler Läsion können eine näselnde Sprache mit Schwierigkeiten beim Bilden der Konsonanten „g" und „k" sowie eine Dysphagie mit nasaler Regurgitation auftreten. Der Husten ist kraftlos. Bei der Racheninspektion hängen die Uvula und insbesondere das Gaumensegel auf der kranken Seite leicht nach unten (➤ Abb. 1.12). Bei der klinischen Untersuchung ist der Würgereflex abgeschwächt oder fehlend. Vegetative Funktionen werden im ➤ Kap. 1.6 beschrieben.

Zur Vertiefung

Schlucktest

Der Patient bekommt im Rahmen einer Screening-Untersuchung unter ärztlicher, pflegerischer oder logopädischer Aufsicht einen Schluck Wasser zu trinken. Nach 2–3 Minuten wird er aufgefordert, ein „A" zu intonieren. Der Test ist pathologisch, wenn der Patient sich sofort verschluckt, wenn er mit Latenz anfängt zu husten oder wenn das „A" nicht sauber intoniert werden kann (gurgelnde Geräusche). Ist der Test pathologisch, wird dem Patienten eine Nahrungs- und Flüssigkeitslatenz verordnet und es erfolgt eine endoskopische Schluckdiagnostik.

1.2.10 Nervus accessorius (Hirnnerv XI)

Funktionelle Anatomie

Der N. accessorius besteht aus einem kleinen, kranialen und einem größeren, spinalen Anteil. Die Axone des **kranialen Anteils** (R. internus) entspringen vom ebenfalls bilateral kortikobulbär innervierten kaudalen Teil des Ncl. ambiguus und teilweise vom dorsalen motorischen Nucleus des N. vagus (2. motorisches Neuron). Die Axone des **spinalen Anteils** (R. externus) entspringen aus spinalen Neuronen des N. accessorius, die im Vorderhorn C2–C5 (C6) liegen, bilden eine posterolaterale Schlaufe durch den lateralen Funiculus und treten in Form mehrerer Wurzeln seitlich zwischen den Vorder- und Hinterwurzeln aus dem Rückenmark aus. Danach vereinigen sie sich zu einem Trunkus, der den Schädel durch das Foramen magnum betritt und nach lateral kurvt, um sich mit dem R. internus im Foramen jugulare zu vereinigen (➤ Abb. 1.13). Nach Austritt aus dem Foramen jugulare tritt er von der Innenseite in den oberen Teil des M. sternocleidomastoideus ein, zu dem er Muskeläste abgibt, möglicherweise zusammen mit motorischen Fasern der Myotome C2–C3. Er verlässt den M. sternocleidomastoideus an seinem Hinterrand, verläuft in der Nähe des N. auricularis magnus und dann schräg durch das hintere zervikale Dreieck auf dem M. levator scapulae. Ungefähr 3 Querfinger oberhalb der Klavikula tritt er von der Innenseite her in den Vorderrand des oberen Trapeziusanteils ein.

Klinische Untersuchung und Interpretation

Eine spezielle Untersuchung des kranialen Akzessoriusteils ist nicht möglich, da die von ihm innervierten Muskeln auch vom N. laryngeus recurrens versorgt werden. Um den spinalen Teil zu untersuchen, wird der Tonus des M. sternocleidomastoideus in Ruhe palpiert. Danach wird der Patient aufgefordert, den Kopf gegen die am seitlichen Kinn aufgestützte Hand zu drehen, während der Untersucher mit der freien Hand die bei Parese fehlende Tonisierung des Muskels erfasst. Bei einer Parese

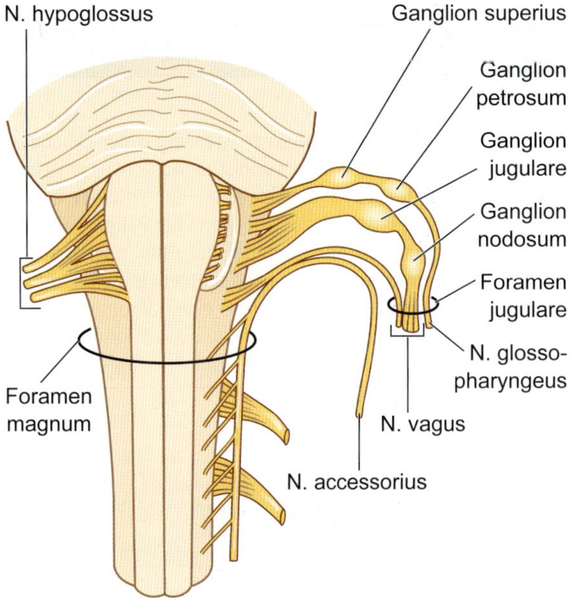

Abb. 1.13 N. accessorius mit kranialem und spinalem Anteil und seine Beziehungen zu N. glossopharyngeus und N. vagus.

des M. trapezius ist ggf. eine Atrophie des Muskels sichtbar, die betroffene Schulter hängt herab, die Skapula fällt nach lateral und der Angulus inferior bewegt sich nach innen-medial. Um den oberen Trapeziusteil zu prüfen, soll der Patient beide Schultern gegen den Widerstand des Untersuchers heben. Der Test des mittleren und unteren Trapeziusteils sieht dagegen so aus, dass der Patient bei horizontal abduziertem Arm und hochgerichteter Palma manus den Ellenbogen gegen den Widerstand des Untersuchers nach vorne drücken soll. Die Muskelbewegungen können gesehen und getastet werden. Bei bilateraler Trapeziusparese kann das Kinn nicht gehoben werden, und der Kopf fällt nach vorne („dropped head syndrome").

1.2.11 Nervus hypoglossus (Hirnnerv XII)

Funktionelle Anatomie

Der N. hypoglossus ist ein rein motorischer Hirnnerv. Er tritt mit 10–15 feinen Wurzeln im Sulcus anterolateralis aus der Medulla oblongata und zieht in 1–3 Stämmen zum Canalis n. hypoglossi. Extrakranial verläuft er zwischen V. jugularis interna und A. carotis interna/externa im Bogen zum Mundboden. Die Rr. linguales innervieren alle Binnenmuskeln der Zunge und die in die Zunge einstrahlenden M. styloglossus, M. hyoglossus, M. genioglossus.

Klinische Untersuchung und Interpretation

Bei einer Hypoglossusparese finden sich eine Zungenatrophie mit faltiger Zungenoberfläche und eine Dysarthrie. Die Patienten beißen sich oft auf die Zunge, empfinden die Lähmung aber meist als wenig behindernd. Die Zunge weicht beim Hervorstrecken zur gelähmten Seite ab. Bei doppelseitiger Hypoglossusparese liegt die Zunge bewegungslos auf dem Mundboden, und es zeigen sich eine schwere Dys- bis Anarthrie sowie eine schwere Dysphagie.

MERKE
Ein isoliertes Abweichen der Zunge zu einer Seite – ohne Atrophie – kommt auch bei Gesunden als harmlose Asymmetrie vor!

1.3 Motorik

Die Untersuchung der Motorik umfasst die Bestimmung von Kraft, Reflexen, Muskeltonus und -trophik.

1.3.1 Funktionelle Anatomie

Das pyramidale motorische System (Pyramidenbahn) beginnt im motorischen Kortex (Gyrus precentralis, Area 4 nach Brodmann), wo das 1. Motoneuron lokalisiert ist. Die Pyramidenbahn enthält auch Fasern des prämotorischen Kortex (Area 6), supplementär-motorischen Areals (Area 6) und Gyrus postcentralis (Areae 3, 1 und 2). Die motorischen Funktionen der innervierten Muskeln sind im Homunkulus somatotop gegliedert (➤ Abb. 1.14), wobei die Repräsentationsareale der Gesichts-, Sprech- und Handmuskeln große Flächen auf der Großhirnkonvexität beanspruchen, während die Beine und die Darm- und Blasensphinkteren lediglich an der medialen Oberfläche der Großhirnhemisphäre repräsentiert sind. Die Pyramidenbahn projiziert zu den motorischen Hirnnervenkernen (Tractus corticobulbaris) und den Vorderhörnern des Rückenmarks (Tractus corticospinalis; ➤ Abb. 1.14). Die pyramidalen Fasern verlaufen somatotopisch geordnet durch die Corona radiata und den hinteren Schenkel der Capsula interna, wo die kortikobulbären Fasern vorne liegen, gefolgt von den Fasern, die die Arme, den Rumpf und die Beine versorgen (➤ Abb. 1.14). Auf Höhe des Mesenzephalons liegt die Pyramidenbahn ventromedial, wobei die kortikobulbären Fasern am weitesten medial liegen. Letztere erreichen die motorischen Hirnnervenkerne meist gekreuzt und ungekreuzt (bilaterale Innervation). Die Fasern des Tractus corticospinalis kreuzen zu 85–90% in der kaudalen Medulla oblongata, um im Tractus lateralis des Rückenmarks das kontralaterale Vorderhorn zu erreichen. Die restlichen pyramidalen Fasern projizieren im Tractus corticospinalis anterior zum ipsilateralen Vorderhorn. Die meisten kortikospinalen Fasern erreichen die Vorderhornzellen via inhibitorische Interneurone, was eine Ursache für die gesteigerten Muskeleigenreflexe nach Läsion der Pyramidenbahn ist. Der Tractus corticospinalis innerviert gewisse Muskeln bevorzugt, was bei einer Läsion zu einem typischen Befallsmuster der Paresen führt (➤ Kap. 1.3.5). Die motorischen Kerne des Hirnstamms und des Vorderhorns (2. motorisches Neuron) innervieren die quergestreiften Muskeln.

Motorische Einheit Unter einer motorischen Einheit versteht man ein α-Motoneuron und alle Muskelfasern, die von ihm versorgt werden. Seine Axone verlaufen zuerst in der vorderen Wurzel, danach, falls sie die Arme oder Beine versorgen,

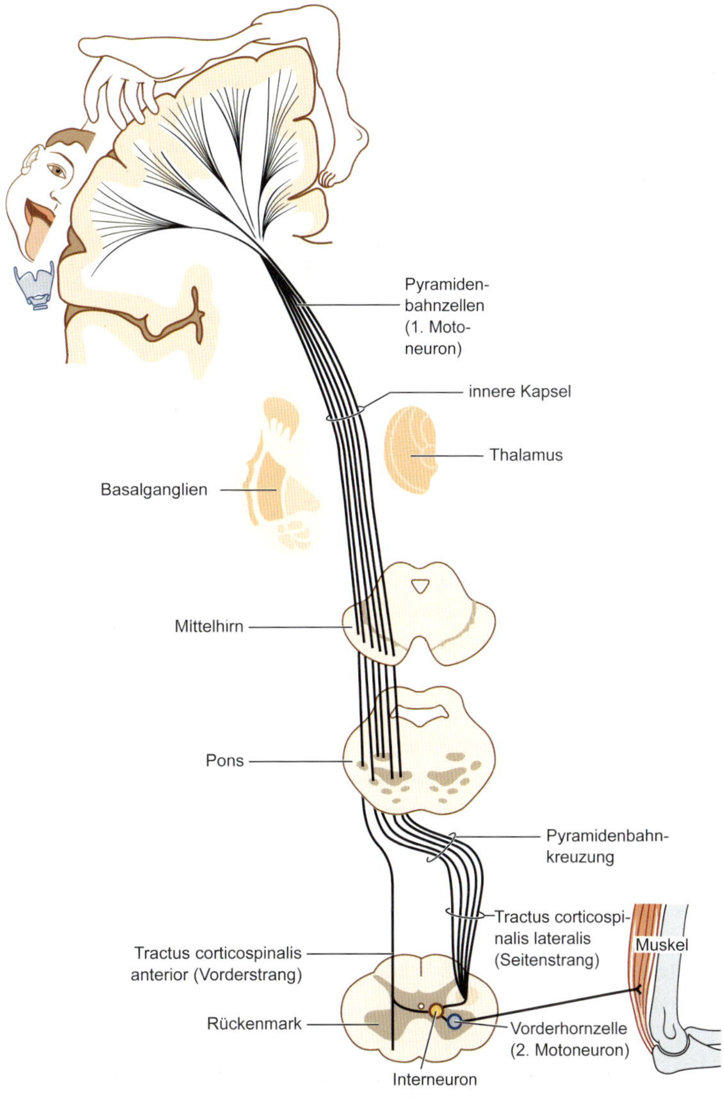

Abb. 1.14 Motorisches System mit Homunkulus (kortikale Repräsentation der motorischen Funktionen) und Verlauf der motorischen Bahnen vom Gyrus precentralis durch die Capsula interna (innere Kapsel) und Pyramidenbahnkreuzung zum Rückenmark und weiter zur Muskulatur.

im Plexus brachialis bzw. lumbosacralis; dann in einem Nerv, um in den Muskel einzutreten, wo sich das Axon in feine Äste aufteilt, die an den motorischen Endplatten enden. Motorische Einheiten, die wenige Muskelfasern umfassen, erlauben feine und präzise Bewegungen (z.B. Muskeln des Auges oder Larynx). Dagegen ermöglichen große motorische Einheiten, d.h. solche mit vielen Muskelfasern (z.B. 2.000 beim M. gastrocnemius), kräftigere Bewegungen.

Myotom Ein Myotom besteht aus allen Muskeln, die durch eine bestimmte Wurzel innerviert werden. Die meisten Skelettmuskeln werden mindestens durch 2 Nervenwurzeln versorgt. Die Myotome zeigen eine interindividuelle Variabilität, weshalb sich die Myotomkarten der verschiedenen Lehrbücher leicht unterscheiden.

Kennmuskel Liegt eine Erkrankung der Nervenwurzeln vor (z.B. Bandscheibenvorfall oder Polyradikulitis), kann man vom paretischen Kennmuskel auf die betroffene Wurzel rückschließen. Die Kennmuskeln haben eine entsprechende klinische Bedeutung sowohl im Rahmen der neurologischen Untersuchung als auch bei der elektromyografischen Untersuchung.

1.3.2 Klinische Untersuchung und Interpretation

Kraft

Wie man die Muskelkraft untersucht, richtet sich nach der ersten Einschätzung auf der Basis der Anamnese. Beim Verdacht auf eine Hemiparese wird man beispielsweise die Muskeln der gelähmten Körperseite und bei Verdacht auf eine Radikulopathie C7 die Kennmuskeln der betroffenen (C7) und der angrenzenden (C5–6 und C8–Th1) Myotome besonders genau untersuchen.

Untersuchung der Muskeln, die Nacken und Kopf bewegen

An Nacken und Kopf sind 6 Bewegungen möglich (➤ Tab. 1.9):

- Inklination (Flexion)
- Reklination (Extension)
- Rotation nach rechts und links
- Lateroversion nach rechts und links

Die Prüfung von Inklination und Reklination ist dabei am wichtigsten. Von den Muskeln, die diese Bewegungen ermöglichen, können nur der M. sternocleidomastoideus und der M. trapezius (➤ Kap. 1.2.10) einzeln untersucht werden.

Untersuchung der Muskeln, die Schulter und Arm bewegen

An der Schulter sind Bewegungen im Schultergelenk und des Schulterblatts möglich. Schulterbewegungen finden vorwiegend im Sternoklavikular- und Glenohumeralgelenk statt. Das Akromioklavikulargelenk ermöglicht kaum Bewegungen, weil Akromion und Klavikula durch starke Bänder verbunden sind. Sternoklavikular- und Glenohumeralgelenke bewegen sich gleichzeitig und fein aufeinander abgestimmt, insbesondere erlaubt die Rotation der Skapula die Abduktion und Elevation des Arms. Die Funktion und klinische Untersuchung der Muskeln, welche die Gelenke des Arms bewegen, sind in ➤ Tab. 1.10 (Schulter), ➤ Tab. 1.11 (Ellenbogengelenk), ➤ Tab. 1.12 (Handgelenk), ➤ Tab. 1.13 (Finger und Daumen) aufgeführt. Die Untersuchung der Mm. rhomboidei erlaubt die Differenzialdiagnose zwischen einer Radikulopathie C5 und einer Läsion des oberen Plexus brachialis, da sie direkt von einem ganz proximal abgehenden dorsalen Ast des Plexus (N. dorsalis scapulae) innerviert werden.

Untersuchung der Muskeln, die die Beine bewegen

An der unteren Extremität sind Bewegungen im Hüftgelenk (➤ Tab. 1.14), im Kniegelenk (➤ Tab. 1.15) und am Fuß (➤ Tab. 1.16) möglich.

Reflexe

Muskeleigenreflexe

Die Muskeleigenreflexe (MER) sind monosynaptisch verschaltet. Der afferente und der efferente Schenkel gehören demselben Segment an.

Klinische Untersuchung Die MER werden durch einmaliges Beklopfen der entsprechenden Sehne des in einem möglichst ruhigen Zimmer bequem gelagerten Patienten untersucht. Die Reflexantwort ist fehlend (0), schwach (+), mittellebhaft (++), lebhaft (+++) oder gesteigert (++++). Immer wird der Seitenvergleich erwähnt, z.B.: „MER symmetrisch mittellebhaft“. Ist ein Reflex nur schwach auszulösen oder fehlt er vollständig, kann die Auslösung durch bestimmte Manöver erleichtert werden. Beim Jendrassik-Handgriff, der nach dem ungarischen Neurologen Ernő Jendrassik benannt ist, wird durch muskuläre Anspannung der Arme die Auslösung der Beinreflexe erleichtert (Reflexbahnung). Der Patient verschränkt die Hände und zieht sie kräftig auseinander; die Arme sind vor dem Oberkörper angewinkelt. Entsprechend lässt man den Patienten kräftig auf die Zähne beißen, wenn Reflexe der Arme besser auslösbar werden sollen. Man nimmt an, dass die Bahnung durch Konvergenz von zwei oder mehreren unterschwelligen Reizen zustande kommt, wodurch eine überschwellige Depolarisation in den Motoneuronen entsteht. Korrespondierende MER (z.B. beide BSR) sollen immer in der gleichen Position untersucht werden, damit die γ-Fasern jeweils gleichermaßen vorgedehnt sind. Die wichtigsten MER sind in ➤ Tab. 1.17 und in den ➤ Abb. 1.15 bis ➤ Abb. 1.21 aufgeführt.

Interpretation Bei einer Erkrankung des 2. Motoneurons (Vorderhornerkrankung, Radikulopathie, Mono- oder Polyneuropathie) oder einer Myopathie sind die MER abgeschwächt oder fehlen. Bei einer Erkrankung des 1. Motoneurons sind die MER gesteigert.

Tab. 1.9 Bewegungen an Nacken und Kopf.

Inklination (Flexion)

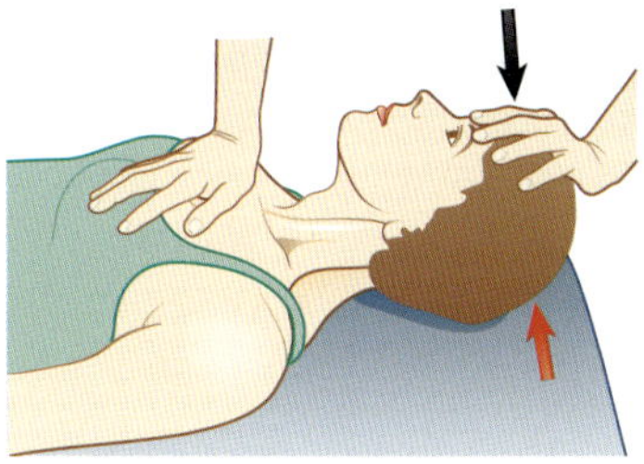

- Patient liegt auf dem Rücken und soll seinen Kopf gegen die auf die Stirn gelegte Hand des Untersuchers beugen
- Kontraktion der Nackenflexoren ist sichtbar und mit der freien Hand palpierbar

Muskel	Nerv	Wurzel
M. sternocleidomastoideus	N. accessorius	C2–C4

auch: prävertebrale Muskeln, Platysma, Mm. supra- und infrahyoideus

Reklination (Extension)

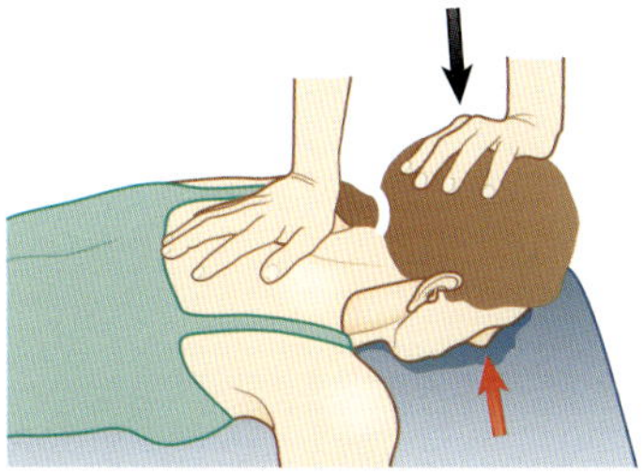

- Patient liegt auf dem Bauch und soll seinen Kopf gegen die auf den Hinterkopf gelegte Hand des Untersuchers strecken
- Kontraktion der Nackenextensoren ist sichtbar und mit der freien Hand palpierbar

Muskel	Nerv	Wurzel
M. trapezius	N. accessorius	C2–C4

auch: autochthone Nackenmuskeln

Rotation

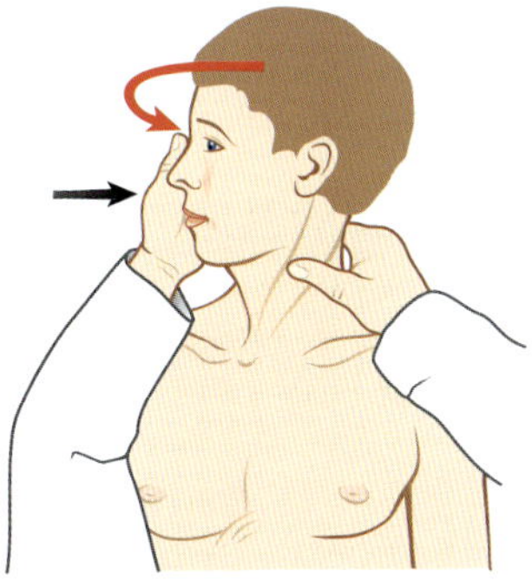

- Patient soll seinen Kopf gegen den Widerstand des Untersuchers erst auf die eine, dann auf die andere Seite drehen
- Kontraktion ist sichtbar und mit der freien Hand palpierbar

Muskel	Nerv	Wurzel
M. sternocleidomastoideus	N. accessorius	C2–C4

Tab. 1.10 Bewegungen von Schulter und Schulterblatt.

Hebung

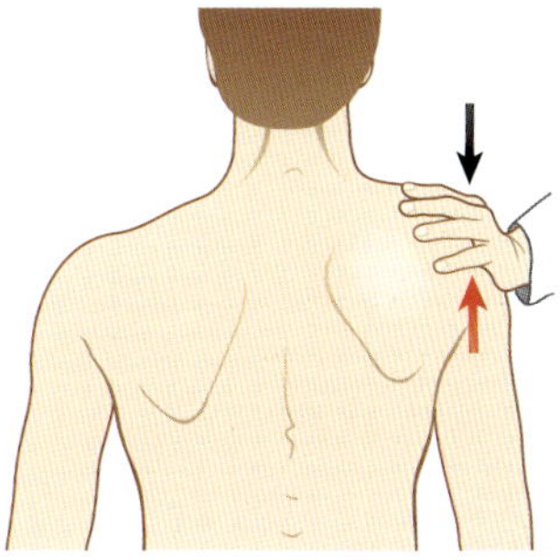

- Patient steht und versucht, dem Druck des Untersuchers standzuhalten
- Untersucher drückt die Schulter des Patienten nach unten

Muskel	Nerv	Wurzel
M. levator scapulae	N. dorsalis scapulae	C4–**C5**
oberer M. trapezius	N. accessorius	C2–C3

Tab. 1.10 Bewegungen von Schulter und Schulterblatt. (Forts.)

Retraktion (Entfernung von Thoraxwand)

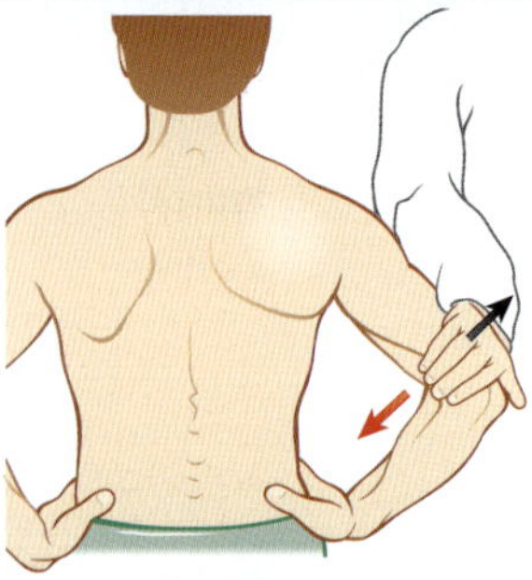

- Patient steht und soll seine Hand auf die gleichseitige Hüfte legen und seinen auf Höhe des Brustkorbs gehaltenen Ellenbogen gegen den Widerstand des Untersuchers nach hinten drücken
- Untersucher versucht, den Ellenbogen festzuhalten, Muskelkontraktion ist zwischen der Wirbelsäule und dem medialen Skapularand zu sehen und zu palpieren

Muskel	Nerv	Wurzel
Mm. rhomboidei	N. dorsalis scapulae	C4–C5
mittlerer M. deltoideus	N. axillaris	C5–C6

Protraktion (Annäherung an Thoraxwand)

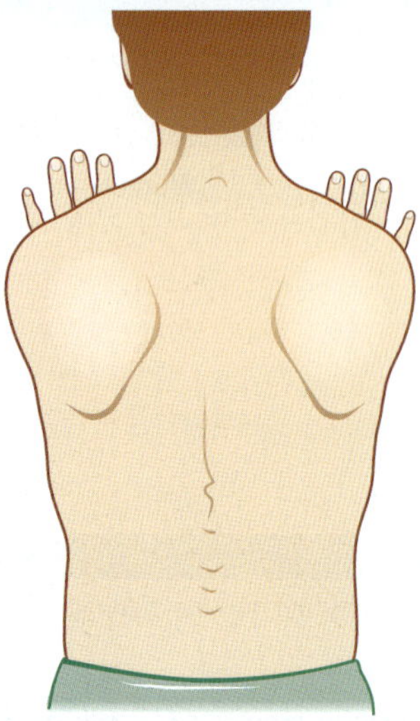

- Patient soll seine beiden horizontal gestreckten Arme gegen eine Wand drücken
- Untersucher prüft, ob der mediale Rand der Skapula auf der hinteren Thoraxwand aufliegt (normal) oder sich abhebt (Scapula alata)

Muskel	Nerv	Wurzel
M. serratus anterior	N. thoracicus longus	C4–C5

Abduktion (0–90°) und Elevation (> 90°)

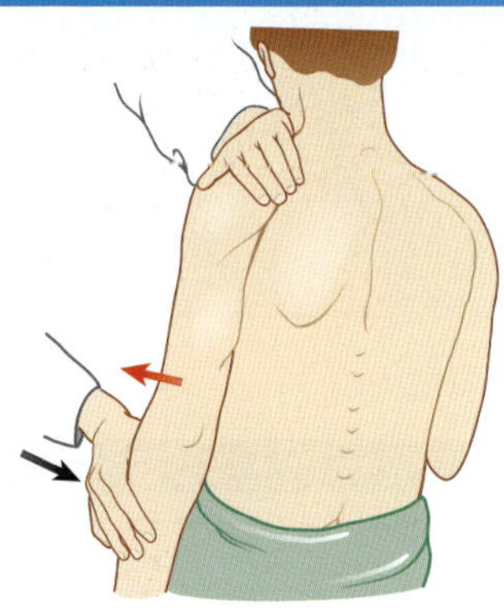

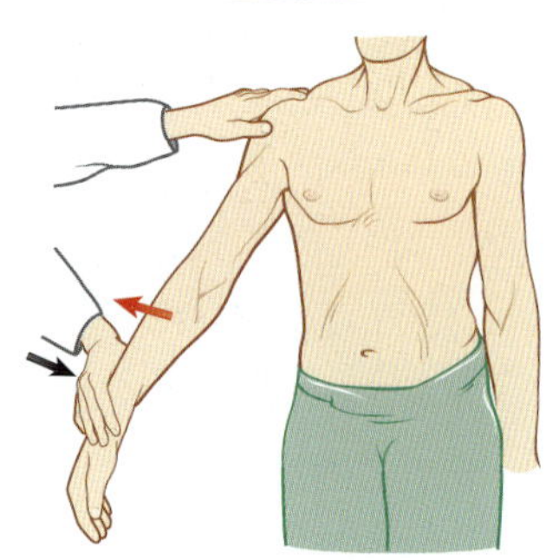

- Patient steht und soll seinen an den Körper gelegten, gestreckten Arm abduzieren
- Untersucher versucht, die Bewegung zu verhindern, die Kontraktion des M. supraspinatus ist in der Supraklavikulargrube palpierbar, die Kontraktion des M. deltoideus (ab > 15°) ist sichtbar und palpierbar

Muskel	Nerv	Wurzel
M. supraspinatus (0–15°)	N. suprascapularis	C(4), C5–C6
mittlerer M. deltoideus (> 15°)	N. axillaris	C5–C6

Tab. 1.10 Bewegungen von Schulter und Schulterblatt. (Forts.)

Adduktion

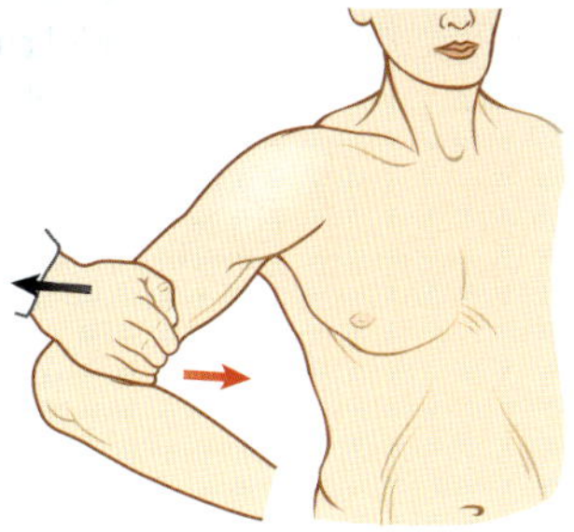

- Patient steht und soll seinen Oberarm adduzieren
- Untersucher versucht, die Bewegung zu verhindern, die Kontraktion des M. pectoralis major ist sichtbar und palpierbar

Muskel	Nerv	Wurzel
M. pectoralis major	Nn. thoracales anteriores	C5–Th1

Innenrotation

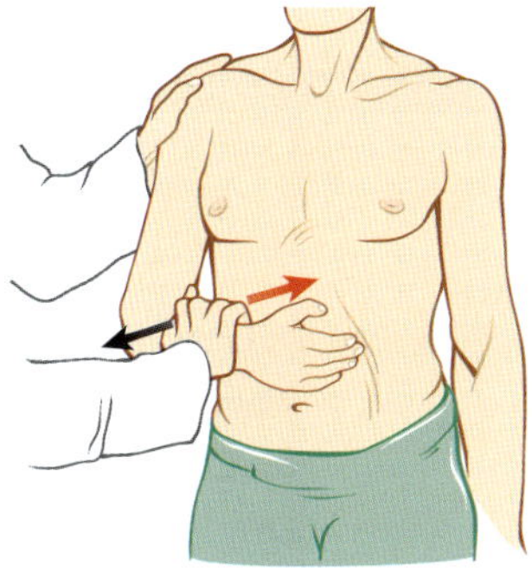

- Patient legt den Oberarm an den Thorax an und dreht den angewinkelten Unteram nach medial, also zum Körper hin
- Untersucher hält dagegen und versucht, den Unterarm nach außen, also vom Körper weg, zu drehen

Muskel	Nerv	Wurzel
M. subscapularis	Nn. subscapulares	C5–C7

Außenrotation

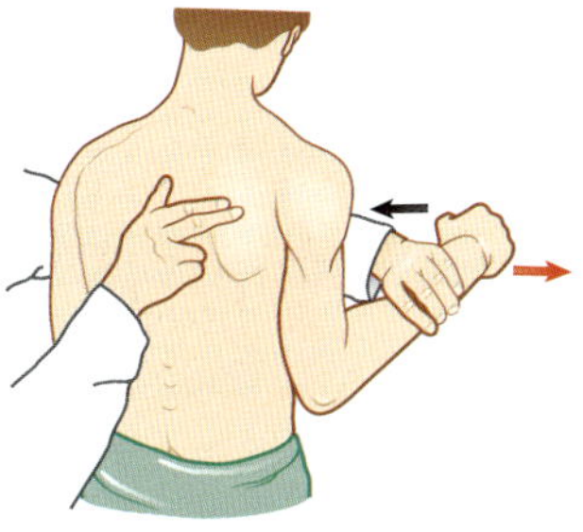

- Patient legt den Oberarm an den Thorax an und dreht den angewinkelten Unterarm nach lateral, also vom Körper weg
- Untersucher hält dagegen und versucht, den Unterarm nach innen, also zum Körper hin, zu drehen

Muskel	Nerv	Wurzel
M. infraspinatus	N. suprascapularis	C(4), C5–C6
M. teres minor	N. axillaris	C5–C6

Anteversion (Elevation nach vorne)

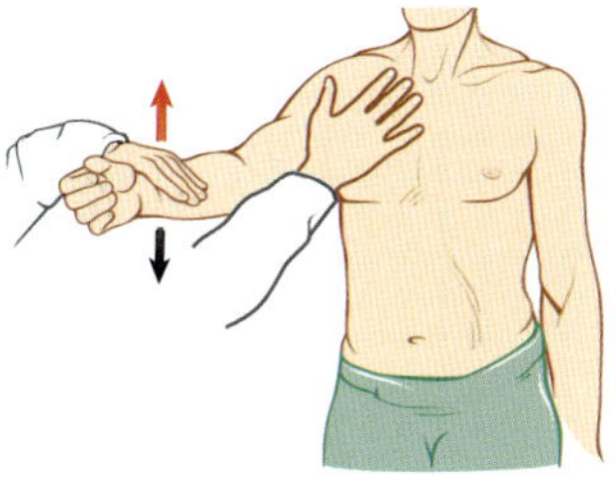

- Patient steht und soll den Arm nach vorne oben heben
- Untersucher versucht, die Bewegung zu verhindern, und palpiert gleichzeitig den M. pectoralis major und/oder den vorderen Anteil des M. deltoideus

Muskel	Nerv	Wurzel
M. pectoralis major	Nn. thoracales anteriores	C5–Th1
M. biceps	N. musculocutaneus	C5–**C6**
vorderer M. deltoideus	N. axillaris	C5–C6

Tab. 1.10 Bewegungen von Schulter und Schulterblatt. (Forts.)

Retroversion (Elevation nach hinten)

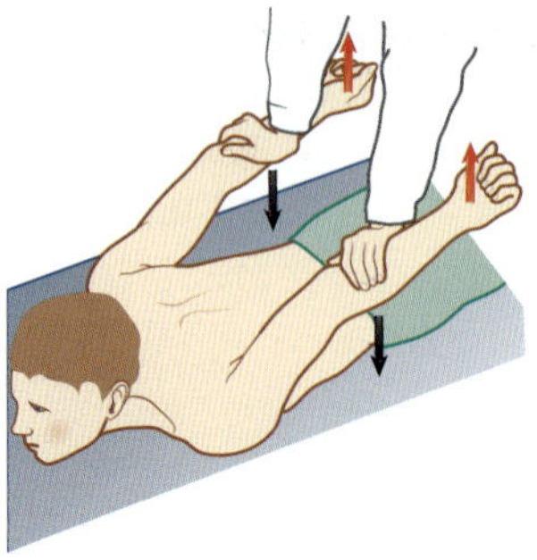

- Patient liegt und drückt die gestreckten Arme nach oben
- Untersucher versucht, die Bewegung zu verhindern

Muskel	Nerv	Wurzel
hinterer M. deltoideus	N. axillaris	C5–C6
M. latissimus dorsi	N. thoracodorsalis	C6–C8

Tab. 1.11 Bewegungen des Ellenbogens.

Flexion

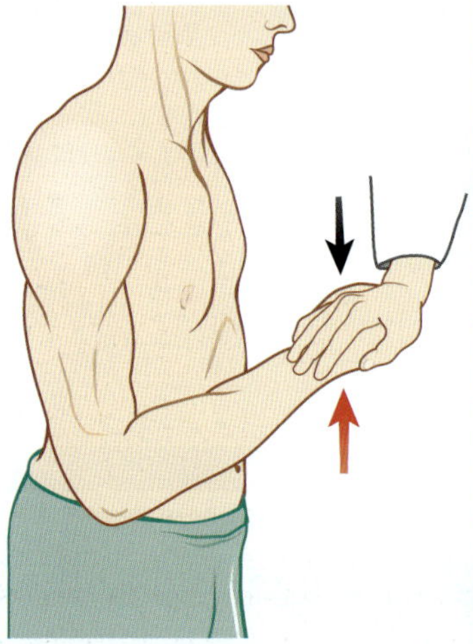

- Patient soll seinen 90° angewinkelten Unterarm beugen
- Untersucher versucht, die Bewegung zu verhindern; die Muskelkontraktion ist sichtbar und palpierbar
- M. biceps brachii: Prüfung in Supinationsstellung des Unterarms
- M. brachioradialis: Prüfung in Mittelstellung zwischen Pro- und Supination des Unterarms

Muskel	Nerv	Wurzel
M. biceps brachii	N. musculocutaneus	C5–**C6**
M. brachioradialis	N. radialis	**C6**

Extension

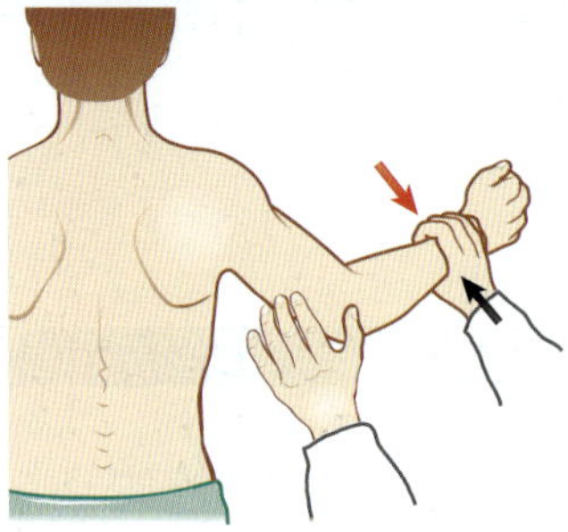

- Patient soll seinen leicht gebeugten Unterarm strecken
- Untersucher versucht, die Bewegung zu verhindern; die Muskelkontraktion ist sichtbar und palpierbar

Muskel	Nerv	Wurzel
M. triceps brachii	N. radialis	C6, **C7**, C8

Tab. 1.11 Bewegungen des Ellenbogens. (Forts.)

Supination

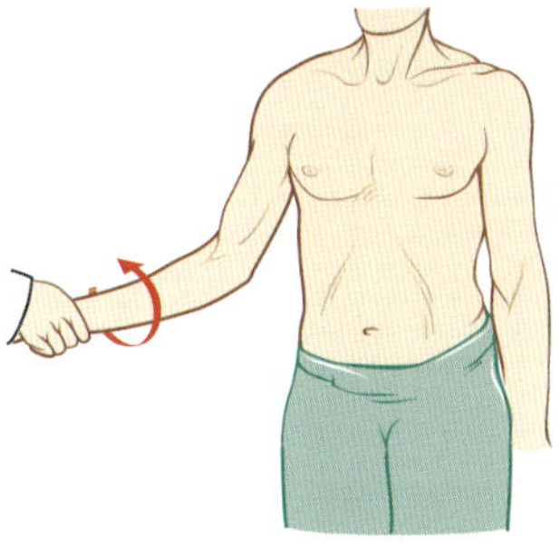

- Patient soll seinen pronierten, 90° gebeugten Unterarm supinieren
- Untersucher versucht, die Bewegung zu verhindern; die Muskelkontraktion ist sichtbar und palpierbar

Muskel	Nerv	Wurzel
M. supinator	N. radialis	C5–C6
M. biceps brachii	N. musculocutaneus	C5–**C6**

Pronation

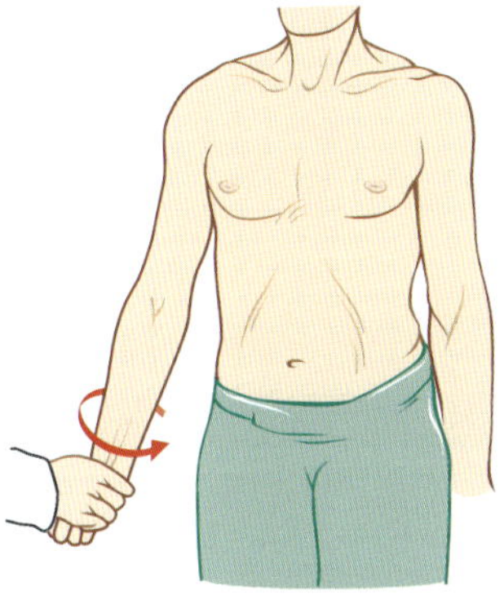

- Patient soll den gestreckten und supinierten Vorderarm pronieren
- Untersucher versucht, die Bewegung zu verhindern; die Muskelkontraktion ist sichtbar und palpierbar

Muskel	Nerv	Wurzel
M. pronator teres	N. medianus	C7–C8

Tab. 1.12 Bewegungen des Handgelenks.

Flexion (Palmarflexion)

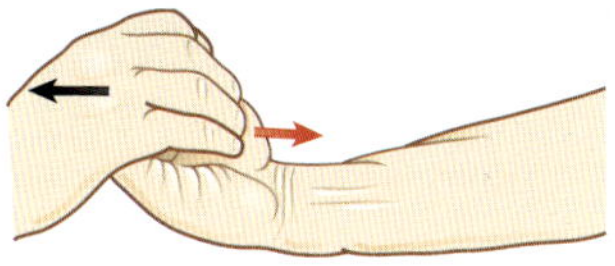

- Patient soll sein gestrecktes und supiniertes Handgelenk gegen den Widerstand des Untersuchers beugen
- die Sehnen der Flexoren werden sichtbar und mit der freien Hand des Untersuchers palpierbar

Muskel	Nerv	Wurzel
M. flexor carpi radialis	N. medianus	C6–C7
M. flexor carpi ulnaris	N. ulnaris	C7–Th1

Extension (Dorsiflexion)

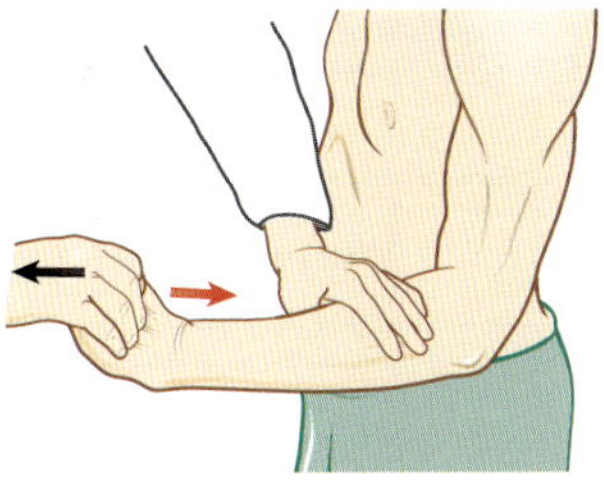

- Patient soll sein gestrecktes und proniertes Handgelenk gegen den Widerstand des Untersuchers überstrecken
- die Sehnen der Extensoren werden sichtbar und mit der freien Hand des Untersuchers palpierbar

Muskel	Nerv	Wurzel
M. extensor carpi radialis longus	N. radialis	C(5), C6–C7
M. extensor carpi radialis brevis	N. radialis	C7–C8
auch: M. extensor carpi ulnaris		

Tab. 1.12 Bewegungen des Handgelenks. (Forts.)

Adduktion (Ulnarflexion)

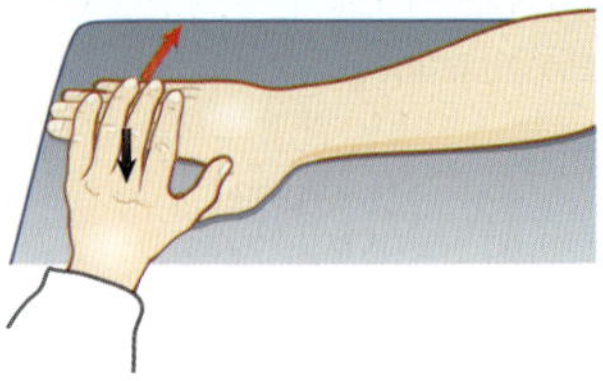

- Patient winkelt seine Hand im Handgelenk ulnarwärts ab
- Untersucher hält seine Hand dagegen und versucht die Bewegung zu verhindern

Muskel	Nerv	Wurzel
M. flexor carpi ulnaris	N. ulnaris	C7–Th1

Abduktion (Radialflexion)

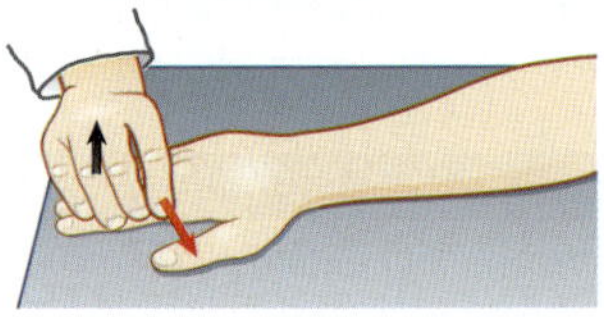

- Patient winkelt seine Hand im Handgelenk radialwärts ab
- Untersucher hält seine Hand dagegen und versucht die Bewegung zu verhindern

Muskel	Nerv	Wurzel
M. flexor carpi radialis	N. medianus	C6–C7
M. extensor carpi radialis longus	N. radialis	C(5), C6–C7
M. extensor carpi radialis brevis	N. radialis	C7–C8

Tab. 1.13 Bewegungen an der Hand.

Fingerflexion im proximalen Interphalangealgelenk

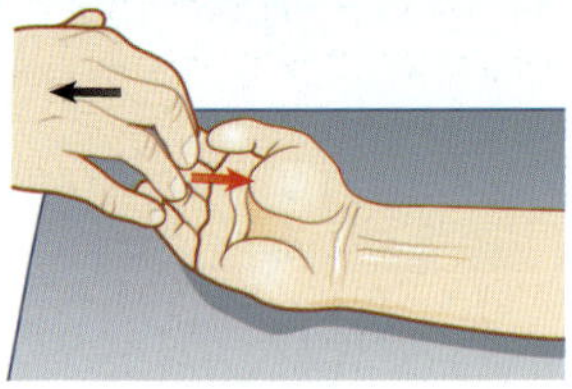

- Patient soll den Handrücken und die proximalen Phalangen auf einen Tisch legen und die distalen Phalangen entspannen (Relaxation des M. flexor digitorum superficialis), dann die Finger im proximalen Interphalangealgelenk gegen den Widerstand des Untersuchers beugen
- Untersucher versucht, die Bewegung zu verhindern

Muskel	Nerv	Wurzel
M. flexor digitorum superficialis	N. medianus	C8–Th1

Fingerflexion im distalen Interphalangealgelenk

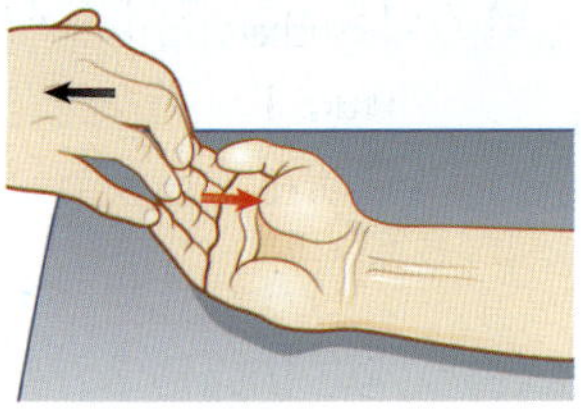

- Patient soll seinen Handrücken, die proximalen und mittleren Phalangen auf einen Tisch legen und die Finger im distalen Interphalangealgelenk gegen den Widerstand des Untersuchers beugen
- Untersucher versucht, die Bewegung zu verhindern

Muskel	Nerv	Wurzel
M. flexor digitorum profundus	N. medianus	C8–Th1

Extension im Metakarpophalangealgelenk

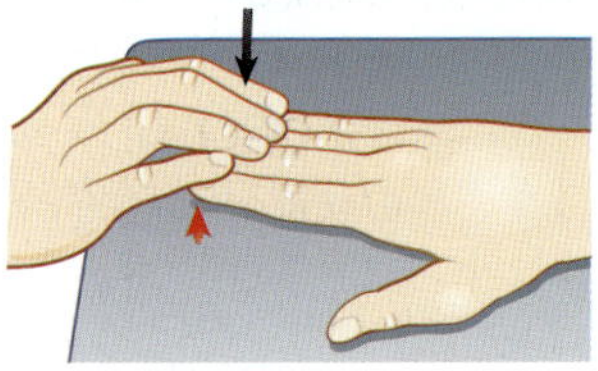

- Patient soll Hand und Finger ausstrecken
- Untersucher versucht, die Finger des Patienten im Metakarpophalangealgelenk zu beugen

Muskel	Nerv	Wurzel
Mm. extensor digitorum communis, indicis proprius und digiti minimi	N. radialis	C7–C8

Tab. 1.13 Bewegungen an der Hand. (Forts.)

Extension im proximalen und distalen Interphalangealgelenk

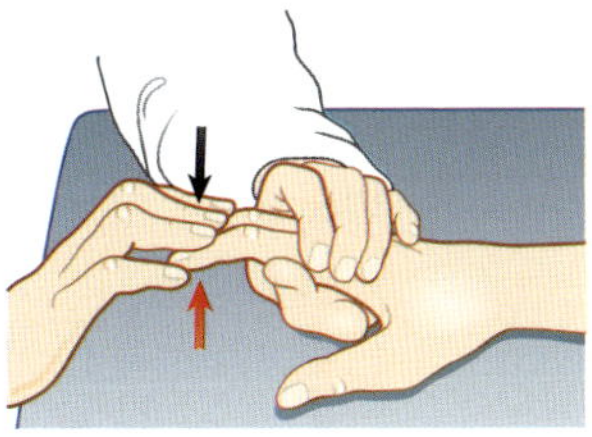

- Untersucher fixiert mit der freien Hand die Metakarpophalangealgelenke in Hyperextensionsstellung
- Patient streckt die mittleren und distalen Phalangen der Finger und versucht, gleichzeitig gegen den Widerstand des Untersuchers die Finger zu strecken

Muskel	Nerv	Wurzel
Mm. lumbricales und interossei	N. medianus N. ulnaris	C8–Th1

Flexion der distalen Daumenphalanx

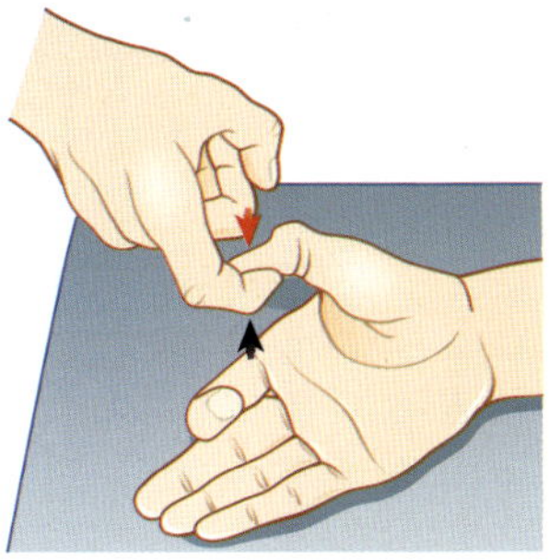

- Patient versucht, mit fixierter proximaler Phalanx den Daumen gegen den Widerstand des Untersuchers im Interphalangealgelenk zu beugen
- Untersucher versucht, die Bewegung zu verhindern

Muskel	Nerv	Wurzel
M. flexor pollicis longus	N. medianus	C7–Th1

Extension der distalen Daumenphalanx

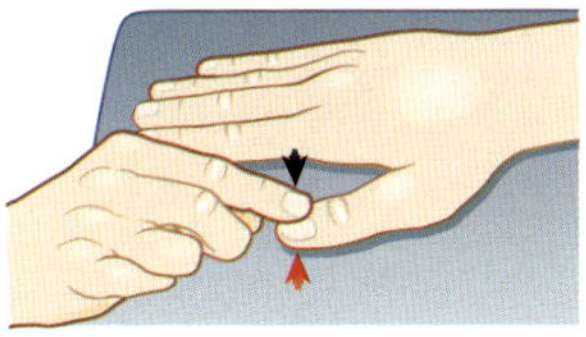

- Patient versucht, mit fixierter proximaler Phalanx den Daumen gegen den Widerstand des Untersuchers im Interphalangealgelenk zu strecken
- Untersucher versucht, die Bewegung zu verhindern

Muskel	Nerv	Wurzel
M. extensor pollicis longus	N. radialis	C7–C8

Extension der proximalen Daumenphalanx

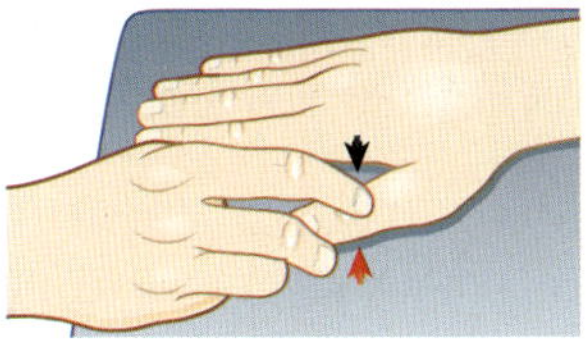

- Patient versucht, mit fixiertem Metakarpalknochen den Daumen gegen den Widerstand des Untersuchers im Metakarpophalangealgelenk zu strecken
- Untersucher versucht, die Bewegung zu verhindern

Muskel	Nerv	Wurzel
M. extensor pollicis brevis	N. radialis	C7–C8

Radialabduktion des Daumens (in Palmarebene)

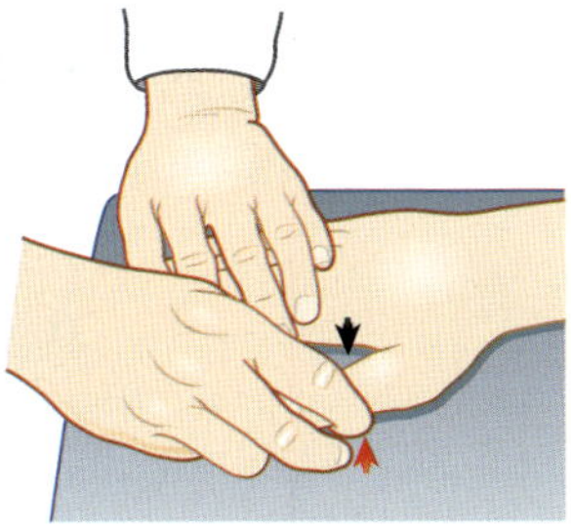

- Patient versucht, den Daumen in der Palmarebene gegen den Widerstand des Untersuchers zu abduzieren
- Untersucher versucht, die Bewegung zu verhindern

Muskel	Nerv	Wurzel
M. abductor pollicis longus	N. radialis	C7–C8
M. extensor pollicis brevis		

Tab. 1.13 Bewegungen an der Hand. (Forts.)

Ulnarabduktion des Daumens (rechtwinklig zur Palmarebene)

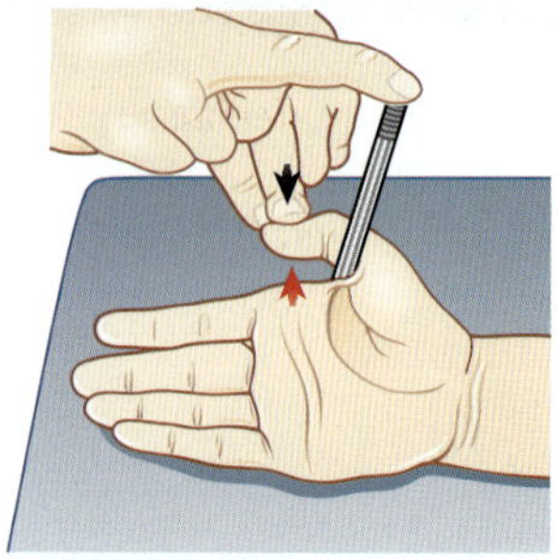

- Patient versucht, den Daumen rechtwinklig zur Palmarebene gegen den Widerstand des Untersuchers zu abduzieren
- Untersucher versucht, die Bewegung zu verhindern

Muskel	Nerv	Wurzel
M. abductor pollicis longus	N. radialis	C7–C8
M. extensor pollicis brevis		

Daumenopposition

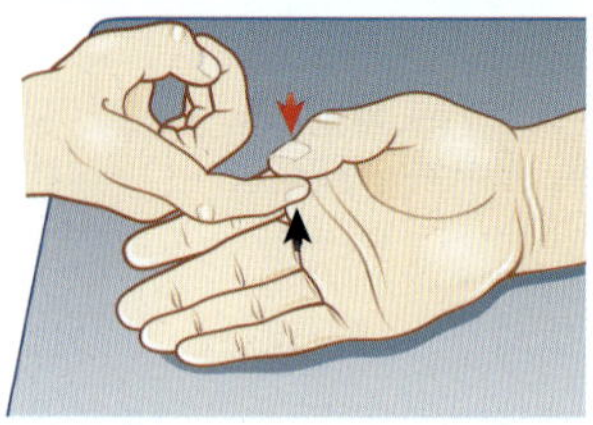

- Patient versucht, gegen den Widerstand des Untersuchers mit dem Daumen die Spitze des Kleinfingers zu berühren
- Untersucher versucht, die Bewegung zu verhindern

Muskel	Nerv	Wurzel
M. opponens pollicis	N. medianus	C8–Th1

Palmaradduktion des Daumens (in Palmarebene)

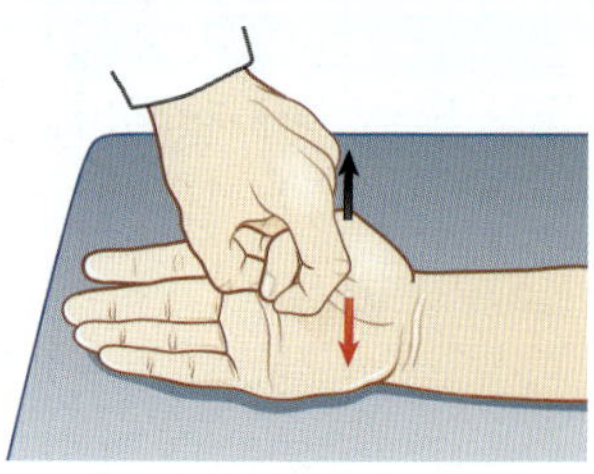

- Patient beugt den Daumen rechtwinklig im Endgelenk und versucht, den Daumen in der Palmarebene zum kleinen Finger zu bewegen
- Untersucher versucht, die Bewegung zu verhindern

Muskel	Nerv	Wurzel
M. adductor pollicis	N. ulnaris	C8–Th1

Ulnaradduktion des Daumens (rechtwinklig zur Palmarebene)

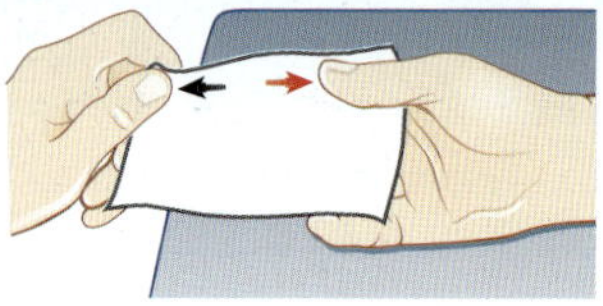

- Patient hält den Nagel des Daumens parallel zu den Nägeln der Finger und versucht, gegen den Widerstand des Untersuchers ein Stück Papier zwischen Daumen und Zeigefinger zu behalten
- Untersucher versucht, das Papier herauszuziehen

Muskel	Nerv	Wurzel
M. adductor pollicis	N. ulnaris	C8–Th1

Fingeradduktion

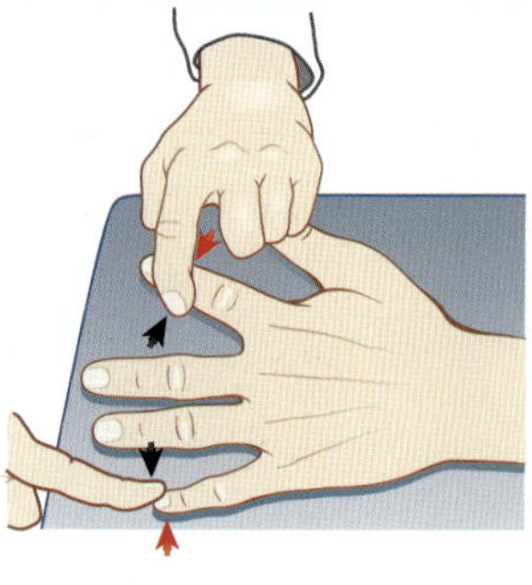

- Patient versucht, den Finger gegen den Widerstand des Untersuchers zu adduzieren
- Untersucher versucht, die Bewegung zu verhindern

Muskel	Nerv	Wurzel
Mm. interossei volares	N. ulnaris	C8–Th1

Tab. 1.13 Bewegungen an der Hand. (Forts.)

Fingerabduktion/Kleinfingerabduktion

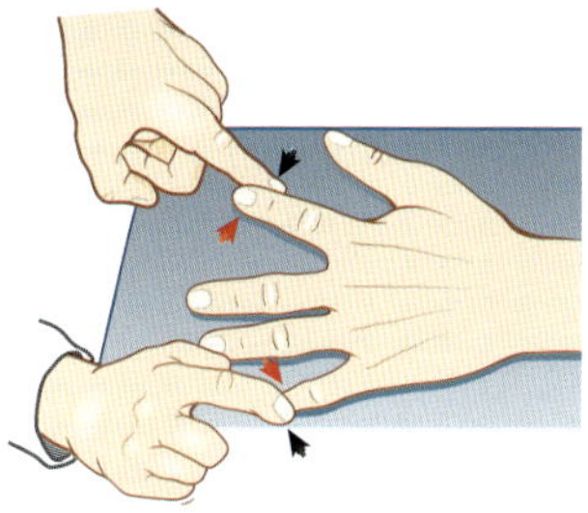

- Patient versucht, den Finger/die Kleinfinger gegen den Widerstand des Untersuchers zu abduzieren
- Untersucher versucht, die Bewegung zu verhindern

Muskel	Nerv	Wurzel
Mm. interossei dorsales/M. abductor digiti minimi	N. ulnaris	C8–Th1

Tab. 1.14 Bewegungen des Hüftgelenks.

Flexion

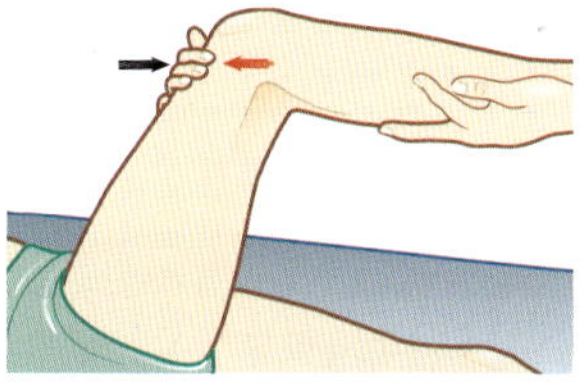

- Patient liegt auf dem Rücken mit flektiertem Knie und versucht, den Oberschenkel gegen den Bauch zu ziehen

Muskel	Nerv	Wurzel
M. iliopsoas	Plexus lumbalis	**L2**–L3
M. rectus femoris		

Extension

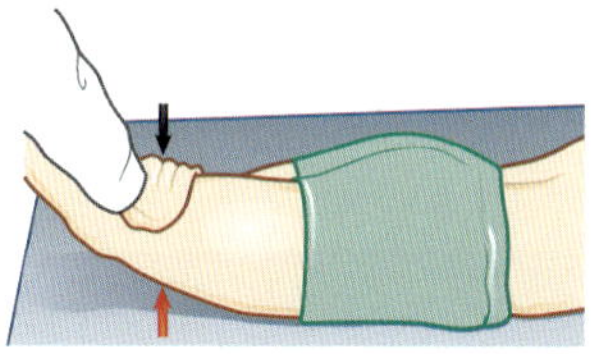

- Patient liegt auf dem Bauch mit flektiertem Knie und versucht, die Hüfte gegen den Widerstand des Untersuchers zu strecken
- Untersucher versucht, die Bewegung zu verhindern

Muskel	Nerv	Wurzel
M. gluteus maximus	N. gluteus inferior	L5, **S1**–S2

Adduktion

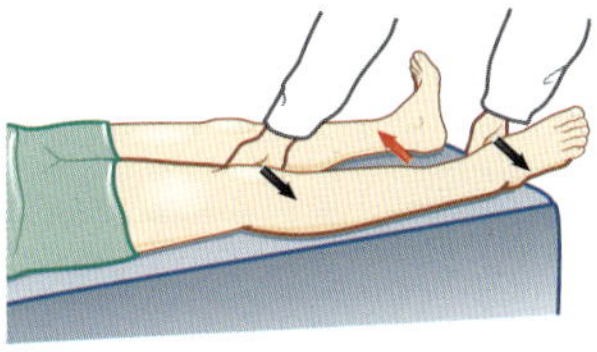

- Patient liegt auf dem Rücken mit gestreckten Beinen und versucht, die Hüfte gegen den Widerstand des Untersuchers zu adduzieren
- Untersucher versucht, die Bewegung zu verhindern

Muskel	Nerv	Wurzel
Mm. adductor magnus, longus und brevis	N. obturatorius	L2–L4

Abduktion

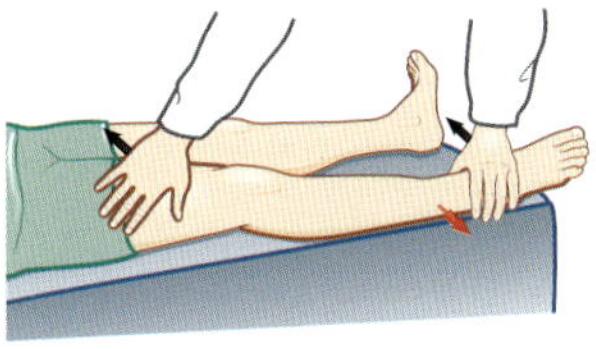

- Patient liegt auf dem Rücken mit gestreckten Beinen und versucht, die Hüfte gegen den Widerstand des Untersuchers zu abduzieren
- Untersucher versucht, die Bewegung zu verhindern

Muskel	Nerv	Wurzel
Mm. gluteus medius und minimus	N. gluteus superior	L4, **L5**, S1

Tab. 1.14 Bewegungen des Hüftgelenks. (Forts.)

Innenrotation

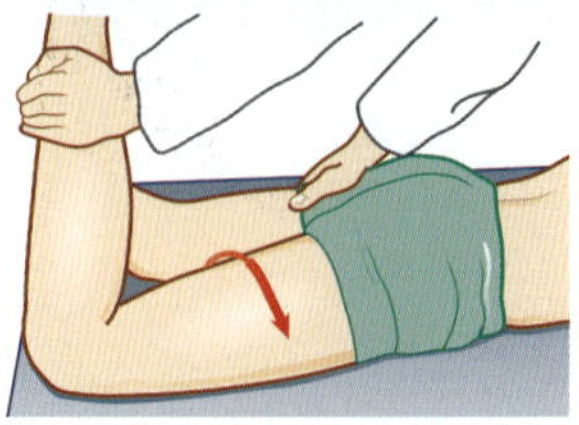

- Patient liegt auf dem Rücken mit flektiertem Knie und versucht, den Fuß gegen den Widerstand des Untersuchers nach außen zu drücken
- Untersucher versucht, die Bewegung zu verhindern

Muskel	Nerv	Wurzel
Mm. gluteus medius und minimus	N. gluteus superior	L4, **L5**, S1

Außenrotation

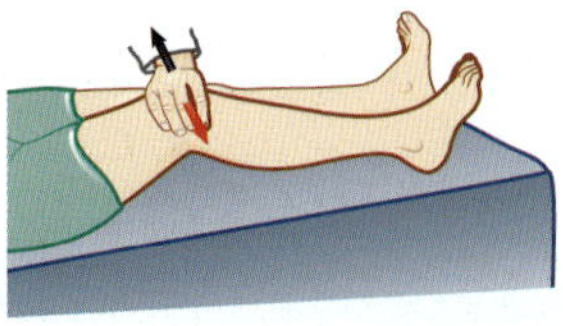

- Patient liegt auf dem Rücken und dreht das Bein mit leicht angewinkeltem Knie nach außen
- Untersucher hält am lateralen Knie dagegen

Muskel	Nerv	Wurzel
M. gluteus maximus	N. gluteus inferior	L5, **S1**–S2

Tab. 1.15 Bewegungen des Kniegelenks.

Flexion

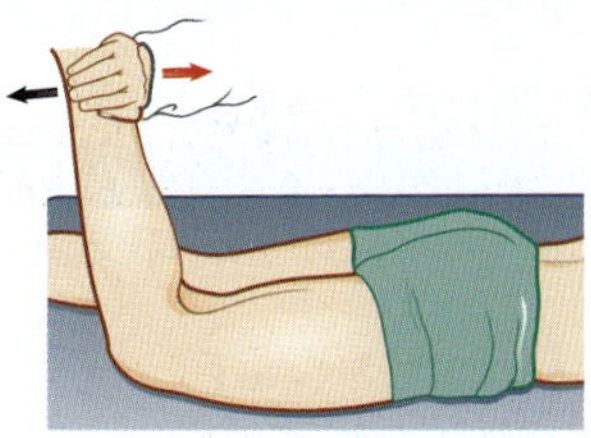

- Patient liegt auf dem Bauch mit flektiertem Knie und versucht, das Knie gegen den Widerstand des Untersuchers flektiert zu halten
- Untersucher versucht, die Bewegung zu verhindern

Muskel	Nerv	Wurzel
M. biceps femoris und ischiokrurale Muskeln	N. tibialis N. peroneus communis	L5–S1 L5–S2

Extension

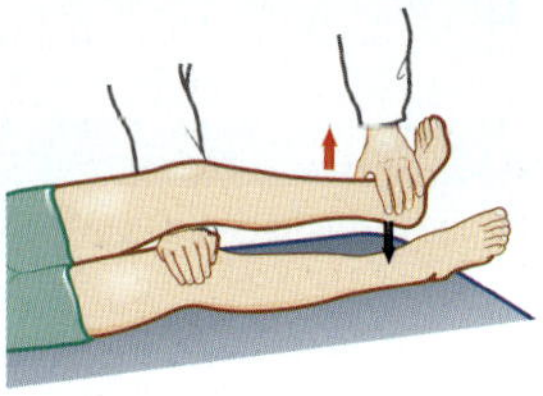

- Patient liegt auf dem Rücken mit gestrecktem Knie und versucht, das Knie gegen den Widerstand des Untersuchers zu strecken
- Untersucher versucht, die Bewegung zu verhindern

Muskel	Nerv	Wurzel
M. quadriceps femoris	N. femoralis	L2, **L3, L4**

Tab. 1.16 Bewegungen am Fuß.

Fußplantarflexion

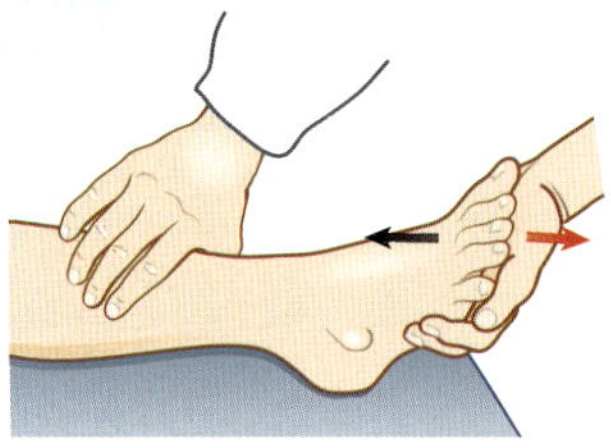

- Patient liegt auf dem Rücken mit gestrecktem Knie und versucht, den Fuß gegen den Widerstand des Untersuchers nach unten zu drücken
- Untersucher versucht, die Bewegung zu verhindern
- die Muskelkontraktion ist sichtbar und mit der freien Hand des Untersuchers palpierbar

Muskel	Nerv	Wurzel
M. triceps surae (**M. gastrocnemius** und M. soleus)	N. tibialis	**S1**–S2

Fußdorsalflexion

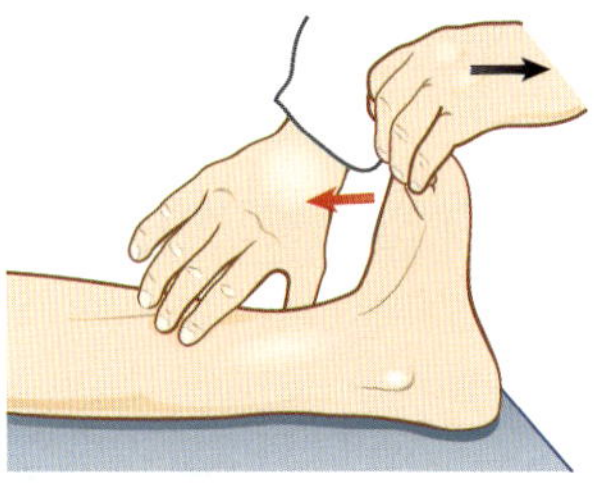

- Patient liegt auf dem Rücken mit gestrecktem Knie und versucht, den Fuß gegen den Widerstand des Untersuchers nach oben zu ziehen
- Untersucher versucht, die Bewegung zu verhindern
- die Muskelkontraktion ist sichtbar und mit der freien Hand des Untersuchers palpierbar

Muskel	Nerv	Wurzel
M. tibialis anterior	N. peroneus profundus	L4, **L5**, S1
M. extensor digitorum longus	N. peroneus profundus	L5–S1
M. extensor hallucis longus	N. peroneus profundus	**L5**

Fußeversion

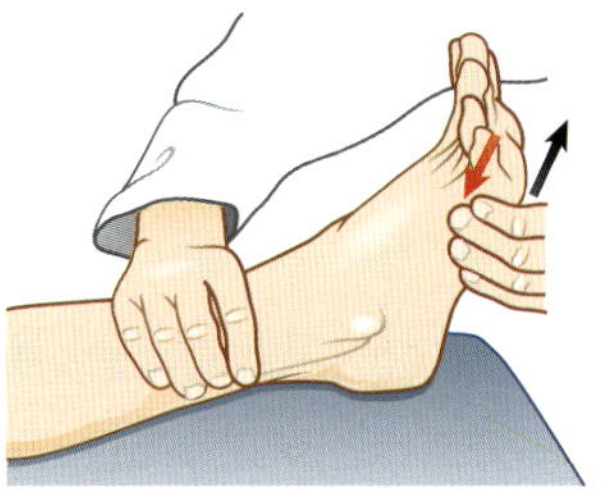

- Patient liegt auf dem Rücken mit gestrecktem Knie und versucht, den Fußaußenrand gegen den Widerstand des Untersuchers zu heben
- Untersucher versucht, die Bewegung zu verhindern

Muskel	Nerv	Wurzel
Mm. peroneus longus, brevis und tertius	N. peroneus superficialis	L5–S1

Fußinversion

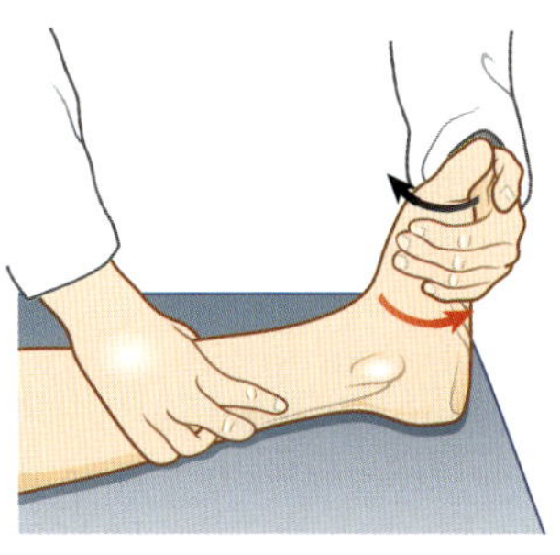

- Patient liegt auf dem Rücken mit gestrecktem Knie und versucht, den Fuß zu supinieren, also medialwärts zu drehen
- Untersucher versucht, die Bewegung zu verhindern

Muskel	Nerv	Wurzel
M. tibialis posterior	N. tibialis	**L5**, S1

Tab. 1.16 Bewegungen am Fuß. (Forts.)

Zehenplantarflexion

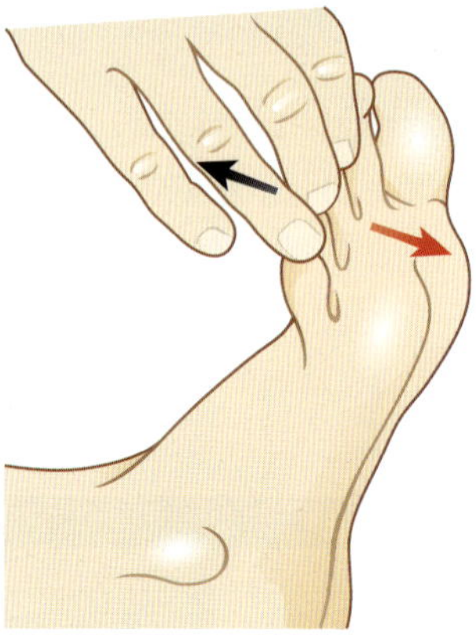

- Patient liegt auf dem Rücken mit gestrecktem Knie und versucht, die Zehen gegen den Widerstand des Untersuchers zu senken
- Untersucher versucht, die Bewegung zu verhindern

Muskel	Nerv	Wurzel
Mm. flexor digitorum longus und brevis	N. tibialis N. plantaris medialis	L5–S1 S1–S2
Mm. flexor hallucis longus und brevis	N. tibialis N. plantaris medialis	L5–S1 S1–S2

Zehendorsalextension

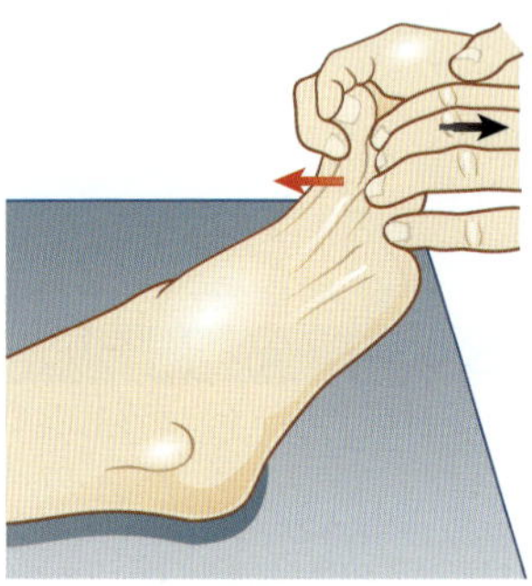

- Patient liegt auf dem Rücken mit gestrecktem Knie und versucht, die Zehen gegen den Widerstand des Untersuchers nach oben zu bewegen
- Untersucher versucht, die Bewegung zu verhindern

Muskel	Nerv	Wurzel
Mm. extensor digitorum longus und brevis	N. peroneus profundus	L5–S1
M. extensor hallucis longus	N. peroneus profundus	**L5**
M. extensor hallucis brevis	N. peroneus profundus	L5–S1

Kriterien eines gesteigerten MER sind verbreiterte reflexogene Zonen (z.B. Auslösbarkeit des PSR von suprapatellär oder von der distalen Tibia) oder klonische Nachkontraktionen. Letztere fallen bei der Prüfung mit dem Reflexhammer dadurch auf, dass es nicht zu einer einzelnen Muskelantwort kommt, sondern zu zwei oder mehreren. Im Extremfall kommt es zum „unerschöpflichen Klonus". Solche Kloni können auch manuell geprüft werden (z.B. an der Patella oder im Rahmen der ASR-Prüfung, ➤ Abb. 1.23).

MERKE

Symmetrisch verbreiterte reflexogene Zonen oder einzelne klonische MER-Nachkontraktionen können genauso wie abgeschwächte oder fehlende MER auch bei Gesunden vorkommen („habituelle Hyperreflexie"). Ihre Wertung als „pathologisch" muss immer den Gesamtkontext von Anamnese und übrigen klinisch-neurologischen Befunden berücksichtigen.

Fremdreflexe

Die Fremdreflexe (Hautreflexe, oberflächliche Reflexe) sind polysynaptisch verschaltet. Deshalb zeigen sie langsamere Reflexantworten, habituieren leichter und sind weniger konstant auslösbar als die MER.

Klinische Untersuchung Fremdreflexe werden durch Berühren (Wattebausch) oder Kratzen (Holzstäbchen) der Haut oder Schleimhaut ausgelöst. Die Reflexantwort tritt in dem Areal auf, in dem der Reflex stimuliert wurde. Typische Fremdreflexe sind:

- **Bauchhautreflex (BHR)**: Die oberen BHR (Dermatome Th7–Th10; Nn. intercostales) werden durch den Bauchnabel (Dermatom Th10) von den unteren BHR (Dermatome Th10–L1; Nn. intercostales, N. iliohypogastricus, N. ilioinguinalis) abgegrenzt. Der Untersucher bestreicht die Bauchhaut in allen 4 Quadranten von der Flanke in Richtung des

Tab. 1.17 Wichtige Muskeleigenreflexe und die verantwortlichen Nerven und Segmente.

Reflex*	Auslösung	Klinische Antwort	Nerv (Segment)
Masseterreflex	Kinn, Mund leicht geöffnet	Schluss des Mundes	N. trigeminus
Bizepssehnenreflex (BSR)	➢ Abb. 1.15	Ellenbogenflexion	N. musculocutaneus (C5–C6)
Radius-Periost-Reflex (RPR; M. biceps brachii und M. brachialis)	➢ Abb. 1.16	Ellenbogenflexion und -pronation	N. musculocutaneus, N. radialis (C5–C6)
Trizepssehnenreflex (TSR)	➢ Abb. 1.17	Ellenbogenextension	N. radialis (C7)
Trömner-Reflex (M. flexor digitorum superficialis)	➢ Abb. 1.18	Flexion der Finger und des Daumenendglieds	N. medianus, N. ulnaris (C7–C8)
Patellarsehnenreflex, (PSR; M. quadriceps femoris)	➢ Abb. 1.19	Knieextension	N. femoralis (L2–L4)
Tibialis-posterior-Reflex (TPR)	➢ Abb. 1.20	Fußinversion	N. tibialis (L5)
Achillessehnenreflex (ASR; M. triceps surae)	➢ Abb. 1.21	Plantarflexion des Fußes	N. tibialis (S1–S2)

* falls der Name des Reflexes den verantwortlichen Muskel nicht erkennen lässt, ist dieser in Klammern angegeben

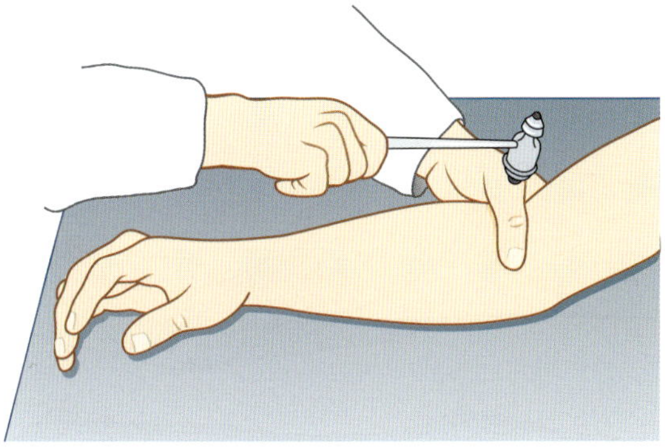

Abb. 1.15 Bizepssehnenreflex. Der Patient hält seinen Arm 90° gebeugt in einer Mittelstellung zwischen Pro- und Supination und der Untersucher beklopft mit dem Reflexhammer seinen in der Ellenbeuge oberhalb der Bizepssehne gehaltenen Daumen.

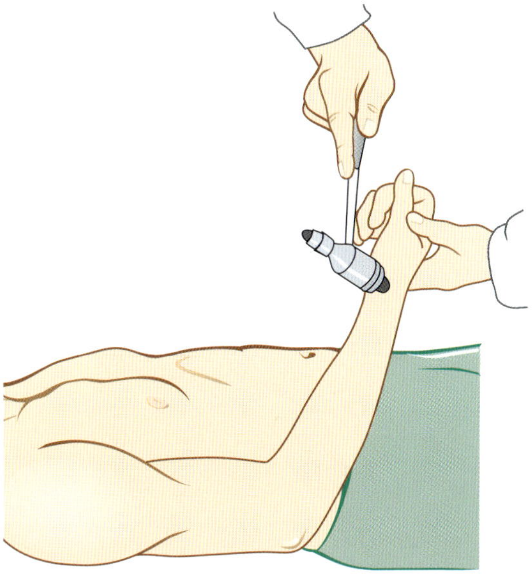

Abb. 1.16 Radiusperiostreflex. Der Untersucher hält mit einer Hand den distalen Arm des Patienten, der 90° gebeugt ist und in einer Mittelstellung zwischen Pro- und Supination steht. Mit dem in der freien Hand gehaltenen Reflexhammer beklopft er dann den Processus styloideus des Radius.

Nabels. Danach bewegen sich Linea alba und der Nabel kurzzeitig in Richtung des Stimulus (Reflexantwort).

- **Kremasterreflex:** Der Reflex (Dermatome L1–L2; N. ilioinguinalis, N. genitofemoralis) wird an der proximalen Innenseite des Oberschenkels ausgelöst. Die Reflexantwort besteht in einer Kontraktion des gleichseitigen M. cremaster und einer kurzen Elevation des Hodens.
- **Analreflex:** Der Reflex (Dermatome S2–S5; N. haemorrhoidalis inferior) wird durch Stimulation der perianalen Haut oder analen Schleimhaut eine Kontraktion des M. sphincter ani externus ausgelöst. Die Reflexantwort wird visuell oder mit einem in den Anus eingeführten Finger erfasst.

Interpretation Bei einer Läsion des 1. Motoneurons sind die Fremdreflexe abgeschwächt oder fehlen, was zusammen mit der Steigerung der MER und den Pyramidenbahnzeichen ein typisches Reflexmuster ergibt. Allerdings können die BHR auch bei adipösen Patienten oder bei Frauen, die geboren haben, abgeschwächt sein oder fehlen. Bei 15% der Adoleszenten und jungen Erwachsenen können sie vollständig und bei weiteren 11% in mindestens einem Quadranten fehlen. Außerdem sind sie auch im Bereich von Operationsnarben und bei akuten abdominalen Erkrankungen (Rosenbach-Zeichen) nicht auslösbar. Der Kremasterreflex kann bei älteren Männern und Patienten mit Hydrozele, Varikozele, durchgemachter Orchitis oder Epididymitis fehlen.

Pathologische Reflexe

Pathologische Reflexe finden sich bei neurologisch gesunden Erwachsenen nicht. Zu ihnen gehören:

- frontale Enthemmungszeichen (primitive oder fetale Reflexe) wie der Palmomental-, Greif-, Schnauz- und Saugreflex (sind bei Kindern normal, verschwinden in der Jugend und

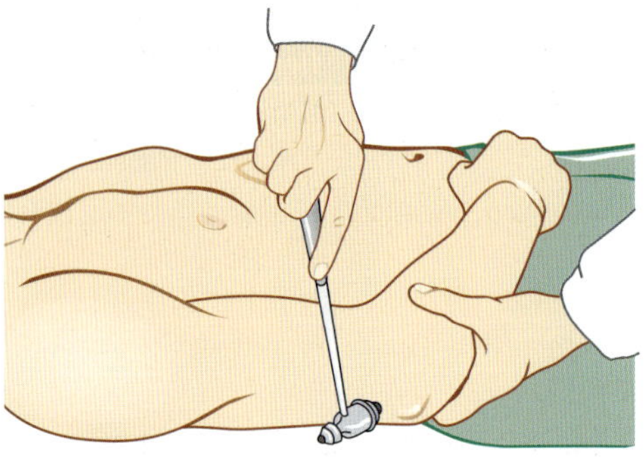

Abb. 1.17 Trizepssehnenreflex. Der Untersucher hält mit einer Hand den distalen Arm des Patienten, der 90° gebeugt ist und in einer Mittelstellung zwischen Pro- und Supination steht. Der Untersucher beklopft mit dem in der freien Hand gehaltenen Reflexhammer den Ursprung der Trizepssehne unmittelbar oberhalb ihres Ursprungs am Olekranon.

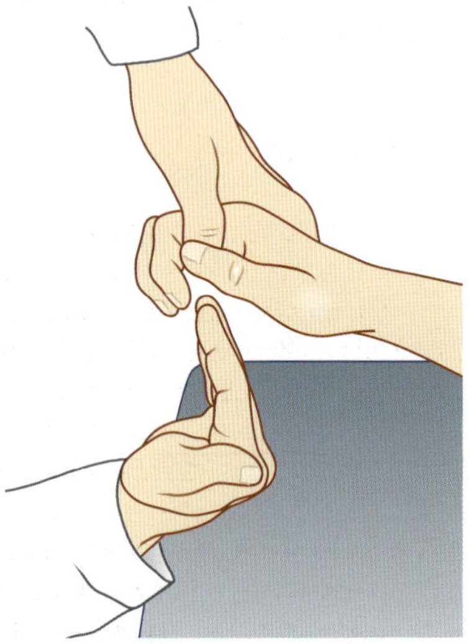

Abb. 1.18 Trömner-Reflex. Die Finger der pronierten Patientenhand, die auf einer Fläche ruht, werden von den Fingern der supinierten Untersucherhand ergriffen. Durch Anschlag der Patientenfinger mittels der Fingerkuppen des Untersuchers kommt es zu einer Palmarflexion.

können im normalen Senium wieder auftreten; ihre klinische Aussagekraft ist umstritten)

- „Babinski-Gruppe" (an den Beinen auslösbare pathologische Reflexe: Babinski-, Chaddock- und Oppenheim-Reflex)

Klinische Untersuchung Das **Babinski-Zeichen** (➤ Abb. 1.22) wird geprüft, indem die Planta pedis des liegenden Patienten mit einem stumpfen Gegenstand stimuliert wird. Normalerweise kommt es dadurch zu einer Plantarflexion von Zehen und Fuß. Beim **Chaddock-Zeichen** führt eine Stimulation der Fußaußenseite am Übergang von plantarer zu dorsaler Haut, die unter dem Malleolus lateralis beginnt und zum kleinen Zeh hin fortgesetzt wird, zur Dorselextension des Digitus I. Das **Oppenheim-Zeichen** wird durch ein Bestreichen der Tibiavorderkante von infrapatellär bis zum Fußgelenk ausgelöst. Die Dorsalextension der Großzehe tritt langsam und oft erst gegen Ende der Stimulation auf.

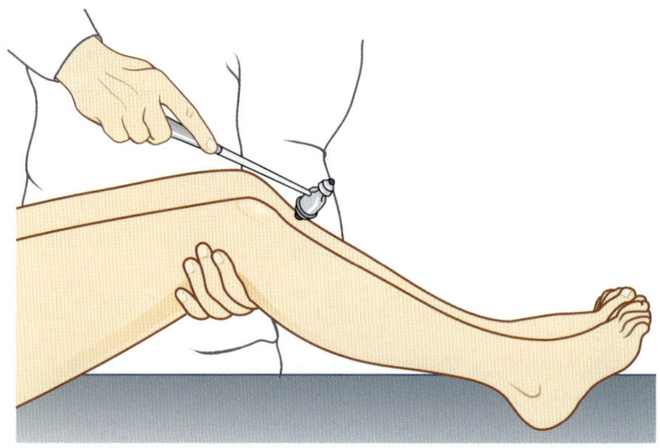

Abb. 1.19 Patellarsehnenreflex. Der Arm des Untersuchers hält in der Kniekehle ein Bein des in Rückenlage liegenden Patienten und beklopft mit dem in der freien Hand gehaltenen Reflexhammer die Patellarsehne direkt unterhalb der Patella.

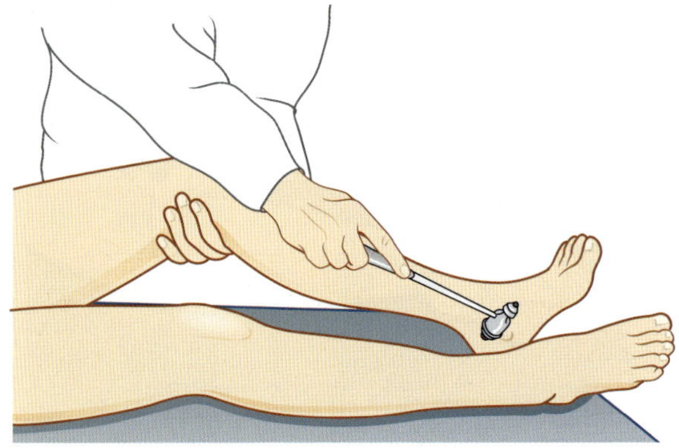

Abb. 1.20 Tibialis-posterior-Reflex. Der Arm des Untersuchers hält in der Kniekehle beide Beine des in Rückenlage liegenden Patienten und beklopft mit dem in der freien Hand gehaltenen Reflexhammer die Tibialis-posterior-Sehne medial und oberhalb des Malleolus medialis.

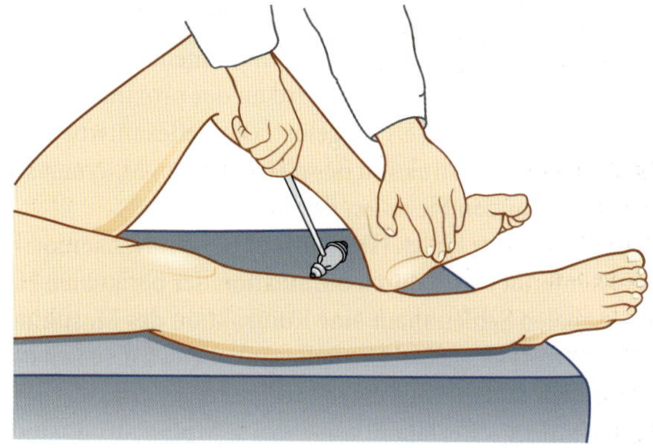

Abb. 1.21 Achillessehnenreflex. Er kann auf viele Arten untersucht werden. Eine Technik besteht darin, dass der Patient das Kniegelenk etwa 70° beugt, während der Untersucher das Fußgelenk beugt und mit dem in der freien Hand gehaltenen Reflexhammer die Achillessehne direkt oberhalb des Kalkaneus beklopft.

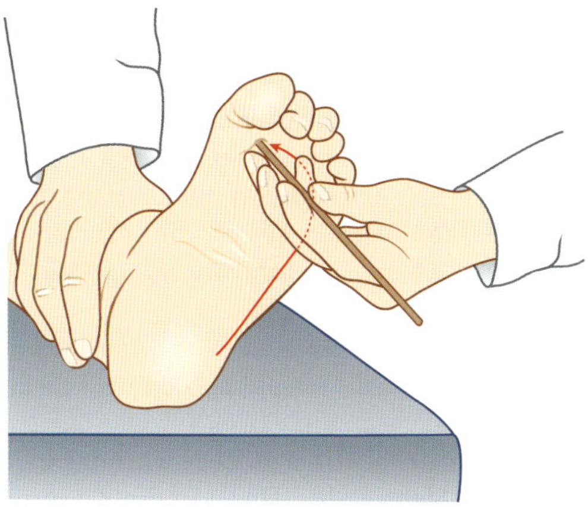

Abb. 1.22 Babinski-Zeichen. Der Untersucher bestreicht die laterale Plantarfläche des Fußes des auf dem Rücken liegenden Patienten mit einem stumpfen Gegenstand. Im Normalfall werden die Zehen gebeugt (wie hier gezeigt), bei einer Läsion der Pyramidenbahn treten das „phénomène des orteils" (Dorsalflexion der Großzehe) und das „signe de l'éventail" (Fächerzeichen mit Abduktion der Zehen) auf.

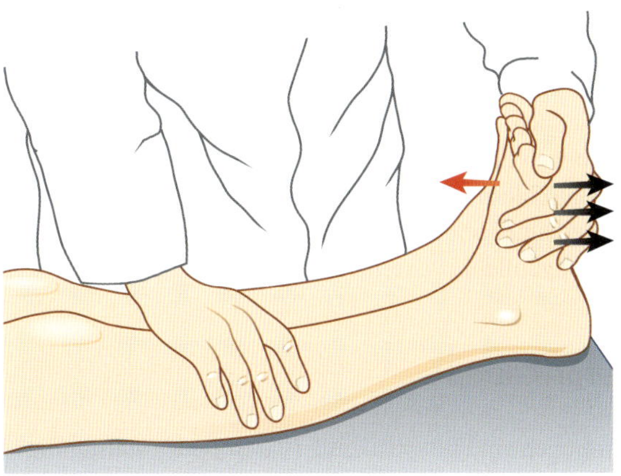

Abb. 1.23 Klonischer Achillessehnenreflex. Der Patient liegt auf dem Rücken. Der Untersucher fixiert mit einer Hand den Unterschenkel und führt mit der freien Hand eine rasche Fußdorsalextension aus. Die Reflexantwort besteht in klonischen Plantarflexionen des Fußes.

Interpretation Das **Babinski-Zeichen** ist Teil eines primitiven Flexorreflexes zur Vermeidung einer schmerzhaften Stimulation der Fußsohle, da gleichzeitig Hüfte, Knie und Fußgelenke gebeugt werden. Seine Prüfung – insbesondere, wenn die laterale Plantarfläche des Fußes stimuliert wird – bewirkt bei einer Läsion der Pyramidenbahn eine Dorsalflexion der Großzehe („phénomène des orteils") und eine Abduktion der Zehen („signe de l'éventail"; ➤ Abb. 1.22). Gelegentlich findet sich ein „Spontanbabinski". Einige Patienten zeigen nur das „phénomène de l'orteil", während das „signe de l'éventail" fehlt oder die anderen Zehen sich nicht bewegen oder nach plantar beugen. Andere Patienten reagieren nur mit einer sog. stummen Sohle, d.h., der Flexorreflex entfällt. Das Babinski-Zeichen kann falsch positiv sein (bei überempfindlichen, kitzeligen Patienten), aber auch falsch negativ (z.B. bei Sensibilitätsstörung wegen einer Polyneuropathie). Das **Chaddock-Zeichen** ist etwas in Vergessenheit geraten, obwohl es – zusammen mit dem Babinski-Zeichen – optimal geeignet ist, um eine eventuelle Pyramidenbahnläsion klinisch zu beurteilen. Es ist dabei etwas sensitiver, jedoch weniger spezifisch als das Babinski-Zeichen, meist sind jedoch beide Reflexe gleichzeitig vorhanden.

1.3.3 Tonus

Unter Muskeltonus versteht man den Widerstand, den der Untersucher beim passiven Bewegen eines Gelenks des entspannten Patienten verspürt. Dieser Widerstand ist bei normalen, entspannten Muskeln gering. Der Ruhetonus entsteht durch die Viskosität, Elastizität und Dehnbarkeit der Muskeln sowie die Aktivität der γ-Motoneurone (➤ Kap. 1.3.1). Er ist größer bei Muskeln, die der Gravität entgegenwirken, und wird durch die Formatio reticularis, das vestibuläre System, die Otolithen und höhere Zentren aufrechterhalten.

Klinische Untersuchung

Prinzipiell kann jedes **Gelenk** untersucht werden. Aus zeitlichen Gründen beschränkt man sich auf die Untersuchung von Karpometakarpal- (Dorsalextension und Palmarflexion des gestreckten Handgelenks), Ellenbogen- (Extension und Flexion des 90° flektierten, in Mittelstellung zwischen Pronation und Supination gehaltenen Gelenks) und Kniegelenk (Extension und Flexion des 90° flektierten Gelenks), was im Sitzen oder Liegen möglich ist. Die Gelenke werden mit unterschiedlichen Geschwindigkeiten und Winkelgraden bewegt. Beim **Schulter-Schütteltest** legt der Untersucher seine Hände auf beide Schultern des Patienten und schüttelt diese schnell nach vorne und hinten und beobachtet die reziproken Bewegungen der Arme. Bei der Untersuchung der **Pendelbewegungen der Beine** sitzt der Patient am Tischrand. Der Untersucher streckt die Beine des Patienten im Kniegelenk und lässt sie dann fallen. Normalerweise folgen 6–7 Schwingungen, deren Amplitude immer kleiner wird.

Interpretation

Muskulärer Hypertonus

Erhöhter Muskeltonus tritt als Rigor oder Spastik auf.

Rigor Beim Rigor ist der Widerstand während der gesamten Bewegung und unabhängig von deren Geschwindigkeit erhöht, weil der Tonus von Agonisten und Antagonisten permanent gesteigert ist. Beim Schulter-Schütteltest und bei den Pendelbewegungen der Beine sind die Amplituden der Schwingungen dementsprechend reduziert. Beim Zahnradphänomen wechselt die Ausprägung des Rigors, oft mit der Frequenz des assoziierten Ruhetremors. Die in eine neue Position gebrachten

Glieder können gelegentlich in dieser Stellung verharren (Flexibilitas cerea). Ein Rigor kann **willkürlich** auftreten, wenn z.B. ältere Patienten nur schwer entspannen können. Auch Angst und Schmerzen können den Muskeltonus erhöhen. Ein **unwillkürlicher** Rigor kann bei funktionellen Erkrankungen und einer Hysterie vorkommen. Letztere führt im Extremfall zu einem Opisthotonus, bei dem lediglich der Kopf und die Fersen des Patienten den Boden berühren („arc en cercle"). Als **weitere Ursachen** einer Tonuserhöhung können ein schwerer Meningismus, generalisierte epileptische Anfälle, Tetanus und maligne Hyperthermie zu einem generalisierten Rigor führen. Eine Tetanie ist mit einer lokalen oder generalisierten Hyperirritabilität bis Hypertonie assoziiert.

Spastik Im Gegensatz zum Rigor ändert sich bei der Spastik die Intensität der Tonuserhöhung während der Bewegung und mit deren Geschwindigkeit. Bei den Pendelbewegungen der Beine sind die Schwingungen allenfalls leicht verkürzt, aber unregelmäßig und ruckartig. Bei einer Läsion der Pyramidenbahn zeigt die Spastik ein spezielles Befallsmuster (> Kap. 1.3.5).

Muskulärer Hypotonus

Beim Hypotonus sind die Amplituden der Schwingungen sowohl beim Schulter-Schütteltest als auch bei den Pendelbewegungen der Beine erhöht. Ein Hypotonus kann durch zahlreiche periphere (Myopathie, Erkrankung der motorischen Einheit) und zentrale (Bewusstseinsminderung, Schlaf, Kataplexie, Läsion von Parietallappen, extrapyramidalem System, Kleinhirn oder Kleinhirnbahnen, akuter Schlaganfall, akute Myelopathie) Läsionen oder Funktionsstörungen entstehen.

1.3.4 Muskeltrophik

Das Muskelvolumen kann teilweise (Hypotrophie) oder vollständig (Atrophie) vermindert oder vergrößert (Hypertrophie) sein. Eine Hypotrophie oder Atrophie tritt bei Erkrankungen des Muskels oder der motorischen Einheit, aber auch infolge Inaktivität, Muskelischämie, Kachexie, Endokrinopathie oder Alter auf. Eine Hypertrophie kann physiologisch (z.B. Training) oder pathologisch (Dystonie, Myotonia congenita, Duchenne-Muskeldystrophie) sein. Eine pathologische Hypertrophie kann auch mit der Einlagerung von Fett- und Bindegewebe assoziiert sein (Pseudohypertrophie), typischerweise bei Muskeldystrophien.

1.3.5 Lähmungen und motorische Syndrome

Klinische Untersuchung

Eine Parese ist eine Minderung der maximal möglichen Muskelkraft („peak power"). Sie ist von vorzeitiger Ermüdbarkeit oder inkonstanter Innervation abzugrenzen. Zur möglichst genauen „Messung" wird die modifizierte Skala des Medical Research Councils verwendet (> Tab. 1.18). Klinisch relevant sind dabei oft die Paresegrade M4–, M4 und M4+, die es gilt voneinander abzugrenzen. Bei großen Muskelgruppen ist das beispielsweise möglich, indem der Widerstand des Patienten entweder mit der Hand des Untersuchers (M4+), mit 3 seiner Finger (M4) oder mit seinem kleinen Finger (M4–) gebrochen wird. Einige Muskeln bedürfen einer besonderen Prüfung:

- Die **kleinen Handmuskeln** werden am besten untersucht, indem man sie gegen die entsprechenden Muskeln des Untersuchers testet.
- Leichte Paresen des kräftigen **M. gastrocnemius** werden nur durch den Einbeinzehenstand oder den Zehenspitzengang erfasst. Erst deutlichere Paresen können mit der Hand des Untersuchers geprüft werden.
- Die **Abdominalmuskeln** werden geprüft, indem man den Patienten auffordert, sich ohne Hilfe der Arme aus der Rückenlage aufzusetzen. Dabei ist auf die Position des Nabels zu achten.
- Die **Hüftabduktoren** werden durch den Einbeinstand und im Gehen geprüft.

Trotz der MRC-Skala bleibt die Beurteilung von Paresen subjektiv. Zudem ist die Kraft von Untersucher und Patient oft unterschiedlich: Ein junger, großer und kräftiger Untersucher muss bei einer älteren, kleinen Patientin aufpassen, dass er ihr nicht fälschlicherweise eine allgemeine Schwäche unterstellt, während eine kleine, unsportliche, ältere Untersucherin bei einem Bodybuilder evtl. erhebliche Paresen übersieht.

Interpretation

Lähmungen sind unvollständig (Parese) oder vollständig (Plegie, > Tab. 1.18). Je nach Art der Parese und der damit einhergehenden Veränderungen sind Rückschlüsse möglich, welche Struktur betroffen (> Tab. 1.19) bzw. wo die zugrunde liegende Läsion lokalisiert ist (> Tab. 1.20).

Hemiparese bei Pyramidenbahnläsion Eine Läsion der Pyramidenbahn führt zu einem speziellen Ausfallsmuster: Am Kopf ist vorwiegend die Willkürmotorik der unteren Gesichts-

Tab. 1.18 Beurteilung von Lähmungen anhand der modifizierten Skala des Medical Research Council.

Kraftgrad	Bedeutung
M0	keine Muskelaktivität sichtbar
M1	Muskelaktivität sichtbar, keine Bewegung
M2	aktive Bewegung unter Ausschaltung der Schwerkraft
M3	aktive Bewegung gegen die Schwerkraft
M4–	aktive Bewegung gegen leichten Widerstand
M4	aktive Bewegung gegen moderaten Widerstand
M4+	aktive Bewegung gegen schweren Widerstand
M5	normale Kraft

Tab. 1.19 Neurologische Abnormitäten bei Läsionen des zentralen und peripheren Nervensystems.

Läsion	Parese	Tonus	Faszikulationen	Muskeleigenreflexe	Fremdreflexe
supranukleär (1. MN)	Mono-, Hemi- oder Quadriparese	akut: ↓ > 24 h: ↑	–	akut: ↓ bis Ø > 24 h: ↑	↓ bis Ø
nukleär (Kern des 2. MN)	fokal oder segmental, bulbär	↓	+++	↓ bis Ø	↓ bis Ø
Radix, Nerv	fokal oder segmental	↓	+	↓ bis Ø	↓ bis Ø
Muskel	diffus, proximal oder distal	↓	–	↓ bis Ø	↓ bis Ø
motorische Endplatte	diffus oder proximal, bulbär	↓	–	normal	normal
funktionelle Parese	bizarr, plötzliche Kraftabnahme	normal bis ↑	–	normal	normal

* selten radikuläre oder muskuläre Hypertrophie; MN = Motoneuron; Ø = nicht vorhanden

Tab. 1.20 Lähmungen des Nervensystems. Verteilungsmuster, betroffene Körperteile oder Muskeln und Lokalisation der zugrunde liegenden Läsion.

Verteilungsmuster der Lähmung	Gelähmte Körperteile oder Muskeln	Lokalisation der zugrunde liegenden Läsion
Monoparese/-plegie	Arm oder Bein	motorischer Kortex, selten Tractus corticospinalis
Hemiparese/-plegie • faziobrachial • brachiokrural • faziobrachiokrural (durchgehend)	Körperhälfte • Gesicht und Arm • Arm und Bein • gesamte Körperhälfte	• Zerebrum, Kortex, Tractus corticospinalis • Zerebrum, Tractus corticospinalis • Capsula interna, Pons, Tractus corticospinalis
generalisiert	Hirnnerven und alle Extremitäten	Hirnstamm, Polyradikulopathie, Polyneuropathie, Myopathie, motorische Endplatte
Tetraparese/-plegie	alle Extremitäten	Halsmark, Polyradikulopathie, Polyneuropathie, Myopathie, motorische Endplatte
Triparese/-plegie	3 Extremitäten	zerebral, Halsmark, Hirnstamm (meist auch Hirnnervenläsion)
Diparese/-plegie	beide Arme	Halsmark
Paraparese/-plegie	beide Beine	thorakolumbales Rückenmark, Cauda equina, Nervenwurzeln, Plexus lumbosacralis, Polyneuropathie, Myopathie
Radikulopathie (Mono- oder Polyradikulopathie)	Muskeln, die von der betroffenen Wurzel versorgt werden	vordere Nervenwurzel
Plexopathie	Muskeln, die vom betroffenen Plexus versorgt werden	Plexus brachialis oder lumbosacralis
Neuropathie (Mono- oder Polyneuropathie)	Muskeln, die vom betroffenen Nerv versorgt werden	peripherer Nerv (ein Nerv oder mehrere Nerven)
Myopathie	meist Muskeln des Rumpfs und der proximalen Extremitäten	Muskeln
Erkrankung der motorischen Endplatte	s.a. Myasthenia gravis und Lambert-Eaton-Syndrom	Muskeln

muskeln bei erhaltener emotional ausgelöster Mimik (dissoziierte Fazialisparese) betroffen. Kau- und Schluckakt sind nur wenig oder gar nicht gestört, ebenso wie die Hirnnerven XI und XII und die Rumpfbewegungen meist nicht betroffen sind. Willkürliche komplizierte Bewegungen, insbesondere solche der Hände, sind dagegen stark beeinträchtigt. Im chronischen Stadium sind die Hemiparesen fast immer spastisch und zeigen ein typisches Verteilungsmuster: Am Arm sind vorwiegend die distalen Muskeln, die Extensoren von Ellenbogen, Handgelenk und Finger, die Supinatoren und die Außenrotatoren und Abduktoren der Schulter betroffen. Am Bein sind vorwiegend die Dorsalflexoren von Fuß und Zehen, die Knieflexoren, die Flexoren und Innenrotatoren der Hüfte betroffen. Dies führt zur typischen Haltung des Patienten mit spastischer Hemiplegie (➤ Abb. 1.24).

Bauchmuskelparese Eine Lähmung der Abdominalmuskeln führt beim Aufsetzen zu einer Hyperextension der Wirbelsäule. Wenn die unteren Abdominalmuskeln gelähmt sind, verschiebt sich der Nabel beim Aufsitzen nach kranial (Beevors-Zeichen). Das ist deutlich häufiger als eine obere oder einseitige Bauchmuskelparese, bei der sich der Nabel nach unten oder seitwärts verschiebt.

Lähmung der Hüftabduktoren Eine Lähmung der Hüftabduktoren hat beim Einbeinstand zur Folge, dass das gegenseiti-

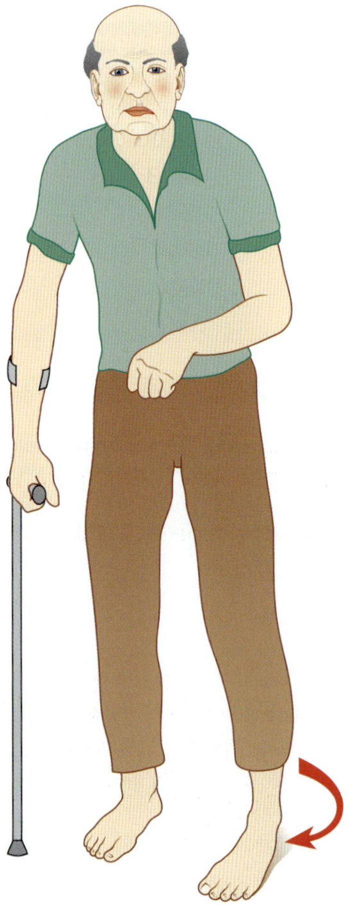

Abb. 1.24 Pyramidenbahnläsion. Patient mit Läsion der rechten Pyramidenbahn und linksseitiger Hemiparese, Flexion der Arme und Zirkumduktion des gestreckten Beins mit Wernicke-Mann-Gang.

ge Becken tiefer steht (Trendelenburg-Zeichen). Beim Gehen wird der Rumpf zur Seite des gelähmten Beins hin bewegt (Duchenne-Hinken).

1.4 Sensibilität

1.4.1 Grundlagen

Funktionelle Anatomie

Die sensorischen Systeme transportieren die Informationen der sensorischen Endorgane (Rezeptoren) zum zentralen Nervensystem. Sherrington teilte sie folgendermaßen ein:

- exterozeptive Systeme: Informationen über die Außenwelt, z.B. Sensibilität, Geruchssinn, Sehen, Geschmackssinn, Gehör, Gleichgewichtssinn,
- interozeptive Systeme: Informationen über die inneren Funktionen, z.B. Blutdruck und Konzentration chemischer Bestandteile der Körperflüssigkeiten,
- propriozeptive Systeme: Informationen über die Lage des Körpers im Raum.

Tab. 1.21 Definition von Fühlstörungen.

Begriff	Definition
Analgesie	fehlende Schmerzempfindung
Hypalgesie	verminderte Schmerzempfindung
Hyperalgesie	erhöhte Schmerzempfindung
Thermanästhesie	fehlende Temperaturempfindung
Thermhypästhesie	verminderte Temperaturempfindung
Thermhyperästhesie	erhöhte Temperaturempfindung
Anästhesie	fehlende Berührungsempfindung
Hypästhesie	verminderte Berührungsempfindung
Hyperästhesie	erhöhte Berührungsempfindung
Dysästhesie	abnorme, unangenehme bis schmerzhafte Empfindung nach Berührung
Pallanästhesie	fehlender Vibrationssinn
Pallhypästhesie	verminderter Vibrationssinn
Allodynie	üblicherweise nicht schmerzhafter Stimulus wird als Schmerz empfunden
Alloästhesie	ein sensibler Stimulus wird an einer anderen Stelle als der Reizstelle empfunden
Hyperpathie	verstärkte und zeitlich den Reiz überdauernde Schmerzempfindung
Kinästhesie	Gefühl für Lage und Bewegung

Die Anatomen unterscheiden zwischen somatischer und viszeraler Sensation. Somatisch-afferente Fasern leiten extero- und propriozeptive, viszeral-afferente Fasern viszerale Informationen. Spezielle somatisch-afferente Fasern leiten visuelle und akustische, während spezielle viszeroafferente Fasern Geruchs- und Geschmacksinformationen leiten.

Klinische Untersuchung und Interpretation

Bei der Untersuchung der Sensibilität werden der Schmerz-, der Berührungs-, der Temperatur-, der Vibrations- und der Lagesinn geprüft. Der Patient soll wach, entspannt, kooperativ und idealerweise schmerzfrei sein. Abnorme Empfindungen können spontan (z.B. Gefühl der Kälte, Wärme, Taubheit, Ameisenlaufen, Kribbeln) oder nach einem Stimulus (➤ Tab. 1.21) auftreten.

1.4.2 Schmerz und Temperatur

Funktionelle Anatomie

Die Rezeptoren der Schmerz- und Temperaturfasern sind freie Nervenendigungen. Schmerzrezeptoren gibt es in der Haut und der Schleimhaut, Temperaturrezeptoren nur in der Haut. Ihre Impulse werden in den schwach myelinisierten Aδ- und den nicht myelinisierten C-Fasern zu den Spinalganglienzellen (1. sensorisches Neuron; ➤ Abb. 1.25) geleitet. Deren

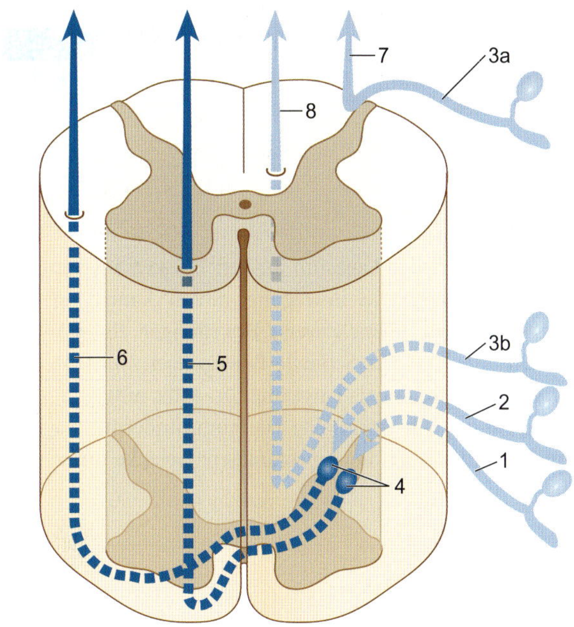

Abb. 1.25 Sensible Bahnen. Fasern, die Schmerz- und Temperaturinformationen des Körpers und Gesichts leiten, sind durch dunkelblaue Linien dargestellt. Fasern, die die Information für leichte Berührung, Druck, Vibration und Lage leiten, sind mit hellblauen Linien abgebildet. [8]

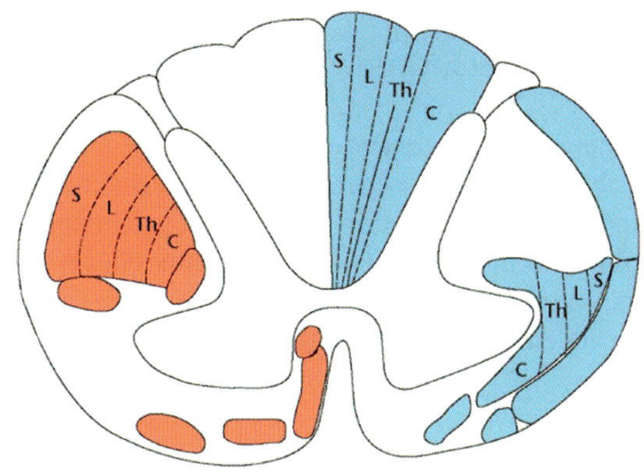

Abb. 1.26 Querschnitt durch das zervikale Rückenmark mit somatotoper Gliederung des Tractus spinothalamicus (rechte Bildhälfte, Afferenz aus der kontralateralen Körperhälfte), der Hinterstränge (rechte Bildhälfte, aus der ipsilateralen Körperhälfte) und der Pyramidenbahn (linke Bildhälfte). [8]

periphere Fortsätze projizieren via Interneurone oder direkt zum gleichseitigen Hinterhorn (2. sensorisches Neuron; ➤ Abb. 1.25). Die meisten Axone des 2. sensorischen Neurons kreuzen in der Commissura anterior zur Gegenseite, wo sie im Tractus spinothalamicus lateralis (LST) und anterior (AST) zum Ncl. ventralis posterolateralis (VPL) des Thalamus projizieren (➤ Abb. 1.25). Der AST leitet dabei nicht nur die Information für grobe Berührung, sondern auch die für Schmerz und Temperatur. Der LST ist somatotop gegliedert, d.h., die sakralen Fasern (die ganz unten ins Rückenmark eintreten) liegen lateral bzw. außen, die lumbalen schließen sich medial an, noch weiter medial folgen die thorakalen und ganz innen die zervikalen Fasern (➤ Abb. 1.26). Die Schmerz- und Temperaturfasern des N. trigeminus verlaufen vom Ganglion trigeminale Gasseri durch den Pons zum ipsilateralen Ncl. tractus spinalis n. trigemini (➤ Kap. 1.2.5). Dessen Fasern kreuzen zur Gegenseite und projizieren im Tractus spinothalamicus medialis zum Ncl. ventralis posteromedialis (VPM) des Thalamus. Im oberen Mesenzephalon beginnen alle somatosensorischen Fasern zu konvergieren, die Fasern des Körpers enden im VPL und diejenigen des Gesichts im VPM, wobei eine somatotope Gliederung besteht. Die VP-Axone projizieren durch den hinteren Schenkel der Capsula interna zum primären somatosensorischen Kortex, der im parietalen Gyrus postcentralis lokalisiert ist. Auch der primäre somatosensorische Kortex ist somatotopisch gegliedert (Homunkulus; ➤ Abb. 1.27). Der nozizeptive Informationen transportierende Tractus spinoreticularis endet in der Formatio reticularis des Hirnstamms und den medialen thalamischen Kernen. Thalamische Neurone, die Schmerzinformationen empfan-

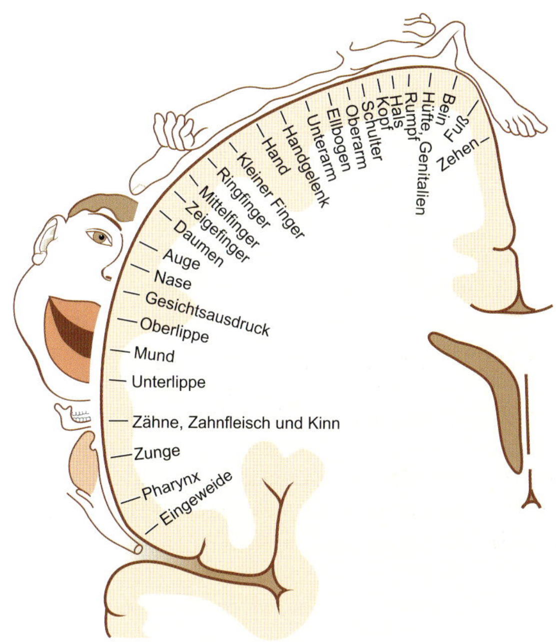

Abb. 1.27 Homunkulus mit sensibler kortikaler Repräsentation.

gen, leiten diese zum Parietallappen und limbischen System weiter.

Klinische Untersuchung

Um die Schmerzempfindung zu prüfen, wird ein spitzes Holzstäbchen verwendet, die Berührung wird dagegen mit einem Wattestäbchen getestet. Beide Stäbchen sollen wegen der möglichen Übertragung von Erregern nur einmal verwendet werden. Der Temperatursinn wird mit Reagenzgläsern oder metallischen Gefäßen geprüft, die kaltes und warmes Wasser enthalten.

1.4.3 Graphästhesie

Klinische Untersuchung

Die Graphästhesie bezeichnet die Fähigkeit, Zahlen und Buchstaben bei geschlossenen Augen zu erkennen, die z.B. mit einem stumpfen Stäbchen auf die Haut geschrieben werden. Überprüft man dies auf der Palma manus oder dem Fußrücken, sollten die Buchstaben oder Zahlen etwa 1 cm groß sein, an anderen Testorten jedoch größer.

Interpretation

Schon bei einer geringen Sensibilitätsstörung kann es sein, dass der Patient keine Zahlen und Buchstaben mehr erkennt (Agraphästhesie). Wird eine Agraphästhesie bei normaler Oberflächensensibilität nachgewiesen, spricht dies für eine kortikale Läsion.

1.4.4 Lagesinn

Funktionelle Anatomie

Die Rezeptoren für den Lagesinn sind die Muskelspindeln, aber auch die Pacini-Körper und andere Rezeptoren, die in Muskeln, in Sehnen und insbesondere in Gelenken lokalisiert sind. Sie reagieren auf Druck, Spannung, Dehnung und Kontraktion der Muskelspindeln sowie Gelenkbewegungen. Die Informationen der Rezeptoren werden in myelinisierten Aδ- und Aβ-Fasern zu den Spinalganglienzellen (1. sensorisches Neuron; ➤ Abb. 1.25) geleitet. Deren periphere Fortsätze projizieren über die ipsilateralen, somatotop gegliederten (➤ Abb. 1.26) Hinterstränge zu den Hinterstrangkernen (Ncl. gracilis und Ncl. cuneatus; 2. sensorisches Neuron; ➤ Abb. 1.25). Die meisten Axone des 2. sensorischen Neurons kreuzen als interne Fibrae arcuatae zur Gegenseite, wo sie im Lemniscus medialis zum VPL-Thalamuskern verlaufen (➤ Abb. 1.25). Die entsprechenden Fasern des N. trigeminus verlaufen vom Ganglion trigeminale Gasseri zum ipsilateralen Ncl. tractus spinalis n. trigemini (➤ Kap. 1.2.5). Dessen Fasern kreuzen zur Gegenseite und projizieren zum VPM-Thalamuskern.

Klinische Untersuchung

Der Patient wird aufgefordert, die Augen zu schließen. Dann bewegt der Untersucher ein Gelenk des Patienten – meist ein Metakarpophalangealgelenk und das Großzehengrundgelenk, jeweils auf beiden Seiten. Dabei hält der Untersucher die völlig entspannten Zehen oder Finger des Patienten parallel zur Ebene der Bewegung, d.h., er fasst die Zehe oder den Finger nicht von oben und unten, sondern von beiden Seiten an und versucht, möglichst wenig Druck zu verwenden, damit der Patient die Bewegung nicht durch die entstehenden Druckänderungen erkennen kann. Der Patient muss jeweils angeben, in welche Richtung Finger bzw. Großzehe bewegt werden (nach oben oder nach unten).

Interpretation

Normalerweise ist der Lagesinn an den Fingern so empfindlich, dass man jegliche Bewegung fühlen kann. An den Großzehen werden normalerweise Bewegungen einer Amplitude von 1 mm erkannt. Schnelle Bewegungen werden dabei besser wahrgenommen als langsame. Im Alter nimmt der Lagesinn leicht ab. Nur wenn eine Lagesinnminderung nachgewiesen ist, sollten auch noch proximalere Gelenke untersucht werden.

1.4.5 Vibration

Funktionelle Anatomie

Die Rezeptoren für den Vibrationssinn sind Mechanorezeptoren (Pacini-Körper, Merkel-Rezeptoren, Meissner-Körper). Die Afferenzen verlaufen mit denjenigen des Lagesinns (➤ Kap. 1.4.5).

Klinische Untersuchung

Bei der Untersuchung des Vibrationssinns wird eine Stimmgabel (64 oder 128 Hz) aktiviert und nacheinander mit leichtem Druck auf das Metakarpophalangeal- und das Großzehengrundgelenk beider Extremitäten gelegt. Eine Pallhypästhesie kann mit einer graduierten Stimmgabel oder dadurch erkannt werden, dass der Untersucher eine vom Patienten gerade nicht mehr empfundene Vibration an der entsprechenden eigenen Körperstelle noch erkennen kann.

1.4.6 Segmentale und periphere Innervation

Die segmentale Innervation umfasst die Dermatome C2–C8, Th1–Th12, L1–L5 und S1–S5 (s.a. ➤ Abb. 14.4). Für die klinische Untersuchung ist die Kenntnis der folgenden anatomischen Gegebenheiten hilfreich: Das Dermatom C2 grenzt unmittelbar an den N. trigeminus an, weil das Dermatom C1 bei den meisten Patienten nicht angelegt ist. Der Daumen wird durch das Dermatom C6 versorgt, der Mittelfinger durch das Dermatom C7, der Kleinfinger durch das Dermatom C8, die Mamillen durch das Dermatom Th4/5, der Bauchnabel durch das Dermatom Th10, die Leiste durch das Dermatom L1, die Patella durch das Dermatom L4, der Fußrücken und die Großzehe durch das Dermatom L5, die Fußsohle und der kleine Zeh durch das Dermatom S1 und die perianale Region durch die Dermatome S3–S5. Die periphere Innervation wird bei den Erkrankungen der peripheren Nerven besprochen (➤ Kap. 14.1.1).

1.5 Koordination

Funktionelle Anatomie

Die Koordination kann beeinträchtigt sein, wenn das Kleinhirn oder zerebelläre Bahnen erkranken (s.u., ➤ Tab. 1.22). Darüber hinaus führen aber auch propriozeptive Defizite, Erkrankungen des vestibulären Systems, motorische Ausfälle und extrapyramidale Erkrankungen zu Koordinationsstörungen.

Klinische Untersuchung

Romberg-Test Der Patient steht mit eng aneinandergehaltenen Beinen und hält die Arme horizontal ausgestreckt. Zuerst bleiben die Augen offen, danach werden sie geschlossen. Erschwert werden kann der Test, indem der Patient gleichzeitige Kopfbewegungen ausführt.
Strichgang Der Patient setzt einen Fuß unmittelbar vor den anderen und geht eine Strecke von 2–3 m („Seiltänzergang").
Blindstrichgang Der Patient führt einen Strichgang aus und hält zusätzlich die Augen geschlossen („Seiltänzerblindgang").

MERKE
Beim Romberg-Test und Seiltänzergang weicht der Patient auf die Seite der vestibulären oder zerebellären Läsion ab.

Diadochokinese Die Diadochokinese bezeichnet die Fähigkeit, rasch aufeinanderfolgende, einander entgegengesetzte Bewegungen, beispielsweise Pronation und Supination des Unterarms (➤ Abb. 1.28), wiederholt auszuführen. Alternativ kann der sitzende Patient seine Oberschenkel alternierend mit der Handinnenfläche und dem Handrücken berühren. Ist die Diadochokinese normal, spricht man von Eudiadochokinese, bei einer Verlangsamung von Hypodiadochokinese, fehlt sie, von Adiadochokinese, und ist sie schlecht koordiniert, von Dysdiadochokinese.
Finger-Nase-Versuch Der Patient führt mit geschlossenen Augen den Zeigefinger langsam zu seiner Nasenspitze (➤ Abb. 1.29). Diese Bewegung wird normalerweise geradlinig und schnell ausgeführt. Bei einer **Ataxie** verfolgt der Zeigefinger jedoch nicht den direktesten Weg, sondern eine Zickzacklinie, und dies oft mit wechselnden Geschwindigkeiten. Beim **Intentionstremor** nimmt die Unsicherheit mit abnehmender Distanz von der Nase zu, und die Amplitude der Fingerbewegungen ist unmittelbar vor der Nase am größten.
Finger-Finger-Versuch Er ist die Alternative zum Finger-Nase-Versuch. Der Patient bewegt beide Zeigefinger bei geschlossenen Augen aufeinander zu, bis sie sich berühren.
Reboundphänomen Der Patient soll den Unterarm zu sich hinziehen, der Untersucher hält ihn aber fest und gibt ihn dann plötzlich frei (➤ Abb. 1.30). Normalerweise bremst der Patient die Bewegung schnell ab. Pathologisch ist das Reboundphänomen, wenn diese Abbremsung des M. biceps brachii zu langsam stattfindet.
Knie-Hacke-Versuch Mit geschlossenen Augen soll der Patient seine Ferse auf der Kante des gegenseitigen Scheinbeins von subpatellär bis zum Fuß gleiten lassen.

Interpretation

Zerebelläre Ataxie

Bei der zerebellären Ataxie können unterschiedliche Läsionen zu 3 verschiedenen klinischen Syndromen führen:
- Eine Läsion des Lobus flocculonodularis (Archicerebellum) geht mit pathologischen Nystagmen, dysmetrischen Sakkaden und gestörten Augefolgebewegungen einher, was auch zu Stand- und Gangataxie führen kann.
- Eine Läsion des Kleinhirnwurms (Spino- bzw. Palaeocerebellum) führt zur Stand- und Gangataxie. Klinisch kann nur ein leicht breitbasiger Gang auffällig sein oder aber die Unfähigkeit, zu sitzen oder zu stehen.
- Eine Läsion der Kleinhirnhemisphäre (Neocerebellum) führt zu einer ipsilateralen Extremitätenataxie (Hemiataxie).

Sensible Ataxie

Eine Abnormität der propriozeptiven Afferenzen auf Höhe des 1., 2. oder 3. sensorischen Neurons kann zu einer sensiblen Ataxie führen. Klinisch ist der Lage- und Vibrationssinn vermindert oder aufgehoben, und der Patient kann mit geschlossenen Augen die Position der von der Lagesinnstörung betroffenen Gelenke nicht beschreiben.

Tab. 1.22 Kleinhirnanteile, ihre Aufgaben und Möglichkeiten der klinischen Untersuchung.

Kleinhirnanteil	Zugehörigkeit	Aufgabe	Untersuchung
Lobus flocculonodularis	Vestibulo- bzw. Archicerebellum	Verbindungen mit den vestibulären Kernen, koordiniert die Augenbewegungen und die grobe Orientierung im Raum	Okulomotorik (➤ Kap. 1.2.4), Suche nach pathologischen Nystagmen (➤ Kap. 1.2.8)
Kleinhirnwurm	Spino- bzw. Palaeocerebellum	Kontrolle von Stand, Gang und anderen axialen Funktionen	Romberg-Test, Seiltänzergang, Seiltänzerblindgang
Kleinhirnhemisphäre	Neocerebellum	koordiniert die Bewegungen der Extremitäten	Diadochokinese, Finger-Nase-Versuch, Knie-Hacke-Versuch

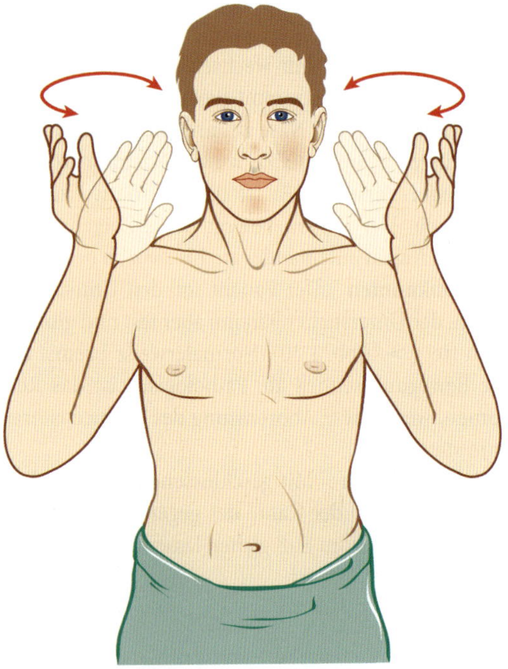

Abb. 1.28 Untersuchung der Diadochokinese durch rasche Pronation und Supination der Hände.

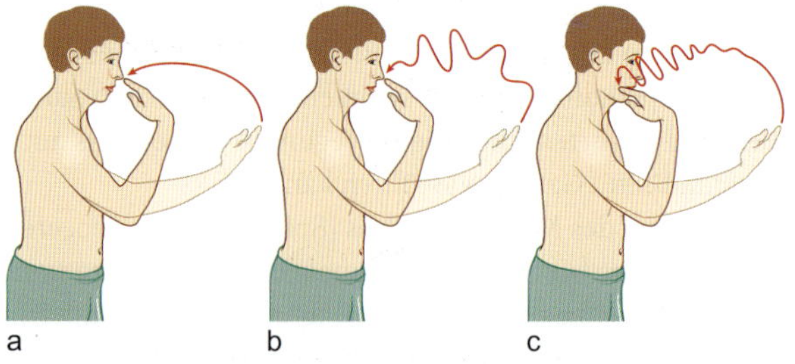

Abb. 1.29 Finger-Nase-Versuch. a Normalfall. **b** Mit Ataxie. **c** Intentionstremor.

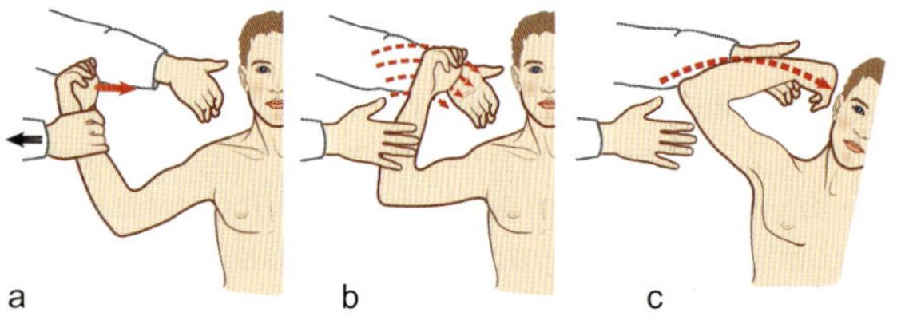

Abb. 1.30 Untersuchung des Reboundphänomens. a Untersuchungstechnik. **b** Normales Reboundphänomen. **c** Pathologisches Reboundphänomen mit ungenügendem Abbremsen des Arms.

MERKE

Spino- und neozerebelläre Ataxien nehmen nicht zu, wenn der Patient die Augen schließt, eine sensorische Ataxie nimmt mit geschlossenen Augen dagegen deutlich zu. In dieser Differenzierung liegt die diagnostische Relevanz des Romberg-Tests.

1.6 Vegetative Funktionen

1.6.1 Funktionelle Anatomie

Das vegetative Nervensystem besteht aus 3 Teilen, dem thorakolumbal lokalisierten Sympathikus, dem kraniosakral lokalisierten Parasympathikus und dem enterischen Anteil (➤ Abb. 1.31). Sympathikus und Parasympathikus bestehen aus 2 efferenten Neuronen, dem präganglionären, im ZNS lokalisierten 1. Neuron und dem postganglionären, außerhalb des ZNS lokalisierten 2. Neuron. Der enterische Anteil des vegetativen Nervensystems ist in der Wand des Gastrointestinaltrakts lokalisiert. Außerdem finden sich vegetative Neurone als Ganglienzellen in den Hinterwurzeln (1. sensibles Neuron der sympathischen und parasympathischen Afferenzen) und im ZNS. Die vegetativen Neurone entziehen sich einer willkürlichen Kontrolle, und ihre Aktivitäten werden meist nicht bewusst wahrgenommen.

Parasympathikus

Der kraniale Parasympathikus besteht aus dem Ncl. Edinger-Westphal, dem Ncl. salivatorius superior und inferior, dem dorsalen motorischen Nucleus des N. vagus und den Neuronen in der Nähe des Ncl. ambiguus. Der sakrale Parasympathikus setzt sich aus den Axonen der Nuclei intermedii S2–S4 zusammen. Sie verlaufen durch den Plexus sacralis, bilden die pelvischen Nn. splanchnici (Nn. erigentes) und versorgen den Plexus pelvicus und seine Äste. Die meisten präganglionären Fasern, welche die Blase, das Colon descendens, das Rektum, den Anus und die Genitalorgane versorgen, sind lang und werden erst in kleinen Ganglien, die in der Nähe der Viszeralorgane oder in diesen lokalisiert sind, auf postganglionäre Fasern umgeschaltet. Eine präganglionäre Faser bildet üblicherweise nur eine Synapse mit einem postganglionären Neuron.

Sympathikus

Die zentrale Sympathikusbahn beginnt im Hypothalamus und läuft ungekreuzt zum Ncl. intermedius der Segmente Th1–L3 (2. Sympathikusneuron). Dessen präganglionäre Fasern treten durch die ventralen Wurzeln der entsprechenden Segmente aus (s.a. ➤ Abb. 14.1), um in der paravertebralen Ganglienkette, dem prävertebralen Plexus, kollateralen Ganglien oder gelegentlich in terminalen Ganglien (3. Sympathikusneuron) zu enden. Die sympathischen Fasern sind präganglionär kurz und postganglionär lang, d.h., die Ganglien sind weit vom viszeralen Endorgan entfernt. Im Gegensatz zum Parasympathikus bildet eine präganglionäre sympathische Faser mit vielen postganglionären Neuronen eine Synapse.

Die Ganglien des Sympathikus sind im prävertebralen und paravertebralen Plexus angeordnet. Der prävertebrale Plexus versorgt die Eingeweide des Abdomens und Beckens. Der para-

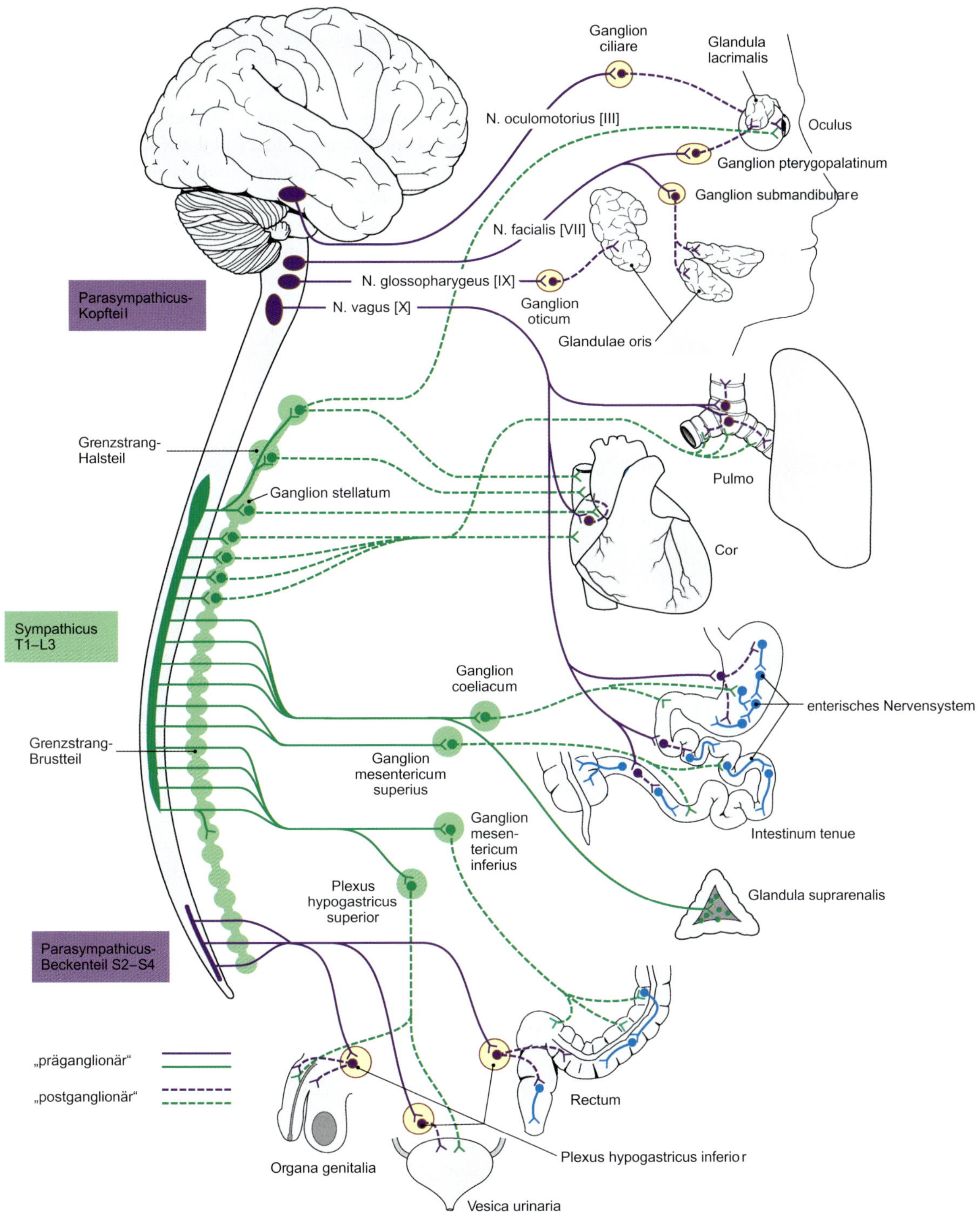

Abb. 1.31 Strukturelle Organisation des vegetativen Nervensystems. Das vegetative Nervensystem besteht aus dem thorakolumbal lokalisierten Sympathikus, dem kraniosakral lokalisierten Parasympathikus und dem enterischen Anteil. [5]

vertebrale Plexus besteht aus 2 elongierten Anteilen, die je aus einer Serie von segmental angeordneten Ganglienzellen zusammengesetzt sind und durch aszendierende und deszendierende Fasern verknüpft werden. Die präganglionären Fasern verlassen das Rückenmark mit den Vorderwurzeln, verlaufen dann im Spinalnerv und im R. anterior, um als fein myelinisierte Rr. communicantes albi die paravertebralen Ganglien zu erreichen (s.a. > Abb. 14.1). Die postganglionären, nicht myelinisierten Rr. communicantes grisei kehren zum R. anterior zurück und verlaufen dann zu ihren viszeralen Zielorganen. Der zervikale Teil der sympathetischen Kette besteht aus dem Ganglion cervicale superius, medius und inferior. Sie versorgen den Kopf, die Arme und den Thorax. Das Ganglion cervicale superius wird von Th1–Th2 versorgt. Es liegt gegenüber den Wirbeln C2–C3 und hinter der A. carotis interna. Die sympathische Versorgung von Auge, Stirn und Gesicht und die klinischen Ausfälle bei Sympathikusläsion, z.B. das Horner-Syndrom, sind im ➤ Kap. 1.2.3 beschrieben. Das Ganglion stellatum (Th2–Th6) versorgt über den Plexus brachialis die Arme, und die lumbalen sympathischen Ganglien (Th9–L1) versorgen die Beine. Sympathische Fasern, die mit peripheren, somatischen Nerven verlaufen, enthalten vasomotorische, sudomotorische und pilomotorische Fasern.

1.6.2 Blasenfunktion

Funktionelle Anatomie

Muskulatur Für die Entleerung der Blase ist die netzförmige Blasenwandmuskulatur (M. detrusor vesicae) zuständig, die an der Harnröhre ansetzt. Bei Kontraktion verkürzt sie die Harnröhre und öffnet den inneren Blasensphinkter. Eine vorzeitige Entleerung wird durch Kontraktion des inneren und äußeren Blasensphinkters verhindert.

Innervation Die Blasenwandmuskulatur wird durch den Parasympathikus (S2–S4), der innere Blasensphinkter durch den Sympathikus (L1–L2) und der äußere Blasensphinkter somatomotorisch (N. pudendus aus S3–S4) innerviert (➤ Abb. 1.32). Afferenzen aus Dehnungsrezeptoren der Blasenwand werden über viszerale Nervenfasern zum Rückenmark geleitet und dort auf Interneurone umgeschaltet, die einerseits zu parasympathischen Neuronen, andererseits zu pontinen Neuronen projizieren. Die pontinen Neurone stehen zusätzlich unter dem Einfluss von Hypothalamus und Großhirn.

Miktion Normalerweise wird bei einem Blasenvolumen von über 200 ml die Schwelle der pontinen Neurone erreicht, die dann die Kontraktion der Blase einleiten, indem sie die präganglionären parasympathischen Neurone in S2–S4 aktivieren. Nach Einsetzen des Harnflusses kommt es zu einer zunehmenden Kontraktion der Blasenmuskulatur, die eine schnelle Entleerung der Blase erlaubt.

Interpretation

Folgende Blasenfunktionsstörungen müssen unterschieden werden:

- **Neurogene Blase:** Bei der ungehemmten neurogenen Blase (bei Läsion kortikospinaler Bahnen) geschieht der Miktionsvorgang imperativ, kann jedoch meist willkürlich in Gang gesetzt werden. Inkontinenz tritt gelegentlich, Restharn nicht auf.
- **Reflektorisch-neurogene („automatische") Blase:** Die suprasegmentale Reflexbahn ist anatomisch oder funktionell vollständig unterbrochen. Die Blase entleert sich bei einem

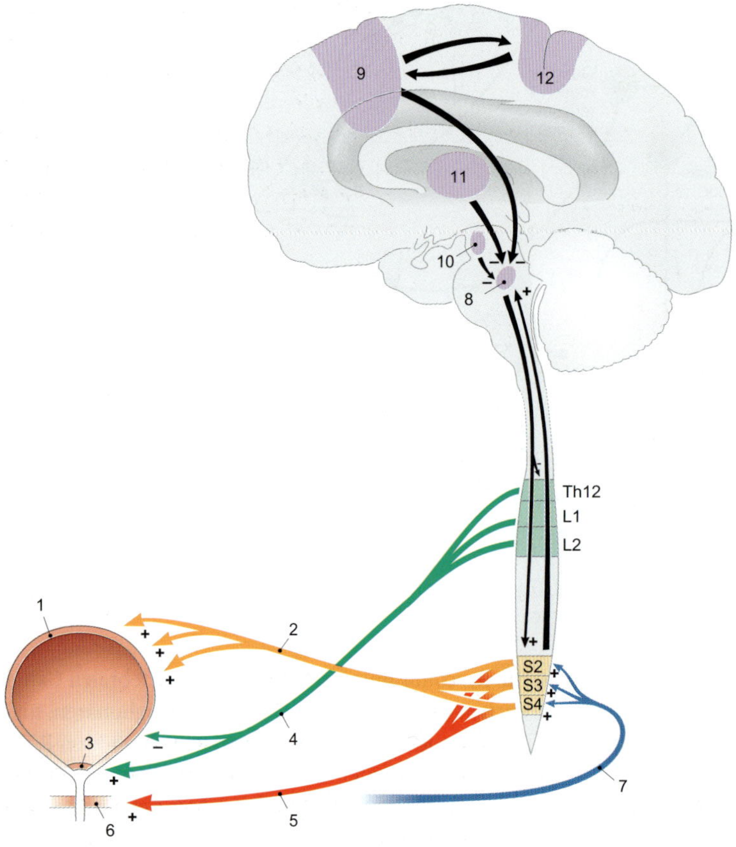

Abb. 1.32 Neuronale Steuerung der Harnblasenfunktion. 1 = M. detrusor vesicae, 2 = Nn. pelvici splanchnici (parasympathische Nervenfasern aus den Sakralmarksegmenten S2–S4), 3 = M. sphincter vesicae (M. sphincter urethrae internus, unwillkürlich), 4 = Plexus hypogastricus inferior (sympathische Nervenfasern), 5 = N. pudendus (somatomotorisch), 6 = M. sphincter urethrae externus (willkürlich), 7 = viszerosensible Fasern, die die Blasenfüllung bzw. Blasenwandspannung an das Rückenmark vermitteln, 8 = pontines Miktionszentrum in der Formatio reticularis, 9 = frontales Blasenzentrum, 10 = Substantia nigra, 11 = Pallidum, 12 = Lobulus paracentralis des Großhirns. [8]

gewissen Füllungsgrad reflektorisch, wobei wenig Restharn zurückbleibt.

- **Deafferenzierte Blase:** Die afferenten Impulse durch die Nn. pelvici sind unterbrochen, beispielsweise bei Läsion der Hinterwurzeln. Deshalb bleiben reflektorische Blasenkontraktionen aus und die hypotone, dünnwandige Blase ist überfüllt. Daraus resultiert eine sog. Überlaufblase.
- **Deefferenzierte Blase:** Der motorische Schenkel des Reflexbogens ist zerstört. Oft erholen sich diese Patienten nach der akuten Phase, sonst kommt es auch hier zu einer Überlaufblase.
- **Denervierte, „autonome" Blase:** Beide Schenkel des Reflexbogens sind peripher oder im spinalen Blasenzentrum S2–S4 lädiert. Es kommt zu einer schlaffen Überlaufblase.

1.7 Neuropsychologie

1.7.1 Funktionelle Anatomie

Kognitive Funktionen werden von ausgedehnten und vernetzten Neuronenpopulationen realisiert („large scale networks"). Bei der neuropsychologischen Untersuchung versucht der Untersucher herauszufinden, ob der Patient eine kognitive Störung hat, welche Hirnareale dafür verantwortlich sind und ob die Störung eher einer lokalen oder einer multifokalen Funktionsstörung entspricht.

Frontalhirnläsionen Das Frontalhirn steuert fast alle kognitiven Leistungen, indem es einerseits den Antrieb zu einer Leistung und die Aufmerksamkeitszuwendung auf eine Aufgabe vermittelt. Zudem ermöglicht es das Frontalhirn, im richtigen Moment eine Tätigkeit zu beenden und sich auf eine neue zu konzentrieren. Frontalhirnläsionen gehen daher mit einer erhöhten Ablenkbarkeit, perseverativem Verhalten, unkontrolliert angetriebenem oder apathischem Verhalten und anderen Störungen der Handlungsplanung, Flexibilität sowie der Persönlichkeit einher (dysexekutives Syndrom, frontale Wesensänderung).

Läsionen der linken Hemisphäre Läsionen der linken Hemisphäre können zu folgenden Störungen führen:

- Störungen der sprachassoziierten Funktionen (Dysphasie bis Aphasie, vor allem bei Läsionen in der Umgebung der Fissura lateralis Sylvii, möglicherweise begleitet von Lese- (Dyslexie bis Alexie) und Schreibstörungen (Dysgrafie bis Agrafie)
- ideatorische Apraxie: Unfähigkeit, einen komplexen Handlungsablauf zu konzeptionieren und initiieren (z.B. weiß der Patient nicht, wie er sich die Zähne putzen soll)
- ideomotorische Apraxie: fehlerhafte Ausführung komplexer Handlungen (der Patient hält die Zahnbürste falsch herum)
- Dyskalkulie bis Akalkulie: Unfähigkeit zu rechnen
- Rechts-links-Diskriminationsstörungen: Unfähigkeit, rechts und links zu unterscheiden
- Fingeragnosie: Unfähigkeit, die einzelnen Finger zu erkennen

Läsionen der rechten Hemisphäre Läsionen der rechten Hemisphäre können zu folgenden Störungen führen:

- Störungen räumlich-konstruktiver Funktionen (z.B. Zeichnen eines Zifferblatts oder eines Fahrrads, vor allem bei parietalen Läsionen)
- Störungen der Aufmerksamkeit für die Wahrnehmung vornehmlich der linken Hälfte des eigenen Körpers oder seiner Umgebung (Neglekt)
- Schwierigkeiten bei der Ortsorientierung oder Routenfindung

Weitere Läsionen Funktionsstörungen medialer Strukturen, wie von Teilen der Temporallappen (Hippokampus, Gyrus parahippocampalis), des Dienzephalons (medialer Thalamus, Hypothalamus) und der verbindenden Strukturen (Fornix, Tractus mamillothalamicus) können zu Gedächtnisstörungen führen, die das Erlernen und Abspeichern neuer Information beeinträchtigen (anterograde Amnesie). Der Verlust von Altinformation, die lange vor einer Hirnschädigung erworben wurde (retrograde Amnesie), ist mit Läsionen der Konvexität der Temporallappen assoziiert.

1.7.2 Aphasie

Eine Aphasie ist eine Störung der verbalen Kommunikation, die sich in verschiedenen Formen zeigen kann. Sie muss von einer Sprechstörung unterschieden werden, bei der das Sprachverständnis intakt ist und Paraphasien oder Wortfindungsstörungen fehlen. Die häufigsten Ursachen für Aphasien sind wahrscheinlich zerebrovaskuläre Ereignisse (Schlaganfälle), auf denen auch die übliche Klassifikation der Aphasien beruht. Dabei ist zu beachten, dass die Sprachstörungen im Akutstadium des Schlaganfalls meist ein globales Muster aufweisen und dass die typischen Aphasiesyndrome sich erst im Verlauf herausbilden. Weitere Ursachen für Aphasien sind Tumoren, Traumata und degenerative Hirnerkrankungen wie z.B. Morbus Alzheimer.

Einteilung

Aphasien werden in verschiedene Typen eingeteilt. Besonders häufig sind die Broca-Aphasie, die Wernicke-Aphasie und die globale Aphasie, seltener treten auch Leitungsaphasien und transkortikale Aphasien auf.

Broca-Aphasie Bei der Broca-Aphasie ist die spontane Sprachproduktion deutlich eingeschränkt. Auf Aufforderung spricht der Patient nur zögernd und mühsam. Dabei sind seine Sätze kurz, mit abgehackter Betonung und undeutlicher Artikulation. Die Grammatik ist stark reduziert („Telegrammstil", „Agrammatismus"). Buchstaben und Silben werden verwechselt (phonematische Paraphasien, z.B. „Feruar" anstatt „Februar"). Das Schreiben ist durch Agrammatismus und Paraphasien gekennzeichnet, laut Lesen und Sprechen sind ebenfalls beeinträchtigt. Entsprechende Läsionen sind im prärolandischen Areal lokalisiert.

Wernicke-Aphasie Bei der Wernicke-Aphasie ist das Sprachverständnis eingeschränkt. Nicht selten kann der Patient Objekte nicht richtig benennen. Die Sprache ist durch viele Paraphasien entstellt, die entweder semantischer (falscher Sinn) oder phonematischer (Lautstruktur betreffend) Natur sind, was oft zu Neologismen führt. Die Kombination von Paraphasien und Neologismen führt zu einer unverständlichen Sprache (Jargon-Aphasie), weswegen die Patienten gelegentlich als „verwirrt" verkannt werden. Die Sprachproduktion ist erhöht und es zeigen sich unkontrollierte Veränderungen des Satzbaus (Paragrammatismus, z.B. fehlerhafte Kombination und Stellung von Wörtern oder Satzabbrüche). Zudem sind Nachsprechen, Lesen, spontanes und Diktatschreiben durch Paraphasien, Paralexien und Paragrafien entstellt. Die zugrunde liegende Läsion ist im retrorolandisches Areal lokalisiert.

Globale Aphasie Die globale Aphasie bezeichnet eine Kombination von schwer gestörter Spontansprache und Sprachverständnis. Gelegentlich sind Sprachautomatismen noch möglich oder der Patient äußert unverständlichen Jargon. Einfachste verbale Aufforderungen werden nicht verstanden.

Leitungsaphasie Bei der Leitungsaphasie ist das Nachsprechen eingeschränkt, während Spontansprache und Sprachverständnis gut erhalten sind. Die Ursache ist eine Läsion der Verbindung zwischen sensorischen und motorischen Sprachzentren.

Transkortikale Aphasie Bei der transkortikalen Aphasie ist die Sprachproduktion eingeschränkt, Nachsprechen und Sprachverständnis sind jedoch intakt.

Klinische Untersuchung

Bei der Untersuchung wird zuerst die **Spontansprache** untersucht (Sprachanstrengung, Sprachmelodie, Artikulation, Vorliegen von Wortfindungsstörungen, entstellten Wörtern, falscher Wortwahl, Wortneubildungen oder Umschreibungen). Das **Sprachverständnis** wird durch komplexe Aufforderungen geprüft (z.B. „Nehmen Sie das Blatt in die rechte Hand, falten Sie es in der Mitte und legen Sie es auf den Boden"). Um das **Nachsprechen** zu testen, werden Wortserien wie „bitte, keine, wenn, und, oder, aber" verwendet. Das **Benennen** wird durch Zeigen von 3 bis 4 häufigen und seltenen Gegenständen des Alltagslebens getestet. Ebenfalls sollte bei jeder Aphasieprüfung das **Lesen** geprüft werden (z.B. Vorlesen aus Tageszeitung; Paraphasien? Patient soll anschließend das Gelesene zusammenfassen). Das **Schreiben** wird geprüft, indem man den Patient einen freien Satz nach seiner Wahl schreiben lässt (Grammatik? Subjekt? Verb?). Für die genauere Diagnostik werden spezifische Testbatterien angewendet (z.B. Aachener Aphasie-Test), die jedoch relativ zeitaufwendig sind und eine gute Kooperation des Patienten erfordern.

MERKE

Aphasieprüfung: Spontansprache, Sprachverständnis, Nachsprechen, Benennen, Lesen, Schreiben.

1.7.3 Apraxie

Apraxien sind Störungen der Planung oder Ausführung motorischer Handlungssequenzen, die nicht durch Paresen oder Wahrnehmungsstörungen erklärt sind. Sie beeinträchtigen die Selbstständigkeit des Patienten erheblich.

Einteilung

Bei den Apraxien werden ideomotorische und ideatorische Apraxien unterschieden.

Ideomotorische Apraxie Leitsymptom der ideomotorischen Apraxie sind Parapraxien, d.h. fehlerhafte Bewegungselemente, die oft durch Perseveration zustande kommen. Die Läsion liegt in der linken Hemisphäre. Wenn bei der ideomotorischen Apraxie vor allem die Gesichtsmuskulatur betroffen ist, spricht man auch von der bukkofazialen Apraxie.

Ideatorische Apraxie Bei der ideatorischen Apraxie ist die konzeptuelle Organisation von Handlungsfolgen beeinträchtigt. So können die Patienten spontane, gewohnte Handlungsfolgen wie das Entkorken einer Weinflasche nicht mehr ausführen, obwohl die dazu nötigen einzelnen Bewegungsabläufe möglich sind.

Klinische Untersuchung

Der Patient wird zu Ausdrucksbewegungen (winken, militärisch grüßen) oder dem Gebrauch von imaginären Objekten (hämmern, Zähne putzen) aufgefordert. Auch soll er Bilderserien, in denen Handlungen abgebildet werden, in die richtige Reihenfolge bringen.

1.7.4 Räumlich-konstruktive Störungen

Konstruktive Apraxie Eine konstruktive Apraxie bezeichnet die Unfähigkeit, einzelne Elemente zu einem räumlichen Gebilde zusammenzufügen. So können Patienten beispielsweise beim Zusammensetzen von Maschinenteilen versagen. In schweren Fällen kann es zu einer Schreibstörung kommen, da die einzelnen grafischen Elemente nicht mehr korrekt zusammengesetzt werden. Bei der Untersuchung lässt man den Patienten geläufige Gegenstände wie ein Fahrrad oder ein Haus zeichnen. Eine empfindlichere Untersuchungsmethode ist das Abzeichnen einfacher geometrischer Figuren wie der Rey-Figur).

Räumliche Orientierungsstörungen Räumliche Orientierungsstörungen gelten als die rezeptive Seite der konstruktiven Apraxie und entsprechen einer Störung der optisch-räumlichen Orientierung. Die Patienten finden sich im Raum nicht mehr zurecht und verlaufen sich. Häufig bestehen auch Schwierigkeiten beim Ankleiden („Ankleideapraxie") und der Unterscheidung zwischen rechter und linker Körperseite. Das Schätzen von Entfernungen, Lesen und Schreiben kann erschwert sein. Räumlich-konstruktive Störungen treten vorwiegend nach parietalen Läsionen der nicht sprachdominanten Hemisphäre auf.

1.7.5 Neglekt

„Neglekt" beschreibt die eingeschränkte oder fehlende Aufmerksamkeit für Reize, die nicht durch einen Ausfall der primären Sinnesmodalität erklärt ist. Diese Vernachlässigung kann lediglich eine sensorische oder sensible Modalität betreffen (visuell, taktil, akustisch), kann aber auch multimodal ausgeprägt sein. Nicht selten sind Vernachlässigungsphänomene auch mit eingeschränkter oder aufgehobener Krankheitswahrnehmung (Anosognosie) vergesellschaftet. Unmittelbar nach einem Parietalhirninfarkt haben etwa 45% der Patienten mit einer linkshirnigen Läsion einen Hemineglekt nach rechts, bei rechtshirniger Läsion 55–85% einen Hemineglekt nach links. Drei Monate nach dem Infarkt hat sich bei fast allen Patienten der Neglekt nach rechts zurückgebildet, während der Neglekt nach links bei 20–30% der Patienten erhalten bleibt.

Klinische Untersuchung

Verhaltensbeobachtung Patienten mit einem Neglekt scheinen das Bewusstsein der Existenz einer Raumhälfte und einer Hälfte des eigenen Körpers verloren zu haben. Kopf- und Augenbewegungen werden zu der betroffenen Seite nur noch selten oder gar nicht durchgeführt, Gegenstände und Personen in dieser Raumhälfte werden nicht beachtet. Die betroffenen Patienten äußern sich kaum über die von ihnen nicht wahrgenommene Seite und nehmen den Neglekt selbst nicht wahr.
Psychometrische Tests Bewährt haben sich einfache Durchstreichtests, wie z.B. Mittellinienbestimmung bei einer einfachen Linie, der „line crossing test" oder der „letter cancellation test". Hier hat der Patient die Aufgabe, Buchstaben, Linien oder auch Symbole auszustreichen. Einen schnellen Überblick geben auch zeichnerische Darstellungen unterschiedlicher Motive (z.B. Haus, Uhr mit Zifferblatt), die der Patient entweder nach Vorlage oder frei anfertigt.

Ursachen

Der Neglekt gilt als Prototyp einer rechtshemisphärisch verursachten neuropsychologischen Störung. Allerdings können auch linkshemisphärische Läsionen eine Neglektsymptomatik auslösen, die sich klinisch jedoch meist weitaus weniger deutlich äußert. Vernachlässigungsphänomene treten typischerweise nach parietalen Läsionen auf, finden sich aber auch im Zusammenhang mit Schädigungen frontaler und thalamischer Strukturen sowie nach Läsionen der Basalganglien.

1.7.6 Gedächtnisstörungen

Einteilung

Das Gedächtnis wird in Kurz- (= Arbeitsgedächtnis) und Langzeitgedächtnis unterteilt. Bei Letzterem wird zwischen Neu- und Altgedächtnis unterschieden. Das Arbeitsgedächtnis entspricht der Merkfähigkeit. Seine Inhalte gehen rasch verloren, wenn sie nicht durch Wiederholen aufgefrischt und in das Langzeitgedächtnis übertragen werden. Beim Langzeitgedächtnis werden verschiedene Modalitäten unterschieden: Das episodische Gedächtnis (bezogen auf einzelne selbst erlebte Ereignisse), das semantische Gedächtnis (bezogen auf allgemeines Faktenwissen), das deklarative Gedächtnis (bezogen auf mitteilbares Wissen) und das prozedurale Gedächtnis (bezogen auf Fähigkeiten und Fertigkeiten).

Klinische Untersuchung

Um das verbale Kurzzeitgedächtnis orientierend zu prüfen, kann man z.B. 10 Wörter vorgeben und diese 2- bis 3-mal langsam vorsprechen. Danach ist ein gesunder Proband normalerweise in der Lage, 9–10 Begriffe zu wiederholen. Der Spätabruf wird durch erneutes Fragen 10 Minuten später geprüft. Das Altgedächtnis wird anhand fremdanamnestisch überprüfbarer biografischer Patientenangaben aus dessen Schul- und Berufszeit oder mit Fakten der Patientenfamilie (z.B. Alter der Kinder) geprüft. Ferner können historische Daten, politische Ereignisse und bekannte Persönlichkeiten gefragt werden, wobei das Resultat unter Berücksichtigung der Intelligenz und Bildung zu interpretieren ist.

Amnesie

Eine Amnesie bezeichnet die Unfähigkeit, Gedächtnisinhalte zu speichern oder abzurufen. Bei einer **anterograden Amnesie** ist das Erlernen neuer Gedächtnisinhalte gestört. Sie tritt bei Läsionen dienzephaler oder limbischer Strukturen auf und ist bei bilateralen Schädigungen schwerer als bei einseitigen. Eine **retrograde Amnesie** bezeichnet den Verlust von Informationen, die vor Auftreten der Hirnschädigung erworben wurden. Als Konfabulation wird die Angabe von Inhalten bezeichnet, die keinen Realitätsbezug haben. Isolierte Gedächtnisstörungen treten v.a. bei Läsionen des hippokampalen Systems (Gyrus para-/hippocampalis, Fornix, Cingulum, Tractus mamillothalamicus, anteriorer Thalamus) und bei frontobasalen Läsionen auf. Sekundäre Gedächtnisstörungen (Abrufstörung) werden v.a. bei diffusen/multifokalen Läsionen beobachtet, z.B. posttraumatisch.

1.8 Bewusstsein

Funktionelle Anatomie

Das Bewusstsein, die Wahrnehmung seiner selbst und seiner Umgebung, ist eine komplexe „Netzwerkleistung" unter Einschluss der Großhirnrinde. Wird die Funktion beider Großhirnhemisphären gestört, kommt es zu einer qualitativen oder quantitativen Bewusstseinsstörung, bei völligem Funktionsausfall zum Koma. Die Großhirnrinde wird dauernd von der Formatio reticularis (FR) des Hirnstamms stimuliert. Wenn dieses „Tuning" durch Schädigung der FR oder ihrer Faserprojektionen zu Thalamus und Großhirn ausfällt, resultiert ein quantitativer Bewusstseinsverlust, in der Regel ein Koma. „Vegetativer Zustand" beschreibt einen Funktionsausfall der Großhirnhemisphären bei intakten Hirnstamm-, Atem- und Herz-Kreislauf-Funktionen (➤ Kap. 1.10).

Tab. 1.23 Quantitative Bewusstseinsminderung.

Bezeichnung	Verhalten des Patienten
klares Bewusstsein	örtlich, zeitlich und autopsychisch orientiert; beantwortet Fragen und Aufforderungen zeitnah und angemessen
Benommenheit	spontan meist wach; reagiert auf Reize verzögert, auf wiederholte Reize meist korrekt; meist orientiert und geordnet
Somnolenz	spontan meist schlafend; durch mäßige Reize weckbar; reagiert auf Reize verzögert, auf wiederholte Reize meist korrekt
Sopor	spontan schlafend; nur durch starke Reize, meist unvollständig, weckbar
Koma	nicht mehr weckbar ➤ Tab. 1.24

Tab. 1.24 Glasgow-Koma-Skala.

Untersuchung	Bewertung
beste verbale Antwort	
• keine	1
• unverständliche Worte	2
• inadäquate Worte	3
• desorientiert	4
• orientiert	5
Augenöffnen	
• kein Augenöffnen	1
• auf Schmerzreize	2
• auf akustische Reize	3
• spontan	4
beste motorische Reaktion	
• keine	1
• abnormales Strecken	2
• abnormales Beugen	3
• zieht zurück (Fluchtbewegung)	4
• gezielte Abwehrbewegung	5
• befolgt Aufforderungen	6
Summe der drei besten Werte	**3–15**

Einteilung und klinische Untersuchung

Es werden qualitative und quantitative Bewusstseinsstörungen unterschieden.

Qualitative Bewusstseinsstörungen Qualitative Veränderungen des Bewusstseins können zu Halluzinationen, Illusionen, Wahnideen, Verwirrtheit und Dämmerzuständen führen. Sie finden sich typischerweise bei psychotischen Erkrankungen und werden in psychiatrischen Lehrbüchern beschrieben.

Quantitative Bewusstseinsstörungen Quantitative Bewusstseinsstörungen sind Störungen der Vigilanz. Sie reichen von der Benommenheit bis zum Koma (➤ Tab. 1.23). Innerhalb des Komas können verschiedene Tiefen unterschieden werden. Sie werden durch die Glasgow-Koma-Skala erfasst, wobei aufgrund der besten verbalen Antwort, des Augenöffnens und der besten motorischen Antwort des Patienten eine Punktezahl von 3 (tiefes Koma) bis 15 (voll orientierter Patient) erreicht werden kann (➤ Tab. 1.24).

1.9 Spinale Syndrome

1.9.1 Hinterstrangsyndrome

Die Hinterstränge (Tractus cuneatus und gracilis) enthalten afferente Fasern, die propriozeptive (Lagesinn, Vibrationssinn, Bewegungsempfindung, Stereognosie) und epikritisch-sensible Informationen leiten. Bei einem Hinterstrangsyndrom sind alle neurologischen Symptome auf der Seite der Rückenmarkläsion lokalisiert: Feinberührung, Vibrationsempfindung (Pallästhesie) und Lagesinn sind reduziert oder fehlen. Bei vollständigem Hinterstrangausfall bestehen eine Pallanästhesie, Astereognosie, kinästhetische Ausfälle (reduzierte bis fehlende Bewegungsempfindung) und eine sensorische Ataxie.

1.9.2 Querschnittssyndrome

Komplettes Querschnittssyndrom

Bei einem vollständigen Querschnittssyndrom finden sich typische neurologische Ausfälle auf der Höhe und unterhalb der

Läsion. Auf Höhe der lädierten Rückenmarkssegmente sind eine schlaffe Plegie, Areflexie und Atrophie (Myotom) sowie eine Gefühlsstörung (Dermatom) typisch. Unterhalb der Läsion entsteht eine Tetraplegie, wenn das zervikale, oder eine Paraplegie, wenn das thorakale oder lumbale Rückenmark betroffen ist. Die Lähmung ist initial schlaff (spinaler Schock), wird später spastisch und kann zu Kontrakturen führen. Betrifft die Läsion auch die Segmente C3/4 oder deren supranukleäre Versorgung (1. Motoneuron), ist das Zwerchfell auf beiden Seiten paretisch. Die Muskeleigenreflexe sind initial erloschen, dann gesteigert. Die Fremdreflexe sind erloschen, das Babinski-Zeichen ist auf beiden Seiten positiv. Zudem bestehen eine Anästhesie, ein Harn- und Stuhlverhalt, der später in eine Inkontinenz übergeht, und spinale Automatismen (Streck- und Beugesynergien).

Halbseitiges Querschnittssyndrom (Brown-Séquard)

Das nach Charles-Édouard Brown-Séquard benannte Syndrom ist selten. Ipsilateral kommt es auf der Höhe des betroffenen Rückenmarkssegments zur schlaffen Parese, Areflexie und Anästhesie und unterhalb davon zur spastischen Parese, zu Hyperreflexie, Pyramidenbahnzeichen, Minderung von Vibrations- und Lagesinn und zur Anhidrose. Die Haut ist initial überwärmt und gerötet, dann kalt und zyanotisch. Kontrateral sind eine Hypalgesie bis Analgesie und eine Thermhypästhesie bis -anästhesie typisch.

Spinalis-anterior-Syndrom

Dem Syndrom der A. spinalis anterior liegt eine segmentale, beidseitige Rückenmarkläsion zugrunde, die das Vorderhorn, das Seitenhorn, die Hinterhornbasis, die Nervenwurzeln, drei Viertel des Seitenstrangs und den tiefen Teil der Hinterstränge betrifft. Klinisch erleidet der Patient akut heftige Rückenschmerzen, welche die Dermatome der befallenen Rückenmarkssegmente betreffen und nicht selten beidseits radikulär ausstrahlen. Minuten bis Stunden später entwickelt sich das neurologische Defizit. Es besteht auf der Höhe der Rückenmarksinfarkte aus segmentalen, sensomotorischen Ausfällen. Unterhalb des Infarktareals kommt es zur Para- oder Tetraplegie, Hypalgesie, Thermhypästhesie und zu Sphinkterstörungen.

Sulcocommissuralis-Syndrom

Beim Syndrom der A. sulcocommissuralis ist das Rückenmark ebenfalls segmental betroffen, aber einseitig. Das Vorderhorn, das Seitenhorn, die Hinterhornbasis, die Nervenwurzeln, drei Viertel eines Seitenstrangs und der tiefe Teil eines Hinterstrangs fallen dabei aus. Klinisch erleidet der Patient akut heftige Rückenschmerzen (in den Dermatomen der betroffenen Rückenmarkssegmente), die nicht selten ipsilateral radikulär ausstrahlen. Minuten bis Stunden später entwickelt sich das neurologische Defizit. Es besteht auf der Höhe der Rückenmarksinfarkte aus ipsilateralen segmentalen, sensomotorischen Ausfällen und unterhalb des Infarktareals aus einer ipsilateralen Hemi- oder Monoplegie, Pallhypästhesie sowie einem Horner-Syndrom bei zervikaler Läsion. Kontralateral zeigen sich eine Hypalgesie und eine Thermhypästhesie. Sphinkterstörungen können auftreten.

Zentrales Querschnittssyndrom

Bei einer zentralen (zentromedullären) Rückenmarkläsion treten folgende Symptome auf:

- beidseitige segmentale, dissoziierte Störung des Temperatursinns (Läsion der Commissura anterior),
- Spastik der unterhalb des Läsionsareals gelegenen ipsilateralen Körperteile
- Miktionsstörungen
- eventuell segmental periphere Paresen, Hypo- bis Areflexie und Muskelhypotrophie bis -atrophie (Befall der Vorderhörner)
- eventuell dissoziierte Sensibilitätsstörung unterhalb der Läsionshöhe (Befall der aszendierenden spinothalamischen Bahnen).

1.9.3 Konus-Kauda-Syndrom

Ein Konus-Syndrom entsteht durch eine Läsion von sakralen (S2–S5) und kokzygealen Segmenten. Blase und Mastdarm sind schlaff gelähmt, es kommt zu Impotenz und Reithosenhypästhesie. Die Anal- und Bulbokavernosusreflexe fehlen. Ein Kauda-Syndrom entsteht durch eine Läsion der Cauda-equina-Fasern. Die Beinmuskeln sind gelähmt, die Muskeleigenreflexe sind abgeschwächt oder fehlen. Wie beim Konus-Syndrom bestehen auch eine schlaffe Blasen- und Mastdarmlähmung, eine Impotenz, eine Reithosenhypästhesie und ein Fehlen der Anal- und Bulbokavernosusreflexe.

1.9.4 Klinische Höhenlokalisation

Die Höhe des obersten Segments, das von einer Rückenmarkläsion betroffen ist, kann anhand des Befalls der zugehörigen Kennmuskeln und Hautareale definiert werden (➤ Tab. 1.25).

Tab. 1.25 Kennmuskeln und Hautareale klinisch relevanter spinaler Segmente.

Segment	Kennmuskel	Hautareal
C4	Diaphragma	laterale Schulter
C5/6	M. biceps brachii	
C6	M. extensor carpi radialis	Digitus I
C7	M. triceps brachii	Digitus III
C8/Th1	intrinsische Handmuskeln	Digitus V
Th4/5	–	Mamille
Th10	–	Bauchnabel
L1	–	Leiste
L2–L4	M. quadriceps femoris	Patella (L4)
L5	M. tibialis anterior	Großzehe
S1	M. gastrocnemius	kleine Zehe
S3–S5	–	perianal

1.10 Residuelle Defektsyndrome

Residuelle Defektsyndrome sind neurologische Syndrome, die im Anschluss an akute und schwere Erkrankungen des Zentralnervensystems auftreten. Im engeren Sinne werden zu den Defektsyndromen folgende Zustandsbilder gerechnet:

Persistierender vegetativer Status (PVS)

Definition und Pathologie

Nach einer schweren ZNS-Erkrankung kann sich eine schwere Bewusstseinsstörung (Koma) Tage bis Wochen nach der Akutphase zu einem vegetativen Status entwickeln. Ein vegetativer Status ist ein Zustand der Wachheit (offene Augen) ohne Hinweise auf eine bewusste Wahrnehmung der eigenen Person oder der Umwelt („awakeness without awareness"). Hält dieser Zustand länger als einen Monat an, wird er als persistierend bezeichnet.

Synonym wird im deutschsprachigen Raum der Begriff „apallisches Syndrom" („ohne Kortex") verwendet. Dies ist eigentlich nicht korrekt, da in funktionellen bildgebenden Untersuchungen noch geringe kortikale Restfunktionen nachweisbar sein können. Die Begriffe „Wachkoma", „Coma vigile" und „decerebrate state" sind nur noch von historischem Interesse.

Typische Erkrankungen, die mit einem hohen Risiko eines vegetativen Status einhergehen, sind ein hypoxischer bzw. hypoxisch-ischämischer Hirnschaden oder ein Schädel-Hirn-Trauma. Deutlich seltenere Ursachen sind metabolische Entgleisungen (z.B. Hypoglykämie), Intoxikationen, Infektionen oder degenerative Erkrankungen.

Neuropathologisch liegt in der Regel eine diffuse (Groß-) Hirnschädigung zugrunde: nach hypoxisch-ischämischen Ereignissen in Form einer diffusen kortikalen Nervenzellnekrose, nach traumatischen Läsionen in Form einer diffusen axonalen Schädigung mit anatomischem Schwerpunkt im Corpus callosum.

Symptome

Wesentliches Merkmal ist das völlige Fehlen eines (erkennbaren) Ausdrucks der Selbstwahrnehmung und ein fehlender Kontakt mit der Umwelt, obwohl die Patienten die Augen geöffnet haben („*Wach*koma"). Für die Diagnose entscheidend sind folgende Merkmale:

- keine Kontaktaufnahme (auch kein Blickkontakt), der Patient befolgt keine Aufforderungen
- keine gerichteten Reaktionen auf visuelle, akustische, taktile oder schmerzhafte Reize (stereotype Reflexbewegungen können aber auftreten)
- erhaltene Schlaf-wach-Rhythmik
- erhaltene autonome Funktionen, u.a. Spontanatmung, Herz-Kreislauf-Funktionen
- erhaltene Hirnstammreflexe und spinale Reflexe (zumindest teilweise)
- Harn- und Stuhlinkontinenz

Die Patienten sind meist nicht komplett immobil, sondern bewegen Rumpf und Extremitäten ziellos und unkoordiniert. Auch mimische Bewegungen, die nicht als Reaktion auf einen äußeren Reiz zu interpretieren sind, sind möglich (u.a. Lächeln, Grunzlaute).

Locked-in-Syndrom

Definition und Pathologie

Beim Locked-in-Syndrom ist typischerweise der ventrale Pons bilateral geschädigt, wodurch alle motorischen (efferenten) Bahnen mit Ausnahme der vertikalen Blickmotorik komplett unterbrochen sind. Vigilanz, Sehen und Hören bleiben intakt. Eine Basilaristhrombose (akuter Verschluss der A. basilaris) ist die häufigste Erkrankung, die ein Locked-in-Syndrom hervorruft. Daneben können auch eine zentrale pontine Myelinolyse oder eine fulminante Hirnstammenzephalitis zu einem Locked-in-Syndrom führen.

Symptome

Motorik Die von den Hirnnerven V–XII versorgte Muskulatur ist vollständig gelähmt. Kauen, Schlucken und Sprechen sind also nicht möglich, eine Mimik kann nicht beobachtet werden. Hinzu kommt eine zentrale Tetraplegie ohne Spontanbewegungen. Strecksynergismen auf Schmerzreize können jedoch manchmal ausgelöst werden. Das Babinski-Zeichen ist positiv.

Augenbewegungen Horizontale Augenbewegungen sind nicht möglich, weder spontan noch reflektorisch (Schädigung der Abduzenskerne bzw. der paramedianen pontinen Formatio reticularis). Vertikale Augenbewegungen (bzw. manchmal auch Lidschlag) können noch ausgeführt werden, was die Patienten zur Kommunikation mit der Umwelt nutzen bei i.d.R. voll erhaltener Kognition und oft auch Sensibilität.

1.11 Syndrom des gesteigerten intrakraniellen Drucks

Als Syndrom des erhöhten intrakraniellen Drucks („Hirndruck") lassen sich Kombinationen der nachfolgenden Symptome zusammenfassen:

- Kopfschmerzen: meist bifrontal, morgendlich und im Liegen am stärksten ausgeprägt, werden durch Husten, Niesen, Pressen, Bücken verstärkt
- Übelkeit mit (schwallartigem) Erbrechen, Singultus
- Schläfrigkeit, Abgeschlagenheit, Somnolenz
- Hirnnervenläsionen (v.a. N. abducens, N. oculomotorius)

Nimmt der intrakranielle Druck weiter zu, kommt es zu einer Massenverschiebung von Hirngewebe (Herniation) mit fortschreitender Einklemmung von Mittelhirn und Hirnstamm. Dabei sind die folgenden Syndrome möglich, die klinisch differenziert werden können:

- **dienzephales Syndrom** mit Vigilanzminderung (bis Koma), evtl. Horner-Syndrom, auf Schmerzreize Beuge- (obere) und Strecksynergismen (untere Extremitäten), Cheyne-Stokes-Atemmuster
- **mesenzephales Syndrom** mit Koma, lichtstarren, mittelweiten, anisokoren und entrundeten Pupillen, auf Schmerzreize Strecksynergismen aller Extremitäten, dyskonjugiertem okulozephalem Reflex, Maschinenatmung, zentraler Kreislauf- und Temperaturdysregulation
- **pontines und medulläres Syndrom** mit tiefem Koma, Ausfall sämtlicher Hirnstammreflexe, fehlender Reaktion auf Schmerzreize, Schnappatmung bis Atemstillstand, Absinken von Blutdruck und Körpertemperatur
- Hirntodsyndrom (➤ Kap. 1.12)

1.12 Hirntodbestimmung

Der Hirntod bezeichnet den Zustand der irreversibel erloschenen Gesamtfunktion von Großhirn, Kleinhirn und Hirnstamm bei erhaltenen Restfunktionen des Organismus. In unserem Kulturkreis ist er heute gleichbedeutend mit dem Tod des Menschen. Seine Feststellung beruht auf der integrativen Interpretation von anamnestischen Informationen, Ergebnissen von Zusatzuntersuchungen und den klinischen Zeichen des Funktionsausfalls des Gehirns. Die Richtlinien definieren klinische Kriterien und technische Zusatzuntersuchungen, mit denen auf Irreversibilität des Funktionsausfalls des Gehirns geschlossen werden kann. Der Tod kann durch eine primäre Hirnschädigung oder -erkrankung (Trauma, Blutung) oder sekundär durch einen Herz- und Kreislaufstillstand oder irreversible metabolisch-toxische Schäden eintreten. Zur ethischen Debatte des Hirntods s. ➤ Kap. 20.2.4.

Voraussetzungen und Vorgehen

Das Vorgehen bei der Diagnose des Hirntods ist dreistufig:

- Zunächst wird geprüft, ob die Voraussetzungen für eine Hirntoddiagnostik vorliegen, d.h., ob nicht etwa Bedingungen vorliegen, die eine Hirntodfeststellung a priori ausschließen (➤ Tab. 1.26).
- Zweiter Schritt ist die neurologische Untersuchung mit der Frage nach einer apnoischen Hirnstammareflexie und Apnoe.
- Zuletzt wird die Irreversibilität durch eine zweite neurologische Untersuchung und/oder eine apparative Zusatzuntersuchung nachgewiesen – nach einer angemessenen Beobachtungszeit.

Nach Abschluss des dritten Teils und der Unterzeichnung der Protokolle durch mindestens 2 Untersucher steht der Hirntod fest. Mit der Protokollierung des Hirntods und der Ausstellung des Totenscheins wird gleichzeitig der Tod des Patienten festgestellt. Als Todeszeit gilt der Zeitpunkt, an dem Diagnose und Dokumentation des Hirntods abgeschlossen wurden.

Klinische Untersuchung

Der „klinische Tod" wird durch den Nachweis des Herz- (Pulslosigkeit) und Atemstillstands festgestellt. „Sichere Todeszeichen" wie Totenstarre und Leichenflecken treten frühestens nach 20–30 Minuten auf und sind erst nach Stunden vollständig ausgeprägt. Besteht eine primäre, klar ersichtliche Hirnschädigung, müssen die folgenden 7 klinischen Zeichen des Funktionsausfalls des Gehirns vorliegen:

- **Koma bekannter Ursache**
  - Koma infolge traumatischer oder intrakraniell hämorrhagischer Hirnschädigung: Diese muss mit zerebraler Bildgebung (CT oder MRT) nachgewiesen werden.
  - Der Tod kann erst diagnostiziert werden, wenn die Körpertemperatur auf > 35 °C angehoben wurde und die klinischen Zeichen des Todes trotz genügenden Kreislaufs persistieren.
  - Koma infolge Anoxie mit bekannter Ätiologie (z.B. nach Herzstillstand).
- **Beidseits weite, auf Licht nicht reagierende Pupillen:** Unvollständig dilatierte oder anisokore Pupillen schließen die Feststellung des Todes nicht aus, sofern sie auf Lichtreize nicht reagieren.

- **Fehlende okulozephale (zerviko-okuläre) Reflexe:** Bei rascher passiver Kopfrotation sowie Kopfextension und -flexion treten keine horizontalen normalen Bulbusbewegungen zur Gegenseite (Puppenkopfphänomen) sowie nach unten und oben auf (cave: instabile Verletzung der Halswirbelsäule). Alternativ kann untersucht werden, ob die vestibulo-okulären Reflexe fehlen. Dabei kommt es nach einseitiger kaltkalorischer Vestibularisprüfung mit Eiswasser (zuerst die eine, nach 5 Minuten die andere Seite) nicht zu horizontalen Augenbewegungen.
- **Fehlende Kornealreflexe:** Die Kornealreflexe werden durch Berührung der oberen Korneahälfte mit einem Wattestäbchen oder -köpfchen geprüft (➤ Kap. 1.2.5).
- **Fehlen jeglicher Reaktion auf starken Schmerzreiz:** Die Reaktion auf Schmerzreize kann durch Druck auf die Austrittsstelle des zweiten Trigeminusastes am unteren Orbitarand (cave: Verletzung des Gesichtsschädels), durch Druck auf das Sternum oder durch Druck auf den Nagelfalz geprüft werden. Gelegentlich können Retraktionsbewegungen der Arme oder Beine auf schmerzhafte Extremitätenreize beobachtet werden. Falls keine Hirnstammreflexe vorhanden sind, entsprechen diese Bewegungen spinalen Reflexen.
- **Fehlende Pharyngeal- und Trachealreflexe:** Diese Reflexe werden durch Stimulation der Rachenhinterwand mit einem Spatel und der Trachealschleimhaut mit einem in den Trachealtubus bis zur Carina eingelegten Katheter ausgelöst.
- **Fehlende Spontanatmung:** Sie wird mit dem Apnoetest nachgewiesen (s.u.).

Nachweis der Irreversibilität

Zur Feststellung des eingetretenen Todes muss die Irreversibilität des Funktionsausfalls des Gehirns durch den neuerlichen Nachweis der klinischen Zeichen nach einer Beobachtungszeit oder durch technische Zusatzuntersuchungen gesichert werden.

Beobachtungszeit Für die Beobachtungszeit gelten folgende minimale Zeitintervalle:

- **6 Stunden** bei Erwachsenen und Kindern über 2 Jahre, wenn die Komaursache bekannt ist und keines der 5 Ausschlusskriterien (➤ Tab. 1.26) vorliegt
- **24 Stunden** bei Kindern unter 2 Jahren, wenn die Komaursache bekannt ist und keines der 5 Ausschlusskriterien (➤ Tab. 1.26) vorliegt
- **mindestens 48 Stunden** bei Erwachsenen und Kindern, wenn die Komaursache unbekannt ist und eine metabolische oder toxikologische Ursache nicht sicher auszuschließen ist, sowie bei allen nicht klassifizierbaren Patienten.

Besteht der Verdacht auf ein metabolisches, medikamenteninduziertes oder toxisches Koma, muss mit geeigneten Laboruntersuchungen der Nachweis erbracht werden, dass keine muskelrelaxierenden oder zentral neurodepressiv wirksamen Substanzen die Hirnfunktion beeinflussen. Mit toxikologischen Untersuchungen müssen insbesondere toxische Konzentrationen von Alkohol, Opiaten, Barbituraten und Benzodiazepinen ausgeschlossen werden. Die metabolischen Untersuchungen müssen mindestens Elektrolyte (Na, K, Ca), Kreatinin oder Harnstoff, Glukose und Leberparameter umfassen.

Tab. 1.26 Ausschlusskriterien der Feststellung des Hirntods.

Hinweis auf Intoxikation
Hinweis auf Hypothermie
Zustand durch pathologische metabolische Parameter erklärbar
klinischer Verdacht auf Infektion des Nervensystems, insbesondere Polyradiculitis cranialis (entsprechende Zusatzuntersuchungen zum Ausschluss oder Nachweis sind unentbehrlich)
Wirkung zentralnervös sedierender Medikamente in einem Maß, das nach allgemeiner klinischer und pharmakologischer Erfahrung ein Koma erklären könnte

Technische Zusatzuntersuchungen Technische Zusatzuntersuchungen, die es erlauben, den Ausfall der Hirnzirkulation festzustellen und damit die Irreversibilität des Ausfalls der Hirnfunktion und den Tod zu bestätigen, sind die Elektroenzephalografie (EEG), transkranielle Doppler- oder Farbduplexsonografie, Spiral-Computer-Tomografie, ^{99m}Tc-HMPAO-Szintigrafie, intraarterielle digitale Subtraktionsangiografie.

Apnoetest

Der Apnoetest dient dazu, das Fehlen der Spontanatmung bzw. einen zentralen Atemstillstand ($PaCO_2 \geq 60$ mmHg) bei beatmeten Patienten nachzuweisen. Um die Hyperkapnie von ≥ 60 mmHg herbeizuführen, wird der Patient vom Respirator diskonnektiert. Eine hinreichende Oxygenation wird durch Beatmung mit reinem O_2 oder intratracheale O_2-Insufflation gewährleistet. Bei Patienten mit relevanten Oxygenationsstörungen kann der Test zwecks Abkürzung der Apnoedauer folgendermaßen modifiziert werden:

- arterielle Blutgasanalyse zur Messung des Ausgangswertes von arteriellem PCO_2 und pH
- Beatmung während 10 Minuten mit 100%igem O_2
- Verminderung des Atemminutenvolumens um 30–50% pro Minute, bis der PCO_2 den Schwellenwert von 60 mmHg bzw. 8 kPa übersteigt, und arterielle Blutgasanalyse zum Nachweis, dass der PCO_2 > 60 mmHg bzw. > 8 kPa und der pH-Wert < 7,3 ist
- Unterbrechen der Verbindung vom Patienten zum Respirator für 3 Minuten, wobei die Sauerstoffversorgung durch eine Sonde im Trachealtubus mit kontinuierlichem O_2-Fluss von 3–6 l/min gewährleistet ist
- Beobachtung des Fehlens von Atembewegungen
- Wiederaufnahme der Beatmung mit den vorgängigen Ventilationsparametern

Landesspezifische Besonderheiten

Das genaue Vorgehen zur Feststellung des Hirntods ist in den nationalen Richtlinien festgehalten. Die aktuellen Richtlinien sind in Deutschland die „Richtlinien zur Feststellung des Hirntodes des Wissenschaftlichen Beirats der Bundesärztekammer (BÄK)", 3. Fortschreibung 1997 mit Ergänzungen gemäß Transplantationsgesetz (TPG), in Österreich die „Empfehlungen zur Durchführung der Hirntoddiagnostik bei einer geplanten Organentnahme entsprechend dem Beschluss des Obersten Sanitätsrates vom 17. Dezember 2005" und in der Schweiz die „Richtlinien der Schweizerischen Akademie der Medizinischen Wissenschaften 2005". Alle Richtlinien können im Internet eingesehen und heruntergeladen werden.

KAPITEL

2

Arne May

Kopfschmerzerkrankungen

Zur Orientierung

Grundsätzlich sind primäre Kopfschmerzen von den sekundären zu unterscheiden. Beim primären Kopfschmerz ist der Schmerz selbst die Erkrankung, beim sekundären Kopfschmerz ist er Symptom einer zugrunde liegenden Läsion oder Erkrankung (Tumor, Trauma, Blutung, Entzündung). Von den primären Kopfschmerzen sind Spannungskopfschmerzen und Migräne die häufigsten.

Prüfungsschwerpunkte

+++ Charakteristika der idiopathischen Kopfschmerzsyndrome, Grundprinzipien der Therapie
++ Differenzierung der idiopathischen Kopfschmerzsyndrome
+ Pathophysiologie der Kopfschmerzen, erweiterte Therapiestrategien

2.1 Anatomie und Physiologie des Schmerzes

Das trigeminovaskuläre System spielt eine einzigartige Rolle in der zerebrovaskulären Physiologie. Es ist die einzige sensorische (afferente) Innervation der zerebralen Gefäße und hat kurioserweise zusätzlich ein efferentes Potenzial unter pathophysiologischen Bedingungen.

Anatomie

Das trigeminovaskuläre System besteht aus den Nerven, die aus dem Ganglion trigeminale entspringen und die duralen und zerebralen Gefäße innervieren.

MERKE

Der N. trigeminus ist der afferente Hauptträger des Schmerzes von Gefäßen und der Dura mater.

Zur Vertiefung

Ganglion trigeminale und N. trigeminus

Ganglion trigeminale Das Ganglion trigeminale (Ganglion Gasseri) ist ein sensibles Ganglion im fünften Hirnnerv (N. trigeminus, ➤ Kap. 1.2.5). In ihm liegen die Zellkörper der afferenten bipolaren Neurone. Der periphere Fortsatz ist mit den Hirngefäßen synaptisch verbunden (insbesondere mit den basisnahen großen Gefäßen, aber auch den pialen Gefäßen), steht aber auch mit der Dura mater in Verbindung. Die Fasern des peripheren Fortsatzes sind besonders im N. ophthalmicus zu finden. Der nach zentral ziehende Fortsatz endet synaptisch im kaudalen Hirnstamm oder im hohen Zervikalmark.
N. trigeminus Der N. trigeminus hat 3 Äste (➤ Kap. 1.2.5), die u.a. die Dura mater sensibel innervieren. Die Innervation ist somatotopisch gegliedert, indem der N. ophthalmicus (V1) die vordere

Schädelgrube und das Tentorium cerebelli versorgt, der N. maxillaris (V2) das Orbitadach und der N. mandibularis (V3) die mittlere Schädelgrube. Die Dura der hinteren Schädelgrube wird darüber hinaus von den zwei ersten dorsalen Wurzelganglien (C1, C2) innerviert. Mit den Nervenästen des N. trigeminus ziehen sympathische Fasern (aus dem Ganglion cervicale superius) zur Dura und enden dort an den großen zerebralen Gefäßen.

2

Transmitter

Es wurden mehrere potente vasodilatatorische Peptide in den Zellkörpern trigeminaler Neurone nachgewiesen. Diese Substanzen sind das „calcitonin gene-related peptide" (CGRP), Substanz P (SP) und Neurokinin A (NKA). Sie kommen in verschiedenen Kombinationen in Neuronen vor. Welche funktionelle Konsequenz diese Kombinationen haben, ist noch unklar.

Physiologie

Duraler Blutfluss Die sympathischen Fasern, die über die Trigeminusäste die Gefäße der Dura mater erreichen, sind funktionell mit den Mastzellen in deren Gefäßwänden verbunden. Reizt man das Ganglion trigeminale elektrisch, steigen der durale und – in bestimmten Arealen – der zerebrale Blutfluss. Es ist wahrscheinlich, dass solche Effekte bei primären Kopfschmerzsyndromen eine Rolle spielen, was Teile ihrer Symptomatik (z.B. autonome Symptome, Blutflussveränderungen) erklärt. Das würde auch erklären, warum sich bei vielen Kopfschmerzsyndromen z.B. Gefäßweite und/oder Blutfluss ändern – eine (sekundäre) Veränderung, die fälschlicherweise als Ursache der Kopfschmerzen (Stichwort vaskuläre Kopfschmerzen) angenommen wurde (s.u.).

Schutzfunktion Da das Gehirn selbst nicht schmerzhaft ist, muss man davon ausgehen, dass das trigeminovaskuläre System nicht nur Berührungs- oder Schmerzreize aus dem Gesicht weiterleitet, sondern vor allem eine echte Schutzfunktion, z.B. vor toxischen Reizen, hat. Das ist leicht nachvollziehbar: Gelangt z.B. beim Duschen Seife in die Augen, werden die sofort rot (Vasodilatation) und fangen an zu tränen (parasympathischer Reflex). Die Kornea ist fast ausschließlich trigeminal innerviert und reagiert so, wie auch die Dura z.B. bei einer Meningitis reagiert. Das System ist vor allem eine physiologische Antwort auf einen potenziell gefährlichen Reiz, Schmerz hat also auch am Kopf eine Schutzfunktion – die allerdings bei primären Kopfschmerzen, wie der Migräne, sinnlos geworden ist.

Zur Vertiefung

Vasodilatation bei primären Kopfschmerzen

Vaskuläre Kopfschmerzen

Die Ursache primärer Kopfschmerzen wurde lange in Änderungen des Gefäßdurchmessers oder Änderungen des zerebralen Blutflusses gesehen. Die Vasodilatation, die im Modell des trigeminovaskulären Systems als Epiphänomen zu verstehen ist, war also im vaskulären Modell der eigentliche Kopfschmerzmechanismus. Diese Vorstellung gilt mittlerweile als überholt.

Zentrale Genese

Klinisch gesehen weisen die meisten Kopfschmerzsyndrome auf eine zentrale Genese hin, d.h., dass sie primär vom Gehirn selbst gesteuert werden. Dafür sprechen z.B. gerade die bei Migräne und beim Cluster-Kopfschmerz vorhandene tagesrhythmische Abhängigkeit der Attacken und die während der Attacken vorhandenen zentralen Symptome wie Müdigkeit, Übelkeit und Konzentrationsstörungen. Bei der Migräne wird spezifisch der Hirnstamm aktiviert, beim Cluster-Kopfschmerz der Hypothalamus. Diese Aktivierungen sind nicht sekundär zum Schmerz, sondern werden tatsächlich als eigentliche Motoren der Schmerzattacken gewertet.

Interaktion zwischen Nerven und Gefäßen

Beim Cluster-Kopfschmerz, aber auch bei der Migräne werden dessen ungeachtet die großen basisnahen Gefäße erweitert. Die Gefäßerweiterung ist neural vermittelt und nicht typisch für eine bestimmte Kopfschmerzform, sondern prinzipieller physiologischer Anteil trigeminal vermittelter Schmerzen. Wahrscheinlich liegt dem ein trigemino-parasympathischer Reflex zugrunde. Zumindest Migräne und Cluster-Kopfschmerz sollten also zusammenfassend als neurovaskuläre Kopfschmerzen beschrieben werden, um die Nerv-Gefäß-Interaktion als zugrunde liegendes Charakteristikum dieser Syndrome zu unterstreichen.

2.2 Klinisches Management

2.2.1 Klinik und Diagnostik

Beim Leitsymptom Kopfschmerz beruht die klinische Diagnose auf der Anamnese- und Beschwerdeschilderung des Patienten und dem klinischen Befund (➤ Kap. 1.1, 6-W-Fragen).

Anamnese

Entscheidend sind die Angaben zur Lokalisation, Dauer, Intensität, Art und Frequenz der Kopfschmerzen und zu eventuellen Begleitsymptomen. Zusätzlich müssen bereits bekannte Erkrankungen erfragt werden (➤ Abb. 2.1). Anhand einer solchen differenzierten Anamnese ist es oft bereits möglich, primäre von sekundären Kopfschmerzen zu unterscheiden und auch die zugrunde liegende Erkrankung bei sekundären Kopfschmerzen in Erfahrung zu bringen. Ist die Anamnese jedoch nicht eindeutig oder handelt es sich um eine Erstmanifestation eines primären Kopfschmerzsyndroms, können diagnostische Schwierigkeiten auftreten.

MERKE

Diagnostisch ist man bei Kopfschmerzpatienten auf eine gute Anamnese und den neurologischen Untersuchungsbefund angewiesen. Primäre Kopfschmerzen sind hierüber definiert, d.h., es gibt keine apparative Untersuchung, die eine bestimmte Kopfschmerzform beweist. Apparative Untersuchungen schließen nur eine sekundäre Kopfschmerzform aus (d.h. ca. 8% der Kopfschmerzsyndrome).

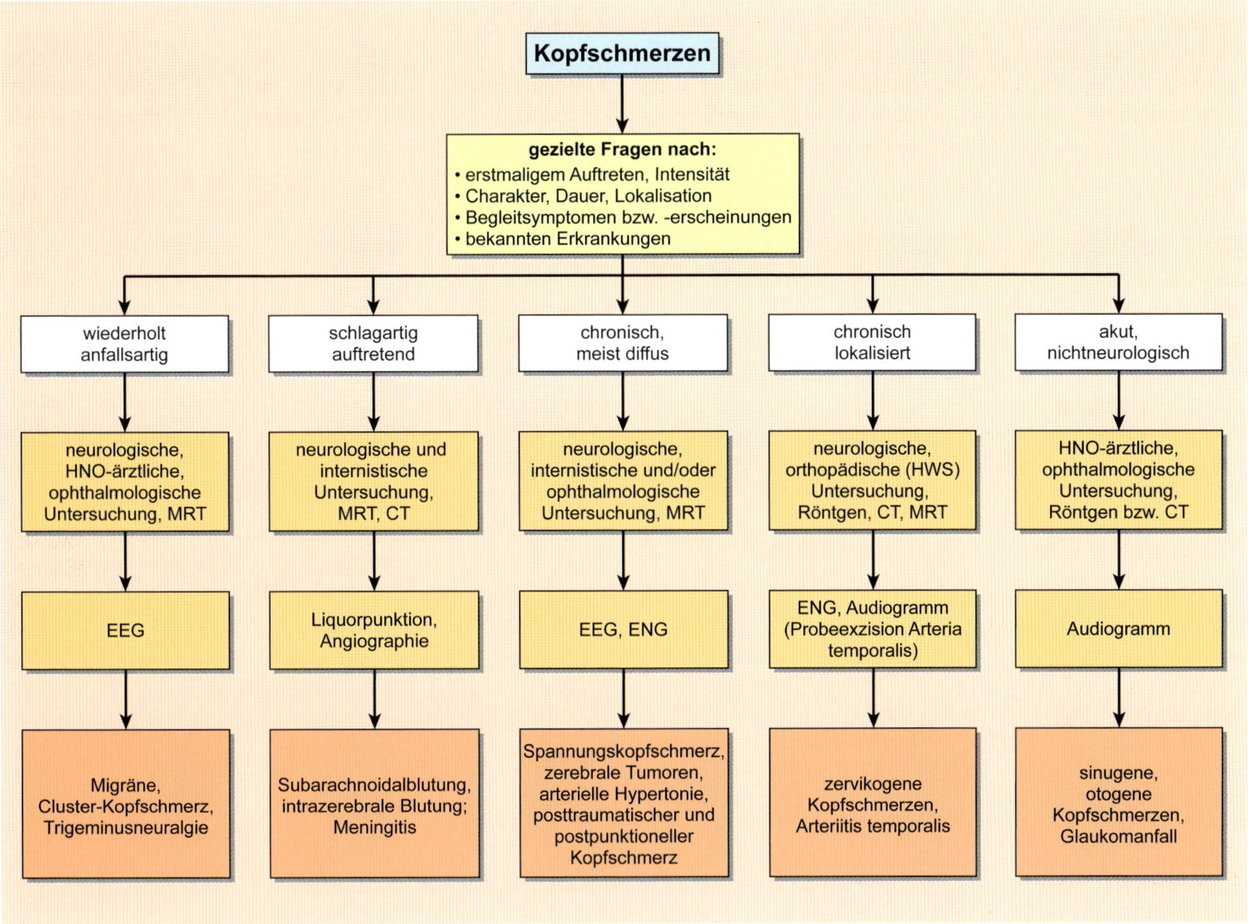

Abb. 2.1 Vorgehen bei Kopfschmerzen (Flussdiagramm, EEG = Elektroenzephalografie; ENG = Elektroneurografie). [2]

Klinische Untersuchung

Bei primären Kopfschmerzformen zeigt die neurologische Untersuchung per definitionem keinen pathologischen Befund. Ein pathologischer Befund in der neurologischen Untersuchung ist daher immer Hinweis auf eine sekundäre Kopfschmerzform und muss eine weitere apparative Untersuchung zur Folge haben.

Bildgebung

Indikationen Während bei schon langjährig bestehenden, konstanten und eindeutigen primären Kopfschmerzen eine kraniale Bildgebung in der Regel nicht erforderlich ist, ist sie in den folgenden Fällen indiziert:

- Auftreten neurologischer Symptome/Ausfälle
- atypischer klinischer Verlauf
- zunehmende Schmerzintensität oder sich ändernder Schmerzcharakter bei bekanntem Kopfschmerzsyndrom
- Erstmanifestation einer Kopfschmerzerkrankung mit untypischem Charakter
- Angst des Patienten vor schwerwiegenden zugrunde liegenden Erkrankungen, wie z.B. Tumoren – hier ist eine Patientenedukation neben der einmaligen (!) Durchführung einer Bildgebung wichtig

MERKE

Bei typischer Klinik und normalem neurologischem Befund ist die Wahrscheinlichkeit von irrelevanten Zufallsbefunden höher als die Wahrscheinlichkeit, einen behandlungswürdigen Befund zu erheben, der Ursache der Kopfschmerzen ist.

CT oder MRT Wenn eine Bildgebung durchgeführt wird, ist – abhängig von der Verdachtsdiagnose und dem Zeitverlauf – eine kranielle MRT meist der CT vorzuziehen. Wenn eine kranielle CT durchgeführt wird (meist zum Ausschluss einer akuten Blutung oder Darstellung der knöchernen Schädelbasis), ist eine Kontrastmittelgabe meist entbehrlich.

Weitere Untersuchungen

Bei Kopfschmerzen ist ein EEG nur indiziert, wenn eine Assoziation mit einem epileptischen Geschehen vermutet wird. Evozierte Potenziale, Blinkreflex, autonome Testung, Algesiometrie, Elektroneuro- und -myografie sind zur Diagnostik von primären Kopfschmerzen nicht geeignet, sie sind jedoch zur

Untersuchung symptomatischer, also sekundärer Kopfschmerzen manchmal nötig. Das Gleiche gilt für die transkranielle Doppler-/Duplexsonografie. Eine extrakranielle Doppler-/Duplexsonografie ist zum Ausschluss eines Dissekats ggf. sinnvoll, wobei hier die MRT mit fettsupprimierten Sequenzen sensibler ist.

2

Auf den Punkt gebracht

Kopfschmerz als Notfall

In den neurologischen Bereitschaftsdienst kommen oft Patienten mit akuten Kopfschmerzen. Wichtig ist es, bei diesen Patienten sekundäre Kopfschmerzformen nicht zu übersehen (z.B. Subarachnoidalblutung, intrakranielle Drucksteigerung, Meningitis, Arteriitis cranialis). Folgende „red flags" sollten dabei Anlass sein, genauer hinzuschauen, also eine weiterführende Diagnostik zu veranlassen (z.B. Bildgebung, Labor, ggf. Lumbalpunktion):

- erstmalige Kopfschmerzen („habe sonst nie Kopfschmerzen")
- hohes Alter
- besonders schwere Kopfschmerzen
- nicht durch Migräne zu erklärende Übelkeit und Erbrechen
- Bewusstseinsstörung
- Fieber
- neurologische Ausfälle oder Meningismus

Je nachdem, wie die Kopfschmerzen begonnen haben und welcher Befund aktuell erhoben wird, kann der Notfallalgorithmus sehr unterschiedlich aussehen (➢ Abb. 2.2).

2.2.2 IHS-Klassifikation

Fast jeder Mensch hat hin und wieder Kopfschmerzen und jede medizinische Fachrichtung kennt Kopfschmerzen als ein Symptom gleich mehrerer verschiedener Erkrankungen ihres Spezialgebiets. Die Differenzialdiagnose erscheint daher nicht einfach. Mithilfe der operativen Klassifikation der internationalen Kopfschmerzgesellschaft (➢ Tab. 2.1) – eigentlich für wissenschaftliche Zwecke erstellt und daher sehr rigide – gelingt es jedoch fast immer, nach Anamnese und neurologischem Untersuchungsbefund eine der inzwischen fast 220 Kopfschmerzdiagnosen zu stellen. Dabei handelt es sich nicht um einen Elfenbeinturm: Wenn ein Kopfschmerz die Kriterien für eine bestimmte primäre Kopfschmerzerkrankung nach IHS-Kriterien trifft und der neurologische Untersuchungsbefund unauffällig ist, liegt die Wahrscheinlichkeit eines Tumors bei 0,2% und damit nicht höher als in der Allgemeinbevölkerung. Da man den meisten Menschen mit einem Kopfschmerzsyndrom inzwischen wirklich gut helfen kann, wenn die für die Erkrankung richtige Medikation angewandt wird, ist es darüber hinaus hilfreich zu wissen, welche Diagnose überhaupt vorliegt. Die deutsche Übersetzung der IHS-Klassifikation steht unter http://www.ihs-klassifikation.de zur Verfügung.

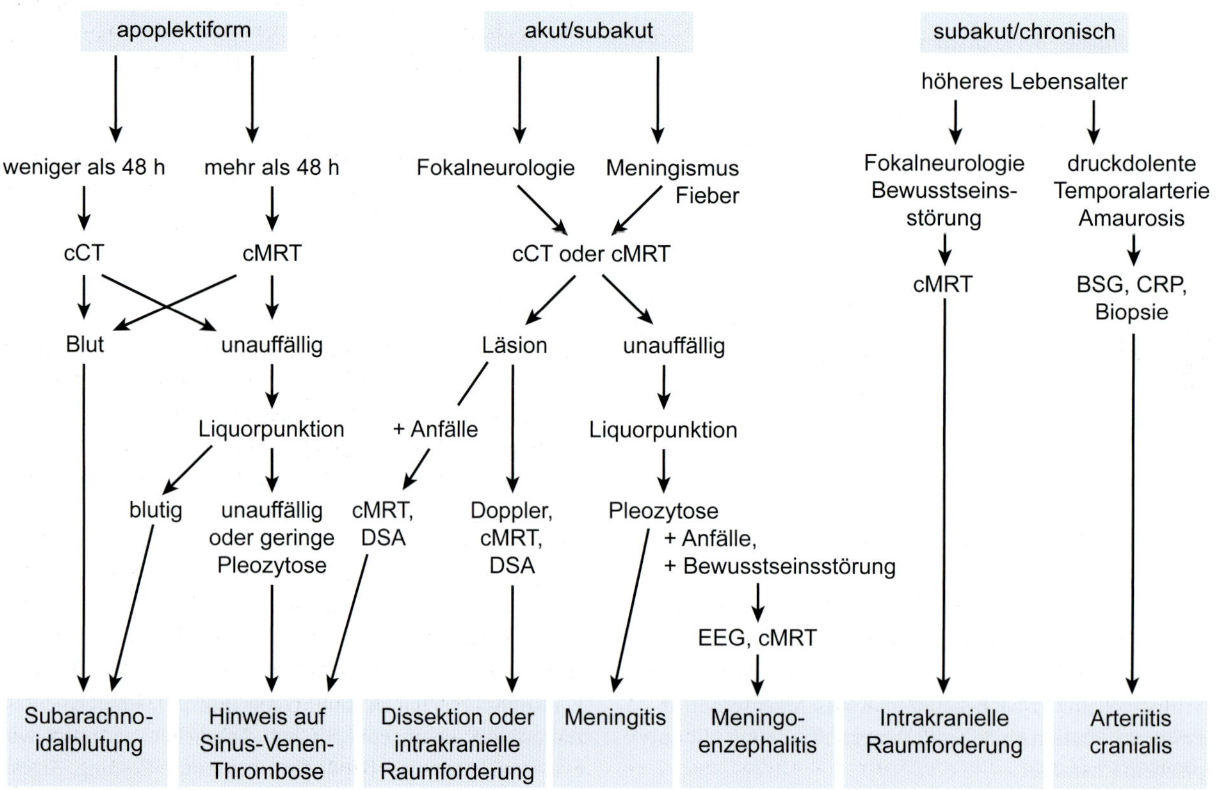

Abb. 2.2 Vorgehen bei akuten Kopfschmerzen. Nach [11]

Tab. 2.1 IHS-Klassifikation der Kopfschmerzen. Die hier aufgeführten Gruppen sind in der Originalklassifikation noch weiter unterteilt.

Gruppe	Kopfschmerztyp
Teil 1: Primäre Kopfschmerzerkrankungen	
1	Migräne
2	Kopfschmerz vom Spannungstyp
3	Cluster-Kopfschmerz und andere trigeminoautonome Kopfschmerzerkrankungen
4	Andere primäre Kopfschmerzen
Teil 2: Sekundäre Kopfschmerzerkrankungen	
5	Kopfschmerz zurückzuführen auf ein Kopf- und/oder HWS-Trauma
6	Kopfschmerz zurückzuführen auf Gefäßstörungen im Bereich des Kopfes oder des Halses
7	Kopfschmerz zurückzuführen auf nichtvaskuläre intrakraniale Störungen
8	Kopfschmerz zurückzuführen auf eine Substanz oder deren Entzug
9	Kopfschmerz zurückzuführen auf eine Infektion
10	Kopfschmerz zurückzuführen auf eine Störung der Homöostase
11	Kopf- oder Gesichtsschmerz zurückzuführen auf Erkrankungen des Schädels sowie von Hals, Augen, Ohren, Nase, Nebenhöhlen, Zähnen, Mund oder anderen Gesichts- oder Schädelstrukturen
12	Kopfschmerz zurückzuführen auf psychiatrische Störungen
Teil 3: Kraniale Neuralgien, zentraler und primärer Gesichtsschmerz und andere Kopfschmerzen	
13	Kraniale Neuralgien und zentrale Ursachen von Gesichtsschmerzen
14	Andere Kopfschmerzen, kraniale Neuralgien, zentrale oder primäre Gesichtsschmerzen

MERKE

Beim sekundären Kopfschmerz ist der Schmerz Symptom einer zugrunde liegenden Läsion oder eines Syndroms (Tumor, Trauma, Blutung, Entzündung), beim primären Kopfschmerz ist der Schmerz selbst die Erkrankung. 92% aller Patienten mit Kopfschmerzen leiden an einer primären Kopfschmerzerkrankung.

2.3 Chronic Daily Headache

Unter diesem nicht in der IHS-Klassifikation zu findenden Begriff werden aus pragmatischen Gründen mehrere IHS-definierte Formen täglicher Kopfschmerzen zusammengefasst. Neben der häufigsten Form, den chronischen Kopfschmerzen vom Spannungstyp, werden auch der medikamenteninduzierte Dauerkopfschmerz, die „transformed migraine“, der „new daily persistent headache“ und die sehr seltene Hemicrania continua hier subsumiert.

MERKE

Prinzipiell wird ein Kopfschmerz als chronisch definiert, wenn er an mehr als 15 Tagen im Monat und mehr als 3 Monate in Folge auftritt.

2.3.1 Episodischer und chronischer Kopfschmerz vom Spannungstyp

Der episodische Spannungskopfschmerz (Kopfschmerzen an weniger als 15 Tagen im Monat) zählt mit einer Prävalenz von 40–60% in Europa und den USA zum häufigsten Kopfschmerz überhaupt. Der chronische Spannungskopfschmerz (Kopfschmerzen an mehr als 15 Tagen im Monat) ist mit einer Prävalenz von 3% wesentlich seltener. Allerdings geht er mit einem hohen Leidensdruck einher, sodass diese Patienten sehr häufig in Kopfschmerzambulanzen zu finden sind. Die durchschnittliche Erstmanifestation liegt zwischen dem 25. und 30. Lebensjahr.

Klinik und Diagnostik

Die Kopfschmerzen haben dumpf-drückenden Charakter, sind bifrontal, okzipital oder auch holokraniell lokalisiert. Sie werden wie „ein Eisenband, das um den Kopf geschnürt ist“, empfunden oder so, als ob „der Kopf in einen Schraubstock eingespannt ist“. Andere Patienten beschreiben ihn als „Gefühl der Benommenheit“ oder als „Gefühl, nicht klar denken zu können“. Vegetative Begleitsymptome wie Übelkeit oder Erbrechen kommen nicht vor. Selten tritt isoliert eine geringe Lichtempfindlichkeit auf. Unter körperlicher Belastung oder Lagewechsel nehmen die Kopfschmerzen nicht zu.

MERKE

Insbesondere bei chronischen Kopfschmerzen muss auf die Medikamentenanamnese geachtet werden, um einen medikamenteninduzierten Dauerkopfschmerz auszuschließen.

Therapie

Episodischer Spannungskopfschmerz Medikamente der Wahl sind Paracetamol oder Azetylsalizylsäure, Ibuprofen oder Naproxen in Dosen von 500–1.500 mg.

Chronischer Spannungskopfschmerz Um einen medikamenteninduzierten Dauerkopfschmerz zu vermeiden, sollte das jeweilige (Schmerz-)Medikament an nicht mehr als 10 Tagen/Monat eingenommen werden. Aus dem gleichen Grund sollte der chronische Spannungskopfschmerz primär nicht mit Analgetika, sondern – über mindestens 3–6 Monate – mit trizyklischen Antidepressiva (z.B. Amitriptylin 25–75 mg/d) und nichtmedikamentösen Verfahren (regelmäßiger Ausdauersport und progressive Muskelrelaxation nach Jacobson) behandelt werden. Die Patienten müssen aufgeklärt werden, dass sie trizyklische Antidepressiva erhalten, um die Schmerzen und nicht etwa eine depressive Störung zu behandeln, und dass sie anfangs mit Nebenwirkungen wie Müdigkeit und Mundtrockenheit zu tun haben werden, bevor die eigentliche schmerzreduzierende Wirkung eintritt. Nehmen die Kopfschmerzen bei Einnahme eines Präparats nicht ab, sollte man erst nach einem Zeitraum von 8–10 Wochen auf ein anderes Präparat umstellen, da die Wirkung häufig verzögert auftritt.

2.3.2 Medikamenteninduzierter Dauerkopfschmerz

Die IHS-Klassifikation unterscheidet bei Kopfschmerzen durch Medikamente eine relativ akute Form (z.B. als Nebenwirkung von Nitraten oder Kalziumantagonisten) von einem täglichen analgetikainduzierten Kopfschmerz. Die regelmäßige Einnahme von Schmerz- oder Migränemitteln kann bei Kopfschmerzpatienten schon nach wenigen Wochen, häufig aber erst nach Jahren zu einem täglichen Kopfschmerz führen, der als medikamenteninduzierter Dauerkopfschmerz bezeichnet wird. Dieser kann ebenso bei regelmäßiger Einnahme von Migränemitteln (= Triptanen) entstehen. Frauen sind fünfmal häufiger betroffen als Männer.

Klinik und Diagnostik

Die Patienten beschreiben den Schmerz als dumpf-drückend und diffus. Er ist entweder täglich oder fast täglich und häufig schon morgens beim Erwachen vorhanden und hält den ganzen Tag an. Bei körperlicher Belastung nimmt er zu. Zusätzlich zu diesem Dauerkopfschmerz können bei Migränepatienten weiterhin typische Attacken auftreten. Vegetative Begleiterscheinungen wie Übelkeit und Erbrechen finden sich im Gegensatz zu den Attacken beim täglichen Kopfschmerz seltener und geringer ausgeprägt. Als Faustregel gilt, dass jegliche Schmerzmedikation an nicht mehr als 10 Tagen/Monat eingenommen werden sollte, um einen medikamenteninduzierten Dauerkopfschmerz zu vermeiden.

MERKE

Bei allen Patienten mit chronischem Kopfschmerz kann die Frage, ob es sich noch um den primären Kopfschmerz oder bereits um einen medikamenteninduzierten Kopfschmerz handelt, oft erst nach einem Medikamentenentzug beantwortet werden.

Therapie

Entzug

Es ist nicht sinnvoll, die Kopfschmerzen mit einem anderen oder stärkeren Mittel zu behandeln. Indiziert ist vielmehr ein Medikamentenentzug, der eine hohe Motivation des Patienten und die Mithilfe durch die Familie oder Freunde erfordert. Im Idealfall ist ein solcher Entzug ambulant möglich, in den folgenden Fällen sollte er jedoch stationär (üblicherweise 10–14 Tage) durchgeführt werden:

- langjähriger medikamenteninduzierter Dauerkopfschmerz
- zusätzliche Einnahme psychotroper Substanzen (Schlafmittel, Tranquilizer, Anxiolytika)
- regelmäßige Einnahme von Migränemitteln, die Codein enthalten
- mehrere erfolglose Selbstentzüge
- Angst des Patienten vor dem ambulanten Entzug
- hoher Leistungsanspruch und Angst auszufallen
- ungünstige familiäre Begleitumstände
- ausgeprägte Begleitdepression.

Zur Vertiefung

Medikamententzug bei medikamenteninduziertem Kopfschmerz

Migräne als ursprünglicher Kopfschmerz
Alle Schmerzmittel werden abrupt abgesetzt. Besteht ein Patient auf einem ambulanten Entzug, werden diese Substanzen in Abhängigkeit von der Ausgangsdosis über 2 Wochen langsam ausschleichend abgesetzt. Mit dem Entzug kann evtl. eine Migräneprophylaxe entsprechend den Empfehlungen der Deutschen Migräne- und Kopfschmerzgesellschaft gegeben werden.

Spannungskopfschmerzen als ursprünglicher Kopfschmerz
Unmittelbar mit dem Entzug sollte eine Prophylaxe mit z.B. Betablockern (z.B. Metoprolol 25 oder 50 mg abends) oder Amitriptylin begonnen werden (z.B. 25–75 mg in einer Einzeldosis abends).

Begleittherapie
Während der akuten Entzugsphase kann bei Bedarf ein Antiemetikum gegeben werden, z.B. 3 × 10 mg Metoclopramid. Erbrechen kann zur Exsikkose führen (die den Kopfschmerz verstärkt), sodass in diesem Fall Infusionen verabreicht werden sollten. Bei mittelschweren Entzugskopfschmerzen kann Naproxen (z.B. 2 × 500 mg) in den ersten 3 Tagen sinnvoll sein. Alternativ kommt Kortison (z.B. 60 mg morgens) für 3–4 Tage infrage. Bei erforderlicher Sedierung kann auf niedrigpotente Neuroleptika wie Thioridazin (z.B. 30 bis 60 mg in retardierter Form) zurückgegriffen werden.

Nach dem Medikamentenentzug

Kopfschmerzen Nach dem Entzug auftretende Migräneattacken oder Spannungskopfschmerzen werden nach den Richtlinien der Deutschen Migräne- und Kopfschmerzgesellschaft behandelt (www.dmkg.de). Zur Dokumentation des Therapieerfolgs und der Wirksamkeit der prophylaktischen Nachbehandlung sollte der Patient ein Kopfschmerztagebuch führen (➤ Abb. 2.3, zu erhalten unter www.dmkg.de).

Prophylaxe Am besten schon vor dem Entzug muss mit dem Patienten beraten werden, mit welchen medikamentösen und nichtmedikamentösen Maßnahmen eine Prophylaxe möglich ist und wie ein erneuter Missbrauch vermieden werden kann. Bei der weiteren Akuttherapie der Kopfschmerzen muss die Faustregel gelten: Schmerzmittel nur an 8–10 Tagen pro Monat(!). Dabei ist es nicht so entscheidend, wie viele Tabletten man pro Tag einnimmt, es kommt auf die Anzahl der Tage im Monat an.

Eine Migräneprophylaxe oder eine medikamentöse Prophylaxe von Spannungskopfschmerzen während der regelmäßigen Einnahme von Schmerzmitteln ist sinnlos, da der therapeutische Effekt von Prophylaktika offenbar durch die Schmerzmittel antagonisiert wird. Es kann sein, dass eine Prophylaxe mit z.B. Betablockern unter dauernder Schmerzmitteleinnahme versagt. Der richtige Weg ist nicht, eine andere Prophylaxe zu wählen, sondern erst zu entziehen und dann die Betablocker noch einmal zu versuchen.

FALLBEISPIEL

Eine 45-jährige Patientin berichtet, sie leide seit 12 Jahren an Kopfschmerz, die seit etwa 3 Jahren zunehmen. Sie kommt spezifisch mit der Bitte, ein anderes Schmerzmittel verschrieben zu bekommen, „da das alte seine Wirkung verloren hat". Auf Nachfragen erlebt sie an mindestens 25 von 30 Tagen Kopfschmerzen und nimmt an etwa 20 Tagen pro Monat 1 oder 2 Kopfschmerztabletten unterschiedlicher Substanzklassen ein. In der Vorgeschichte ist eine typische Migräne ohne Aura zu erfragen, die in den letzten 1,5 Jahren kontinuierlich häufiger geworden sei. Eine Prophylaxe mit Betablockern vor 2 Monaten hatte keinen Erfolg.

Nach Entzug der Schmerzmedikation und Begrenzung auf die Einnahme eines Triptans nicht häufiger als an 8 Tagen pro Monat sind unter Kopfschmerzkalenderkontrolle die fast täglichen leichteren Kopfschmerzen verschwunden. Geblieben sind 4–5 schwerere Migräneattacken, die eine Prophylaxe mit Betablockern erfordern. Nach weiteren 2 Monaten hat die Patientin nur noch 2 Attacken pro Monat, die sie gut mit einem Triptan behandeln kann. Nach weiteren 4 Monaten wird der Betablocker sukzessive ausgeschlichen. Die Attackenfrequenz bleibt niedrig.

Ätiopathogenese

Heute muss man davon ausgehen, dass potenziell alle Analgetika, Ergotamine und Triptane einen medikamenteninduzierten Kopfschmerz hervorrufen können, wenn sie regelmäßig eingenommen werden. Besonders problematisch sind analgetische Mischpräparate, Mutterkornalkaloide (auch Dihydroergotamin) und Migränemittel, die Tranquilizer oder Codein enthalten. Eine echte Polytoxikomanie mit Opioiden oder Alkohol wird kaum beobachtet.

2.4 Attackenartige Kopfschmerzen

2.4.1 Migräne

Die Migräne ist eine der häufigsten Kopfschmerzformen. 14% der Bevölkerung leiden unter einer Migräne. Migräne und Spannungskopfschmerzen machen im Klinikalltag etwa 70–80% aller primären Kopfschmerzsyndrome aus.

Migräne ohne Aura

Klinik und Diagnostik

Für die Migräne sind attackenweise heftige, häufig einseitige pulsierend-pochende Kopfschmerzen typisch. Die Kopfschmerzen können innerhalb einer Attacke oder auch von Attacke zu Attacke die Seite wechseln. Sie sind dabei nicht zwingend halbseitig, sondern können auch nur frontal oder okzipital betont auftreten. Die einzelnen Attacken sind häufig begleitet von Übelkeit, Erbrechen, Phono- und Photophobie und seltener auch Osmophobie (Geruchsempfindlichkeit). Die Dauer der Attacken beträgt nach der IHS-Definition 4–72 Stunden. Bei Kindern sind die Attacken im Allgemeinen kürzer und können auch ohne Kopfschmerzen nur mit vegetativen Symptomen wie Übelkeit, Erbrechen und Schwindel einhergehen.

2

MERKE

Wichtiger als ein einzelnes Symptom (wie Halbseitigkeit der Kopfschmerzen) sind die Kombination der Schmerzen mit vegetativen Symptomen und der für Migränekopfschmerzen typischen Zeiteinheit von 4–72 Stunden.

Medikamentöse Therapie der Migräneattacke

Während eine unkomplizierte Migräne recht einfach zu behandeln ist, sieht das bei chronischen Verlaufsformen, atypischen Attacken, häufigen Auren und Kombinationen mit anderen Kopfschmerztypen oder medikamenteninduzierten Kopfschmerzen oft ganz anders aus. Generell aber gilt, dass der sinnvolle Einsatz der Akut- und Prophylaxemedikation in Kombination mit Verhaltensregeln und nichtmedikamentösen Verfahren in recht kurzer Zeit bei über 80% der Patienten zu einem messbaren Erfolg führt.

Therapieerfolg Eine Migräneattacke gilt in klinischen Studien als erfolgreich behandelt, wenn die Patienten 2 Stunden nach der Medikamenteneinnahme schmerzfrei sind oder sich die Kopfschmerzen in dieser Zeit von schwer oder mittelschwer auf leicht oder nicht mehr existent gebessert haben. Dieser Therapieerfolg muss bei 2 von 3 Migräneattacken reproduzierbar sein.

Medikamente Für die Therapie der Migräne können Migränemittel oder Analgetika eingesetzt werden. Bei Patienten, die unter ausgeprägter Übelkeit leiden, sind zusätzliche Antiemetika sinnvoll.

- **Migränemittel** (Ergotamine und Triptane) sind keine Schmerzmittel und wirken nur bei Migräne (und Cluster-Kopfschmerz). Triptane sind bei akuten Migräneattacken am effektivsten. Aktuell sind 7 Triptane mit insgesamt 23 Darreichungsformen zur Behandlung der Migräneattacke in Deutschland zugelassen.
- Bei den **Analgetika** sind Azetylsalizylsäure (ASS), Ibuprofen, Diclofenac und Paracetamol die Medikamente der ersten Wahl (➤ Tab. 2.2). Metamizol ist ebenfalls wirksam. Analgetika sollten bevorzugt nach der Gabe eines Antiemetikums eingenommen werden.
- **Antiemetika** (➤ Tab. 2.3) sind bei ausgeprägter Übelkeit sinnvoll, besonders bei Gabe von Analgetika. Metoclopramid hat bei der Migräne auch eine geringe eigene analgetische Wirkung.

Tab. 2.2 Analgetika zur Behandlung der Migräneattacke.

Arzneimittel	Dosierung	Nebenwirkungen	Kontraindikationen
Azetylsalizylsäure	• 1.000 mg • 1.000 mg i.v.	Magenschmerzen, Übelkeit, Gerinnungsstörungen	Magen-Darm-Ulzera, Asthma, Blutungsneigung, Schwangerschaft Monat 1–3
Ibuprofen	200–600 mg	wie ASS, Ödeme	wie ASS (Blutungsneigung geringer), Niereninsuffizienz, systemischer Lupus erythematodes
Naproxen	500–1.000 mg	wie Ibuprofen	wie Ibuprofen
Diclofenac	50–100 mg	wie Ibuprofen	wie Ibuprofen
Paracetamol	1.000 mg	Leberschäden	Leberschäden, Niereninsuffizienz

Tab. 2.3 Antiemetika in der Migränetherapie.

Substanzen	Dosis	Nebenwirkungen	Kontraindikationen
Metoclopramid	• 10–20 mg p.o. • 20 mg rektal • 10 mg i.m., i.v., s.c.	frühdyskinetisches Syndrom, Unruhezustände	Kinder unter 14 Jahren, Hyperkinesen, Epilepsien, Schwangerschaft, Prolaktinom
Domperidon	20–30 mg p.o.	seltener als bei Metoclopramid	Kinder unter 10 Jahren, sonst wie Metoclopramid, aber geringer ausgeprägt und seltener

Pharma-Info

Triptane

Wirkstoffe

- Sumatriptan
- Zolmitriptan
- Naratriptan
- Rizatriptan
- Almotriptan
- Eletriptan
- Frovatriptan

Wirkungsmechanismen und Eigenschaften

Die Substanzen haben z.T. sehr unterschiedliche pharmakokinetische Eigenschaften und ermöglichen damit eine individuelle Therapie. Als Wirkungsmechanismus geht man von einer serotonergen Blockade der nozizeptiven Information an den duralen Gefäßen und auch zentral auf Hirnstammebene aus.

Nebenwirkungen

Bei 15–40% der Patienten kommt es nach oraler Gabe eines Triptans zwar zuerst zu Kopfschmerzfreiheit, aber nach ein paar Stunden kehrt der Kopfschmerz zurück (sog. Rebound-Kopfschmerz), wobei dann eine 2. Gabe der Substanz wieder wirksam ist. Alle Triptane können die Attackenfrequenz bei zu häufiger Einnahme erhöhen und letztlich zu medikamenteninduzierten Dauerkopfschmerzen führen (s.o.). Die Nebenwirkungen der einzelnen Substanzen sind in ➤ Tab. 2.4 aufgeführt.

Kontraindikationen

Triptane verengen die Gefäße und sollten daher bei koronarer Herzerkrankung, Morbus Raynaud, arterieller Verschlusskrankheit der Beine, TIA oder Hirninfarkt oder schlecht eingestellter Hypertonie nicht gegeben werden.

Klinische Anwendung

Während einer Attacke sollten Triptane:

- bei Patienten, die unter einer Migräne mit Aura leiden (➤ Kap. 2.4.1), erst gegeben werden, wenn die Aura abgeklungen ist (vorher wirken sie nicht, können den anschließenden Kopfschmerz nicht verhindern und sind wegen Gefäßverengung in der Aura kontraindiziert)
- möglichst früh während der Attacke gegeben werden (weil sie sonst u.U. nicht mehr wirken)
- nicht noch einmal während der gleichen Attacke gegeben werden, wenn die erste Gabe unwirksam war.

Zusätzlich sollten Triptane an nicht mehr als 10 Tagen im Monat eingesetzt werden, um die Gefahr des medikamenteninduzierten Kopfschmerzes zu vermeiden. Ist ein Triptan nicht wirksam, sollte ein anderes versucht werden. Das Wirk- und Nebenwirkungsprofil kann interindividuell sehr unterschiedlich sein, sodass sich ein Wechsel u.U. lohnt. Etwa 20–30% aller Migränepatienten sind allerdings sog. Nonresponder für Triptane, d.h., sie zeigen keine ausreichende Wirkung.

Migräneprophylaxe

Die medikamentöse Prophylaxe der Migräne soll die Häufigkeit, Schwere und Dauer der Attacken (um mindestens 50%) reduzieren und den medikamenteninduzierten Dauerkopfschmerz verhindern. Zunächst soll der Patient über 4 Wochen einen Kopfschmerzkalender führen, um die Anfallsfrequenz und den Erfolg oder Misserfolg der jeweiligen Attackenmedikation zu dokumentieren (➤ Abb. 2.3).

Indikation Die Indikation der medikamentösen Migräneprophylaxe ergibt sich bei besonderem Leidensdruck und Einschränkung der Lebensqualität. Anhaltspunkte können sein:

- drei und mehr Migräneattacken pro Monat
- Migräneattacken, die regelmäßig länger als 72 Stunden anhalten
- Attacken, die auf eine Therapie nicht ansprechen und/oder wegen Nebenwirkungen der Akuttherapie nicht toleriert werden
- Zunahme der Attackenfrequenz und Einnahme von Schmerz- oder Migränemitteln an mehr als 10 Tagen im Monat
- komplizierte Migräneattacken mit lange anhaltenden Auren.

Tab. 2.4 Therapie der akuten Migräneattacke mit Triptanen (5-HT-Agonisten, Reihenfolge nach dem Jahr der Zulassung).

Substanzen	Dosis	Nebenwirkungen	Kontraindikationen
Sumatriptan	• 50–100 mg p.o. • 25 mg Supp. • 10–20 mg Nasenspray • 6 mg s.c. (Autoinjektor)	• Engegefühl in der Brust und im Hals • Parästhesien der Extremitäten • Kältegefühl • Lokalreaktion an der Injektionsstelle (bei der Subkutaninjektion)	Hypertonie, koronare Herzerkrankung, Angina pectoris, Myokardinfarkt in der Vorgeschichte, Morbus Raynaud, arterielle Verschlusskrankheit der Beine, TIA oder Schlaganfall, Schwangerschaft, Stillzeit, Kinder, schwere Leber- oder Niereninsuffizienz, multiple vaskuläre Risikofaktoren
Zolmitriptan	• 2,5–5 mg p.o. • 2,5–5 mg Schmelztablette • Nasenspray 5 mg	wie Sumatriptan	wie Sumatriptan
Naratriptan	2,5 mg p.o.	etwas geringer als Sumatriptan	wie Sumatriptan
Rizatriptan	10 mg p.o. oder als Schmelztablette	wie Sumatriptan	wie Sumatriptan, Dosis 5 mg bei Einnahme von Propranolol
Almotriptan	12,5 mg p.o.	etwas geringer als Sumatriptan	wie Sumatriptan
Eletriptan	20, 40 mg p.o.	wie Sumatriptan	wie Sumatriptan
Frovatriptan	2,5 mg p.o.	geringer als Sumatriptan	wie Sumatriptan

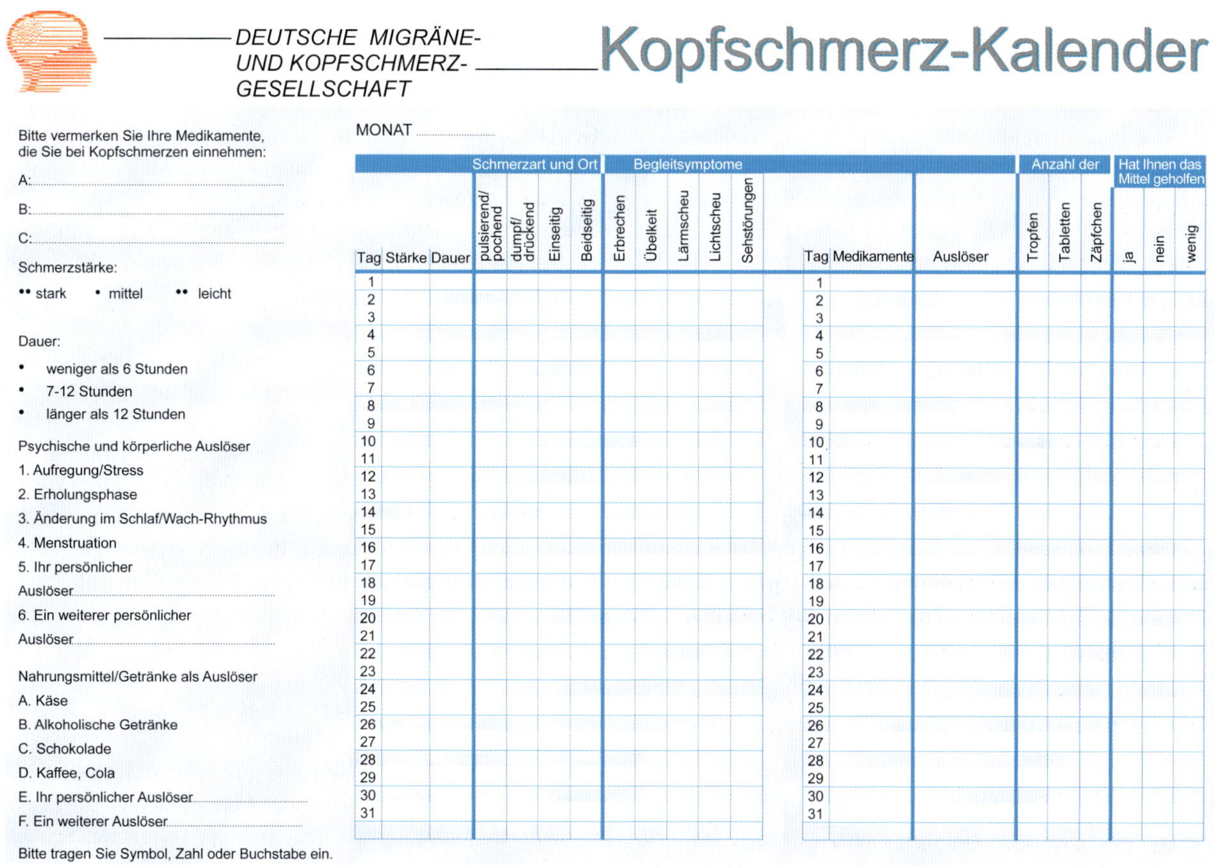
DEUTSCHE MIGRÄNE- UND KOPFSCHMERZ-GESELLSCHAFT

Kopfschmerz-Kalender

Bitte vermerken Sie Ihre Medikamente, die Sie bei Kopfschmerzen einnehmen:

A:

B:

C:

Schmerzstärke:

•• stark • mittel •• leicht

Dauer:

- weniger als 6 Stunden
- 7-12 Stunden
- länger als 12 Stunden

Psychische und körperliche Auslöser

1. Aufregung/Stress
2. Erholungsphase
3. Änderung im Schlaf/Wach-Rhythmus
4. Menstruation
5. Ihr persönlicher Auslöser
6. Ein weiterer persönlicher Auslöser

Nahrungsmittel/Getränke als Auslöser

A. Käse
B. Alkoholische Getränke
C. Schokolade
D. Kaffee, Cola
E. Ihr persönlicher Auslöser
F. Ein weiterer Auslöser

Bitte tragen Sie Symbol, Zahl oder Buchstabe ein.

MONAT

			Schmerzart und Ort				Begleitsymptome								Anzahl der			Hat Ihnen das Mittel geholfen		
Tag	Stärke	Dauer	pulsierend/pochend	dumpf/drückend	Einseitig	Beidseitig	Erbrechen	Übelkeit	Lärmscheu	Lichtscheu	Sehstörungen	Tag	Medikamente	Auslöser	Tropfen	Tabletten	Zäpfchen	ja	nein	wenig
1												1								
2												2								
3												3								
4												4								
5												5								
6												6								
7												7								
8												8								
9												9								
10												10								
11												11								
12												12								
13												13								
14												14								
15												15								
16												16								
17												17								
18												18								
19												19								
20												20								
21												21								
22												22								
23												23								
24												24								
25												25								
26												26								
27												27								
28												28								
29												29								
30												30								
31												31								

Abb. 2.3 Kopfschmerzkalender der deutschen Migräne- und Kopfschmerzgesellschaft (www.dkmg.de).

Medikamente Etablierte Prophylaxemittel sind die Betablocker Metoprolol und Propranolol (➤ Tab. 2.5). Die meisten Migränepatienten haben einen normalen oder sogar niedrigen Blutdruck, trotzdem wird diese Medikation im Regelfall sehr gut vertragen. Betablocker sollten langsam aufdosiert und abends eingenommen werden, damit ein evtl. niedriger Blutdruck „verschlafen“ wird. Ebenfalls wirksam sind der Kalziumantagonist Flunarizin und die Antikonvulsiva Valproinsäure und Topiramat (➤ Tab. 2.5). Generell gilt, dass häufige Auren besser mit Flunarizin als mit Betablockern oder Topiramat behandelt werden sollten.

Tab. 2.5 Substanzen der 1. Wahl zur Migräneprophylaxe.

Substanzen (Dosis)	Nebenwirkungen	Kontraindikationen
Metoprolol (50–200 mg) Propranolol (40–240 mg) Bisoprolol (5–10 mg)	Müdigkeit, arterielle Hypotonie, Schlafstörungen, Schwindel, Hypoglykämie, Bronchospasmus, Bradykardie, Magen-Darm-Beschwerden, Impotenz	AV-Block, Bradykardie, Herzinsuffizienz, Sick-Sinus-Syndrom, Asthma bronchiale, Diabetes mellitus, orthostatische Dysregulation, Depression
Flunarizin (5–10 mg)	Müdigkeit, Gewichtszunahme, gastrointestinale Beschwerden, Depression, Hyperkinesen, Tremor, Parkinsonoid	fokale Dystonie, Schwangerschaft, Stillzeit, Depression, Morbus Parkinson in der Familie
Valproinsäure (500–600 mg)	Müdigkeit, Schwindel, Tremor, Hautausschlag, Haarausfall, Gewichtszunahme, Leberfunktionsstörungen	Leberfunktionsstörungen, Schwangerschaft (Neuralrohrdefekte), Alkoholmissbrauch, Thrombozytopenie
Topiramat (50–100 mg)	Müdigkeit, Konzentrationsstörungen, Gewichtsabnahme, Parästhesien, Geschmacksveränderungen, Psychosen, Engwinkelglaukom	Niereninsuffizienz, Nierensteine, Engwinkelglaukom

Nichtmedikamentöse Verfahren

Patienten mit einer hochfrequenten Migräne sollten zusätzlich psychologisch behandelt werden. Als multimodales Verfahren kommt das kognitiv-behaviorale Schmerzbewältigungstraining (Stressmanagement) zur Anwendung. Schon die alleinige Ausübung aerober Ausdauersportarten wie Schwimmen, Joggen, Fahrradfahren ist wirksam. Weiterhin belegt ist die Wirkung der progressiven Muskelentspannung nach Jakobson (erlernbar in den meisten Volkshochschulen und mittels einer im Buchhandel erwerbbaren CD) sowie Biofeedback-Verfahren. Die Homöopathie ist nicht signifikant wirksam, Akupunktur (und Scheinakupunktur gleichermaßen) reduziert die Häufigkeit von Migräneattacken.

Migräne mit Aura

Symptomatik Eine Aura ist ein vollständig remittierendes neurologisches Reiz- oder Ausfallssymptom. In 99% der Fälle handelt es sich um visuelle Reizerscheinungen in Form von Lichtblitzen oder zickzackartigen Linien oder Strukturen (Fortifikationen) oder Skotome, die sich jeweils räumlich ausbreiten. Nur 1–8% der Patienten mit Aura erleben (zusätzlich zu den visuellen Auren) auch sensible oder motorische Ausfälle, von diesen beschreiben die meisten periorale und unilaterale sensible Ausfälle eines Arms.

Auftreten Bis zu 30% aller Migränepatienten erleben hin und wieder eine Aura. Eine Aura tritt üblicherweise vor dem Kopfschmerz auf, d.h., der Kopfschmerz setzt ein, wenn die Aura vorüber ist. Es gibt allerdings auch Auren, denen kein Kopfschmerz folgt. Meist dauert eine Aura 20–40 Minuten. Mehrere Auren pro Tag sind im Allgemeinen ein Warnsignal.

MERKE
Jegliche untypische Aura (bezüglich Dauer, Art der Ausfälle, Seitenwechsel) ist immer verdächtig auf eine symptomatische Ursache und bedarf weiterer apparativer Zusatzdiagnostik.

Familiäre hemiplegische Migräne (FHM)

Hemisymptomatik Auch eine sensomotorische Hemisymptomatik kann als Aura bei einer Migräne auftreten. Das ist zwar selten, muss jedoch als Differenzialdiagnose für Schlaganfall und fokale Anfälle in Betracht gezogen werden, zumal eine solche Aura mit 1–2 Tagen deutlich länger dauert als die üblichen visuellen Auren.

Genetik Die Sonderform der familiär hemiplegischen Migräne (FHM) ist definiert als hemiplegische Aura, die bei mindestens einem Familienmitglied 1. Grades ebenfalls auftritt. Insofern stellt sie einen genetischen Sonderfall dar und ist die einzige Migräneform, für die tatsächlich genetische Marker gefunden wurden. Und das gleich dreimal: *CACNA1A*, *ATP1A2* und *SCN1A* heißen die Kandidatengene. Für die „normale" Migräne mit und ohne Aura ist anzunehmen, dass dieselben Gene eine Rolle spielen, jedoch noch mehr Gene involviert sind und das Geschehen insgesamt multifaktoriell ist.

Prophylaxe Für die FHM gilt wie für alle Auren: Die Aura selbst kann nicht behandelt werden. Sollten die Auren zu häufig auftreten oder zu lange dauern, kann ihr Auftreten allerdings durch eine Prophylaxe drastisch vermindert werden (s.o.). Die Indikation gilt analog zu häufigen Kopfschmerzattacken.

Differenzialdiagnosen

Kopfschmerz Für eine Migräne sprechen meist eine familiäre Häufung, die Beeinflussung der Kopfschmerzen durch hormonelle Veränderungen (Menstruation, Ovulation, Schwangerschaft, Stillzeit) und Stress und vor allem, dass die Kopfschmerzen unter körperlicher Belastung (wie Treppenlaufen, Lastenheben) stärker werden. Ein sehr sensitives Symptom für eine Migräne ist außerdem die Osmophobie, die aber nur bei bis zu 30% der Migränepatienten auftritt.

Aura Sensitivstes Symptom, um eine Migräneaura von einem Hirninfarkt zu unterscheiden, ist der „March", d.h. die Ausbreitung der Symptome (z.B. der visuellen Phänomene oder der Parese) bei der Aura, während neurologische Ausfallssymptome im Rahmen eines Hirninfarkts schlagartig oder seltener stotternd auftreten. Die anschließenden Kopfschmerzen sind kein eindeutiger Beweis für eine Migräne.

Komorbiditäten Es gibt eine Vielzahl von Komorbiditäten von Migräne und anderen Krankheiten, am bekanntesten ist die Komorbidität mit einer Depression und mit Angsterkrankungen. Die Migräne mit Aura ist bei Frauen und Männern ein unabhängiger Risikofaktor sowohl für den Hirninfarkt als auch für den Myokardinfarkt, wohingegen die Migräne ohne Aura keinen eindeutigen Risikofaktor darstellt. Des Weiteren wird eine Komorbidität zwischen dem offenen Foramen ovale, Schlaganfällen und Migräne diskutiert. Keine Komorbidität besteht hingegen bei Epilepsie und Migräne.

2.4.2 Trigeminoautonome Kopfschmerzen

Trigeminoautonome Kopfschmerzen (TAK) haben gemeinsam, dass die Schmerzattacken nur kurz andauern und dass sie von einseitigen autonomen Symptomen wie Lakrimation, konjunktivaler Injektion, Rhinorrhö, nasaler Kongestion und Lidschwellung begleitet werden. Zu den TAK gehören (➤ Tab. 2.6):

- der episodische und chronische Cluster-Kopfschmerz (CK)
- die episodische und chronische paroxysmale Hemikranie (CPH)
- das SUNCT-Syndrom („short-lasting unilateral neuralgiform headache with conjunctival injection and tearing").

Sie unterscheiden sich in Dauer, Frequenz, Rhythmik und Intensität der Schmerzattacken; autonome Begleitsymptome treten mehr oder weniger stark ausgeprägt auf, sind aber streng ipsilateral zum Schmerz und fehlen in nur 3% der Fälle (➤ Abb. 2.4).

MERKE

TAK = trigeminoautonome Kopfschmerzen = kurze Schmerzattacken und autonome Begleitsymptome

Cluster-Kopfschmerz

Der Cluster-Kopfschmerz (CK) ist ein attackenartig auftretender, streng einseitiger extremster Kopfschmerz mit retroorbitalem Punctum maximum, der Männer und Frauen im Verhältnis 3:1 betrifft.

Klinik und Diagnostik

Symptome Der Kopfschmerz ist auf eine Seite beschränkt und wird als sehr stark empfunden. Die autonomen Symptome (Horner-Syndrom, Lakrimation, Rhinorrhö) treten gleichzeitig und ipsilateral zum Schmerz auf. Während der Attacken verspüren die Patienten eine Bewegungsunruhe und laufen meist herum („pacing around").

Frequenz Die Attacken treten bis zu 8-mal täglich auf, oft zur gleichen Stunde im Tagesverlauf. Am häufigsten sind sie 1–2 Stunden nach dem Einschlafen (und/oder in der ersten REM-Phase) oder in den frühen Morgenstunden. Sie dauern zwischen 15 und 180 Minuten. In 80% ist der CK episodisch, d.h., die symptomatischen Episoden („bouts"), die wenige Wochen bis Monate dauern und häufiger im Frühjahr und Herbst als im Sommer und Winter liegen, werden von symptomfreien Zeitspannen von Monaten bis Jahren unterbrochen. Dauert die Cluster-Periode über ein Jahr ohne spontane Remission an oder sind die Remissionsphasen kürzer als 1 Monat, spricht man vom chronischen CK.

Hormone Die zirkadiane Ausschüttung vieler Hormone ist während der Cluster-Episoden gestört.

Tab. 2.6 Differenzialdiagnosen der trigeminoautonomen Kopfschmerzen.

Kriterium	Cluster-Kopfschmerz	Paroxysmale Hemikranie	SUNCT-Syndrom
Schmerzen			
Charakter	extremster Kopfschmerz	messerstichartig, pulsierend, extrem stark	neuralgiform, extrem stark, vernichtend
Lokalisation	retroorbitales Punctum maximum	frontoorbital oder hemikraniell	einseitig periorbital
Autonome Symptome			
Lakrimation, Injektion der Konjunktive	ja	ja (geringer als beim CK)	ja
andere	Horner-Syndrom, Rhinorrhö	selten	selten
Frequenz			
Dauer	15–180 Minuten	2–45 Minuten	15 Sekunden bis 2 Minuten
Häufigkeit	bis zu 8 Attacken/Tag, oft zur gleichen Stunde	5–40 Attacken/Tag	bis zu 60 Attacken/Tag
Symptomfreiheit	Wochen bis Monate	aktive und inaktive Phasen kommen vor	episodische und chronische Form
Therapie			
Medikation	Triptane, Lidocain lokal	Indometacin (diagnostisch wegweisend)	evtl. Lamotrigin
andere	Sauerstoff während der Attacke		

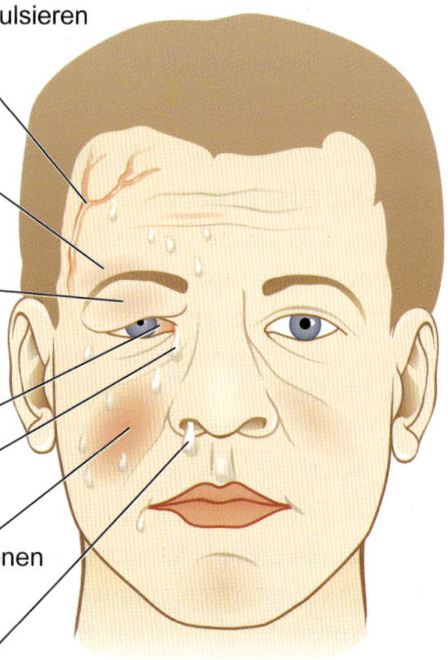

Abb. 2.4 Kennzeichen trigeminoautonomer Kopfschmerzen.

Therapie

Prinzipiell wird zwischen der Therapie der Einzelattacke und der Prophylaxe unterschieden.

Therapie der Attacke

- Inhalation von 100% Sauerstoff über Gesichtsmaske (7–15 l/min über 15–20 min)
- 6 mg Sumatriptan s.c.
- 5–10 mg Zolmitriptan-Nasenspray
- bei langen Attacken 20 mg Sumatriptan nasal
- intranasale Applikation von Lidocain 4%.

Sumatriptan ist das Mittel der Wahl, da es parenteral verabreicht werden kann – eine oral zugeführte Medikation kann u.U. zu spät wirken. Von Sumatriptan s.c. sind wahrscheinlich auch niedrigere Dosierungen als 6 mg wirksam. **Zolmitriptan**-Nasenspray wirkt wahrscheinlich fast genauso schnell wie Sumatriptan. **Sauerstoff** und **Lidocain** helfen nur einem Teil der Patienten und auch nicht immer. Sind sie jedoch wirksam, werden systemische Nebenwirkungen vermieden. Daher sollte sie jeder CK-Patient einmal ausprobiert haben.

Prophylaxe

- Verapamil 3–4 × 80; steigern bis 480 mg/d, ggf. weiter steigern (vorher EKG nötig)
- Kortikoide (Prednisolon) 100–250 mg initial für 2–5 Tage, dann individuell abdosieren
- Lithium 600–1.500 mg/d (Serumspiegel 0,6–0,8 mmol/l)
- Topiramat (100–200 mg/d), in Einzelfällen sind höhere Dosierungen nötig
- Methysergid (in Deutschland nicht erhältlich) über 3–4 Monate

Verapamil ist in der Dosierung von 3–4 × 80 mg täglich das Mittel der ersten Wahl in der Prophylaxe des CK. In Abhängigkeit vom Therapieerfolg muss es manchmal von erfahrenen Spezialisten unter kardialer Kontrolle auch höher (> 720 mg) dosiert werden. **Kortikoide** werden häufig additiv eingesetzt, z.B. im Sinne einer überbrückenden Therapie bei langsamem Wirkungseintritt von Verapamil. Ergotamin oder lang wirksame **Triptane** wie Naratriptan und Frovatriptan können in der Kurzprophylaxe (d.h., bis eine andere prophylaktische Therapie greift) abends eingesetzt werden, vor allem bei Patienten, die unter nächtlichen Attacken leiden. Einzelberichte beschreiben einen positiven Effekt von **Topiramat** und Melatonin. Im Gegensatz zu anderen trigeminoautonomen Kopfschmerzen wirkt **Indometacin** nicht. Insbesondere die Therapie des chronischen CK ist schwierig und benötigt häufig auch Kombinationen der oben genannten Medikamente. In diesem Fall ist meist eine Überweisung zu einer spezialisierten Kopfschmerzambulanz nötig. Bei abschätzbar bekannter Länge der aktiven Periode wird eine wirksame Prophylaxe erst dann langsam reduziert und sukzessive abgesetzt. Bei chronischem CK sollte etwa alle 4–6 Monate versucht werden, die Medikation zu reduzieren.

Weitere Therapieansätze

Operation Erst wenn alle medikamentösen Maßnahmen nicht helfen und ein symptomatischer CK sicher ausgeschlossen ist, sind Operationen zu erwägen. Sie helfen nicht immer und selbst wenn, dann nicht immer auf Dauer. Außerdem können sie eine Neuralgie des N. trigeminus oder eine Anaesthesia dolorosa hervorrufen oder die Symptomatik sogar noch verschlechtern. In Einzelfällen hatte die Applikation von Glycerol oder Lokalanästhetika in die Cisterna trigeminalis bzw. das Ganglion Gasseri einen positiven Effekt, in anderen Fällen die Hochfrequenz-Rhizotomie des Ganglion Gasseri, eine vaskuläre Dekompression, die Radiation der Eintrittszone des N. trigeminus („Gamma-Knife") oder Resektionen des N. petrosus superficialis major oder des Ganglion sphenopalatinum. In wenigen Fällen ist die unspezifische Blockade des N. occipitalis major erfolgreich und daher auf jeden Fall vor einer operativen Therapie zu versuchen. Von neurodestruierenden Verfahren wird abgeraten.

Tiefe Hirnstimulation Neuerdings wird in therapierefraktären Fällen eine tiefe Hirnstimulation des posterioren, inferioren Hypothalamus diskutiert. Erste positive Erfahrungen, auch im Langzeitverlauf, liegen vor. Dasselbe gilt für die bilaterale Stimulation des N. occipitalis major.

Chronische paroxysmale Hemikranie

Klinik und Diagnostik

Symptome Wie beim CK treten die Schmerzen plötzlich auf, werden als messerstichartig-schneidend oder pulsierend und sehr stark empfunden und sind frontoorbital oder hemikraniell lokalisiert. Auch eine Lakrimation oder Injektion der Konjunktiva ist typisch, aber meist nicht so ausgeprägt wie beim CK.

Frequenz Anders als beim CK sind die Attacken kürzer (2–45 min), aber häufiger (5–40, durchschnittlich 10 Attacken täglich). Auch bei der paroxysmalen Hemikranie kommen jedoch aktive und inaktive Phasen vor.

Auslöser Einzelne Schmerzepisoden werden nicht selten durch Triggerfaktoren wie Alkohol ausgelöst. Ebenso berichten einige Patienten über die Auslösbarkeit der Schmerzepisoden durch Kopfwendung oder Druck auf die Segmente C2/C3.

Therapie

Patienten mit einer paroxysmalen Hemikranie reagieren obligat auf Indometacin. Das unterscheidet sie ganz wesentlich von CK-Patienten, bei denen Indometacin gar keine Wirkung hat. Bereits nach einer Woche (oft innerhalb von 3 Tagen) ist unter der Medikation mit einem deutlichen Rückgang der Beschwerden zu rechnen.

MERKE
Das sichere Ansprechen der Patienten auf Indometacin ist diagnostisch wegweisend.

Pharma-Info

Indometacin

Nebenwirkungen
Klassische Nebenwirkungen sind Magenbeschwerden und hypotone Beschwerden. Daher sollte Indometacin (wie Kortison) immer mit einem Protonenpumpenhemmer verschrieben werden.

Kontraindikationen
Magen- oder Duodenalgeschwür, Magenbluten, eingeschränkte Nieren- oder Leberfunktion, Gerinnungsstörungen.

Klinische Anwendung
Üblicherweise startet man mit 3 × 25 mg pro Tag und steigert in 25-mg-Schritten pro Tag, bis die Schmerzattacken ausbleiben oder bis 3 × 75 mg erreicht sind.

SUNCT-Syndrom

Klinik und Diagnostik

Symptome Mit dem Namen SUNCT, also „short-lasting unilateral neuralgiform headache with conjunctival injection and tearing“ sind die wesentlichen klinischen Charakteristika bereits beschrieben. Die Schmerzen werden als neuralgiform und extrem stark oder vernichtend beschrieben. Sie sind streng einseitig periorbital lokalisiert. Die autonomen Begleitsymptome beschränken sich meist auf die konjunktivale Injektion und die Lakrimation.

Frequenz Die Attacken sind extrem kurz (15 s bis 2 min), dafür aber mit bis zu 60 Attacken am Tag sehr häufig (gelegentlich sogar bis zu 200-mal täglich). Auch beim SUNCT-Syndrom gibt es eine episodische und eine chronische Verlaufsform. Symptomatische Formen sind auszuschließen.

Therapie

Die bei der CPH erfolgreich angewandte Substanz Indometacin ist nicht wirksam. Vereinzelte Erfolge sind mit Lamotrigin, Gabapentin, Carbamazepin/Oxacarbazepin und Topiramat, z.T. in Kombination, erzielt worden.

Auf den Punkt gebracht

Differenzialdiagnostik Trigeminusneuralgie

Auch bei der klassischen Trigeminusneuralgie werden die Schmerzen als elektrisierend einschießend beschrieben. Allerdings ist die Attackenfrequenz in der Regel noch höher (bis zu mehreren hundert Mal täglich) und es fehlen die autonomen Begleitsymptome. Bei der Trigeminusneuralgie kommt es häufiger zur Triggerung der Attacken durch Kauen, Sprechen oder Kälte. Im Gegensatz zum SUNCT-Syndrom betrifft die Trigeminusneuralgie bevorzugt den zweiten und dritten trigeminalen Ast allein oder in Kombination. Da symptomatische Fälle nicht selten sind, ist eine MRT-Diagnostik sinnvoll.

2.5 Weitere idiopathische Kopfschmerzerkrankungen

Die IHS-Klassifikation (➤ Tab. 2.1) unterscheidet in ihrem Kapitel 4 weitere, seltene idiopathische Kopfschmerzerkrankungen. Es handelt sich um Erkrankungen mit einer guten Prognose, die aber die Lebensqualität der Betroffenen erheblich einschränken können (➤ Tab. 2.7). Die meisten dieser Erkrankungen sprechen neben einer spezifischen Therapie unter anderem auf Indometacin an.

Tab. 2.7 Seltene idiopathische Kopfschmerzerkrankungen.

Klinik und Diagnostik	Therapie	Bemerkungen
Idiopathisch stechende Kopfschmerzen		
• paroxysmale Schmerzattacken, Sekundenbruchteile bis Sekunden andauernd • 1-mal/Jahr bis 100-mal/d • stechender Schmerz (engl. „stabbing“) leichter bis mittlerer Intensität • besonders im Versorgungsgebiet V1 (frontal, orbital, parietal, temporal) • keine autonomen Symptome	• Indikation bei Beeinträchtigung der Lebensqualität • Indometacin[1] (2 × 25–50 mg/d) wirkt bei > 65% • alternativ evtl. Gabapentin	• häufiger bei Migräne, Cluster-KS und KS vom Spannungstyp • keine organische Grunderkrankung • Pathophysiologie unklar

Tab. 2.7 Seltene idiopathische Kopfschmerzerkrankungen. (Forts.)

Klinik und Diagnostik	Therapie	Bemerkungen
Primärer Hustenkopfschmerz		
• plötzlicher Beginn • 1 s bis 30 min dauernd • wechselnder Charakter, variable Intensität und Lokalisation, keine Begleitsymptome	Prophylaxe durch Indometacin[1] (3 × 50 mg/d), alternativ Betablocker oder Acetazolamid	• Husten, Pressen und/oder Valsalva-Manöver als Auslöser • 50% symptomatisch bedingt, meist durch eine Arnold-Chiari-Malformation Typ I
Primärer Kopfschmerz bei körperlicher Anstrengung		
• Dauer 5 min bis 48 h • pulsierende Schmerzen • schlagartig auftretend! • Intensität und Lokalisation unterschiedlich, üblicherweise keine Begleitsymptome	Indometacin[1] als Kurzzeitprophylaxe (25–50 mg) ca. 1 Stunde vor Aktivität oder als Prophylaxe (3 × 25–50 mg)	• Gewichtheben, Schwimmen und Laufen als Auslöser • symptomatische Formen (22–43%) z.B. bei SAB, Gefäßdissektionen, Arnold-Chiari-Malformationen möglich
Primärer schlafgebundener Kopfschmerz		
• 30 min bis 3 h • kein einheitlicher Schmerzcharakter • mittlere Intensität • bilateral und frontotemporal oder diffus verteilt • keine autonomen Symptome	• Versuch mit starkem Kaffee vor dem Schlafengehen (hilft bei 50%) • Prophylaxe mit Lithium[2] (150–600 mg/d)	treten in fast jeder Nacht, mindestens aber einmal pro Woche und immer zur gleichen Uhrzeit auf
Primärer Donnerschlagkopfschmerz		
• plötzlicher Beginn • „als wenn einem in den Kopf geschossen wird" • stärkste Schmerzen	Analgetika (Paracetamol, Metamizol oder Opioide)	zerebrale CT/MRT und Liquorbefund unauffällig, evtl. diffuse, segmentale und multifokale Vasospasmen in der Angiografie sichtbar
Hemicrania continua		
• kontinuierlicher KS, zusätzliche Schmerzattacken unterschiedlicher Länge • meist stechender Charakter • streng halbseitiger KS • milde autonome Symptome möglich	• Indometacin[1] (3 × 25 mg anfangs, Steigerung bei Bedarf jeden 3. Tag bis auf maximal 200 mg/d) • ist Indometacin nicht wirksam, muss die Diagnose verworfen werden	• episodischer Verlauf mit alternierenden aktiven und inaktiven Phasen möglich, aber seltener • Analgetikamissbrauch möglich
Primärer Kopfschmerz bei sexueller Aktivität		
• 30 min bis 24 h, leichter Nachschmerz bis 72 h möglich • starker, explosionsartiger KS • wie primärer Donnerschlagkopfschmerz	• Indometacin als Kurzzeitprophylaxe (50–75 mg) ca. 1 h vor der sexuellen Aktivität • Langzeitprophylaxe mit Propranolol (3 × 20–80 mg/d)	• kurz vor oder mit dem Orgasmus auftretend • Ausschluss insbesondere einer SAB beim Erstereignis

KS = Kopfschmerz, SAB = Subarachnoidalblutung; 1 bei Indometacin ist ggf. ein Magenschutz erforderlich: Antazidum, H_2-Antagonist, Protonenpumpenhemmer, 2 Einstellung nach Serumspiegel (0,6–1,2 mmol/l) und Kontrolle der Schilddrüsen- und Nierenfunktion erforderlich

2.6 Gesichtsschmerzen

2.6.1 Anhaltender idiopathischer Gesichtsschmerz

Der anhaltende idiopathische Gesichtsschmerz (früher: atypischer Gesichtsschmerz) besitzt weder die Charakteristika einer Neuralgie noch ist er durch eine andere Erkrankung bedingt.

Klinik und Diagnostik

Symptome Charakteristisch ist ein überwiegend unilateraler Dauerschmerz, der schlecht lokalisierbar ist und typischerweise Auge, Nase, Wange, Schläfe und Kiefer betrifft. Die Oberkieferregion ist bevorzugt, ein Seitenwechsel und ein Auftreten an mehreren Stellen gleichzeitig sind möglich. Der Schmerz unterbricht den Schlaf nur selten und ist tagsüber kontinuierlich mit wechselnder Intensität vorhanden. Dabei wird er oft als tief und bohrend beschrieben. Manche Patienten benutzen affektive Deskriptoren wie „quälend" oder „zermalmend". Einschießende Sekundenschmerzen und Triggerzonen wie bei Trigeminusneuralgie treten überwiegend nicht auf. Häufig beschreiben die Patienten jedoch eine Verschlimmerung der Schmerzen durch Kälteeinwirkung. Sensible Ausfälle oder andere lokale pathologische Zeichen dürfen nicht vorhanden sein.

Diagnostik Um morphologische Ursachen von Gesichtsschmerzen auszuschließen, sind je nach Lokalisation augenärztliche, HNO-ärztliche oder zahnärztliche Untersuchungen mit entsprechender bildgebender Diagnostik erforderlich. Dabei ist aber stets kritisch zu überprüfen, ob ein pathologischer

Untersuchungsbefund tatsächlich kausal mit dem Gesichtsschmerz in Zusammenhang steht. Differenzialdiagnostisch ist an Myoarthropathien und an Muskelschmerzen der vom N. facialis innervierten Muskulatur zu denken.

MERKE

Die Diagnose stützt sich auf die Anamnese und einen unauffälligen Untersuchungsbefund.

Therapie

Aufklärung Nicht selten haben die Patienten bereits eine lange Vorgeschichte und mehrere frustrane Versuche hinter sich, die Ursache des Schmerzes zu finden bzw. den Schmerz zu lindern. Die meisten Patienten haben wegen der Schmerzen HNO- oder zahnärztliche Eingriffe hinter sich (manche haben sich im Laufe der Jahre alle Zähne ziehen lassen), die das Schmerzgeschehen potenzieren. Daher ist der erste therapeutische Schritt ein ausführliches Aufklärungsgespräch: Beim anhaltenden idiopathischen Gesichtsschmerz ist eine organische Schmerzursache nicht fassbar, wiederholte apparative Untersuchungen sind nicht zweckmäßig und operative Eingriffe dürfen ohne eine klar fassbare schmerzassoziierte Läsion nicht durchgeführt werden.

Therapieansätze Für die pharmakologische Behandlung kann keine auf hoher Evidenz basierende Empfehlung gegeben werden. Ein Therapieversuch mit einem trizyklischen **Antidepressivum** sollte analog zum Kopfschmerz vom Spannungstyp (➤ Kap. 2.3.1) und zu anderen chronischen Schmerzen idealerweise in Kombination mit dem Einsatz von **Antikonvulsiva** wie Carbamazepin, Oxcarbazepin, Gabapentin, Pregabalin oder Topiramat durchgeführt werden. Die Daten zu **invasiven Maßnahmen** (ganglionäre lokale Opioidanalgesie), CT-gesteuerte perkutane trigeminale Nukleotomie, Radiofrequenz-Rhizotomie) sind noch nicht ausreichend, um diese Verfahren zu empfehlen. **Verhaltenstherapeutische** Maßnahmen werden empfohlen, um Ängste abzubauen und den Patienten zu einer realistischeren Schmerzeinschätzung und zur Schmerzbewältigung zu verhelfen.

2.6.2 Neuralgien der Hirnnerven

Die Trigeminusneuralgie ist eine der häufigsten Fehldiagnosen, mit der Patienten in die Kopfschmerzambulanz geschickt werden. Oft wird jegliche Art von Gesichtsschmerz, die z.B. durch Sprechen ausgelöst werden kann, fälschlich als Neuralgie klassifiziert.

MERKE

Definition einer Neuralgie: einschießende, lanzinierende, sekundenlang anhaltende Schmerzen im Versorgungsgebiet eines sensiblen oder gemischten Nervs ohne weitere Ausfälle (z.B. Hypästhesie) dieses Nervs (Neuralgia sui generis) und ohne nachweisbare Ursache.

Die Triggerbarkeit dieser Schmerzen ist zwar sehr typisch, tritt aber auch bei der Trigeminusneuropathie, dem idiopathisch anhaltenden Gesichtsschmerz und dem SUNCT-Syndrom auf und ist daher nicht Teil der Definition. Eine klare Unterscheidung ist aber deshalb wichtig, weil Neuralgien klassischerweise mit einem Natriumblocker (z.B. Carbamazepin) behandelt werden, Neuropathien und andere Gesichtsschmerzen aber mit Kalziumblockern (z.B. Gabapentin oder Pregabalin) und das SUNCT-Syndrom (➤ Kap. 2.4.2) sogar mit Lamotrigin. Neuralgien können laut Definition jeden Nerv betreffen, im Bereich des Kopfes werden sie entsprechend der Lokalisation benannt.

Ätiopathogenese der Trigeminusneuralgie

Die Trigeminusneuralgie entsteht als vaskuläres Kompressionssyndrom: Die Pulsationen eines Gefäßes (meist der A. cerebelli superior) führen zu segmentalen Demyelinisierungen an der Nervenwurzel unmittelbar nach Austritt aus dem Hirnstamm. Dies führt zu ephaptischen Fehlverbindungen (das elektrische Feld eines erregten Axons induziert die Entstehung eines Aktionspotenzials am Entmarkungsherd eines benachbarten Axons), die als Ursache der Schmerzen angesehen werden.

Klinik und Diagnostik

N. trigeminus

Patienten mit Trigeminusneuralgie (TN, Tic douloureux) leiden unter extrem heftigen, scharfen, elektrisierenden, blitzartig einschießenden Schmerzattacken. Diese können durch Kauen, Sprechen, kalte Luft, Zähneputzen, aber auch nur durch Berührung eines Haares ausgelöst werden. Die Attacken dauern Sekunden, gelegentlich auch bis zu 2 Minuten. Multiple Attacken können täglich über Wochen bis Monate auftreten. Am häufigsten sind die Äste V2 und V3 betroffen, entweder allein oder in Kombination, selten die Äste V1, V2 und V3 zusammen. Wenn der erste Ast betroffen ist, muss primär von einer symptomatischen Form ausgegangen werden. In der Regel ist der Verlauf progredient, in den Anfangsstadien finden sich noch schmerzfreie Intervalle von mehreren Monaten oder sogar länger als einem Jahr. 29% der Patienten haben nur eine Episode in ihrem Leben, 28% dagegen 3 und mehr Episoden. In den ersten 5 Jahren treten jährlich bei 21% der Patienten erneute Attacken auf. Mehr als 50% der Patienten haben im weiteren Verlauf eine mindestens 6-monatige, 25% eine 12-monatige Remission.

N. glossopharyngeus

Bei der Glossopharyngeusneuralgie handelt es sich um starke, kurzzeitige, stechende Schmerzen im Bereich des Ohrs, des Zungengrundes und vor allem in der Tonsillenloge, die speziell durch Schlucken ausgelöst werden.

N. nasociliaris

Die Nasoziliarisneuralgie tritt z.B. bei Entzündungen der Siebbeinzellen auf und besteht aus neuralgiformen Schmerzen der

Nasenwurzel mit Ausstrahlung in die Stirn, Nasenrücken und den inneren Augenwinkel, z.T. kommt es zu Augensymptomen (Keratitis, Iritis, Zyklitis).

N. intermedius

Die Intermediusneuralgie ist ein Tic douloureux des N. facialis mit anfallsweise oder kontinuierlich brennenden Schmerzen präaurikulär, im äußeren Gehörgang, tief im Gaumendach, im Oberkiefer und Mastoid, evtl. kombiniert mit Tränen- und Speichelfluss und abnormen Geschmacksempfindungen. Meist liegt eine symptomatische Neuralgie vor, z.B. beim Zoster oticus.

N. occipitalis

Die Okzipitalisneuralgie betrifft das Hinterhaupt mit Ausstrahlung nach vorne, zum Teil bis in die Stirn oder die Augen. Häufig ist diese Art der Neuralgie triggerbar durch Kopfbewegung oder Druck auf den Hinterkopf.

MERKE

Bei allen Neuralgien muss eine lokale Pathologie durch neurologische Untersuchung und ggf. Bildgebung ausgeschlossen werden

Therapie

Attackenprophylaxe

Das Hauptziel besteht in der Attackenprophylaxe. Die einzelne Schmerzattacke klingt so früh ab, dass jede Akuttherapie zu spät kommen würde. Im Bedarfsfall kann die medikamentöse Prophylaxe mit Antikonvulsiva sehr rasch aufdosiert werden. Insbesondere alle Antiepileptika mit natriumkanalblockierenden Eigenschaften sind die Substanzen der ersten Wahl.

Carbamazepin 90% der Patienten sprechen auf Carbamazepin initial an, langfristig noch 50%. Wegen der Enzymautoinduktion muss die Carbamazepindosis in den ersten Wochen aufdosiert werden, je nach klinischer Wirkung. 200–400 mg sind als erste Tagesdosis vertretbar, sonst kann man die Dosis täglich um 50 mg erhöhen, um die Müdigkeit als Nebenwirkung zu umgehen. Bei den – meist älteren – Patienten liegt die maximale Dosis etwa bei 600–1.200 mg/d. Seltene schwerwiegendere Nebenwirkungen sind die aus der Epilepsietherapie bekannten Exantheme, Thrombozyto- und Leukozytopenien, Leberfunktionsstörungen und Herzrhythmusstörungen.

Oxcarbazepin Oxcarbazepin wirkt bei der Trigeminusneuralgie wahrscheinlich fast so gut wie Carbamazepin und hat etwas weniger Nebenwirkungen. Die Dosen liegen 1,5-fach höher als bei Carbamazepin.

Lamotrigin Wenn Carbamazepin nicht wirkt, kann Lamotrigin, ebenfalls ein Natriumkanalblocker, Schmerzfreiheit bei 60–80% der Patienten mit einem guten Nebenwirkungsprofil bewirken.

Gabapentin Gabapentin gilt als gut wirksam und verträglich in Dosen zwischen 1,6 und 3 g/d. Im Einzelfall kann bis 5 g/d gegeben werden.

Baclofen Baclofen ist Mittel der zweiten Wahl und kann in einer Dosis von 25–75 mg/d wirksam sein.

Phenytoin Phenytoin wird als Ausweichsubstanz eingesetzt. Seine besonderen Vorteile liegen in der Möglichkeit der intravenösen Schnellaufsättigung (Phenytoin 250 mg, max. 25 mg/min) und darin, dass aufgrund der langen Halbwertszeit eine abendliche Einmaldosierung möglich ist. Die wesentlichen Nachteile liegen in der nichtlinearen Pharmakokinetik und den Nebenwirkungen.

Operative Verfahren

Für die 30–50% der Patienten, die unter medikamentöser Behandlung nicht schmerzfrei werden, kommen operative Verfahren infrage. Das setzt aber voraus, dass leitlinienkonform mindestens 2–3 Antikonvulsiva eingesetzt und nicht vertragen wurden oder nicht wirksam waren. Nur die mikrovaskuläre Dekompression (MVD) ist bei der idiopathischen Trigeminusneuralgie eine kausale Therapie – bei einem allerdings höheren Komplikationsrisiko. Sie sollte weder bei der symptomatischen Trigeminusneuralgie (z.B. bei Multipler Sklerose) noch bei Trigeminusneuropathien eingesetzt werden, da die Ätiologie hier eine andere ist. Neben der Ätiologie der Trigeminusneuralgie richtet sich das Vorgehen auch nach dem zu erwartenden operativen Risiko. Patienten mit hohem OP-Risiko sollte man zur Thermokoagulation nach Sweet oder zur perkutanen retroganglionären Glycerolinjektion nach Hakanson raten. Propagierte Erfolgs- und Nebenwirkungsraten sind oft unzureichend publiziert, differieren sehr und erschweren allgemeingültige Empfehlungen. Die Wahl der Therapiemethode und damit auch der Therapieerfolg hängen von der Erfahrung und Geschicklichkeit des Chirurgen ab, sodass der Wahl des Chirurgen mindestens die gleiche Bedeutung wie der Wahl der Methode zukommt.

2.7 Symptomatische Kopf-, Hals- und Gesichtsschmerzen

Beim sekundären Kopfschmerz ist der Schmerz Symptom einer zugrunde liegenden Läsion oder eines Syndroms (Tumor, Trauma, Blutung, Entzündung). Von den vielen möglichen Erkrankungen, die Kopfschmerzen verursachen können, gibt es einige, die klinisch so eindeutig und klassisch in ihrer Symptomatik sind, dass sie jeder Kliniker kennen sollte. Dazu gehören die Arteriitis temporalis (➤ Kap. 5.5.2 und ➤ Kap. 7.6.2), die Subarachnoidalblutung (➤ Kap. 5.1.2), Gefäßdissektionen (➤ Kap. 5.5.1), das Tolosa-Hunt-Syndrom (➤ Kap. 7.6.2) und der Zoster ophthalmicus.

KAPITEL

3

Holger Lerche, Yvonne Weber

Anfallsartige Erkrankungen

Zur Orientierung

Anfallsartige Erkrankungen bilden eine klinisch und ursächlich heterogene Gruppe, deren gemeinsames Merkmal lediglich das plötzliche Auftreten ihrer Symptome ist. Häufig gehen sie mit Bewusstseinsstörungen oder motorischen Phänomenen einher. Die wichtigste Untergruppe bilden die Epilepsien, bei denen die Anfälle durch plötzliche, synchronisierte Entladungen zerebraler Neuronengruppen entstehen. Klinisch sind sie nicht immer klar von den nichtepileptischen Anfällen zu unterscheiden, die bei einem vorübergehenden globalen Blutmangel des Gehirns (Synkope), im Rahmen psychiatrischer Störungen oder seltener bei Krankheiten des Schlaf-wach-Rhythmus (z.B. Narkolepsie) oder episodischen/paroxysmalen Bewegungsstörungen auftreten. Auch Migräneanfälle oder transiente Ischämien kommen differenzialdiagnostisch häufig infrage.

Prüfungsschwerpunkte

+++ Epilepsie: Symptomatik, Systematik, Differenzialdiagnose und medikamentöse Therapie
++ Rolle der apparativen Zusatzdiagnostik: EEG, MRT
+ nichtepileptische anfallsartige Erkrankungen

3.1 Epilepsien

Epilepsien gehören zu den häufigsten neurologischen Erkrankungen mit einer Prävalenz von 0,5–1% und einer Lebenszeitinzidenz von 3%. Mindestens einen epileptischen Anfall erleiden etwa 5%. Es gibt 2 Altersgipfel: im Kindes- und Jugendalter – oft genetisch disponiert – und im späten Erwachsenenalter – meist aufgrund erworbener Hirngewebsschäden (Schlaganfälle, Schädel-Hirn-Traumata, Tumoren, Demenz). Sie sind klinisch durch stereotype, wiederkehrende, selbstlimitierende Episoden mit plötzlichem Beginn und kurzer Dauer gekennzeichnet (Anfall/Iktus). Zwischen den Anfällen (interiktual) sind die Patienten in der Regel unauffällig.

Auf den Punkt gebracht

- **Epilepsie:** Erkrankung des Gehirns mit rezidivierenden unprovozierten epileptischen Anfällen
- **epileptischer Anfall:** Störung des Verhaltens oder des Befindens, die durch abnorme synchronisierte neuronale Entladungen im Gehirn zustande kommt
- **epileptischer Gelegenheitsanfall:** epileptischer Anfall, der in der Regel einmalig und nur durch geeignete Auslöser – wie schweren Schlafentzug, Hypoglykämie oder Alkoholentzug – hervorgerufen wird
- **Status epilepticus:** epileptischer Anfall, der eine bestimmte Dauer überschreitet (> 5 min bei generalisierten tonisch-klonischen Anfällen bzw. > 20–30 min bei fokalen Anfällen oder Absencen) oder eine Serie von epileptischen Anfällen, zwischen denen der Patient das Bewusstsein nicht wiedererlangt

3.1.1 Klinik

Symptome und Einteilung

Anfallssemiologie

Wie sich epileptische Anfälle äußern, hängt davon ab, welche Hirnregionen betroffen sind. Der Ablauf epileptischer Anfälle

(„Anfallssemiologie") liefert damit wichtige Hinweise auf den Entstehungsort der Anfälle im Gehirn, was für die Ursachensuche wichtig ist (➤ Abb. 3.1). Allerdings kann es sein, dass die Anfälle in einer „asymptomatischen Hirnregion", d.h. ohne klinische Symptome, beginnen und sich dann in eine „symptomatische Region" ausbreiten.

Aufgrund der Erregung des epileptisch aktiven Hirngewebes sind **positive Symptome** sehr häufig, wie rhythmische Zuckungen der Extremitäten, Kribbelparästhesien oder andere Empfindungsstörungen wie aufsteigende Übelkeit, Angst oder szenische Halluzinationen. **Negative Symptome** wie Hemiparesen sind selten, allerdings ist ein Sistieren der Sprachfunktion (Spracharrest) typisch für eine Beteiligung sprachrelevanter Hirnregionen. Ferner können negative Symptome als Ausfallerscheinungen nach den Anfällen (postiktual) auftreten (typisch als sog. Todd'sche Parese). Die meisten Epilepsiepatienten haben nur einen oder wenige Anfallstypen, die immer gleich ablaufen, weil offenbar bei einem Patienten immer die gleichen Netzwerke involviert sind.

Auf den Punkt gebracht

- positive Symptome: ein „Zuviel" an Aktivität, z.B. rhythmische Zuckungen
- negative Symptome: ein „Zuwenig" an Aktivität, z.B. Lähmung, Spracharrest

Fokale und generalisierte epileptische Anfälle

Bei fokalen Anfällen sind nur bestimmte umschriebene Hirnregionen in die synchronisierten Entladungen eingebunden. Bei den generalisierten Anfällen findet sich im EEG bereits zu Beginn eine generalisierte Anfallsaktivität. Entsprechend ist die Anfallssemiologie für bestimmte Hirnregionen und bestimmte generalisierte Anfallsformen charakteristisch (➤ Tab. 3.1). Es gibt jedoch Überschneidungen, die eine eindeutige Unterscheidung von fokalen und generalisierten Anfällen nicht immer zulassen.

Wir haben uns für dieses Kapitel weitgehend an die Klassifikationen von 1981 für epileptische Anfälle und von 1989 für Epilepsien gehalten, die sich über Jahrzehnte international weitgehend durchgesetzt haben, jedoch einzelne Zuordnungen aufgrund neuer Erkenntnisse korrigiert. Während der Revision dieses Kapitels zeichnete sich ab, dass es nach langer Zeit einen internationalen Konsens für etwas modifizierte Begriffe und Einteilungen geben wird, deren wichtigste Grundzüge weiter unten aufgeführt sind.

Auf den Punkt gebracht

Besondere Begriffe

Jackson-Anfälle Fokale klonische Anfälle werden auch nach ihrem Erstbeschreiber als Jackson-Anfälle bezeichnet. Wenn sie sich auf dem motorischen Kortex ausbreiten, können die Zuckungen von einer Körperregion auf andere übergehen, z.B. vom Daumen über die Hand

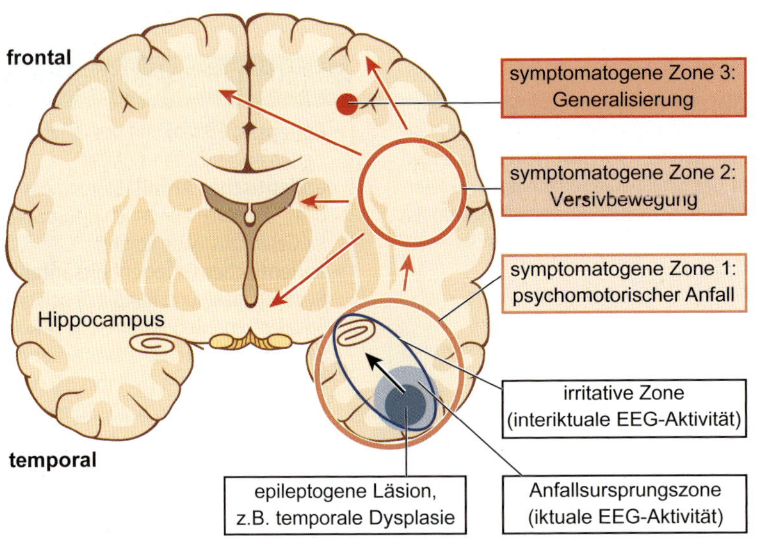

Abb. 3.1 Anfallsfokus und Ausbreitung. Nach Lüders ist die **epileptogene Läsion** eine strukturelle Hirnveränderung, die die Anfälle verursacht. In ihrem Randbereich liegt die **Anfallsursprungszone,** in der die epileptischen Entladungen im Rahmen eines Anfalls beginnen. Die **irritative Zone** umfasst die Hirnregion(en), in der epilepsietypische Potenziale im EEG zwischen den Anfällen (interiktual) auftreten. Sie geht oft deutlich über die Läsion hinaus und kann sekundäre Foci, wie in diesem Fall die Ausbreitung auf den Hippokampus (Pfeil), mit betreffen. Die Hirnregion, in der epileptische Entladungen zu einer klinischen Symptomatik führen, heißt **sympomatogene Zone.** Dabei ist die Symptomatik der Zone 1 lokalisatorisch am wichtigsten (hier psychomotorischer/dyskognitiver Anfall), weil sie Hinweise auf den Entstehungsort der Anfälle liefert, während die Symptomatik, die durch die weitere Ausbreitung des Anfalls entsteht, zusätzliche Hinweise, z.B. auf die Seitenlokalisation, gibt (hier Versivbewegung als Hinweis auf einen kontralateralen Anfallsursprung). Als **Zone des funktionellen Defizits** wird schließlich noch die Region bezeichnet, bei deren Störung es zu interiktualen permanenten Ausfällen wie z.B. Gedächtnisstörungen kommt (nicht eingezeichnet).

Tab. 3.1 Epileptische Anfälle nach der internationalen Klassifikation von 1981.

Typ	Subtyp	Typische Zeichen
Fokale Anfälle		
einfach-fokale Anfälle (Bewusstsein nicht gestört)	mit motorischen Symptomen	tonisch (Verkrampfung) oder klonisch (rhythmische Zuckung, Jackson-Anfälle)
	mit somatosensorischen oder spezifisch-sensorischen Symptomen	Halluzinationen, Kribbeln, Lichtblitze, Klingeln
	mit autonomen Symptomen	Erbrechen, Inkontinenz, Blässe, Schwitzen, Erröten
	mit psychischen Symptomen	dysphasisch, dysmnestisch, affektiv
komplex-fokale Anfälle (mit Störung des Bewusstseins)	einfacher fokaler Anfall, gefolgt von einer Störung des Bewusstseins	• Temporallappen (häufig): starrer Blick, Verharren, Automatismen wie z.B. Schmatzen oder Nesteln, oft auch stereotype Handlungen wie Herumlaufen oder -räumen • Frontallappen (kürzer): typische motorische Abläufe wie tonische Körperhaltungen
	mit einer Bewusstseinsstörung zu Beginn	
fokale Anfälle, die sich zu sekundär-generalisierten Anfällen entwickeln		• häufig einleitend Kloni auf der Gegenseite und/oder Kopfwendung auf die Gegenseite des Anfallsursprungs (➤ Abb. 3.1) • Zeichen der Vier: der zum Anfallsursprung kontralaterale Arm ist gestreckt, der ipsilaterale Arm angewinkelt, sodass beide Arme eine 4 bilden • dann generalisierte tonisch-klonische Entäußerungen
Generalisierte Anfälle		
Absencen	• typische • atypische (prolongiert, im EEG Frequenz < 2,5 Hz)	• meist 5–10 s (selten bis zu ca. 45 s) • Innehalten und Verharren • leichtes Verdrehen der Augen nach oben • milde orale Automatismen • Fortführen komplexer Handlungen, wie Fahrradfahren (seltener)
myoklonische Anfälle (inkl. Impulsiv-Petit-Mal)	• myoklonische Anfälle	• Muskelzuckungen (auch wiederholt möglich, dann aber irregulär und nicht rhythmisch) • bilaterales Zucken der oberen Extremitäten mit z.B. Wegschleudern von Gegenständen bei der juvenilen myoklonischen Epilepsie • ggf. anschließender Tonusverlust und Sturz
astatische Anfälle		• plötzlicher Tonusverlust mit Sturz einhergehend (mit vorhergehenden Muskelzuckungen als myoklonisch-astatische Anfälle)
tonisch-klonische Anfälle	• tonisch • klonisch • tonisch-klonisch	• evtl. langgezogener Laut („Initialschrei") • tonische Streckung aller Extremitäten, dann Zuckungen (zunächst hochfrequent, dann immer langsamer werdend) über ca. 1 min • Speichelfluss, Schaum vor dem Mund • Zungenbiss • Urin-, Stuhlabgang • anschließend Reorientierung, Kopfschmerzen, Muskelkater möglich • auch als rein klonische oder rein tonische Anfälle möglich

auf den Arm, dann spricht man von einem „march of convulsion." In gleicher Weise können sensible Symptome, meist in Form von Parästhesien, auftreten und sich entsprechend ausbreiten (sensible Jackson-Anfälle mit „march").

Todd'sche Parese Bei fokalen und sekundär generalisierten Anfällen können nach den Anfällen fokale Ausfallerscheinungen auftreten. So kann es nach fokal-klonischen Anfällen zu einer bis zu Stunden anhaltenden postiktualen Parese der einbezogenen Körperregion kommen. Sie wird als Todd'sche Parese bezeichnet. Äquivalent können eine postiktuale Aphasie, Hypästhesien oder Gesichtsfeldausfälle auftreten.

Aura Wenn lediglich der Patient selbst den Anfall bemerkt und dies von außen nicht sichtbar wird, spricht man von einer Aura und unterscheidet je nach der o.g. Klassifikation somatosensible, psychische, epigastrische, olfaktorische, auditorische, visuelle, unspezifische und anderen Auren. Der Begriff der Aura suggeriert einen Zustand, der sich Sekunden vor dem eigentlichen Anfall abspielen soll. Dabei wird vergessen, dass es sich bereits um einen einfach-fokalen Anfall handelt, der auch isoliert auftreten kann (Auren sind die häufigsten einfach-fokalen Anfälle!). Sie können z.B. mit einem Angstgefühl, einer veränderten Wahrnehmung, optischen oder akustischen Halluzinationen, Schmerzen oder mit vegetativen Symptomen wie einer aus der Magengegend aufsteigenden Übelkeit (epigastrische Aura) einhergehen.

MERKE
Fokale Anfälle werden unterteilt in einfach-fokale Anfälle, bei denen das Bewusstsein nicht gestört ist (inkl. Auren), komplex-fokale Anfälle, bei denen eine Bewusstseinsstörung auftritt (deshalb jetzt auch als „dyskognitiv" bezeichnet), und fokale Anfälle, die sich sekundär zu generalisierten Anfällen entwickeln.

Epilepsien

Wie bei den epileptischen Anfällen werden auch bei Epilepsien fokale von generalisierten Formen unterschieden (> Tab. 3.2). Jedoch werden auch bei den generalisierten Epilepsien Anfälle sehr unterschiedlicher Semiologie beobachtet, was zeigt, dass selbst bei diesen nicht das ganze Gehirn involviert sein kann (Absencen zeigen kaum motorische Symptome, myoklonische Anfälle keine Bewusstseinsstörung), auch wenn das Oberflächen-EEG dies suggeriert. Neuere Untersuchungen mit der funktionellen Kernspintomografie zeigen, dass bei diesen Anfällen tatsächlich nur bestimmte Hirnregionen involviert sind. Die Einteilung in Untergruppen richtet sich nach der Ätiologie (idiopathische, d.h. genetische, vs. symptomatische, d.h. meist durch eine Läsion bedingte, bzw. kryptogene, d.h. ätiologisch unklare, Formen).

Neue Vorschläge für Klassifikation und Terminologie 2010

Gemäß der ILAE-Kommission (ILAE = International League Against Epilepsy) werden fokale Anfälle in fokale Anfälle ohne und mit Einschränkung des Bewusstseins oder der Aufmerksamkeit unterteilt, Letztere werden als „dyskognitiv" bezeichnet. Erstere sind weiter in solche mit beobachtbaren motorischen oder autonomen Symptomen (in etwa einem einfach-fokalen Anfall entsprechend) oder solche mit ausschließlich subjektiven sensiblen bzw. psychischen Phänomenen zu unterteilen („fokal sensorisch", „fokal psychisch"), letztere der Aura entsprechend (Kasten „Besondere Begriffe"). Der fokale Anfall kann sekundär generalisieren, was in der neuen Klassifikation als „Ausbreitung in bilaterale Konvulsionen" bezeichnet wird. Der Begriff des myoklonisch-astatischen Anfalles wird durch myoklonisch-atonisch ersetzt. Die Klassifikation der Epilepsien ändert sich bezüglich der Ätiologie von idiopathisch zu „genetisch", symptomatisch zu „strukturell/metabolisch" und kryptogen zu „unbekannt". Weiterhin wird unterschieden zwischen – v.a. genetischen – „Syndromen" mit klaren elektroklinischen Charakteristika und „Konstellationen"

Tab. 3.2 Etwas modifizierte Einteilung der Epilepsien angelehnt an die internationale Klassifikation der Epilepsien und der epileptischen Syndrome (1989).

Typ	Subtyp
Fokale (lokalisationsbezogene, lokale, partielle) Epilepsien und Syndrome mit Beispielen	
idiopathisch	benigne familiäre neonatale/infantile Anfälle benigne Partialepilepsien des Kindesalters mit zentrotemporalen Sharp-Waves (Rolandische Epilepsie u.a.) Epilepsie des Kindesalters mit okzipitalen Paroxysmen autosomal-dominante nächtliche Frontallappenepilepsie autosomal-dominante laterale Temporallappenepilepsie
symptomatisch	große Gruppe von Epilepsien, die überwiegend durch strukturelle Hirnläsionen ausgelöst werden und deren Symptomatik von der Lokalisation der epileptogenen Läsion abhängt
kryptogen	vermutlich symptomatisch, die Ätiologie ist aber nicht nachzuweisen
Generalisierte Epilepsien und Syndrome mit Bespielen	
idiopathisch	• kindliche Absence-Epilepsie (CAE) • juvenile Absence-Epilepsie (JAE) • juvenile myoklonische Epilepsie (JME) • Epilepsie mit generalisierten tonisch-klonischen Anfällen in der Aufwachphase (EGTCA)
kryptogen oder symptomatisch	• Epilepsie mit Blitz-Nick-Salaam-Anfällen (West-Syndrom) • Lennox-Gastaut-Syndrom • epileptische Anfälle als Komplikation zahlreicher Erkrankungen, z.B. nach perinataler Hypoxie oder bei angeborenen Stoffwechselanomalien
Epilepsien und Syndrome, die nicht als fokal oder generalisiert bestimmt werden können	
mit generalisierten und fokalen Anfällen	andere idiopathische Epilepsien, inkl. generalisierter/genetischer Epilepsie mit Fieberkrämpfen plus, Epilepsie mit myoklonisch-astatischen Anfällen, schwere myoklonische Epilepsie des Kleinkindalters (Dravet-Syndrom)
ohne eindeutige generalisierte oder fokale Zeichen	
Spezielle Syndrome	
	• Gelegenheitsanfälle • Fieberkrämpfe • isolierte Anfälle und isolierter Status epilepticus • Anfälle bei akuten metabolischen oder toxischen Störungen

ohne entwicklungsbezogene oder klare genetische Komponenten, wie der mesialen Temporallappenepilepsie mit Hippokampussklerose.

Fokale Epilepsien und Syndrome

In den folgenden Abschnitten werden typische Beispiele klinisch wichtiger oder interessanter fokaler und generalisierter Syndrome ohne Anspruch auf Vollständigkeit näher beschrieben.

Idiopathische fokale Epilepsien

Benigne familiäre neonatale und infantile Anfälle
Diese sind seltene, autosomal-dominant vererbte Epilepsiesyndrome. Je nach Beginn in den ersten Lebenstagen oder -monaten werden 3 Formen unterschieden: neonatale, neonatal-infantile und infantile Anfälle (BFNS/BFNIS/BFIS). Die Anfälle treten häufig in Clustern über mehrere Tage auf und sistieren spontan nach Wochen bis Monaten. Im späteren Leben treten nur bei 15% der Betroffenen noch (seltene) Anfälle auf. Die Anfälle sind fokal, typischerweise mit Zyanose, apnoischen Episoden, fokalen motorischen Entäußerungen, häufig auch rasch generalisierend ohne fokale klinische Zeichen. Die geistige und körperliche Entwicklung und das EEG sind bei diesen Patienten meist normal.

Benigne Partialepilepsien
Die häufigste Epilepsieform dieser Gruppe und eine der häufigsten erblichen Epilepsien überhaupt ist die benigne Epilepsie mit zentrotemporalen Sharp-Waves (**Rolandische Epilepsie**). Erblich sind bei diesem Syndrom v.a. die auch subklinisch (d.h. ohne Anfälle) auftretenden typischen EEG-Veränderungen mit triphasischen Sharp-Waves, die überwiegend ein zentrales und temporales Maximum aufweisen. Die Anfälle sind meist einfach fokal, typisch ist das Zusammenziehen einer Gesichtshälfte oder ein Zucken von Wangen und Augenlidern, seltener sind auch Arm oder Bein betroffen oder es kommt zu sensiblen Symptomen. Bei etwa einem Viertel der Patienten treten auch generalisierte tonisch-klonische Anfälle auf. Der Beginn liegt zwischen dem Kleinkind- und Jugendalter. Typisch ist ferner, dass sowohl die epilepsietypischen Potenziale als auch die Anfälle überwiegend im oberflächlichen Schlaf zu sehen sind. Nach dem 15. Lebensjahr treten in der Regel keine Anfälle mehr auf und auch die typischen EEG-Veränderungen sind nicht mehr nachzuweisen. Die Patienten haben zusätzlich häufig Teilleistungsstörungen, z.B. in Form einer Dyslexie.

Symptomatische und kryptogene fokale Epilepsien

Diese Epilepsiesyndrome haben keine Altersbindung. Sie treten als Folge struktureller Hirnläsionen oder metabolischer Veränderungen auf. Bei den symptomatischen Formen kann man die epileptogenen Läsionen (➤ Tab. 3.3 und ➤ Abb. 3.2) mit der MRT nachweisen. Durch eine zunehmend bessere Auflösung, höhere Feldstärken und bessere Nachverarbeitungsmethoden der MRT gelingt es zunehmend auch bei den kryptogenen Formen, eine Läsion zu finden. Auch chronische Entzündungen durch Autoimmunerkrankungen können Epilepsien verursachen, wie bei der Rasmussen- oder der limbischen Enzephalitis. Die Latenz vom Auftreten einer Läsion bis zur Manifestation epileptischer Anfälle ist sehr unterschiedlich. So kann es wenige Monate oder erst Jahre oder Jahrzehnte nach einem Schädel-Hirn-Trauma oder einem Schlaganfall zu epileptischen Anfällen kommen. Je nach Lokalisation der Veränderungen kommt es dann zur Ausbildung typischer Epilepsiesyndrome mit entsprechender Anfallssemiologie (➤ Abb. 3.3). Deshalb werden im Folgenden die Epilepsien nach Hirnlappen separat behandelt.

Temporallappenepilepsien
Die Schläfenlappenepilepsien machen bis zu 40% der fokalen Epilepsien aus und sind damit die häufigste Form. Häufig findet sich eine Hippokampussklerose. Diese kann sowohl die primäre Anfallsursache sein, aber auch sekundär durch Anfälle in anderen Hirnregionen mit Ausbreitung (Propagation) in den Temporallappen entstehen und dann später selbst (zusätzlich) anfallsauslösend werden. Bei den Symptomen einer mesialen Temporallappenepilepsie sind epigastrische Auren und komplex-fokale Anfälle am häufigsten. Bei den lateralen Temporallappenepilepsien kommen andere Symptome wie akustische Halluzinationen hinzu, die übrigen Charakteristika gelten aber auch für diese Formen.

Tab. 3.3 Typische Beispiele epileptogener Hirnläsionen.

Typ	Subtyp
Hirnfehlbildungen	• fokale kortikale Dysplasien, wie z.B. auch bei der tuberösen Sklerose • periventrikuläre oder anders lokalisierte Heterotopien (graue Hirnsubstanz findet sich in Bereichen, in denen sich sonst nur weiße Hirnsubstanz befindet) • Gyrierungsstörungen, wie Polymikrogyrie • Lissenzephalie (fehlende Gyrierung) • Doppelkortex-Syndrom (ein weiteres Kortexband im Marklager)
Hippokampussklerose	
Hirn- und Gefäßtumoren	• hirneigene Tumoren wie niedrig- oder hochmaligne Gliome • entwicklungsbedingte Tumoren wie Gangliogliome, dysembryoblastische neuroepitheliale Tumoren (DNET) oder Hamartome • Hämangioblastome, wie Kavernome • arteriovenöse Malformationen (Gefäßfehlbildungen)
vaskuläre Läsionen	• ischämische Infarkte • primäre Hirnblutungen
Narbenbildung	• nach Kontusionen im Rahmen von Schädel-Hirn-Traumata • nach Kriegsverletzungen

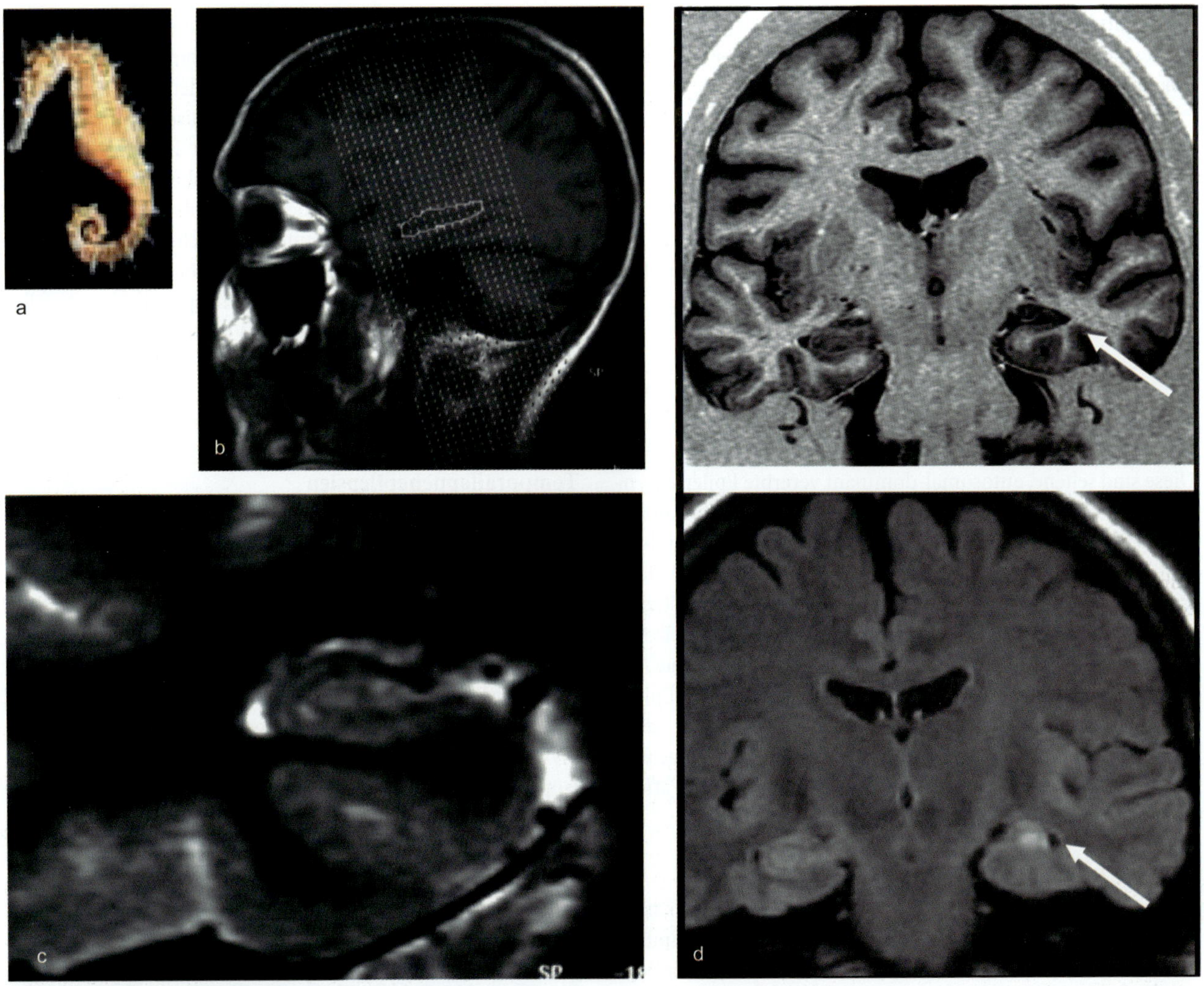

Abb. 3.2 Hippokampussklerose. a Hippocampus communis, das Seepferdchen, dessen Schwanz wie beim Hippokampus im Temporallappen eingerollt ist. **b** Schichtführung für die temporal angulierte Darstellung, um den Hippokampus orthogonal zu treffen. **c** Vergrößerte Darstellung eines gesunden Hippokampus. **d** Hippokampussklerose links mit Zeichen der Atrophie (oben: T1 inversion recovery) und Hyperintensität (unten: FLAIR = „fluid-attenuated inversion recovery"; T2 mit supprimiertem Flüssigkeitssignal) in koronarer, temporal angulierter Schichtführung (orthogonal zur Längsachse des Hippokampus ausgerichtet). Patientin mit komplex-fokalen (psychomotorischen) Anfällen bei Temporallappenepilepsie (s. Fallbeispiel).

Zur Vertiefung

Anfallssemiologie bei Temporallappenepilepsien

Auren

- epigastrische Auren: Unwohlsein, Wärme oder Kribbelgefühl, das in der Magengegend beginnt und dann aufsteigt
- Déjá-vu-Auren: Patienten erleben eine neue Situation, als ob sie sie schon einmal erlebt hätten, obwohl ihnen bewusst ist, dass sie so zum ersten Mal stattfindet
- psychische Auren: z.B. Angstgefühle
- halluzinatorische Symptome und Wahrnehmungsstörungen: unangenehmer Geruch (olfaktorische Aura) oder Geschmack (gustatorische Aura), kleinere oder größere Wahrnehmungen der Umgebung (Mikropsie/Makropsie)
- unspezifische Auren: unbeschreibbare, komische Gefühle im Körper oder im Kopf.

Komplex-fokale (auch psychomotorische oder dyskognitive) Anfälle

- unterschiedlich ausgeprägte Bewusstseinsstörung, von veränderter Wahrnehmung der Umgebung, ohne selbst reagieren zu können, bis hin zu vollständiger Amnesie
- häufig autonome Störungen mit Blässe, Tachykardien oder Hyperventilationen
- oroalimentäre oder gestische Automatismen wie Schmatzen, Lecken, Schlucken, Nesteln, Reiben (Extremitäten-Automatismen insbesondere der ipsilateralen Hand)
- dystone Fehlhaltung der kontralateralen Hand

Verlauf

- bei weiterer Ausbreitung Versivbewegung zur kontralateralen Seite und sekundäre Generalisierung
- meist postiktuale Verwirrung, Aphasie bei Anfällen der dominanten Hemisphäre.

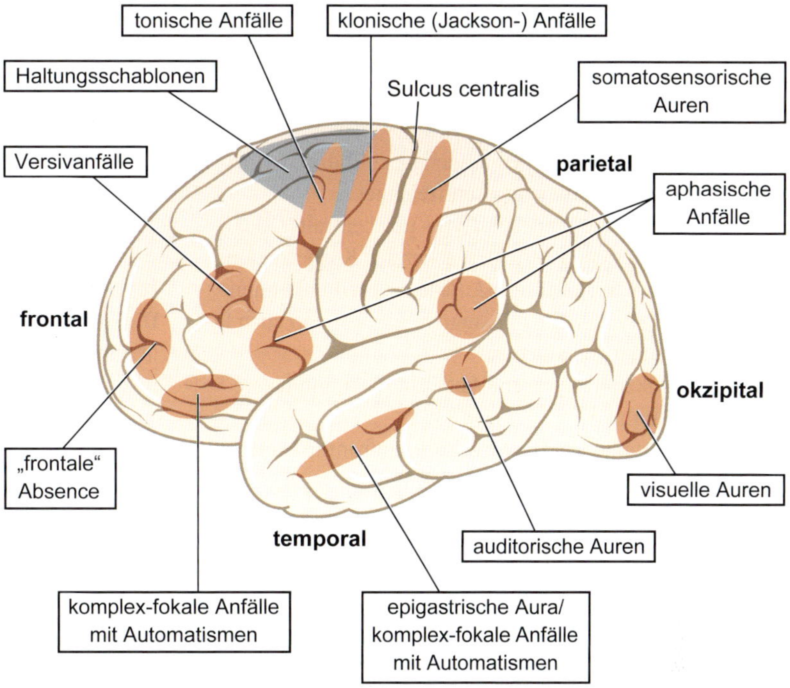

Abb. 3.3 Anfallstypen (Semiologie) und betroffene Hirnregion. Dargestellt ist die topografische Zuordnung von Anfällen bestimmter Semiologie. Eine Aphasie betrifft die dominante Hemisphäre des Patienten.

FALLBEISPIEL

Eine 25-jährige Patientin mit einer seit der frühen Kindheit bestehenden Epilepsie wird in die Epilepsieambulanz überwiesen. Sie wurde bisher mit Phenytoin, Valproat und Carbamazepin behandelt. Jüngst wurde Levetiracetam hinzugegeben, von dem die Patientin deutlich profitierte (Reduktion der monatlichen Anfallsfrequenz von 5 auf 2), aber nicht anfallsfrei wurde. Die Patientin nimmt aktuell 1.200 mg Carbamazepin und 2.000 mg Levetiracetam pro Tag ein. Sie klagt über eine erhebliche chronische Müdigkeit. Eine cMRT sei bisher unauffällig gewesen. Sie wird von Carbamazepin auf Lamotrigin (400 mg/d) umgestellt und es wird ein Video-EEG-Monitoring initiiert. Nach der Umstellung fühlt sich die Patientin „wie neu geboren“, hat jedoch weiterhin ca. 2 Anfälle pro Monat.

Die aus der Anamnese und Fremdanamnese hervorgehenden epigastrischen Auren und psychomotorischen Anfälle bestätigen sich im Video-EEG-Monitoring. Im EEG zeigt die Patientin häufige interiktuale Spikes und Anfallsmuster über dem linken mesialen Temporallappen. In der MRT zeigt sich eine Hippokampussklerose links (s. ➤ Abb. 3.2d). Neuropsychologisch ist das verbale episodische Gedächtnis mäßig eingeschränkt.

Die Patientin wird über Chancen und Risiken eines epilepsiechirurgischen Eingriffs mit selektiver Amygdalahippokampektomie links aufgeklärt und wünscht diesen Eingriff. Sie möchte beide – jetzt gut verträglichen – Medikamente beibehalten. Durch die Operation wird die Patientin anfallsfrei. Subjektiv verändert sich das Gedächtnis nicht. Neuropsychologisch ist eine geringe Verschlechterung des vorbestehenden Gedächtnisdefizits nachweisbar.

Frontallappenepilepsien

Die Frontallappen machen etwa 50% der Hirnoberfläche aus – entsprechend vielfältig gestaltet sich die Semiologie frontal generierter Anfälle. Allgemein gilt, dass Frontallappenanfälle im Vergleich zu Temporallappenanfällen kürzer andauern, rascher generalisieren und mit einer rascheren Reorientierung einhergehen. Häufig treten die Anfälle nachts aus dem Schlaf heraus auf. Aufgrund der kurzen Verbindung zur kontralateralen Hemisphäre können mittelliniennah generierte Anfälle klinisch wie primär generalisierte Anfälle aussehen, d.h. ohne Aura oder sichtbare fokale Einleitung. Auch im EEG können die epilepsietypischen Potenziale ein bilaterales frontales Maximum aufweisen (bilaterale Synchronie), obwohl die Anfälle von einer Seite ausgehen (Differenzialdiagnose primär generalisierter Anfälle!).

Je nach Ursprungsort ergibt sich folgendes Bild (➤ Abb. 3.3):

- frontoorbitale Region: Anfälle können Temporallappenanfällen ähnlich sehen; häufig Automatismen, Verharren oder olfaktorische Auren
- frontopolare Region: kurze Abwesenheiten, die Absencen zum Verwechseln ähnlich sehen („frontale Absencen“)
- primärer Motorkortex (Gyrus precentralis, M1): klonische Anfälle der entsprechenden Körperregion
- prämotorischer Kortex: tonische Verkrampfung der entsprechenden Körperregion, sekundär dann häufig Ausbreitung in den primären Motorkortex mit Kloni
- supplementäre motorische Area (SMA): tonische Anfälle mit typischen Haltungsschablonen, z.B. in Form einer bilateralen langsamen Armhebung oder asymmetrischen Fechterstellung (ein Arm wird angehoben, ein anderer nach unten weggestreckt); zudem kann es zu Spracharrest oder auch Tonusverlust mit Sturzanfällen kommen
- lateraler Frontallappen: motorische Aphasie (dominante Hemisphäre) oder Versivbewegung der Bulbi und des Kopfes zur Gegenseite

- frontomesiale Region oder Konvexität: hypermotorische Anfälle mit z.T. sehr heftigen komplexen Bewegungsmustern.

Parietallappenepilepsien
Anfälle, die vom Scheitellappen ausgehen, sind durch sensorische oder visuelle Phänomene gekennzeichnet:
- primäre sensorische Rinde des Gyrus postcentralis (S1): Kribbelparästhesien in der entsprechenden Körperregion, die sich ähnlich wie klonische Anfälle ausbreiten können (sensible Jackson-Anfälle mit „march"); es können auch lokalisierte Schmerzen auftreten
- weiter nach okzipital gelegene Anfallsherde: komplexere sensible Phänomene
- S2-Region (supplementär-sensorisch) im frontoparietalen Operkulum: Kribbelgefühl einer gesamten Körperhälfte oder auch des gesamten Körpers.

Typische weitere Phänomene sind komplexe visuelle Wahrnehmungsstörungen, aphasische oder auch vestibuläre Symptome mit Drehschwindel und Übelkeit.

Okzipitallappenepilepsien
Anfälle aus der primären Sehrinde sind durch visuelle Halluzinationen wie Lichtblitze oder Punkte im kontralateralen Gesichtsfeld gekennzeichnet. Werden die Anfälle in den sekundären visuellen Arealen generiert, resultieren komplexere visuelle Phänomene, wie z.B. das Sehen eines oder mehrerer farbiger Punkte.

Generalisierte Epilepsien und Syndrome

Idiopathische generalisierte Epilepsien (IGE)

Die idiopathischen generalisierten Epilepsien sind die häufigsten erblichen Epilepsieformen und machen etwa 30% aller Epilepsien aus. Ihre 4 häufigsten Typen (➤ Tab. 3.2) hängen genetisch eng zusammen. So kommen in betroffenen Familien häufig mehrere Formen vor, entweder auf mehrere Personen verteilt oder bei einem einzelnen Betroffenen. Die Syndrome sind durch einen charakteristischen Beginn und typische EEG-Veränderungen gekennzeichnet.

MERKE
Die IGE treten in der Regel bei normal intelligenten Kindern und Jugendlichen auf, auch wenn mit sehr genauen neuropsychologischen Untersuchungen oft kognitive Störungen nachgewiesen werden können.

Kindliche Absence-Epilepsie (CAE)
Die Erkrankung beginnt zwischen dem 3. und 8. Lebensjahr, typischerweise im Einschulalter. Kennzeichnend sind häufige kurze Abwesenheiten, die bis zu 100-mal täglich auftreten (daher der frühere Begriff Pyknolepsie). Aus der französischen Schule stammt die alte Bezeichnung „Petit Mal" für Absencen und myoklonische Anfälle (im Gegensatz zu „Grand Mal" für die generalisierten tonisch-klonischen Anfälle). Im Jugend- oder im Adoleszentenalter können bei diesen Patienten generalisierte tonisch-klonische Anfälle hinzutreten (s. EGTCA). Das EEG bei der CAE zeigt ein typisches Muster von regelmäßigen generalisierten 3/s-Spike-Wave-Komplexen (➤ Abb. 3.7d), seltener finden sich auch 3–4/s irreguläre, d.h. unregelmäßig ausgeprägte, Spike-Wave-Komplexe.

Juvenile Absence-Epilepsie (JAE)
Die Anfälle äußern sich wie bei der CAE, jedoch treten sie seltener auf und beginnen erst um die Pubertät herum. Assoziierte myoklonische Anfälle und auch später auftretende generalisierte tonisch-klonische Anfälle sind bei der JAE häufiger als bei der CAE, auch die EEG-Veränderungen sind häufiger irregulär.

Juvenile myoklonische Epilepsie (JME)
Der Beginn der JME liegt um die Pubertät. Charakteristisch sind bilaterale kurze Zuckungen in den Schultern und Armen, seltener sind auch die Beine oder sichtbar der ganze Körper involviert. Die Erkrankung wurde früher auch als Impulsiv-Petit-Mal bezeichnet, da charakteristischerweise bei diesen Anfällen morgens Gegenstände, wie eine Zahnbürste, weggeschleudert werden. Die Patienten sind im Gegensatz zu denen mit Absencen bei Bewusstsein. Die Zuckungen können isoliert einzeln oder in Gruppen auch mit einer Gesamtdauer von bis zu einer halben Stunde auftreten. Typisch ist das Auftreten in der Aufwachphase, nachdem die Patienten geschlafen haben, nicht nur morgens, sondern auch z.B. nach einem Mittagsschlaf. Die Anfälle werden provoziert durch Schlafentzug oder Alkoholgenuss am Vorabend. Bei ca. 75% der Fälle kommt es irgendwann im Laufe des Lebens auch zu generalisierten tonisch-klonischen Anfällen, die ebenfalls typischerweise in der Aufwachphase stattfinden. Charakteristisch für das EEG sind generalisierte Poly-Spikes oder Poly-Spike-Wave-Komplexe, häufig finden sich aber auch irreguläre oder seltener reguläre Spike-Wave-Komplexe.

Kryptogene und symptomatische generalisierte Epilepsien

West-Syndrom Säuglinge mit West-Syndrom (Synonym: Blitz-Nick-Salaam[BNS]-Anfälle) erkranken um den 3.–7. Lebensmonat. Charakteristisch sind Myoklonien (blitzartige Verkrampfungen) und infantile Spasmen (tonische Verkrampfungen), die häufig in einer Beugebewegung des Kopfes und Rumpfes mit Zusammenklappen des Oberkörpers ablaufen, daher die Bezeichnung Blitz-Nick-Salaam-Anfälle. Charakteristisch im EEG ist eine sog. Hypsarrhythmie, die durch eine irreguläre Mischung von multifokaler und generalisierter epilepsietypischer Aktivität sowie langsamer Aktivität charakterisiert ist. Viele Patienten sind hemi- oder tetraplegisch und haben eine Mikrozephalie. Etwa zwei Drittel haben ausgeprägte zerebrale Läsionen, z.B. Atrophien oder Hirnfehlbildungen.

Eine geistige Retardierung findet sich bei über 90%. Die Ursachen sind vielfältig, auch metabolische Störungen und Infektionen sind neben den genannten strukturellen zerebralen Läsionen häufige Ursachen.

Lennox-Gastaut-Syndrom Kennzeichen sind myoklonisch-astatische und tonische Anfälle mit häufigen Stürzen, atypische Absencen mit Spike-Slow-Wave-Komplexen um 2–2,5/s sowie eine mentale Retardierung. Die Kinder erkranken im frühen Kleinkind- oder Einschulalter. Nicht selten entwickelt sich ein Lennox-Gastaut- aus einem West-Syndrom. Dementsprechend sind die Ursachen ähnlich vielfältig.

Spezielle Anfallsarten

Fieberkrämpfe

Fieberkrämpfe sind die häufigste Ursache epileptischer Anfälle und kommen bei bis zu 5% aller Kleinkinder vor. Sie treten zwischen dem 3. Lebensmonat und dem 5. Lebensjahr auf. Häufig besteht eine positive Familienanamnese. Ein Drittel aller Kinder bekommt nach dem ersten mindestens einen weiteren Fieberkrampf. Semiologisch handelt es sich meist um generalisierte tonisch-klonische Anfälle oder abortive Formen derselben, die typischerweise im Fieberanstieg auftreten. Das Epilepsierisiko ist nach einfachen, einmaligen Fieberkrämpfen nicht erhöht, lediglich wenn fokale oder länger als 15 Minuten andauernde sog. komplizierte Fieberkrämpfe oder multiple Fieberkrämpfe auftreten. Fieberkrämpfe sind jedoch mit dem späteren Auftreten von idiopathischen generalisierten Epilepsien und Temporallappenepilepsien assoziiert. Behandlungsbedürftig sind nur länger andauernde Fieberkrämpfe, die durch die rektale Applikation von Diazepam durchbrochen werden können.

Reflexepilepsien

Reflexepilepsien sind seltene Epilepsiesyndrome, bei denen Anfälle durch für jeden Patienten spezifische Auslöser hervorgerufen werden. Die häufigste Form ist die fotosensible Epilepsie, bei der durch Flackerlicht, z.B. in einer Diskothek oder durch das Entlangfahren an einer Baumallee, Anfälle ausgelöst werden. Die Anfälle folgen den Lichtreizen unmittelbar. Ein Discobesuch am Abend, der am nächsten Morgen zu Anfällen führt, ist in der Regel durch Schlafentzug oder Alkoholgenuss und nicht durch Flackerlicht am Vorabend bedingt. Die Fotosensibilität kann im EEG durch epilepsietypische Aktivität bei Fotostimulation mit definierten Frequenzen nachgewiesen werden. Häufig sind eine familiäre Häufung und die Kombination mit IGE (bis zu 40% der JME-Patienten).

Andere Trigger umfassen langes Lesen (primäre Leseepilepsie), Rechnen, taktile Reize, Schrecksituationen oder auch ganz spezifische Auslöser, wie das Hören bestimmter Musikstücke. Für die Behandlung ist es wichtig, dass die Auslöser vermieden werden, sonst gelten die allgemeinen Therapierichtlinien. Die Ursachen der Reflexepilepsien sind meist idiopathisch. Auch bei klar symptomatischen Epilepsien können jedoch selten bestimmte Reize epileptische Anfälle auslösen.

Aus Patientensicht

Epilepsie

Die meisten Epilepsiepatienten können heute ein normales oder fast normales Leben führen, was die Familienplanung und Wahl eines passenden Berufes einschließt. Einschränkungen sollten nur dann gemacht werden, wenn tatsächlich eine Gefährdung des Patienten selbst oder anderer Personen vorliegt.

Anfallskalender

Ein Anfallskalender dient der Dokumentation von Anfällen und sollte auch Nebenwirkungen und Änderungen der Medikamente enthalten. Damit ist es möglich, die Therapie zu überprüfen und Überdosierungen von Medikamenten zu vermeiden.

Einschränkungen

Patienten können sich selbst oder andere durch Anfälle, besonders bei begleitenden Bewusstseinsstörungen, gefährden. Deshalb sollten sie im Fall von unkontrollierten epileptischen Anfällen nicht auf Leitern steigen, nicht schwimmen, nicht alleine baden, nicht an laufenden Maschinen arbeiten oder Auto fahren. Auch können sie bestimmte Berufe nicht oder nur eingeschränkt ausüben (s.u.), z.B. solche mit Aufsichtspflicht, Pflegeberufe, bei denen andere Personen gehalten oder gestützt werden müssen, oder Fahrtätigkeiten. Richtlinien für die Zeiträume der Anfallsfreiheit, nach denen Einschränkungen aufgehoben werden können, sind für das Autofahren festgelegt (s.u.) und auf andere „gefahrengeneigte Tätigkeiten" übertragbar.

Führerschein

Patienten mit Anfällen dürfen nur Auto fahren, wenn seit > 3 Jahren ausschließlich schlafgebundene Anfälle oder seit > 1 Jahr keine oder nur einfach-fokale Anfälle auftreten, die die Reaktionsbereitschaft nicht einschränken. Wird eine Epilepsie diagnostiziert, dürfen die Patienten bei Anfallsfreiheit 1 Jahr nach dem letzten Anfall wieder einen Pkw führen (Führerschein Gruppe 1). Fahruntauglichkeit für 3–6 Monate besteht nach:

- einem ersten unprovozierten Anfall, wenn keine Auffälligkeiten im EEG oder MRT gefunden wurden (6 Monate)
- Gelegenheitsanfällen (3 Monate)
- Anfällen nach Absetzversuchen (mit wieder angesetzter Medikation 3 Monate)

Berufliche Tätigkeiten

Für die Beurteilung der beruflichen Möglichkeiten von Menschen mit Epilepsie gibt es von den Berufsgenossenschaften herausgegebene Empfehlungen. Bei jeder Beurteilung wird die individuelle Arbeits- und Anfallssituation in Bezug auf Eigen- und Fremdgefährdung betrachtet, ggf. sollten Arbeitsplatzbegehungen durch die zuständigen Arbeitsmediziner durchgeführt werden. Für junge Epilepsiepatienten, die einen Ausbildungsplatz suchen und nicht anfallsfrei sind, gilt prinzipiell, dass eine Arbeitstätigkeit an ungeschützten Maschinen zu vermeiden ist und Tätigkeiten in der Höhe wie auf Leitern, Gerüsten oder Dächern nicht möglich sind. Zudem sind Einschränkungen bei Nachtarbeit (sofern Anfälle durch Schlafentzug provoziert werden) oder bei der Betreuung von hilfsbedürftigen Personen zu beachten.

Gelegenheitsanfälle

Gelegenheitsanfälle treten bei bis zu 5% aller Menschen im Verlauf ihres Lebens auf. Es handelt sich um Anfälle, für die ausschließlich ein geeigneter Auslöser verantwortlich gemacht werden kann, ohne andere Hinweise auf eine zugrunde liegende Hirnschädigung. Klinischer Befund, EEG und MRT nach dem Anfall sind also normal. Typische Auslöser sind exzessiver Schlafentzug, besonders in Verbindung mit vermehrtem Alkoholkonsum, Hypoglykämie und Elektrolytverschiebungen wie Hyponatriämie. Gelegenheitsanfälle sind nicht medikamentös behandlungsbedürftig, da das Rezidivrisiko bei Ausschalten der Ursachen gering ist. Semiologisch handelt es sich fast immer um generalisierte tonisch-klonische Anfälle.

Status epilepticus

Ein Status epilepticus ist definiert durch eine kontinuierliche Anfallsaktivität, die bei generalisierten Anfällen länger als 5 Minuten und bei fokalen Anfällen länger als 20–30 Minuten andauert. Ferner werden auch Serien von epileptischen Anfällen, zwischen denen der Patient das Bewusstsein nicht wiedererlangt, aufgrund der Dringlichkeit der Behandlung als Status epilepticus bezeichnet.

Man unterscheidet folgende Subformen:

- Status epilepticus generalisierter tonisch-klonischer Anfälle: akuter medizinischer Notfall (kann bei Nichtbehandlung tödlich sein)
- non-konvulsiver Status epilepticus: meist ohne motorische Symptome, manchmal kommt es zu Unruhe oder stereotypen Verhaltensweisen (Automatismen)
- Status epilepticus einfach-fokaler Anfälle: Persistenz typischer Anfallssymptome wie klonische Entäußerungen einer Extremität, die bei Läsionen in der Zentralregion oder der Rasmussen-Enzephalitis auftreten können und auch als Epilepsia partialis continua bezeichnet werden
- Absence-Status-epilepticus: ist nur durch das EEG vom non-konvulsiven Status abzugrenzen, das dann typische 3/s-Spike-Wave-Muster zeigt.

Non-konvulsive Status epileptici sind eine wichtige Differenzialdiagnose unklarer Bewusstseinsstörungen, bei denen im Verlauf, insbesondere bei unauffälliger Bildgebung und Fehlen anderer Ursachen, ein EEG durchgeführt werden sollte. Dieses zeigt dann häufig rhythmische epilepsietypische Entladungen, die Befunde können aber auch sehr subtil sein und nur eine irreguläre Verlangsamung aufweisen. In solchen Fällen sollten diagnostisch während der EEG-Ableitung Benzodiazepine appliziert werden, um damit elektroenzephalografisch ein Durchbrechen des Status nachweisen zu können, was allein klinisch, insbesondere nach längerer Bewusstlosigkeit und aufgrund der Sedierung durch die Benzodiazepine, selten möglich ist. Die Patienten wachen typischerweise erst sehr viel später wieder auf.

3.1.2 Diagnostik und Differenzialdiagnosen

Diagnostik

(Fremd-)Anamnese Epileptische Anfälle werden in aller Regel nicht vom Arzt selbst beobachtet. Daher ist die Schilderung der Anfallssymptome durch den Patienten, soweit er diese miterlebt, und durch z.B. Angehörige, Freunde oder Arbeitskollegen sehr wichtig. Sehr hilfreich ist, wenn Anfälle durch Angehörige nicht nur beschrieben, sondern auch auf Video aufgezeichnet werden können, z.B. mithilfe von Mobiltelefonen.

EEG Ein einzelnes Elektroenzephalogramm (EEG) zeigt beim wachen Patienten nur in 20–30% epilepsietypische Potenziale. Häufiger treten diese Potenziale in oberflächlichen Schlafstadien auf, sodass Schlafentzugs-EEGs oder 24-h-EEGs hilfreich sind.

Zur Vertiefung

Elektroenzephalografie

Das Elektroenzephalogramm (EEG) bildet Potenzialschwankungen des Gehirns ab, die sich aus kortikalen Feldpotenzialen zusammensetzen. Über einen Verstärker wird die Potenzialdifferenz zwischen 2 Elektroden gemessen und deren Zeitverlauf aufgezeichnet. Durch eine bestimmte Anordnung der EEG-Elektroden auf dem Kopf können die Veränderungen spezifischen Hirnregionen zugeordnet werden, wobei die räumliche Auflösung relativ gering ist.

Indikationen

Das EEG sichert die Diagnose bei Epilepsien, kann zwischen generalisierten und fokalen epilepsietypischen Potenzialen unterscheiden (und helfen, fokale Läsionen zu lokalisieren), erlaubt es, epileptische Anfälle einzuordnen (durch simultane Video- und EEG-Aufzeichnungen) und sie gegenüber nichtepileptischen Anfällen abzugrenzen, und es schließt einen (non-konvulsiven) Status epilepticus (bei diagnostisch unklaren Bewusstseinsstörungen) aus.

Ableitung

Die EEG-Elektroden werden nach dem 10-20-System auf dem Kopf platziert (➤ Abb. 3.4).

Routine-EEG Das Routine-EEG wird über 20 Minuten abgeleitet und beinhaltet die Aktivierung des Patienten und Provokationsmethoden:

- **Aktivierung:** Der Patient wird aufgefordert, mit geschlossenen Augen 3 Städte zu nennen oder rückwärts zu zählen. Dadurch kann der Grundrhythmus korrekt nachgewiesen und eine pathologische von einer vigilanzbedingten Verlangsamung abgegrenzt werden.
- **Hyperventilation:** Der Patient soll über 5 min tief ein- und ausatmen. Währenddessen und wenige Minuten danach können – physiologische – generalisierte, auch rhythmische Verlangsamungen auftreten. Sie sind von generalisierten epilepsietypischen Potenzialen zu unterscheiden.
- **Photostimulation:** Der Patient wird Flackerlicht von 1–30 Hz bei geschlossenen Augen ausgesetzt. Das EEG wird dabei auf epilepsietypische Potenziale überprüft.

Langzeit-EEG Durch ein EEG nach Schlafentzug oder ein Langzeit-EEG wird der diagnostische Wert erhöht, da epilepsietypische Potenziale in den oberflächlichen Schlafstadien gehäuft auftreten und beim Langzeit-EEG auch selten auftretende epilepsietypische Potenziale erfasst werden.

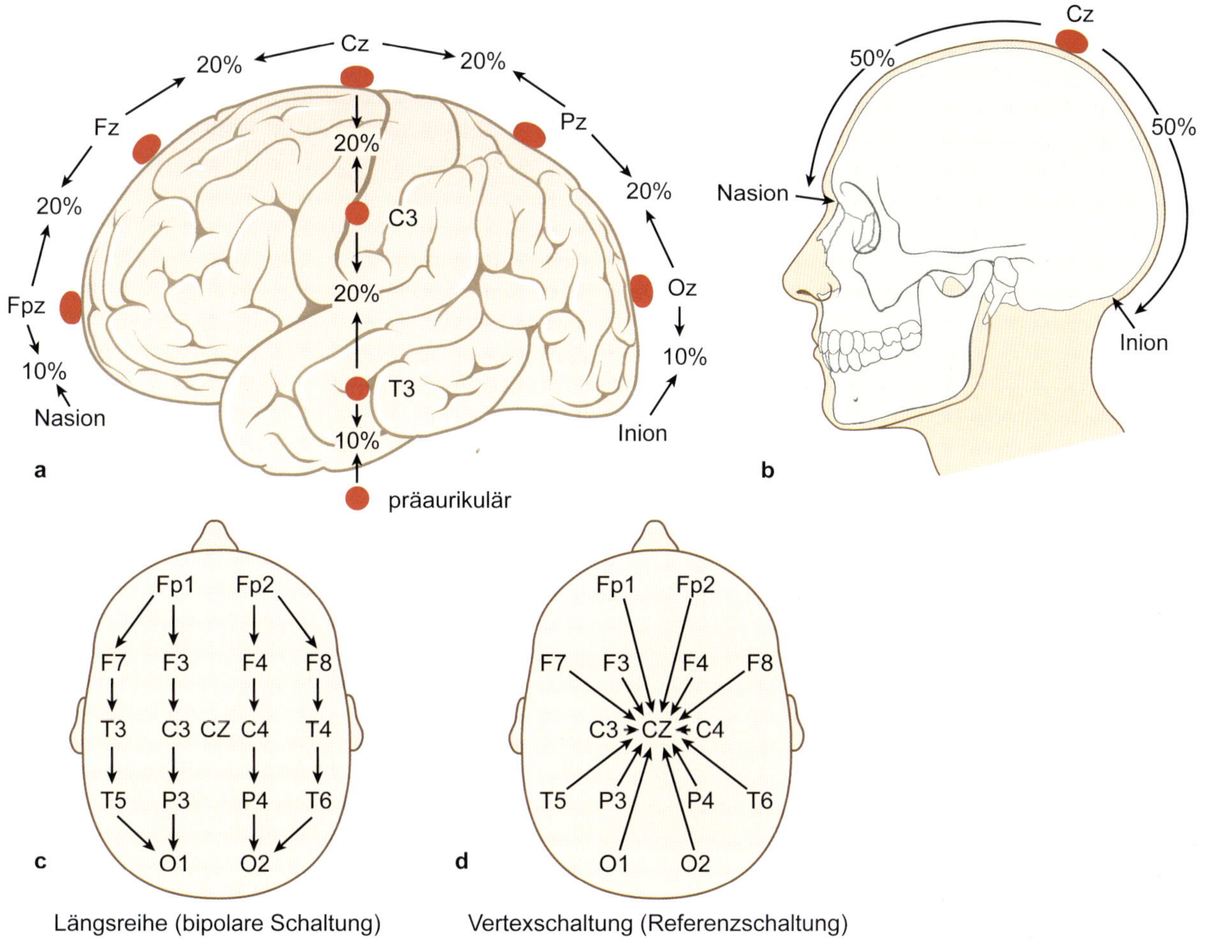

Abb. 3.4 EEG-Ableitung nach dem 10-20-System. a Die EEG-Elektroden werden auf der Kopfoberfläche nach dem 10-20-System positioniert. **b** Dabei wird zunächst die Strecke zwischen Nasion und Inion bestimmt und diese in 10- und 20-Prozent-Abschnitte aufgeteilt. In der zweiten Ebene wird die Strecke zwischen den zwei präaurikulären Punkten vermessen. Dadurch befindet sich jede Elektrode, unabhängig von der Kopfgröße, immer an der gleichen Position in Relation zum Gehirn. **c, d** Die EEG-Elektroden werden nach ihrer festgelegten Position und nach der jeweiligen Hemisphäre benannt, z.B. steht „F" für frontal, ungerade Zahlen für die linke und gerade Zahlen für die rechte Hemisphäre. „P4" bedeutet also rechts parietal. Die Verschaltung der Elektroden unterscheidet 2 grundlegende Möglichkeiten: die bipolare Schaltung, bei der nahe liegende Elektroden in Reihe verbunden werden (c), und die (monopolare) Referenzschaltung, bei der alle Elektroden jeweils mit der gleichen Elektrode (hier CZ) verschaltet werden (d).

Video-EEG-Monitoring Ein EEG und ein Video des Patienten werden simultan aufgezeichnet. Ziel ist es, einen Anfall aufzuzeichnen, der dann bezüglich seiner Entstehung analysiert wird.

Physiologische EEG-Befunde

Die im EEG gemessenen Potenzialschwankungen werden als β- (> 13/s), α- (8–12/s), ϑ- (4–7/s) und δ- (1–3/s) Wellen bezeichnet (➤ Abb. 3.5). Normal ist ein bei Augenschluss im wachen, entspannten Zustand okzipital auftretender α-Rhythmus (➤ Abb. 3.6). Ab dem 8. Lebensjahr sollte ein Grundrhythmus von mindestens 8/s erreicht sein.

Krankheitsbedingte Veränderungen

Verlangsamung Pathologische Verlangsamungen des regulären EEG-Rhythmus, d.h. ϑ- oder δ-Wellen, können intermittierend oder kontinuierlich und regional (Herdbefund) oder generalisiert (diffus, Allgemeinveränderung) auftreten. Bei einer zerebralen Ischämie ist z.B. eine kontinuierliche Verlangsamung über dem Infarktareal typisch (Diagnose: „Hinweis auf eine Läsion passend zur bekannten Ischämiezone").

Epilepsietypische Potenziale Man unterscheidet interiktuale (zwischen den Anfällen) von iktualen (während der Anfälle) und fokale (➤ Abb. 3.7b/c/e) von generalisierten (➤ Abb. 3.7a/d) Veränderungen (➤ Abb. 3.7):

- „spikes" (Spitzen) und „sharp waves" (scharfe Wellen): negative Spitze und langsame Nachschwankung, „spike" bis 70 ms, „sharp wave" 70–200 ms
- „polyspikes": mindestens 3 Spitzen hintereinander
- „spike-wave"-Komplexe: Spitzen und langsame Wellen mehrmals hintereinander.

Bei den generalisierten Epilepsien korreliert die Häufigkeit der epilepsietypischen Potenziale im EEG mit der Häufigkeit von Anfällen und kann als Indiz für den aktuellen Behandlungszustand des Patienten verwendet werden. Das trifft für fokale Epilepsien in der Regel nicht zu.

MRT Mit der MRT ist es möglich, strukturelle Hirnveränderungen nachzuweisen, die für die Epilepsie auslösend sein können (epileptogene Läsionen). Sie sollte bei jedem Epilepsiepati-

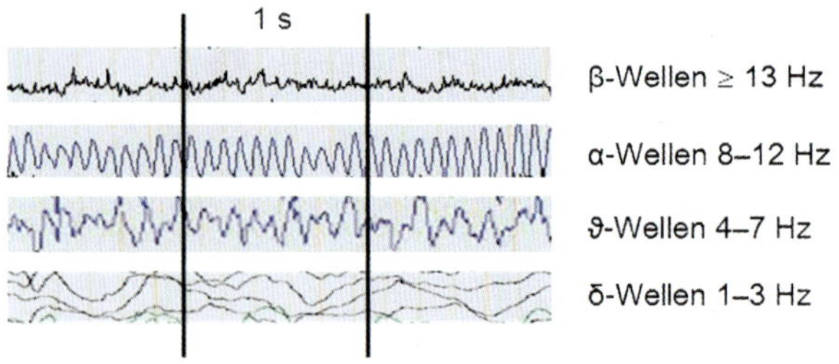

Abb. 3.5 Einteilung der EEG-Rhythmen nach ihrer Frequenz. Die EEG-Aktivität wird in 4 Frequenzbereiche eingeteilt. Der α-Rhythmus ist der okzipitale physiologische Grundrhythmus beim wachen Patienten mit geschlossenen Augen. β-Wellen werden bevorzugt frontal sichtbar und sind kontinuierlich vorhanden. ϑ- und δ-Wellen treten physiologisch beim Erwachsenen während Müdigkeit und Schlaf auf, bei kleinen Kindern auch in Wachphasen.

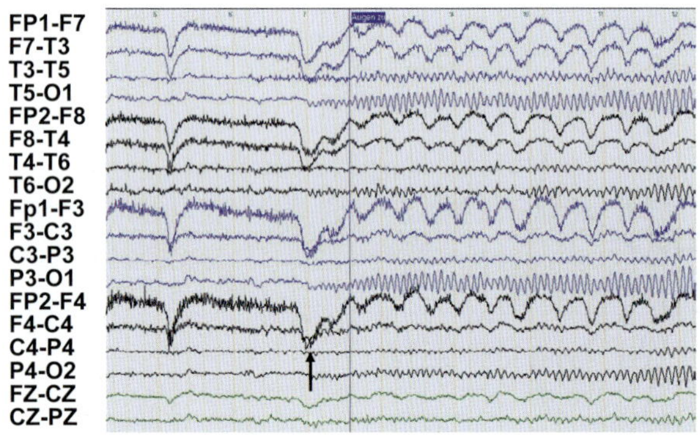

Abb. 3.6 Berger-Effekt. Der Berger-Effekt beschreibt die Blockade des okzipitalen α-Grundrhythmus durch Augenöffnen und den Übergang in β-Wellen. Umgekehrt führt das Schließen der Augen zum α-Rhythmus.

enten im Laufe des Lebens wenigstens einmal durchgeführt werden. Bei der Anforderung eines MRT sollte der Neurologe dem Radiologen mitteilen, in welcher Hirnregion er den Anfallsursprung vermutet, damit diese Region besonders hochauflösend dargestellt wird.

MERKE

Die wichtigsten Instrumente für die Diagnose einer Epilepsie sind die Anamnese und Fremdanamnese, gefolgt von EEG und MRT. Das Risiko, einen zweiten Anfall zu erleiden, ist bei Auffälligkeiten im EEG oder Nachweis einer epileptogenen Läsion in der MRT hoch. Deshalb kann in diesen Fällen bereits nach einem einmaligen epileptischen Anfall die Diagnose einer Epilepsie gestellt und entsprechend behandelt werden.

Auf den Punkt gebracht

Bedeutung von Anamnese, EEG und MRT

Durch Schilderung typischer Anfallsabläufe kann bereits bei ungefähr 90% der Fälle eine Diagnose gestellt werden. Bei etwa zwei Drittel der Fälle ist ein Oberflächen-EEG ausreichend und der Nachweis epilepsietypischer Potenziale unter Umständen auch nicht notwendig zur Diagnosestellung, z.B., wenn klar zuzuordnende fokale Anfälle vorliegen und eine entsprechende Läsion in der MRT dargestellt werden kann. Bei dem verbleibenden Drittel der Patienten ist es sinnvoll, eine weitergehende EEG-Diagnostik mit einem 24-h-EEG oder ein Video-EEG-Monitoring durchzuführen, was für eine genauere Einordnung des Epilepsiesyndroms, für die differenzialdiagnostische Beurteilung und vor epilepsiechirurgischen Eingriffen (prächirurgische Epilepsiediagnostik) hilfreich ist.

Weitere Diagnostik Zur Lokalisation eines epileptogenen Fokus können ferner in der prächirurgischen Epilepsiediagnostik z.B. die Positronenemissionstomografie (PET), die Single-Photon-Emission-Computed-Tomography (SPECT) und die Magnetenzephalografie (MEG) eingesetzt werden. Eine wichtige Rolle in der prächirurgischen Diagnostik, bei komplexeren Epilepsiesyndromen oder zur Kontrolle von Nebenwirkungen bei medikamentöser Therapie spielt ferner die neuropsychologische Untersuchung, bei der gezielt spezifische Hirnfunktionen wie das Gedächtnis, die Aufmerksamkeit und die Verarbeitungsgeschwindigkeit untersucht werden.

Differenzialdiagnosen

Die beiden häufigsten Differenzialdiagnosen epileptischer Anfälle sind pseudoepileptische Anfälle bei dissoziativen (psychogenen) Störungen und Synkopen (➤ Tab. 3.4). Anfälle bei **dissoziativen Störungen** haben oft einen demonstrativen Charakter. Im Zweifelsfall sollte immer versucht werden, die Anfälle im Video-EEG-Monitoring aufzuzeichnen. Lässt es sich auch hier nicht klären, kann probatorisch antikonvulsiv und bei Nichtansprechen psychotherapeutisch behandelt werden. Bei den **Synkopen** werden kardiale und neurogene Synkopen unterschieden (➤ Kap. 3.3), wobei neurogene Synkopen besonders gut mit der Kipptischdiagnostik untersucht werden können (➤ Kap. 3.3). Weitere wichtige Differenzialdiagnosen (➤ Tab. 3.5) sind **transiente Ischämien,** die besonders bei älteren Patienten vorkommen, und die **Migräne mit Aura,** bei der sich die Symptome meist langsamer entwickeln und die häufig mit Kopfschmerzen einhergeht (➤ Kap. 2.4.1). Weitere mögliche Differenzialdiagnosen sind:

- REM-Schlafverhaltensstörung bei älteren Patienten mit nächtlichen Anfällen (➤ Kap. 3.5)
- transiente globale Amnesie (TGA, ➤ Kap. 3.4)
- andere Ursachen für Muskelverkrampfungen wie die Tetanie oder paroxysmale Bewegungsstörungen (➤ Kap. 3.4)
- alle Formen von Bewusstseinsstörungen in der Differenzialdiagnose des Status epilepticus wie Basilaristhrombose, metabolische Störungen, kardiale oder respiratorische Probleme

MERKE

Typische Zeichen, die für einen generalisierten tonisch-klonischen Anfall sprechen, sind lateraler Zungen- oder Wangenbiss, CK-Erhöhung, Muskelkatergefühl für einige Tage danach, Enuresis und Enkopresis.

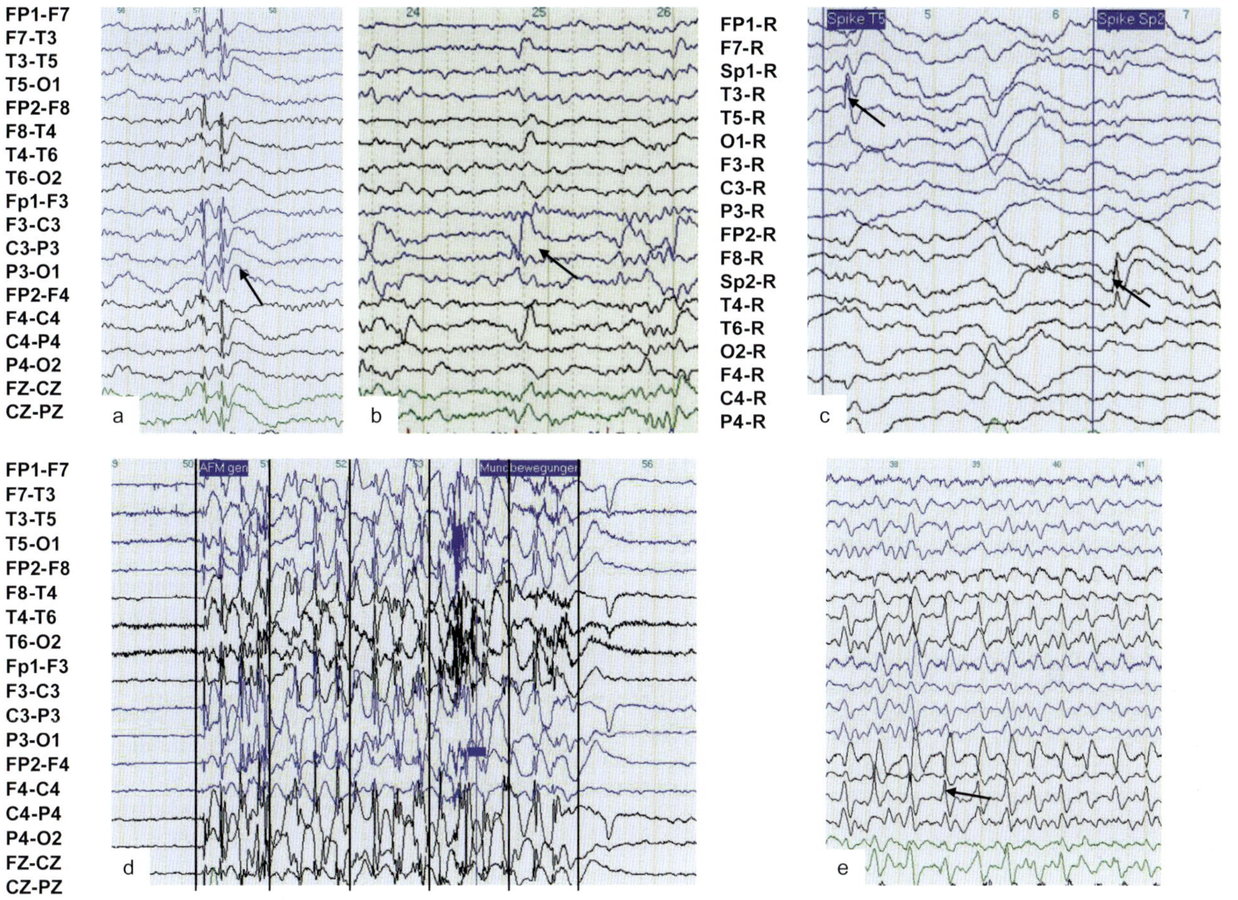

Abb. 3.7 Epilepsietypische Veränderungen. Epilepsietypische Potenziale können interiktual und iktual beobachtet werden, wobei je nach Verteilung fokale von generalisierten epilepsietypischen Potenzialen unterschieden werden. **a** Generalisierte Polyspikes mit frontalem Maximum bei juveniler myoklonischer Epilepsie (interiktual). **b** Links zentrale epilepsietypische Potenziale (interiktual). **c** Spikes interiktual fokal (hier links und rechts temporal bei Temporallappenepilepsie). **d** Generalisiertes Anfallsmuster in Form von typischen 3-Hz-spike-wave-Komplexen mit frontalem Maximum bei einer Absence (iktual). **e** Rechtshemisphärisches Anfallsmuster bei non-konvulsivem Status epilepticus (iktual).

Tab. 3.4 Differenzialdiagnose Synkope, epileptischer Anfall und dissoziativer Anfall.

Kriterium	Epileptischer Anfall	Synkope	Dissoziativer Anfall
Augen	offen	(halb)offen/verdreht → geschlossen	geschlossen
Verlauf	stereotyp, monophasisch; bei GTKA meist rhythmische Kloni über 30–60 s	präsynkopale Symptome → schlaffes Zusammensacken; evtl. irreguläre Kloni (meist < 15 s)	fluktuierende, an- und abschwellende Symptomatik über Minuten bis Stunden, bizarre Muster, demonstrativer Charakter
Reorientierung	Minuten bis Stunden; prompt bei Absencen und Frontallappenanfällen	prompt	fluktuierend über Stunden möglich
Körperposition	alle Positionen	Stehen oder Sitzen; nur kardiale Synkopen auch im Liegen	alle Positionen
Schlaf	aus dem Schlaf heraus möglich	nur bei kardiogenen Synkopen aus dem Schlaf heraus möglich	nicht aus dem Schlaf heraus
Trigger	Schlafentzug, Alkoholgenuss am Vorabend	Orthostase	psychischer Stress, Umgebung von Personen

GTKA = generalisierter tonisch-klonischer Anfall

Tab. 3.5 Differenzialdiagnose epileptischer Anfall, transiente Ischämie und Migräneaura (> Kap. 5.4).

Kriterium	Epileptischer Anfall	Transiente Ischämie	Migräneaura
Dauer	Sekunden bis Minuten	Minuten bis Stunden	10–30 Minuten
Symptomatik	• meist positive Symptome; typische Ausbreitung; primär sind aber auch negative Symptome möglich • Todd'sche Paresen und andere postiktuale Ausfallerscheinungen können Ischämien imitieren	• meist negative Symptome ohne Ausbreitung • auch Kribbelparästhesien und Ausbreitung möglich • epileptische Frühanfälle bedingt durch Ischämie möglich	• meist positive Symptome; überwiegend visuell, seltener sensorisch, motorisch, aphasisch • postiktuale Ausfallerscheinungen möglich

3

FALLBEISPIEL

Ein 68-jähriger Patient wird wegen einer morgendlichen vorübergehenden Beinlähmung aufgenommen. In der kraniellen CT werden zunächst keine Auffälligkeiten gesehen. Es wird eine transiente Ischämie angenommen und entsprechend therapiert. Nach einer Woche erleidet der Patient im Krankenhaus einen klonischen Anfall desselben Beins mit anschließender erneuter transienter Lähmung. Eine erneute CT bestätigt den Verdacht auf eine Ischämie. Er wird wegen des Anfalls mit Carbamazepin eingestellt und es wird eine Rehabilitation eingeleitet. Dort entwickelt der Patient dann über 2 Wochen eine progrediente Beinparese. Jetzt wird eine MRT durchgeführt, bei der der Verdacht auf einen Hirntumor geäußert wird. Dieser wird schließlich durch eine Probebiopsie bestätigt.

Kommentar Tatsächlich hatte der Patient nie eine Ischämie, sondern fokale Anfälle mit Todd'scher Parese aufgrund des rasch wachsenden Tumors. Carbamazepin muss wegen seiner enzyminduzierenden Eigenschaften (s.u. Therapie) und dadurch verringerter Wirksamkeit einer Chemotherapie durch ein nicht enzyminduzierendes Antiepileptikum ersetzt werden.

3.1.3 Therapie

Das Ziel der Epilepsietherapie ist die Anfallsfreiheit. Hauptstandbein der Therapie sind antikonvulsiv wirkende Medikamente. Wenn die Anfälle dadurch nicht ausreichend zu kontrollieren sind, sollte bei den fokalen Epilepsien die Möglichkeit eines epilepsiechirurgischen Eingriffs erwogen werden. Zudem sollen Epilepsiepatienten auslösende Faktoren meiden. Zu diesen gehören v.a. Schlafentzug oder exzessiver Alkoholgenuss, besonders dann, wenn eine solche Situation bereits einen Anfall ausgelöst hat.

Medikamentöse Therapie

Mit Medikamenten können Anfälle unterdrückt werden, sie heilen aber die Epilepsie nicht, d.h. es handelt sich um eine symptomatische, keine kausale Therapie. Werden die Antiepileptika, die daher eigentlich Antikonvulsiva sind, abgesetzt, ist die Rezidivgefahr dementsprechend hoch. Bei einigen kindlichen Epilepsieformen, wie der Rolandischen Epilepsie oder der kindlichen Absence-Epilepsie, können die Medikamente jedoch später wieder abgesetzt werden.

MERKE

Etwa 70% aller Epilepsiepatienten werden durch Medikamente anfallsfrei. Die anderen 30% erleiden jedoch trotz der Therapie weitere Anfälle. Man spricht bereits dann von einer Therapieresistenz, wenn 2 Medikamente einzeln oder in Kombination nicht ausreichend wirksam sind, weil dann die Chancen stark sinken, mit weiteren medikamentösen Therapieversuchen etwas zu erreichen. Dann sollte die Möglichkeit eines epilepsiechirurgischen Eingriffs geprüft werden.

Beginn der Therapie Ob bereits nach einem ersten Anfall behandelt werden sollte, wird nach dem Rezidivrisiko und dem Willen des Patienten entschieden:

- Rezidivrisiko
  - ca. 70% bei epilepsietypischen Potenzialen im EEG oder Läsionen in der MRT → ausreichend für die Diagnose einer Epilepsie → Therapie
  - deutlich niedriger bei einmaligem unerklärtem Anfall ohne Auffälligkeiten im EEG und MRT → meist keine Therapie
- Patientenwunsch: 2. Anfall unbedingt vermeiden (z.B. wegen Exposition in der Öffentlichkeit, Wichtigkeit des Führerscheins) → Therapie

Grundregeln Die 3 Grundregeln der medikamentösen Therapie sind:

- mit *einem* Medikament der 1. Wahl beginnen, das bis zur Anfallsfreiheit oder bis zu einer mittleren bis hohen Dosierung (maximal Nebenwirkungsgrenze) weiter aufdosiert wird
- bei Kombinationstherapien nichtwirksame Medikamente wieder absetzen und unwirksame hohe Dosierungen vermeiden
- solange keine Anfallsfreiheit erreicht ist, weitere verfügbare Optionen versuchen

Pharma-Info

Antikonvulsiva

Wirkungsmechanismus und Eigenschaften
Antikonvulsiva wirken ganz überwiegend auf Ionenkanäle – und senken dadurch die Erregbarkeit der neuronalen Zellmembran – oder sie beeinflussen die exzitatorische (glutamaterge) oder inhibitorische (GABAerge) synaptische Übertragung durch Wirkungen auf die Transmitterfreisetzung oder die postsynaptischen Rezeptoren. Typische Beispiele sind:

- die Blockade spannungsgesteuerter Natriumkanäle, die Aktionspotenzialserien stoppt (z.B. Phenytoin, Carbamazepin, Oxcarbazepin, Eslicarbazepin, Lamotrigin, Lacosamid)

- die Blockade von Kalziumkanälen, die rasches Feuern bei Depolarisation („bursting") verhindert (T-Typ-Kalziumkanal, z.B. Ethosuximid), oder die präsynaptische Transmitterfreisetzung reduziert (P/Q-Typ-Kalziumkanäle: Gabapentin/Pregabalin)
- eine Verstärkung der GABAergen Hemmung (z.B. Phenobarbital/Primidon, Benzodiazepine)
- eine Reduktion der glutamatergen Erregung (z.B. Topiramat).

Einige Medikamente wirken dabei auch kombiniert, z.B. Valproat, Topiramat oder Zonisamid. Die Eigenschaften der klinisch wichtigsten Antikonvulsiva sind in ➤ Tab. 3.6 zusammengestellt.

Nebenwirkungen
- allgemein:
  - Müdigkeit, Abgeschlagenheit, Schwindel
  - Leber- und Niereninsuffizienz sowie Blutbildveränderungen → regelmäßige Routinelaborkontrollen
- Überdosierung: Gangunsicherheit, Doppelbilder, Schwindel und/oder Nystagmus (v.a. bei Natriumkanalblockern, s.o.); typischerweise ca. 1 h nach Tabletteneinnahme für 1–2 h, wenn der Serumspiegel am höchsten ist
- Ausmaß der Nebenwirkungen immer mit dem Rezidivrisiko bei einer Umstellung der Medikamente abwägen

Wechselwirkungen
- Antikonzeptiva (s.u.)
- orale Antikoagulanzien

Behandlung fokaler Epilepsien

Bei den fokalen Epilepsien können bis auf Ethosuximid grundsätzlich alle zugelassenen Antikonvulsiva eingesetzt werden. Bezüglich der Wirksamkeit unterscheiden sich die verschiedenen Substanzen nur unwesentlich. Das Nebenwirkungsprofil ist aber bei den Antikonvulsiva der neueren Generation deutlich besser, weshalb sie vermehrt zum Einsatz kommen sollten. Mittel der ersten Wahl sind Lamotrigin, Levetiracetam und Oxcarbazepin sowie bei Kindern auch Sultiam.

Tab. 3.6 Die klinisch wichtigsten Antikonvulsiva und ihre Eigenschaften.

Antikonvulsivum	Indikation	Dosierung (mg/d)	Wesentliche Nebenwirkungen	Besonderheiten
Phenobarbital[1]	FE[2], GE[2], SE	50–200	Konzentrationsstörungen, Sedierung, Enzyminduktion, Abhängigkeit	Primidon wird zu Phenobarbital verstoffwechselt und ist deshalb nicht gesondert aufgeführt
Benzodiazepine[1]	SE, FE[2], GE[2]	Clobazam: 10–30	Sedierung, Ateminsuffizienz, Abhängigkeit	Toleranzentwicklung bei Dauertherapie; **1. Wahl bei SE**
Phenytoin[1]	SE, FE[2]	100–400	Kleinhirnatrophie, Gingivahyperplasie, Hirsutismus, Herzrhythmusstörungen, Enzyminduktion	geringe therapeutische Breite wegen exponentieller Pharmakokinetik; wegen NW kaum noch zur Dauertherapie eingesetzt; **1. Wahl bei SE**
Carbamazepin	FE[2]	400–1.600	Enzyminduktion, Müdigkeit, Konzentrationsstörungen	wegen NW (v.a. Enzyminduktion) als Medikament 1. Wahl zunehmend verdrängt; aber: in niedriger Dosierung sicher in der Schwangerschaft
Valproat[1]	FE[2], GE[2], SE	600–2.000	Gewicht ↑, Haarausfall, Tremor, Teratogenität, Enzyminhibition	1. Wahl bei GE und SE
Ethosuximid	GE[2]	750–2.000	Übelkeit, Erbrechen	Einsatz bei Absence-Epilepsien
Sultiam	FE	200–400	Gewicht ↓, Kopfschmerz, Parästhesien	Einsatz bei kindlichen Epilepsien, insbesondere benignen Partialepilepsien (hier 1. Wahl)
Lamotrigin	FE[2], GE[2]	100–600	allergische Hautreaktionen (deshalb sehr langsame Aufdosierung notwendig: 25 mg alle 2 Wochen bis zur ersten Zieldosis)	keine Wirkung oder Verschlechterung bei GE (v.a. bei JME) möglich; induzierbar (Wirkspiegelhalbierung durch Carbamazepin, -verdopplung durch Valproat); in niedriger Dosierung sicher in der Schwangerschaft
Topiramat	FE[2], GE[2]	50–400	Parästhesien, frontale Dysfunktion, Sprachstörung, Gewicht ↓	
Oxcarbazepin	FE[2]	600–2.400	Müdigkeit, Hyponatriämie	wegen Hyponatriämie nicht bei Patienten > 60 Jahre einsetzen
Levetiracetam[1]	FE[2], GE	1.000–3.000	Müdigkeit, Gereiztheit	1. Wahl nur bei FE, da eingeschränkte Zulassung bei GE

Medikamente 1. Wahl sind fett gedruckt; die Auswahl orientiert sich an Leitlinien, weiterer Literatur sowie praktischen Gesichtspunkten und Erfahrungen. [1] i.v. verfügbar; [2] Zulassung zur Monotherapie; Dosierung: erste Zieldosis bis übliche Maximaldosis; FE = fokale Epilepsie, GE = generalisierte Epilepsie, SE = Status epilepticus

3

Zur Vertiefung

Medikamente bei fokalen Epilepsien

Carbamazepin

Carbamazepin führt auch in niedrigen Dosierungen, insbesondere bei älteren Menschen, häufig zu Müdigkeit: Das nehmen die Patienten oft nur in der Eingewöhnungsphase wahr, fühlen sich jedoch „wie neugeboren", wenn sie auf ein anderes Präparat umgestellt wurden. Carbamazepin führt zur Enzyminduktion und ist daher bei anderen Medikamenten, die über die Leber abgebaut werden, ein Problem. Dies betrifft vor allem Frauen, die orale Antikonzeptiva einnehmen, ältere Menschen mit umfangreicher Komedikation und Tumorpatienten, die eine Chemotherapie benötigen (auch Jahre nach der Ersteinstellung!).

Oxcarbazepin

Oxcarbazepin ist eine Weiterentwicklung des Carbamazepins, die 90% weniger Enzyminduktion aufweist und – fraglich – auch weniger Müdigkeit. Es wird deshalb zur Monotherapie häufig eingesetzt. Ein wichtiger Nachteil ist die Hyponatriämie, die insbesondere im Alter problematisch werden kann (deshalb bei > 60 J. vermeiden), insbesondere wenn noch ein Diuretikum gegeben wird.

Valproat

Ein Vorteil des Valproats ist, dass es i.v. gegeben werden kann, z.B. bei Eindosierung während eines non-konvulsiven Status epilepticus. Zu beachten ist hier die Enzyminhibition, die die Wirkspiegel begleitender Medikamente evtl. steigern kann (z.B. Cumarine).

Sultiam

Sultiam wird in Deutschland in der Neuropädiatrie aufgrund seiner guten Wirksamkeit und Verträglichkeit als Mittel der Wahl bei den benignen Partialepilepsien und gelegentlich auch sonst bei fokalen Epilepsien eingesetzt.

Lamotrigin

Lamotrigin ist wahrscheinlich das nebenwirkungsärmste verfügbare Antikonvulsivum, wenn man von den allergischen Hautreaktionen absieht, die bei langsamer Eindosierung (s.u. bei generalisierten Epilepsien) jedoch selten sind. Bei Kombinationstherapien muss beachtet werden, dass seine Dosierung etwa verdoppelt werden muss, wenn es mit Enzyminduktoren (Carbamazepin, Phenytoin, Barbiturate) kombiniert wird, und etwa halbiert bei Kombination mit Enzyminhibitoren (Valproat).

Levetiracetam

Levetiracetam ist breit wirksam, einfach in der Handhabung, hat eine große therapeutische Breite, kann rasch eindosiert werden und ist nebenwirkungsarm. Relevante Nebenwirkungen sind Müdigkeit, die vor allem bei schneller Aufdosierung bei älteren Menschen auftritt, sowie Gereiztheit/Aggression.

Topiramat

Topiramat ist ebenfalls breit und sehr gut wirksam, hat jedoch den Nachteil, nebenwirkungsreicher zu sein, wobei am häufigsten kognitive Nebenwirkungen (u.a. Wortfindungsstörungen), Parästhesien an Händen und Füßen sowie Gewichtsabnahme beobachtet werden.

Kombinationstherapien Für Kombinationstherapien gilt, dass Präparate mit unterschiedlichen Wirkmechanismen aufgrund der Nebenwirkungen besser zu kombinieren sind. Beispielsweise ist es schwierig, 2 Natriumkanalblocker (Phenytoin, Carbamazepin/Oxcarbazepin/Eslicarbazepin, Lamotrigin, Zonisamid, Lacosamid) zu kombinieren, da es häufig zu den typischen Nebenwirkungen dieser Substanzklasse (Schwindel, Gangunsicherheit, Doppelbilder) kommt. Ferner müssen Interaktionen, v.a. bezüglich der Enzyminduktion, beachtet werden.

Behandlung idiopathischer generalisierter Epilepsien (IGE)

Es ist wichtig, die IGE klinisch zu erkennen, weil für sie eine besondere Behandlung erforderlich ist: Viele der verfügbaren Antikonvulsiva wirken nicht oder nicht ausreichend. Wenn nicht entschieden werden kann, ob es sich um eine generalisierte oder fokale Epilepsie handelt, z.B., wenn im Adoleszentenalter generalisierte tonisch-klonische Anfälle ohne Prodromi auftreten und auch im EEG nicht eindeutig zwischen fokalen und generalisierten epilepsietypischen Potenzialen unterschieden werden kann, gelten die gleichen therapeutischen Grundsätze. Mittel der ersten Wahl sind Valproat, Ethosuximid (bei Absencen) und Lamotrigin.

Zur Vertiefung

Medikamente bei generalisierten Epilepsien

Valproat

Valproat ist am besten wirksam, einfach zu handhaben und rasch einzudosieren, hat aber Nebenwirkungen, die auch im anzustrebenden Niedrigdosisbereich bis 1.000 mg/d auftreten können: Gewichtszunahme (durch Appetitsteigerung), Tremor, Haarausfall, dosisabhängige Teratogenität und (bei > 1.000 mg/d) Beeinträchtigung der Intelligenzentwicklung von Kindern im Mutterleib. Seltenere Nebenwirkungen sind toxisches Leberversagen oder die Valproat-induzierte Enzephalopathie. Bei mitochondrialen Erkrankungen sollte Valproat nicht verabreicht werden, weil gehäuft toxische Leberschädigungen auftreten.

Ethosuximid

Ethosuximid ist eine gute Alternative bei Absence-Epilepsien, weil es weniger Nebenwirkungen verursacht. Es kann auch gegen myoklonische Anfälle helfen, die Wirksamkeit bei generalisierten tonisch-klonischen Anfällen ist jedoch sehr eingeschränkt, weshalb es dafür nicht zugelassen ist.

Lamotrigin

Lamotrigin ist sehr gut verträglich, muss jedoch langsam eindosiert werden, weil sonst die Gefahr allergischer Hautausschläge bis hin zum Stevens-Johnson-Syndrom besteht. Deshalb wird erst nach 6 Wochen die erste Zieldosis von 100 mg/d erreicht. Ein weiterer gravierender Nachteil ist die häufig fehlende Wirksamkeit bei den IGE, insbesondere bei der JME. Wenn es wirkt, ist es jedoch das nebenwirkungsärmste und damit günstigste Medikament für die Langzeittherapie.

Topiramat, Levetiracetam

Aufgrund von Nebenwirkungen oder Zulassungsbeschränkungen sind Topiramat, Levetiracetam und Zonisamid nur Medikamente zweiter Wahl bei IGE. *Topiramat* ist auch zur Monotherapie zugelassen, hat jedoch den Nachteil relativ häufiger kognitiver Nebenwirkungen sowie einer Gewichtsabnahme und distaler Kribbelparästhesien. Die Gewichtsabnahme kann bei stark übergewichtigen Patienten allerdings erwünscht sein, weshalb es hier als Ersttherapie eingesetzt werden kann. *Levetiracetam* ist ebenfalls breit wirksam, aber bisher nur für myoklonische und generalisierte tonisch-klonische Anfälle ab dem 12. Lebensjahr in Kombination und nicht in Monotherapie zugelassen.

Benzodiazepine, Barbiturate
Aufgrund der stark sedierenden Nebenwirkungen sollten Benzodiazepine und Barbiturate nur in Ausnahmefällen (z.B. Therapieresistenz) zum Einsatz kommen. Bei den Benzodiazepinen ist der Toleranzeffekt zu beachten (häufiger Wirkverlust nach 2–3 Monaten). Es sollte Clobazam mit der längsten Halbwertszeit zum Einsatz kommen, bei den Barbituraten entweder Phenobarbital oder Primidon. Alle haben ein hohes Abhängigkeitspotenzial, weshalb das Absetzen schwierig und im ambulanten Rahmen sehr langwierig ist. Nach raschem Absetzen kommt es regelmäßig zu Entzugsanfällen.
Alle anderen Antikonvulsiva sind bei den IGE kontraindiziert, da sie die Anfälle verstärken können.

Therapie des Status epilepticus

Generalisierter tonisch-klonischer Status epilepticus Der generalisierte tonisch-klonische Status epilepticus ist ein medizinischer Notfall, der sofort i.v. medikamentös behandelt werden muss (➤ Abb. 3.8), da es zu einer zerebralen Hypoxie mit nachfolgender Hirnschädigung und Todesfolge kommen kann. Mittel der Wahl sind Benzodiazepine, wobei Lorazepam am besten wirksam ist und deshalb bei Verfügbarkeit die 1. Wahl sein sollte. Alternativ können Diazepam, Clonazepam oder Midazolam eingesetzt werden. Bei Nichtwirksamkeit von Benzodiazepinen werden Phenytoin oder Valproat gegeben. Bei Phenytoin sind der Abfall des Blutdrucks bei rascher Eindosierung, Hautnekrosen bei paravenöser Gabe und mögliche Herzrhythmusstörungen zu beachten, weshalb die Substanz nur unter Überwachungsbedingungen appliziert werden sollte. Valproat ist im Umgang einfacher, gerade bei älteren Patienten mit Herz-Kreislauf-Problemen. Sollte mit Phenytoin und Valproat der Status nicht durchbrochen werden können, kann Phenobarbital unter Intubationsbereitschaft als Zwischenstufe versucht oder direkt eine Narkose mit Midazolam, Propofol oder Thiopental eingeleitet werden, wobei die ersten beiden aufgrund der kurzen Halbwertszeit den Vorteil des rascheren Aufwachens nach der mindestens 12-stündigen Narkose haben. Dabei sollte EEG-überwacht ein sog. Burst-Suppression-Muster erreicht werden.

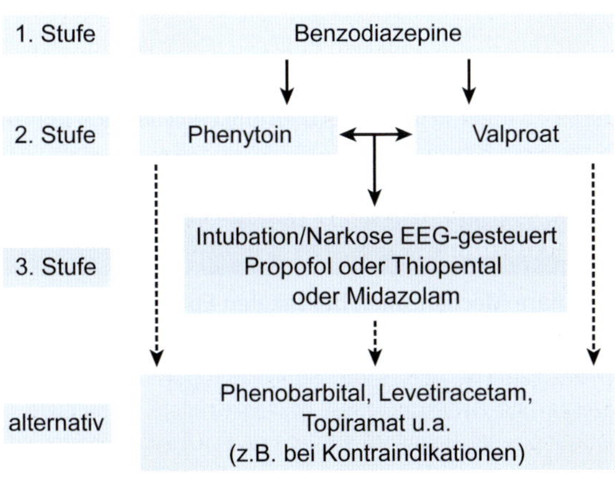

Abb. 3.8 Stufenschema zur Statusbehandlung. Stufe 1: Benzodiazepine (Lorazepam 1–2 mg oder Diazepam 5–10 mg) werden i.v. appliziert, was ggf. auch mehrfach wiederholt werden kann. **Stufe 2:** Bei persistierendem Status epilepticus sollten Phenytoin (20 mg/kg KG möglichst rasch je nach Indikation und Verträglichkeit) oder alternativ Valproat (1.200 mg als Bolus, dann 100 mg/h) i.v. angewendet werden. Phenytoin kann auf Valproat umgestellt werden oder umgekehrt. **Stufe 3:** Die EEG-gesteuerte Intubationsnarkose beginnt mit Propofol (1–2 mg/kg KG als Bolus, dann 2–10 mg/kg KG/h), dem Thiopental (4–7 mg/kg KG als Bolus, dann 500 mg/h) oder Midazolam (0,2 mg/kg KG als Bolus, dann 0,2–0,5 mg/kg/h) folgen. Alternativ kann Phenobarbital einbezogen werden. In besonderen Fällen, z.B. bei Kontraindikationen oder dem nicht lebensbedrohlichen non-konvulsiven Status epilepticus, können alternativ Levetiracetam (3 g/d), Topiramat (100 bis 400 mg/d) oder andere Antikonvulsiva versucht werden.

Non-konvulsiver Status epilepticus Für den non-konvulsiven Status epilepticus gelten grundsätzlich die gleichen Richtlinien. Da dieser nicht akut lebensbedrohlich ist, können nach Phenytoin und Valproat auch weitere Antikonvulsiva gegeben werden, z.B. das i.v. verfügbare Levetiracetam, aber auch andere Medikamente oral über Magensonde.

Absence-Status Der Absence-Status, der nur im EEG erkannt und vom non-konvulsiven fokalen Status abgegrenzt werden kann, kann neben Benzodiazepinen auch primär mit Valproat behandelt werden.

Nichtmedikamentöse Therapie

Operation In einigen Fällen kann die Epilepsie durch eine Operation geheilt werden, v.a. wenn das gesamte epileptogene Gewebe entfernt wird. Dies ist besonders gut möglich, wenn eine epileptogene Läsion im MRT zu lokalisieren ist, sie fern von einem funktionell bedeutsamen („eloquenten") Hirnareal (insbesondere Motorkortex oder Sprachregion) liegt und Bildgebung, EEG und Anfallssemiologie konzeptionell zusammenpassen. Ein epilepsiechirurgischer Eingriff ist bei etwa jedem vierten bis dahin pharmakoresistenten Patienten mit einer fokalen Epilepsie machbar. Die Chancen, dadurch anfallsfrei zu werden, sind oft exzellent und liegen bei 50–80%. Deshalb sollte ein epilepsiechirurgischer Eingriff bei jedem Patienten mit Pharmakoresistenz geprüft werden. Die meisten Operationen werden im Temporallappen durchgeführt, z.B. bei Hippokampussklerosen.

Hirnstimulation Der Hirnstimulation (bisher nur in Form der Vagusnervstimulation, seit Ende 2010 auch Zulassung der Thalamusstimulation) kommt eine palliative Bedeutung zu, wenn weder medikamentös noch chirurgisch behandelt werden kann. Der N. vagus wird am Hals intermittierend stimuliert (alle 5 min für 20–30 s). 30–50% der behandelten Patienten erreichen eine mehr als 50%ige Anfallsreduktion, anfallsfrei werden Patienten nur in Ausnahmefällen. Zur anterioren Thalamusstimulation kann noch nicht ausreichend Stellung bezogen werden.

Biofeedback Durch Biofeedback können manche Patienten bei Vorhandensein von Auren mit ausreichender Dauer lernen, ihre Anfälle zu unterdrücken.

3

Aus Patientensicht

Verhütung, Schwangerschaft und Antikonvulsiva

Kontrazeptiva Antikonvulsiva und Hormone können sich gegenseitig beeinflussen. Insbesondere enzyminduzierende Medikamente wie Carbamazepin oder Phenobarbital können zum Wirkverlust der Kontrazeptiva führen. Bei chronischer Einnahme von Antikonvulsiva sollten deshalb andere Verhütungsmethoden bevorzugt werden. Im Falle einer oralen Kontrazeption sollte die doppelte gestagenerge Ovulationshemmdosis kontinuierlich eingenommen werden, d.h. ohne die übliche Pause. Zudem können hormonelle Umstellungen zu einer Verminderung des Serumspiegels der Antikonvulsiva führen (relevant v.a. für Lamotrigin, dessen Serumspiegel in der Schwangerschaft und bei Einnahme oraler Kontrazeptiva deutlich gesenkt werden kann).

Schwangerschaft Die Einnahme von Antikonvulsiva im ersten Trimenon einer Schwangerschaft kann das Risiko fetaler Fehlbildungen (2–3% bei gesunden Müttern) auf das 2–3-Fache erhöhen (Teratogenität), wie z.B. von Lippen-Kiefer-Gaumen-Spalten, Spina bifida oder Herzfehlern. Nach Abschluss der Organogenese ist die Einnahme von Antikonvulsiva weniger kritisch. Der teratogene Effekt von Antikonvulsiva ist dosisabhängig und nicht für jedes Antikonvulsivum gleich. Bei Kombinationstherapien kann das Fehlbildungsrisiko auf bis zu 10% ansteigen. Frauen, die sich vor einer geplanten Schwangerschaft beraten lassen wollen, sollte man

- nicht unnötig beunruhigen (viele kommen mit der Vorstellung in die Sprechstunde, dass ihr Kind durch die Medikamente zu 100% geschädigt wird!), denn das Risiko ist überschaubar und Fehlbildungen sind mit dem hochauflösenden Ultraschall frühzeitig zu erkennen.
- bei vertretbarem Rezidivrisiko einen Absetzversuch oder eine Umstellung auf Lamotrigin oder Carbamazepin in Monotherapie vorschlagen.
- Folsäure zum Schutz vor einer Spina bifida verordnen (➤ Kap. 18.8.1).

Ist die Patientin bereits schwanger, sollten die Medikamente keinesfalls abrupt abgesetzt werden, da dann Anfälle bis zum Status epilepticus drohen.

3.1.4 Ätiopathogenese

Die Ursachen von Epilepsien sind vielfältig und die genauen Mechanismen sind bis heute nur unzureichend bekannt. Am besten erforscht ist die Pathophysiologie bei seltenen idiopathischen Epilepsien und bei der Schläfenlappenepilepsie mit Hippokampussklerose.

Beispiel: idiopathische generalisierte Epilepsien

Bis zu 50% aller Epilepsien sind überwiegend genetisch determiniert. Anders als für die monogenen Epilepsien, die nur wenige Prozent der genetisch bedingten Epilepsien ausmachen, bestehen bei den häufigen idiopathischen generalisierten Epilepsien (IGE) wahrscheinlich viele weniger schwerwiegende genetische Defekte, die nur gemeinsam zu einer Epilepsie führen (komplexe genetische Vererbung). Dies erklärt auch, warum die IGE in den meisten Fällen sporadisch auftreten und nur bei etwa 20–30% der Patienten eine positive Familienanamnese vorliegt. Die Konkordanzrate bei eineiigen Zwillingen beträgt etwa 80%, sodass für die IGE die sog. Heritabilität mit 80% und die Rolle von Umweltfaktoren mit 20% angenommen werden. Das Risiko für Angehörige 1. Grades, ebenfalls an einer Epilepsie zu erkranken, beträgt 5–10%, ist also deutlich höher als in der Normalbevölkerung, aber viel geringer als bei monogenen Erkrankungen, was für die genetische Beratung bei Kinderwunsch eine wichtige Rolle spielt. In aller Regel ist das Vorliegen einer IGE, die meist gut zu behandeln ist, kein Grund, die Familienplanung einzuschränken.

Zur Vertiefung

Molekulare Mechanismen bei genetischen Epilepsien

Ionenkanalveränderungen Bei den benignen neonatalen/infantilen Anfällen (BFNS/BFNIS) liegen Mutationen in spannungsgesteuerten Kalium- oder Natriumkanälen vor (➤ Tab. 3.7). Diese Kanäle sind am Axoninitialsegment, also dem Ort der Aktionspotenzialentstehung, von exzitatorischen Nervenzellen lokalisiert. Die Mutationen verringern die Aktivität der Kaliumkanäle oder erhöhen den Natriumeinstrom durch die Natriumkanäle – was beides zur Membrandepolarisation führt und die Erregbarkeit der neuronalen Zellmembran erhöht. Damit steigt die Frequenz, mit der in diesen Nervenzellen Aktionspotenziale entstehen, was das Auftreten epileptischer Anfälle erklären kann.

$GABA_A$-Rezeptoren sind die wichtigsten Moleküle für die Hemmung im Säugergehirn. Durch die Mutationen funktionieren die $GABA_A$-Rezeptoren nicht mehr vollständig, d.h., sie verlieren einen Teil ihrer hemmenden Funktion. Auch dadurch kann das Auftreten von Anfällen sehr gut erklärt werden.

Symptomatische fokale Epilepsie

Die symptomatischen fokalen Epilepsien werden im Gegensatz zu den IGE durch strukturelle zerebrale Läsionen ausgelöst, die sekundär zu einer kritischen Änderung eines lokalen neuronalen Netzwerks führen.

Zur Vertiefung

Molekulare Mechanismen bei fokalen Epilepsien

Hippokampussklerose Eine Hippokampussklerose ist eine in der MRT sichtbare (➤ Abb. 3.2d) und mikroskopisch durch vermehrte Gliazellen und Nervenzellverlust gekennzeichnete Vernarbung des Hippokampus. Im Tiermodell entsteht sie durch einen prolongierten Status epilepticus und ist durch z.T. sehr spezifische Veränderungen der Ionenkanalexpression gekennzeichnet. So wird ein Kaliumkanal in Dendriten von Pyramidenzellen weniger stark exprimiert, während ein Kalziumkanal (T-Typ) hochreguliert wird. Beides erhöht die neuronale Erregbarkeit. Zusätzlich scheinen Entzündungsprozesse, die Permeabilität der Blut-Hirn-Schranke und wahrscheinlich auch die Angiogenese eine wichtige Rolle in der Epileptogenese zu spielen. Beim Menschen kann eine sekundäre Hippokampussklerose ebenfalls durch rezidivierende epileptische Anfälle entstehen, die von anderen Hirnregionen ausgehen und in den Schläfenlappen propagieren. Bei Erwachsenen können auch Entzündungen, z.B. eine limbische Enzephalitis, eine Hippokampussklerose verursachen. Wenn die Hippokampussklerose bereits bei der Diagnosestellung vorhanden ist, nimmt man ein schädigendes Ereignis in der Kindheit an, z.B. prolongierte Fieberkrämpfe oder eine Meningitis.

Tab. 3.7 Genetik und Pathophysiologie exemplarisch ausgewählter idiopathischer Epilepsiesyndrome.

Epilepsiesyndrom	Wesentliche klinische Symptome	Beginn	Betroffenes Gen	Protein	Pathophysiologischer Mechanismus
benigne familiäre neonatale oder neonatale-infantile Anfälle (BFNS/BFNIS)	Cluster von KFA oder sekundären GTKA	erste d–m	KCNQ2/3 (BFNS) SCN2A (BFNIS)	K^+-Kanal (BFNS) Na^+-Kanal (BFNIS)	Reduzierter K^+-Ausstrom oder vermehrter Na^+-Einstrom → Membrandepolarisation → neuronale Übererregbarkeit
schwere myoklonische Epilepsie des Kindesalters (SMEI, Dravet-Syndrom)	Fieberkrämpfe, myoklonische Anfälle, GTKA	erste Lj.	SCN1A	Na^+-Kanal	Funktionsverlust mit vermindertem Na^+-Einstrom und verminderter Erregbarkeit hemmender Neurone → verminderte Hemmung
idiopathische generalisierte Epilepsien (IGE: CAE, JAE, JME, EGTCA)	Absencen, myoklonische Anfälle, GTKA mit typischem altersgebundenem Beginn	1.–3. dec	GABRG2	$GABA_A$-Rezeptor	verminderte Hemmung
			GABRA1	$GABA_A$-Rezeptor	verminderte Hemmung
			EFHC1	EF-hand-containing protein	evtl. Interaktion mit präsynaptischem Ca^{2+}-Kanal

d = Lebenstage, m = Lebensmonate, Lj. = Lebensjahre, dec = Lebensdekade, GTKA = generalisierter tonisch-klonischer Anfall, KFA = komplex-fokaler Anfall, IGE = idiopathische generalisierte Epilepsie, CAE = kindliche Absence-Epilepsie, JAE = juvenile Absence-Epilepsie, JME = juvenile myoklonische Epilepsie, EGTCA = „epilepsy with generalize tonic-clonic seizures on awakening" = Epilepsie mit generalisierten tonisch-klonischen Anfällen in der Aufwachphase

MERKE

Epilepsien können durch genetische oder sekundäre Veränderungen von Ionenkanälen hervorgerufen werden, die die Erregbarkeit von exzitatorischen Nervenzellen erhöhen oder die Effektivität von inhibitorischen Nervenzellen senken. Dadurch können synchronisierte spontane Entladungen von neuronalen Netzwerken entstehen, die für das Auftreten epileptischer Anfälle verantwortlich sind.

Auf den Punkt gebracht

Epilepsien

Epilepsien sind Erkrankungen des Gehirns mit unprovozierten, rezidivierenden epileptischen Anfällen, die durch synchronisierte Entladungen neuronaler Netzwerke entstehen. Die Anfälle können je nach der involvierten Hirnregion klinisch sehr unterschiedlich aussehen und reichen von unbestimmten Gefühlen (Auren) bis hin zu schweren generalisierten Konvulsionen. Man unterscheidet fokale von generalisierten Anfällen und Epilepsiesyndromen, was auch therapeutische Konsequenzen hat, da viele Antiepileptika bei den generalisierten Epilepsien nicht wirksam sind. Bekannte Ursachen der Epilepsien sind genetische Veränderungen, metabolische Störungen, strukturelle Hirnläsionen und Entzündungen, die alle zu einer veränderten neuronalen Erregbarkeit führen, häufig durch primär genetische oder sekundäre Defekte von Ionenkanälen. Die Diagnose wird mithilfe von Anamnese und Fremdanamnese, EEG und MRT gestellt. Mit einem Video-EEG-Monitoring können Anfälle aufgezeichnet und eingeordnet werden, was für differenzialdiagnostische Überlegungen und die prächirurgische Diagnostik von Bedeutung ist. Wichtige Differenzialdiagnosen sind dissoziative Störungen, Synkopen, Ischämien und Migräne mit Aura. Die Behandlung erfolgt medikamentös-symptomatisch durch Senkung der neuronalen Erregbarkeit. Bei therapierefraktären fokalen Epilepsien sollte die Epilepsiechirurgie früh in die Behandlungsoptionen mit einbezogen werden.

3.2 Dissoziative Störungen mit pseudoepileptischen Anfällen

Dissoziative Störungen (Konversionsstörungen) sind relativ häufige psychische Erkrankungen, bei denen Bewusstsein und Verhalten nicht konform sind (dissoziieren). Es resultieren subjektive Beschwerden oder objektiv abnorme Verhaltensweisen, für die sich kein organisches Korrelat findet. Jeder 4. Patient, der sich mit der Verdachtsdiagnose einer Epilepsie in einer Spezialsprechstunde für Epilepsie vorstellt, hat eine dissoziative Störung. 75% dieser Patienten sind Frauen.

Klinik und Diagnostik

Die Anfälle können epileptischen Anfällen sehr ähnlich sein (pseudoepileptisch). In Anlehnung an die Klassifikation der epileptischen Anfälle werden 3 Typen unterschieden: der Bewegungssturm, der Zitteranfall und die Ohnmachtsattacke. Im **Bewegungssturm** stehen asynchrone Bewegungen aller Extremitäten und des Rumpfes wie Herumschlagen oder -wälzen im Vordergrund. Beim **Zitteranfall** imponiert z.T. rhythmisches, aber meist arrhythmisches Zittern des Beckens oder der Extremitäten. Bei der **Ohnmachtsattacke** sackt der Patient in sich zusammen oder stürzt zu Boden, was sich meist durch ein allgemeines Unwohlsein ankündigt.

Pseudoepileptische Anfälle laufen bei jedem erneuten Ereignis etwas anders ab. Die Entäußerungen an sich sind häufig demonstrativ ausgestaltet und haben einen längeren Verlauf über Minuten bis Stunden mit fluktuierendem An- und Abschwellen der Symptomatik.

Weitere Zeichen

- Abstützreaktionen
- (fast immer) geschlossene Augen, keine Mydriasis
- Faustbildung beidseits

- hysterischer Bogen („arc de cercle" nach Charcot), Rumpf und Kopf werden nach hinten überstreckt
- Verletzungen, z.B. Zungenbisse (bevorzugt Zungenspitze in Querrichtung), Kopfverletzungen nach Sturz oder Verbrennungen im Gesicht durch Reiben auf dem Untergrund wie z.B. am Teppich („carpet burns")
- Einnässen.

Bei Störungen des Bewusstseins oder der Reaktionsfähigkeit während der Anfälle besteht auch für diese Patienten Fahruntauglichkeit, über die aufgeklärt werden muss.

Diagnostik

- Anamnese und Fremdanamnese mit genauer Beschreibung des Anfallsablaufs (Semiologie)
- EEG und kraniale MRT
- CK-Bestimmung nach dem Anfall (ist trotz oft stundenlanger motorischer Entäußerungen in der Regel normal)
- psychiatrische/psychosomatische Evaluation (Ausschluss weiterer psychiatrischer Erkrankungen).

Therapie

Die Behandlung besteht in einer verhaltenstherapeutisch orientierten Psychotherapie.

FALLBEISPIEL

Eine 30 Jahre alte Patientin berichtet über seit 5 Jahren bestehende epileptische Anfälle. Alle versuchten antiepileptischen Medikamente hätten nichts gebracht. Sie bemerke zunächst ein Unwohlsein, was über Tage bestehen könne. Es komme dann zwei- bis dreimal pro Woche zu einem plötzlichen Bewusstseinsverlust. Sie stürze zu Boden, habe sich dabei bisher nicht verletzt. Zungenbiss oder Einnässen seien bisher nicht bemerkt worden. Fremdanamnestisch wird berichtet, dass sie auf dem Boden liegend am ganzen Körper irregulär zittern würde. Die Augen seien geschlossen. Das Zittern würde manchmal bis zu 45 Minuten anhalten. Beruhigende Worte würden kurzfristig zum Sistieren des Zitterns führen. Einmalig sei es auch zu einer Überstreckung des Oberkörpers nach hinten gekommen. EEG und MRT seien unauffällig gewesen.
Während eines Video-EEG-Monitorings wurde ein 30 Minuten dauerndes Ereignis aufgezeichnet, das dem fremdanamnestisch beschriebenen entsprach und mit einem normalen EEG einherging. Aufgrund der Semiologie und der sonst normalen Befunde wurde die Diagnose einer dissoziativen Störung mit pseudoepileptischen Anfällen gestellt. Alle antiepileptischen Medikamente wurden abgesetzt und eine psychotherapeutische Behandlung eingeleitet.

3.3 Synkopen

Unter einer Synkope versteht man einen akuten Bewusstseinsverlust, der durch eine globale Minderdurchblutung des Gehirns bedingt und durch eine spontane Erholung nach Sekunden bis Minuten gekennzeichnet ist. Wird die Synkope von zusätzlichen motorischen Entäußerungen (meist Kloni) begleitet, bezeichnet man sie als konvulsive Synkope.

MERKE

Eine Synkope ist ein akut auftretender Bewusstseinsverlust, der durch eine kurzfristige globale Minderdurchblutung des Gehirns entsteht.

Klinik und Diagnostik

Symptome

Warnsymptome Charakteristisch für eine Synkope sind vorangehende Warnsymptome (Präsynkope). Dazu zählen Verschwommensehen, unsystematischer Schwindel/Benommenheit, Gefühl der Leere im Kopf, Müdigkeit, Konzentrationsstörungen, Zittern, Kopfschmerzen, Übelkeit, Weichwerden der Knie, Schweißausbruch, Schwarzwerden vor Augen und Rauschen in den Ohren. Diese können jedoch fehlen, insbesondere bei kardialer Ursache, wenn der Bewusstseinsverlust sehr rasch eintritt.

Bewusstseinsverlust Es kommt dann zu einem kurzen Bewusstseinsverlust mit muskulärer Atonie, sodass die Patienten aus dem Sitzen oder Stehen „wie ein Sack" zusammensinken oder zu Boden fallen (kardiogene Synkopen auch aus dem Liegen heraus!). Die Augen sind zu Beginn meist nach oben verdreht und halb offen, im Verlauf dann geschlossen, und die Patienten sind rasch (innerhalb von Sekunden bis Minuten) wieder reagibel und orientiert. Bei kardiogenen Synkopen ist die Reorientierung besonders schnell.

Konvulsive Synkopen Bei konvulsiven Synkopen treten zusätzlich meist kurze, irreguläre Zuckungen der Extremitäten auf, die selten auch bis zu ca. 30 s andauern können und dann besonders leicht mit generalisierten tonisch-klonischen Anfällen verwechselt werden. Es kann auch zu vegetativen Störungen kommen, wie Urin- oder Stuhlabgang.

Diagnostik

Nach Anamnese und Fremdanamnese hat man bereits oft eine Verdachtsdiagnose. Die weiteren Schritte sind:

- Schellong-Test: Blutdruck- und Pulsmessungen im Abstand von 1 Minute zunächst für 5 Minuten im Liegen und dann für 10 Minuten im Stehen
- kardiale Diagnostik: transthorakales Echokardiogramm, EKG und Langzeit-EKG
- Doppler- bzw. Duplexsonografie der extra- und intrakraniellen Gefäße, um bei älteren Menschen Stenosen der hirnversorgenden Gefäße vor allem des hinteren Stromgebiets auszuschließen
- Kipptisch-Untersuchung (➤ Abb. 3.9)
- wenn nötig Implantation eines Event-Recorders (ILR, „implantable loop recorder") über Monate zum Nachweis von Rhythmusstörungen
- ggf. Karotissinusmassage: Nachweis eines hypersensitiven Karotissinus (Kontraindikationen: Karotissinusstenosen > 70%, abgelaufene zerebrale Ischämien, transitorische ischämische Attacken (TIA) und Herzinfarkte innerhalb der letzten 3 Monate)

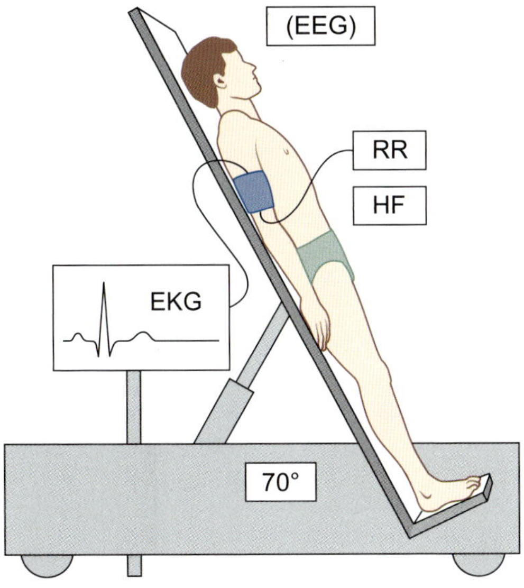

Abb. 3.9 Kipptisch-Untersuchung. Der Patient wird – nach einer Liegephase – auf 70° in die Vertikale gekippt. Während dieser Stehphase, die 5 bis max. 40 Minuten dauern sollte, werden Blutdruck (RR) und Puls (HF) ständig gemessen. Ggf. kann zusätzlich ein EEG abgeleitet werden.

Therapie

Allgemeine Maßnahmen beinhalten das Hinsetzen bei Prodromi in Orthostase, physikalische Gegenmaßnahmen wie Anspannung der Beine und des Gesäßes, Überkreuzen der Beine, langsames Aufstehen, Stehtraining, ausreichende Trinkmengen, Salzzufuhr und das Vermeiden von auslösenden Situationen. Das Tragen von Stützstrümpfen ist in vielen Fällen hilfreich. Die spezielle Therapie erfordert meist Medikamente:

- neurogene Synkope: α-Rezeptor-Agonist Midodrin (3 × 2,5–10 mg/d) oder Mineralokortikoide wie Fludrocortison (0,1–0,2 mg/d)
- posturales Tachykardiesyndrom (POTS): Betablocker, alternativ Midodrin oder auch Serotoninwiederaufnahmehemmer (SSRI) wie Paroxetin (20 mg/d)
- kardiogene Synkope: kardiologische Therapie.

Ätiopathogenese

Eine Synkope kann kardiogen oder neurogen entstehen. Eine kardiogene Synkope beruht auf einer primär kardiogen bedingten Reduktion der Auswurfleistung, bei den neurogenen Synkopen unterscheidet man:

- vasovagale Synkopen (neurokardiogen, verletzungsassoziiert, durch viszerale Reizung oder durch hypersensitiven Karotissinus bedingt)
- Synkopen infolge einer neurogenen orthostatischen Hypotonie (Blutdruckabfall von > 20 mmHg systolisch oder > 10 mmHg diastolisch innerhalb von 3 min nach dem Hinstellen)
- Synkopen infolge eines posturalen Tachykardiesyndroms (Anstieg der Herzfrequenz um mindestens 30 Schläge/min oder Erreichen von > 120 Schläge/min innerhalb von 10 min nach Lagewechsel aus liegender in stehende Position).

Kardiogene Synkopen Kardiogene Synkopen entstehen durch strukturelle Herz- bzw. Gefäßerkrankungen mit verminderter Herzauswurfleistung. Dazu gehören z.B. symptomatische Aortenklappenstenosen, eine obstruktive Kardiomyopathie, ein mobiles Vorhofmyxom mit intermittierender Blockade der Mitralöffnung, ein akuter Myokardinfarkt oder eine Lungenembolie. Meist treten diese Synkopen situationsbedingt auf, d.h. nach körperlicher Anstrengung oder Änderung der Körperlage. Auch höhergradige Rhythmusstörungen können kardiogene Synkopen hervorrufen, z.B. ein Sick-Sinus-Syndrom, ein Long-QT-Syndrom, ein AV-Block 2. und 3. Grades sowie ventrikuläre und supraventrikuläre Tachykardien. Diese Synkopen treten in der Regel unvermittelt auf, d.h. ohne situative Bindung.

Vasovagale Synkopen Vasovagale Synkopen werden auch als „Reflexsynkopen" bezeichnet, da ein bestimmter Trigger, z.B. eine Blutabnahme oder eine Miktion, die Synkope auslöst. Es kommt daraufhin zu einer Vasodilatation und/oder Bradykardie bis hin zur Asystolie. Die *neurokardiogenen Synkopen* entstehen meist bei langem ruhigem Stehen oder Sitzen. In diesen Situationen wird das Blut in den unteren Körpersegmenten gesammelt. Bei den Patienten liegt der individuelle Schwellenwert des notwendigen thorakalen Blutvolumens höher als bei anderen Personen und es kommt frühzeitig zur vasovagalen Reaktion. Bei größeren Blutverlusten liegt der Bewusstlosigkeit im Schock der gleiche Mechanismus zugrunde. Ein *hypersensitiver* Karotissinus liegt vor, wenn eine Asystolie von mehr als 3 Sekunden Dauer und/oder ein Blutdruckabfall von > 50 mmHg systolisch bei Massage des Karotissinus durch Aktivierung der dort befindlichen Barorezeptoren auftritt.

Orthostatische Hypotension Pathophysiologisch liegt der orthostatischen Hypotension eine Störung der sympathisch vermittelten Vasokonstriktion zugrunde, die auch als „hypoadrenerge orthostatische Hypotension" bezeichnet wurde (➤ Abb. 3.10b). Diese kann bei verschiedenen neurologischen Erkrankungen auftreten und präganglionär, wie bei der Multisystematrophie, oder postganglionär, wie beim „pure autonomic failure syndrome", bedingt sein.

Posturales Tachykardiesyndrom Beim posturalen Tachykardiesyndrom (POTS) kommt es dagegen zu ausgeprägter Tachykardie, der systolische Blutdruck fällt nur gering ab, der diastolische Druck steigt meist sogar an, erst bei der Synkope fallen beide Parameter ab (➤ Abb. 3.10a). Durch zerebrale Doppleruntersuchungen konnte gezeigt werden, dass es bei diesen Patienten trotz stabilen Blutdrucks zu sukzessiven Abfällen der zerebralen Durchblutung kommt. Die Ätiologie ist unklar. Diskutiert werden u.a. eine erhöhte kardiale Rezeptorensensitivität, eine autonome Neuropathie, eine reduzierte sympathisch vermittelte Reninausschüttung oder eine gestörte venöse Vasokonstriktion. Neurologisch und internistisch sind die meist jungen Patientinnen in der Regel gesund.

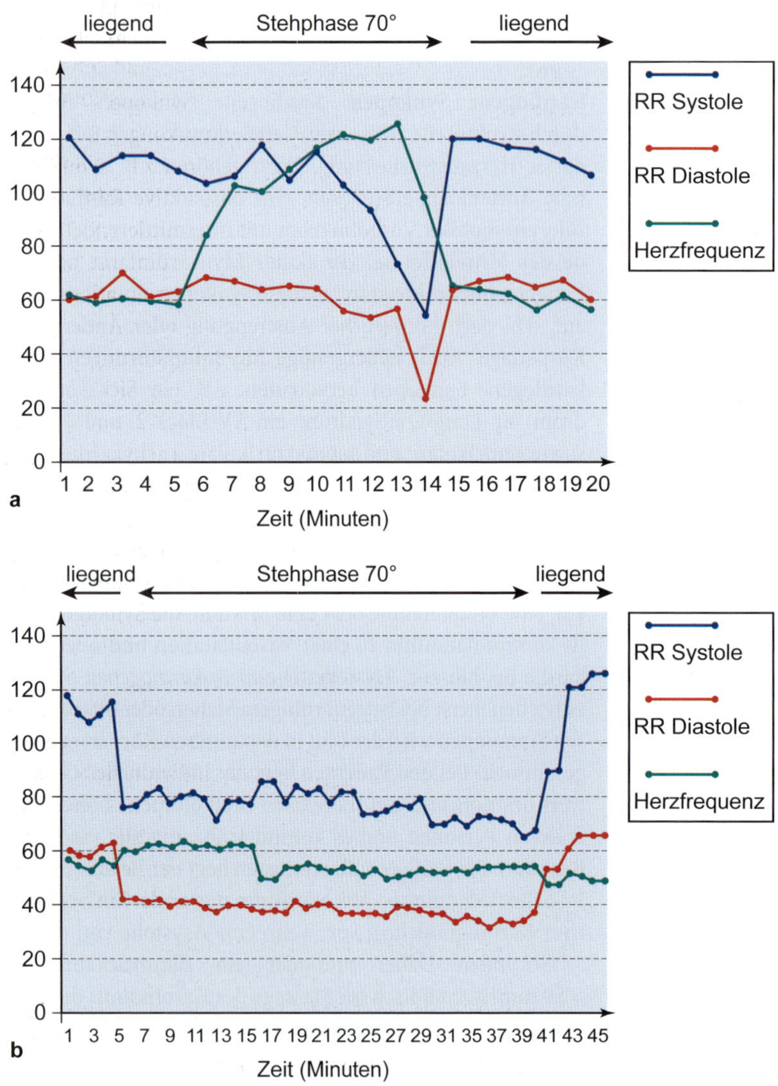

Abb. 3.10 Kipptischbefunde. **a** Posturales Tachykardiesyndrom mit Anstieg der Herzfrequenz von über 40 Schlägen über den Ruhe-Ausgangswert innerhalb weniger Minuten der Stehphase mit anschließender Synkope bei Zusammenbrechen der gegenregulatorischen Mechanismen (20-jährige Patientin mit rezidivierenden Synkopen im Stehen). **b** Orthostatische Hypotension mit massivem Abfall des diastolischen und systolischen Blutdrucks und nur geringem Anstieg der Herzfrequenz (60-jähriger Patient mit Multisystematrophie).

FALLBEISPIEL

Eine 20 Jahre alte Patientin hatte in den letzten 6 Monaten bereits 4 Ereignisse mit Bewusstseinsverlust erlitten. Sie gab an, ausschließlich im Stehen zunächst eine Übelkeit und einen ungerichteten Schwindel zu bemerken. Sie verliere dann schnell das Bewusstsein, sei aber nach maximal 30 Sekunden wieder reorientiert und fühle sich gut. Fremdanamnestisch wird berichtet, dass die Patientin oft noch sage „Mir geht es mal wieder nicht gut", dann falle sie schlaff zur Seite, reagiere nicht, sei blass und habe die Augen geschlossen. Es waren bereits mehrere EEGs, ein transthorakales Echokardiogramm, ein Langzeit-EKG, ein Schellong-Test und eine kranielle MRT durchgeführt worden, die alle Normalbefunde ergeben hatten.
In der Kipptisch-Untersuchung erlitt die Patientin in der 5. Minute der Stehphase eine Synkope. Im Vorfeld stieg die Herzfrequenz mehr als 30 Schläge/Minute über den Ausgangswert an, sodass ein posturales Tachykardiesyndrom diagnostiziert wurde (➤ Abb. 3.10a). Es wurde eine Therapie mit Metoprolol empfohlen, woraufhin nur noch sehr selten Ereignisse auftraten.

3.4 Transiente globale Amnesie

Unter Amnesie versteht man eine Störung der Gedächtnisfunktion, die retrograd oder anterograd auftreten kann. Die retrograde Amnesie bezieht sich auf den Verlust von Gedächtnisinhalten, die vor einem bestimmten Zeitpunkt erworben wurden. Als anterograde Amnesie bezeichnet man die Unfähigkeit, neue Gedächtnisinhalte zu speichern. Die transiente globale Amnesie (TGA) ist charakterisiert durch den vorübergehenden massiven Verlust anterograder und retrograder Gedächtnisinhalte über 1–24 Stunden. Der Altersgipfel liegt zwischen 50 und 70 Jahren, bei jüngeren Patienten ist die Erkrankung extrem selten. Die Symptomatik kann sich wiederholen, tritt aber meistens im Leben nur einmal auf.

Klinik und Diagnostik

Symptome Die Patienten zeigen eine plötzliche Ratlosigkeit, die durch ständiges Nachfragen zu Zeit, Ort und Situation gekennzeichnet sind. Sie sind örtlich und zeitlich desorientiert, zur eigenen Person aber orientiert. Der übrige neurologische Befund ist unauffällig, insbesondere bestehen keine Vigilanzminderung und ein bis auf die Ratlosigkeit sonst geordnetes Verhalten. Sie können komplexe und vertraute Handlungen durchführen, wie z.B. Autofahren (wissen aber nicht mehr, wohin sie fahren wollten). Nach der Reorientierung bleibt eine Gedächtnislücke für einen Kernzeitraum von einigen Stunden bestehen.
Diagnostik Die Diagnose wird klinisch gestellt. Zum Ausschluss einer symptomatischen Epilepsie oder einer Enzephalitis sollten eine kranielle MRT, ein EEG und ggf. eine Liquorpunktion durchgeführt werden. In mehr als der Hälfte der Fälle findet man in den ersten Tagen nach dem Ereignis passagere punktförmige Diffusionsstörungen in der kraniellen MRT im Bereich der Hippocampi.
Differenzialdiagnostik Die erweiterte Differenzialdiagnose umfasst Gedächtnisstörungen im Rahmen eines Schädel-Hirn-Traumas, eines epileptischen Anfalls oder psychischer (dissoziativer) Störungen.

Therapie

Da die TGA keine bekannte Ursache hat und auch nicht als Risikofaktor für zerebrale Ischämien gilt, gibt es weder eine spezifische Therapie noch ist eine Prophylaxe indiziert. Die Patienten sollten für den Zeitraum der Amnesie überwacht werden.

Ätiopathogenese

Die Ursachen der TGA sind bisher nicht geklärt, man vermutet eine multifaktorielle Genese. Aufgrund der Symptomatik und der bildgebenden Befunde wird eine transiente Funktionsstörung beider Hippocampi angenommen.

3.5 Schlafstörungen

3.5.1 Parasomnien

Unter einer Parasomnie versteht man episodische Störungen des Schlafs mit ungewöhnlichen Handlungen oder Wahrnehmungen. Man unterscheidet Störungen des Schlaf-wach-Übergangs wie Einschlafmyoklonien, Aufwachstörungen wie Schlafwandeln oder Pavor nocturnus und REM-Schlaf-Störungen wie Albträume. Ebenfalls zu den Parasomnien werden nächtliche Wadenkrämpfe, Einnässen (Enuresis), Zähneknirschen (Bruxismus), Schlaflähmungen und hypnagoge Halluzinationen gezählt (s. auch Narkolepsie).

Klinik und Diagnostik

Symptome Beim *Schlafwandeln* kommt es zu komplexen Handlungen mit Umherwandern, die im Kindesalter auftreten. Der *Pavor nocturnus* kommt meist bei Kleinkindern vor. Sie wachen aus dem Nachtschlaf mit massiver Angst schreiend auf und können die Umgebung initial nicht wiedererkennen. Auch beruhigend einwirkende, bekannte Personen werden nicht erkannt und als beängstigend wahrgenommen. Schlafwandeln und Pavor nocturnus kommen meist in der ersten Nachthälfte vor. *Albträume* entstehen aus dem REM-Schlaf heraus und gehen mit motorischer Unruhe, Angst und vokalen Entäußerungen einher. Bei der *REM-Schlaf-Verhaltensstörung* kommt es meist im späten Erwachsenenalter zu ausgeprägten motorischen Symptomen und Vokalisation mit Verletzungsgefahr aus dem REM-Schlaf heraus, die als Ausgestaltung der Trauminhalte zu werten sind. Sowohl Albträume als auch die REM-Schlaf-Verhaltensstörung gehen mit nachfolgendem Erwachen und Erinnerung an die Träume einher. Sie ereignen sich überwiegend im letzten Drittel der Schlafperiode.
Diagnostik Neben der ausführlichen Anamnese, neurologischen Untersuchung und Durchführung einer kraniellen MRT kann bei diagnostischer Unsicherheit eine multimodalc Schlafdiagnostik oder auch ein Video-EEG-Monitoring durchgeführt werden.

Auf den Punkt gebracht

Physiologische EEG-Veränderungen im Schlaf

Schläft ein Patient während der EEG-Ableitung, entstehen typische Veränderungen (➤ Abb. 3.11), die vom jeweiligen Schlafstadium abhängen (➤ Tab. 3.8). Nahezu bei jedem Patienten sind in den Schlafstadien 1 und 2 sog. POSTS (positive okzipitale scharfe Transienten des Schlafs) und Vertexwellen zu finden (➤ Abb. 3.11c, d).

Tab. 3.8 Schlafstadien nach Rechtschaffen und REM-Schlaf.

Stadium	Kennzeichen
Schlafstadium 1	Zerfall des Grundrhythmus und Auftreten von okzipitalen ϑ-Wellen; langsame horizontale Augenbewegungen
Schlafstadium 2	Auftreten von Schlafspindeln und/oder K-Komplexen
Schlafstadium 3	Auftreten hochamplitudiger, irregulärer δ-Wellen in 20–50%
Schlafstadium 4	δ-Wellen > 50%
REM-Schlaf	vergleichbar mit einem Wach-EEG findet sich ein α-Grundrhythmus, aber bei völliger Muskelrelaxation (keine Muskelartefakte!); charakteristische rasche und ruckartige horizontale Augenbewegungen, die als Artefakte ein „Sägezahnbild" erzeugen

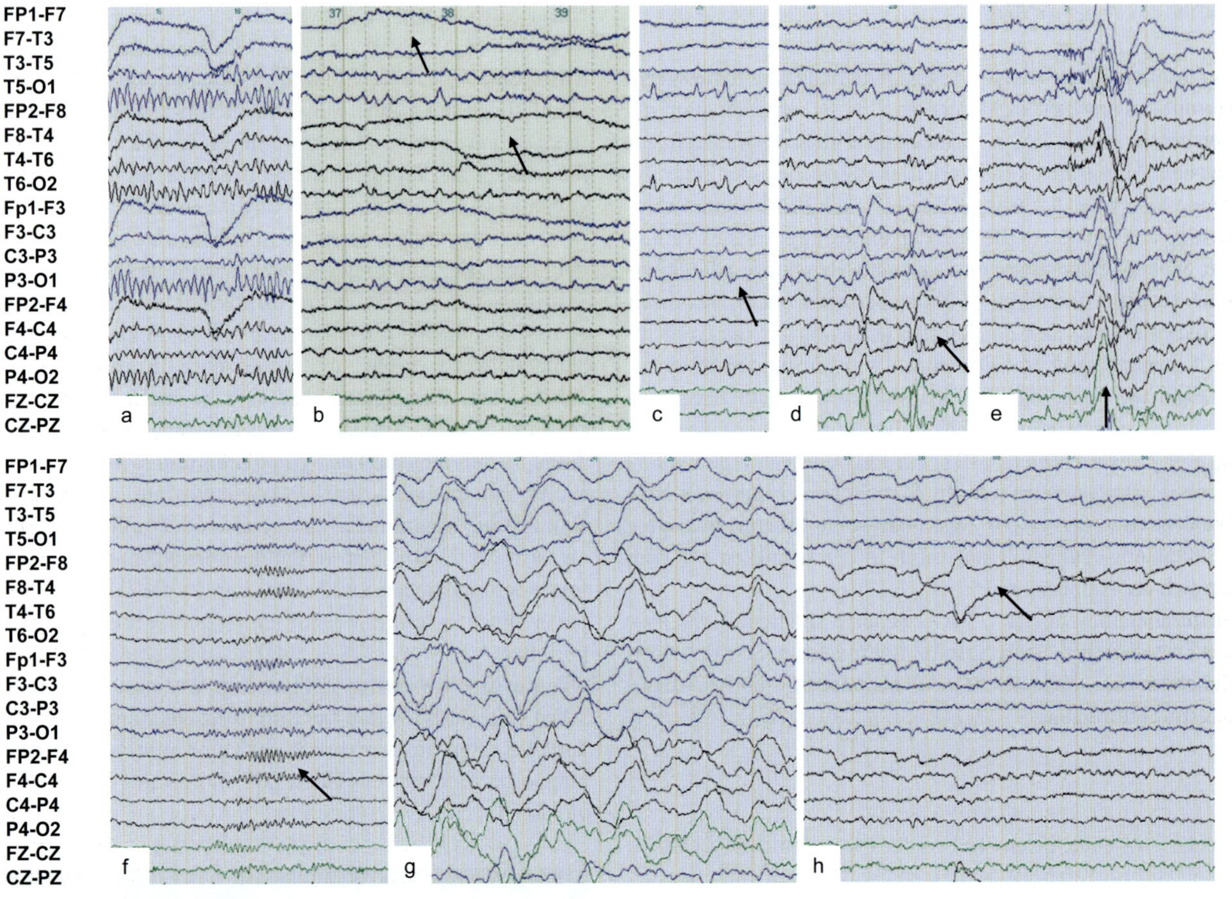

Abb. 3.11 Schlaftypische EEG-Veränderungen. Der Schlaf setzt sich aus 4 Non-REM- und einem REM-Stadium (REM = „rapid eye movement") zusammen, die pro Nacht ca. 4- bis 5-mal durchlaufen werden. **a** Wach-EEG, **b** Schlafstadium 1 mit langsamen horizontalen Augenbewegungen (→) und Zerfall des okzipitalen α-Grundrhythmus mit Auftreten von ϑ-Wellen. **c, d** Im Stadium 1 können bereits POSTS (positive okzipitale Transienten des Schlafs, c) und Vertexwellen (d) auftreten. **e, f** Schlafstadium 2 ist durch K-Komplexe (e) und/oder Schlafspindeln (f) definiert. **g** Schlafstadien 3 und 4 sind durch das vermehrte Auftreten von generalisierten δ-Wellen gekennzeichnet. **h** Im REM-Schlaf finden sich Charakteristika des Wach-EEG (α-Rhythmus), obwohl der Proband tief schläft. Es treten ruckartige (sägezahnartige) Augenbewegungen auf, die diese Schlafphase kennzeichnen.

Therapie

Eine Behandlung wird dann erforderlich, wenn die Umgebung oder der Patient selbst durch die Parasomnien gestört wird, z.B. durch nachfolgende Tagesmüdigkeit. Um Verletzungen zu vermeiden, sollte eine beschützte Schlafumgebung gewährleistet werden. Die Patienten sollten einen regelmäßigen Schlaf-wach-Rhythmus einhalten und Störfaktoren vermeiden (z.B. keine koffeinhaltigen Getränke, keinen exzessiven Alkohol oder keine großen Mahlzeiten kurz vor dem Schlafengehen). Entspannungsverfahren können angewendet werden. Wichtig ist der Ausschluss von Grunderkrankungen und deren Behandlung, bei psychischen Störungen sollte psychotherapeutisch behandelt werden. In schweren Fällen können sedierende Antidepressiva oder (atypische) Benzodiazepine gegeben werden.

Ätiopathogenese

Bei den Parasomnien geht man von einer Dysregulation physiologischer Schlafrhythmen aus (z.B. scheint bei der REM-Schlaf-Verhaltensstörung die normalerweise vorhandene Entkopplung von der Motorik gestört zu sein), deren Ursachen nicht bekannt sind. Häufig sind es altersbezogene Besonderheiten des Schlafverhaltens, wie z.B. Pavor nocturnus bei Kleinkindern. Schlafwandeln sistiert meist bei Eintreten in die Pubertät. Andererseits sind bestimmte Erkrankungen mit Parasomnien assoziiert, z.B. das Tourette-Syndrom. Störungen des REM-Schlafs treten gehäuft bei neurodegenerativen Erkrankungen auf wie dem Morbus Parkinson oder Demenzen. Die Narkolepsie geht mit bestimmten Parasomnien einher (➤ Kap. 3.5.3).

3.5.2 Insomnien

Bei einer Insomnie empfindet der Patient seinen Schlaf nach der üblichen Schlafzeit als nicht ausreichend oder nicht erholsam. Betroffen sind 10–20% der Bevölkerung in den westlichen Industrienationen.

Klinik und Diagnostik

Der „Schlafmangel" kann das soziale und berufliche Leistungsvermögen beeinträchtigen und mit dem Gefühl der Unruhe, Reizbarkeit, Depressivität, Erschöpfung oder Schläfrigkeit tagsüber (Hypersomnie) einhergehen. Durch eine ausführliche Anamnese und schriftliche Dokumentation des Schlafverhaltens über Schlaf-Fragebögen oder Schlaf-Tagebücher werden die Schlafstörungen quantifiziert und eingeteilt. Neurologische, psychiatrische und internistische Erkrankungen sollten durch entsprechende Untersuchungen ausgeschlossen werden. In schwierigen Fällen ist eine polysomnografische Untersuchung erforderlich.

Therapie

Wenn es eine zugrunde liegende Erkrankung gibt, muss sie zuerst behandelt werden. Bei psychiatrischen Erkrankungen bieten sich dafür sedierende Psychopharmaka an. Verhaltensmedizinische Strategien, z.B. mit Entspannungsverfahren, und das Einhalten einer ausreichenden Schlafhygiene (rechtzeitiges Zubettgehen, Vermeiden von Störfaktoren) stehen des Weiteren im Mittelpunkt der Behandlung. Zusätzlich können vorübergehend (max. 4 Wochen) schlafinduzierende Substanzen eingesetzt werden, wobei sich die Auswahl nach der Grunderkrankung richtet (sedierende Antidepressiva, [atypische] Benzodiazepine, Melatonin).

Ätiopathogenese

Primäre Insomnie Die primären Insomnien entstehen durch psychophysiologische Ursachen wie erlernte, schlafmindernde Assoziationen, z.B. durch ein erhöhtes Erregungsniveau während der Einschlafphase oder die Notwendigkeit einer bestimmten Umgebung, um einschlafen zu können. Häufig liegt aber auch eine Fehleinschätzung des Schlafzustandes vor. Bei der idiopathischen Insomnie, die seit der Kindheit vorliegt, vermutet man eine primäre Störung der Schlaf-wach-regulierenden Systeme.

Sekundäre Insomnie Viele neurologische oder psychiatrische Grunderkrankungen können eine Insomnie hervorrufen, sie ist aber auch als Nebenwirkung bestimmter Toxine oder Medikamente möglich. Neben Patienten mit degenerativen Erkrankungen wie dem Morbus Parkinson oder Demenz können auch Patienten mit chronischen Schmerzen oder Restless-legs-Syndrom an Insomnie leiden. Depressionen, aber auch Manien und schizophrene Psychosen sind häufig mit Schlafstörungen vergesellschaftet. Beispiele für Substanzen, die zu Schlafstörungen führen können, sind Alkohol, Koffein, Antibiotika, Appetitzügler, Drogen (Cannabis, Kokain, Heroin, Ecstasy), Kortikosteroide und Zytostatika.

3.5.3 Narkolepsie

Die Narkolepsie ist eine Störung des Schlaf-wach-Rhythmus, die durch vermehrte Tagesmüdigkeit mit plötzlichem Einschlafen, Kataplexie, hypnagoge Halluzinationen, Schlafparalysen und fragmentierten Nachtschlaf gekennzeichnet ist. Es gibt 2 Erkrankungsgipfel in der 2. und der 4. Lebensdekade.

Klinik und Diagnostik

Symptome Haupt- und fast immer auch erstes Symptom ist die *exzessive Tagesschläfrigkeit*, die durch wiederholten Sekundenschlaf gekennzeichnet ist. Gegen diesen plötzlich auftretenden Schlaf können sich die Patienten nicht „wehren", er kündigt sich immerhin meist durch Müdigkeit an. Als zweithäufigstes Symptom tritt die *Kataplexie* im Verlauf hinzu, die durch eine kurze muskuläre Atonie ohne Bewusstseinsstörung charakterisiert ist. Sie betrifft meist die Muskulatur im Gesicht oder der Schultern, kann aber auch zu Stürzen führen. Kataplektische Attacken werden meist durch Emotionen getriggert, z.B. Lachen, Überraschung, Freude, Angst oder Ärger. *Hypnagoge Halluzinationen* (meist visuell, aber auch akustisch oder taktil) und *Schlaflähmungen* (Unvermögen, sich im wachen Zustand zu bewegen oder zu sprechen) treten in Phasen des Schlaf-wach-Übergangs auf. Schlaflähmungen sind häufig von massiver Angst begleitet und können bis zu 10 Minuten anhalten. Ferner sind ein *fragmentierter Nachtschlaf* mit vermehrten Wachphasen und verkürztem Eintritt in den REM-Schlaf sowie *automatisierte Verhaltensweisen* mit komplexen Tätigkeiten, wie Herumlaufen, trotz Einschlafen charakteristisch.

Diagnostik Die Diagnose wird klinisch sowie durch Labor- und apparative Zusatzuntersuchungen gestellt. Beim klinischen Vollbild ist die Diagnose einfach. Oft kommen die Patienten allerdings nur mit einer vermehrten Tagesmüdigkeit in die Klinik. Hilfreich sind dann die HLA-Typisierung und die hochspezifische Bestimmung des Hypocretin-1-Spiegels im Liquor. Eine Polysomnografie zeigt den fragmentierten Nachtschlaf mit vermehrtem Erwachen und ein rasches Eintreten in die REM-Phasen. Der Multiple-Schlaf-Latenz-Test (MSLT) misst am ausgeruhten Patienten fünfmal über den Tag verteilt mit dem EEG die Einschlaflatenz nach Aufforderung zum Einschlafen, die bei < 5 Minuten pathologisch ist. Ein diagnostisch sehr viel härteres Kriterium ist die verkürzte REM-Latenz („sleep-onset"-REM = SOREM < 15 min, als pathologisch gelten mindestens 2 SOREMs im Rahmen des gesamten MSLT). Eine MRT sollte zum Ausschluss einer hypothalamischen Läsion und symptomatischer Formen der Tagesmüdigkeit durchgeführt werden.

Differenzialdiagnosen Schlafdeprivation, z.B. bei nächtlichem Arbeiten, die Einnahme von sedierenden Medikamenten, somatische Ursachen (chronische Krankheiten, zerebrale Läsionen) und psychiatrische Erkrankungen müssen als Ursache der Tagesmüdigkeit ausgeschlossen werden. Weitere Differenzialdiagnosen umfassen epileptische und dissoziative Anfälle, die mehreren der Symptome ähneln können, sowie Synkopen.

Therapie

Zur Verminderung der Tagesmüdigkeit können gezielt kurze Schlafepisoden von max. 30 Minuten Dauer in den Tagesablauf eingebaut werden. Reicht das nicht aus, so ist bei ausschließlicher Tagesmüdigkeit der α_1-Adrenorezeptor-Agonist Modafinil das Mittel der Wahl. Alternativ kann Methylphenidat eingesetzt werden. Natriumoxybat (Gamma-Hydroxybuttersäure) wirkt gegen alle Kernsymptome der Narkolepsie, besonders gut bei Kataplexie, und gilt deshalb als Mittel der Wahl, wenn zusätzlich zur Tagesmüdigkeit andere Symptome vorliegen. Alternativ wirken tetra- und trizyklische sowie andere Antidepressiva (Serotoninwiederaufnahmehemmer, SSRI) gut gegen Kataplexie, hypnagoge Halluzinationen und Schlaflähmungen.

3

Ätiopathogenese

Sowohl genetische als auch Umweltfaktoren spielen für die Pathogenese eine wichtige Rolle, was zum einen durch die hohe Assoziation mit den HLA-Antigenen DQB1*0602, DRB1*1501 und DR2 und zum anderen durch die relativ niedrige Konkordanzrate eineiiger Zwillinge von 25–30% belegt ist. Ferner konnten ein Mangel an Hypocretin und eine verminderte Anzahl hypocretinerger Neurone im Hypothalamus nachgewiesen werden. Hypocretin-1 und -2 (auch Orexine genannt) sind hypothalamische Neuropeptide. Bei über 90% der Narkolepsiepatienten ist der Hypocretin-1-Spiegel im Liquor reduziert. Narkoleptische Hunde haben eine Mutation im Hypocretin-2-Rezeptor-Gen. Durch den Hypocretinmangel kommt es zu einer Störung der physiologischen Schlaf-wach-Regulation.

FALLBEISPIEL

Ein 50-jähriger Patient berichtet, dass er seit dem 20. Lebensjahr an Einschlafattacken leide, die ihn mittlerweile im Alltag stören. Die Angehörigen würden schon über ihn lachen und bei der Arbeit bekomme er zunehmend Probleme. In der Jugend habe er die Episoden immer im Griff gehabt, da er gezielt tagsüber für maximal 10 Minuten geschlafen habe. Meistens habe er bis zu drei- bis viermal täglich eine ruhige Umgebung gefunden, in der er habe schlafen können. Danach habe er sich immer deutlich erfrischt gefühlt. In letzter Zeit jedoch würden diese Schlafperioden nicht mehr den gewünschten Effekt haben und er sei sehr schnell wieder müde. Auf Nachfragen berichtet der Patient, dass er beim Lachen kurzzeitig „das Gesicht verliere", d.h., die Lider würden zugehen und er müsse sich anstrengen, den Kopf oben zu halten, der sonst auf die Brust sacken würde. Neurologische Untersuchungen, eine kranielle MRT, ein EEG und eine kardiologische Abklärung hätten keinen pathologischen Befund erbracht.

Der multiple Schlaflatenztest ergab eine mittlere Einschlaflatenz von 5 Minuten und 2 SOREMS. Es fand sich zudem in der Liquoruntersuchung ein signifikant erniedrigter Hypocretin-1-Wert. Es wurde die Diagnose einer Narkolepsie gestellt. Da die Einschlafattacken im Vordergrund der Erkrankung standen, wurde diese erfolgreich mit Modafinil behandelt.

3.6 Andere anfallsartige Erkrankungen

3.6.1 Tetanie

Klinik und Diagnostik

Symptome Typisch sind periorale Parästhesien und Karpopedalspasmen („Pfötchenstellung" der Hände) bis hin zu generalisierten, schmerzhaften Muskelkrämpfen. Das Bewusstsein ist nicht beeinträchtigt.
Diagnostik Labortechnisch werden Elektrolyte, Parathormon und Vitamin D bestimmt. In der Elektromyografie kann eine Übererregbarkeit durch spontane repetitive Entladungen motorischer Einheiten nachweisbar sein (doublets, triplets).

Therapie

Im Fall einer Hyperventilationstetanie sollten die Patienten zum bewusst langsamen Atmen aufgefordert werden, evtl. unter gleichzeitiger Rückatmung in eine Plastiktüte. Außerdem benötigen sie beruhigenden Zuspruch, ggf. auch Sedativa oder Anxiolytika. Sollten sich Hyperventilationstetanien öfter wiederholen, ist eine verhaltensorientierte Psychotherapie indiziert. Bei einem Hypoparathyreoidismus muss Kalzium oral substituiert werden, zusätzlich sollte Vitamin D eingenommen werden.

Ätiopathogenese

Es werden normokalzämische und hypokalzämische Tetanien unterschieden. Die normokalzämische Tetanie entsteht am häufigsten durch die Kausalkette Angst → Hyperventilation → Alkalose → neuronale Überregbarkeit. Die hypokalzämischen Tetanien entstehen typischerweise durch eine Schilddrüsenoperation mit Schädigung der Nebenschilddrüsen und nachfolgendem Hypoparathyreoidismus oder durch Vitamin-D-Mangel.

3.6.2 Episodische Ataxien

Episodische Ataxien sind erbliche Erkrankungen, bei denen es vorübergehend zu ataktischen Symptomen kommt (➤ Kap. 9.5.2).

Klinik und Diagnostik

Während einer Attacke zeigen die Patienten eine Stand- und Gangunsicherheit, Intentionstremor und Okulomotorikstörungen. Es wurden viele Formen beschrieben, von denen nur die beiden wichtigsten aufgeführt sind:
Episodische Ataxie Typ 1 (EA1) Die Anfälle dauern Sekunden bis Minuten und werden durch eine Bewegung initiiert, z.B. beim Aufstehen oder durch Rennen.

Episodische Ataxie Typ 2 (EA2) Einen ähnlich typischen Trigger gibt es hier nicht, psychischer oder physischer Stress wird manchmal angegeben. Die Anfälle dauern Minuten bis Stunden. Interiktual besteht häufig ein Nystagmus (oft Downbeat-Nystagmus).
Diagnostik Die Diagnose wird klinisch gestellt.

Therapie

Die EA1 wird mit Antikonvulsiva oder dem Karboanhydrasehemmer Acetazolamid behandelt. Carbamazepin ist am besten evaluiert, Oxcarbazepin oder andere Natriumkanalblocker wirken aber ähnlich gut. Bei der Therapie der EA2 hat sich jüngst 4-Aminopyridin (4-AP, Kaliumkanalblocker) als gut wirksam herausgestellt. Das Medikament wirkt offenbar gegen andere Kaliumkanäle als die, die bei der EA1 betroffen sind.

Ätiopathogenese

Beide Erkrankungen werden autosomal-dominant vererbt und können in Einzelfällen bei Neumutationen auch sporadisch vorkommen. Die EA1 wird durch Mutationen im Kaliumkanalgen *KCNA1* ($K_V1.1$) verursacht. Sie führen zu einem Funktionsverlust des Kanals und zu einer entsprechenden Übererregbarkeit zerebellärer Neurone und peripherer Nerven. Die EA2 wird durch Mutationen im Gen *CACNA1A* (Kalziumkanal $Ca_V2.1$) ausgelöst. Sie zerstören diesen Kanal und führen wahrscheinlich zu einem Funktionsverlust des präsynaptischen Kalziumeinstroms v.a. in Purkinje-Zellen.

3.6.3 Paroxysmale Dyskinesien

Unter paroxysmalen Dyskinesien (PDs) versteht man Erkrankungen mit plötzlich einsetzenden, unwillkürlichen, nicht unterdrückbaren Bewegungen, die dystone, choreoathetotische und ballistische Komponenten haben können. Bei diesen seltenen Erkrankungen werden 3 Formen unterschieden:

- paroxysmale kinesiogene Dyskinesie/Choreathetose (PKD)
- paroxysmale non-kinesiogene Dyskinesie (PNKD)
- paroxysmale belastungsinduzierte („exercise-induced") Dyskinesie (PED)

Klinik und Diagnostik

PKD Die Dyskinesie wird z.B. durch rasches Aufstehen oder einen kurzen Spurt ausgelöst. Bei diesen Patienten werden pro Tag bis zu 100 für Sekunden bis Minuten anhaltende hyperkinetische Attacken beobachtet.
PNKD Die hyperkinetischen Attacken werden v.a. durch Alkohol, Koffein oder emotionale Anspannung ausgelöst und halten über Minuten bis Stunden an.
PED Hier entstehen die Dyskinesien nach längerer Muskelarbeit (> 10 min) ausschließlich in der belasteten Muskulatur, z.B. beim Gehen in den Beinen oder beim Schreiben in der Hand. Die Attacken dauern Minuten bis wenige Stunden.
Diagnostik Die Diagnose wird klinisch gestellt. Die ursächlichen Gendefekte (s.u.) können bestimmt werden.

Therapie

PKD Die PKD spricht gut auf eine antikonvulsive Medikation an. Am besten evaluiert ist Carbamazepin.
PNKD Die PNKD ist deutlich schwieriger zu therapieren, ggf. helfen Benzodiazepine.
PED Aufgrund des Glukosetransporterdefekts spricht die PED in der Attacke oft gut auf Zuckereinnahme an. Die langfristige Reduktion der Attackenhäufigkeit kann durch eine ketogene Diät gewährleistet werden, wobei der defekte Glukosetransport des Gehirns durch Ketonkörper umgangen wird.

Ätiopathogenese

Paroxysmale Dyskinesien können selten Folge einer strukturellen Basalganglienläsion sein. Die meisten Formen sind jedoch genetisch bedingt.
PKD Die PKD tritt meist sporadisch auf, ein zugrunde liegendes Gen konnte bisher nicht identifiziert werden.
PNKD Sie tritt als familiäre Form mit autosomal-dominantem Erbgang auf. Bei einem Teil der Patienten mit PNKD konnten Mutationen im MR1-Gen nachgewiesen werden, das für das Myofibrillogenese-Regulator-1-Protein codiert. Die Funktion dieses Proteins und die Pathogenese der PNKD sind noch unklar.
PED Die PED tritt meist familiär mit einem autosomal-dominanten Erbgang, selten auch sporadisch auf. Kürzlich konnten Mutationen im Gen *SLC2A1* nachgewiesen werden, das für den Glukosetransporter Typ 1 (GLUT1) codiert, der Glukose als wichtigsten Energieträger des Gehirns über die Blut-Hirn-Schranke transportiert. Die Pathophysiologie erklärt sich über einen unzureichenden Energienachschub bei längerer Belastung, der wahrscheinlich zuerst in den Basalganglien manifest wird.

3.6.4 Hyperekplexie

Definition

Die Hyperekplexie ist definiert als eine Erkrankung mit pathologischer, nicht habituierender Schreckreaktion (Startle-Reaktion).

Klinik

Klinisch zeigen diese Patienten auf akustische und taktile Reize exzessive Schreckreaktionen mit tonischen Verkrampfungen und Myoklonien, die nicht habituieren. Die Patienten sind sturzgefährdet mit erheblicher Verletzungsgefahr, was zu einem ängstlich protektiven Gangmuster führen kann. Neugeborene und Säuglinge sind fluktuierend steif, mit Armen und Beinen in Beugestellung (Stiff-Baby-Syndrom). Im Schlaf lockert sich die muskuläre Hypertonie. Die zunächst permanent vorhandene Steifigkeit bessert sich nach ca. 1 Jahr. Die mentale Entwicklung ist in der Regel normal.

Diagnostik und Differenzialdiagnose

Die Anamnese ist typisch und wegweisend. Ein charakteristisches diagnostisches Zeichen ist der Kopfretraktionsreflex: Leichtes Beklopfen des Nasenrückens oder der Glabella löst beim Patienten eine Retroflexion des Kopfes aus. Differenzialdiagnostisch müssen schreckinduzierte epileptische Anfälle (Reflexepilepsien) und Epilepsien mit Sturzattacken differenziert werden. Stereotype Schreckreaktionen mit komplexen Handlungsabläufen (z.B. „Jumping Frenchmen of Maine") gehören nicht zu dieser Gruppe und werden als sozialisationsspezifische Verhaltensmuster oder stimulussensitive Tics aufgefasst.

Therapie

Die symptomatische Therapie der Wahl ist Clonazepam.

Ätiopathogenese

Die idiopathische Hyperekplexie kann sowohl durch dominant als auch durch rezessiv vererbte Mutationen im Gen des Glycinrezeptors (*GLRA1*) oder in einigen anderen, assoziierten Genen verursacht werden. Der Glycinrezeptor vermittelt neben GABA-Rezeptoren die Hemmung im zentralen Nervensystem von Säugern. Die Hyperekplexie lässt sich über eine enthemmte Schreckreaktion erklären. Bei symptomatischen Formen der Hyperekplexie wurden Läsionen im Hirnstamm und Mittelhirn beschrieben. Auch Alkohol- oder Medikamentenentzug kann mit Hyperekplexie assoziiert sein.

KAPITEL

4 Schwindel

Thomas Lempert, Michael von Brevern

Zur Orientierung

Schwindel ist ein häufiges und ein gefürchtetes Symptom – bei Ärzten und bei Patienten. Da sich die Ursachen auf das Nervensystem, das Innenohr, das Herz-Kreislauf-System und die Psyche verteilen, fühlen sich die meisten Ärzte bestenfalls teilkompetent. Mit einer gezielten Anamnese und Untersuchung sind die meisten Schwindelursachen jedoch ohne weitere Hilfsmittel zu erkennen. Die in diesem Kapitel dargestellten Krankheiten machen etwa 90% der Diagnosen aus. Schwindel kann als ein unangenehmes Körpergefühl definiert werden, das von einer gestörten Selbstwahrnehmung in der Beziehung zur Umwelt herrührt. Drehschwindel bezeichnet eine illusionäre Eigen- oder Umgebungsdrehung und deutet auf eine Störung des vestibulären Systems. Beim Schwankschwindel steht die gestörte Haltungsstabilität im Vordergrund, das Ursachenspektrum ist breiter.

Prüfungsschwerpunkte

+++ Funktion der Bogengänge, Neuritis vestibularis, benigner paroxysmaler Lagerungsschwindel, vestibuläre Migräne, psychogener Schwindel, Warnzeichen für Hirnstamm- und Kleinhirnläsionen
++ Indikation für Antivertiginosa, Morbus Menière, Gangstörungen als häufige Schwindelursache im Alter, orthostatische Hypotonie,
+ andere Schwindelursachen

4.1 Anatomie und Physiologie

Zum vestibulären Sinnessystem gehören das Vestibularorgan, der N. vestibulocochlearis (➤ Kap. 1.2.7) und die zentralen Bahnen und Kerngebiete, die sich vorwiegend im Hirnstamm und im Kleinhirn befinden. Das vestibuläre Sinnessystem nimmt nicht nur Bewegungen des Kopfes wahr, sondern sorgt über den vestibulospinalen und den vestibulo-okulären Reflex (VOR) für die Stabilisierung der aufrechten Körperposition und der Augen.

Vestibularorgan Das Vestibularorgan liegt neben der Kochlea im Innenohr. Es setzt sich aus den Bogengängen und den Otolithenorganen zusammen. Die 3 Bogengänge reagieren auf drehende Beschleunigungen des Kopfes, wie sie z.B. beim Gehen ständig auftreten, die Otolithenorgane dienen vorwiegend der Wahrnehmung der Schwerkraft und sichern so das Gleichgewicht beim Stehen und Gehen (➤ Abb. 4.1).

MERKE

Vestibuläre Erkrankungen betreffen fast immer die Bogengänge und ihre Verschaltungen, während die Otolithenorgane klinisch eine untergeordnete Rolle spielen.

Bogengangsfunktion In Ruhe senden die horizontalen Bogengänge (➤ Abb. 4.2) kontinuierlich Aktionspotenziale, die über die Vestibularnerven die Vestibulariskerne im Hirnstamm erreichen. Die symmetrische Entladung beider Bogengänge wird vom vestibulären System als Ruhe interpretiert. Dreht man den Kopf nach rechts, steigt die Aktivität im rechten Labyrinth, während sie im linken sinkt. Diese Imbalance wird über die Vestibulariskerne an die Augenmuskelkerne weitergeleitet und führt zu einer Augenbewegung nach links (➤ Abb. 4.3). Auch wenn ein Vestibularorgan akut ausfällt, entsteht eine Imbalance der Entladungsrate. Sie wird als permanente Beschleunigung des Kopfes wahrgenommen, obwohl dieser in Ruhe ist. Es resultieren eine drehende Bewegungsillusion und ein Nystagmus, der in Richtung des gesunden Ohrs schlägt. Einige Tage bis Wochen nach dem Ausfall

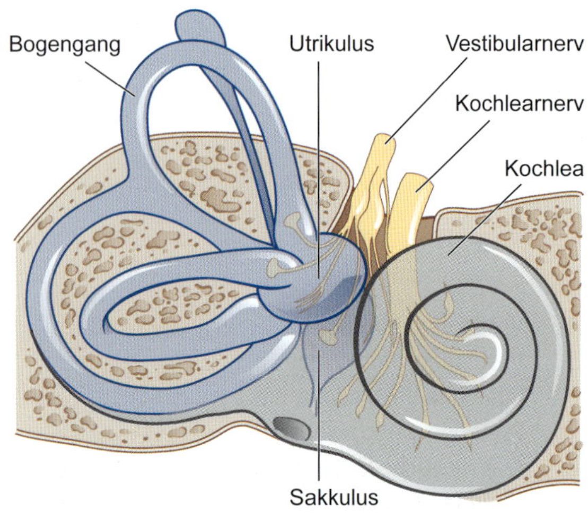

Abb. 4.1 Gleichgewichtsorgan mit knöchernem und häutigem Labyrinth.

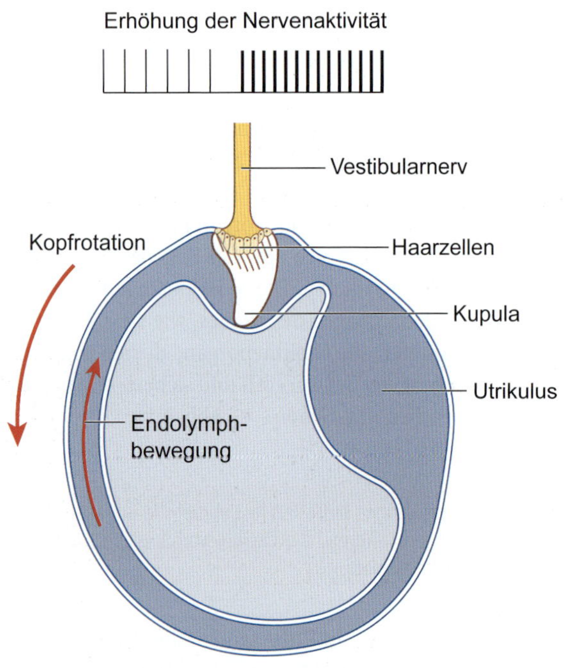

Abb. 4.2 Funktion der Bogengänge. Bei einer Kopfrotation wird die Endolymphe aufgrund ihrer Trägheit in die Gegenrichtung bewegt und lenkt dadurch die gallertige Kupula des Bogengangs aus. Die darin enthaltenen Stereozilien werden dabei bewegt. Gleichzeitig verändern die zugehörigen Haarzellen und der Vestibularnerv ihre Entladungsrate: bei Erregung nimmt sie zu, bei Hemmung ab.

hat sich durch zentrale Kompensation wieder ein symmetrisches Entladungsmuster in den Vestibulariskernen eingestellt. Drehschwindel und Nystagmus sind dadurch langsam abgeklungen.

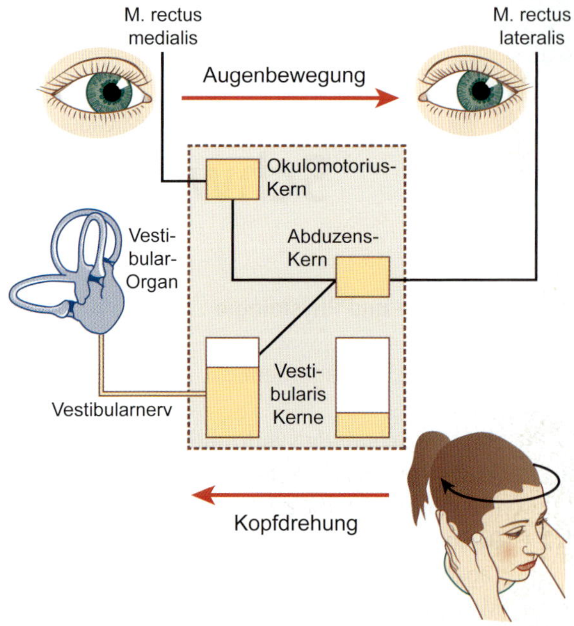

Abb. 4.3 Anatomie des vestibulo-okulären Reflexes. Aktivierungsweg vom Vestibularorgan bis zu den Augenmuskeln bei Kopfdrehung nach rechts. Die gepunktete Linie markiert den Hirnstamm.

4.2 Klinisches Management

Anamnese

Gerade beim Schwindel ist die Anamnese eminent wichtig. Die 4 wichtigsten W-Fragen sind die nach dem „wie?“ (Art des Schwindels), dem „wie lange?“ (Dauer), dem „wodurch ausgelöst oder verstärkt?“ (Auslösern) und dem „womit einhergehend?“ (Begleitsymptomen):

- **Art des Schwindels**
  - Drehschwindel: vestibuläre Störung, v.a. bei gleichzeitigen Oszillopsien (ruckende oder drehende Bilder) und Übelkeit
  - diffuser Schwindel: Orthostase, psychogener Schwindel oder Nebenwirkung von Medikamenten
  - Schwindel nur beim Stehen und Gehen: neurologische Gangstörung
- **Dauer**
  - Tage: akuter Vestibularisausfall, Hirninfarkt
  - Stunden: Morbus Menière
  - Sekunden: benigner paroxysmaler Lagerungsschwindel, Orthostase, kardiale Arrhythmie, Vestibularisparoxysmie
  - variabel: psychogener Schwindel, vestibuläre Migräne
- **Auslöser**
  - Veränderungen der Kopfposition: benigner paroxysmaler Lagerungsschwindel
  - rasches Aufstehen: orthostatische Hypotonie
  - angstauslösende Situationen: phobischer Schwindel

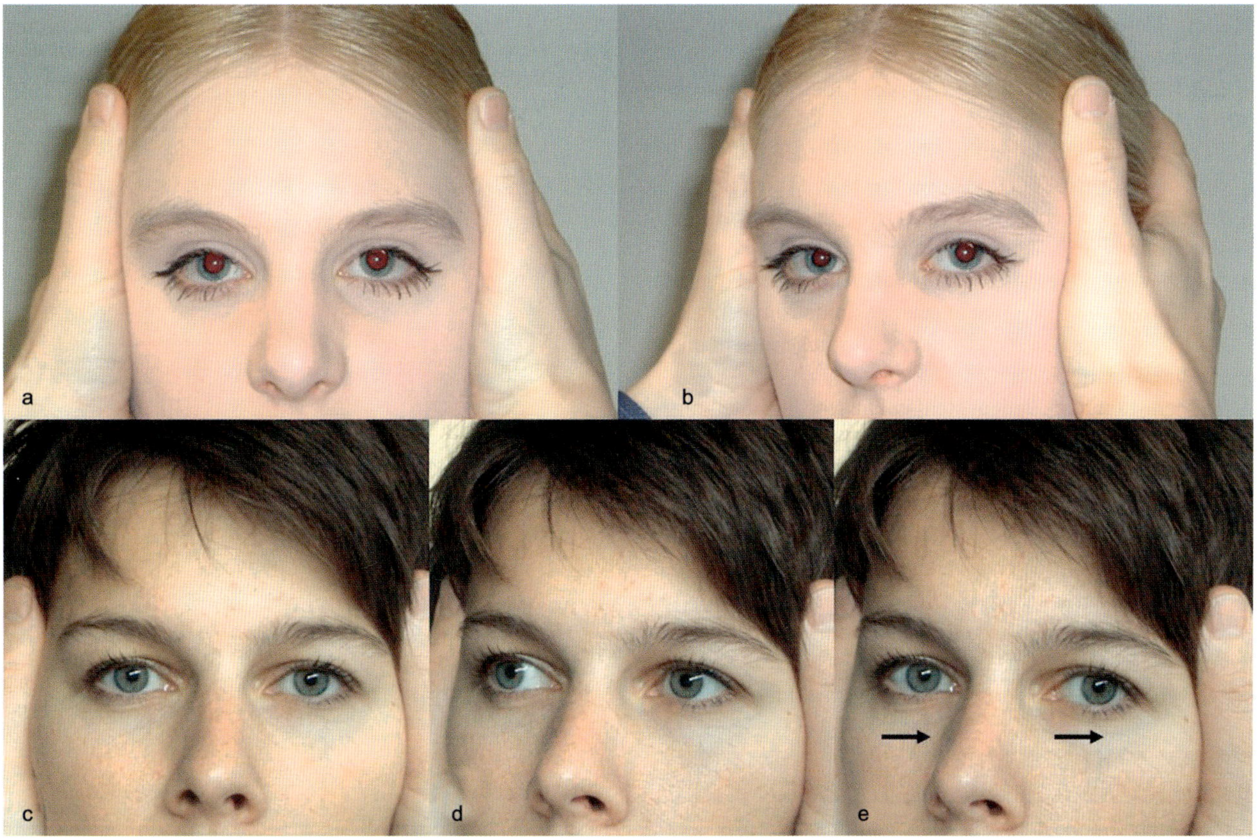

Abb. 4.4 Kopf-Impulstest zur klinischen Prüfung des vestibulo-okulären Reflexes (VOR, Halmagyi-Test). **a, b** Normalbefund. In der Ausgangsstellung (a) wird der Patient instruiert, ein Sehziel geradeaus im Auge zu behalten, z.B. die Nase des Untersuchers. Während und nach einer sehr raschen, passiven Rotation des Kopfes zur Seite (ca. 20°) bleiben die Augen auf das Sehziel gerichtet (b). Der VOR ist normal bei intaktem rechtem horizontalem Bogengang. **c–e** Pathologischer VOR. Von der Ausgangsstellung (c) bewegen sich die Augen zunächst mit dem Kopf (d) und werden nach 200–400 ms durch eine Refixationssakkade (Pfeile) zum Sehziel zurückgestellt (e).

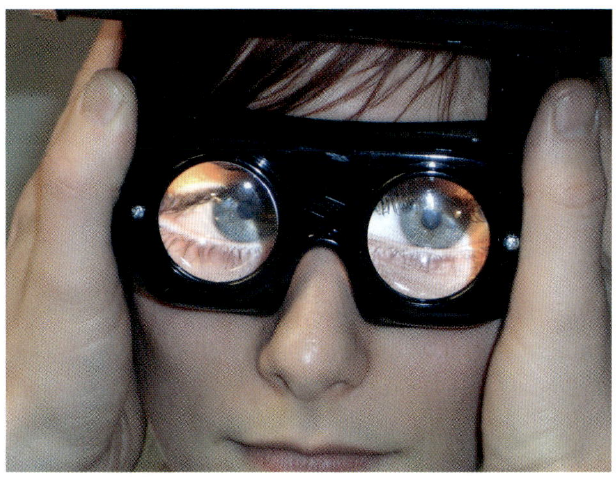

Abb. 4.5 Frenzel-Brille zur Nystagmusuntersuchung. Die Augen sind beleuchtet und vergrößert, können aber nicht gut fixieren, wodurch ein peripher-vestibulärer Nystagmus verstärkt wird.

- **Begleitsymptome**
  - Hörstörungen: Morbus Menière
  - Migränesymptome: vestibuläre Migräne
  - neurologische Ausfälle: Hirnstamm- oder Kleinhirnläsion
  - Panik: oft psychogener Schwindel, seltener organisch

Spezielle Untersuchungstechniken

Vestibulo-okulärer Reflex Der VOR ermöglicht es, die Augen auch während rascher Kopfbewegungen auf ein Blickziel zu stabilisieren. Selbst wenn ein Drehschwindel nach einem Labyrinthausfall wieder abgeklungen ist, bleibt der Ausfall des Labyrinths durch den VOR-Test meist weiter nachweisbar (➤ Abb. 4.4).

Nystagmus Grundsätzlich wird der Nystagmus nach Schlagform (ruckend, pendelnd), Schlagebene (horizontal, vertikal, torsional) und Schlagrichtung (rechts, links, auf, ab, Uhrzeigersinn, Gegenuhrzeigersinn) beurteilt. Zunächst wird geprüft, ob ein Spontannystagmus (beim Blick geradeaus, mit und ohne Frenzel-Brille, ➤ Abb. 4.5) vorhanden ist. Dann kann ein Blickrichtungsnystagmus (Nystagmus beim Blickhalten seitlich, oben, unten) überprüft werden (der meist durch eine zerebelläre Störung verursacht ist) und schließlich wird der Patient gebeten, 15 s lang kräftig den Kopf hin- und herzuschütteln: Tritt dann ein transienter horizontaler Nystagmus auf, spricht dies für eine chronische vestibuläre Störung (meist kontralateral und peripher-vestibulär).

Weitere Untersuchungen Weitere mögliche Untersuchungen sind:

- Lagerungsprobe: rasche Lagerung des Patienten, um Lagerungsschwindelsyndrome zu identifizieren (➤ Abb. 4.8)
- VOR-Suppression: Patient pendelt im Stehen simultan mit dem Oberkörper, Kopf und ausgestreckten Armen und fixiert dabei den Daumen; ein Nystagmus in Drehrichtung spricht für eine ipsilaterale zerebelläre Läsion
- Folgebewegungen: Patient fixiert den pendelnden Finger des Untersuchers (Tempo: in einer Sekunde von rechts nach links); ruckende (sakkadierte) Blickfolge spricht meist für eine Kleinhirnstörung
- Tandem-Romberg: Patient steht in Fuß-vor-Fuß-Stellung; eine reproduzierbare Seitneigung nach Augenschluss spricht für ipsilaterale vestibuläre Läsion
- Unterberger-Tretversuch: 50-mal Treten auf der Stelle mit geschlossenen Augen; eine Rotation um mehr als 90° spricht für eine ipsilaterale vestibuläre Läsion (Zeitaufwand hoch, Reproduzierbarkeit mäßig)
- Orthostasetest: RR im Liegen und über 3 min nach dem Aufstehen; systolischer Abfall > 20 mm + typische Beschwerden bestätigen orthostatischen Schwindel

4

Zur Vertiefung

Apparative Diagnostik

- Kalorische Prüfung: Die Spülung der äußeren Gehörgänge mit warmem (44 °C) und kaltem (30 °C) Wasser führt zu kalorischem Nystagmus und erlaubt die Beurteilung der Funktion der horizontalen Bogengänge im Seitenvergleich (➤ Abb. 4.7).
- Drehstuhlprüfung: Die Beschleunigung des Kopfes auf dem Drehstuhl provoziert einen vestibulären Nystagmus. Der Test ist in der Routinediagnostik entbehrlich, da eine einseitige Unterfunktion eines Vestibularorgans nicht abgebildet wird.
- Audiometrie: Die Tonschwellenaudiometrie mit Luft und Knochenleitung dient der Diagnostik einer Innenohr- oder Mittelohrschwerhörigkeit.
- AEP: Akustisch evozierte Potenziale überprüfen die Hörbahn, die bis zum Eintritt in den Hirnstamm parallel mit den Vestibularisfasern verläuft.

Medikamentöse Therapie

Die medikamentöse Therapie von Schwindel ist nachrangig und meist nur in der akuten Phase einer Schwindelerkrankung sinnvoll. Eine längerfristige Therapie mit Antivertiginosa behindert sogar die Kompensation einer vestibulären Störung.

Pharma-Info

Antivertiginosa

Wirkstoffe

- Dimenhydrinat
- Promethazin
- Sulpirid
- Scopolamin-Pflaster

Tab. 4.1 Antivertiginosa mit Dosierungen und Nebenwirkungen.

Generischer Name, Applikation (Tagesdosis)	Klasse	Nebenwirkungen
Dimenhydrinat Tbl., Supp., i.v. (100–300 mg)	Antihistamin	Sedierung ++, Mundtrockenheit
Promethazin Tr., Tbl., i.v. (20–60 mg)	Antihistamin, antidopaminerg, anticholinerg	Sedierung +++, Lethargie, Dyskinesie, Mundtrockenheit
Sulpirid Tbl. (150–300 mg)	antidopaminerg	Sedierung (+), Dyskinesie, gastrointestinale Störungen, Tachykardie
Scopolamin-Pflaster (0,33 mg)	anticholinerg	Sedierung +, Mundtrockenheit, Tachykardie
Lorazepam* Schmelztbl. (1–4 mg)	Benzodiazepin	Sedierung +++, Abhängigkeit

Tbl. = Tabletten; Supp. = Zäpfchen; Tr. = Tropfen, i.v. = Ampullen zur Injektion;
* keine Zulassung, aber bei Erbrechen wegen der Resorption über die Mundschleimhaut im Alltag gut einsetzbar, wenn andere Applikationen nicht praktikabel sind (rektal, i.v.)

Wirkungsmechanismus
Die meisten Antivertiginosa haben einen anticholinergen bzw. antihistaminergen Wirkungsmechanismus. Antidopaminerge Substanzen wirken v.a. gegen Übelkeit.

Indikationen
Schwindel, Reise- und Bewegungskrankheit

Nebenwirkungen
Die häufigsten Nebenwirkungen sind Sedierung und Mundtrockenheit. Weitere Nebenwirkungen sind in ➤ Tab. 4.1 aufgeführt.

Klinische Anwendung
Antivertiginosa (➤ Tab. 4.1) sollten nur kurzfristig bei akutem vestibulärem Schwindel eingesetzt werden sowie bei Kinetosen (Reise- oder Bewegungskrankheit). Durch die Dämpfung des vestibulären Systems ist der längere Einsatz kontraproduktiv. Scopolamin wird ausschließlich bei Reisekrankheit eingesetzt. Das (zu häufig verordnete) Betahistin ist kein klassisches Antivertiginosum, sondern ein prophylaktisch eingesetztes Medikament bei Morbus Menière. Metoclopramid (MCP) ist bei vestibulären Störungen meist nicht wirksam.

4.3 Häufige Schwindelsyndrome

4.3.1 Akuter einseitiger Vestibularisausfall (Neuritis vestibularis)

Der Vestibularisausfall ist eine dramatische Krankheit – und gleichzeitig ein Modell zum Verständnis des vestibulären Systems. Eine durchschnittliche Notaufnahme sieht jährlich 20–30 Fälle.

Klinik und Diagnostik

Symptome Aus heiterem Himmel werden die meist mittelalten Patienten von einem heftigen Drehschwindel erfasst, der über Tage nicht aufhören will. Dabei dreht sich die Umwelt unaufhaltsam vor den Augen. Gleichzeitig setzen Übelkeit und Erbrechen sowie eine Gangunsicherheit mit seitlicher Fallneigung ein. Das Krankenhaus erreichen die Patienten meist liegend mit einer Nierenschale neben dem Kopf.
Untersuchung Die klinische Untersuchung ergibt einen Spontannystagmus (➤ Abb. 4.6), der horizontal und torsional zur gesunden Seite schlägt. Der Patient fällt im Romberg-Versuch zur kranken Seite, was im Tandem-Romberg-Versuch noch deutlicher wird. Im Kopf-Impulstest (➤ Abb. 4.4) zeigt sich ein gestörter vestibulo-okulärer Reflex (VOR) bei Drehung zur kranken Seite. Die weitere Untersuchung ist unauffällig.
Diagnostik Zur Bestätigung der Diagnose kann eine kalorische (thermische) Prüfung der Vestibularorgane mit warmem und kaltem Wasser durchgeführt werden (➤ Abb. 4.7). Damit werden die Vestibularorgane künstlich aktiviert. Die Geschwindigkeit des dabei ausgelösten Nystagmus dient als Maß für die vestibuläre Erregbarkeit. Eine MRT ist nur sinnvoll bei zusätzlichen neurologischen Symptomen als Hinweis auf eine Hirnstamm- oder Kleinhirnläsion.

Therapie

Auch unbehandelt ist der Spontannystagmus nach einer Woche verschwunden und der Gang halbwegs sicher. Bis zur weitgehenden Beschwerdefreiheit vergehen jedoch meist Monate. Bei der Erholung sind 2 Mechanismen wirksam:

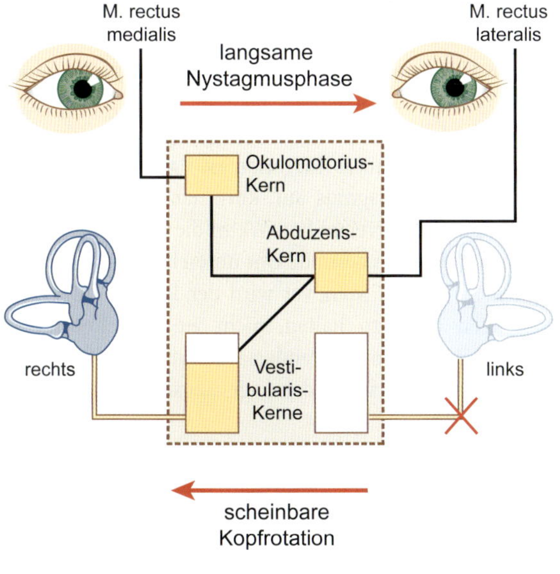

Abb. 4.6 Spontannystagmus bei akutem einseitigem Vestibularisausfall links. Die langsame Nystagmusphase entspricht einer durch die vestibuläre Tonusimbalance hervorgerufenen Augenbewegung, die rasche Phase schlägt in Richtung des gesunden Ohrs.

- Restitution der peripheren Gleichgewichtsfunktion: Sie kann Monate dauern und wird bei etwa der Hälfte der Patienten beobachtet. Durch Steroide kann sie gefördert werden: 100 mg Methylprednisolon oral mit langsamer Abdosierung über 3 Wochen.
- Zentrale Kompensation des einseitigen Ausfalls: Sie wird bei allen Patienten wirksam und beginnt schon in den ersten Tagen. Sie beruht darauf, dass sich im Vestibulariskern der betroffenen Seite wieder eine Ruheaktivität einstellt, selbst wenn im Vestibularorgan weiter Funkstille herrscht. Signale von der gesunden Seite können diese Aktivität wieder modulieren. Ausnahme sind sehr schnelle Kopfbewegungen, die dann noch zu kurzem Schwindel führen. Die dynamische Kompensation ist ein Lernprozess, der durch ein gezieltes Training mit Kopfbewegungs- und Balanceübungen beschleunigt werden kann, das schon in den ersten Krankheitstagen beginnt. Umgekehrt wird dieser Lernprozess durch dämpfende Medikamente behindert, sodass Antivertiginosa (z.B. 2 × 150 mg Dimenhydrinat rektal) nur an den ersten beiden Tagen gegeben werden.

Entscheidend ist auch die Aufklärung und Ermutigung des Patienten, um die häufigen Ängste und Vermeidungstendenzen zu überwinden.

Ätiopathogenese

Im Vestibularorgan oder im Vestibularnerv führt eine Entzündung (Virus? Autoimmunerkrankung?) oder eine Perfusionsstörung (v.a. bei älteren Patienten mit Arteriosklerose) zum Erliegen aller Aktivität. Damit erlischt nicht nur die dynamische Erregbarkeit des Labyrinths, sondern auch die Ruheaktivität der afferenten Nervenfasern und der Neurone im Vestibulariskern. Die Aktivität der gesunden Seite überwiegt damit, was physiologischerweise nur vorkommt, wenn der Kopf zur gesunden Seite gedreht wird. Das Gehirn geht also von einer

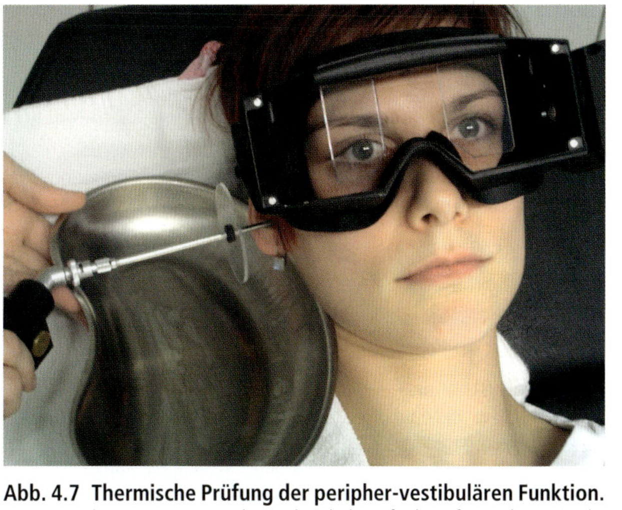

Abb. 4.7 Thermische Prüfung der peripher-vestibulären Funktion. Die Augenbewegungen werden videookulografisch aufgezeichnet. Während der Ableitung wird die Videobrille verdunkelt, um die visuelle Nystagmussuppression zu verhindern. Es wird mit warmem und kaltem Wasser gereizt; die weithin übliche Reizung mit Luft ist unzuverlässig.

4

anhaltenden Kopfdrehung zur gesunden Seite aus und setzt einen beständigen VOR gegen die vermeintliche Drehrichtung, also zur kranken Seite, in Gang. Dieser entspricht der *langsamen* Nystagmusphase. Die *raschen* Rückstellbewegungen gehen dann wieder zur gesunden Seite, daher die Schlagrichtung des Nystagmus. Man muss hier also dreimal um die Ecke denken (➤ Abb. 4.6). Die Richtung der Fallneigung lässt sich leichter ableiten: Bei Ausfall einer Seite überwiegt die Aktivität der gesunden Seite und das Gehirn interpretiert dies als Kippung zur gesunden Seite. Um nicht zu dieser Seite zu fallen, wird der Körper reflektorisch zur kranken Seite geneigt.

Auf den Punkt gebracht

Neuritis vestibularis

- Wie: heftiger Drehschwindel, bei dem sich die Umwelt unaufhaltsam vor den Augen dreht
- Wie lange: Tage bis Wochen
- Wodurch ausgelöst: spontan auftretend
- Womit einhergehend: Übelkeit, Erbrechen, Gangunsicherheit mit seitlicher Fallneigung

FALLBEISPIEL

Anamnese Vor einem Jahr fing alles mit einer plötzlichen Übelkeit an, gleichzeitig begann sich das ganze Zimmer zu drehen. Der Brechreiz zwang mich zum Aufstehen, aber gleich fiel ich zur Seite. An der Wand entlang kam ich schließlich zur Toilette. In der Klinik wurde am selben Tag festgestellt, dass das Gleichgewichtsorgan ausgefallen war. Ich blieb gleich dort. Die Medikamente halfen gegen die Übelkeit, aber nicht gegen die Unsicherheit beim Hinsetzen im Bett. Als wär' man betrunken. Den ersten Versuch aufzustehen traute ich mir erst nach einigen Tagen zu. Bei der Entlassung nach einer Woche riet man mir, das Medikament gegen Schwindel (Dimenhydrinat) weiter zu nehmen, bis der Schwindel fort ist. Seither hat mich die Unsicherheit beim Gehen aber nie wieder verlassen. Als sei das nicht genug, habe ich seit einer Woche zusätzlich wieder sehr starken Schwindel! Immer wenn ich mich im Bett hinlege und umdrehe, geht es los.

Kommentar Es handelt sich um einen Patienten mit einem akuten einseitigen Vestibularisausfall. Durch körperliche Schonung und die Wirkung vestibulär dämpfender Medikamente wurde die zentrale Kompensation behindert. Zusätzlich ist im weiteren Verlauf ein benigner paroxysmaler Lagerungsschwindel (BPLS) aufgetreten – wie bei vielen Patienten mit akutem Vestibularisausfall. Therapievorschlag: Dimenhydrinat absetzen, Gleichgewichtstraining zur Förderung der zentralen Kompensation, Lagerungsbehandlung gegen den BPLS.

Auf den Punkt gebracht

Nystagmus und seine Bedeutung

Spontannystagmus

- horizontal ± torsional, mit Schwindel → akute, einseitige, periphere vestibuläre Läsion der Gegenseite
- horizontal pendelnd oder ruckend, ohne Schwindel, ohne Oszillopsien → kongenitaler Nystagmus, harmlos
- pendelnd, jede Richtung möglich, kein Schwindel, aber Oszillopsien → erworbener Pendelnystagmus (fortgeschrittene MS, vaskuläre Hirnstammläsionen)
- Upbeat-Nystagmus → Hirnstammläsion (Mittellinie)
- Downbeat-Nystagmus → bilaterale Läsion des Kleinhirn-Flokkulus

Blickrichtungsnystagmus

- horizontal, seltener vertikal → zerebellär, ipsilaterale Läsion bei einseitigem horizontalem Blickrichtungsnystagmus
- horizontal auf abduzierendem Auge, oft mit Adduktionsstörung der Gegenseite → internukleäre Ophthalmoplegie durch Hirnstammläsion in der Mittellinie

Lagerungsnystagmus

- torsional ± vertikal nach oben → Kanalolithiasis des posterioren Bogengangs
- horizontal zum jeweils unteren Ohr → Kanalolithiasis des horizontalen Bogengangs
- horizontal zum jeweils oberen Ohr → Kupulolithiasis des horizontalen Bogengangs
- andere Schlagrichtungen → Verdacht auf Hirnstamm-/Kleinhirnläsion oder Migräne

4.3.2 Benigner paroxysmaler Lagerungsschwindel

Der benigne paroxysmale Lagerungsschwindel (BPLS) ist mit Abstand die häufigste und gleichzeitig die am besten behandelbare Störung des Gleichgewichtsorgans. Mindestens 10% der Bevölkerung sind im Laufe des Lebens betroffen.

Klinik und Diagnostik

Symptome Typisch sind kurze Drehschwindelattacken nach einer Lageänderung des Kopfes. Typische Auslöser sind das Umdrehen, Hinlegen und Aufrichten im Bett oder die Neigung des Kopfes nach hinten oder vorne. Die erste Attacke tritt oft nach dem Schlaf beim Aufrichten im Bett auf. Die Attacken remittieren meist spontan nach einigen Wochen, seltener nach Tagen oder Monaten.

Klinische Untersuchung Mit der Lagerungsprobe wird sowohl die Diagnose gesichert als auch die betroffene Seite identifiziert. Wenn der **posteriore Bogengang des unteren Ohrs** von einer Kanalolithiasis betroffen ist (➤ Abb. 4.8), treten Schwindel und Nystagmus auf, kurz nachdem der Kopf die hängende Position erreicht hat. Wenn die Lagerung so durchgeführt wird, dass das gesunde Ohr unten liegt, geschieht dagegen nichts. Vor dem Manöver wird der Patient aufgefordert, seine Augen offen zu halten, nicht zu blinzeln und trotz Schwindels in der provozierenden Position zu bleiben. Die Diagnose ist gesichert, wenn der Lagerungsnystagmus folgende Kriterien erfüllt:

- Torsional-vertikale Schlagrichtung: Der Nystagmus schlägt vorwiegend torsional (rotatorisch), und zwar mit dem oberen Pol des Auges zum unteren Ohr. Zusätzlich besteht eine vertikale, zur Stirn schlagende Komponente.
- Latenz: Typischerweise beginnen Schwindel und Nystagmus mit einer Latenz von wenigen Sekunden, nachdem die provozierende Kopfposition eingenommen wurde.
- Dauer: Der Nystagmus dauert üblicherweise 10–20 Sekunden.

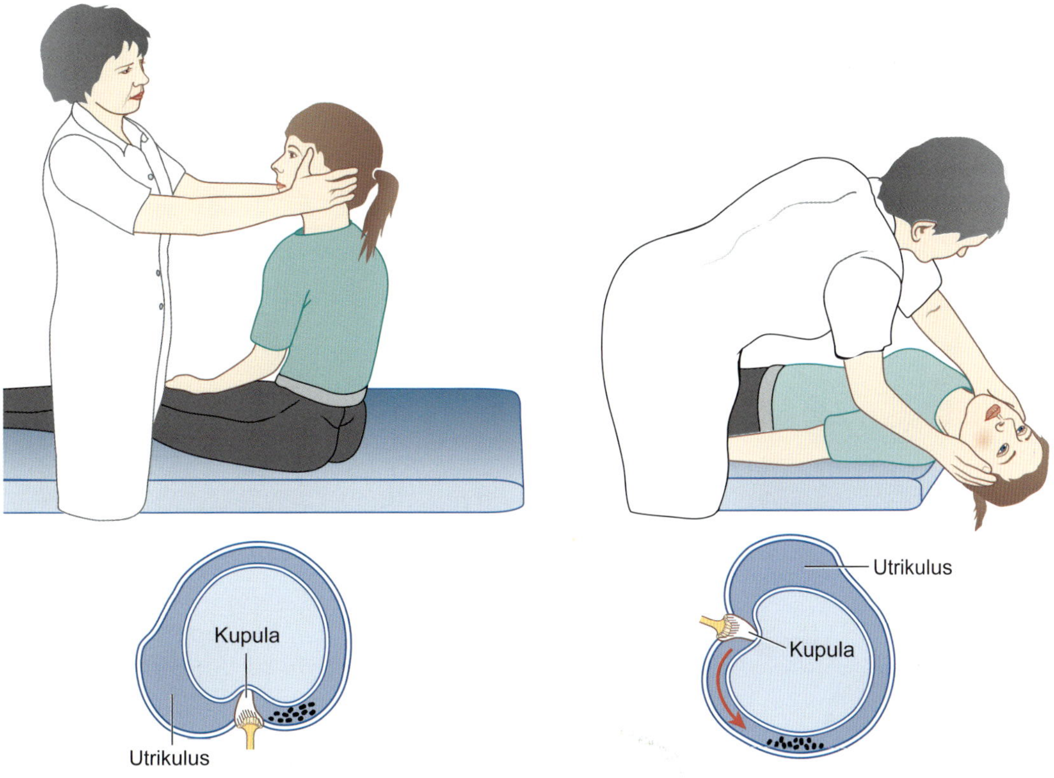

Abb. 4.8 Lagerungsprobe zur Diagnose des benignen paroxysmalen Lagerungsschwindels des linken posterioren Bogengangs. Der Patient wird aus dem Sitzen zügig in die seitliche Kopfhängelage gebracht und fixiert die Stirn des Untersuchers. Unten ist der betroffene, linke, hintere vertikale Bogengang abgebildet: Wenn sich der Patient hinlegt, bewegen sich die Partikel in der Endolymphe des Bogengangs von der Kupula fort. Der daraus resultierende Endolymph-Sog verursacht eine unphysiologische Aktivierung der Bogengangsrezeptoren.

Zusätzlich kann beim Aufrichten aus dem Liegen ein Nystagmus mit umgekehrter Schlagrichtung auftreten. Meist nimmt die Intensität von Schwindel und Nystagmus nach wiederholten Lagerungen ab.

In 10–20% ist der **horizontale Bogengang** von einer Kanalolithiasis betroffen. Dabei kommt es nach der Lagerung aus der Rückenlage auf das rechte und linke Ohr zu einem horizontalen, jeweils zum unteren Ohr schlagenden Nystagmus, der nicht länger als eine Minute andauert. Die Lagerung auf das erkrankte Ohr provoziert Schwindel und Nystagmus mit stärkerer Intensität als auf der Gegenseite.

Bei einer **Kupulolithiasis** haften die Otokonien an der Kupula und verursachen Schwindel und einen lang anhaltenden, horizontalen, jeweils zum oberen Ohr schlagenden Nystagmus in dieser Lagerung.

Therapie

So wie die Otokonien in den Bogengang hereingerutscht sind, können sie ihn auch wieder verlassen. Allerdings muss der Kopf dabei in der Ebene des betroffenen Bogengangs um über 180° rotiert werden, was durch alltägliche Bewegungen kaum erreicht wird. Zur Behandlung des häufigen BPLS des posterioren Bogengangs stehen 2 therapeutische Lagerungsmanöver zur Verfügung, die leicht durchgeführt werden können und nur wenige Minuten dauern. Das Epley-Manöver (➤ Abb. 4.9) und das Semont-Manöver (➤ Abb. 4.10) führen beide in etwa 80% zu einer vollständigen Remission des BPLS. Das Epley-Manöver beruht auf einer schrittweisen Rotation des Kopfes und ist daher einfacher anzuwenden als das Semont-Manöver. Die Kanalolithiasis des horizontalen Bogengangs wird durch ein Lagerungsmanöver in der Horizontalebene behandelt.

> **Auf den Punkt gebracht**
>
> **Benigner paroxysmaler Lagerungsschwindel**
>
> - Wie: Drehschwindelattacken
> - Wie lange: Sekunden
> - Wodurch ausgelöst: Umdrehen, Hinlegen und Aufrichten im Bett, Neigung des Kopfes nach hinten oder vorne
> - Womit einhergehend: Nystagmus

Ätiopathogenese

Ursache des BPLS ist eine mechanische Irritation der Bogengangsrezeptoren, die Kanalolithiasis. Otokonien, die normalerweise an den Otolithenorganen haften, haben sich dort abgelöst und geraten in den posterioren Bogengang. Aufgrund ihrer Dichte sinken sie hier stets zum tiefsten Punkt. Bei einer Rotation des Kopfes in der Ebene des Bogengangs rutschen die Oto-

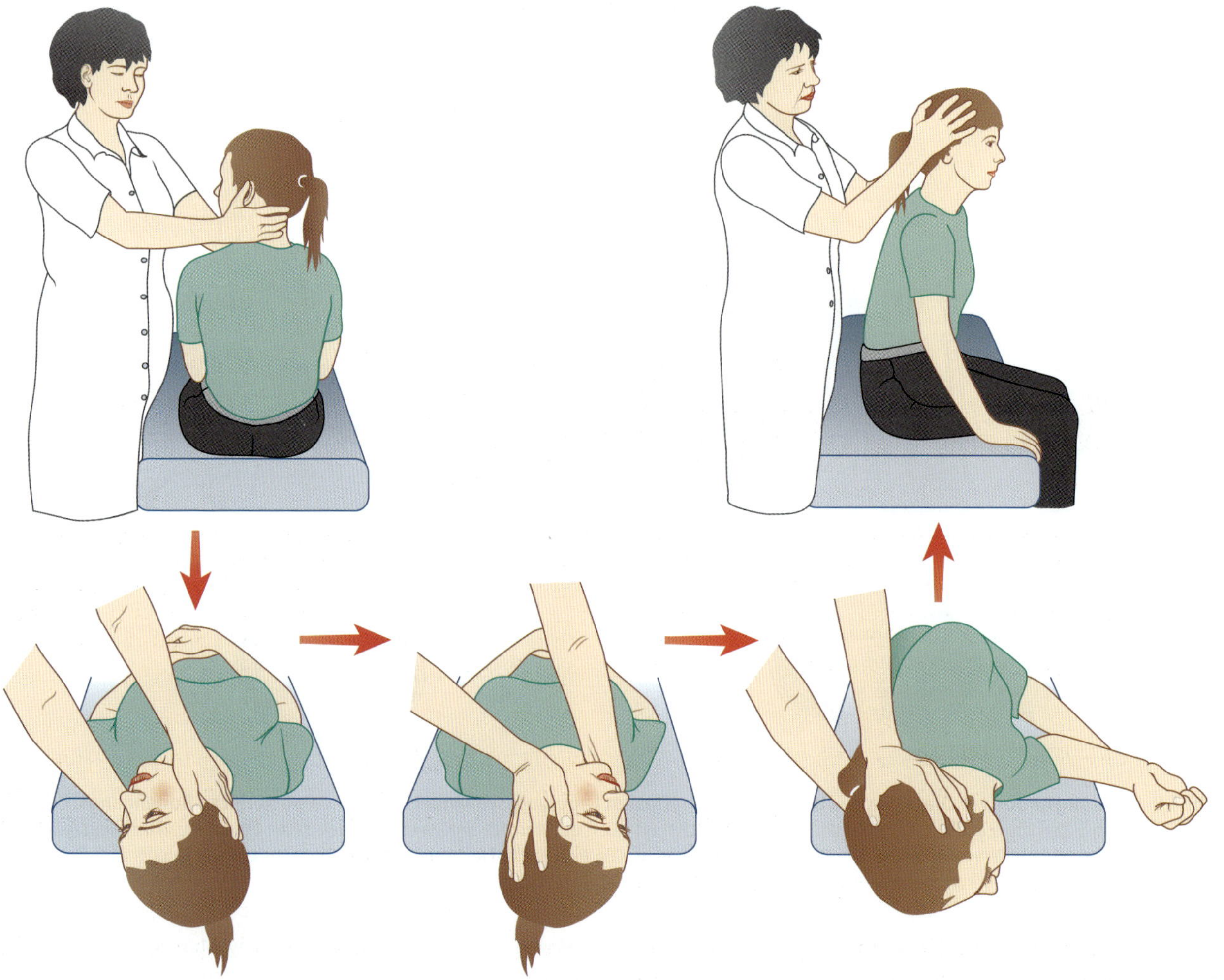

Abb. 4.9 Epley-Manöver zur Behandlung des benignen paroxysmalen Lagerungsschwindels (linker posteriorer Bogengang). Die Kopfrotationen werden vom Behandler rasch geführt, das Zeitintervall zwischen jedem Schritt beträgt 30 Sekunden, mindestens jedoch, bis der Lagerungsnystagmus abklingt. Die Patienten sollten daher während des Manövers ihre Augen offen halten, damit der Nystagmus beobachtet werden kann. In den liegenden Positionen ist darauf zu achten, dass der Kopf auch während der Drehungen ca. 30° rekliniert gehalten wird.

konien entlang des Bogengangs und üben dabei eine unphysiologische Strömung der Endolymphe aus, die zu einer Auslenkung der Kupula führt. Die damit einhergehende Erregung der Haarzellen verursacht Schwindel und Lagerungsnystagmus.

Risikofaktoren für den BPLS sind Alter, ein Schädel-Hirn-Trauma und eine Innenohrerkrankung, indem sie die Ablösung von Otokonien von den Otolithenorganen begünstigen. Unklar ist, weshalb Frauen und Menschen mit Migräne ein erhöhtes Risiko haben.

4.3.3 Morbus Menière

Der Morbus Menière ist eine seltene Erkrankung des Innenohrs, die meist im mittleren Lebensalter beginnt. Sie betrifft zunächst nur ein Ohr, später jedoch bei fast der Hälfte der Patienten auch das andere Ohr.

Klinik und Diagnostik

Symptome Immer wieder entstehen Drehschwindelattacken über mehrere Stunden, die oft von Hörminderung, Tinnitus oder Ohrdruck begleitet werden. Die Attacken gehen meist mit Übelkeit, Erbrechen sowie einer ausgeprägten Gangunsicherheit einher und können dazu führen, dass die Patienten während der Attacke vollkommen hilflos sind. Im Intervall ist die Hörstörung zunächst voll reversibel. Später jedoch verschlechtert sich das Hören immer mehr, wobei oft zuerst die tiefen Frequenzen nicht mehr gehört werden und später dann gar keine mehr. Allerdings sind Fluktuationen der Hörstörung im Intervall typisch für den Morbus Menière. Der unvorhersehbare klinische Verlauf führt zu einer erheblichen emotionalen Belastung und nicht selten zu psychiatrischen Störungen. Die Intensität und Frequenz der Schwindelattacken nimmt im Verlauf von Jahren häufig ab. Schließlich können die Attacken vollständig sistieren. Langfristig bleiben durch die fortschrei-

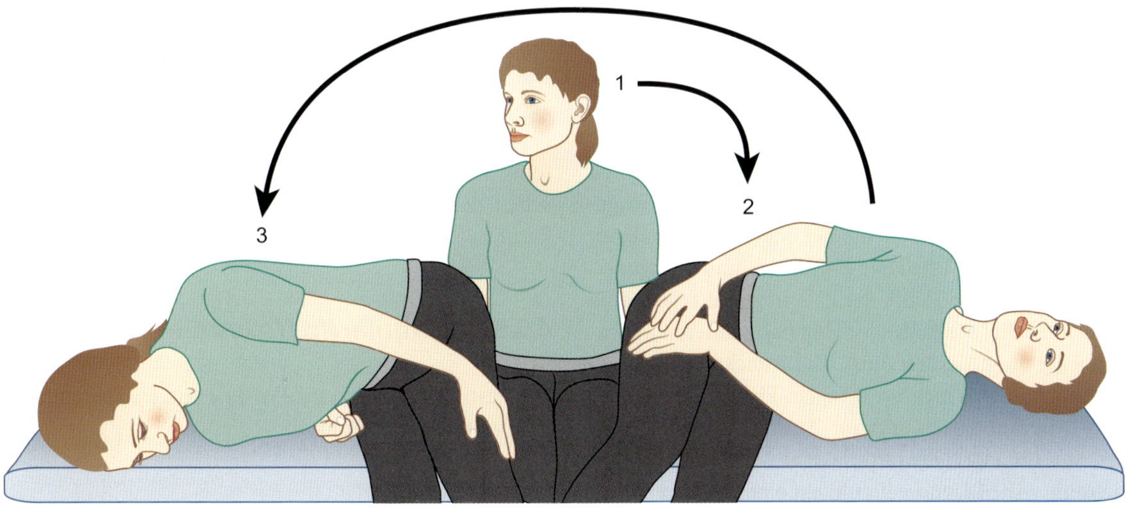

Abb. 4.10 Semont-Manöver zur Behandlung des benignen paroxysmalen Lagerungsschwindels (linker posteriorer Bogengang). Das Manöver wird vom Behandler geführt (der aus Gründen der Übersichtlichkeit nicht abgebildet ist). **1** Der Patient sitzt auf einer Liege, der Kopf ist um 45° zum nicht betroffenen Ohr gedreht. **2** Der Rumpf des Patienten wird dann in einer raschen Bewegung zur erkrankten Seite gekippt, sodass der Kopf hinter dem linken Ohr aufliegt. In dieser Position tritt Nystagmus auf, der torsional zum unteren Ohr schlägt. **3** Nach einer Minute wird der Patient unter Beibehaltung der Kopfdrehung in einem raschen Schwung zur nicht betroffenen Seite gelagert, sodass er nun mit der rechten Wange und Nase aufliegt. Das Manöver ist erfolgreich, wenn in dieser Position ein torsionaler Nystagmus zum oberen Ohr auftritt.

tende Zerstörung des Innenohrs eine hochgradige Hörminderung und eine Gangunsicherheit bestehen.

Klinische Untersuchung Entscheidend für die Diagnose ist die Anamnese rezidivierender Schwindelattacken in Kombination mit einer Hörstörung und Ohrgeräuschen. Allerdings ist es nicht gerade selten, dass der Morbus Menière nur mit Schwindel oder nur mit einer Hörstörung beginnt. Die Diagnose steht daher oft erst nach mehreren Attacken fest. Während einer Attacke kann ein horizontaler Spontannystagmus beobachtet werden.

MERKE

Morbus Menière: seltene Innenohrerkrankung mit rezidivierenden Schwindelattacken, Hörstörung und Ohrgeräuschen.

Diagnostik Eine Audiometrie ist zur Dokumentation der Hörminderung sinnvoll und zeigt typischerweise eine Schallempfindungsschwerhörigkeit, die auch die tiefen Frequenzen einschließt. Bei längerem Verlauf kann in der kalorischen Prüfung eine vestibuläre Untererregbarkeit nachgewiesen werden.

Therapie

Gegen Übelkeit und Erbrechen ist in der Attacke ein Antivertiginosum (z.B. Dimenhydrinat) oder auch ein Sedativum (z.B. Diazepam) hilfreich. Zur Prophylaxe werden Betahistin bzw. Diuretika eingesetzt, deren Wirksamkeit bisher aber noch nicht zweifelsfrei belegt ist. Bei medikamentös therapieresistenten Verläufen kann ototoxisches Gentamicin durch ein Paukenröhrchen in das Mittelohr gegeben werden. Das Vestibularorgan wird dadurch ausgeschaltet und die Attacken sistieren meist völlig. Wenn die Erkrankung durch Angst und Rückzugstendenz begleitet wird, kann eine psychotherapeutische Behandlung erforderlich sein.

Auf den Punkt gebracht

Morbus Menière

- Wie: Drehschwindelattacken
- Wie lange: Stunden
- Wodurch ausgelöst: spontan auftretend
- Womit einhergehend: Hörminderung, Tinnitus oder Ohrdruck, Übelkeit, Erbrechen, Gangunsicherheit, evtl. horizontaler Spontannystagmus

Ätiopathogenese

Dem Morbus Menière liegt eine Schwellung (Hydrops) des endolymphatischen Raums zugrunde, wahrscheinlich infolge einer gestörten Resorption der Endolymphe im Saccus endolymphaticus. Die Attacken werden durch eine Ruptur der Trennmembran zwischen Endo- und Perilymphraum erklärt. Eine Ursache für den Hydrops lässt sich in der Regel nicht identifizieren.

4.3.4 Vestibuläre Migräne

Die vestibuläre Migräne ist die häufigste Ursache für rezidivierende Drehschwindelattacken. Betroffen ist etwa 1% der Allgemeinbevölkerung jedes Lebensalters, Frauen häufiger als Männer.

Klinik und Diagnostik

Symptome Migräne bedeutet typischerweise Kopfschmerz (> Kap. 2.4.1). Deshalb sind viele Patienten erstaunt, wenn sie erfahren, dass ihr Schwindel Symptom einer Migräne ist. Meist klagen die Patienten über Drehschwindel, manchmal auch über lageabhängigen oder durch Kopfbewegungen ausgelösten Schwindel. Typisch sind, wie bei anderen vestibulären Schwindelformen auch, Übelkeit, Erbrechen und Gangunsicherheit. Weniger als die Hälfte der Patienten hat regelmäßig Kopfschmerzen dabei, weshalb sorgfältig nach anderen Migränesymptomen gefragt werden muss. Die Attackendauer variiert von Minuten bis zu mehreren Tagen. Ebenso wie bei der „normalen" Migräne lassen sich oft Auslöser identifizieren, z.B. Stress, Schlafmangel oder ausgelassene Mahlzeiten.

Untersuchung Die Diagnose beruht auf einer positiven Migräneanamnese und migränösen Begleitsymptomen während der Schwindelattacken wie Kopfschmerzen, Licht- oder Geräuschempfindlichkeit oder Auren („sichere vestibuläre Migräne"). Wenn diese Begleitsymptome fehlen, spricht man nach Ausschluss anderer Ursachen von einer „wahrscheinlichen vestibulären Migräne". In der akuten Attacke sind oft eine Standunsicherheit und ein anhaltender Spontan- oder Lagenystagmus (bei dem alle Schlagrichtungen möglich sind) nachzuweisen.

Diagnostik Apparative Untersuchungen sind in differenzialdiagnostischer Hinsicht bisweilen nützlich, beispielsweise eine Audiometrie zum Ausschluss eines Morbus Menière.

Therapie

Klärt man die Patienten über die (harmlose) Migräne als Ursache der oft beängstigenden Schwindelattacken auf, ist dies oft schon therapeutisch wirksam. Ebenso der Rat, individuelle Auslöser des Schwindels auszuschalten. Stärkere Attacken können mit einem Antivertiginosum gelindert werden. Ob die in der Migränetherapie erfolgreichen Triptane auch bei Migräneschwindel helfen, ist nicht ausreichend geklärt. Ein individueller Versuch kann lohnend sein. Bei häufigen und stark beeinträchtigenden Attacken kommt eine medikamentöse Migräneprophylaxe in Betracht (> Kap. 2.4.1), auch wenn deren Wirksamkeit für vestibuläre Symptome noch nicht durch methodisch gute Studien belegt ist.

Auf den Punkt gebracht

Vestibuläre Migräne

- Wie: meist Drehschwindel
- Wie lange: Minuten bis zu mehrere Tage
- Wodurch ausgelöst: z.B. Stress, Schlafmangel oder ausgelassene Mahlzeiten
- Womit einhergehend: Migränesymptome, Standunsicherheit, Spontan- oder Lagenystagmus

Ätiopathogenese

Die Mechanismen der vestibulären Migräne sind noch unbekannt. Offenbar besteht bei Migränepatienten eine verminderte Reizschwelle für Aktivierungen des vestibulären Systems, vermutlich über direkte neuronale Verbindungen zwischen den trigeminalen und den vestibulären Hirnstammkernen.

4.3.5 Vestibularisparoxysmie

Die Vestibularisparoxysmie ist eine seltene, aber gut behandelbare vestibuläre Störung.

Klinik und Diagnostik

Symptome Die Patienten berichten von kurzen Schwindelattacken (Dreh- bzw. Schwankschwindel), die Sekunden dauern und täglich viele Male spontan oder durch Kopfdrehung provoziert auftreten. Die Attacken werden häufig von einer Gangunsicherheit oder Tinnitus begleitet.

Klinische Untersuchung Die Diagnose beruht vorwiegend auf der Anamnese mit kurzen, aber häufigen Schwindelattacken und dem Ansprechen auf Carbamazepin. In der klinischen Untersuchung kann bisweilen ein transienter Nystagmus durch Hyperventilation induziert werden.

Diagnostik Gelegentlich werden Befunde in der Audiometrie, den akustisch evozierten Potenzialen und der kalorischen Prüfung erhoben, die auf eine Schädigung des N. vestibulocochlearis hinweisen. In der zerebralen MRT ist oft ein Kontakt zwischen einer Arterie und dem N. vestibulocochlearis nachweisbar. Da auch viele Gesunde solche Kontakte aufweisen, kann dieser Befund die Diagnose jedoch nicht beweisen.

Therapie

Eine prophylaktische Behandlung mit Carbamazepin ist in der Regel wirksam.

Auf den Punkt gebracht

Vestibularisparoxysmie

- Wie: Drehschwindel oder Schwankschwindel
- Wie lange: Sekunden
- Wodurch ausgelöst: spontan oder durch Kopfdrehung
- Womit einhergehend: Gangunsicherheit, gelegentlich Tinnitus

Ätiopathogenese

Der Vestibularisparoxysmie liegt ebenso wie der Trigeminusneuralgie und dem Hemispasmus facialis eine neurovaskuläre Kompression zugrunde. Infolge der Kompression des N. vestibulocochlearis durch eine Gefäßschlinge, meist der A. cerebellaris inferior anterior, kommt es zu einer lokalen Demyelinisierung des Hirnnervs und zu einer unphysiologischen Auslösung von Nervenaktionspotenzialen, die zu kurzen Schwindelattacken führen.

4.3.6 Bilaterale Vestibulopathie

Die bilaterale Vestibulopathie ist eine Erkrankung, die oft Jahre „im Dunkeln" bleibt.

Klinik und Diagnostik

Symptome Anders als bei anderen vestibulären Syndromen ist das Leitsymptom nicht Drehschwindel, der ja nur bei einer Aktivitätsdifferenz zwischen den Gleichgewichtsorganen auftritt, sondern eine im Dunkeln zunehmende Gangunsicherheit. Außerdem klagen die Patienten über Oszillopsien, also Wackelbilder, bei jeder Kopfbewegung. Um beispielsweise ein Straßenschild zu lesen, müssen sie stehen bleiben.

Diagnostik Die bilaterale Vestibulopathie kann rasch mit dem Kopf-Impulstest (➤ Abb. 4.4) identifiziert werden. Bestätigt wird sie mit einer kalorischen Prüfung (➤ Abb. 4.7). Oft dauert es aber Jahre, bis eine bilaterale Vestibulopathie erkannt wird.

Therapie

Eine kausale Behandlung ist nicht möglich. Viele Patienten verbessern sich durch ein gezieltes Gleichgewichtstraining und können wieder beruflich und sogar sportlich aktiv werden.

Auf den Punkt gebracht

Bilaterale Vestibulopathie

- Wie: Gangunsicherheit, kein Schwindel
- Wie lange: permanent
- Wodurch ausgelöst: Stehen und Gehen, im Dunkeln verstärkt
- Womit einhergehend: Oszillopsien

Ätiopathogenese

Ursache der Oszillopsien ist ein gestörter vestibulo-okulärer Reflex, sodass das Abbild der Umwelt bei bewegtem Kopf nicht stabil gehalten werden kann. Etwa die Hälfte der Fälle entsteht idiopathisch, meistens langsam progredient. Symptomatische bilaterale Vestibulopathien sind am häufigsten durch das Aminoglykosid Gentamicin verursacht, seltener durch andere Medikamente, Meningitiden oder einen bilateralen Morbus Menière.

4.3.7 Psychogener Schwindel

Schwindel ist nichts anderes als erlebte Instabilität und hat damit sowohl eine körperliche als auch eine psychische Dimension.

Klinik und Diagnostik

Klinische Untersuchung In der Untersuchung fällt mitunter eine Diskrepanz zwischen subjektiver Unsicherheit und objektiver Stabilität auf. Ein normaler Untersuchungsbefund allein besagt wenig, da auch viele Patienten mit somatischen Schwindelsyndromen im Intervall unauffällig sind.

Diagnostik Zur Diagnose kommt es darauf an, die Auslöser, Begleitsymptome und Kognitionen der Angst zu erfassen. Panikattacken können spontan und situationsgebunden auftreten; typisch ist Aufenthalt in engen Räumen mit (scheinbar) fehlender Fluchtmöglichkeit: Fahrstuhl, Kino, Kaufhaus, öffentliche Verkehrsmittel, aber auch Treppe abwärtsgehen, Brücken überqueren, Auto fahren, Verlassen der Wohnung oder im Mittelpunkt der Aufmerksamkeit zu stehen. Als Begleitsymptome von Panikattacken können Herzrasen, thorakale Beklemmung, Luftnot, Zittern, Schwitzen und natürlich Angst auftreten. Die Befürchtungen reichen vom drohenden Sturz über die Ohnmacht, Hilflosigkeit, Peinlichkeit bis zur Todesangst.

Psychogener Schwindel kann auch als Symptom einer Depression bzw. somatoformen Störung auftreten. Er entsteht nicht selten sekundär in der Folge einer vestibulären Erkrankung (z.B. Morbus Menière).

MERKE

Oft haben Ärzte selbst Angst, die psychischen Aspekte des Schwindels anzusprechen. Für sie gilt, ebenso wie für die Patienten: Wo die Angst ist, geht's lang!

Therapie

Therapeutisch können Antidepressiva mit anxiolytischer Wirkung helfen, wichtiger ist jedoch wie bei allen Angsterkrankungen die Verhaltenstherapie. Auch ein physiotherapeutisches Gleichgewichtstraining kann sinnvoll sein.

Auf den Punkt gebracht

Psychogener Schwindel

- Wie: diffuser Schwindel
- Wie lange: variabel, Sekunden bis permanent
- Wodurch ausgelöst: sehr unterschiedlich, bei Panikattacken spontanes oder situationsgebundenes Auftreten möglich
- Womit einhergehend: Angst, bei Panikattacken z.B. Herzrasen, thorakale Beklemmung, Luftnot, Zittern, Schwitzen

Ätiopathogenese

Genauso wie organische Gleichgewichtsstörungen häufig eine psychische Verunsicherung und manchmal eine echte Angsterkrankung hervorrufen, können umgekehrt Angsterkrankungen mit dem körperlich erlebten Symptom Schwindel in Erscheinung treten.

Aus Patientensicht

Ein psychogener Schwindel führt häufig zu einer deutlich stärkeren Behinderung im Alltag, als eine organische Schwindelerkrankung. Viele Patienten verlassen die Wohnung nur noch in Begleitung, da sie befürchten zu stürzen. In der Wohnung dagegen fühlen sie sich oft sicher.

4.3.8 Transitorische ischämische Attacke, Hirninfarkt

Die zentral-vestibulären Kerngebiete und Bahnen sind im Hirnstamm und Kleinhirn lokalisiert. Daher kann eine Ischämie im vertebrobasilären Versorgungsgebiet vestibuläre Symptome wie Drehschwindel oder seitliche Fallneigung hervorrufen – die viel häufigeren Ischämien im Versorgungsgebiet der A. carotis dagegen nicht.

MERKE

Grundsätzlich ist eine vaskuläre Ursache immer zu bedenken, wenn Schwindel akut beginnt und vaskuläre Risikofaktoren vorliegen.

Bei einem Hirnstamminfarkt, der zu Schwindel führt, erschließt sich die Diagnose in der Regel durch begleitende neurologische Symptome (z.B. Doppelbilder, Sensibilitätsstörungen, Hemiparese oder Gesichtslähmung). Dagegen kann ein Kleinhirninfarkt eine Neuritis vestibularis imitieren und sich mit isoliertem akutem Drehschwindel manifestieren (➤ Abb. 4.11). Wichtig ist daher die gezielte Suche nach klinischen Warnzeichen, die eine zentral-vestibuläre Störung belegen (s.u.). Bei klinisch begründetem Verdacht auf eine zentral-vestibuläre Störung ist eine zerebrale MRT indiziert. Bei rezidivierenden, monosymptomatischen Schwindelattacken gilt, dass eine ischämische Genese umso unwahrscheinlicher ist, je jünger der Patient und je länger der Gesamtverlauf der Erkrankung ist.

Zur Vertiefung

Warnzeichen, die für eine zentral-vestibuläre Störung sprechen:
- horizontaler Spontannystagmus mit ungestörtem vestibulo-okulärem Reflex (➤ Abb. 4.4)
- rein vertikaler oder torsionaler Spontannystagmus
- atypischer Lagerungsnystagmus, z.B. lange anhaltend
- Übelkeit und Erbrechen bei Lagewechsel ohne Nystagmus
- akute Fallneigung ohne Spontannystagmus

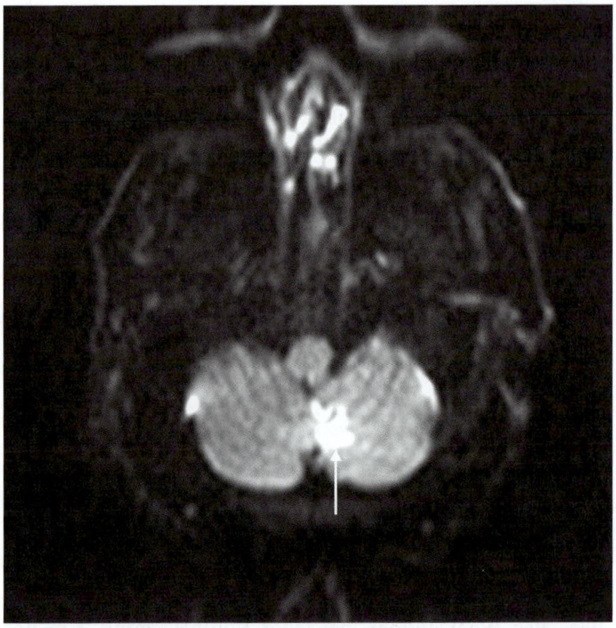

Abb. 4.11 Frischer Kleinhirnteilinfarkt (Pfeil) in der diffusionsgewichteten MRT. Der Patient klagte über akuten Drehschwindel. Bei der klinischen Untersuchung war eine Standataxie nachzuweisen, der Kopf-Impulstest (➤ Abb. 4.4) war aber intakt. Ursache war der Verschluss des sog. Wurmasts der A. cerebellaris inferior posterior links.

4.3.9 Orthostatische Hypotonie und kardiale Arrhythmien

Diese beiden Schwindelursachen verbindet eine gemeinsame pathophysiologische Endstrecke: die globale zerebrale Minderperfusion. Diese führt zunächst zu einem Benommenheitsschwindel, da der hypoxiesensitive Kortex die Integration der eingehenden Sinnesmeldungen nicht mehr bewältigt. Im weiteren Verlauf kommt es zum Schwarzwerden vor den Augen infolge der retinalen Minderperfusion und schließlich zur Synkope (➤ Kap. 3.3).

4.3.10 Gangstörungen

Der Begriff „Schwindel" wird gerade von älteren Patienten häufig zur Beschreibung einer Gangunsicherheit verwendet. Typischerweise lässt sich erfragen, dass der Schwindel im Sitzen und Liegen sistiert. Ursachen sind – außer dem altersgemäßen Nachlassen der vestibulären, propriozeptiven und visuellen Funktionen – häufig spezifische Erkrankungen. Oft ist es eine Kombination von Störungen, die das Ausmaß der Beeinträchtigung erklärt. Trainingsmangel und Fallangst können das Problem verstärken. Neben der Behandlung der Grunderkrankung kommt es darauf an, durch Balanceübungen und Gangschulung die Funktionsreserven des Gleichgewichts zu mobilisieren und ängstliches Vermeiden zu überwinden.

Zur Vertiefung

Häufige Ursachen für Gangstörungen

- Störung der Propriozeption
  - Polyneuropathie
  - funikuläre Myelose (Vitamin-B_{12}-Mangel)
- Störung der vestibulären Funktion
  - uni- und bilaterale Vestibulopathie
- zerebelläre Ataxie
  - hereditäre oder sporadische Degeneration
  - alkoholtoxische Degeneration
  - multiple Sklerose
- Basalganglienerkrankungen
  - Morbus Parkinson
  - atypische Parkinson-Syndrome
- spastische Gangstörung
  - zervikale Myelopathie
  - Schlaganfall
- frontale Gangstörung
  - subkortikale arteriosklerotische Enzephalopathie
  - Normaldruckhydrozephalus
  - psychogene Gangstörung

KAPITEL

5

Matthias Sitzer, Helmuth Steinmetz

Vaskuläre Erkrankungen

Zur Orientierung

Schlaganfall Die WHO definiert den Schlaganfall als akute neurologische Symptomatik (z.B. Lähmungen, Sprach-, Seh- oder Gefühlsstörungen), verursacht durch eine Durchblutungsstörung des Gehirns. „Durchblutungsstörung" kann sowohl Infarkt als auch Blutung bedeuten. Der Begriff „Schlaganfall" oder „Apoplex" (plötzlicher Schlag oder Fall) berücksichtigt also weder diese notwendige Differenzierung noch die Tatsache, dass bei einer Ischämie andere Maßnahmen notwendig sind als bei einer Blutung.

Krankheitsbilder Die dem Schlaganfall zugrunde liegenden akuten Krankheitsbilder sind:

- **Hirninfarkt:** Eine hirnversorgende Arterie ist plötzlich verschlossen. Das von ihr versorgte Hirnareal erhält kein oder nicht mehr genügend Blut und wird nekrotisch.
- **Intrazerebrale Blutung:** Eine Hirnarterie rupturiert und blutet plötzlich. Wie beim Infarkt sind mehrere Ursachen möglich.
- **Subarachnoidalblutung:** Ein präformiertes, intrakranielles Aneurysma oder eine andere im Subarachnoidalraum liegende Gefäßfehlbildung platzt.
- **Transitorisch ischämische Attacke:** Hier steht die Dauer der Symptomatik im Vordergrund: Bilden sich die Ausfälle des Patienten rasch zurück (< 24 h) und findet man kein Infarktareal und keine Blutung in der bildgebenden Diagnostik, spricht man von einer transitorisch ischämischen Attacke (TIA). Die Entstehungsmechanismen einer TIA sind identisch zu denen eines Hirninfarkts (vorübergehender Gefäßverschluss).

Symptome Die Ausfälle hängen nicht davon ab, wie das Gehirn geschädigt wurde (Ischämie oder Blutung), sondern wo dies geschah. Meist ist die Unterscheidung zwischen Ischämie und Blutung nicht durch die Symptomatik, sondern nur durch die bildgebende Diagnostik möglich. Lediglich bei einer Subarachnoidalblutung weisen die Symptome oft schon auf die Ursache hin (stärkste plötzliche Kopfschmerzen), sind aber letztlich auch noch nicht beweisend.

Diagnostik und Therapie Der Schlaganfall ist diagnostisch und therapeutisch eine Herausforderung: Diagnostisch kommen in der Akutphase eine Reihe von Differenzialdiagnosen infrage, die vor einer Therapie ausgeschlossen werden müssen. Ohne die CT oder MRT ist dies bisher unmöglich. Therapeutisch ist äußerste Eile geboten: Schlaganfallpatienten sollten auf dafür eingerichteten Stationen (Stroke Units) überwacht und behandelt werden. Dort sollten sie möglichst rasch nach Beginn der Symptome eintreffen (je früher, desto besser), damit neben der Diagnostik im Fall einer Ischämie eine systemische Thrombolyse begonnen werden kann. Außerdem sind gute funktionelle Endergebnisse umso wahrscheinlicher, je früher die Patienten behandelt werden können: **„time is brain".**

Epidemiologie Der Schlaganfall ist eine der häufigsten vaskulären Erkrankungen, in bestimmten Altersgruppen sogar häufiger als der Herzinfarkt. Zudem hat er eine hohe sozialmedizinische Bedeutung, weil zerebrale Durchblutungsstörungen in den Industrieländern die häufigste Ursache einer anhaltenden Behinderung im Erwachsenenalter sind. Etwa 40% der Betroffenen behalten eine langfristige, die sozialen Kontakte einschränkende Behinderung. Zudem ist das

Risiko einer Demenzentwicklung nach einem Schlaganfall signifikant erhöht. Aufgrund der demografischen Entwicklung muss von einem Anstieg der Schlaganfallhäufigkeit in den kommenden Jahrzehnten ausgegangen werden. Aber nicht nur alte Menschen können von einem Schlaganfall betroffen sein, ca. ein Viertel der Patienten ist jünger als 65 Jahre und auch Kinder können einen Schlaganfall erleiden.

Prüfungsschwerpunkte

+++ Klinische Syndromatologie, Notfallalgorithmen, Akuttherapie des Hirninfarkts, Sekundärprävention (pharmakologisch, Karotisstenose, Vorhofflimmern), Subarachnoidalblutung (Diagnose, Behandlung)
++ Anatomie der zerebralen Zirkulation, Schlaganfallsubtypen
+ seltene Ursachen des Hirninfarkts (Dissektionen, Vaskulitiden), Pathophysiologie des Hirninfarkts

5.1 Anatomie und Pathophysiologie

Die Anatomie der Gefäße von Gehirn und Rückenmark ist wichtig, um klinische Leitsymptome einzelnen Gefäßterritorien zuordnen und die CT- und MRT-Bilder überhaupt erst beurteilen zu können. Die Pathophysiologie von Infarkt und Blutung ist Grundlage einer evidenzbasierten Therapie des akuten Hirninfarkts und der Thrombolyse als effektiver Intervention im klinischen Alltag.

5.1.1 Anatomie der Gefäße

Arterielle Versorgung

Arteriell versorgen 2 paarig angelegte Gefäßsysteme, die **A. carotis** und die **A. vertebralis,** das Gehirn.

Karotisäste Die A. carotis communis (➤ Abb. 5.1) entspringt auf der rechten Seite aus dem Truncus brachiocephalicus, auf der linken Seite direkt aus dem Aortenbogen. In Höhe des Schildknorpels teilt sich die A. carotis communis in die A. carotis interna und die A. carotis externa. Letztere versorgt mit ihren Ästen Hals- und Gesichtsweichteile, Teile der Schilddrüse und den knöchernen Schädel. Die A. carotis interna zieht ohne Abgabe weiterer Äste durch den Canalis caroticus, die Schädelbasis und erreicht den Sinus cavernosus, hinter dem die A. ophthalmica zum Auge abgeht. Etwas weiter distal entspringt dorsal die A. communicans posterior, die eine Verbindung zur A. cerebri posterior herstellt. Noch weiter intrakraniell teilt sich die A. carotis interna in die A. cerebri media und die A. cerebri anterior (sog. T-Gabel). Die **A. cerebri anterior** zieht nach medial und kommuniziert über die A. communicans anterior mit der Gegenseite. Ihre Endäste (A. pericallosa, A. callosomarginalis) verlaufen im Interhemisphärenspalt nach dorsal.

Der Hauptstamm der **A. cerebri media** (M1-Segment) zieht nach lateral und teilt sich vor Eintritt in die Sylvische Fissur in 2 oder 3 piale Gefäßgruppen, die auf der Hemisphärenoberfläche verlaufen (M2-Segmente). Aus dem an der Hirnbasis verlaufenden M1-Segment entspringen im nahezu rechten Winkel sog. perforierende Arterien, die als funktionelle Endarterien die Tiefe des Großhirns inkl. großer Teile der Stammganglien und des Marklagers versorgen. Weitere solche „Perforans-Arterien" entspringen aus den proximalen Anteilen der A. cerebri anterior und aus der A. communicans posterior.

Vertebralisäste Die A. vertebralis (➤ Abb. 5.2) entspringt beidseits aus der A. subclavia, zieht ab dem 6. Halswirbel durch das Foramen transversarium der Querfortsätze kranialwärts und durch das Foramen magnum nach intrakraniell. Extrakraniell existieren segmentale Radikulararterien, die zur Versorgung des Rückenmarks beitragen und Anastomosen zu Muskel- und Weichteilarterien haben. Direkt nach Durchtritt durch das Foramen magnum geht die A. cerebellaris inferior posterior ab und zieht zum hinteren, unteren Kleinhirn. Wichtig ist ebenfalls die A. spinalis anterior, die häufig aus der linken und rechten A. vertebralis abgeht und zu einer ventralen Längsarterie des Rückenmarks fusioniert. Durch die Fusion beider Aa. vertebrales entsteht die A. basilaris, die vor dem Hirnstamm nach rostral durch den Tentoriumschlitz zieht und sich in die Aa. cerebri posteriores aufteilt. Vorher geht noch paarig die A. cerebellaris inferior anterior ab, weiter rostral die A. cerebellaris superior. Die A. cerebri posterior zieht um das Mesenzephalon nach dorsal und teilt sich typischerweise in 2 Endäste auf (A. occipitalis lateralis et medialis).

Auf Höhe des Pons entspringen aus der A. basilaris perforierende Arterien, die gruppenweise in das Parenchym ziehen. Weitere solche Perforatoren entspringen aus dem Basilariskopf und dem proximalen Segment der A. cerebri posterior (P1-Segment).

Circulus arteriosus Durch die Communicans-Arterien bildet sich im Idealfall ein geschlossener, intrakranieller Gefäßkreis aus (Circulus arteriosus, ➤ Abb. 5.1), über den alle Hauptarterien miteinander in Verbindung stehen. Allerdings existiert eine erhebliche Variabilität in der Ausbildung dieser Verbindung, was Auswirkungen auf die Kollateralisationsmöglichkeiten bei Verschluss eines proximalen Gefäßes haben kann. Darüber hinaus existieren noch Kollateralen zwischen den großen hemisphärischen Gefäßterritorien über leptomeningeale Anastomosen.

Neben diesen intrakraniellen Kollateralen existiert aus der A. carotis externa eine Anastomose zur A. ophthalmica und damit zur A. carotis interna, die bei einer hochgradigen Einengung oder Verschluss der ipsilateralen A. carotis interna zur intrakraniellen Blutversorgung beitragen kann.

Venöse Drainage

Bei der venösen Drainage des Gehirns kann man ein oberflächliches und ein tiefes Venensystem unterscheiden (➤ Abb. 5.3).

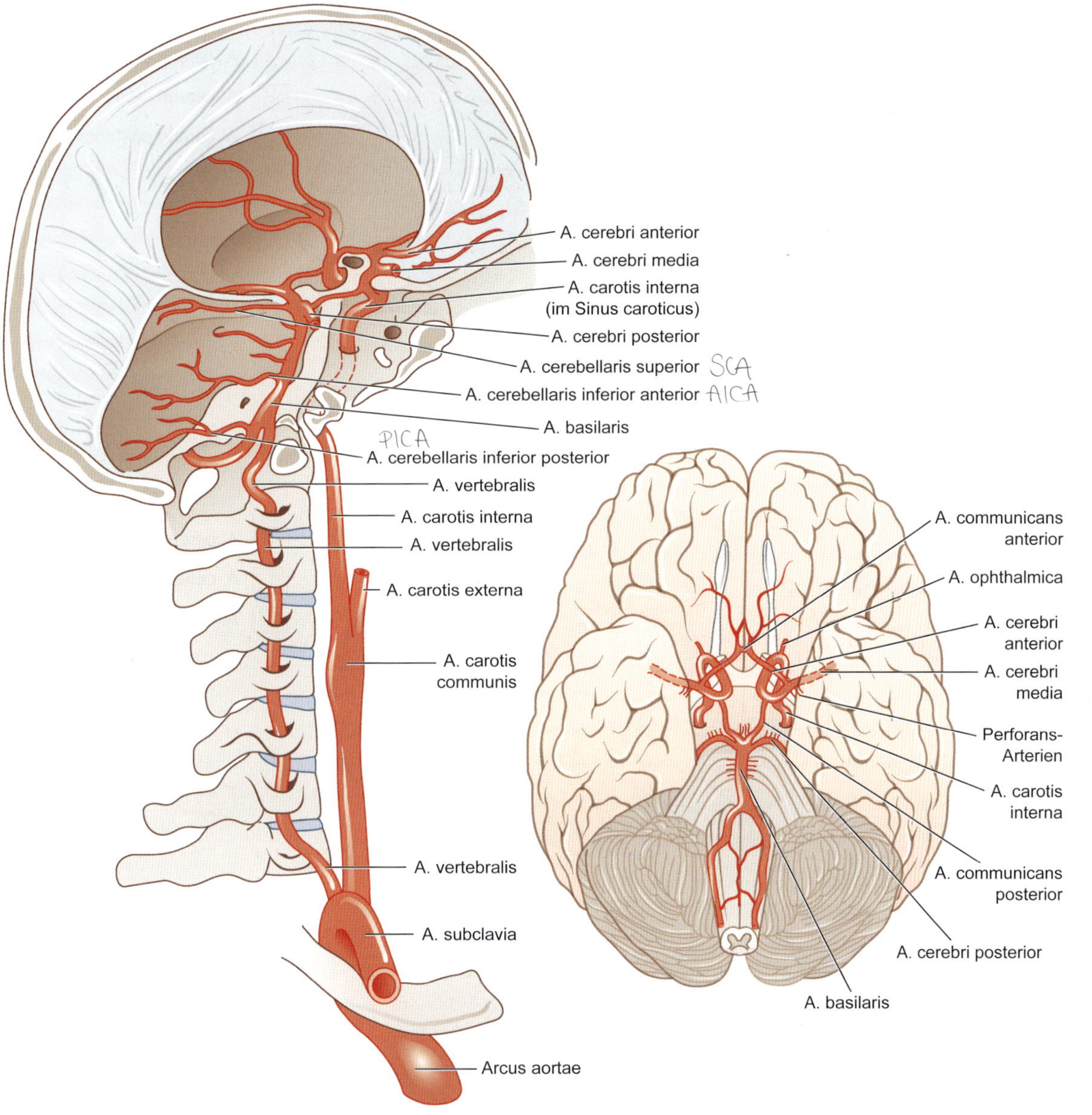

Abb. 5.1 Arterielle Versorgung des Gehirns. Dargestellt ist eine seitliche Ansicht des extrakraniellen Verlaufs der Aa. carotis communis et interna und der A. vertebralis. Gesondert dargestellt ist der intrakranielle Circulus arteriosus. Die kleinen Abgänge markieren die Perforans-Arterien. Nach [1]

Oberflächliche Venen Die oberflächlichen Venen liegen typischerweise auf den Hemisphären und sammeln das Blut aus den parenchymatösen Venen. Über diese Venen wird das Blut den Sinus zugeleitet, die aus einer Duplikatur der Dura gebildet werden. Die oberflächliche Drainage der Großhirnhälften findet über den unpaaren Sinus sagittalis superior statt. Am Confluens sinuum mündet noch der Sinus rectus und das gesammelte Blut wird über den bilateralen Sinus transversus und Sinus sigmoideus in die V. jugularis interna geleitet.

Tiefe Venen Das tiefe Venensystem sammelt das Blut aus dem periventrikulären Marklager der Hemisphären, den Thalami und weiteren, mittelliniennah gelegenen Strukturen. Am sog. Venenstern konfluieren u.a. die paarigen Vv. cerebri internae und die Vv. basales Rosenthal zur unpaaren V. cerebri magna (Galen). Zusammen mit dem Sinus sagittalis inferior bildet sich der Sinus rectus, der in den Confluens sinuum mündet.

Sinus cavernosus Erwähnt werden soll noch der Sinus cavernosus, der in der mittleren Schädelgrube auf der Schädelbasis jeweils lateral der Hypophyse liegt und durch den die A. carotis interna nach intradural zieht. Die Drainage dieses basalen Venengeflechts erfolgt vorwiegend über die Sinus petrosus inferior et superior nach dorsal ebenfalls in die V. jugularis interna.

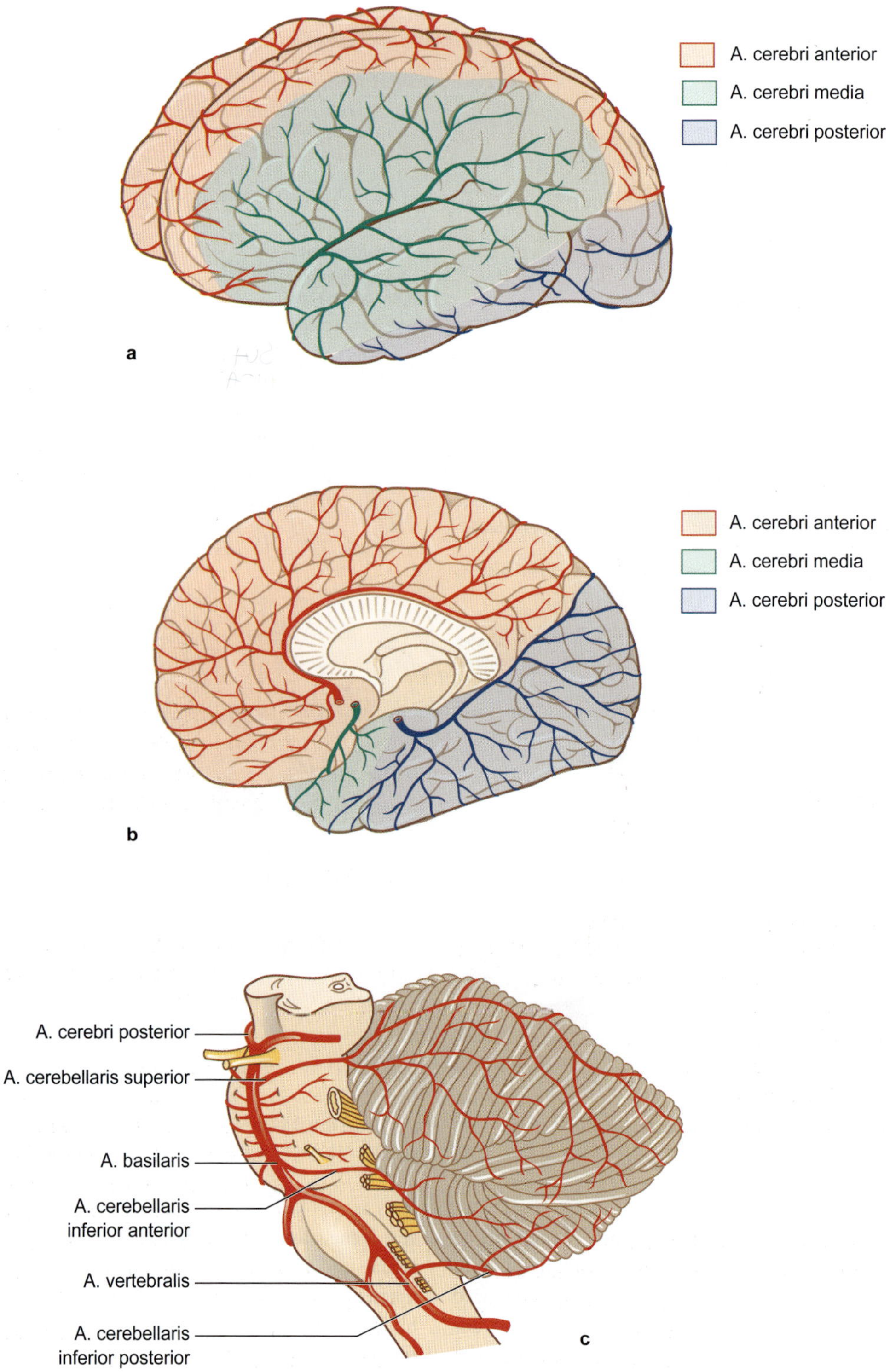

Abb. 5.2 Arterielle Versorgungsgebiete der Hirnhemisphären und des Hirnstamms/Kleinhirns. a Seitliche Aufsicht auf die Hirnoberfläche mit Darstellung der pialen Endäste. **b** Ansicht der medialen Abschnitte der Hirnhemisphären. **c** Schräge Ansicht des Hirnstamms und des Kleinhirns mit der A. basilaris und ihren Abgängen.

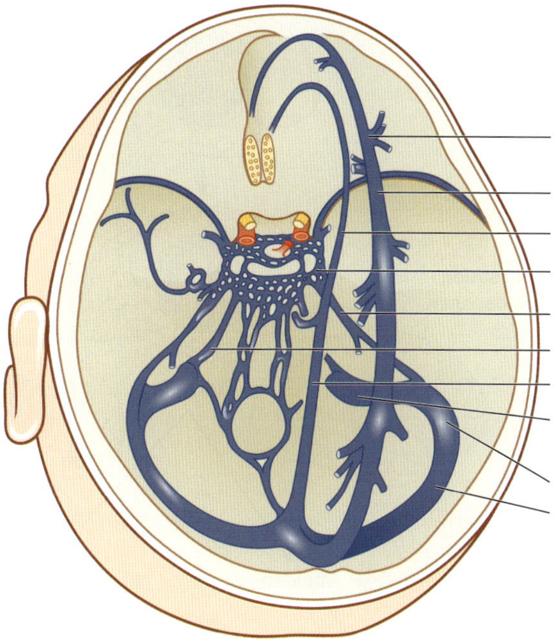

Abb. 5.3 Venöse Drainage des Gehirns (Schema). In der halbschrägen Aufsicht sind die großen Sinus dargestellt, die intrazerebralen Venen sind nicht eingezeichnet.

5.1.2 Pathophysiologie von Ischämie und Blutung

Zerebrale Ischämie

Ursachen

Infarkte sind deutlich häufiger als Blutungen (Verhältnis ca. 4:1). Meist ist ein emboligener oder thrombotischer Verschluss der versorgenden Hirnarterie die Ursache. Typische Emboliequellen sind ein Thrombus im linken Vorhof bei Vorhofflimmern oder eine atherosklerotische Plaqueformation im Aortenbogen oder am Abgang der A. carotis interna (s.a. ➤ Kap. 5.5.1). Atherosklerotische Gefäßwandläsionen können aber auch die Ursache lokalthrombotischer Verschlüsse hirnversorgender Arterien sein.

Ischämiezentrum

Durch einen arteriellen Verschluss entsteht die „zerebrale Ischämie": Das Zentrum des ischämischen Territoriums wird nur noch wenig oder gar nicht mehr durchblutet, und in der Folge ist das betroffene Areal entweder in seiner Funktion gestört oder geht zugrunde (➤ Abb. 5.4). Innerhalb von Minuten sinkt die metabolische Versorgung unter einen kritischen Wert, sodass die Neuronen und Gliazellen strukturerhaltende Funktionen nicht mehr gewährleisten können und die sog. Ischämiekaskade anläuft (➤ Abb. 5.5): Die Zellen depolarisieren und die Konzentration exzitotoxischer Aminosäuren (v.a. Glutamat) im Extrazellularraum steigt stark an. Ca^{2+}- und Na^{+}-Ionen strömen nach intrazellulär und ziehen Wasser nach sich, wodurch ein zytotoxisches Ödem entsteht. Durch die Elektrolytverschiebungen werden außerdem proteolytische Enzyme aktiviert und freie Radikale freigesetzt, die die Zelle weiter schädigen. Diese Kaskade führt im Infarktkern rasch zu einer Nekrose, sodass sich dieses Gewebe auch bei Wiederherstellung der Durchblutung nicht erholen kann.

Penumbra

MERKE

Der Begriff „Penumbra" beschreibt bei einer Mondfinsternis den Halbschatten, der sich um den Kernschatten („Umbra") bildet, wenn der Mond sich zwischen Sonne und Erde schiebt.

Das Ischämiezentrum ist von einem Areal umgeben, das zwar noch durchblutet (durch Kollateralen aus den Nachbarterritorien), aber nicht mehr so gut versorgt wird, dass die Neurone ausreichend Nährstoffe erhalten: Das Gewebe bleibt intakt, die Neurone stellen jedoch ihre Funktion ein. Dieses schalenförmige, den Infarktkern umgebende Areal nennt man die „ischämische Penumbra" (➤ Abb. 5.4). Sie kann unterschiedlich groß sein, je nachdem, wie gut die Versorgung durch Kollateralen ist und wie viel Zeit bereits seit Beginn der Ischämie vergangen ist. Bleibt das Gefäß weiterhin verschlossen, weitet sich der zentrale Infarktkern innerhalb von Stunden in die Penumbra aus, d.h., der Hirninfarkt wächst und erreicht nach Stunden seine endgültige Größe. Das liegt an verschiedenen pathophysiologischen Mechanismen (u.a. elektrische Instabilität mit Peri-Infarkt-Depolarisationen, Infiltration mit Immunzellen und früher apoptotischer Zelltod). Wird das Gefäß jedoch rekanalisiert (spontan oder durch therapeutische Maßnahmen), kann das Hirngewebe in der Penumbra zumindest zum Teil vor der Infarzierung bewahrt werden. Dieses pathophysiologische Modell

5

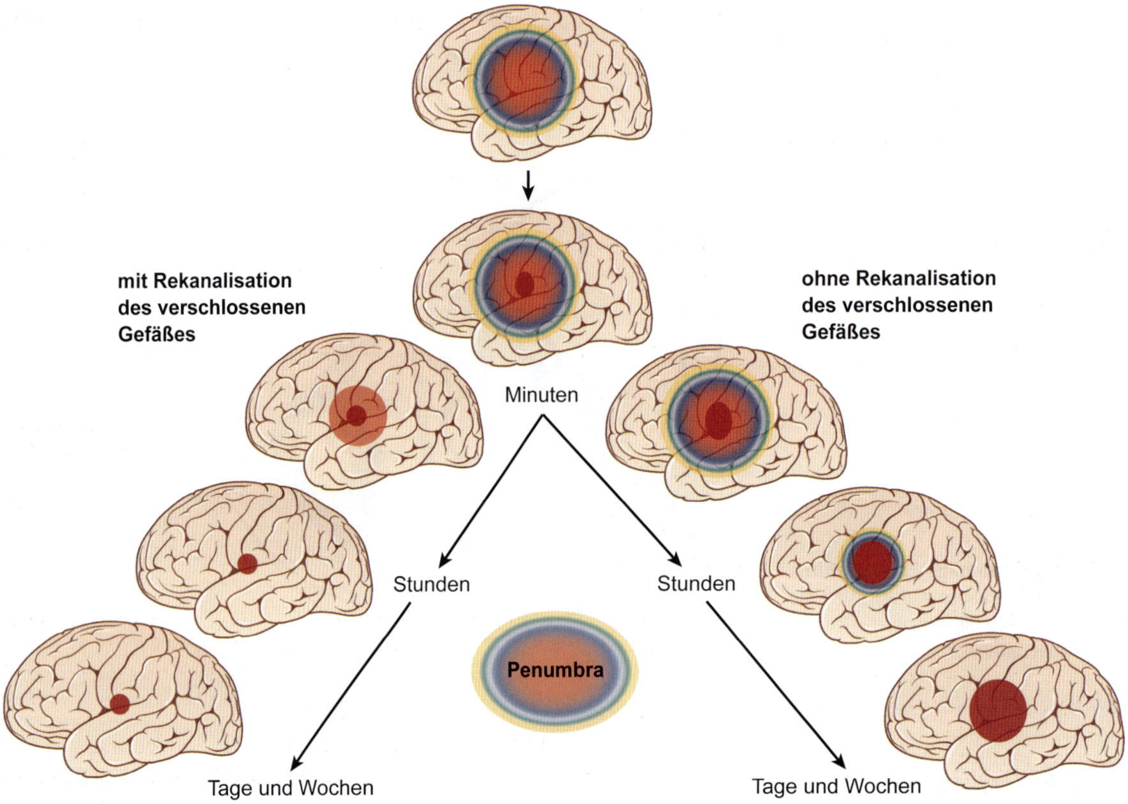

Abb. 5.4 Ischämiezentrum und Penumbra. Die dunkelrote Zone stellt den Infarktkern dar, die hellrote Zone die sog. Penumbra. Kommt es zu einer Rekanalisierung des verschlossenen Gefäßes, dehnt sich der Infarktkern nicht weiter aus und die Penumbra verschwindet, wenn die Perfusion wiederhergestellt ist. Bleibt die Rekanalisierung aus, dehnt sich der Infarkt kontinuierlich in das Areal der Penumbra aus.

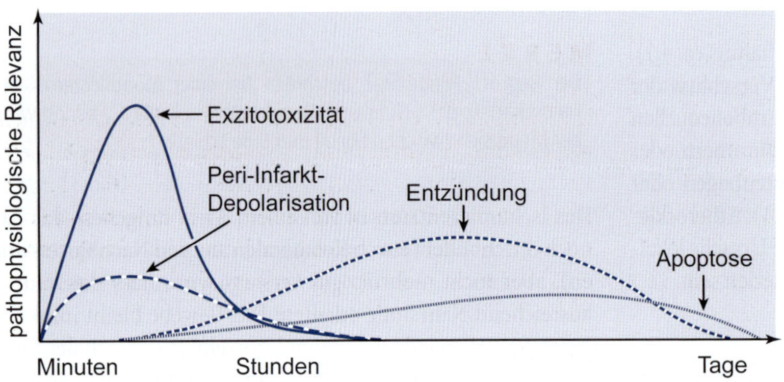

Abb. 5.5 Pathophysiologische Mechanismen bei der akuten zerebralen Ischämie. (Nach: Dirnagl U et al. Trends Neurosci 1999; 22: 391 bis 397)

erklärt u.a. den klinischen Erfolg einer frühen rekanalisierenden Therapie z.B. mittels Thrombolyse.

MERKE

Die akute zerebrale Ischämie entsteht entweder durch einen embolischen oder thrombotischen Verschluss einer hirnversorgenden Arterie. In wenigen Minuten bildet sich ein zentraler Infarktkern mit einer umgebenden Penumbra. In dieser Penumbra („tissue at risk") ist die Zellintegrität noch eine gewisse Zeit erhalten; wenn die Perfusion innerhalb dieser Zeit wieder einsetzt, wird das Gewebe gerettet, sonst dehnt sich der Infarktkern in dieses Areal aus.

Intrazerebrale Blutung

Ursachen

Die primäre intrazerebrale Blutung ist die zweithäufigste Ursache eines Schlaganfalls. Sie ist am häufigsten durch die Ruptur intraparenchymatös verlaufender penetrierender Arteriolen bedingt. Typischerweise ist die Gefäßwand dieser Arterien verändert, entweder durch die chronische Einwirkung zu hohen Blutdrucks (Lipohyalinose und Ausbildung von Mikroaneurysmen) oder durch die Deposition von Amyloid-Beta-Protein (zerebrale Amyloidangiopathie) in der Gefäßwand (s.a. ➤ Kap. 5.5.2).

Sekundäre Blutungen können u.a. unter einer Antikoagulanzientherapie, bei erworbenen Gerinnungsstörungen im Rahmen hämatologischer Erkrankungen, durch intrakranielle Gefäßfehlbildungen (arteriovenöse Angiome oder Fisteln), durch Drogeneinnahme, durch Traumata oder als Komplikation interventioneller oder chirurgischer Eingriffe auftreten.

Zur Vertiefung

Zerebrale Autoregulation

Unter dem Oberbegriff der zerebralen Autoregulation fasst man mehrere Mechanismen zusammen, die die Durchblutung des Gehirns in einem mittleren Druckbereich zwischen 80 und 180 mmHg weitgehend konstant halten. In diesem Bereich ist die zerebrale Perfusion unabhängig von äußeren Faktoren wie Blutdruckschwankungen oder pH-Wert-Änderungen, wird aber darüber hinaus ständig den lokalen metabolischen Anforderungen der spezialisierten Hirnregionen angepasst. Die Mechanismen der Autoregulation lassen sich unterteilen in:

Blutdruckadaptierte Autoregulation (Bayliss-Effekt) Ein systemischer Blutdruckabfall führt bei den zerebralen Widerstandsgefäßen zu einer Vasodilatation, um die Perfusion aufrechtzuhalten, im Gegenzug führt ein Blutdruckanstieg zu einer Vasokonstriktion. Dies ist eine spezifische Funktion der zerebralen Arteriolen.

Metabolische Vasoreaktivität Sie dient im Wesentlichen der lokalen Anpassung der Perfusion:

- CO_2-Vasoreaktivität: Eine Erhöhung des lokalen CO_2-Partialdrucks, z.B. aufgrund vermehrter metabolischer Aktivität, führt zu einer lokalen Vasodilatation. Umgekehrt kann über eine systemische Absenkung des CO_2-Partialdrucks (Hyperventilation) die zerebrale Perfusion global vermindert werden.
- O_2-Vasoreaktivität: Nimmt die lokale Sauerstoffspannung ab, erweitern sich die Gefäße. Dieser Effekt ist allerdings schwächer als der CO_2-Effekt.
- Lokal-chemische Vasoreaktivität: Verschiedene Metaboliten (K^+-Ionen, H^+-Ionen) und Botenstoffe (u.a. NO, Endothelin) wirken regional und haben zudem großen Einfluss auf den Querschnitt der Widerstandsgefäße.

Neurogene Autoregulation Auch die zerebralen Arterien sind autonom innerviert, Para- und Sympathikus beeinflussen allerdings mehr das allgemeine Regulationsniveau und weniger konkret die Perfusion. Neurogen vermittelte vasodilatatorische Effekte spielen z.B. bei der Pathogenese der Migränekopfschmerzen eine große Rolle.

Verlauf

Eine primäre intrazerebrale Blutung entwickelt sich typischerweise in 3 Phasen:

Phase 1 Durch die Ruptur des arteriellen Gefäßes gelangt Blut in das umliegende Hirngewebe und breitet sich in den anatomischen Strukturen aus. Das hat lokale und globale Folgen: Lokal wird das Parenchym mechanisch zerstört, global steigt der intrakranielle Druck.

Phase 2 Innerhalb der ersten 24 Stunden dehnt sich die Blutung häufig weiter aus. Ursache ist entweder, dass die Blutung weiter anhält oder es zu einer erneuten Blutung kommt.

Phase 3 In der Umgebung der Blutung kann ein vasogenes und in der Folge auch zytotoxisches Ödem entstehen und das umliegende Hirngewebe schädigen. Dadurch steigt auch der intrakranielle Druck weiter an. Als zusätzliche Komplikation kann das Hämatom Anschluss an das Ventrikelsystem finden und zu einer Liquorzirkulationsstörung führen. Die vollständige Resorption einer intrazerebralen Blutung nimmt Wochen in Anspruch.

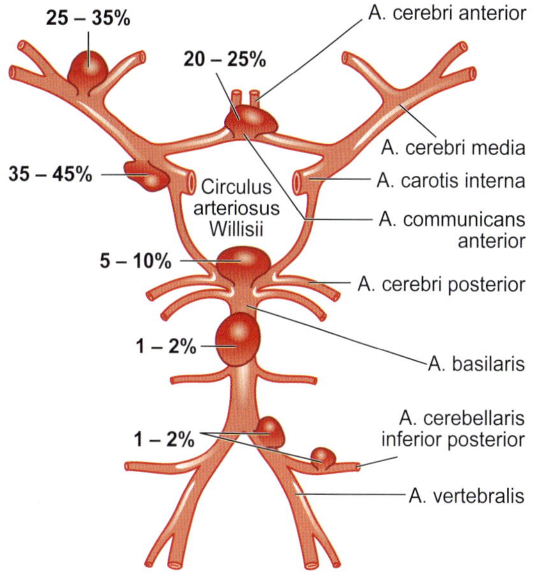

Abb. 5.6 Häufigkeit und Verteilung intrakranieller Aneurysmen am und in der Nähe des Circulus arteriosus Willisii. Es fällt auf, dass die Aneurysmen häufig entweder an Teilungsstellen (A.-cerebri-media-Trifurkation) oder an Fusionsstellen (u.a. A. communicans anterior) lokalisiert sind.

Subarachnoidalblutung

Ursachen

Ursache einer Subarachnoidalblutung ist in den meisten Fällen die Ruptur eines Aneurysmas (arterielle Aussackung) an einer Hirnarterie des Circulus arteriosus (➤ Abb. 5.6, s.a. ➤ Kap. 5.5.3). Risikofaktoren für die Entwicklung und Ruptur solcher basalen Aneurysmen sind Rauchen, Bluthochdruck und eine familiäre Häufung intrakranieller Aneurysmen.

Verlauf

Primäre subarachnoidale Blutungen unterscheiden sich von intrazerebralen Blutungen dadurch, dass sich das austretende Blut nicht im Hirngewebe, sondern im liquorführenden Subarachnoidalraum bewegt. Zunächst wird das Hirngewebe also nicht geschädigt. Da sich das Blut – gegen geringen Widerstand im Liquorraum – rasch und flächig ausbreitet, steigt aber der intrakranielle Druck abrupt an (Kopfschmerz, Vigilanzminderung, Erbrechen). Extravasales Blut wirkt wie ein Reizstoff auf die weichen Hirnhäute, die mit einer aseptischen Entzündung reagieren (Meningismus). Durch die Gerinnselbildung im Subarachnoidalraum kann oft schon in den ersten 24 Stunden die Liquorresorption versagen (kommunizierender Hydrozephalus mit weiterer intrakranieller Drucksteigerung). Durch Abbauprodukte des subarachnoidalen Blutgerinnsels entstehen ab dem 4. Tag nach der Blutung häufig reaktive Verengungen („Vasospasmen") der im Subarachnoidalraum verlaufenden Hirnarterien. Mögliche Folge sind ischämische Hirninfarkte („verzögerte ischämische neurologische Defizite" nach Subarachnoidalblutung).

Auf den Punkt gebracht

Häufige Ursachen des Schlaganfalls

- Infarkt: Thrombus im linken Vorhof bei Vorhofflimmern oder atherosklerotische Plaqueformation im Aortenbogen oder am Abgang der A. carotis interna
- intrazerebrale Blutung: Hypertonie oder Amyloidangiopathie
- Subarachnoidalblutung: Ruptur eines Aneurysmas

5.2 Klinik und Diagnostik

Schlaganfälle haben kein exklusives Leitsymptom. Die Symptomatik hängt davon ab, wo genau die Durchblutung im ZNS gestört ist und wie lange dies bereits der Fall ist. Darüber hinaus kann die Symptomatik nur wenige Minuten oder Stunden und Tage andauern und entweder fast nicht vorhanden oder sehr ausgeprägt sein.

MERKE
Trotz dieser Variabilität kann man festhalten, dass die Symptomatik in der Regel plötzlich auftritt, phänomenologisch dem ZNS zugeordnet werden muss und die Symptome im Gegensatz zur Epilepsie ein „Defizit", also einen Funktionsverlust und kein „Positivsymptom" darstellen.

Für die möglichst baldige Therapie ist es wichtig zu wissen:

- wo die Durchblutungsstörung lokalisiert ist,
- wie sie entstanden ist,
- wie lange sie schon besteht und wie sie verlaufen ist,
- welche Begleiterkrankungen der Patient hat.

Lokalisation In Kenntnis der funktionellen Organisation des Gehirns und der typischen Schlaganfallssyndrome (s.u.) kann man den Ort der Schädigung in der Regel gut diagnostizieren. Wenn die Symptome zum Zeitpunkt der Untersuchung nicht mehr nachweisbar sind, lassen sie sich möglicherweise noch erfragen.

Ursache Eine Differenzierung zwischen Blutung und Ischämie gelingt anhand klinischer Kriterien nicht zuverlässig. Hier ist die Bildgebung unerlässlich. Allerdings lassen sich z.B. Hinweise auf einen epileptischen Anfall oder einen Sturz durchaus (fremd)anamnestisch klären.

Beginn und Verlauf Gerade für die Frage, wie lange die Schädigung bereits besteht, ist die Anamnese von Bedeutung: Wann haben die Symptome begonnen oder, falls der Patient mit den Symptomen erwacht ist, wann wurde er zuletzt asymptomatisch gesehen? Außerdem spielt der Verlauf seit dem Auftreten ebenfalls eine große Rolle.

Begleiterkrankungen und eine eventuelle vorherige Medikation können die Therapie ebenfalls beeinflussen (z.B. Antikoagulanzieneinnahme).

5.2.1 Erfassung des klinischen Befundes

MERKE
Die Art der Symptomatik hängt vor allen Dingen von der Lokalisation und der Ausdehnung des funktionsgestörten Hirnareals ab.

Die standardisierte Erfassung des klinischen Befundes dient als Grundlage der Verlaufsbeurteilung. Um diesen Aspekten gerecht zu werden, bietet es sich an, die Schlaganfallsymptomatik mithilfe einer Skala zu erfassen. Eine solche international gebräuchliche Skala ist der „National Institutes of Health Stroke Scale Score" (NIHSS, ➤ Tab. 5.1). Diese Skala ist auch im deutschsprachigen Raum weit verbreitet. Entwickelt wurde sie ausschließlich, um damit klinische Syndrome zu erfassen, die durch Hirninfarkte der Großhirnhemisphären verursacht sind. Die NIHSS kann aber auch verwendet werden, um die klinischen Symptome von Infarkten in anderen Hirnregionen und bei intrazerebralen Blutungen zu erfassen.

Um eine gewisse Systematik in die klinische Klassifikation zu bringen, bieten sich folgende Unterscheidungen nach der Dauer der Symptomatik und der Lokalisation der Läsion im ZNS an. Beide Dimensionen (Zeit und Ort) haben eine Bedeutung für die Therapie, die Ursachensuche und die spätere Sekundärprophylaxe.

5.2.2 Transitorisch ischämische Attacke oder Infarkt?

Ein akut aufgetretenes, fokal-neurologisches Defizit vermutlich zerebral-ischämischer Genese, das weniger als 24 Stunden anhält, bezeichnet man als „transitorische ischämische Attacke (TIA)". Hält die Symptomatik länger als 24 Stunden an, spricht man von einem Hirninfarkt. Pathophysiologisch ist diese Unterscheidung wenig sinnvoll. Sie geht auf eine Konferenz des National Institut of Health (USA) im Jahr 1975 zurück. Seitdem hat sich diese Bezeichnung weit verbreitet. Die zugrunde liegenden Mechanismen, das damit verbundene vaskuläre Wiederholungsrisiko und die notwendige diagnostische Abklärung sind bei TIA und Hirninfarkt identisch. Ob ein Hirninfarkt entsteht oder doch „nur" eine TIA, hängt lediglich von der Lokalisation und Größe des Embolus oder Thrombus, der Ischämietoleranz des minderperfundierten Parenchyms, den individuellen Möglichkeiten der zerebralen Kollateralisation und der Geschwindigkeit einer spontanen Thrombolyse ab.

Nutzt man die modernen bildgebenden Verfahren (v.a. diffusionsgewichtete MRT), findet man bei 30–60% der TIA-Patienten trotz vollständiger neurologischer Erholung eine verblei-

Tab. 5.1 NIHSS (National Institutes of Health Stroke Scale Score) als Beispiel für die systematische Erfassung des klinischen Befundes. Hier sind nur die wichtigsten Kriterien genannt. Wie im Einzelnen vorgegangen werden soll, ist z.B. unter http://www.ninds.nih.gov/doctors/NIH_Stroke_Scale.pdf aufgeführt.

Kriterium	0	1	2	3	4
Vigilanz	wach	somnolent (geringe Stimuli)	stuporös (starke/wiederholte Stimuli)	Koma	–
Orientierung: Alter? Monat?	beide Antworten richtig	eine Antwort richtig	keine Antwort richtig	–	–
Aufforderungen: Augen öffnen, Augen schließen	beide befolgt	eine befolgt	keine befolgt	–	–
Blickparese	normal	partiell	forciert	–	–
Gesichtsfeld	normal	partiell	komplett	–	–
Mimik	normal	geringe Asymmetrie	partielle faziale Parese	komplette faziale Parese	–
Armmotorik	kein Absinken	Absinken in 10 s	sinkt auf Unterlage, Anheben möglich	kein Anheben gegen die Schwerkraft	Plegie
Beinmotorik	kein Absinken	Absinken in 5 s	sinkt auf Unterlage, Anheben möglich	kein Anheben gegen die Schwerkraft	Plegie
Ataxie	normal/nicht beurteilbar	eine Extremität	zwei oder mehr Extremitäten	–	–
Sensibilität	normal	partieller Verlust	schwerer bis kompletter Verlust	–	–
Aphasie	keine	Einschränkung von Flüssigkeit/Verständnis	schwer, fragmentierter Ausdruck	globale Aphasie oder stumm	–
Dysarthrie	keine	verwaschen, aber verständlich	unverständlich oder stumm	–	–
Neglekt	kein	unimodal	multimodal	–	–

bende zerebrale Läsion. Die Wahrscheinlichkeit eines solchen „MR-Infarkts" (trotz klinischer „TIA") steigt mit der Dauer der TIA und ist jenseits von 60 Minuten Dauer schon sehr hoch. Nach einer TIA ist das Risiko, einen Hirninfarkt zu erleiden, deutlich erhöht (ca. 10% in den ersten 3 Monaten). Dieses Risiko wird von den vaskulären Risikofaktoren (➤ Abb. 5.7) und der TIA-Ursache beeinflusst. Daher ist auch die TIA ein Notfall.

Vormals gebräuchliche Termini wie „reversibles ischämisches neurologisches Defizit (RIND)" oder „progressives reversibles ischämisches neurologisches Defizit (PRIND)" sind international wenig gebräuchlich, bieten im klinischen Alltag keinen zusätzlichen Informationsgewinn und sollten deshalb vermieden werden.

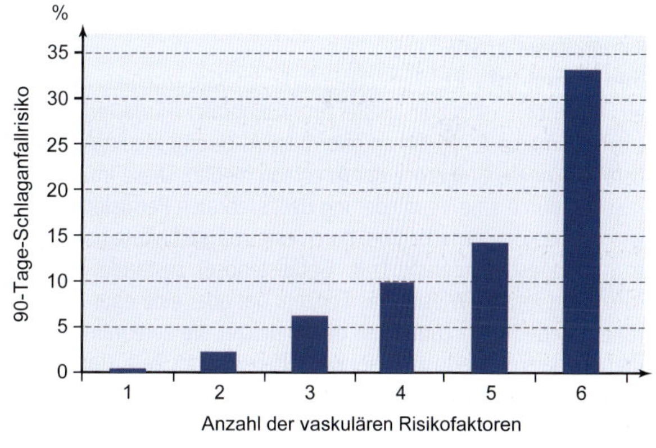

Abb. 5.7 Prozentuales Risiko eines Schlaganfalls innerhalb von 90 Tagen nach einer TIA in Abhängigkeit von der Anzahl der vaskulären Risikofaktoren (➤ Kap. 5.7.2).

5.2.3 Territoriale oder lakunäre Ischämie?

Anatomisch, pathophysiologisch und klinisch unterscheidet man territoriale und lakunäre Ischämien (➤ Abb. 5.8, ➤ Tab. 5.2):

- Territoriale Ischämien betreffen das Versorgungsgebiet oberflächlicher (pialer) Hirnarterien oder ihrer Äste. Je nach Ort des Gefäßverschlusses resultieren kortikale, bis nach subkortikal reichende Infarkte von variabler Größe.
- Lakunäre Ischämien betreffen das zirkumskripte Endstromgebiet der tiefen Perforans-Arterien. Hierbei entstehen runde, bis 15 mm große Infarkte (sog. Lakunen) im tiefen Marklager, Pons, Thalamus oder in den Basalganglien.

Die anatomischen Unterschiede bedingen verschiedene klinisch-neurologische Erscheinungsbilder (Syndrome): Territorial-ischämische Syndrome sind oft von „kortikalen Zeichen" (z.B. Aphasie, Blickparese, Neglekt) oder je nach Größe einer Bewusstseinsstörung begleitet, während lakunär-ischämische Syndrome durch die isolierte Schädigung tiefer Faserbündel typischerweise von durchgängigen Halbseitenausfällen ohne kortikale Zeichen und ohne Bewusstseinsstörung geprägt sind.

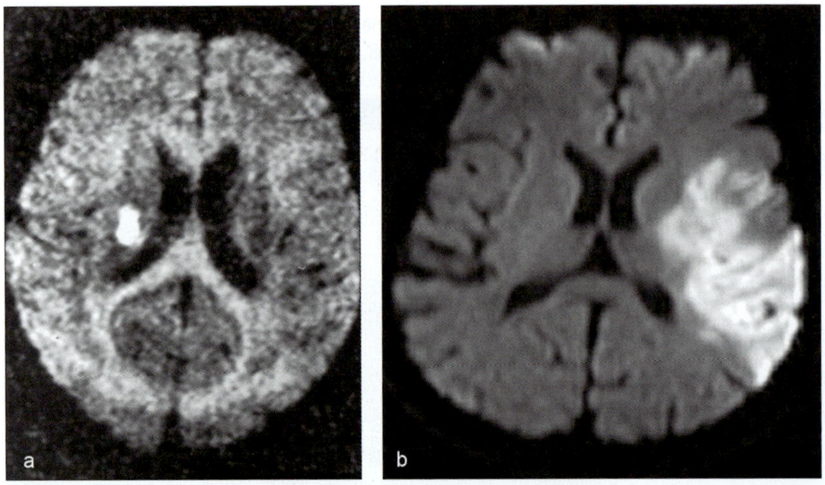

Abb. 5.8 Lakunärer und territorialer Infarkt in diffusionsgewichteten MRT-Aufnahmen. **a** Lakunärer Infarkt im periventrikulären Marklager der rechten Hemisphäre. **b** Territorialinfarkt im Versorgungsgebiet der linken A. cerebri media.

Auf den Punkt gebracht

Infarktmuster

Lakunärer Hirninfarkt: kleiner, tief gelegener Hirninfarkt, am ehesten verursacht durch eine zerebrale Mikroangiopathie.
Endstrominfarkt: Infarkt im Stromgebiet einer Endarterie, also einer Arterie, die sich nicht mehr verzweigt und damit keine Kollateralen ausbilden kann. Dieser Begriff ist zunehmend weniger gebräuchlich, da er keinen relevanten Informationsgewinn beinhaltet.
Territorialer Hirninfarkt: Hirninfarkt, der entweder ganz oder teilweise dem Territorium einer benennbaren Hirnarterie entspricht und häufig kortikale und subkortikale Strukturen einschließt. Es gibt aber auch rein subkortikale Territorialinfarkte. Dieses Infarktmuster ist typisch für einen emboligenen oder thrombotischen Gefäßverschluss einer größeren Arterie.
Grenzzonen-Infarkt: Territorialinfarkt im Grenzgebiet zwischen den Territorien einzelner großer intrazerebraler Hirnarterien (z.B. A. cerebri media/A. cerebri anterior oder A. cerebri media/A. cerebri posterior, innere Grenzzone der A. cerebri media). Diese Infarktmuster sollen durch eine Verminderung der zerebralen Perfusion (hämodynamische Kompromittierung) durch eine vorgeschaltete hochgradige Strömungsbehinderung (z.B. Gefäßstenose) zustande kommen (Prinzip der letzten Wiese). Das Konzept hat aber eine eher untergeordnete Bedeutung: Zum einen gewährleistet die zerebrale Autoregulation, dass die Perfusion über weite Bereiche des Perfusionsdrucks effektiv angepasst wird (s.o.), zum anderen können sich die Grenzgebiete aufgrund der pialen Anastomosen verschieben bzw. sind individuell variabel, sodass es häufig nicht möglich ist, einen emboligen entstandenen Territorialinfarkt abzugrenzen.

Tab. 5.2 Lakunärer und territorialer Infarkt.

Kriterium	Territorialer Infarkt	Lakunärer Infarkt
Versorgungsgebiet	oberflächliche (piale) Hirnarterien oder ihre Äste	Endstromgebiet der tiefen Perforans-Arterien
Infarkte	kortikale, bis nach subkortikal reichende Infarkte unterschiedlicher Größe	runde, bis 15 mm große Infarkte im tiefen Marklager, Pons, Thalamus oder in den Basalganglien
Syndrome	kortikale Zeichen (z.B. Aphasie, Blickparese, Neglekt) oder Bewusstseinsstörung	Halbseitenausfälle ohne kortikale Zeichen und ohne Bewusstseinsstörung
Ursachen	häufig Embolien, kardiogen oder arterioarteriell-atherothrombotisch	arteriolohyalinotische Mikroangiopathie

FALLBEISPIEL

Herr W. ist mit seinen 75 Jahren ein rüstiger, alleinstehender Herr. Er hat seit vielen Jahren einen Bluthochdruck, der sich, obwohl er aktuell 3 verschiedene Medikamente einnimmt, nicht optimal einstellen lässt. Bei der letzten Routineuntersuchung bei seinem Hausarzt stellte dieser zusätzlich eine Störung im Zuckerstoffwechsel fest. An einem Samstagmorgen erwacht Herr W. mit einer halbseitigen Taubheit und einem Kribbeln in der gesamten linken Körperhälfte. Als er versucht aufzustehen, kann er nicht richtig auf dem linken Bein stehen und sackt zusammen. Da er wach und bei Sinnen ist, robbt er zum Telefon und ruft seine Tochter an. Er versucht, ihr seine Symptome zu schildern, kann aber nur undeutlich und verwaschen sprechen. Die Tochter, die nicht in der Nähe wohnt und den Hausarzt am Samstag nicht erreichen kann, ruft sofort die „112" an und schickt einen Rettungswagen zur Adresse ihres Vaters, der es schafft, die Haustür zu öffnen. Auf dem Weg in das nächste Krankenhaus mit Stroke Unit nimmt die Lähmung der linken Körperseite noch deutlich zu. Die Computertomografie zeigt keinen auffälligen Befund, erst in der Magnetresonanztomografie findet sich ein lakunärer Hirninfarkt im Pons rechts. Die Rehabilitation von Herrn W. nimmt insgesamt 6 Wochen in Anspruch, danach ist er mit einer Gehstütze wieder gehfähig, der Arm zeigt eine leichtgradige Spastik und ist für einfache Tätigkeiten wieder zu gebrauchen, die Sprechstörung hat sich vollständig zurückgebildet. Die endgültige Diagnose lautet: lakunärer, mikroangiopathisch verursachter Hirninfarkt im Pons rechts.

FALLBEISPIEL

Frau H. ist 82 Jahre alt und leidet seit vielen Jahren unter verschiedenen Herzerkrankungen. Vor 10 Jahren ist sie wegen einer koronaren Herzkrankheit mit mehreren Bypässen versorgt worden. Ebenso liegt eine leichtgradige Insuffizienz der Mitralklappe vor. Frau H. versorgt aber noch mit ihrem Ehemann den Haushalt und geht einkaufen. Nur das Treppensteigen (1. Etage) macht ihr doch erheblich zu schaffen. An einem Nachmittag sitzt das Ehepaar beim Kaffeetrinken, als Frau H. plötzlich die Tasse aus der rechten Hand fällt und sie im Stuhl zusammensackt. Sie kann den rechten Arm nicht mehr bewegen, dem Ehemann fällt auch auf, dass der rechte Mundwinkel herabhängt. Herr

H. spricht seine Frau an, die ihn auch offensichtlich versteht, sie kann aber nur noch „Ja, ja, ja …" sagen. Eine verständliche Kommunikation kommt nicht mehr zustande. Der Ehemann ruft sofort die „112" an, 10 Minuten später wird die Patientin mit dem Rettungsdienst in Begleitung eines Notarztes in die nächste Klinik mit Stroke Unit gebracht. Der aufnehmende Neurologe stellt eine brachiofazial betonte Hemiparese rechts, eine Aphasie und eine leichtgradige Kopf- und Blickwendung nach links fest, was einem Schlaganfall-Score von 10 Punkten (NIHSS) entspricht. Eine initiale Computertomografie zeigt keinen pathologischen Befund. Der Neurologe bespricht mit dem Ehemann die geplante systemische Thrombolyse. Die weitere Abklärung der Schlaganfallursache ergibt ein paroxysmales Vorhofflimmern. Nach erfolgreicher Akutbehandlung und anschließender Rehabilitation wird die Patientin mit Phenprocoumon behandelt und kann wieder in die häusliche Umgebung entlassen werden. Das Einkaufen muss jetzt allerdings der Ehemann erledigen. Die endgültige Diagnose lautet: Hirninfarkt im Territorium der linken A. cerebri media, kardioembolisch bei paroxysmalem Vorhofflimmern.

Territoriale Gefäßsyndrome

Karotisterritorium

A. ophthalmica Durchblutungsstörungen der A. ophthalmica manifestieren sich im Territorium der A. centralis retinae als schmerzlose, monokuläre Gesichtsfelddefekte oder monokuläre Erblindung. Klassischerweise berichten die Patienten, dass sich innerhalb von Sekunden „ein Vorhang" von oben über das Sehfeld des betroffenen Auges senkt oder sich ein ähnliches Phänomen von unten „wie eine Mauer" aufbaut. Bleibt diese Störung transient, wird hierfür der Begriff „Amaurosis fugax" verwendet (syn. transiente monokuläre Blindheit, „TIA des Auges"). Hält die Durchblutungsstörung länger an, entstehen retinale Infarkte mit bleibenden Ausfällen, die auch in der Augenhintergrundspiegelung sichtbar sind. Anders als bei visuellen Symptomen einer Migräneaura sind Positivsymptome wie Flimmern oder Farbensehen bei retinalen Ischämien die Ausnahme.

A. cerebri media Bei Durchblutungsstörungen der A. cerebri media sind folgende Ausfälle möglich:

- kontralaterale motorische und sensible Halbseitenlähmung (oft mit brachiofazialer Betonung)
- konjugierte Blickparese zur Gegenseite
- Aphasie (linke Hirnhälfte)
- linksseitige Aufmerksamkeitsstörung (rechte Hirnhälfte, sog. Hemineglekt).

Wenn der Hauptstamm (M1-Segment) verschlossen ist, treten diese Defizite zusammen auf („Hemisphärensyndrom"); es entsteht ein meist sehr großer Infarkt des kortikalen, subkortikalen und tiefen (lentikulostriären) A.-cerebri-media-Territoriums unter Einschluss der Capsula interna und der Basalganglien. Weiter distal gelegene Verschlüsse pialer Mediaäste (M2- und M3-Segmente) führen zu kleineren territorialen Teilausfällen. Ist der von der A. cerebri media versorgte temporoparietale Teil der Sehstrahlung betroffen, kann auch eine kontralaterale homonyme Hemianopsie entstehen. Die Größe des Infarkts hängt entsprechend dem Penumbramodell vom Ort des ursächlichen Arterienverschlusses, der Zeit bis zu seiner Rekanalisierung, aber auch von der individuell variablen Verfügbarkeit leptomeningealer Kollateralen aus den Endästen der benachbarten Arterien ab (Aa. cerebri anterior und posterior). Maximale A.-cerebri-media-Infarkte bergen das Risiko einer durch die großvolumige ischämische Gewebsschwellung in den ersten Tagen verursachten Mittellinienverlagerung zur Gegenseite und Herniation des medialen Schläfenlappens in den Tentoriumschlitz, die selten überlebt wird („maligner A.-cerebri-media-Infarkt").

A. cerebri anterior Die A. cerebri anterior ist vermutlich aus strömungsphysiologischen Gründen die am seltensten von einem Verschluss betroffene Großhirnarterie. Durchblutungsstörungen dieses Gefäßes führen entsprechend der mittellinienahen kortikalen Repräsentation des Beins zu einer beinbetonten kontralateralen Halbseitenlähmung. Daneben sind aufgrund der Versorgung des gesamten frontomedialen Kortex einschließlich supplementär-motorischer Area und subkortikaler Kerne eine plötzliche Aphasie oder eine psychomotorische Antriebsstörung weitere (variable) Bestandteile des klinischen A.-cerebri-anterior-Syndroms.

Vertebrobasiläres Territorium

A. vertebralis Bedingt durch ihre paarige Anlage und den distalen Zusammenfluss zur A. basilaris bleiben die meisten proximalen Stenosen und Verschlüsse der A. vertebralis symptomlos. Das ist allerdings anders, wenn Thromboembolien aus einer proximalen Gefäßveränderung nach distal abgeschwemmt werden und dort Symptome der A. basilaris oder A. cerebri posterior erzeugen (s.u.) oder wenn die kontralaterale A. vertebralis als anatomische Anlagevariante hypoplastisch ist und den distalen hämodynamischen Ausgleich einer kontralateralen Strömungsbehinderung nicht leisten kann. Zu Symptomen kommt es auch, wenn eine A. vertebralis intrakraniell verschlossen ist. Dann sind möglicherweise kleine abgehende Arterien zur dorsolateralen Medulla oblongata oder die A. cerebellaris inferior posterior, die einen Großteil der ipsilateralen Kleinhirnhemisphäre versorgt, betroffen (➤ Abb. 5.9). Ein Kleinhirninfarkt der A. cerebellaris inferior posterior äußert sich in einer zerebellären Rumpf- und Hemiataxie, er kann aber auch eine ödematöse Kleinhirnschwellung nach sich ziehen mit lebensbedrohlicher Herniation nach kaudal in das Foramen magnum oder nach kranial in den Tentoriumschlitz.

Zur Vertiefung

Wallenberg-Syndrom

Die klinische Manifestation des dorsolateralen Medulla-oblongata-Infarkts ist das sog. Wallenberg-Syndrom (ipsilaterale Hemiataxie, ipsilaterales Horner-Syndrom, ipsilaterale Gaumensegelparese, ipsilaterale dissoziierte Sensibilitätsstörung für Schmerz und Temperatur im Versorgungsgebiet des N. trigeminus, kontralaterale dissoziierte Sensibilitätsstörung für Schmerz und Temperatur an Rumpf und Extremitäten).

5

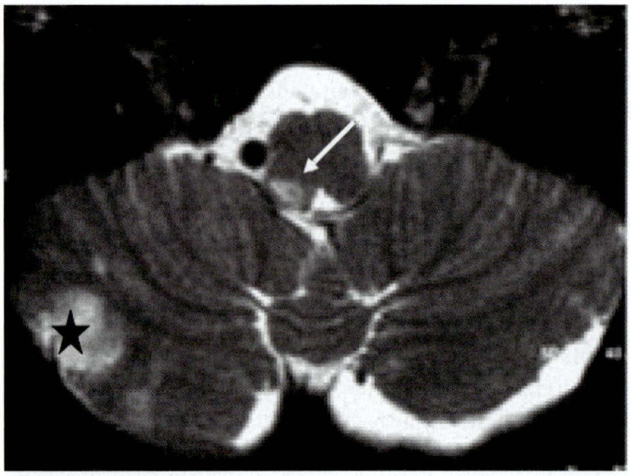

Abb. 5.9 Infarkt der dorsolateralen Medulla oblongata rechts (Pfeil) in der T2-gewichteten MRT. Begleitend findet sich ein weiteres Infarktareal im Territorium der A. cerebellaris inferior posterior rechts (Stern).

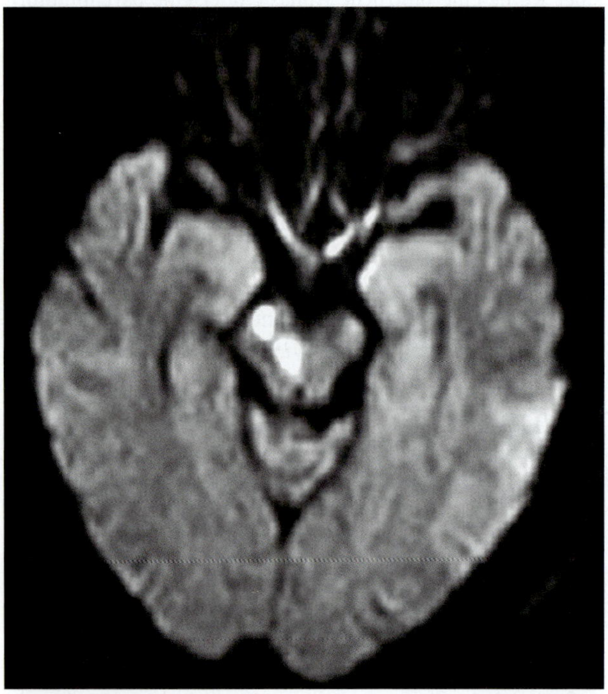

Abb. 5.10 Mittelhirninfarkt in der MRT (Diffusionswichtung). Klinisch kam es zu einer Halbseitenlähmung links und einer rechtsseitigen, partiellen Lähmung des N. oculomotorius (sog. Weber-Syndrom, hierbei handelt es sich um ein typisches gekreuztes Hirnstammsyndrom, wobei auf der betroffenen Seite ein Hirnnervenausfall vorliegt und kontralateral die Beeinträchtigung einer langen Faserbahn [Pyramidenbahn] symptomatisch wird).

A. basilaris Von allen intrakraniellen Arterienverschlüssen birgt der A.-basilaris-Verschluss das höchste Risiko eines fatalen Ausgangs. Je nachdem, über welche Länge das Gefäß pathologisch verändert ist, werden die rechts und links abgehenden Rami ad pontem (Perforatoren zur Brücke), die Aa. cerebellares inferiores anteriores, Aa. cerebellares superiores und die Basilarisgabel mit den hier abgehenden Aa. cerebri posteriores verlegt (➤ Abb. 5.10). Das klinische Bild ist dementsprechend variabel. Häufig bestehen eine initiale Hemi- oder Tetraparese, Dysarthrie, Doppelbilder, kortikale Sehstörungen, Ataxie und – spätestens bei Ausdehnung in die Basilarisgabel – schließlich eine rasche Eintrübung bis zum Koma. Kleinere Infarkte können einerseits mit typischen lakunären Syndromen oder mit gekreuzten Syndromen (ipsilateraler Hirnnervenausfall, kontralaterale Hemiparese) assoziiert sein.

A. cerebri posterior Weil die A. cerebri posterior die primäre Sehrinde und die Radiatio optica versorgt (➤ Abb. 5.11), entsteht bei einer Durchblutungsstörungen der Arterie eine homonyme Hemianopsie des kontralateralen Gesichtsfelds. Ganz proximal gelegene Verschlüsse der A. cerebri posterior können zusätzlich auch zu einer Verlegung hier abgehender (perforierender) Arterienäste zum dorsalen paramedianen Thalamus, zur dorsalen Capsula interna und zum Mittelhirn führen und dann auch neuropsychologische Störungen, eine kontralaterale Halbseitenlähmung oder eine ipsilaterale nukleäre N.-oculomotorius-Schädigung auslösen.

Zur Vertiefung

Häufig vaskulär bedingte Sehstörungen

- Amaurosis fugax: monokuläre, passagere Erblindung.
- Homonyme Hemianopsie: Ausfall derselben Gesichtsfeldhälfte auf beiden Augen durch eine einseitige Läsion der Sehbahn hinter dem Chiasma.
- Kortikale Blindheit: vollständige Blindheit durch Ausfall beider Sehbahnen oder Sehrinden; die Patienten sind blind trotz erhaltener Pupillenreaktion, sind sich ihrer Störung aber oft nicht bewusst und bestreiten diese (Anosognosie, Anton-Syndrom).

Lakunäre Gefäßsyndrome

Lakunäre Ischämien betreffen im Gegensatz zu den territorialen Ischämien das zirkumskripte Endstromgebiet der tiefen Perforans-Arterien. Hierbei entstehen runde, bis 15 mm große Infarkte im tiefen Marklager, Pons, Thalamus oder in den Basalganglien. Die Symptomatik ergibt sich durch die funktionelle Unterbrechung langer Fasersysteme und betrifft damit typischerweise die gesamte korrespondierende Körperhälfte (➤ Tab. 5.3). Häufig tritt auch unabhängig von der betroffenen Hirnhälfte begleitend eine Dysarthrie auf. Bewusstseinsstörungen, Hemianopsien oder neuropsychologische Symptome gehören nicht zu den lakunären Syndromen.

Spinales Infarktsyndrom

Bedingt durch das dichte arterielle Kollateralennetz (➤ Abb. 5.12a) vor allem der hinteren Rückenmarkszirkumferenz (Aa. spinales posteriores, Vasokorona), treten spinale Infarkte nur im Rahmen von Verschlüssen der A. spinalis anterior oder sie versorgender größerer Zuflüsse auf (z.B. A. radicularis magna aus der thorakolumbalen Aorta). Die A. spinalis anterior fungiert als ventrale Längskollaterale. Aus ihr

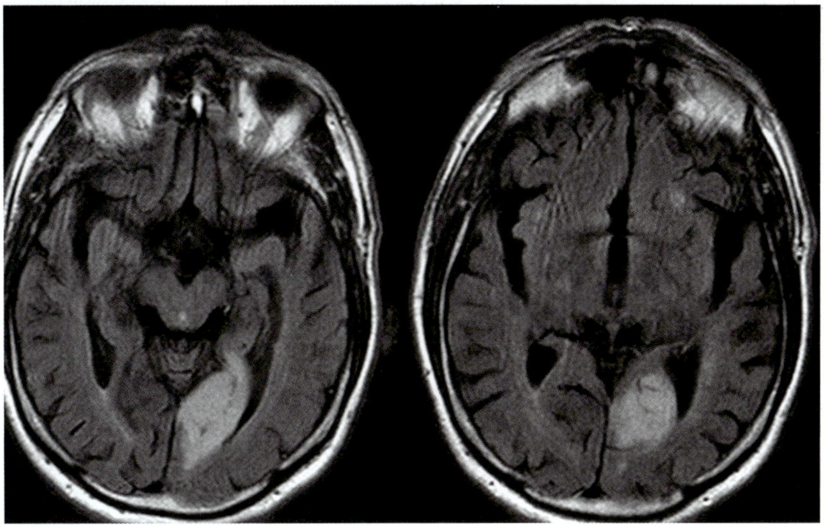

Abb. 5.11 Territorialinfarkt im Versorgungsgebiet der A. cerebri posterior links in der MRT (FLAIR-Gewichtung). Dargestellt sind 2 angrenzende Schichten beim gleichen Patienten.

Tab. 5.3 Typische lakunäre Syndrome.

Bezeichnung	Symptome
rein sensible Halbseitensymptomatik	halbseitig begrenzte Hypästhesie und Kribbelparästhesien von Gesicht, Arm und Bein
rein motorische Halbseitensymptomatik	halbseitige Lähmung der Gesichts-, Arm- und Beinmuskulatur
rein sensomotorische Halbseitensymptomatik	Kombination der ersten beiden
ataktische Hemiparese	leichtgradige Parese der halbseitigen Muskulatur, darüber hinaus deutliche Zeigeataxie
„Dysarthrie-und-ungeschickte-Hand"-Syndrom	Dysarthrie mit Feinmotorikstörung der betroffenen Hand ohne wesentliche Lähmung

entspringen segmentweise nach rechts oder links abgehende Aa. sulcocommissurales, die das Rückenmarkzentrum und die Vorderseitenstränge als funktionelle Endarterien versorgen. Ihre Minderdurchblutung führt zum typischen klinischen „Spinalis-anterior-Syndrom", einer plötzlichen zentralen Paraparese mit Harnverhalt, Stuhlinkontinenz und dissoziierter Sensibilitätsminderung für Schmerz und Temperatur unterhalb des kranialen Endes der spinalen Ischämie (➤ Abb. 5.12b, c).

Intrazerebrale Blutung

Grundsätzlich kann eine intrazerebrale Blutung die gleichen Symptome wie eine zerebrale Ischämie verursachen. Auch hier spielt die Lokalisation der Blutung die größte Rolle. Es ist daher unmöglich, eine intrazerebrale Blutung von einer zerebralen Ischämie allein aufgrund klinisch-neurologischer Kriterien sicher zu unterscheiden. Für eine Blutung sprechen begleitende Kopfschmerzen, eine Vigilanzminderung und eine rasche neurologische Verschlechterung schon in den ersten Stunden, bedingt durch die intrakranielle Druckzunahme infolge der häufig noch wachsenden Blutung.

MERKE

Intrazerebrale Blutung: Symptome wie bei einem Hirninfarkt, häufiger Kopfschmerzen und Bewusstseinsstörungen.

Syndrom der Subarachnoidalblutung

Leitsymptom der Subarachnoidalblutung ist der plötzliche, diffuse „Vernichtungskopfschmerz" noch nie erlebter Intensität. Noch charakteristischer als seine Intensität ist, dass der Kopfschmerz innerhalb weniger Sekunden dieses Maximum erreicht. Häufige, aber nicht obligate Begleiterscheinungen sind eine Vigilanzminderung, Übelkeit, Erbrechen und Nackensteife, bedingt durch die intrakranielle Druckzunahme und eine meningitisähnliche Reizwirkung des subarachnoidalen Blutes. Der klinische Schweregrad kann nach der Skala von Hunt und Hess eingeteilt werden (➤ Tab. 5.4), wobei der in der Akut-

Tab. 5.4 Schweregradeinteilung und Prognose nach Hunt und Hess.

Grad	Klinische Charakteristika	1-Jahres-Mortalität
I	asymptomatisch, leichte Kopfschmerzen, leichter Meningismus	0–4%
II	starke Kopfschmerzen, Meningismus, keine Fokalzeichen außer Hirnnervenausfällen	
III	Somnolenz, Desorientiertheit, leichte ZNS-Fokalzeichen	15–25%
IV	Sopor, vegetative Störungen, mäßige bis schwere ZNS-Fokalzeichen	30–50%
V	Koma, Einklemmungszeichen	

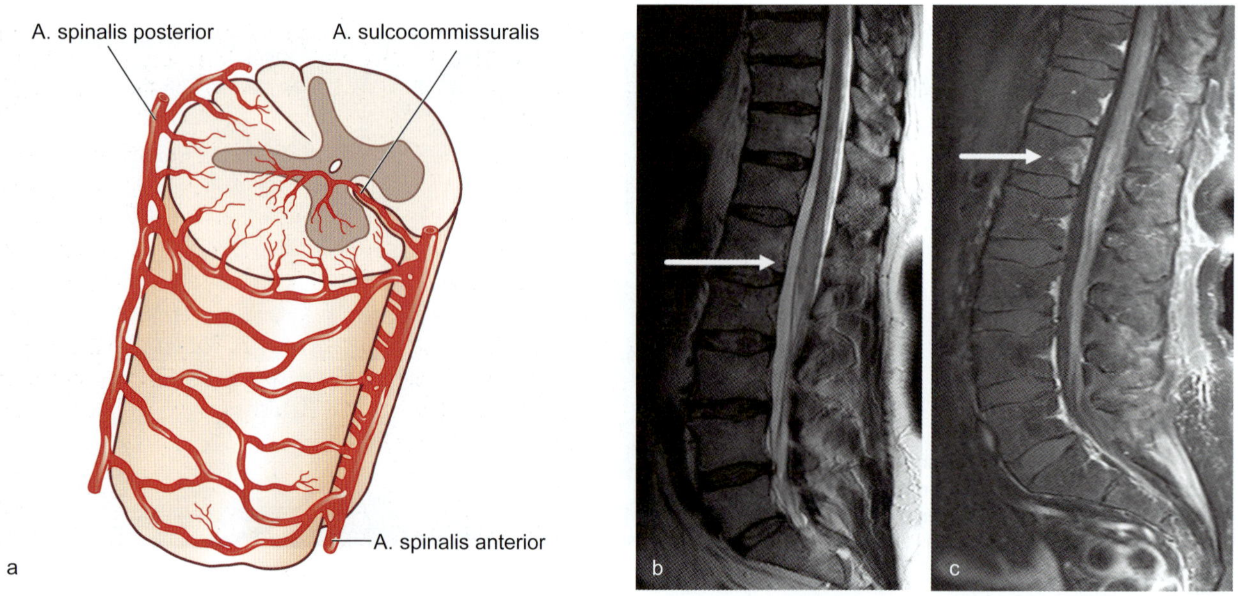

Abb. 5.12 Spinaler Infarkt. a Arterielle Versorgung des Rückenmarks (Schema). **b** Subakuter Infarkt im Konusbereich (Pfeil) des Rückenmarks (T2-gewichtetes MRT). **c** Korrespondierender Wirbelkörperinfarkt nach der Gabe von Kontrastmittel (Pfeil) in der T1-gewichteten MRT nach Kontrastmittelgabe.

phase erhobene Punktwert eine prognostische Bedeutung hinsichtlich der Mortalität hat.

MERKE

Subarachnoidalblutung: akuter und extrem heftiger Kopfschmerz, häufig gefolgt von einer Bewusstseinsstörung

FALLBEISPIEL

Monika S. ist 43 Jahre alt, verheiratet, hat 2 Kinder und arbeitet in einem Bekleidungsgeschäft. Seit vielen Jahren raucht sie ca. 20 Zigaretten pro Tag, ihre Mutter ist im Alter von 48 Jahren plötzlich an einer „Hirnblutung" gestorben. Relevante Vorerkrankungen bestehen nicht, ihr Frauenarzt hat allerdings bei der letzten Voruntersuchung einen erhöhten Blutdruck und eine Eiweißerhöhung im Urin festgestellt und ihr eine weitere Abklärung beim Hausarzt empfohlen. Wie jeden Morgen macht Monika gegen 10 Uhr ihre erste Pause und setzt sich zu einer Tasse Kaffee in den Sozialraum. Nachdem sie sich nach einem heruntergefallenen Löffel gebückt hat, tritt plötzlich ein stärkster Kopfschmerz auf, der vom Nacken über den Kopf in die Stirn ausstrahlt. Der Schmerz ist so heftig, dass ihr augenblicklich übel wird und sie einen heftigen Brechreiz verspürt. Sie fängt an zu schwitzen und hat das Gefühl, das Bewusstsein zu verlieren. Gerade in diesem Augenblick kommt ihre Kollegin zur Tür herein und findet Monika halb auf dem Stuhl liegend, nur noch teilweise ansprechbar. Die Kollegin ruft unmittelbar die „112" und bestellt den Notarzt, der 10 Minuten später vor Ort ist und eine komatöse, respiratorisch insuffiziente Patientin mit einem ausgeprägten Meningismus vorfindet, die zur Aufrechterhaltung der Vitalfunktionen notfallmäßig intubiert und beatmet werden muss. Die weitere Diagnostik ergibt eine ausgedehnte Subarachnoidalblutung aus einem Aneurysma der A. carotis interna rechts. Die intraarterielle Angiografie zeigt spiegelbildlich auf der Gegenseite ein weiteres Aneurysma. Nachdem beide Aneurysmen durch eine endovaskuläre Coil-Implantation verschlossen werden können, folgt ein langer Intensivaufenthalt. Aktuell befindet sich Monika in einer Rehaklinik und muss mühsam ihren Weg zurück in den Alltag finden.

5.3 Klinisches Management des akuten Schlaganfallpatienten

Jeder Patient mit dem Verdacht auf einen Schlaganfall ist ein medizinischer Notfall. Das hat 2 Gründe: Einmal müssen die ursachenspezifischen Therapien schnell eingesetzt werden, um wirksam sein zu können („time is brain"), andererseits muss der Patient überwacht werden, weil der weitere Verlauf nicht vorhersehbar ist. Daher sollte die Behandlung speziell geschulten ärztlichen, pflegerischen und therapeutischen Kräften auf speziell ausgestatteten Behandlungseinheiten (Stroke Units) vorbehalten bleiben. Steht eine solche Einheit nicht in der näheren Umgebung zur Verfügung, sollte der Patient in das nächstgelegene Krankenhaus aufgenommen werden, in dem eine Computertomografie durchgeführt werden kann. Manche Krankenhäuser sind auch telemedizinisch an Schlaganfallzentren angebunden, anderenfalls sollte eine rasche Verlegung in ein solches Zentrum angestrebt werden.

5.3.1 Diagnostik

Kraniale Bildgebung

Schlüsseldiagnostik zur weiteren Differenzierung des Schlaganfalls (Hirninfarkt oder Blutung) ist die zerebrale Bildgebung mittels Computer- oder Magnetresonanztomografie noch in der Akutphase (➤ Tab. 5.5). Ob eine CT oder eine MRT durchgeführt wird, hängt nicht nur von der unterschiedlichen diagnostischen Aussage der beiden Verfahren, sondern auch vom Zustand des Patienten ab. Ist der Patient klinisch stark beeinträchtigt, unruhig und evtl. kreislaufinstabil, ist die CT das Verfahren der ersten Wahl, da sie schneller durchzuführen ist als die MRT

Tab. 5.5 Zerebrale Bildgebung in der Akutphase des Schlaganfalls.

Fragestellung	CT	MRT
Nachweis einer intrakraniellen Blutung	+++	+++
Nachweis des Gefäßverschlusses	++	++
Nachweis von Infarkt und Penumbra	–	++
Komplikationsrisiko und Prognoseabschätzung	–	++

und die Patienten während der Untersuchung besser überwacht werden können. Zudem ist die CT in der Regel schneller verfügbar („time is brain"). Steht hingegen die differenzialdiagnostische Abgrenzung gegenüber ganz anderen Erkrankungen im Vordergrund, so ist die MRT das überlegene Verfahren.

Computertomografie

Hirninfarkt Ein Hirninfarkt ist in der CT in den ersten Stunden nach dem Infarkt vielfach nicht eindeutig zu erkennen: In der ganz frühen Phase sieht das „typische" Computertomogramm eines Hirninfarkts normal aus. Erst im Verlauf demarkiert sich eine zunehmende Hypodensität (➤ Abb. 5.13a). Der Nachweis des „hyperdensen Arterienzeichens" (Signalanhebung typischerweise im Verlauf des M1-Segmentes der A. cerebri media), das durch den thrombotischen oder embolischen Verschluss des betroffenen intrakraniellen Gefäßes verursacht wird, kann hilfreich sein, um bereits in der Akutphase die Verdachtsdiagnose einer zerebralen Ischämie auch mittels CT belegen zu können.

Blutung Eine intrazerebrale Blutung lässt sich im CT leicht als hyperdense Struktur identifizieren (➤ Abb. 5.13b). Auch eine Subarachnoidalblutung zeigt sich in der CT meist sehr eindrucksvoll als Dichteerhöhung in den arachnoidalen Liquorräumen (➤ Abb. 5.13c). Falls die CT keinen eindeutigen Befund liefert, die klinische Symptomatik aber doch für eine SAB spricht, muss in der akuten Phase eine Lumbalpunktion durchgeführt werden, die entweder frisch blutigen oder aber nach mehr als 12 Stunden einen nach Zentrifugation xanthochromen (= bernsteinfarbigen) Liquor zeigt.

Magnetresonanztomografie

Die kraniale MRT bietet die besten Informationen über Größe, Lokalisation und metabolischen Zustand des ischämischen Hirngewebes in der Akutphase des Hirninfarkts.

DWI/PWI-Mismatch Der unmittelbare Vorteil der MRT ist die gleichzeitige Darstellung sog. diffusionsgewichteter Sequenzen (DWI) und perfusionsgewichteter Parameterbilder (PWI). Die DWI-Bilder zeigen annähernd den zum Untersuchungszeitpunkt bereits vorhandenen Infarktkern, die PWI-Bilder das minderperfundierte Hirnareal, das größer sein kann als die DWI-Läsion. Zieht man bildtechnisch die DWI-Läsion von der PWI-Läsion ab, kann man das Areal abschätzen, das zwar ischämisch, aber noch nicht infarziert ist (DWI/PWI-Mismatch, „tissue at risk"). Mit gewissen Einschränkungen entspricht dieses Areal der Penumbra.

Konventionelle Sequenzen Neben diesen funktionellen Untersuchungssequenzen gehören zum multimodalen Schlaganfall-MRT (➤ Abb. 5.14) noch konventionelle Sequenzen, die die Morphologie des Hirngewebes auch in Hinsicht auf andere Pathologien zuverlässig abbilden (T1-Sequenzen, T2- oder FLAIR-Sequenzen; suszeptilitätsgewichtete T2*-Sequenzen). Eine akute intrazerebrale Blutung lässt sich in der Zusammenschau dieser Sequenzen vom Geübten zuverlässig erkennen. Auch eine SAB lässt sich erkennen, allerdings ist dafür unbedingt eine T2*-Sequenz notwendig.

Vaskuläre Diagnostik

In der Akutphase der zerebralen Ischämie kann der verantwortliche Gefäßverschluss häufig mit Ultraschall, CT- oder MR-Angiografie nachgewiesen werden. Dies kann Aufschlüsse über die zu erwartende Ausdehnung des Infarkts geben und in Einzelfällen auch Anlass sein, unmittelbar operative oder katheterinterventionelle Eingriffe vorzunehmen. Für die Sekundärprophylaxe ist es wichtig, potenzielle Emboliequellen abzuklären, weil sie Hinweise auf die Ursache der zerebralen Ischämie geben können. Die hirnversorgenden Arterien einschließlich der Aorta thoracica können heute oft mit Ultraschall untersucht werden. Wenn jedoch nach speziellen Krankheitsursachen (z.B. zerebrale Angiitis) oder der Quelle intrakranieller Blutungen gesucht wird oder wenn katheterbasierte Interventionen geplant und durchgeführt werden, geht es nicht ohne die invasiven Untersuchungsverfahren.

Farbcodierte Doppler- und Duplexsonografie hirnversorgender Arterien

Arterien im Hals- und Nackenbereich Hirnversorgende Arterien im Hals- und Nackenbereich können zuverlässig mit der farbcodierten Doppler- und Duplexsonografie untersucht werden. Die Struktur der Gefäßwände lässt sich im abbildenden Ultraschall erkennen und das fließende Blut wird gleichzeitig im Doppler-Modus dargestellt. Damit können atherosklerotische Gefäßverschlüsse und Stenosen (➤ Abb. 5.15) nicht nur erkannt werden, sondern es ist auch möglich, ihre Ausprägung zu beurteilen. Auch andere Pathologien, wie z.B. Gefäßdissektionen (s.u.), lassen sich sicher nachweisen.

Intrakranielle Gefäße Mit dem transkraniellen Ultraschall können auch intrakranielle Gefäße untersucht werden. In den allermeisten Fällen können der Circulus arteriosus und seine Abgänge zuverlässig abgebildet werden. Intrakranielle Gefäßverschlüsse der basalen Arterien und intrakranielle Stenosen sind mit hoher Zuverlässigkeit zu identifizieren. Dies gilt auch für die vertebrobasiläre Zirkulation. Weiter distal gelegene Gefäße sind allerdings nicht direkt darstellbar.

MERKE

Die Ultraschalldiagnostik der hirnversorgenden extra- und intrakraniellen Arterien ist eine der wichtigsten Untersuchungstechniken zur Gefäßdiagnostik bei akuten Schlaganfallpatienten.

Zur Vertiefung

Die modernen Ultraschalluntersuchungsverfahren nutzen heute gleichzeitig (Duplex) zwei Eigenschaften des Ultraschalls, die Charakterisierung von ruhendem Gewebe und die Darstellung fließenden Blutes. Grundlage der Gewebecharakterisierung sind die unterschiedlichen Reflexions- und Absorptionseigenschaften des Gewebes, wobei die Abschwächung der reflektierten Ultraschallamplitude in einem zweidimensionalen Grauwertbild dargestellt wird (B-Bild). Grundlage der Darstellung fließenden Blutes ist der Doppler-Effekt, der 1842 erstmals von dem Physiker Christian Doppler beschrieben wurde. Der Doppler-Effekt ist die Frequenzverschiebung einer Wellenfront (z.B. Licht, Schall), die bei einer Bewegung zwischen Sender und Empfänger auftritt. Bei Bewegung auf den Empfänger zu verkürzt sich die Wellenlänge, die Frequenz nimmt zu. Bei Bewegung vom Empfänger weg verhält es sich umgekehrt. Im klinischen Alltag ermöglicht die Erfassung der Frequenzverschiebung zwischen ausgesendeter und an den bewegten Erythrozyten reflektierter Frequenz die Geschwindigkeitsberechnung von Blutströmungen. Die Frequenzdifferenz liegt meist im akustisch hörbaren Bereich bis 16 kHz und wird über Lautsprecher hörbar und über eine Farbcodierung (➤ Abb. 5.15) sichtbar gemacht.

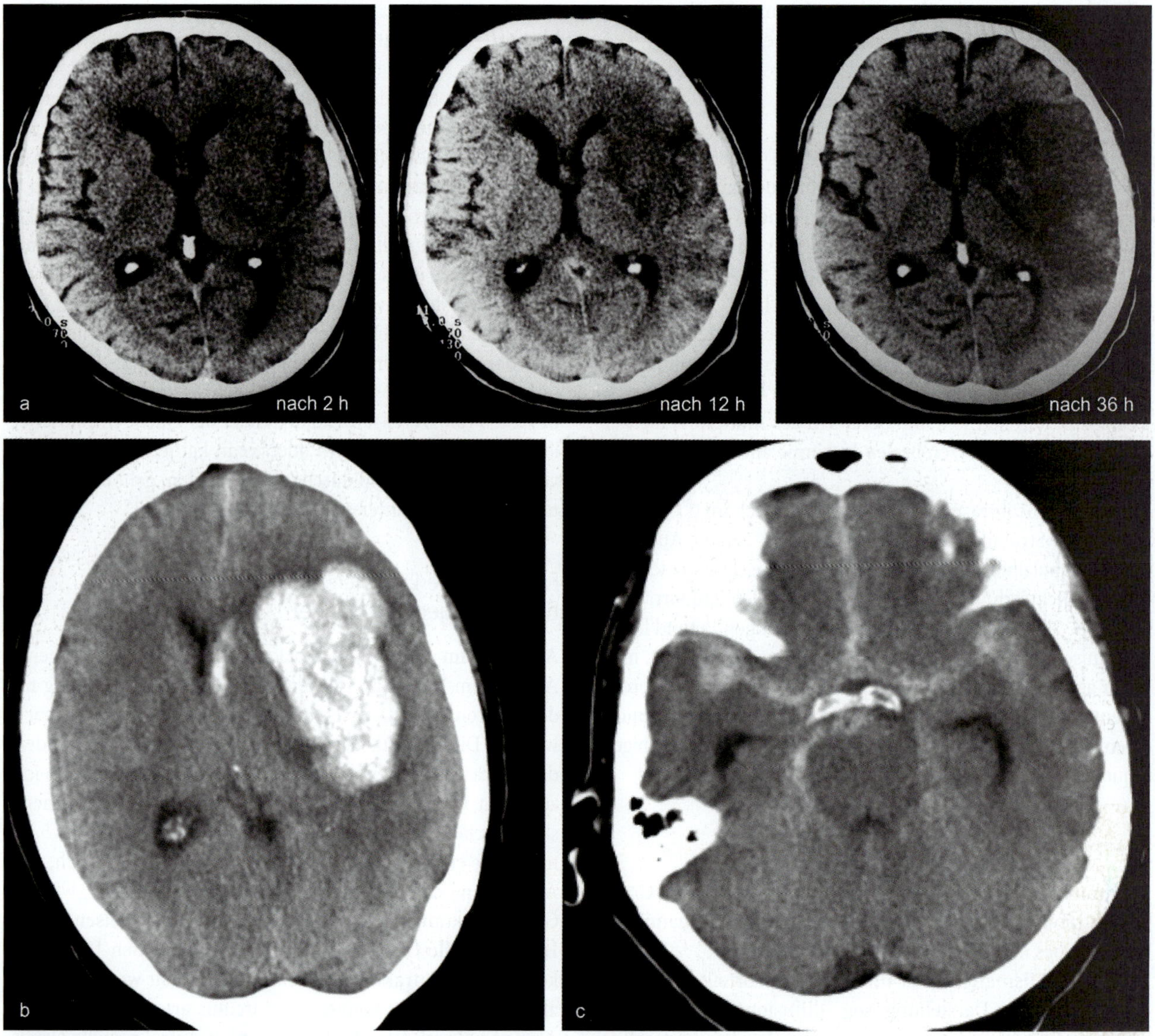

Abb. 5.13 Hirninfarkt und Blutung in der CT. a Akuter Infarkt im Territorium der A. cerebri media links zum Zeitpunkt 2 Stunden (diskrete Signalabsenkung des Hirnparenchyms), 12 Stunden (deutliche, unscharfe Signalabsenkung) und 36 Stunden nach Beginn der Symptomatik (zunehmend scharfe Abgrenzung des Infarktareals). **b** Intrazerebrale Blutung links mit deutlicher Mittellinienverlagerung. **c** Subarachnoidalblutung (nahezu seitensymmetrische Dichteanhebung der basalen Liquorräume entlang des frontalen Interhemisphärenspaltes, in der mittleren Schädelgrube und peripontin in der hinteren Schädelgrube).

Angiografie

Falls ein extrakranieller Gefäßbefund nicht mittels Ultraschall geklärt werden kann oder eine Darstellung der intrakraniellen Arterien nicht möglich ist, stehen verschiedene Angiografieverfahren zur Verfügung. Falls eine Klärung zu erwarten ist, sollten dabei nichtinvasive Diagnostikverfahren, wie z.B. die MR-Angiografie, bevorzugt werden.

MR-Angiografie Mit der MR-Technik können die hirnversorgenden Arterien dargestellt werden (➤ Abb. 5.16). Bei der Untersuchung intrakranieller Gefäße wird dabei typischerweise kein Kontrastmittel gegeben, während die kontrastunterstützte Darstellung bei extrakraniellen Gefäßen deutlich besser ist. Wesentliche Risiken sind mit diesem Verfahren nicht verbunden.

CT-Angiografie Nach der intravenösen Applikation eines ionischen Kontrastmittels können sowohl die extra- als auch die intrakraniellen Gefäße im digitalen Subtraktionsverfahren dargestellt werden. Es gelingt eine hochauflösende Darstellung auch kleinerer Strukturen, z.B. intrakranieller Aneurysmen. Dieses Verfahren eignet sich auch besonders gut, um in der Akutphase einer zerebralen Durchblutungsstörung eingesetzt zu werden. Auch die intrakraniellen venösen Sinus können damit zuverlässig dargestellt werden. Risiken liegen vor allem in der Kontrastmittelapplikation (Kontrastmittelunverträglichkeit, Hyperthyreose, Niereninsuffizienz).

Intraarterielle Angiografie Bei der intraarteriellen Angiografie wird ein Katheter (meist über die Leistenarterie) in die Arterien eingebracht und bis in die supraaortalen Arterien vorgeschoben. Über diesen Katheter wird dann Kontrastmittel appliziert. Damit können die Hirnarterien selektiv dargestellt werden, über Mikrokatheter sogar bis weit nach intrakraniell und bis in sehr kleine Kaliber. Sowohl die hohe räumliche als auch die zeitliche Auflösung dieser Untersuchung räumt ihr den Status einer Referenzuntersuchung vieler vaskulärer Erkrankungen ein. Dies gilt insbesondere bei der zunehmenden Zahl endovaskulärer Interventio-

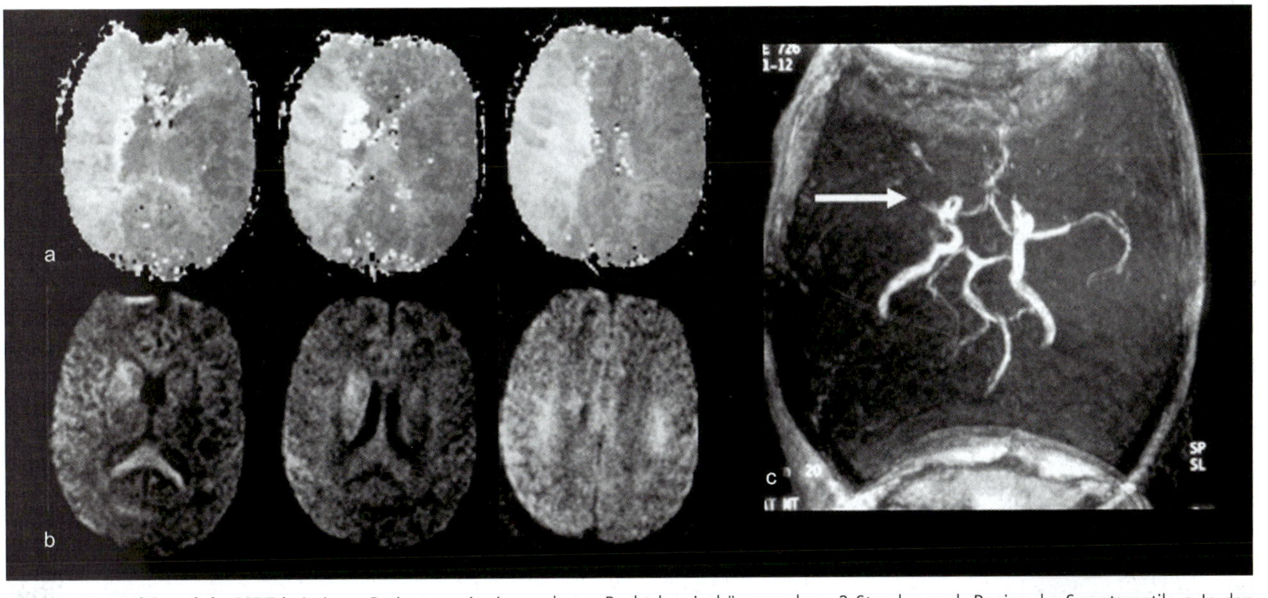

Abb. 5.14 Multimodale MRT bei einem Patienten mit einem akuten Rechtshemisphärensyndrom 2 Stunden nach Beginn der Symptomatik. **a** In den perfusionsgewichteten Bildern (PWI) ist das ausgedehnte Areal der Minderperfusion heller dargestellt. **b** Die diffusionsgewichteten Bilder (DWI) zeigen noch kein eindeutiges Infarktareal; es liegt somit ein ausgedehntes DWI/PWI-Mismatch vor. **c** Die Magnetresonanzangiografie zeigt den proximalen Verschluss der A. cerebri media rechts (Pfeil).

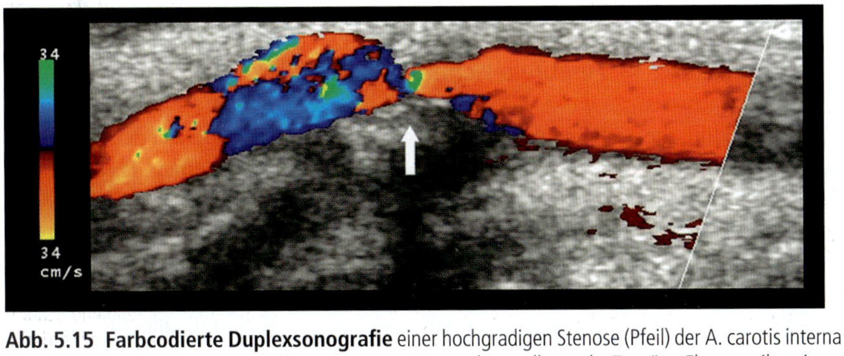

Abb. 5.15 Farbcodierte Duplexsonografie einer hochgradigen Stenose (Pfeil) der A. carotis interna im Bifurkationsbereich. Rote Flussanteile markieren einen Blutfluss vom Herzen weg, blaue einen zum Herzen hin, gelbe und z.T. grüne Flussanteile zeigen eine sehr hohe Flussgeschwindigkeit durch die Stenose an.

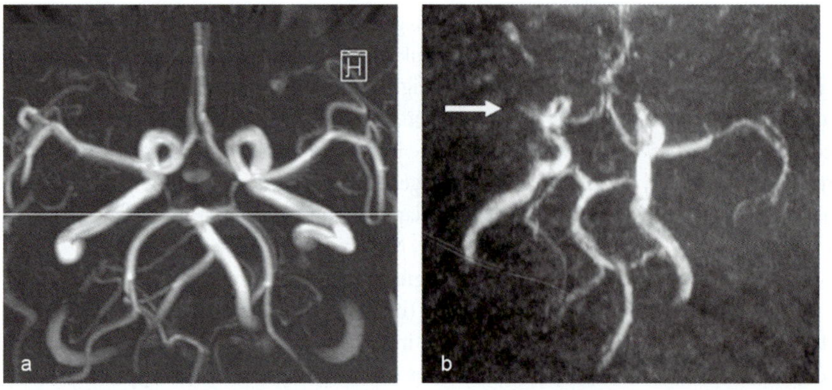

Abb. 5.16 MR-Angiografie des Circulus arteriosus. **a** Gesunder Mensch. **b** Patient mit einem Verschluss der A. cerebri media rechts (Pfeil, s.a. ➤ Abb. 5.14).

nen im neurovaskulären Bereich. Die Risiken (1–2%) liegen einerseits in der Kontrastmittelapplikation, andererseits – besonders bei Gefäßkranken – in der Gefahr thrombembolischer Komplikationen.

Kardiale Diagnostik

Transthorakale und transösophageale Echokardiografie Die Untersuchung der Herzhöhlen, Herzklappen und der Aorta thoracica mit den Abgängen der proximalen hirnversorgenden Arterien ist ebenfalls eine zentrale Untersuchung zur Klärung einer potenziellen Emboliequelle. Mit der transthorakalen Echokardiografie (TTE) werden die Herzklappen, das Perikard und die ventrikuläre Funktion beurteilt. Auch regionale Wandbewegungsstörungen und Herzwandaneurysmen lassen sich transthorakal beurteilen. Gegebenenfalls kann mittels einer transösophagealen Echokardiografie (TEE) die Frage nach einem Thrombus im linken Herzohr, nach Vorhofseptumanomalien oder Pathologien der Mitralklappe beantwortet werden.

EKG Bereits in der Aufnahmesituation sollte ein Ruhe-EKG geschrieben werden, um rechtzeitig kritische Herzrhythmusstörungen oder auch eine kardiale Ischämie entdecken zu können. Zur weiteren Ursachenabklärung gehört die Durchführung mindestens eines Langzeit-EKG (24-Stunden-Holter-EKG), um ein paroxysmales Vorhofflimmern zu entdecken.

Liquordiagnostik

Die Untersuchung des Liquors hat im Rahmen der Akutdiagnostik des Schlaganfalls die größte Bedeutung beim Nachweis von subarachnoidalem Blut. Besteht der dringende klinische Verdacht auf eine SAB und erbringt die Bildgebung nicht den eindeutigen Befund subarachnoidalen Blutes, muss eine Liquorpunktion angeschlossen werden, da sie die höchste Sensitivität hat, um Blut bzw. Blutabbauprodukte nachzuweisen. Die Liquorpunktion wird optimalerweise mehr als 12 Stunden nach Beginn der Symptomatik durchgeführt. Dann führen Blutabbauprodukte (im Wesentlichen Bilirubin) zu einer xanthochromen (bernsteinfarbigen) Verfärbung des zentrifugierten Liquors, die wegweisend für eine stattgehabte subakute Blutbeimengung ist (➤ Abb. 5.17). In der Akutphase ist der Liquor frisch blutig, allerdings fällt hier gelegentlich die Abgrenzung gegenüber einer punktionsbedingten Blutbeimengung schwer. Hier kann die sog. Dreigläserprobe helfen (größere Liquormenge, das letzte von 3 Gläsern wird zur Analyse verwendet).

Auf den Punkt gebracht

Diagnostik zur Ursachenabklärung des Hirninfarkts auf der Stroke Unit

Um die Ursache eines Schlaganfalls zu ermitteln, werden routinemäßig die folgenden Verfahren auf der Stroke Unit eingesetzt:

- **Ultraschalldiagnostik der extra- und intrakraniellen Arterien** zum Nachweis oder Ausschluss von Stenosen und Verschlüssen der hirnversorgenden Hals- und Hirnarterien
- **Langzeit-EKG-Ableitungen** zum Nachweis eines persistierenden oder paroxysmalen Vorhofflimmerns
- **Transthorakale und -ösophageale Echokardiografie** zur Beurteilung, ob weitere kardiale Emboliequellen wie z.B. ein Vorhofthrombus, eine Endokarditis, ein Herzwandaneurysma oder Klappenvitien vorhanden sind. Auch die Aorta ascendens und der Aortenbogen können beurteilt und schwere atherosklerotische Wandveränderungen oder eine Aortendissektion aufgedeckt werden.
- **Labordiagnostik** mit Routineparametern (Blutbild, Gerinnung, klinische Chemie mit CRP), insbesondere bei jungen Schlaganfallpatienten aber auch mit erweiterter Thrombophiliediagnostik und genetischen Tests.

5.3.2 Akuttherapie

Zerebrale Ischämie

Prinzip Bei der Ischämie ist es das Hauptziel der Akuttherapie, die verschlossene Arterie wieder zu öffnen. Dieses Ziel ist durch eine Thrombolyse („Lyse") zu erreichen. Dabei wird der rekombinante Gewebeplasminogenaktivator rt-PA („recombinant tissue plasminogen activator", Alteplase) intravenös in einer Dosierung von 0,9 mg/kgKG (10% der Dosis als Bolus, den Rest über 60 Minuten per Dauerinfusion bis maximal 90 mg pro Patient) gegeben. rt-PA konvertiert Plasminogen zu Plasmin, das seinerseits Fibrin auflösen kann.

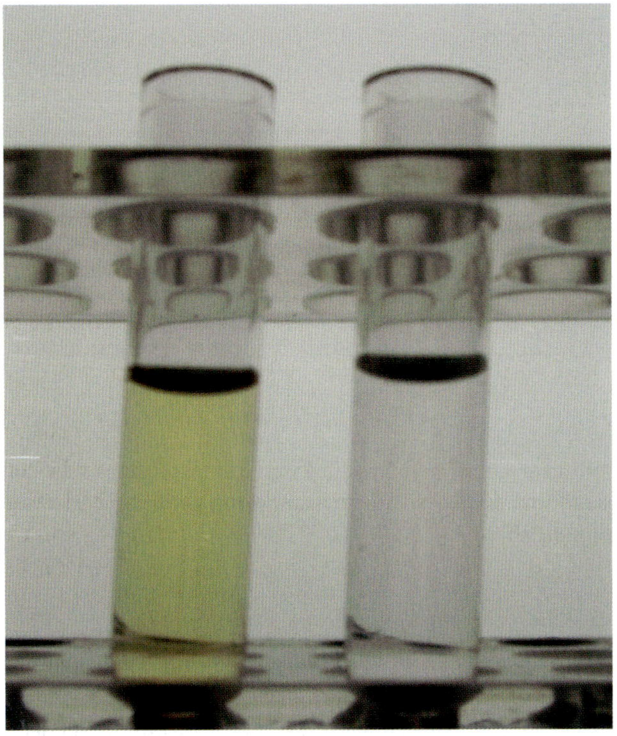

Abb. 5.17 Xanthochromer und normaler Liquor im Vergleich. Im linken Röhrchen ist der Liquor als Hinweis auf Blutabbauprodukte xanthochrom verfärbt, im rechten Röhrchen ist er klar. Der Liquor wird zur Beurteilung am besten in Glasröhrchen gefüllt und gegen einen weißen Hintergrund betrachtet.

Nutzen und Risiken Die Behandlung mit rt-PA ist sehr effektiv – und umso effektiver, je früher mit der Lyse begonnen wird (➤ Abb. 5.18, ➤ Abb. 5.19, ➤ Abb. 5.20). Insgesamt erhöht sich der Anteil der Patienten, die nach dem Schlaganfall selbstständig und ohne relevante Behinderung leben können, durch die Lyse um ca. 13%. Allerdings ist diese Therapie nur bei etwa 5–10% der Patienten mit Hirninfarkten möglich. Das liegt einmal daran, dass nur ca. 25–40% der Patienten so rechtzeitig in der Stroke Unit ankommen, dass die Lyse innerhalb von 4,5 Stunden nach den ersten Symptomen begonnen werden kann (danach nutzt sie nicht mehr). Zum anderen kann jede Lyse eine potenziell tödliche intrazerebrale Blutung auslösen – das Risiko einer intrazerebralen Blutung ist ungefähr fünffach erhöht –, sodass z.B. Patienten mit unkontrollierbarem Bluthochdruck (➤ Tab. 5.6) oder auch Patienten mit einem vergleichsweise geringfügigen neurologischen Defizit (NIHSS < 4 Punkte) für diese Therapie nicht infrage kommen.

Pharma-Info

Alteplase (rt-PA)

Wirkstoff
Alteplase (rt-PA, „recombinant tissue plasminogen activator") ist eine gentechnisch hergestellte Serinprotease, die im menschlichen Körper normalerweise von Endothelzellen produziert wird.

Tab. 5.6 Kontraindikationen gegen Thrombolyse beim Schlaganfall.

Allgemeine Kontraindikationen	Spezielle Kontraindikationen
• Blutgerinnungsstörung (u.a. orale Antikoagulanzien, INR > 1,8) • Schädigung des ZNS in der Anamnese, einschließlich Z.n. OP • kurz zurückliegende Herzdruckmassage oder Punktion eines nichtkomprimierbaren Gefäßes • nichtkontrollierbare arterielle Hypertonie • Endokarditis, Perikarditis • Pankreatitis • GI-Ulzera oder Blutungen < 3 Monate • schwere Lebererkrankungen • größere Operationen oder Traumen < 3 Monate	• klinisch sehr ausgeprägte Symptomatik (NIHSS > 25) • Krampfanfall zu Beginn der Symptome • SAB-verdächtige Symptome auch bei negativem CT • Heparingabe + PTT oberhalb der Norm • Thrombozytenzahl < 100.000/µl • Blutglukose außerhalb 50–400 mg/dl

Wirkungsmechanismus
rt-PA konvertiert hochspezifisch Plasminogen zu Plasmin. In Anwesenheit von Fibrin (Thrombus) steigt die enzymatische Aktivität um den Faktor 100. Im fließenden Blut wird die Wirkung durch Plasminogen-Aktivator-Inhibitor (PAI) inhibiert.

Eigenschaften
Die pharmakokinetische Halbwertszeit beträgt ca. 3–5 Minuten, die Substanz wird über die Nieren ausgeschieden. Die biologische Wirkung hält allerdings länger an.

Indikationen
Intravenöse Thrombolyse beim Hirninfarkt innerhalb der ersten 4,5 Stunden nach Beginn der Symptomatik; akuter Myokardinfarkt, Lungenembolie

Nebenwirkungen
Die wichtigste Nebenwirkung ist die symptomatische intrakranielle Blutung, die mit einer Wahrscheinlichkeit von 3–5% auftritt. Auch extrazerebrale Blutungen (v.a. gastrointestinale und urogenitale) können auftreten, sind aber seltener und meistens weniger relevant. Insbesondere nach initialem Sturz kann es relevant in die Weichteile einbluten.

Kontraindikationen
➤ Tab. 5.6

Klinische Anwendung
rt-PA wird intravenös in einer Dosierung von 0,9 mg/kgKG gegeben. 10% der Dosis erhält der Patient als Bolus, den Rest über 60 Minuten per Dauerinfusion bis maximal 90 mg pro Patient.

FALLBEISPIEL

Herbert K. erleidet an seinem 74. Geburtstag plötzlich eine Lähmung der linken Körperhälfte. Er selbst bemerkt das nicht wirklich, aber seinen Gästen fällt es sofort auf. Sie rufen daher den Notarzt, der ihn unmittelbar in die nächste Klinik mit neurologischer Stroke Unit bringt. Der betreuende Neurologe findet eine hochgradige Hemiparese und -hypästhesie links, einen multimodalen Hemineglekt links, eine

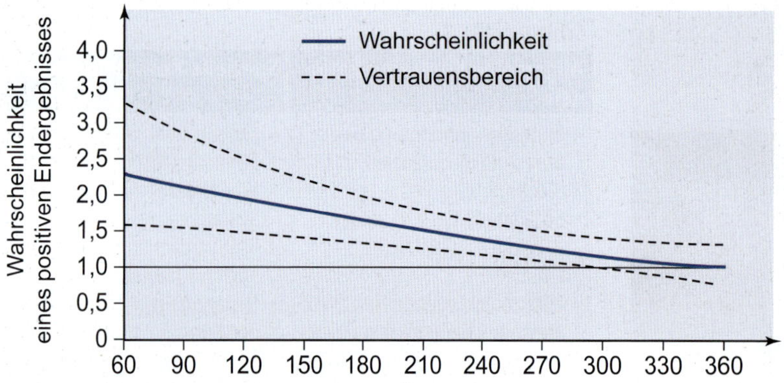

Abb. 5.18 Abhängigkeit des Lyseerfolgs von der Zeit nach Symptombeginn. Innerhalb der ersten 60 Minuten ist ein positives Endergebnis nach einer Lyse mindestens 2,5-mal wahrscheinlicher als ohne Therapie. Dieser Effekt nimmt kontinuierlich mit der Zeit ab, nach 4,5 Stunden (270 Minuten) erreicht der Vertrauensbereich die Referenzlinie, danach ist ein Effekt der systemischen Thrombolyse nicht mehr zu erwarten. (Nach Lees RL et al. Lancet 2010; 375: 1.695–1.703)

Anosognosie, eine überwindbare Blickwendung nach rechts und eine Dysarthrie. Der korrespondierende NIHSS-Score beträgt 18 Punkte. Die Magnetresonanztomografie zeigt in der diffusionsgewichteten Sequenz eine geringe Läsion temporoparietal rechts und in der perfusionsgewichteten Sequenz ein deutliches Perfusionsdefizit im Territorium der rechten A. cerebri media. In der intrakraniellen Magnetresonanzangiografie wird der proximale Verschluss der rechten A. cerebri media nachgewiesen. Da die Bildgebung keinen Hinweis auf eine intrazerebrale Blutung zeigt, keine sonstigen Kontraindikationen vorliegen, Herbert K. bereits 45 Minuten nach den ersten Symptomen in der Klinik war und die gesamte Diagnostik einschließlich Labor nur weitere 45 Minuten in Anspruch nahm, entscheidet sich der Neurologe für eine intravenöse Thrombolyse mit insgesamt 81 mg Alteplase. Schon während der Behandlung bessert sich der Zustand des Patienten. Er kann seine linke Körperhälfte wieder bewegen, die Blickwendung ist rückläufig.
Am nächsten Morgen sitzt Herbert K. an der Bettkante und isst selbstständig. Die klinische Nachuntersuchung zeigt nur eine leichtgradige Halbseitenschwäche ohne weitere neurologische Ausfallsymptome. Der NIHSS-Score hat sich auf 3 Punkte gebessert.

Auf den Punkt gebracht

Intravenöse, systemische Lyse

- spätestens 4,5 Stunden nach den ersten Symptomen
- Behandlung auf einer Stroke Unit
- Kontraindikationen beachten
- neurologische Untersuchung, NIHSS bestimmen
- Gerinnungsdiagnostik (z.B. Thrombozyten, PTT), weitere Laborwerte (z.B. Blutglukose)
- Bildgebung zum Ausschluss einer intrazerebralen Blutung
- rt-PA 0,9 mg/kgKG (10% der Dosis als Bolus, den Rest über 60 Minuten per Dauerinfusion bis maximal 90 mg pro Patient)
- als intravenöse Thrombolyse (sicher wirksam) oder als katheterbasierte endovaskuläre Rekanalisierung (bei Verschlüssen der großen Hirnbasisarterien, noch nicht etabliert)

Intrazerebrale Blutung

Wird in der CT oder MRT eine intrazerebrale Blutung nachgewiesen, muss – außer einer Sicherung der Vitalfunktionen – der in diesen Fällen oft erhöhte arterielle Blutdruck gesenkt werden, da die Blutung sonst noch zunehmen kann. Ist die Blutung unter oraler Antikoagulation aufgetreten, müssen rasch Gerinnungsfaktoren substituiert werden (z.B. PPSB). Ob das Hämatom neurochirurgisch entlastet werden sollte, hängt vom Zustand und Alter des Patienten sowie von Größe und Lage der Blutung ab.

Subarachnoidalblutung

Im Vordergrund der akuten Behandlung steht die Sicherung der Vitalfunktionen. Eventuell sind eine rasche Intubation und die Behandlung auf einer Intensivstation erforderlich. Die Blutung selbst kann nicht unmittelbar behandelt werden. Deutlich erhöhte Blutdruckwerte sollten gesenkt werden, eine evtl. zusätzlich bestehende Antikoagulation sollte ausgeglichen werden. Bei vielen Patienten entwickelt sich rasch ein Hydrozephalus, der durch die Anlage einer Ventrikeldrainage behandelt werden muss.

5.3.3 Behandlung auf der Stroke Unit

Für die Behandlung von Patienten mit einem Schlaganfall stehen spezielle Behandlungseinheiten zur Verfügung (Stroke Units), die eine standardisierte diagnostische, überwachende, pflegerische, therapeutische und sozialmedizinische Betreuung gewährleisten. Dazu gehört auch ein speziell geschultes Stroke-Team, bestehend aus Neurologen, Pflegekräften, Physio- und Ergotherapeuten, Logopäden und Sozialarbeitern. Im Rahmen der Ursachenabklärung und Behandlung ist die interdisziplinäre Zusammenarbeit mit den Fächern Neuroradiologie, Neurochirurgie, Innere Medizin, insbesondere Kardiologie und Gefäßchirurgie von größter Bedeutung und für einen erheblichen Teil des Behandlungserfolgs verantwortlich. Vergleichende Untersuchungen belegen den positiven Effekt dieses Vorgehens: Im Vergleich zu einer Behandlung auf einer Allgemeinstation ist die Sterblichkeit innerhalb des ersten Jahres um ca. 20–25% niedriger und das funktionelle Ergebnis langfristig besser.

Monitoring der Vitalparameter

Folgende Parameter gehören beim Schlaganfallmonitoring zum Pflichtprogramm: Blutdruck, EKG, Herzfrequenz, Sauerstoffsättigung, Atemfrequenz und Körpertemperatur. Das Monitoring soll einerseits erkennen, ob die Herz-Kreislauf-Funkti-

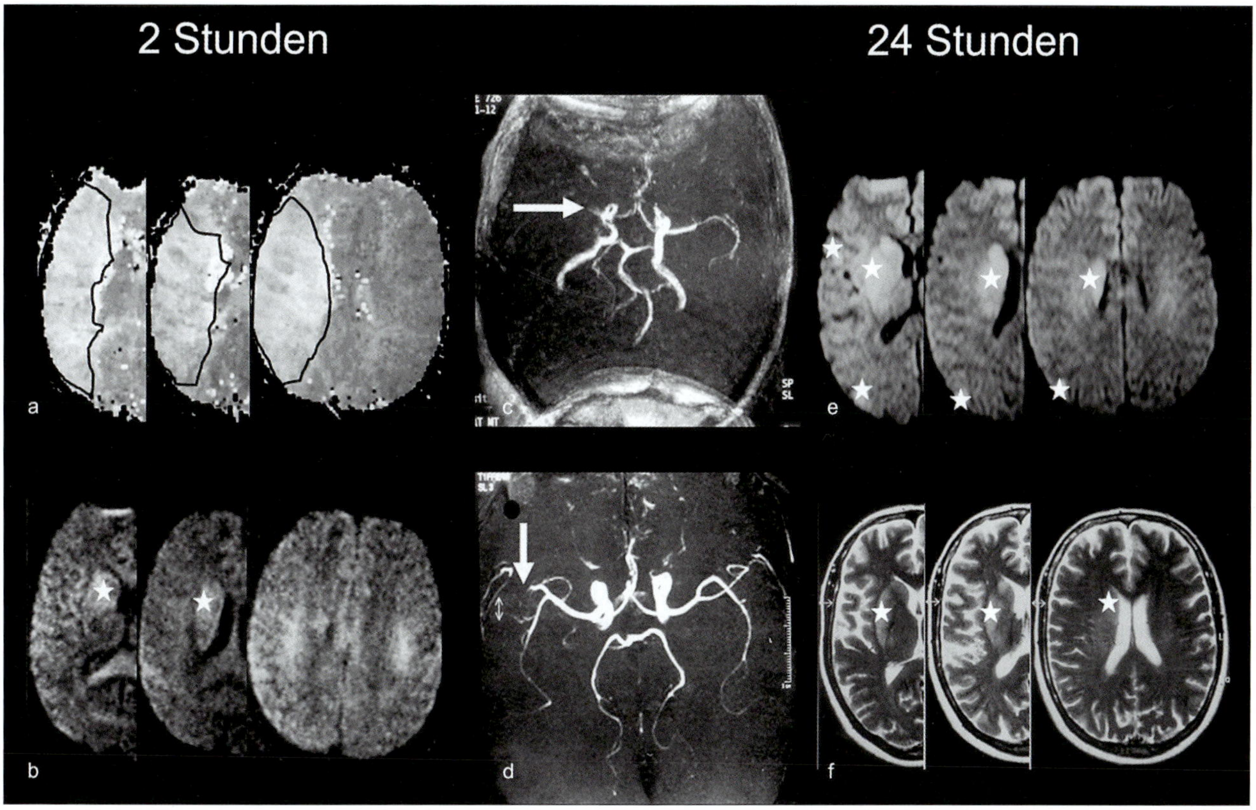

Abb. 5.19 A.-cerebri-media-Infarkt und systemische Thrombolyse. Bei einem Patienten mit einem akuten Verschluss der rechten A. cerebri media (2 Stunden nach Symptombeginn) wird eine systemische Thrombolyse mit rt-PA durchgeführt und das Ergebnis 24 Stunden nach Symptombeginn kontrolliert. **a–c** MRT zum Zeitpunkt 2 Stunden: Verschluss der A. cerebri media (Pfeil in c), deutliche Perfusionsverzögerung in der rechten Hirnhälfte (Umrandung in a), kleines Infarktareal in der Diffusionsgewichtung (Stern in b). **d–f** Die Magnetresonanzangiografie zeigt die partielle Wiedereröffnung des Gefäßes (Pfeil in d) und in der Diffusions- und T2-Gewichtung mehrere kleine Infarktareale (Sterne in d und f) (s.a. ➤ Abb. 5.14).

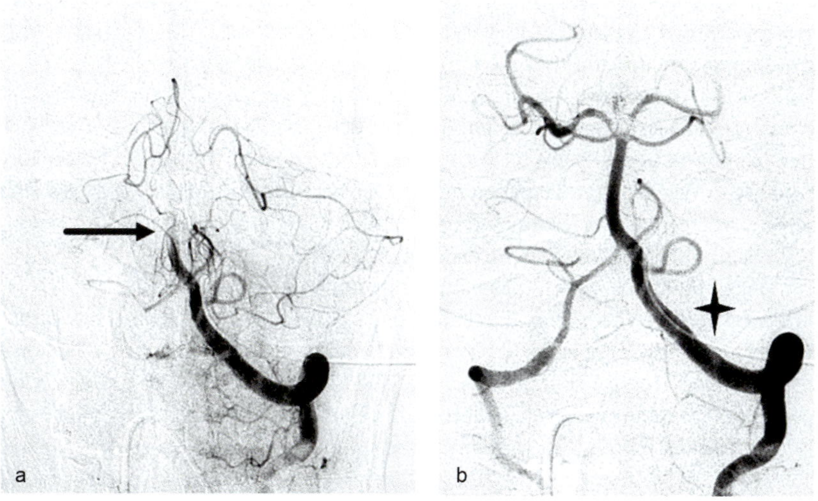

Abb. 5.20 A.-basilaris-Verschluss und lokale Thrombolyse. **a** Die intraarterielle Angiografie zeigt den Verschluss der A. basilaris (Pfeil). **b** Nach der lokalen Thrombolyse über den Katheter ist die A. basilaris wieder durchgängig. Der Katheter liegt noch im Gefäß (Stern).

on, die Atmung oder das Bewusstsein so stark gestört sind, dass eine Betreuung auf der Stroke Unit nicht mehr ausreicht und der Patient auf eine Intensivstation verlegt werden muss. Andererseits kann das Monitoring wertvolle Hinweise auf die Ursache einer zerebralen Ischämie geben, wenn z.B. im EKG ein paroxysmales Vorhofflimmern auffällt. Auch Atemregulationsstörungen können erkannt und entsprechend behandelt werden. Das Monitoring wird je nach medizinischer Indikation mindestens 24 Stunden, in der Regel jedoch 2–3 Tage durchgeführt.

Schluckdiagnostik und -therapie

Patienten mit einem anhaltenden neurologischen Defizit sollen erst dann wieder trinken und essen dürfen, wenn sie den standardisierten Schlucktest „bestanden" haben. Dieser Test ist als einfacher Bedside-Test (z.B. 50-ml-Wasserschlucktest) oder aber als fiberendoskopische Untersuchung möglich. Wird damit eine Schluckstörung nachgewiesen, besteht das Risiko der Aspiration und die Patienten erhalten eine nasogastrale Sonde, über die sie ernährt und mit Flüssigkeit versorgt werden können. Allerdings kann die Aspiration von Speichel – und vermutlich auch eine Aspirationspneumonie – durch eine solche Sonde nicht verhindert werden. Die meisten Schluckstörungen bessern sich innerhalb der ersten Tage. Ein gezieltes, früh einsetzendes Training kann dies effektiv unterstützen, sodass die Sonde bei vielen Patienten innerhalb der ersten Woche wieder entfernt werden kann.

Sauerstoff-, Blutdruck-, Temperatur- und Glukosemanagement

Diese Parameter sollten auf der Stroke Unit möglichst Normwerte erreichen.

Sauerstoffsättigung Sinkt die Sauerstoffsättigung unter 90%, wird so lange Sauerstoff gegeben, bis sie sich wieder normalisiert hat (> 95%).

Blutdruck Ist der Blutdruck bei einem Patienten mit einem ischämischen Hirninfarkt zu hoch, wird er in den ersten Tagen auf leichtgradig hypertensive Werte gesenkt (140–180 mmHg systolisch) und erst danach normalisiert. Hingegen gilt bei einer intrazerebralen Blutung die Vorgabe, den Blutdruck rasch auf normale Werte abzusenken, da die Blutung bei anhaltend hohen Werten eher noch zunehmen kann. Diese Empfehlungen sind allerdings noch nicht durch kontrollierte klinische Studien belegt.

Körpertemperatur Ähnliches gilt für die Körpertemperatur. Eine erhöhte Temperatur in der Akutphase des Schlaganfalls verschlechtert die Prognose. Es wird demgemäß empfohlen, die Temperatur durch physikalische oder pharmakologische Maßnahmen in normale Bereiche abzusenken. Auch hier muss einschränkend festgehalten werden, dass ein Beleg für diese Empfehlung bislang aussteht.

Glukose Viele Schlaganfallpatienten haben einen Diabetes mellitus. Gerade in der Akutphase entgleist die Blutglukose recht häufig, und erhöhte Werte in der Akutphase sprechen für ein langfristig schlechteres Ergebnis und eine erhöhte Sterblichkeit. Die Blutglukose sollte durch die Gabe von Insulin unter 200 mg/dl abgesenkt werden. Wissenschaftliche Studien einer besonders strengen Kontrolle der Blutglukosespiegel zeigen allerdings keine deutliche Überlegenheit dieses Vorgehens. Hypoglykämien sollen in jedem Fall vermieden werden.

Frührehabilitation

Die Rehabilitation beginnt in der Akutphase. Wenn durch einen Schlaganfall Neurone zugrunde gegangen sind, ist dies nicht rückgängig zu machen. Die Funktionen, die dadurch nicht mehr ausgeführt werden können, kann das Gehirn jedoch (teilweise) wieder neu lernen. Daher gehören physiotherapeutische Mobilisierung, Gangschule und eine gezielte Beübung von Lähmungen und Koordinationsstörungen bereits auf der Stroke Unit zum festen Repertoire und werden täglich mit den Patienten durchgeführt. Ergänzt wird dies durch ergotherapeutische Maßnahmen zur Verbesserung der Fähigkeiten beim Waschen, Anziehen und Essen. Wichtig sind das frühzeitige Schlucktraining und die Behandlung von Sprach- und Sprechstörungen. Auch ein Neglekt kann durch diese Maßnahmen positiv beeinflusst werden. Das Ziel ist die Vorbereitung der nachgeschalteten stationären oder ambulanten Rehabilitation und die Vermeidung von Komplikation in der Akutphase.

Entlassungsmanagement

Bereits am ersten Tag sollten im Team Überlegungen angestellt werden, wie die weitere Versorgung des Patienten im Anschluss an den stationären Aufenthalt gestaltet werden kann. Braucht der Patient eine nachgeschaltete Rehabilitation? Kann sie ambulant oder muss sie stationär durchgeführt werden? Müssen besondere Maßnahmen ergriffen werden, damit der Patient weiter in seiner häuslichen Umgebung verbleiben kann? Muss eventuell eine gesetzliche Betreuung eingerichtet werden, weil der Patient z.B. eine ausgeprägte Aphasie hat? Diese Fragen werden am besten in regelmäßigen Teamgesprächen unter Einbeziehung der Pflegekräfte und Sozialarbeiter beantwortet. Die rechtzeitige und individuell angepasste Organisation der Posthospitalphase kann zur Verbesserung des funktionellen Endergebnisses beitragen, in jedem Fall steigert es die Lebensqualität des Betroffenen und seiner Angehörigen.

5.4 Differenzialdiagnosen des Schlaganfalls („Stroke Mimics")

Plötzliche umschriebene Funktionsstörungen des ZNS haben nicht nur vaskuläre Ursachen. Daher kommen eine Reihe anderer Erkrankungen als Differenzialdiagnosen des akuten Schlaganfalls infrage.

Fokaler epileptischer Anfall

Klinisches Bild Nach einem zerebralen Krampfanfall kann es sein, dass kortikale Areale in der Umgebung des epileptogenen Fokus vorübergehend nicht mehr funktionieren. Mögliche Folgen sind z.B. eine Hemiparese (sog. Todd'sche Paresen) oder eine Aphasie. Solche Ausfallsymptome bilden sich typischerweise innerhalb von Stunden, gelegentlich auch erst nach 24–48 Stunden zurück.

Abgrenzung Der Patient selbst ist oft noch nicht wieder ansprechbar, sodass eine exakte Fremdanamnese in dieser Situation besonders wichtig ist. Damit lässt sich ggf. der Beginn der Akutsymptomatik rekonstruieren oder die Vordiagnose einer Epilepsie erfahren. Um die postexzitatorischen Symptome gegenüber ischämischen Symptomen abzugrenzen, ist eine (ischämiesensitive) magnetresonanztomografische Bildgebung (Diffusionswichtung) am besten geeignet.

Zur Vertiefung

Sinus-Venen-Thrombose

Bei der Sinus- oder zerebralen Venenthrombose ist nicht der arterielle Einstrom in das Hirnparenchym gestört, sondern der venöse Abstrom.
Leitsymptome Die typische (aber nicht obligate) Trias der Sinus-Venen-Thrombose besteht aus Kopfschmerz, fokal-neurologischem Defizit (z.B. Mono- oder Hemiparese, Aphasie) und Krampfanfall. Ursache ist eine venöse Abflussbehinderung mit konsektivem zerebralem „Stauungsödem" der betroffenen Region. Da ähnliche Symptome auch bei Raumforderungen anderer Art oder Enzephalitiden vorkommen, ist die Diagnose einer Sinus-Venen-Thrombose nur bildgebend möglich.
Akuttherapie Die Akuttherapie besteht in einer Vollheparinisierung. Diese hat wie bei Thrombosen anderer Körperregionen das Ziel, die Ausdehnung der Thrombose zu verhindern und der körpereigenen Spontanthrombolyse ein Übergewicht zu geben. Eine systemische (i.v.) medikamentöse Thrombolyse wird bei Sinus-Venen-Thrombosen wegen des Risikos zerebraler Einblutungen in das gestaute Gewebe nicht durchgeführt.
Komplikationen Hauptkomplikation der Sinus-Venen-Thrombose ist eine durch Zunahme der Stauung oder parenchymale Einblutungen progrediente intrakranielle Drucksteigerung.
Ätiopathogenese und Sekundärprophylaxe Die systemischen Risikofaktoren einer Sinus-Venen-Thrombose sind die gleichen wie bei tiefen Extremitätenvenenthrombosen. Zu prüfen sind hereditäre oder erworbene plasmatische Koagulopathien (Faktor-V-Leiden, Faktor-II-Mutation, Protein-C- und -S-Mangel, Antiphospholipidsyndrom), aber auch eine Thrombozytose, Erythrozytose, extreme Exsikkose oder ein Tumorleiden (Paraneoplasie) kommen in Betracht. Eine Sonderform ist die lokal ausgelöste sog. septische Sinusthrombose bei eitriger Meningitis oder Otitis media/Mastoiditis. Sekundärprophylaktisch wird auch bei unklar bleibender Ursache eine mindestens 6-monatige therapeutische orale Antikoagulation durchgeführt.

Migräne mit Aura

Klinisches Bild Die bei ca. 10% der Migränepatienten dem Kopfschmerz vorausgehende Aura kann eine akute zerebrale Durchblutungsstörung imitieren (➤ Kap. 2.4.1).
Abgrenzung Typischerweise „wandert" die Aurasymptomatik über mehrere Minuten (z.B. erst Sehstörung, dann Aphasie), sie ist oft mit „Positivsymptomen" verbunden (z.B. Flimmern), und der nachfolgende Kopfschmerz erhärtet den Verdacht auf eine Migräne. Liegt eine sog. Basilarismigräne mit Aurasymptomen der hinteren Schädelgrube vor (z.B. Schwindel, Hörstörungen, Doppelbilder, Ataxie, Bewusstseinsstörung), kann aber die wandernde Abfolge der Symptome fehlen.

Hypertensive Krise

Klinisches Bild Die akute hypertensive Enzephalopathie ist durch eine Bewusstseinsminderung, zerebrale Krampfanfälle und Kopfschmerzen gekennzeichnet. Sie tritt allerdings nur bei maligne erhöhten Blutdruckwerten auf.
Abgrenzung Fokal-neurologische Ausfälle sind im Rahmen einer akuten hypertensiven Enzephalopathie nur schwer erklärbar und umstritten. Sind also Ausfälle nachzuweisen, ist dies primär immer verdächtig auf einen Schlaganfall (mit sekundärer hypertensiver Entgleisung).

Posteriores Enzephalopathie-Syndrom

Klinisches Bild Diese seltene Erkrankung geht klinisch mit kortikalen Sehstörungen, epileptischen Anfällen und Kopfschmerzen einher. Sie steht der akuten hypertensiven Enzephalopathie pathophysiologisch nahe. Risikofaktoren sind eine arterielle Hypertonie, eine Niereninsuffizienz, eine bestehende Immunsuppression oder Immuninkompetenz oder die Kombination dieser Konstellationen (z.B. Zustand nach Nierentransplantation).
Abgrenzung Die differenzialdiagnostische Einordnung erfolgt typischerweise über die kraniale MRT (➤ Kap. 10.6.3).

Maligne Raumforderungen

Klinisches Bild Sowohl das Glioblastoma multiforme als auch Hirnmetastasen können sich durch das abrupte Auftreten fokaler Symptome erstmanifestieren.
Abgrenzung Eine zerebrale Bildgebung mit Kontrastmittel bringt in der Regel die zuverlässige Differenzierung (➤ Kap. 8).

Episodische Phänomene

Klinisches Bild Im Rahmen genetischer Erkrankungen können selten episodische Phänomene auftreten. Bei den episodischen Ataxien treten kurzfristige (Minuten bis Stunden) oder länger anhaltende (Tage) zerebellär-ataktische Symptome auf.
Abgrenzung Die Einordnung fällt aufgrund der bereits im Kindes- und Jugendalter beginnenden und gleichförmig rezidivierenden Erkrankung leicht (➤ Kap. 3.6).

Mitochondriopathien

Klinisches Bild Bei Mitochondriopathien können apoplektiform fokal-neurologische Symptome auftreten, die als akute zerebrale Ischämie fehlgedeutet werden können. Da sich diese Erkrankungen, insbesondere das MELAS-Syndrom („mitochondriale Enzephalomyopathie, Laktatazidose und schlaganfallähnliche Episoden") erst im Erwachsenenalter manifestieren können, kann die Abgrenzung gegenüber einem Hirninfarkt schwierig werden (➤ Kap. 10.9; ➤ Abb. 10.8).
Abgrenzung Typische Begleitsymptome (u.a. Schwerhörigkeit, frühzeitige Demenzentwicklung) lenken den Verdacht auf diese Erkrankungen.

5.5 Ursachen des Schlaganfalls

5.5.1 Hirninfarkt

Die Suche nach der Ursache (Ätiologie) eines Hirninfarkts oder einer TIA bezeichnet im Wesentlichen die Suche nach dem Entstehungsort der Embolie oder Thrombose. Die Benennung einer plausiblen Ätiologie ist von großer Bedeutung für die optimale Sekundärprophylaxe zur Verhinderung eines weiteren Ereignisses. Mit dem systematischen Einsatz der o.g. Diagnostik ist es bei ca. 75% der Patienten möglich, die Ursache zuverlässig einzuordnen – wobei sich allerdings bei einem Teil der Patienten auch mehrere potenzielle Quellen benennen lassen –, bei 25% ergibt die differenzialdiagnostische Abklärung jedoch keine sichere Zuordnung, sodass man in diesen Fällen von einem „kryptogenen“ Hirninfarkt spricht.

Gefäßerkrankungen

Atherosklerotische Makroangiopathie

Etwa 25% aller Hirninfarkte und TIAs werden durch arterioarterielle Thrombembolien aus atherosklerotischen Gefäßläsionen der hirnversorgenden Arterien verursacht. Auch lokale Thrombosen mit einem kompletten Gefäßverschluss kommen als Ursache infrage. Atherosklerotische Plaques können sich in allen Gefäßabschnitten der hirnversorgenden Arterien ausbilden. Es gibt jedoch Prädilektionsstellen, also Stellen, an denen besonders häufig Plaques zu finden sind.

5

A.-carotis-interna-Stenose Eine der wichtigsten Prädilektionsstellen ist die extrakranielle Karotisbifurkation. Bei 3% der Männer und 1% der Frauen über 65 Jahre ist der Abgangsbereich der A. carotis interna hochgradig, d.h. zu mehr als 70%, atherosklerotisch verengt, ohne dass Symptome auftreten. Das jährliche Schlaganfallrisiko dieser Frauen und Männer ist insbesondere unter einer medikamentösen Prophylaxe niedrig (ca. 1% pro Jahr).

Die Risikosituation ist aber ganz anders zu beurteilen, wenn eine solche Einengung bereits einmal eine zerebrale oder retinale Ischämie verursacht hat (symptomatische Karotisstenose). Dann ist das jährliche Schlaganfallrisiko wesentlich höher und beträgt – ebenfalls abhängig vom Stenosegrad – 4–6% bei einer Lumeneinengung von 50–69% und 13–15% bei 70% Stenosegrad oder mehr. Patienten mit einer symptomatischen Karotisstenose sollten daher dringend operiert oder mit einem Stent versorgt werden.

Intrakranielle Stenose Durch die Verbesserung der nicht invasiven Diagnostik beim akuten Schlaganfall werden immer häufiger auch intrakranielle hochgradige Stenosen als Ursache zerebraler Ischämien entdeckt. Das Risiko eines Schlaganfalls als Folge einer vormals asymptomatischen intrakraniellen Stenose ist nicht bekannt, das Risiko eines erneuten Hirninfarkts nach dem ersten Infarkt ist ähnlich hoch wie bei der hochgradigen Karotisstenose (ungefähr 10% pro Jahr).

Atherosklerose des Aortenbogens Häufig findet man in der transösophagealen Echokardiografie ausgedehnte atherosklerotische Plaqueformationen im Aortenbogen. Diese sind relevant, wenn sie proximal oder im Abgangsbereich der großen supraaortalen, hirnversorgenden Arterien lokalisiert sind. Hierbei finden sich vielfach auch komplexe Plaqueformationen mit sog. Ulkusnischen oder aufgelagertem Thrombusmaterial. Das zukünftige Schlaganfallrisiko dieser Atherosklerosemanifestation ist nicht exakt bekannt.

Risikofaktorassoziierte zerebrale Mikroangiopathie

Mindestens 30% aller Ischämien sind durch eine zerebrale Mikroangiopathie verursacht. Hierbei kommt es durch die langjährige Einwirkung verschiedener vaskulärer Risikofaktoren zur einer Degeneration (Lipohyalinose) der Gefäßwand der kleinen Arteriolen (sog. Arteriolosklerose). Diese können sich akut thrombotisch verschließen und verursachen dadurch typischerweise lakunäre Infarkte im Versorgungsgebiet der perforierenden Arterien. Das Rezidivrisiko lakunärer Hirninfarkte ist mit ca. 3–8% pro Jahr etwas niedriger als das territorialer Ischämien. Neben lakunären Infarkten kann die zerebrale Mikroangiopathie zu einem diffusen ischämischen Marklagerschaden mit progredienter Demenz und Gangstörung führen. Hierfür werden synonym die Begriffe subkortikale arteriosklerotische Enzephalopathie (SAE), subkortikale ischämische vaskuläre Demenz (SIVD) oder „Morbus Binswanger“ verwendet.

Dissektionen hirnversorgender Arterien

Die Gefäßdissektion ist ein Sonderfall akuter Gefäßstenosen oder -verschlüsse. Pathophysiologisch bildet sich – spontan oder seltener traumatisch – ein intramurales Hämatom der betroffenen Arterie. Dadurch wird das Lumen des Gefäßes eingeengt (➤ Abb. 5.21) oder sogar verlegt. Durch eine Endothelzelldysfunktion und hämodynamische Beeinträchtigung kann sich ein intraluminaler Thrombus entwickeln. Somit sind in den meisten Fällen die daraus folgenden Hirninfarkte embolischer Genese, selten können auch hämodynamische Infarkte auftreten.

Ätiologie Das intramurale Hämatom entsteht meist durch eine Ruptur von Vasa vasorum, also der autochthonen Arterien der Gefäßwand. Eine Prädilektionsstelle ist die distale A. carotis interna oder die Atlasbogenschleife der A. vertebralis. Risikofaktoren für spontane Gefäßdissektionen sind neben Bagatelltraumen vorhergehende Infekte und ultrastrukturelle Anomalien der Gefäßwand („fibromuskuläre Dysplasie“), die wahrscheinlich mehrheitlich genetisch bedingt sind. Das Risiko einer spontanen Dissektion ist bei monogenetischen Erkrankungen des Bindegewebes erhöht (z.B. Ehlers-Danlos-Syndrom Typ IV, Marfan-Syndrom, polyzystische Nierenerkrankung).

Epidemiologie Die Häufigkeit einer symptomatischen Dissektion einer supraaortalen, hirnversorgenden Arterie beträgt ca. 2,5–3,0/100.000 Menschen/Jahr. Allerdings ist die Dissektion bei Schlaganfallpatienten unter 45 Jahren mit ca. 20% eine wichtige und häufige Ursache.

Klinik Neben den Symptomen einer zerebralen Ischämie verursacht die Dissektion zusätzlich Schmerzen im Verlauf des betroffenen Gefäßes. Ist die A. carotis interna betroffen, werden die Schmerzen in das laterale Halsdreieck („Karotidodynie“), retroorbital, gelegentlich auch temporal lokalisiert. Ist die

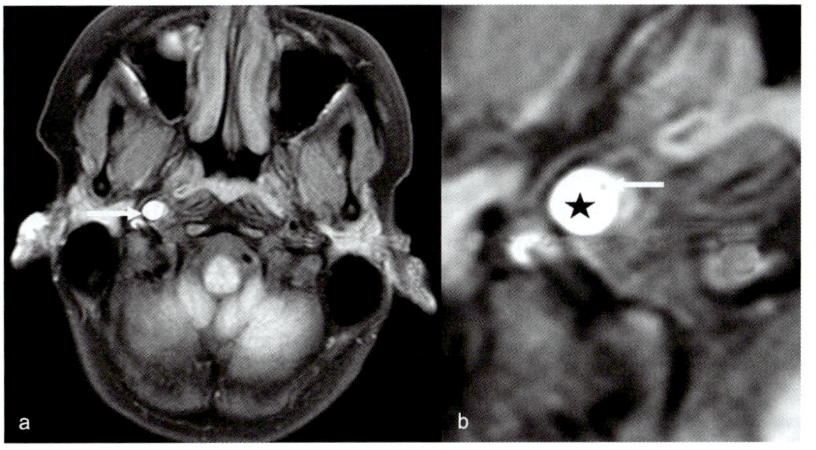

Abb. 5.21 Dissektion der rechten A. carotis interna in der T1-gewichteten MRT. **a** Bereits in der Übersicht ist das exzentrisch in der Gefäßwand gelegene Hämatom (Pfeil) deutlich zu erkennen. **b** Das Restlumen (Pfeil) ist durch das Hämatom erheblich komprimiert.

A. vertebralis betroffen, treten Schmerzen im Nacken auf. Darüber hinaus können Zeichen einer Funktionsstörung peripher Nerven, die in Nachbarschaft zum betroffenen Gefäß verlaufen, beobachtet werden. Besonders eindrucksvoll ist das ipsilaterale Horner-Syndrom bei Dissektionen der A. carotis interna, das durch eine Beeinträchtigung des sympathischen Nervengeflechts verursacht wird. Auch der N. hypoglossus, der die A. carotis interna kreuzt, kann bei einer Dissektion ausfallen.

Arteriitis

Hirninfarkte, die durch eine Gefäßentzündung verursacht werden, sind sehr selten. Weniger als 0,5% aller Hirninfarkte sind auf Gefäßwandentzündungen zurückzuführen.

Ätiologie Entzündungen der hirnversorgenden Arterien können durch Erreger oder autoimmunologisch verursacht werden:

- Die Erreger, die in unseren Breiten typischerweise eine Arteriitis verursachen, sind das Humane-Immundefizienz-Virus (HIV), das Varicella-Zoster-Virus (VZV) oder die Spirochäte Treponema pallidum. Auch Pilzinfektionen des Liquorraums können zu einer vaskulitischen Mitreaktion führen. Der Schlüssel zur korrekten Diagnose sind demgemäß serologische, immunologische und bakteriologische Untersuchungen aus Serum und Liquor. Eine frühzeitige Differenzierung ist von großer Bedeutung, da differenzierte antivirale und antimikrobielle Therapien eingeleitet werden müssen.
- Die häufigste autoimmunologisch vermittelte Vaskulitis ist die Arteriitis temporalis (Horton), die histologisch einer Riesenzellarteriitis entspricht. Typischerweise ist die A. temporalis superficialis betroffen (klassische Symptomentrias: temporaler Kopfschmerz, druckschmerzhafte und geschwollene Arterie, ipsilaterale Sehstörungen). Im Verlauf der Erkrankung ist allerdings auch die Beteiligung intrakranieller, hirnversorgender Arterien, typischerweise im vertebrobasilären Territorium, möglich.

Im Rahmen generalisierter Vaskulitiden (Panarteriitis nodosa, Wegener-Granulomatose, Churg-Strauss-Syndrom) können intrakranielle Arterien beteiligt sein. Findet man hingegen bei einer intrakraniellen Arteriitis keine Hinweise auf eine systemische Erkrankung, spricht man von einer isolierten Angiitis des ZNS.

Diagnostik Zur Diagnosestellung ist neben einer intraarteriellen Angiografie in vielen Fällen auch eine leptomeningeale Biopsie notwendig.

Therapie Eine konsequente Therapie, bestehend aus Kortikosteroiden und Immunsuppressiva (Cyclophosphamid, Azathioprin, Mykophenolat-Mofetil), erlaubt eine Kontrolle der Krankheitsaktivität und in vielen Fällen auch eine Heilung der Erkrankung. Unzureichend behandelt, führen die Arteriitiden allerdings zu multiplen Hirninfarkten und damit zu einer fortschreitenden Behinderung.

> **Zur Vertiefung**
>
> **A.-subclavia-Anzapf-Syndrom (Subclavian-steal-Syndrom)**
>
> Wenn die A. subclavia vor Abgang der ipsilateralen A. vertebralis hochgradig stenotisch oder verschlossen ist, kann sich der Blutfluss in der A. vertebralis durch einen poststenotischen Druckabfall umkehren. Dieses Phänomen, das sich sehr elegant mit der Dopplersonografie nachweisen lässt, kann bezüglich der hämodynamischen Auswirkungen sehr unterschiedlich ausgeprägt sein. Im ausgeprägtesten Fall wird der gesamte Arm über eine retrograd perfundierte A. vertebralis versorgt, wobei das Blut über die kontralaterale A. vertebralis herangeführt wird. Insbesondere unter muskulärer Belastung des Arms kann das Anzapfsyndrom so ausgeprägt sein, dass auch die A. basilaris retrograd perfundiert wird (Blutzufuhr über Aa. communicantes posteriores des Circulus arteriosus Willisii). In einer solchen Situation treten häufig Symptome einer gestörten basilären Zirkulation auf (u.a. Schwindel, Doppelbilder, Dysarthrie, Sehstörungen, Bewusstseinsstörungen, Sturzanfälle), die wieder rückläufig sind, wenn sich die Perfusion bessert. Im klinischen Alltag sind solche Fälle typisch, aber selten. In den meisten Fällen ist ein A.-subclavia-Anzapf-Syndrom asymptomatisch.

Kardiale Erkrankungen

Ungefähr 25% aller Hirninfarkte sind durch eine kardiale Embolie verursacht (➤ Abb. 5.22). Mit zunehmendem Lebensalter dominiert das Vorhofflimmern als Ursache, aber auch die koronare Herzkrankheit mit regionalen Wandbewegungsstörungen oder ein Aneurysma der Herzwand sind keine seltenen Ursachen eines Hirninfarkts.

Vorhofflimmern

Einteilung Vorhofflimmern kann kontinuierlich vorhanden sein (persistierend) oder intermittierend auftreten (paroxysmal). Beide Formen haben ein gleich hohes Risiko kardial embolischer Schlaganfälle.

Relatives Risiko Vorhofflimmern wird im Alter immer häufiger. 0,5% der 50- bis 59-Jährigen, 2% der 60- bis 69-Jährigen, 5% der 70- bis 79-Jährigen und 9% der 80- bis 89-Jährigen sind betroffen. Bleibt das Vorhofflimmern unerkannt und vor allem unbehandelt, haben die Patienten ein etwa drei- bis vierfach höheres Risiko, einen Hirninfarkt zu erleiden, als Gleichaltrige ohne Vorhofflimmern. Das Embolierisiko hängt aber auch von zusätzlichen Faktoren ab (Hypertonie, Diabetes, vormalige zerebrale Durchblutungsstörung, Herzklappenersatz, strukturelle Herzerkrankung). 1% der unter 65-Jährigen ohne weiteren Risikofaktor, aber immerhin 15% der über 75-Jährigen mit zusätzlichen Risikofaktoren erleiden eine Embolie.

Diagnostik Ein persistierendes Vorhofflimmern diagnostiziert man mit einem Ruhe-EKG, ein paroxysmales kann man mit einem oder mehreren Langzeit-EKGs oder einem kontinuierlichen Eventrekorder diagnostizieren.

Therapie Orale Antikoagulanzien (Phenprocoumon, Warfarin, Dabigatran) sind als Schlaganfallprophylaxe beim persistierenden und paroxysmalen Vorhofflimmern sehr wirksam, Thrombozytenfunktionshemmer dagegen nur wenig.

Künstliche Herzklappe

Trotz effektiver oraler Antikoagulation haben Patienten mit einer künstlichen Herzklappe ein erhöhtes Schlaganfallrisiko: Man geht von ca. 2–4% embolischer Ereignisse pro Jahr aus, wovon ca. die Hälfte zerebrale Embolien sind. Eine künstliche Mitralklappe hat ein höheres Risiko als eine Kunstklappe in Aortenposition.

Endokarditis

Jeder fünfte Patient mit einer Endokarditis erleidet im Rahmen dieser Erkrankung auch eine zerebrale Durchblutungsstörung. Das typische Muster sind multiple Infarkte in verschiedenen vaskulären Territorien, gelegentlich auch mit intrazerebralen Blutungen assoziiert. Das Risiko zerebraler Embolien ist bei einer durch Staphylococcus aureus verursachten Endokarditis besonders hoch. Beim klinischen Verdacht auf eine Endokarditis sollte eine Antikoagulation unterbleiben, eine systemische Thrombolyse ist kontraindiziert.

Kardiomyopathien

Strukturelle Erkrankungen des Myokards, die mit einer Verminderung der Herzleistung einhergehen, stellen ebenfalls einen Risikofaktor dar. Besonders Erkrankungen, die zu einer Erweiterung der Herzhöhlen führen, disponieren zu systemischen und damit auch zerebralen Embolien (jährliche Ereignisrate ungefähr 3–4%).

Vorhofmyxom

Hierbei handelt es sich um einen gutartigen Tumor, der überwiegend im linken Vorhof lokalisiert ist und sich von undifferenzierten endokardialen Mesenchymzellen ableitet. Ein Drittel aller Patienten wird durch eine zerebrale Ischämie symptomatisch.

Koronare Herzkrankheit

Eine akute oder chronische Durchblutungsstörung des Herzens stellt ein Risiko für einen Hirninfarkt dar. Insbesondere in der (post)akuten Phase eines Myokardinfarkts können sich intraventrikuläre Thromben oder Rhythmusstörungen ausbilden, die mit einem erhöhten Embolierisiko assoziiert sind. Eher im chronischen Stadium nach Myokardinfarkt bildet sich ein Ventrikelaneurysma aus, das ebenfalls mit Thromben gefüllt sein kann. Das jährliche Schlaganfallrisiko nach Myokardinfarkt beträgt 1,6–2,0%.

Zur Vertiefung

Offenes Foramen ovale

Das persistierend offene Foramen ovale ist keine Herzerkrankung. Es findet sich bei ungefähr 20–25% der Normalbevölkerung. Menschen mit einem offenen Foramen ovale haben kein erhöhtes Schlaganfallrisiko, allerdings findet man bei Schlaganfallpatienten ohne erkennbaren

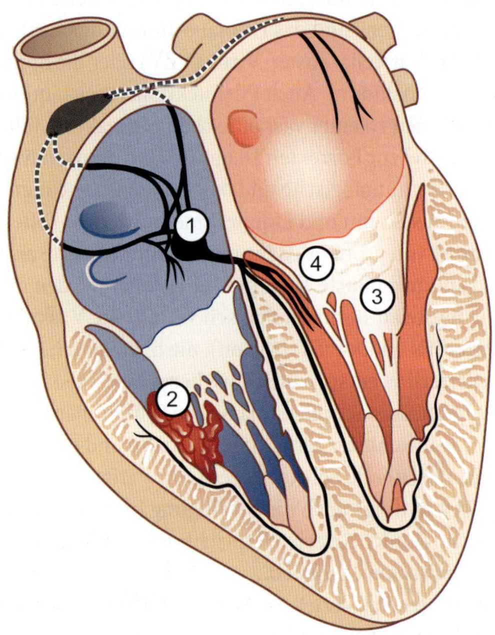

Abb. 5.22 Ursachen kardialer Emboliequellen. 1 = absolute Arrhythmie bei Vorhofflimmern, 2 = Dyskinesie/Hypokinesie nach Myokardinfarkt, 3 = Klappenvitien, 4 = Endokarditis.

anderen Grund für den Infarkt signifikant häufiger ein offenes Foramen ovale als bei gesicherter Ursache. Es müssen weitere Faktoren hinzukommen, damit durch ein offenes Foramen ovale ein embolisches Ereignis ausgelöst werden kann. Der prophylaktische Verschluss eines offenen Foramen ovale nach einem kryptogenen Schlaganfall ist in aller Regel nicht sinnvoll.

Seltene Ursachen

Thrombophilie

Im Rahmen rheumatologischer oder neoplastischer Erkrankungen können Autoantikörper auftreten, die zu einer Hyperkoagulabilität führen und damit zu zerebralen Ischämien prädisponieren (sekundäres Antiphospholipid-Antikörpersyndrom). Treten diese Antikörper ohne begleitende Erkrankung auf, spricht man vom primären Antiphospholipid-Antikörpersyndrom. Das Risiko weiterer zerebraler, aber auch venöser thrombembolischer Komplikationen ist deutlich erhöht.

CADASIL

Diese Abkürzung steht für „cerebral autosomal dominant arteriopathy with subcortical infarcts and leukencephalopathy", einer progredienten, genetisch verursachten zerebralen Mikroangiopathie, die mit lakunären Infarkten, Migräne mit Aura und einer Demenzentwicklung einhergeht.

Morbus Fabry

Hierbei handelt es sich um eine lysosomale Speicherkrankheit, die verschiedene Organsysteme betreffen kann (peripheres Nervensystem, Herzmuskel, Nieren). Das Risiko zerebraler Ischämien ist erhöht. Die Möglichkeit einer Ersatztherapie des defekten Enzyms begründet die Bedeutung dieser Erkrankung als potenzielle Ursache eines Hirninfarkts.

Migränöser Hirninfarkt

Die Migräne mit Aura ist ein Risikofaktor für die Entwicklung eines Hirninfarkts, insbesondere wenn zusätzliche Faktoren wie Nikotinkonsum oder orale Antikonzeption hinzukommen. Um im Rahmen der Ursachenabklärung von einem „migränösen" Hirninfarkt sprechen zu können, müssen folgende Kriterien erfüllt sein:

- Der Patient muss eine bekannte Migräne mit Aura haben.
- Die nachweisbare ischämische Läsion muss im Territorium der vorhergehenden Aurasymptomatik lokalisiert sein.
- Der Hirninfarkt muss gleichzeitlich mit der Aurasymptomatik aufgetreten sein.

Typischerweise beklagt der Patient, dass die Aurasymptomatik einfach längerfristig anhält und sich nicht, wie gewohnt, innerhalb weniger Minuten wieder zurückbildet.

Zur Vertiefung

Hämatologische Erkrankungen mit einem erhöhten Schlaganfallrisiko

Hämatologische Erkrankungen können mit einem erhöhten Schlaganfallrisiko einhergehen. Sie sind sehr selten, sodass sie nur kurz erwähnt werden sollen:

- Polycythaemia vera: myeloproliferative Erkrankung, 5–19% erleiden Schlaganfall
- thrombotisch-thrombozytopenische Purpura: neben diversen neurologischen (enzephalopathischen) Symptomen, 10% erleiden Schlaganfall
- Sichelzellanämie: vor allem bei Afrikanern und Afroamerikanern; 8–17% der Homozygoten erleiden Schlaganfall
- paroxysmale nächtliche Hämoglobinurie: Leitsymptome: fokale Neurologie; Hämolyse; abdominelle Krisen
- paraneoplastische Hyperkoagulabilität: Frequenz unklar; Lymphome oder Leukämien häufiger als solide Tumoren (Kolon- und Bronchialkarzinom); gelegentlich auch als Nebenwirkung einer Chemotherapie

5

5.5.2 Intrazerebrale Blutung

Risikofaktorassoziierte zerebrale Mikroangiopathie

Hauptrisikofaktor nichttraumatischer intrazerebraler Blutungen ist die arterielle Hypertonie mit der Folge einer Ruptur chronisch-hypertensiv geschädigter Perforansarterien. Solche „hypertensiven Massenblutungen" haben daher eine typische tiefe Lage in den Versorgungsgebieten der Perforatoren (Putamen, Thalamus, Capsula interna, Pons). Häufig sieht man magnetresonanztomografisch Zeichen einer begleitenden Mikroangiopathie und asymptomatisch gebliebener älterer Mikroblutungen in Basalganglien und Thalamus.

Zerebrale Amyloidangiopathie

Eine weitere, mit dem Alter der Bevölkerung zunehmende Blutungsursache ist die zerebrale Amyloidangiopathie. Sie führt infolge einer Amyloideinlagerung zur Wandschwäche pialkortikaler Arterienäste. Die hierdurch hervorgerufenen Blutungen liegen peripher-subkortikal in den Hirnlappen („lobär"). Magnetresonanztomografisch findet man symptomlos abgelaufene ältere Mikroblutungen kortikosubkortikaler Verteilung (> Abb. 5.23).

Antikoagulanzientherapie

Unter einer Therapie mit oralen Antikoagulanzien oder Thrombozytenfunktionshemmern treten intrazerebrale Blutungen gehäuft auf. Das jährliche Risiko beträgt ca. 1% unter Phenprocoumon oder Warfarin und ca. 1‰ unter Antiaggreganzien.

Gefäßfehlbildungen

Kavernöse Hämangiome Kavernöse Hämangiome (Kavernome) liegen intraparenchymatös im Gehirn oder Rückenmark. Es handelt sich um extrem langsam durchströmte, oft thrombosierte, schwammartige, vermutlich anlagebedingte Fehlbildungen. Anders als piale Angiome oder durale Fisteln (s.u.) haben sie keine hämodynamischen Auswirkungen auf das übrige Arterien- oder Venensystem und sind angiografisch auch nicht nachweisbar. Sie können zu – meist relativ kleinen – Parenchymblutungen oder epileptischen Anfällen führen, bleiben oft aber auch symptomlos. Die Nachweismethode der Wahl ist die Magnetresonanztomografie.

Zur Vertiefung

Karotis-Sinus-cavernosus-Fistel

Hierbei handelt es sich um eine direkte Verbindung zwischen dem im Sinus cavernosus verlaufenden Teil der A. carotis interna und dem Sinus cavernosus. Das arterielle Blut, das mit arteriellem Druck in den Sinus cavernosus strömt, führt zu einer akuten, schweren venösen Stauung des ipsilateralen Auges mit Exophthalmus, „rotem Auge", Chemosis, Gefährdung der Sehkraft und Ausfällen der in den duralen Sinuswänden verlaufenden Augenmuskelnerven. Ursache sind Schädelbasisfrakturen mit Wandzerreißung der A. carotis interna oder in den Sinus rupturierende Aneurysmen im intrakavernösen Verlaufsabschnitt der A. carotis interna.

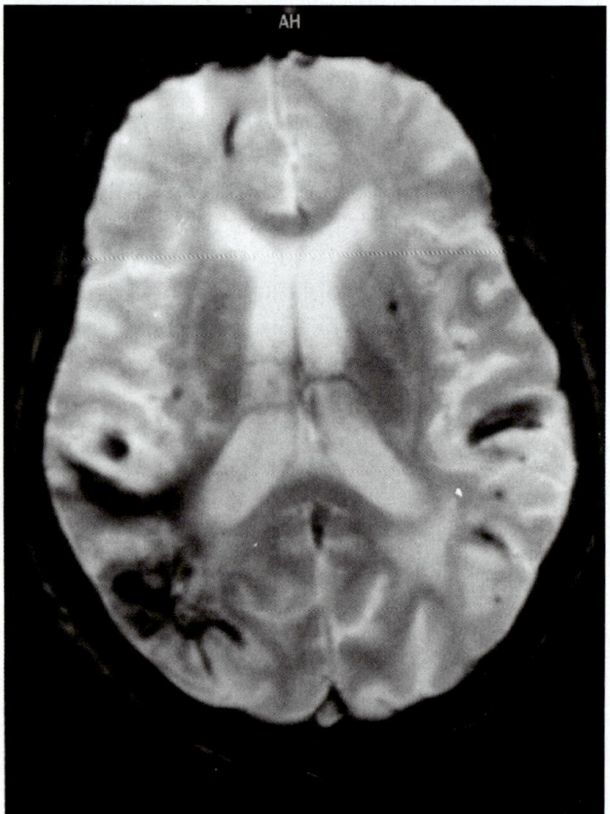

Abb. 5.23 Multilokuläre zerebrale Blutungen (in dieser T2*-gewichteten MRT dunkel dargestellt) bei zerebraler Amyloidangiopathie.

Arteriovenöse Angiome Arteriovenöse Malformationen (AVM) des Gehirns oder Rückenmarks sind angeborene oder erworbene „Kurzschlüsse" zwischen dem arteriellen und venösen System. Man unterscheidet piale arteriovenöse (AV-)Angiome und durale AV-Fisteln.

AV-Angiome (➤ Abb. 5.24) werden von den pialen Arterien des Gehirns oder Rückenmarks gespeist. Das arterielle Blut mündet in einem intraparenchymal gelegenen sog. Angiomnidus in dadurch arterialisierte, drainierende Hirn- oder Rückenmarksvenen. AV-Angiome sind schnell durchflossen, können durch Blutungen aus dem Nidus oder aus den unter Druck stehenden Venen, aber auch durch epileptische Anfälle symptomatisch werden. AV-Angiome sind vermutlich primäre Anlagestörungen.

Durale AV-Fisteln sind dagegen erworbene Malformationen, die aus Duraarterien gespeist werden und deren Nidus nicht im Parenchym, sondern in der Dura mater liegt. Auch sie drainieren in das subarachnoidale Venensystem des Gehirns oder Rückenmarks, das hierdurch unter arteriellen Druck gerät. Auch AV-Fisteln können durch Blutungen, epileptische Anfälle, besonders im Falle des Rückenmarks aber auch durch Ausfallerscheinungen des venös gestauten Parenchyms symptomatisch werden. Durale AV-Fisteln entstehen vermutlich als Folge lokaler venöser Thrombosen (fehlerhafte Rekanalisation), aber auch posttraumatisch. Patienten mit Durafisteln sind typischerweise älter als solche mit Angiomen. Durch ihre oberflächliche (extraparenchymale) Lage sind Durafisteln in der Regel neurochirurgisch besser behandelbar als Angiome.

5.5.3 Subarachnoidalblutung

Intrakranielle Aneurysmen

Sackförmige intrakranielle arterielle Aneurysmen beruhen auf einer lokalen Wandschwäche an den Verzweigungsstellen der basalen Hirnarterien. Sie finden sich bei immerhin 2% der Allgemeinbevölkerung. Die meisten dieser Aneurysmen werden zeitlebens nicht entdeckt und bleiben symptomlos. Bei ca. 80% aller Patienten mit einer Subarachnoidalblutung findet man ein intrakranielles Aneurysma als Ursache. Neben genetischen Anlagefaktoren der Aneurysmaentstehung sind das Rauchen, die arterielle Hypertonie und starker Alkoholkonsum Risikofaktoren für aneurysmale Subarachnoidalblutungen.

MERKE

Bei 80% aller Patienten mit einer Subarachnoidalblutung ist ein intrakranielles Aneurysma die Ursache.

Seltener können auch arteriovenöse Angiome, durale arteriovenöse Fisteln oder auch intrakranielle Gefäßdissektionen für eine Subarachnoidalblutung verantwortlich sein. Bei einem Schädeltrauma kann eine traumatisch bedingte Subarachnoidalblutung auftreten.

Perimesenzephale Subarachnoidalblutung

Dieser vor allem prognostisch wichtige (weil gutartigere) Untertyp findet sich in ca. 20% aller nichttraumatischen Subarachnoidalblutungen. Er ist durch ein charakteristisches, „nichtaneurysmales" Blutungsmuster in der CT und den angiografischen Ausschluss einer Blutungsquelle definiert. Das Blutungszentrum liegt in den perimesenzephalen Zisternen oder präpontin und breitet sich nicht in die Fissura lateralis oder den Interhemisphärenspalt aus. Diese sog. perimesenzephale Subarachnoidalblutung ist wahrscheinlich Ausdruck einer venösen Blutung und neigt anders als eine Aneurysmaruptur nicht zu Rezidiven. Die Patienten sind oft auch klinisch weniger stark beeinträchtigt (Hunt-und-Hess-Grade I–II) als bei dem aneurysmalen Blutungstyp.

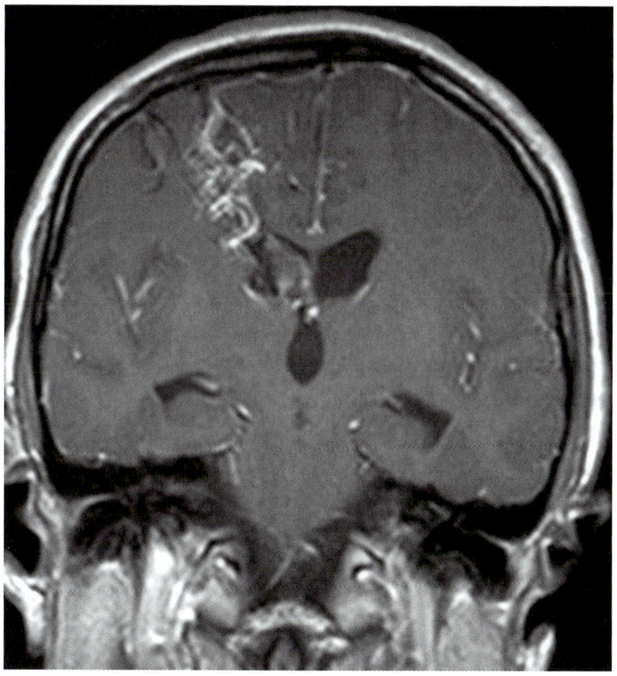

Abb. 5.24 Ausgedehntes AV-Angiom der rechten Hirnhälfte in der T1-gewichteten MRT nach Kontrastmittelgabe.

5.6 Komplikationen und Langzeitfolgen des Schlaganfalls

Maligne Hirnschwellung

Hirninfarkt Eine der relevantesten Komplikation eines ausgedehnten Hirninfarkts im Territorium der A. cerebri media ist die raumfordernde Schwellung (> Abb. 5.25) mit der Gefahr einer transtemporalen Herniation (maligner Hirninfarkt). Unbehandelt beträgt die Mortalität ca. 80%. Durch eine weitgehende Entfernung der ipsilateralen Schädelkalotte (dekompressive Hemikraniektomie) kann die Sterblichkeit auf ca. 20% gesenkt werden. Besonders Schlaganfallpatienten unter 60 Jahren profitieren von diesem Eingriff. Nachdem der Infarkt abgeschwollen ist, kann der explantierte Knochendeckel wieder reimplantiert werden. Eine maligne Herniation kommt nicht nur bei A.-cerebri-media-Infarkten vor, sondern z.B. auch bei ausgedehnten Kleinhirninfarkten. Auch hier kann die schwellungsbedingte sekundäre Hirnschädigung durch eine subokzipitale Dekompression verhindert werden.

Intrazerebrale Blutung Hauptkomplikation der intrazerebralen Blutung ist ebenfalls die progrediente intrakranielle Drucksteigerung, Massenverschiebung und hierdurch bedingte Herniation von Hirngewebe durch Falx, Tentoriumschlitz oder in das Foramen magnum. Etwa 35% aller nichttraumatischen intrazerebralen Blutungen verlaufen daher noch im Rahmen der stationären Akutbehandlung tödlich.

Pneumonie

Ungefähr bei 10% aller Patienten mit einem akuten Schlaganfall kommt es in den ersten Tagen zu einer Pneumonie, die antibiotisch behandelt werden muss. Ursachen dieser Pneumonie sind Schluckstörungen mit stiller Aspiration von Speichel, das fehlende Abhusten aufgrund motorischer Beeinträchtigungen und Vigilanzstörungen, aber auch eine passagere Immundefizienz infolge des Schlaganfalls selbst. Aufgrund dieser Zusammenhänge wurde die prophylaktische Gabe von Antibiotika

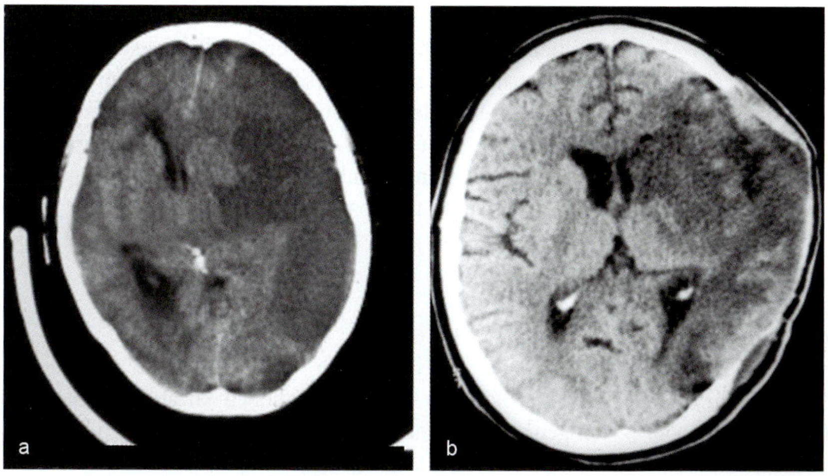

Abb. 5.25 Hirninfarkt im Territorium der A. cerebri media links. a Bild des territorialen Hirninfarkts in der CT mit deutlicher Verlagerung der Mittellinie auf die gesunde Seite. **b** Zustand nach dekompressiver Hemikraniektomie (gleicher Patient). Die Mittellinie ist nicht mehr auf die gesunde Seite verlagert, das Infarktgebiet dehnt sich deutlich über die entfernte Kalotte aus.

erwogen, überzeugende Evidenzen existieren hierfür bislang allerdings nicht.

Tiefe Venenthrombose

Durch die Immobilisation sind Schlaganfallpatienten thrombosegefährdet. Die durchaus häufige tiefe Venenthrombose hat ihrerseits als häufigste Komplikation eine Lungenembolie. Die Gabe niedermolekularer Heparinoide oder von niedrigdosiertem unfraktioniertem Heparin reduziert das Risiko einer tiefen Venenthrombose um annähernd 80% und das der Lungenembolie um ca. 60%. Beim Hirninfarkt kann mit dieser Therapie unmittelbar am ersten Tag, nach Thrombolyse erst am 2. Tag und bei der intrazerebralen Blutung nach wenigen Tagen begonnen werden.

Demenz

Nicht nur im Rahmen einer zerebralen Mikroangiopathie kann sich eine Demenz entwickeln, multiple Hirninfarkte oder intrazerebrale Blutungen in strategisch relevanter Lokalisation tragen ebenfalls zu einer vaskulären Demenzentwicklung bei. Jeder dritte Schlaganfallpatient entwickelt im weiteren Verlauf eine Demenz. Die Vermeidung weiterer Schlaganfallereignisse durch eine effektive Sekundärprävention ist die wichtigste Maßnahme zur Prävention.

Depression

Eine relevante depressive Symptomatik nach Schlaganfall findet sich bei ungefähr 20–25% der Patienten mit einem Häufigkeitsgipfel zwischen dem 3. und 6. Monat nach dem Ereignis. Das Risiko steigt mit dem Schweregrad der Behinderung, andererseits werden die funktionelle Erholung und die Mortalität nach einem Schlaganfall durch eine depressive Symptomatik negativ beeinflusst. Ursächlich vermutet man sowohl eine Störung der Balance verschiedener Neurotransmitter durch den Schlaganfall selbst als auch eine Anpassungsstörung nach einem schwerwiegenden Ereignis mit entsprechenden Folgen für die Lebensqualität. Antidepressiva können die Symptomatik verbessern.

Spezielle Komplikationen der Subarachnoidalblutung

Schon die Aneurysmaruptur und Blutung selbst kann zu einer maximalen intrakraniellen Drucksteigerung führen. Etwa 10% aller aneurysmalen Subarachnoidalblutungen verlaufen hierdurch primär letal (vor einer Krankenhausaufnahme). Infolge des ausgetretenen Bluts mit subarachnoidalem Liquor-Resorptionsblock können die Patienten binnen Stunden einen neurochirurgisch behandlungsbedürftigen Hydrozephalus entwickeln. Zwischen Tag 4 und Tag 14 nach der Aneurysmaruptur kommt es zu reaktiven Verengungen (Vasospasmen) der subarachnoidalen Arterien mit konsekutiven Durchblutungsstörungen und zerebralen Infarkten. Diese Vasospasmen entwickeln sich durch die Einwirkung der Blutabbauprodukte im subarachnoidalen Liquorraum. Oft entwickeln sich hierzu parallel eine Natriurese, Hyponatriämie und Hypovolämie, die die Entwicklung zerebraler Ischämien weiter begünstigen. Diese Komplikationen sind pathophysiologisch nur zum Teil verstanden und erfordern eine intensivmedizinische Behandlung. Infolge der zahlreichen Komplikationsmöglichkeiten beträgt die 30-Tages-Letalität der aneurysmalen Subarachnoidalblutung 45–50%.

5.7 Epidemiologie, Risikofaktoren und Prävention des Schlaganfalls

Epidemiologie und Prävention sind für manche möglicherweise weniger fesselnd als die Akutmedizin, aber sicher nicht weniger wichtig: Eine Akuttherapie kann für den Betroffenen von großer heilender Bedeutung sein, beeinflusst die sozialmedizinische Bedeutung der zugrunde liegenden Erkrankung aber praktisch nicht. Dazu ist die Präventivmedizin hingegen durchaus in der Lage. Etwas überspitzt formuliert lassen sich mit ihr sogar mehr Leben retten als mit der Akutversorgung, allerdings etwas weniger offensichtlich.

Die Ursachensuche kann bei einem Hirninfarkt z.B. zu einer hochgradigen Stenose der A. carotis interna führen, bei einer intrazerebralen Blutung zu einem AV-Angiom oder bei einer Subarachnoidalblutung zu einem Aneurysma der A. communicans anterior. Weit im Vorfeld des akuten Ereignisses haben aber Risikofaktoren, genetische oder andere Faktoren diese Ursache entstehen lassen und dazu beigetragen, dass eine Destabilisierung zum akuten Schlaganfallereignis führt. Demgemäß beschreiben Ursache (Ätiologie) und Risikofaktoren unterschiedliche Ebenen der Kausalität, wobei man in vielen Konstellationen davon ausgehen kann, dass die Risikofaktoren zur Entstehung einer Ursache und im Verlauf auch zur Destabilisierung derselben beitragen.

Die unmittelbare Verbindung zwischen Ursache und Ereignis ist in der Regel wesentlich zwingender als zwischen Risikofaktor und Ereignis. Trotzdem sind die sog. vaskulären Risikofaktoren mit allen Schlaganfallsubtypen in unterschiedlichem Ausmaß verknüpft, obwohl die unmittelbar auslösenden Ursachen natürlich sehr unterschiedlich sein können. Diese Ebenen auseinanderzuhalten ist nicht immer einfach, aber von großer Bedeutung, um eine optimale Prävention für jeden einzelnen Patienten zu finden, selbst wenn dies Therapien beinhaltet, deren unmittelbarer Effekt im Einzelfall nicht nachzuweisen ist.

5.7.1 Häufigkeit

Volkskrankheit Aufgrund der hohen Anzahl an Neuerkrankungen und der großen sozialmedizinischen Bedeutung ist der Schlaganfall eine „Volkskrankheit". Die Anzahl der Erster-

Tab. 5.7 Zusammenfassung des Managements der Schlaganfallsubtypen.

	Hirninfarkt/TIA	Intrazerebrale Blutung	Subarachnoidalblutung
Klinische Symptomatik	• neurologische Defizite in Abhängigkeit vom betroffenen Gefäßterritorium (Paresen, Sensibilitätsstörungen, Aphasie, Dysarthrie, Ataxie, Hemianopsie, monokuläre Sehstörung, Neglekt, Kopf- und Blickwendung, Hirnnervenausfälle) • Symptome können auch passager sein	• zentrale neurologische Defizitsymptomatik wie beim Hirninfarkt • häufig Kopfschmerzen, Bewusstseinsstörung, Erbrechen, Anisokorie	• akuter Vernichtungskopfschmerz • Bewusstseinsstörung • Hirnnervenausfälle, Hemiparese • selten andere zentrale neurologische Defizite
Skalen	• National Institutes of Health Stroke Scale (NIHSS-)Score • im weiteren Verlauf Barthel-Index und modifizierte Rankin-Skala	• wie Hirninfarkt • zusätzlich Glasgow-Koma-Skala	• Hunt-und-Hess-Skala • Glasgow-Koma-Skala
Diagnostik	• kraniale CT oder MRT • kann ergänzt werden um CT- oder MR-Angiografie und um Perfusionsmessungen, EKG, LZ-EKG, Ultraschall der Hals- und Hirngefäße, Echokardiografie, Labordiagnostik	• kraniale CT oder MRT • kann ergänzt werden um CT- oder MR-Angiografie • intraarterielle Katheterangiografie bei V.a. Gefäßfehlbildung	• kraniale CT oder MRT, kann ergänzt werden um CT- oder MR-Angiografie, intraarterielle Katheterangiografie
Akuttherapie	• Stroke-Unit-Behandlung • systemische Thrombolyse mit rt-PA (falls Kriterien erfüllt) • Intensivtherapie, falls erforderlich	• Stroke-Unit-Behandlung • effektive Blutdrucksenkung • chirurgische Entlastung nach Einzelfallentscheidung (u.a. drohende Einklemmung) • Intensivtherapie falls erforderlich	• Stroke-Unit-Behandlung • Intensivtherapie, falls erforderlich
Sekundärprophylaxe	Thrombozytenfunktionshemmer, Statin, Risikofaktorkontrolle, orale Antikoagulation, Thrombendarteriektomie oder Stent-Implantation bei hochgradiger Stenose	Blutdrucksenkung, Vermeidung gerinnungsaktiver Therapie	Ausschaltung der Blutungsquelle: Clipping oder Coiling eines Aneurysmas, endovaskuläre oder operative Therapie einer arteriovenösen Malformation oder Fistel
Komplikationen (Tertiärprophylaxe, Therapie)	• Thrombose (niedermolekulare Heparinoide) • Pneumonie (orale Nahrungskarenz bei Schluckstörungen, Antibiotika) • maligne Hirnschwellung (dekompressive Kraniotomie)	• wie Hirninfarkt • zusätzlich Hydrozephalus (Liquordrainage)	• Hydrozephalus (Liquordrainage) • zerebraler Vasospasmus (parenterale Flüssigkeitszufuhr, Nimodipin oral) • Hyponatriämie (je nach Ursache)

krankungen pro Jahr beträgt in Deutschland ca. 120–170 pro 100.000 Einwohner (ohne transitorische ischämische Attacken). 80–85% davon sind Hirninfarkte, ca. 10–15% nichttraumatische Hirnblutungen und ca. 4% nichttraumatische Subarachnoidalblutungen.

Altersabhängigkeit Die Häufigkeit des Schlaganfalls ist sehr stark altersabhängig (➢ Abb. 5.26). Legt man die demografische Entwicklung der Bevölkerung in den Industrienationen zugrunde, so lässt sich hochrechnen, dass die Häufigkeit bis zum Jahre 2020 um ca. 25% und bis zum Jahre 2050 sogar um bis zu 65% zunehmen könnte. Dies wird vorwiegend durch einen Anstieg der Hirninfarkte und intrazerebralen Blutungen verursacht sein. Es ist nicht zu erwarten, dass die Häufigkeit von Subarachnoidalblutungen ansteigen wird.

Geschlechtsabhängigkeit Männer haben ein höheres Risiko als Frauen, einen Schlaganfall zu erleiden (ca. 25–30% höher). Weil Frauen aber älter werden als Männer, ist der Anteil der Frauen in der Bevölkerung mit zunehmendem Alter größer, sodass es annähernd gleich viele weibliche wie männliche Schlaganfallpatienten gibt.

Letalität Innerhalb der ersten 28 Tage versterben in Deutschland ca. 20% der Patienten an den Folgen des Schlaganfalls. Nach 3 Monaten sind ca. 28% und nach 12 Monaten ca. 37% der Betroffenen verstorben. Die Sterblichkeit der intrazerebralen Blutung ist ca. doppelt so hoch wie die des Hirninfarkts, in den ersten Wochen sogar 4-mal höher.

5.7.2 Risikofaktoren

Neben Alter und männlichem Geschlecht sind bislang unterschiedliche Faktoren und prädisponierende Erkrankungen identifiziert worden, die mit einem erhöhten Schlaganfallrisiko assoziiert sind (➢ Tab. 5.8). Hierbei handelt es sich um die klassischen, auch für die koronare Herzkrankheit bekannten vaskulären Risikofaktoren. Die Stärke des Zusammenhangs zwischen dem Risikofaktor und der Schlaganfallwahrscheinlichkeit lässt sich durch das sog. relative Risiko beschreiben. Dieser Zahlenwert gibt an, um welchen Faktor das Risiko erhöht ist, wenn der Risikofaktor vorliegt. Je höher das relative Risiko und je häufiger der Risikofaktor in der Bevölkerung, desto bedeutsamer ist der Risikofaktor für die Gesamtzahl aller Schlaganfälle in der Bevölkerung.

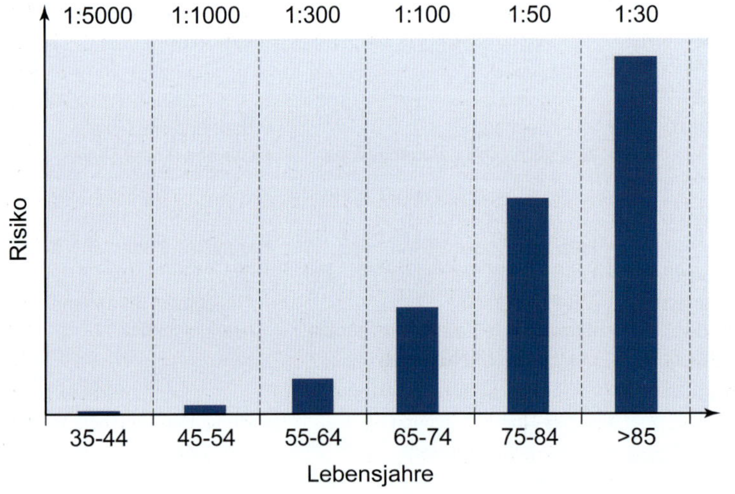

Abb. 5.26 Jährliches Schlaganfallrisiko in Abhängigkeit vom Alter. Mit jeder Lebensdekade erhöht sich das Schlaganfallrisiko um das 2–3-Fache.

Tab. 5.8 Klassische vaskuläre Risikofaktoren mit relativem Risiko und Häufigkeit in der Bevölkerung und ihre Beziehung zu den Schlaganfallsubtypen.

Faktor	Prävalenz	Relatives Risiko	Hirninfarkt	IZB	SAB
Rauchen	25%	1,8	+++	+	+++
Übergewicht	18%	1,8–2,4	++	++	-
körperliche Inaktivität	25%	2,7	++		-
starker Alkoholkonsum	2–5%	1,6	+	++	+++
positive Familienanamnese für Schlaganfall (Verwandter 1. Grades jünger als 60 Jahre)	1%	1,5–2,0	++	++	+++
arterielle Hypertonie • < 50 Jahre • 50–60 Jahre • 60–70 Jahre • 70–80 Jahre • > 80 Jahre	20% 30% 40% 55% 60%	4,0 3,0 2,0 1,4 1,0	+++	+++	+++
Diabetes mellitus	4–8%	2,0	+++	++	–
Hypercholesterinämie	30%	1,8–2,6	++	+	–
Vorhofflimmern • 50–59 Jahre • 60–69 Jahre • 70–79 Jahre • 80–89 Jahre	0,5% 1,8% 4,8% 8,8%	2,6–10	+++	–	–
> 60%ige Stenose der A. carotis interna bei Patienten > 65 Jahre	2%	1,5–2,5	++	–	–
Migräne mit Aura; das Risiko steigt erheblich mit weiteren Risikofaktoren (v.a. hochdosierte orale Östrogensubstitution, Rauchen, Hypertonie)	♂: 0,6–0,8% ♀: 1,2–1,4%	1,8–6,0	+	–	–
spezielle prädisponierende Konstellationen					
inzidentelles intrakranielles Aneurysma	2%	1,2–1,5	–	–	++
inzidentelles intrakranielles AV-Angiom			–	++	–

IZB = intrazerebrale Blutung; SAB = Subarachnoidalblutung; +++ = starker Einfluss; ++ = mittlerer Einfluss; + = geringer Einfluss; – = kein Einfluss

5.7.3 Prävention des Schlaganfalls

MERKE

Primärprävention bedeutet die Verhinderung eines ersten Schlaganfalls bei einem vormals asymptomatischen Patienten: Verringerung und Behandlung der Risikofaktoren, evtl. Ausschaltung spezieller Risikokonstellationen
Sekundärprävention bedeutet die Verhinderung eines weiteren Schlaganfalls bei einem symptomatischen Patienten: Verringerung und Behandlung der Risikofaktoren plus spezielle Therapie der auslösenden Ursache
Tertiärprävention bedeutet die Verhinderung von Komplikationen

Primärprävention

Die Verhinderung von Krankheit ist eine der wichtigsten, aber auch schwierigsten Aufgaben des ärztlichen Handels. Da dies nicht nur durch Pharmaka, sondern vor allem durch Lebensstilmodifikation zu erreichen ist, sind nicht nur Ärzte, sondern auch andere Gruppen der Gesellschaft gefordert. Ein positives Beispiel ist die erfolgreiche Kampagne gegen das Rauchen, ein negatives die Entwicklung des Körpergewichts in der Gesamtbevölkerung. Mögliche Maßnahmen der Primärprävention sind:

Raucherentwöhnung Raucher sollten mit dem Rauchen aufhören. Um sie dabei zu unterstützen, kann es sinnvoll sein, das Nikotin über eine bestimmte Zeit zu substituieren, sie pharmakologisch zu unterstützen oder sie verhaltenstherapeutisch zu begleiten. Dieser Faktor verliert nach ca. 5 Jahren Abstinenz seine schädigende Wirkung auf das Herz-Kreislauf-System.

Blutdruck einstellen Die Normalisierung eines erhöhten Blutdrucks ist eine der effektivsten Maßnahmen, um das Risiko eines Schlaganfalls zu senken. Die Auswahl der dafür eingesetzten Medikamente folgt den Grundsätzen der allgemeingültigen Leitlinien sowie den Begleiterkrankungen des Patienten.

MERKE

Würde es gelingen, alle Menschen mit einem Bluthochdruck effektiv zu behandeln, könnte die Schlaganfallhäufigkeit in der Bevölkerung um mehr als die Hälfte gesenkt werden.

Fettstoffwechsel optimieren Signifikant erhöhte LDL- und Gesamtcholesterinwerte sollten durch Ernährungsmaßnahmen und ggf. durch die Gabe von Statinen gesenkt werden. Dies gilt besonders für Menschen mit weiteren Gefäßrisikofaktoren oder bereits bestehenden atherosklerotischen Erkrankungen.

Auf den Punkt gebracht

Lebensstilmodifikation

Ein krankheitsvorbeugender Lebensstil umfasst neben fettarmer, obst- und gemüsereicher Ernährung mit reduziertem Kaloriengehalt („mediterrane Diät") regelmäßige körperliche Aktivität, insbesondere Ausdauersportarten. Daneben steht die pharmakologische Kontrolle wichtiger vaskulärer Risikofaktoren, vor allem der arteriellen Hypertonie, im Vordergrund.

Diabetes mellitus therapieren Die Behandlung von Patienten mit Diabetes mellitus folgt den internistischen Leitlinien, es fehlt allerdings bislang die Evidenz, dass eine optimierte Einstellung der Stoffwechselparameter auch mit einem reduzierten Schlaganfallrisiko verbunden ist.

Antikoagulation bei Vorhofflimmern Bei Patienten mit Vorhofflimmern und einem hohen emboligenen Risiko ist eine Antikoagulation sinnvoll. Das emboligene Risiko ist dann hoch, wenn der Patient älter als 75 Jahre ist, seine linksventrikuläre Funktion eingeschränkt ist (echokardiografisch nachgewiesen) und er eine arterielle Hypertonie oder einen Diabetes mellitus hat. Orale Antikoagulation bedeutet, dass der Patient für den Rest seines Lebens Phenprocoumon oder Warfarin (INR 2–3, bei künstlichem Herzklappenersatz INR 3–4), Dabigatran oder Thrombozytenfunktionshemmer einnehmen muss. Phenprocoumon reduziert das Schlaganfallrisiko um ca. 68%; Azetylsalizylsäure um ca. 21%. Eine elektrische oder medikamentöse Rhythmisierung senkt das Schlaganfallrisiko nicht, somit besteht unverändert ebenfalls eine Indikation zur Antikoagulation.

Inzidentelles intrakranielles Aneurysma

Etwa 2% aller Menschen tragen ein intrakranielles arterielles Aneurysma. Die meisten von ihnen werden hieran nie erkranken und es nie bemerken. Gelegentlich wird aber ein solches Aneurysma anlässlich der Abklärung ganz anderer Beschwerden zufällig gefunden, meistens in der MRT. Ob ein solches inzidentelles intrakranielles Aneurysma primärprophylaktisch (operativ oder endovaskulär) ausgeschaltet werden sollte, muss besonders sorgfältig abgewogen werden, da in den meisten Fällen das Behandlungsrisiko das Erkrankungsrisiko übersteigen wird. In diese Abwägung gehen die Größe und Lage des Aneurysmas ebenso ein wie das Alter (Lebenserwartung) des Patienten.

Inzidentelles intrakranielles AV-Angiom

Inzidentelle, d.h. asymptomatische intrakranielle AV-Angiome sind seltener als Aneurysmen. Prinzipiell stehen für ihre vorbeugende Ausschaltung operative, endovaskuläre und radiotherapeutische Möglichkeiten zur Verfügung. Auch hier muss aber das Risiko einer zukünftigen Angiomblutung (vermutlich < 1% pro Jahr) sorgfältig gegen das Behandlungsrisiko einer invasiven Primärprophylaxe abgewogen werden, das u.a. von der Größe und Lage des Angioms abhängt.

Sekundärprävention

Nach einem ersten Schlaganfall oder einer TIA werden einerseits die klassischen vaskulären Risikofaktoren wie bei der Primärprävention behandelt. Andererseits wird eine ursachenbasierte spezielle Behandlung begonnen, die umso effektiver vor einem weiteren Schlaganfall schützt, je besser sie auf die zugrunde liegende Ätiopathogenese abgestimmt ist. In der Regel bedeutet das eine medikamentöse Therapie, in bestimmten Konstellationen sind aber auch Operationen oder andere Interventionen sinnvoll.

Aus Patientensicht

Nun endlich ist etwas Zeit über das Geschehen nachzudenken. Frau K. (58 Jahre) sitzt in ihrem Zimmer in der neurologischen Rehabilitationsklinik und lässt die vergangenen 14 Tage Revue passieren. Am Anfang standen eine kurzfristige Lähmung des rechten Arms und eine Sprachstörung. Frau K. erinnert sich sehr genau an dieses merkwürdige Phänomen, das sie nicht richtig einordnen konnte. Nach 1 Stunde war der Spuk vorbei und sie maß dem keine weitere Bedeutung bei. Der nächste Tag aber war der Albtraum. Während der Arbeitszeit kam es erneut zu diesen Beschwerden, diesmal aber wesentlich stärker, und es war ihr unmöglich, irgendwie mit der Umwelt zu kommunizieren. Ein beängstigender Zustand. Glücklicherweise hatten die Arbeitskollegen gut reagiert und sofort einen Rettungswagen gerufen, der auch nach ca. 10 Minuten vor Ort war. Frau K. kann sich an die dann folgenden Einzelheiten nicht genau erinnern, aber sie weiß noch, dass sie sowohl von den Rettungssanitätern als auch von den Ärzten im Krankenhaus immer dieselben Sachen gefragt wurde und fortwährend ihre rechte Körperhälfte bewegen sollte, aber sie war dazu nicht imstande und fühlte sich wie gefangen in ihrem Körper. In der Untersuchungsröhre musste sie lange liegen und fühlte sich sehr einsam und verlassen. Danach entschieden sich die Ärzte in der Stroke Unit für eine Thrombolyse. An den Rest des Tages und die darauffolgende Nacht kann sie sich nicht mehr erinnern. Gelegentlich haben ein Arzt und eine Schwester nach ihr geschaut, am nächsten Morgen ging es doch deutlich besser. Der rechte Arm zeigte erste Bewegungseffekte und sie konnte wenigstens mit „ja" und „nein" antworten. Durch viel Übung und intensive Therapie verbesserte sich der Zustand in den kommenden Tagen kontinuierlich, aber dann sagten die Ärzte, sie müsse noch am linken Halsgefäß operiert werden. Der nächste Schock, dies konnte sie gar nicht verstehen, aber offensichtlich war die Halsschlagader hochgradig eingeengt und für den Schlaganfall verantwortlich gewesen. Es dauerte ein bis zwei Tage, bis sie begriff, dass diese Operation nicht ihre Symptome verbessern, sondern sie vor weiteren Schlaganfällen schützen sollte. Am folgenden Tag wurde sie aus ihrem Zimmer direkt in den Operationssaal gebracht und erwachte mit Halsschmerzen in einem anderen Zimmer. Nach zwei weiteren Tagen konnte sie schon wieder gehfähig in die Rehabilitationsklinik verlegt werden. Endlich angekommen. Nun muss sie eine ganze Reihe Tabletten schlucken, der Hals schmerzt immer noch, auch die Fäden müssen noch gezogen werden, aber sie hat eindeutig das Gefühl, dass es wieder bergauf geht.

TIA, Hirninfarkt

Das Rezidivrisiko nach einer TIA oder einem Hirninfarkt beträgt ca. 10% in den ersten 3 Monaten und ist in den ersten Wochen am höchsten.

Embolieprophylaxe Bei atherosklerotischen Gefäßerkrankungen werden Thrombozytenfunktionshemmer gegeben, die die Aggregationsfähigkeit der Thrombozyten herabsetzen und das Anhaften der Thrombozyten und die Thrombusbildung auf atherosklerotischen Plaqueformationen verringern. Zusätzlich senken HMG-CoA-Reduktasehemmer (Statine; z.B. Atorvastin oder Simvastatin) nicht nur Gesamt- und LDL-Cholesterin, sondern stabilisieren auch die atherosklerotischen Plaqueformationen. In bestimmten Konstellationen hochgradiger Gefäßeinengungen haben sich zusätzlich operative oder endovaskuläre Eingriffe als effektiv erwiesen.

Pharma-Info

Thrombozytenaggregationshemmer zur Sekundärprävention nach Hirninfarkt/TIA

Wirkstoffe
- Azetylsalizylsäure (ASS)
- Azetylsalizylsäure plus Dipyridamol retard
- Clopidogrel

Wirkungsmechanismus
ASS hemmt die Zyklooxygenase (COX) irreversibel. Die COX katalysiert die Umwandlung von Arachidonsäure in Prostaglandine, Prostazyklin und Thromboxan. Sie kommt in 2 Isoformen vor, die beide durch ASS gehemmt werden. ASS wirkt in niedriger Dosierung gerinnungshemmend (über die Hemmung von Prostazyklin und Thromboxan) und in höherer Dosierung zusätzlich schmerzstillend (über die Hemmung der Prostaglandine). **Dipyridamol** hemmt die Phosphodiesterase in den Thrombozyten und hat damit eine zusätzlich antiaggregatorische Wirkung. Zusätzlich wirkt es vasodilatatorisch. **Clopidogrel** blockiert die ADP-Rezeptoren auf den Thrombozyten. Damit kann ADP dort nicht mehr binden und die Vernetzung der Thrombozyten über den GP-IIb/IIa-Rezeptorkomplex bleibt aus.

Wirkung
ASS führt zu einer relativen Risikoreduktion von ca. 20% gegenüber Placebo. Clopidogrel oder die Kombination von ASS mit Dipyridamol scheinen noch etwas wirksamer als eine ASS-Monotherapie zu sein. Besonders Patienten mit einer symptomatischen peripheren arteriellen Verschlusskrankheit profitieren von der Behandlung mit Clopidogrel.

Indikationen
Primär- und Sekundärprophylaxe von zerebrovaskulären und myokardialen Erkrankungen

Kontraindikationen
Bekannte Allergie gegen die Wirkstoffe

Nebenwirkungen
Übelkeit, Magenschmerzen und Durchfall sind möglich, aber selten (auch bei ASS in der für die Gerinnungshemmung verwendeten niedrigen Dosierung). Das Blutungsrisiko steigt jedoch, wobei auch okkulte Blutungen über den Magen-Darm-Trakt bei älteren Patienten zunehmen können. Bei Clopidogrel sind Exantheme und Pruritus möglich.

Klinische Anwendung
ASS wird in einer Dosis von 50–150 mg/d gegeben, bei ASS plus Dipyridamol sind es 50/400 mg/d. Die typische Dosis von Clopidogrel liegt bei 75 mg/d.

Thrombendarteriektomie symptomatischer Karotisstenosen Neben einer medikamentösen Sekundärprophylaxe (bestehend aus einem Thrombozytenfunktionshemmer und einem Statin) ergibt sich eine gesicherte Indikation zu einer operativen Thrombendarteriektomie bei einem Stenosegrad ≥ 70%. Die relative Risikoreduktion beträgt dann ca. 65%, die

NNT, also die Zahl der Patienten, die operiert werden müssen, um einen Schlaganfall zu verhindern, liegt bei 5–7 (NNT = „number needed to treat"). Damit ist die operative Thrombendarteriektomie eine der effektivsten Präventionsmaßnahmen. Bei Patienten mit einem Stenosegrad von 50–70% liegt die NNT zwischen 10 und 20 und die relative Risikoreduktion bei ca. 30%. Unterhalb eines Stenosegrades von 50% wird nicht mehr operiert. Voraussetzung für diese überzeugenden Effekte ist allerdings eine komplikationsarme Operation. Nach internationalen Vorgaben darf das perioperative Schlaganfall- und Todesrisiko nicht mehr als 5% betragen. Alternativ hat sich die endovaskuläre Stent-Implantation zunehmend etabliert (➢ Abb. 5.27). Direkte Vergleichsuntersuchungen zeigen, dass dieses Verfahren mit einer vergleichbaren Komplikationsrate angewendet werden kann und die Langzeitergebnisse ebenfalls vergleichbar sind.

Therapie bei hochgradiger intrakranieller Stenose Bei symptomatischen intrakraniellen Stenosen sollten Thrombozytenfunktionshemmer und Statine gegeben werden. Ergeben sich weitere Hinweise auf ein erhöhtes Rezidivrisiko (Stenosegrad größer als 70%, hämodynamische Beeinträchtigung, rezidivierende Symptome), kann die endovaskuläre Therapie mittels Stent-Implantation erwogen werden. Dies ist möglich im intrakraniellen Abschnitt der A. carotis interna, im proximalen Abschnitt der A. cerebri media und in der A. basilaris und der A. vertebralis. Allerdings ist die Komplikationsrate aktuell noch als relativ hoch zu bewerten (ca. 10%).

Antikoagulation bei Vorhofflimmern Patienten mit Vorhofflimmern sollten oral antikoaguliert werden. Ein unkompliziertes Vorhofflimmern (ohne Vorhofthrombus) bedarf keiner frühen Antikoagulation mittels Heparin, die orale Antikoagulation kann innerhalb der ersten Tage nach dem Schlaganfallereignis begonnen werden. Die angestrebte INR („international normalized ratio") soll zwischen 2,0 und 3,0 liegen. Bis zu einer INR von 3,5 steigt die Blutungswahrscheinlichkeit nicht signifikant an. Die damit erreichte relative Risikoreduktion beträgt zwischen 60 und 70%, es müssen nur 13 Patienten behandelt werden, um einen weiteren Schlaganfall pro Jahr zu verhindern. Argumente gegen eine Antikoagulation sind ein großer Hirninfarkt mit entsprechender Behinderung oder schwerwiegende Vorerkrankungen des Patienten (u.a. Demenz, erhebliche Sturzneigung, Tumorleiden mit Blutungsgefahr). Vorsicht ist auch geboten bei einer in der zerebralen Bildgebung sichtbaren, ausgeprägten zerebralen Mikroangiopathie.

Antikoagulation bei Thrombophilie Liegt als Ursache eines Hirninfarkts eine erworbene oder angeborene Thrombophilie vor, erfolgt in der Regel eine orale Antikoagulation mit einer INR zwischen 2,0 und 3,0, gelegentlich auch darüber.

Vorgehen beim offenen Foramen ovale Eine Behandlung mit Thrombozytenfunktionshemmern ist grundsätzlich indiziert, eine orale Antikoagulation bietet sich an, wenn zusätzlich eine Thrombophilie nachgewiesen werden konnte. Ein interventioneller Verschluss ist nach der wissenschaftlichen Datenlage nicht sinnvoll, da er das Schlaganfallrezidivrisiko nicht senkt.

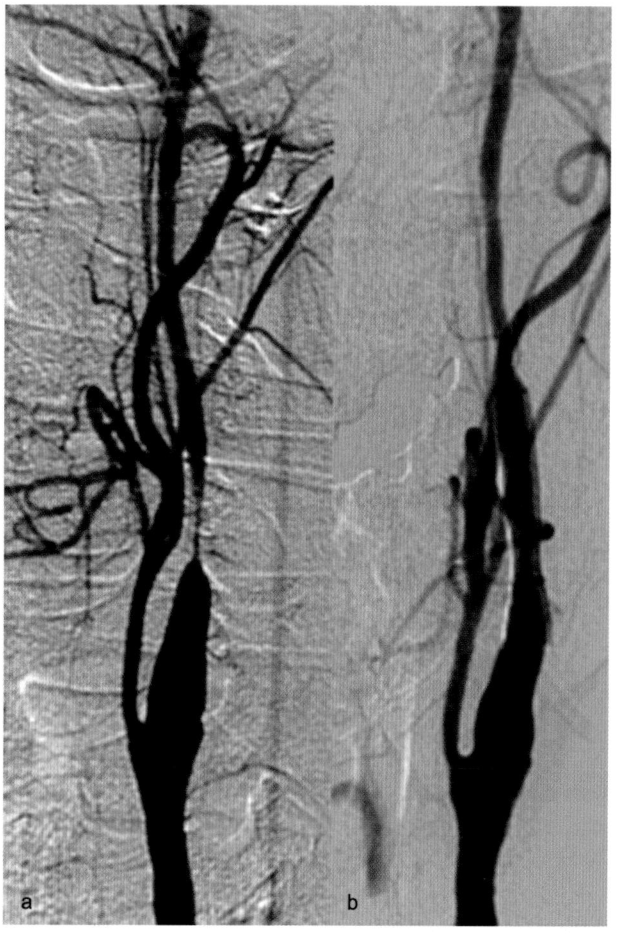

Abb. 5.27 Behandlung einer extrakraniellen Stenose der A. carotis interna. **a** Hochgradige Stenose der Arterie in der Angiografie. **b** Angiografie nach Stent-Implantation.

Dissektionen

Das sekundärprophylaktische Vorgehen bei einer Dissektion ist bislang uneinheitlich. Aufgrund klinischer Studien kann aktuell nicht entschieden werden, ob eine Antikoagulation oder eine Thrombozytenfunktionshemmung zu bevorzugen ist. Für beide Strategien gibt es Argumente. In der Praxis wird am häufigsten zuerst antikoaguliert (unfraktioniertes Heparin) und dann überlappend auf eine orale Antikoagulation umgestellt. Die Dauer der Antikoagulation orientiert sich am lokalen Gefäßbefund und wird typischerweise für 3–6 Monate nach dem Akutereignis fortgeführt. Unter dieser Therapie ist die Rezidivwahrscheinlichkeit sehr niedrig, zudem kommt es bei mehr als 80% der Fälle zu einer kompletten Rekanalisation des betroffenen Gefäßes. Eine zusätzliche Behandlung mit Statinen ist nicht sinnvoll.

Intrazerebrale Blutung

Die Sekundärprävention nach einer intrazerebralen Blutung richtet sich nach deren Ursache. Eine arterielle Hypertonie muss konsequent behandelt, die Indikation zu einer oralen Antikoagulation sehr kritisch überprüft und arteriovenöse Malformationen geeignet behandelt werden. Bei einer zerebralen Amyloidangiopathie ergeben sich keine spezifischen prophylaktischen Empfehlungen. Thrombozytenaggregationshemmer sollten in der Regel abgesetzt bzw. nicht eingenommen werden.

Subarachnoidalblutung

In den ersten 4 Wochen nach einer Aneurysmaruptur kommt es in ca. 40% zu einer zweiten Ruptur, wenn die Blutungsquelle nicht ausgeschaltet wird. Daher ist es wichtig, das Aneurysma innerhalb der ersten 72 Stunden nach der Blutung zu verschließen, bevor die sog. Vasospasmen einsetzen. Als Verfahren für die Aneurysmaausschaltung stehen das endovaskuläre Coiling (Katherangiografie mit Einbringung von Platinspiralen in den Aneurysmasack, ➤ Abb. 5.28) und das mikrochirurgische Clipping (Trepanation und operative Ausschaltung des Aneurysmas) zur Verfügung. Welches Verfahren zum Einsatz kommt, hängt von Lage, Größe und Form des Aneurysmas und vom Zustand des Patienten ab. Diese Frage wird individuell und interdisziplinär geklärt (Neuroradiologie, Neurochirurgie).

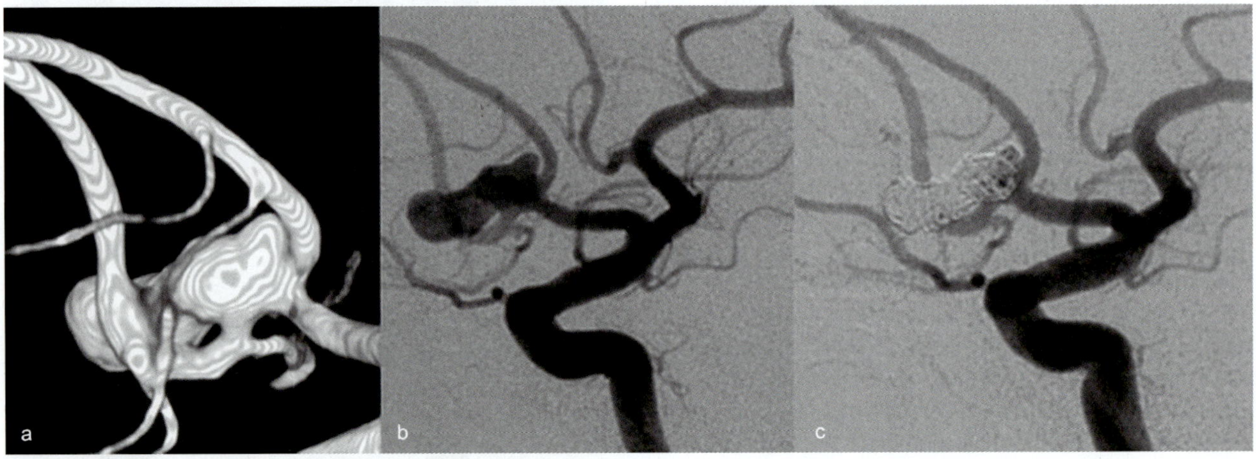

Abb. 5.28 Behandlung eines Aneurysmas. a, b Rupturiertes Aneurysma der A. communicans anterior. **c** Verschluss des Aneurysmas durch endovaskuläres Coiling.

KAPITEL

6

Erich Schmutzhardt, Gabriele Arendt, Eva Schielke, Matthias Sitzer

Infektionskrankheiten des zentralen und peripheren Nervensystems

Zur Orientierung

Grundsätzlich kann jeder humanpathogene Erreger das zentrale Nervensystem, das periphere Nervensystem, eventuell die zu- und abführenden Blutgefäße und die Muskulatur befallen. Ein solcher Erreger, der eine Infektion des Nervensystems auslöst, muss allerdings imstande sein, die natürlichen Barrieren, d.h. die Blut-Hirn-Schranke und die Abwehrmechanismen des Wirts, zu überwinden. Hat er das geschafft und breitet er sich dann hämatogen, per continuitatem (aus benachbarten, parameningealen Strukturen) oder neurogen aus, hängt es von seiner Generationszeit und der Immunantwort des Organismus ab, ob die Infektion perakut, akut, subakut oder chronisch verläuft. Differenzialdiagnostisch sind die erregerassoziierten, immunmediierten entzündlichen Erkrankungen des Nervensystems zu beachten (> Kap. 7) – und in Einzelfällen können auch durch Erreger produzierte Toxine potenziell lebensbedrohliche Erkrankungen des Nervensystems verursachen (z.B. Tetanus und Botulismus).

Prüfungsschwerpunkte

+++ Leitsymptome der Meningitis und Enzephalitis; Abfolge der dringlichen Akutdiagnostik
++ häufigste bakterielle und virale Erreger sowie erregerspezifische Prädispositionsfaktoren
+ Prinzipien der empirischen Therapie in Abhängigkeit von Prädispositionsfaktoren und Liquorbefund

6.1 Syndrome und (Leit-)Symptome

Erich Schmutzhard

Syndrome

Eine exakte neurologische Untersuchung erlaubt es in den meisten Fällen, Symptome und Syndrome zu erfassen (> Tab. 6.1), mit denen der Prozess neuroanatomisch zugeordnet werden kann. Eine gezielte Diagnostik ist damit oft leichter möglich.

Klinische Leitsymptome (klassische Trias)

Welche neurologischen Symptome bei einer erregerbedingten Infektion im Nervensystem auftreten, hängt davon ab, wo sie stattfindet (> Tab. 6.1), wie akut sie ist und wie ausgedehnt: Bei einer eitrigen Meningitis sind die Symptome fulminant und wesentlich schwerer ausgeprägt als bei einer viralen Meningitis; ein chronischer Infektionsprozess des Hirnparenchyms verläuft oft hochgradig unspezifisch, eine akute Enzephalitis kann sich innerhalb von Stunden zu einem dramatischen und potenziell lebensbedrohlichen Prozess entwickeln.

Tab. 6.1 Klinisch-neurologische Syndrome und Symptome, die eine neuroanatomische Zuordnung ermöglichen.

Lokalisation	Syndrom	Neurologische Hauptsymptome
Zentrales Nervensystem		
Meningen	• Meningitis • sub- oder epidurales Empyem	• Kopfschmerzen, Erbrechen, Fotophobie • bei Hirndruck: Bewusstseinstrübung • Herdsymptomatik
Hirnparenchym, diffus	Enzephalitis	• Bewusstseinsstörung • zerebrale Krampfanfälle (üblicherweise generalisiert) • multifokale Herdsymptomatik
Hirnparenchym, fokal	• Enzephalitis • Zerebritis • septische Herdenzephalitis • Abszess	• Herdsymptomatik (z.B. zentrale Paresen, positive Pyramidenbahnzeichen, kognitive Störungen, Aphasien, Sensibilitätsstörungen) • zerebrale Krampfanfälle (häufig fokal oder fokal beginnend, sekundär generalisiert)
Hirnstamm (hintere Schädelgrube)	• Hirnstammenzephalitis • Zerebellitis	• opto- und pupillomotorische Störung • nukleäre Hirnnervenläsionen • Dysarthrie • beidseitige Pyramidenbahnläsionen, Tetraparese • Bewusstseinsstörung • Ateminsuffizienz, andere vegetative Symptome
Rückenmark	• Myelitis • paraspinales Empyem/Abszess	Querschnittssymptomatik: Brown-Séquard-Symptomatik bei einem intramedullären Prozess; extramedulläre Symptomatik bei paraspinalem (sub- oder epiduralem) Empyem/Abszess
hirnzuführende Gefäße	Arteriitis	plötzliche Herdsymptomatik entsprechend dem betroffenen Gefäßterritorium
hirnabführende Gefäße	septische Sinus-Venen-Thrombose	• Kopfschmerzen • zerebrale Krampfanfälle • rasch sich entwickelnder Hirndruck • fokale Herdsymptomatik
Peripheres Nervensystem		
spinale Wurzeln	Radikulitis	schlaffe Paresen (Myotomzuordnung), Hypo-, Areflexie; negative Pyramidenbahnzeichen, Sensibilitätsstörung (Dermatomzuordnung)
Plexus	Plexusneuritis	schlaffe Paresen und Sensibilitätsstörungen entsprechen dem Versorgungsgebiet
periphere Nerven	Neuritis	schlaffe Paresen und Sensibilitätsstörungen entsprechend dem Versorgungsgebiet
neuromuskulärer Übergang	myasthenes Syndrom	schlaffe Paresen, tageszeitliche Verstärkung; keine Sensibilitätsstörung
quergestreifte Muskulatur	Myositis	schlaffe Paresen, Schmerz- und Druckempfindlichkeit der betroffenen Muskulatur, keine Sensibilitätsstörung

Oft genug ist es jedoch schwierig, die akute von der chronischen und die bakterielle z.B. von der viralen Infektion des ZNS zu unterscheiden. Häufig ist dies erst anhand mikrobiologischer und virologischer Untersuchungen des Liquors möglich. Eine schnelle Diagnose ist jedoch entscheidend, um unnötige Antibiotikagaben zu vermeiden und Ansteckungen des Personals vorbeugen zu können.

Leitsymptome einer Meningitis Die klassische Trias umfasst Kopfschmerzen, Meningismus und hohes Fieber. Dazu kommen am Anfang häufig Übelkeit, Erbrechen, Lichtscheue und Lärmüberempfindlichkeit. Rasch kann eine eitrige Meningitis mit Verwirrtheit, Vigilanzstörung und epileptischen Anfällen einhergehen.

Die klassische Trias ist nur bei 70% der Meningitispatienten vollständig ausgeprägt, dagegen ist bei jedem Meningitispatienten zumindest eines dieser drei Symptome zu finden.

MERKE

Bei einer schweren, fortgeschrittenen akuten eitrigen Meningitis (mit begleitender Sepsis) findet sich gelegentlich eine Hypothermie!

Leitsymptome eines Hirnabszesses Auch beim Hirnabszess ist eine klassische Trias möglich, die aus Kopfschmerzen, hohem Fieber und fokalem herdneurologischem Defizit besteht. Sie ist weitgehend pathognomonisch für einen Hirnabszess bzw. ein sub-/epidurales Empyem oder eine Zerebritis, kommt aber beim Hirnabszess „nur" bei etwa der Hälfte der Patienten vor.

Meningeales Syndrom Das meningeale Syndrom ist gekennzeichnet durch Kopfschmerzen, Fotophobie, Phonophobie sowie ausgeprägte Resistenz beim passiven Nackenbeugen (= Meningismus) und fehlender Resistenz bei Rotation. Dieser Meningismus ist akzentuiert durch positive Kernig- und Brudzinski-Zeichen, im schwersten Fall bietet sich das Bild eines Opisthotonus (➤ Tab. 6.2). Ein meningeales Syndrom ist nicht spezifisch für eine bestimmte Form einer ZNS-Infektion.

Eitrige und virale Meningitis Eine Hirnnervenbeteiligung inkl. Hörstörungen, Bewusstseinsstörungen (Hirndruckentwicklung durch Hirnödem oder Hydrozephalus/Pyozephalus), Hautveränderungen und Zeichen der systemischen Infektion (Sepsis bis septischer Schock) sind bei der eitrigen Meningitis wesentlich häufiger als bei viraler Meningitis/Enzephalitis.

Tab. 6.2 Charakteristische Symptome bei meningealem Syndrom.

Kopfschmerzen
Fotophobie
Phonophobie
Nackensteifigkeit bis zum Opisthotonus
positives Lasègue-Zeichen
positives Brudzinski-Zeichen
vegetative Störungen
Hyperpathie der Haut

FALLBEISPIEL

Ein 35-jähriger, bisher gesunder Mann leidet seit 2 Tagen an einem „grippalen Infekt" mit Glieder- und Gelenkschmerzen, Kopfschmerzen und Fieber bis 39 °C. Er stellt sich mit immer stärker werdenden Kopfschmerzen in der Notaufnahme vor.

Der klinisch-neurologische Befund ist mit Ausnahme eines mittelgradigen Meningismus unauffällig. Blutbild, CRP und die kraniale CT zeigen keine Besonderheiten. Der anschließend durch eine Lumbalpunktion gewonnene Liquor ist farblos klar, zeigt aber eine lymphomonozytäre Zellzahlvermehrung von 58 Zellen/µl bei normalem Eiweiß- und Glukosegehalt. Diagnostiziert wird eine virale Meningitis. Die Kopfschmerzen bessern sich auf die Gabe von 3 × 50 mg/d Diclofenac.

FALLBEISPIEL

Eine 68-jährige Patientin mit insulinpflichtigem Diabetes mellitus leidet seit einer Woche an heftigen Ohrenschmerzen und einer Hörminderung rechts. Seit ca. 4 Stunden hat sie heftige Kopfschmerzen und wird vom Notarzt in die Notaufnahme gebracht.

Bei der Einlieferung ist die Patientin somnolent. Es fällt ein Herpes labialis auf, bei der klinisch-neurologischen Untersuchung ist ein schwerer Meningismus nachzuweisen, die Körpertemperatur liegt bei 39 °C. Laborchemisch finden sich eine Leukozytose, eine CRP-Erhöhung und eine Hyperglykämie. Die kraniale CT zeigt keine Besonderheiten. Der anschließend gewonnene Liquor ist trüb, zeigt eine granulozytäre Zellzahlvermehrung von 1.830 Zellen/µl, eine hohe Eiweiß- und Laktatkonzentration und einen auf 30% des Serumwerts relativ erniedrigten Glukosegehalt. Diagnostiziert wird eine bakterielle Meningitis, vermutlich durch Pneumokokken. Die Patientin erhält sofort Dexamethason und Ceftriaxon i.v. Eine Stunde später meldet das Liquorlabor „grampositive Kokken".

6.2 Klinisches Management

Erich Schmutzhard

6.2.1 Voraussetzungen

Erregerbedingte Erkrankungen des Nervensystems erfordern ein quervernetztes diagnostisches Denken, die typischen neurologischen Symptome werden häufig durch systemische Infektionszeichen (z.B. Fieber, Tachykardie, schweres Krankheitsgefühl, Hautveränderungen) ergänzt und erlauben in der Zusammenschau und gemeinsam mit wesentlichen anamnestischen Hinweisen eine differenzialdiagnostische Eingrenzung, bei der es oft genug erforderlich ist, dass sie rasch und korrekt durchgeführt wird.

Erreger Im Hinblick auf den Erreger sind die Epidemiologie und seine regionale Resistenzsituation genauso wichtig wie die jeweilige Virulenz. Berücksichtigt man den natürlichen Verlauf der Erkrankung und die klinisch-neurologische Präsentation, können die wichtigsten diagnostischen Verfahren – insbesondere bildgebende Verfahren und Lumbalpunktion – gezielt eingesetzt werden.

Immunkompetenz Die Immunkompetenz des Wirtes trägt wesentlich dazu bei, welche Erreger in welcher Akuität welche neurologischen Symptome verursachen (> Tab. 6.3). Diese sog. prädisponierenden Faktoren müssen daher bekannt sein bzw. berücksichtigt werden, um die gezielte differenzialdiagnostische Abklärung zu erleichtern (z.B. eine Hirnbiopsie bei Verdacht auf progressive multifokale Leukenzephalopathie) bzw. die akut lebensrettende semiempirische antimikrobielle Therapie einzuleiten (z.B. bei Pneumokokkenmeningitis).

6.2.2 Vorgehen

Bei Verdacht auf eine akute Infektionskrankheit des ZNS steht die Sicherung der Vitalfunktionen an erster Stelle (> Abb. 6.1). Die Anamnese gibt erste Hinweise auf die Ursachen der Infektion bzw. die Art der ZNS-Infektion. Für die Akutdiagnostik sind dann Blutkulturen, ein Schädel-CT und eine Lumbalpunktion wesentlich (> Abb. 6.1). Besteht jedoch der klinische Verdacht auf eine bakterielle Meningitis, ist eine durch die Erstellung des Schädel-CT bedingte Verzögerung unter allen Umständen zu vermeiden: Die Behandlung mit empirisch ausgewählten Antibiotika muss so schnell wie möglich beginnen, und bei Verdacht auf eine Pneumokokkenätiologie muss dieser Therapie die Applikation von 10 mg Dexamethason i.v. vorausgehen (> Kap. 6.3).

Anamnese

Ein Patient mit einer Meningitis gibt typischerweise die Trias von Kopfschmerzen und Fieber, assoziiert mit unterschiedlich ausgeprägtem meningealem Syndrom, an. Bei **viraler Meningitis** berichten die Patienten über innerhalb von Stunden bis Tagen in der Intensität sich verstärkende Kopfschmerzen, häufig mit „grippalen Infektzeichen" (Gliederschmerzen, Gelenkschmerzen, Infekt des oberen Respirationstrakts) assoziiert oder einer typischen Viruserkrankung (z.B. Masern, Mumps) nachfolgend. Eine **bakterielle Meningitis** beginnt in den meisten Fällen akut, gelegentlich perakut. Einer Meningokokkenmeningitis vorausgehend wird fast regelhaft ein Infekt des oberen Respirationstrakts (Pharyngitis, Rhinitis) angegeben. Die Patienten sind typischerweise im Kleinkindes- oder Jugendlichen-/jungen Erwachsenenalter. Prädisponierende Faktoren

Tab. 6.3 Wirtsbedingte prädisponierende Faktoren für eine Infektionskrankheit des Nervensystems.

Immuninkompetente Wirte (prädisponiert für opportunistische Infektionen)	Weitgehende Immunkompetenz
• unzureichende T-Zell- oder Monozytenfunktion (z.B. HIV/AIDS) • unzureichende Granulozytenfunktion (Neutropenie) bei immunsuppressiver Therapie bzw. Posttransplantation • Immunglobulindefizienz • angeborene Komplementdefizienz (Meningokokken A) • Splenektomie (Pneumokokken – Sepsissyndrom)	• Zustand nach Schädel-Hirn-Trauma, Liquorleck • paranasale/parameningeale Infektionen (Sinusitis, Otitis, Mastoiditis) • Pneumonie • Diabetes mellitus • chronische Alkoholkrankheit • Leberzirrhose • Sichelzellerkrankung

für eine **Pneumokokkenmeningitis** sind neben hohem Alter, Diabetes mellitus und Alkoholkrankheit typischerweise parameningeale Infektionen wie Sinusitis, Otitis media, Mastoiditis sowie (im jüngeren und jungen Erwachsenenalter) ein vorausgegangenes Schädel-Hirn-Trauma mit Schädelbasisfraktur und nachfolgendem Liquorleck.

Die **Prodromalsymptome** einer bakteriellen Meningitis sind typischerweise akut, die Kopfschmerzen setzen innerhalb von wenigen Stunden mit noch nie da gewesener Intensität ein und sind regelhaft mit deutlich erhöhten Körpertemperaturen (> 38,5 °C) vergesellschaftet.

Im sehr hohen Alter, im weit fortgeschrittenen Akutstadium, bei Neugeborenen und bei massiv immunologisch kompromittierten Menschen kann zum akuten initialen Zeitpunkt das Fieber völlig fehlen oder sogar eine Hypothermie bestehen. Patienten mit einer viralen Meningitis fühlen sich subjektiv gering bis mäßig stark beeinträchtigt, Patienten mit einer bakteriellen Meningitis sind subjektiv und objektiv schwer krank, eine bakterielle Meningitis ist bei bis zu 50% mit den klinischen Symptomen eines Sepsissyndroms, bis hin zum Multiorganversagen, vergesellschaftet.

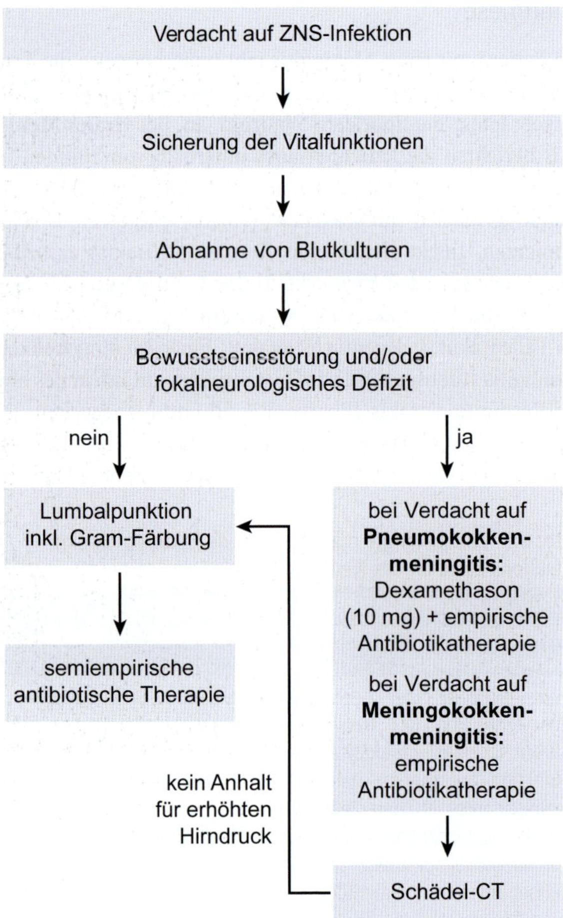

Abb. 6.1 Vorgehen bei Verdacht auf bakterielle Infektion des ZNS.

Klinisch-neurologische Untersuchung

Patienten mit einer akuten ZNS-Infektion haben häufig Kopfschmerzen und Fieber. Oft sind sie hierdurch schwer beeinträchtigt. Bei der Untersuchung ist auf Hautveränderungen zu achten (z.B. als Hinweis auf eine Meningokokkenmeningitis, s.u.), wesentlich ist die Beurteilung, ob Bewusstseinsstörungen, fokal-neurologische Herdsymptome oder Zeichen eines meningealen Syndroms vorliegen. Kopfschmerzen, Fieber und meningeales Syndrom sind die klassischen Befunde einer bakteriellen Meningitis. Werden Kopfschmerzen und Fieber dagegen von fokal-neurologischen Herdsymptomen und evtl. Krampfanfällen begleitet und ist in der Anamnese noch eine Sinusitis bekannt, spricht viel für einen Hirnabszess. Allerdings sind dies die typischen Fälle, bei der Meningitis kann das meningeale Syndrom fehlen oder beim Hirnabszess das fokale neurologische Defizit; der Hirnabszess kann zudem von einer Meningitis begleitet werden, eine ZNS-Listeriose kann eine bakterielle Meningitis imitieren.

MERKE
Die rein klinische Symptomatik kann also täuschen, selbst wenn sie zunächst eindeutig erscheint.

Bildgebung

Bei jedem Patienten mit einer ZNS-Infektion muss eine bildgebende Untersuchung durchgeführt werden. Bei Verdacht auf eine bakterielle Meningitis ist eine Schädel-CT mit Knochenfenster, bei Verdacht auf eine virale Meningoenzephalitis/Enzephalitis eine Magnetresonanztomografie indiziert. Mögliche Befunde, die dabei in der Schädel-CT nachgewiesen werden können, sind in ➤ Tab. 6.4 dargestellt.

Tab. 6.4 Mögliche bildgebende Befunde bei Patienten mit ZNS-Infektion.

Befund	Mögliche Ursachen	Bildgebung
Hirnschwellung (Hirnödem)	Hirnvolumenzunahme bei Sinusthrombose bzw. innerer Hirnvenenthrombose	➤ Abb. 6.2
Hydrozephalus/Pyozephalus		
Infarkte	Vaskulitis	
intrazerebrale Blutung	Stauungsblutung bei Venenthrombose bzw. Sinusthrombose; Blutung bei Verbrauchskoagulopathie, hämorrhagisch transformierter Infarkt bei Vaskulitis	
Ventrikulitis		➤ Abb. 6.3
Zerebritis, Hirnabszess	Schädel-Hirn-Trauma	➤ Abb. 6.4

Tab. 6.4 Mögliche bildgebende Befunde bei Patienten mit ZNS-Infektion. (Forts.)

Befund	Mögliche Ursachen	Bildgebung
subdurales Empyem	Sinusitis	➤ Abb. 6.5
epidurales Empyem	Sinusitis	➤ Abb. 6.6
parameningealer Infektionsfokus	Sinusitis, Mastoiditis	
intrakranielle freie Luft	Liquorleck (Z.n. Schädel-Hirn-Trauma mit Schädelbasisfraktur in der Anamnese)	➤ Abb. 6.7
meningeale und/oder ependymale Kontrastmittelaufnahme	Pneumokokkenmeningitis	➤ Abb. 6.8
ependymale Kontrastmittelaufnahme	Ventrikulitis	➤ Abb. 6.3, ➤ Abb. 6.9

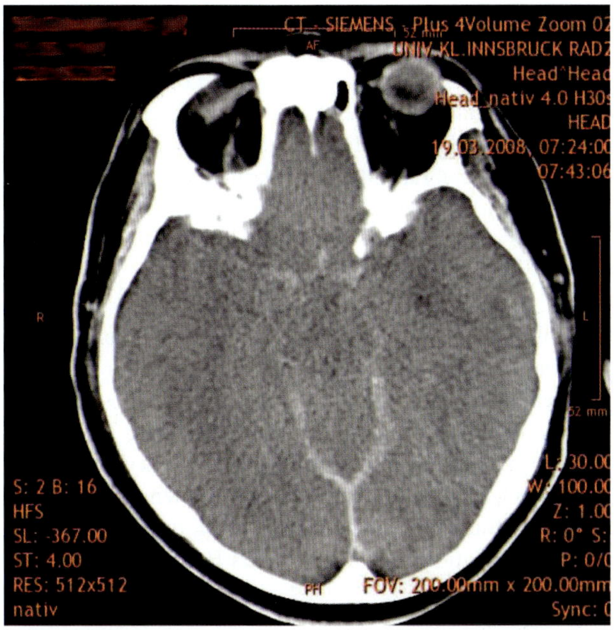

Abb. 6.2 Diffuses Hirnödem bei akuter Pneumokokkenmeningitis.

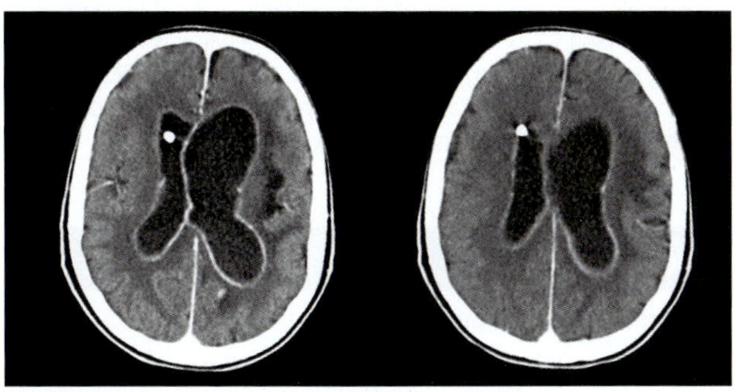

Abb. 6.3 Ependymale Kontrastmittelanreicherung bei Ventrikulitis.

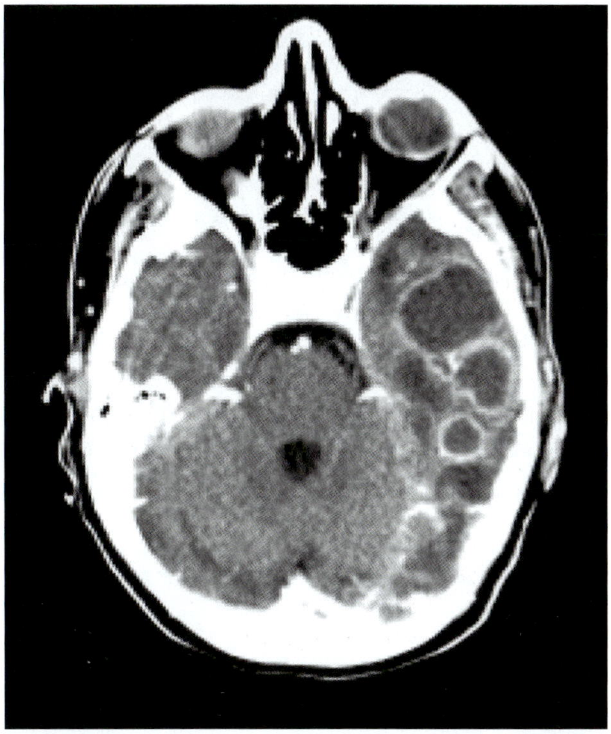

Abb. 6.4 Gekammerte und multiple Hirnabszesse links temporal, Z.n. Schädel-Hirn-Trauma.

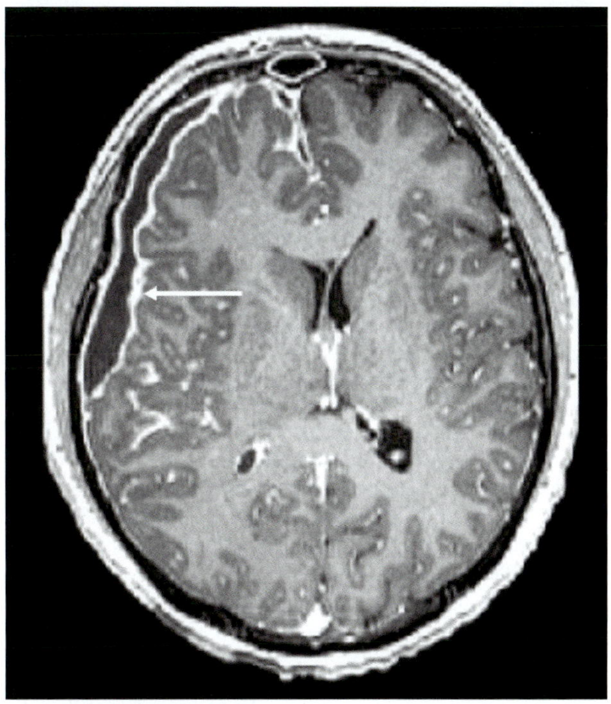

Abb. 6.5 Subdurales Empyem über der rechten vorderen Hemisphäre (Pfeil), ausgehend von einer Sinusitis frontalis. Die Raumforderung des Empyems hat zur zerebralen Mittellinienverschiebung geführt.

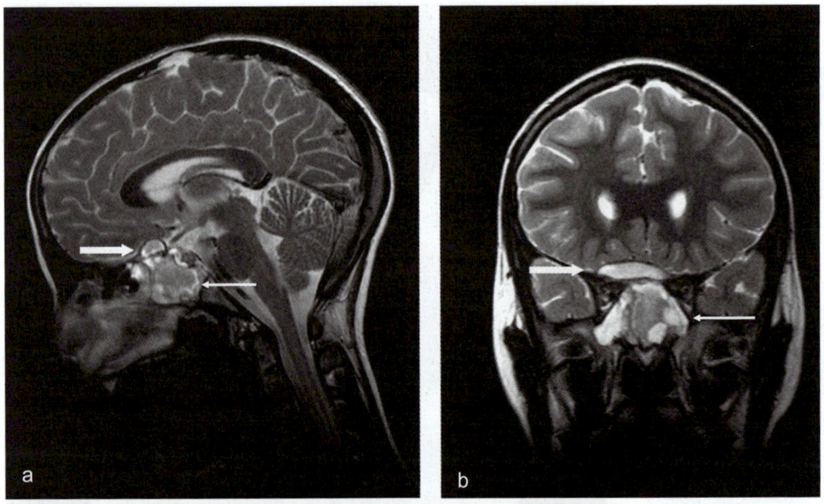

Abb. 6.6 Epidurales Empyem an der Schädelbasis (dicker Pfeil), ausgehend von einer Sinusitis sphenoidalis (dünner Pfeil). **a** Sagittaler Schnitt. **b** Frontaler Schnitt.

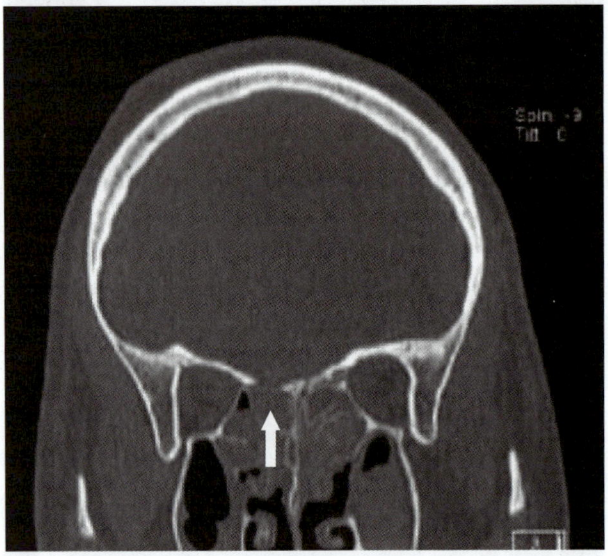

Abb. 6.7 Liquorleck nach Schädel-Hirn-Trauma mit Schädelbasisfraktur in der Anamnese; aufsteigende Meningitis bei Pneumokokkensinusitis; Pfeil = frontobasale Knochenlücke.

MERKE

Grundsätzlich ist bei jedem Patienten mit Kopfschmerzen, Fieber und den klinischen Zeichen einer intrakraniellen Raumforderung (Hirndrucksymptomatik, neurologische Herdsymptomatik – oft auch nur gering ausgeprägt!) vor der Entscheidung zu einer Lumbalpunktion eine zerebrale CT oder MRT, wenn möglich, mit intravenöser Kontrastmittelgabe, durchzuführen.

Laboruntersuchungen

Eine präzise Anamneseerhebung erlaubt in vielen Fällen die korrekte initiale Labordiagnostik. Die typischen klinischen Zeichen einer bakteriellen Infektion werden im weißen Blutbild von einer Leukozytose begleitet, im Differenzialblutbild zeigt sich eine Linksverschiebung, die Akute-Phase-Proteine wie C-reaktives Protein und Procalcitonin sind in den ersten Tagen mäßig bis deutlich erhöht. Eine begleitende Sepsis manifestiert sich durch das labormäßig zu erhärtende Multiorganversagen (z.B. pathologische Gerinnung, pathologische Leberfunktionsparameter, Nierenparameter). Bei gezielter Fragestellung (z.B. Helminthose des ZNS) ist ein Differenzialblutbild mit Eosinophilie wegweisend, ein Blutausstrich hilft die von einer schweren Enzephalitis klinisch kaum oder nicht zu differenzierende zerebrale Malaria (Plasmodium falciparum im Blutausstrich) zu diagnostizieren (➤ Abb. 6.10).

Liquoruntersuchung

Der goldene Standard, um eine bakterielle Infektion des ZNS nachzuweisen, ist die Lumbalpunktion. Sie muss schnellstmöglich durchgeführt werden – jeder Zeitverlust verschlechtert die Prognose, insbesondere bei bakterieller Meningitis, aber auch bei viraler Enzephalitis (vor allem Herpes-simplex-Typ-1-Enzephalitis). Trotz der gebotenen Eile gelten jedoch bestimmte Vorsichtsmaßnahmen, um eine transtentorielle Herniation oder Ruptur eines Hirnabszesses zu vermeiden.

MERKE

Eine qualitative oder quantitative Bewusstseinsstörung und/oder ein fokal neurologisches Defizit verbieten eine Lumbalpunktion ohne vorausgehende zerebrale Bildgebung (CT oder MRT). Desgleichen muss, insbesondere bei Patienten im Sepsissyndrom, ausgeschlossen werden, dass eine Gerinnungsstörung vorliegt.

Zur Vertiefung

Technik der Lumbalpunktion

Die Lumbalpunktion dient der Gewinnung von Liquor cerebrospinalis und der Messung des Liquordrucks. Eine „LP" ist sowohl bei sitzendem Patienten als auch in Seitenlage möglich. Nach Aufklärung des Patienten, lokaler Hautdesinfektion, ggf. auch vorheriger lokaler Rasur, wird eine sterile, mit Mandrin gefüllte Hohlnadel zwischen 2 Dornfortsätzen der Höhe LWK 3/4, LWK 4/5 oder LWK 5/SWK 1 in Richtung Dura mater spinalis vorgeschoben. Der vorherigen palpatorischen Höhenorientierung dienen neben den Processus spinosi auch

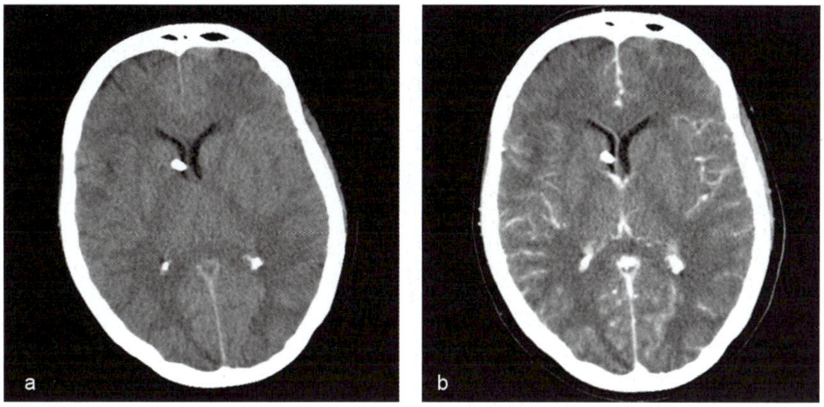

Abb. 6.8 Meningeale, geringer auch ependymale Kontrastmittelaufnahme bei Pneumokokkenmeningitis mit Pyozephalus; externe Liquordrainage. **a** Ohne Kontrastmittelapplikation. **b** Nach Kontrastmittelapplikation.

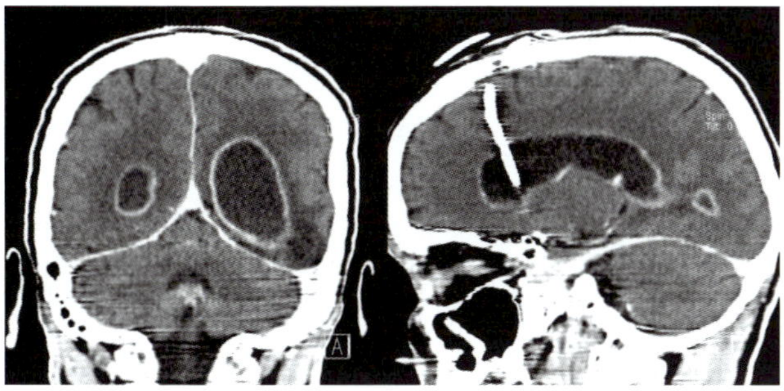

Abb. 6.9 Ependymale Kontrastmittelaufnahme bei Ventrikeldrain-assoziierter Ventrikulitis.

die Beckenkämme, deren höchste Punkte meistens der Höhe LWK 4/5 entsprechen (➤ Abb. 6.11a). Die Punktionsrichtung der Nadel verläuft dann parallel zu den Dornfortsätzen, d.h. leicht nach kranial ansteigend (➤ Abb. 6.11b). Die Perforation der Dura wird meistens durch ein plötzliches Nachlassen des Punktionswiderstands spürbar. Durch Ziehen des Mandrins prüft man, ob Liquor abtropft. Falls nicht, wird die mandringefüllte Nadel vorsichtig weiter vorgeschoben und erneut geprüft. Beim ersten Abtropfen von Liquor wird mittels Steigrohr oder Manometer der „lumbale Öffnungsdruck" gemessen (Normalwert: 6–20 cmH_2O beim liegenden, 40–50 cmH_2O beim sitzenden Patienten). Im Normalfall ist der aus der Nadel in ein durchsichtiges Röhrchen abtropfende Liquor farblos und klar, wie Wasser. Trüber Liquor spricht für einen hohen Eiweißgehalt, z.B. bei eitriger Meningitis. Blutiger Liquor kann auf der Mitpunktion eines kleinen Gefäßes beruhen (iatrogen blutig) oder Ausdruck einer primären Subarachnoidalblutung sein. Nur im ersten Fall kann die Blutbeimischung mit der Menge des abtropfenden Liquors abnehmen („Drei- oder Fünfgläserprobe"). Häufig wird eine anschließende Zentrifugation des Liquors die Ursache der Blutbeimengung klären (Liquor-Xanthochromie [➤ Kap. 5.3.1]).

Die Liquoruntersuchung umfasst folgende Parameter:

- makroskopische Beurteilung des Liquors (wasserklar, trüb, blutig), ➤ Abb. 6.12
- mikroskopische Beurteilung des Liquors: Zellzahl und Zellart
- Liquorglukose
- Liquoreiweiß

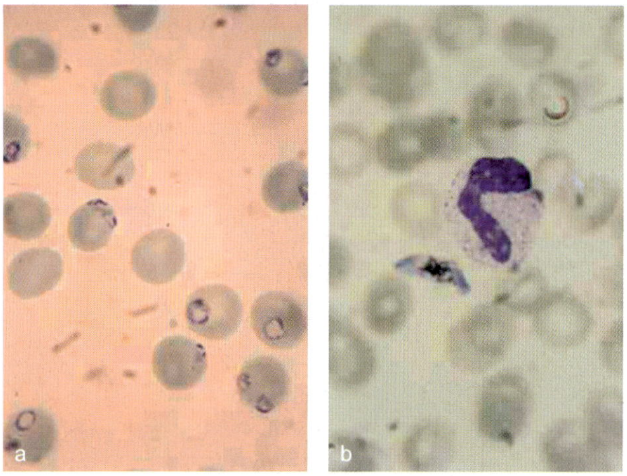

Abb. 6.10 Zerebrale Malaria. a Blutausstrich mit zum Teil multiplen intraerythrozytären Ringformen von Plasmodium falciparum. **b** Gametozyt von Plasmodium falciparum.

- Liquorlaktat
- Gram-Färbung (➤ Abb. 6.13)
- mikrobiologische Aufarbeitung (Kultur, PCR)

Typische Liquorparameter in der Diagnostik der bakteriellen Meningitis und in ihrem Verlauf sind in ➤ Tab. 6.5 dargestellt. Im Gegensatz zur bakteriellen Meningitis zeigt der Liquor eines Patienten mit viraler Meningitis/Meningoenzephalitis eine wesentlich geringere Zellzahlerhöhung, ein überwiegendes monozytäres (lymphozytäres) Zellbild, eine mäßige bis deutliche Eiweißerhöhung, einen normalen Liquorzucker und ein normales Liquorlaktat. Die Gram-Färbung ist bei viraler Meningoenzephalitis negativ.

MERKE

Die Diagnose der bakteriellen Meningitis wird durch den Erregernachweis im Liquor gesichert:

- mikroskopisch mittels Gram-Färbung oder Methylen-Blaufärbung
- bakteriologisch mittels Kultur
- im Einzelfall durch den Nachweis bakterieller DNA (PCR)

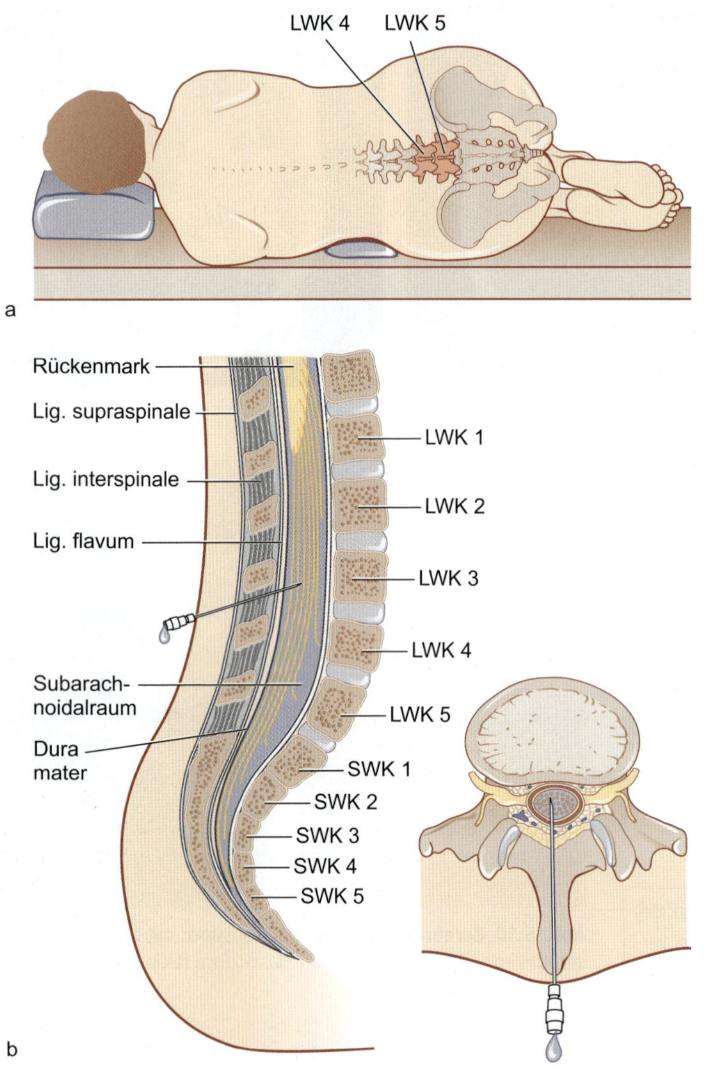

Abb. 6.11 Technik der Lumbalpunktion. **a** Orientierung am liegenden Patienten zur Lumbalpunktion. **b** Anatomische Verhältnisse bei der Lumbalpunktion.

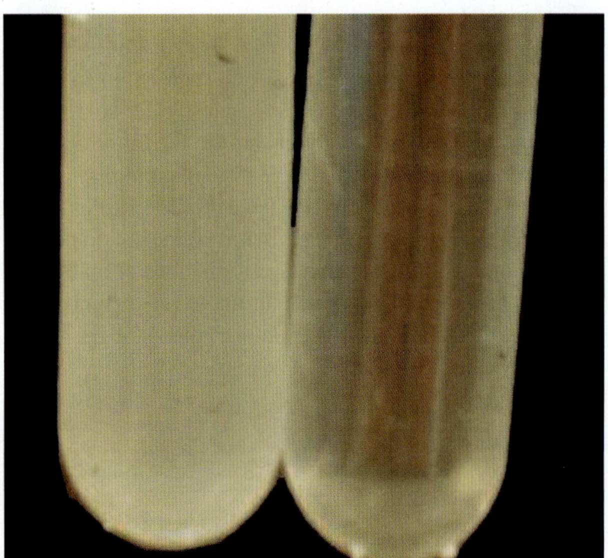

Abb. 6.12 Trüber Liquor (linkes Röhrchen) im Vergleich zu wasserklarem Liquor.

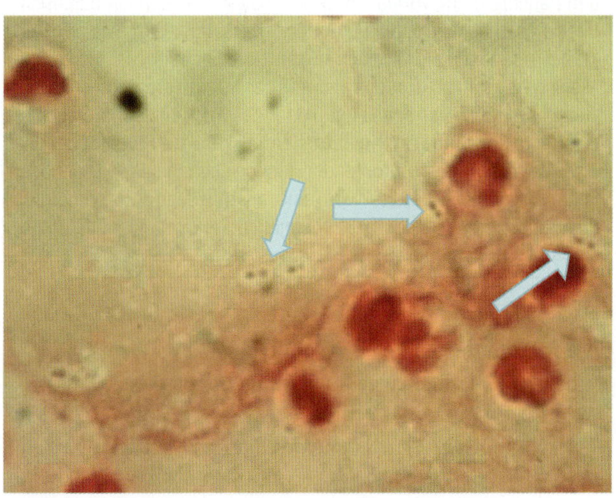

Abb. 6.13 Gram-Färbung des Liquor cerebrospinalis. Grampositive Kokken mit Schleimkapsel (Streptococcus pneumoniae).

Tab. 6.5 Liquorparameter, die für die Diagnostik der bakteriellen Meningitis wesentlich sind.

Parameter	Akute Phase	Proliferationsphase (subakut)	Reparationsphase	Normalbefund zum Vergleich
Transparenz	eitrig trüb	trüb bis klar	klar	farblos, klar
Zellzahl	zu Beginn evtl. 300/µl, rasch > 1.000/µl	> 100/µl	30–90/µl	< 5/µl
Zellbild	überwiegend segmentkernige neutrophile Granulozyten, auch monozytäre und histioretikuläre Zellen, selten lymphozytäre Zellen	Abfall der segmentkernigen Granulozyten, Anstieg der monozytären und lymphozytären Zellen, einzelne Plasmazellen	gemischtzellig, lymphozytäre Zellen	zwei Drittel Lymphozyten, ein Drittel Monozyten
Eiweiß	> 100 mg/dl	ca. 100 mg/dl	normal	20–45 mg/dl
Glukose	< 40 mg/dl	Normalisierung	normal	45–75 mg/dl
Verhältnis Liquor- zu Serumglukose	< 0,4	> 0,4	normal	> 0,5
Laktat	> 3,8 mmol/l	Normalisierung	normal	1,2–2,1 mmol/l

6.3 Infektionen durch Bakterien

Erich Schmutzhard

6.3.1 Eitrige Meningitis

Klinik

Die **klassische Trias** (Kopfschmerzen, Fieber, meningeales Syndrom) ist häufig assoziiert mit einer qualitativen oder quantitativen Bewusstseinsstörung. Sie wird bei ca. 70% der Patienten mit einer gesicherten bakteriellen Meningitis gesehen, es gibt jedoch keinen Meningitispatienten, bei dem nicht zumindest eines dieser Symptome beobachtet werden kann.

Vorgehen

Auf den Punkt gebracht

Meningitis als Notfall

Eine eitrige Hirnhautentzündung ist ein akuter neurologischer Notfall. Leider wird präklinisch, aber auch im Krankenhaus immer wieder sehr viel Zeit für die Diagnostik verloren. Eine Meningokokkenmeningitis kann aber mit einer Sepsis bzw. eine Pneumokokkenmeningitis mit einem „pneumococcal-overwhelming"-Sepsissyndrom (OPSS) assoziiert sein und innerhalb von Stunden zum Tod führen.

Am Anfang stehen die Anamnese (Kopfschmerzen, Fieberbeginn, Hinweis auf Lähmungen oder Bewusstseinsveränderungen, prädisponierende Faktoren), die neurologische Beurteilung und die Inspektion der Haut (➤ Abb. 6.14). Ebenfalls zu Beginn sind die Vitalparameter zu kontrollieren und ein venöser Zugang sicherzustellen.

FALLBEISPIEL

Ein 28-jähriger Patient klagt nach einem moderaten Schädel-Hirn-Trauma über eine rezidivierende „Rhinitis", d.h. intermittierendes Nasentropfen ohne assoziierte Zeichen eines akuten grippalen Infekts bzw. einer Rhinitis. Im darauffolgenden Winter sucht der Patient wegen sich verstärkender Ohrenschmerzen den Hausarzt auf, der die Verdachtsdiagnose einer Otitis media stellt und den Patienten an einen niedergelassenen HNO-Facharzt überweist. Der Patient nimmt den Überweisungsauftrag nicht unverzüglich wahr. Bereits 2 Tage später bekommt er jedoch hohes Fieber und heftige Kopfschmerzen, letztlich Erbrechen und Nackensteifigkeit. Der neuerlich zugezogene Hausarzt stellt die Verdachtsdiagnose einer möglicherweise von der Otitis media (Mastoiditis?) fortgeleiteten bakteriellen Meningitis; aufgrund der Traumaanamnese und des begründeten Verdachts einer parameningealen Infektion vermutet er eine Pneumokokkenätiologie. Noch vor Überweisung in die Notaufnahme des ca. 60 Minuten entfernten Klinikums entnimmt der Allgemeinmediziner eine Blutkultur und appliziert 10 mg Dexamethason sowie 2 g (eine gewichtsadaptierte Dosis) eines Cephalosporins der 3. Generation. Der somnolente Patient wird auf der neurologischen Intensivstation aufgenommen, nach Kreislaufstabilisierung wird eine CT-Untersuchung durchgeführt, in der sich sowohl eine Otitis media als auch eine Sinusitis maxillaris und frontalis (ipsilateral) zeigt. Die bereits vom Hausarzt initiierte Dexamethason- und Drittgenerationscephalosporin-Therapie wird fortgesetzt, der Patient lumbalpunktiert (in der CT keine Raumforderung), aus dem Liquor cerebrospinalis wird ein Gram-Präparat angefertigt, in dem sich grampositive extrazellulär gelegene Diplokokken (= Pneumokokken) zeigen. Der HNO-Konsiliararzt entscheidet sich für die operative Sanierung der Sinusitis und für eine Parazentese. Nach 4 Tagen wird die begleitende Dexamethasontherapie abgesetzt, die antibiotische Therapie für insgesamt 2 Wochen fortgesetzt. Der Verlauf ist durch passagere transkraniell dopplersonografisch gemessene „Vasospasmen" (Flussgeschwindigkeitserhöhungen) kompliziert, die mit einer milden hypertensiven Therapie erfolgreich behandelt werden, d.h., es kommt zu keiner sekundären arteriellen zerebralen Ischämie. Nach insgesamt 2 Wochen wird der Patient kontrollpunktiert, bei saniertem Liquor cerebrospinalis wird die antibiotische Therapie abgesetzt und der Patient einem detaillierten Screening auf das Vorhandensein eines Liquorlecks unterzogen. Nach Darstellung desselben wird die Schädelbasis neurochirurgisch versorgt.

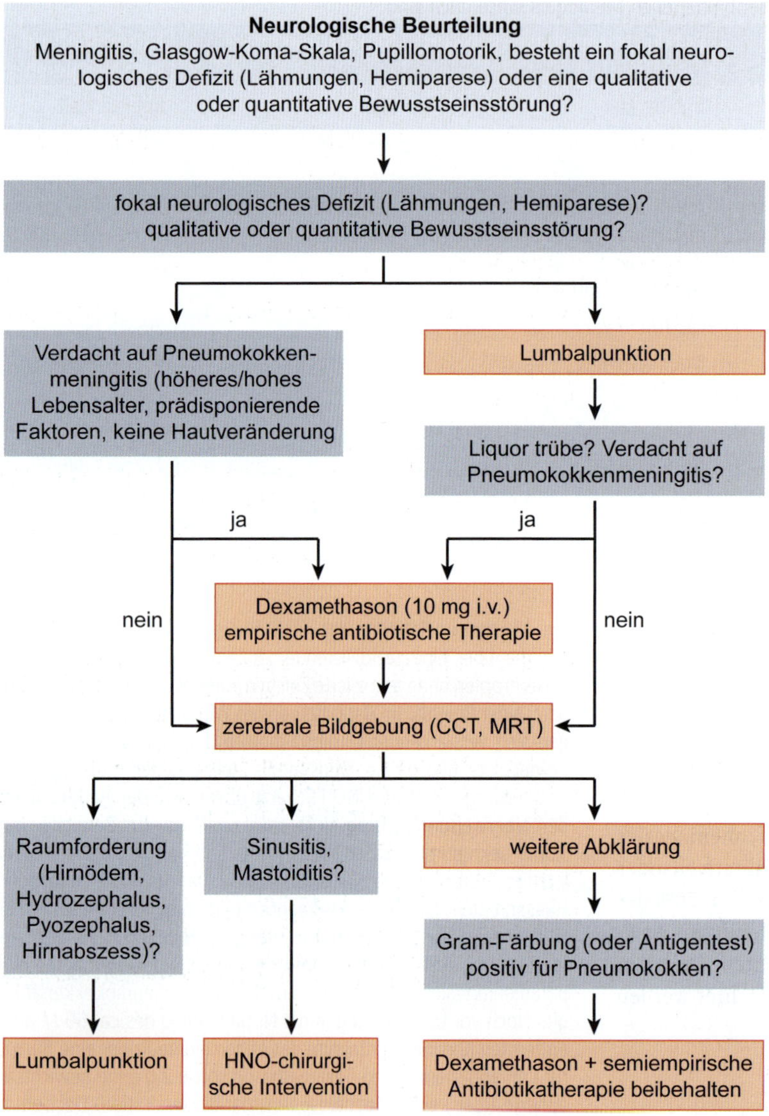

Abb. 6.14 Algorithmus bei Verdacht auf eine bakterielle Meningitis.

Hautinspektion Bei der Inspektion der Haut wird nach Zeichen einer Gerinnungsstörung und nach Hinweisen auf eine Meningokokkenmeningitis (➤ Abb. 6.15). gesucht. Dabei ist auch zu beachten, dass die häufigsten Erreger der bakteriellen Meningitis, Neisseria meningitidis und Streptococcus pneumoniae, besonders in der kalten Jahreszeit vorkommen. Bei warmem Wetter überwiegen eher Listerien, die besonders für Neugeborene oder alte Menschen gefährlich sind.

Antibiotische Therapie vor weiterer Diagnostik Ist eine kraniale CT notwendig oder liegen (klinische) Hinweise auf eine Gerinnungsstörung vor, müssen zuerst eine Blutkultur und eine Kultur der Rachenspülflüssigkeit abgenommen und eine unverzügliche antimikrobielle Chemotherapie eingeleitet werden (➤ Tab. 6.6). Ist die Meningitis möglicherweise durch Pneumokokken verursacht (prädisponierende Faktoren, z.B. Sinusitis, Otitis, Z.n. Schädel-Hirn-Trauma), ist vor der ersten Antibiotikagabe eine Dexamethasontherapie (10 mg i.v., dann alle 6 h für insgesamt 4 Tage) vorzuschalten. Bei eindeutigem klinischem Verdacht auf eine Meningokokkenmeningitis (Kinder, Jugendliche, Adoleszenten, typische Hautveränderungen) kann von einer vorgeschalteten Dexamethasontherapie Abstand genommen werden.

Kraniale CT Liegen eine neurologische Herdsymptomatik (auch, wenn sie nur sehr gering ausgeprägt ist) oder qualitative oder quantitative Bewusstseinsstörungen vor, muss vor der Lumbalpunktion unter allen Umständen eine kraniale CT durchgeführt werden, um raumfordernde intrakranielle Prozesse (Hirnödem, Hirnabszess) auszuschließen.

Liquorpunktion Typischerweise ist der Liquor trüb (➤ Abb. 6.12), sind die Zellzahl, Eiweiß und Laktat massiv erhöht (➤ Abb. 6.16) und ist das Verhältnis von Liquor- zu Serumglukose erheblich reduziert (➤ Tab. 6.5). Die definitive Diagnose wird durch den direkten Erregernachweis mittels Gram-Färbung, Kultur, PCR und – in einzelnen Fällen – „rapid diagnostic assays" gestellt.

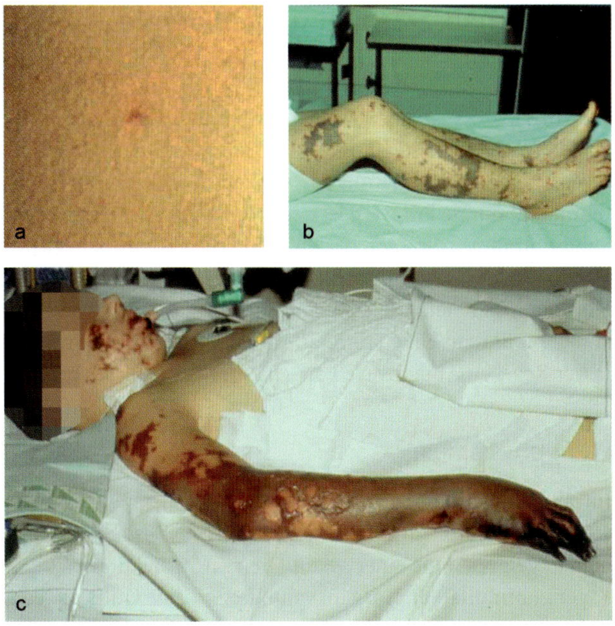

Abb. 6.15 Meningokokkenmeningitis. **a** Beginnende Petechien. **b** Multiple, z.T. konfluierende Petechien. **c** Meningokokkenmeningitis und Meningokokkensepsis mit Purpura fulminans (Waterhouse-Friderichsen-Syndrom).

Tab. 6.6 Empirische antibiotische Therapie bei bakterieller Meningitis (Alter gilt als Hinweis auf Erreger).

Alter	Antibiotische Therapie	Erreger
0–4 Wochen	Ampicillin + Cefotaxim	• Gruppe-B-Streptokokken • Escherichia coli • Listeria monocytogenes
4 Wochen bis 3 Monate	Ampicillin + Cefotaxim/Ceftriaxon	• Gruppe-B-Streptokokken • Escherichia coli • Listeria monocytogenes • Haemophilus influenzae
3 Monate bis 18 Jahre	Penicillin G oder Cefotaxim/Ceftriaxon	• Neisseria meningitidis • Streptococcus pneumoniae • Haemophilus influenzae Typ B
> 18 Jahre	Ampicillin + Cephalosporin der 3. Generation (Penicillin G bei Neisseria meningitidis)	• Streptococcus pneumoniae • Neisseria meningitidis • Listeria monocytogenes • gramnegative Stäbchen

Therapie

Besteht bei einem Patienten der klinische Verdacht auf eine bakterielle Meningitis, muss er notfallmäßig antibiotisch behandelt werden. Diese Therapie basiert auf epidemiologischen Parametern und ist am besten erregerorientiert; Adoleszenten (Verdacht auf Meningokokkenmeningitis) erhalten Penicillin G oder Ceftriaxon, ältere und alte Menschen bzw. Patienten mit einer prädisponierenden Erkrankung (d.h. Pneumomokkenverdacht) Ceftriaxon (nach der ersten Dexamethasongabe). Je nach Ergebnis der Gram-Färbung kann die antibiotische Therapie auf eine semiempirische Therapie umgestellt werden

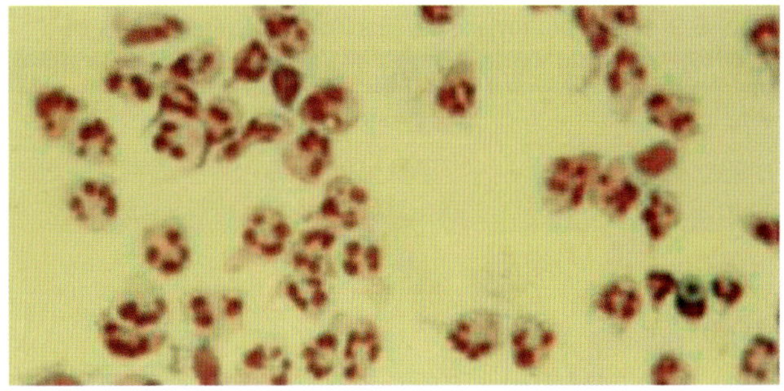

Abb. 6.16 Massiv granulozytäre Pleozytose im Liquor cerebrospinalis.

Tab. 6.7 Semiempirische Therapie der ambulant erworbenen Meningitis.

Gram-Färbung	Antibiotische Therapie
grampositive Kokken	Cephalosporin der 3. Generation, evtl. Penicillin (USA: Vancomycin + Cephalosporin der 3. Generation)
gramnegative Kokken	Penicillin G
grampositive Stäbchen	Ampicillin
gramnegative Stäbchen	Cephalosporin der 3. Generation oder Carbapenem

Tab. 6.8 Empfohlene Dauer der Antibiotikatherapie.

Haemophilus-influenzae-Typ-B-Meningitis	7 (bis 10) Tage
Meningokokkenmeningitis	7 Tage
Pneumokokkenmeningitis	14 Tage
Listerienmeningitis	3 Wochen
Gramnegative Meningitis	3 Wochen (oder länger)

(➤ Tab. 6.7). Die Dauer der Antibiotikatherapie hängt vom Erreger ab (➤ Tab. 6.8).

Prävention

Bei jedem Patienten mit einer Meningokokkenerkrankung (Meningitis oder Sepsis) sollte die engste Umgebung (definiert als „kissing mouth contact“: jeder Mensch, der in der letzten Woche mehr als 4 Stunden kontinuierlich im gleichen Raum verbracht hat) eine Chemoprophylaxe erhalten, d.h. Rifampicin oder Ciprofloxacin oder Ceftriaxon (➤ Tab. 6.9). Neben der Chemoprophylaxe bei Meningokokkenerkrankung soll auf die Möglichkeit der Impfprophylaxe hingewiesen werden. Es existiert eine tetravalente aktive Immunisierung gegen Meningokokken der Serogruppen A, C, Y, W135 (empfohlen als Reiseimpfung in den Meningitisgürtel), eine monovalente Meningokokkenvakzine (Serogruppe C) sowie eine heptavalente und 23-valente aktive Impfung gegen Pneumokokken, empfohlen z.B. für ältere Menschen, nach Splenektomie, bei Diabetes mellitus, nach Schädel-Hirn-Trauma mit Liquorleck, und die sehr erfolgreich eingesetzte aktive Immunisierung gegen Haemophilus influenzae Typ B.

Tab. 6.9 Chemoprophylaxe bei Meningokokkenmeningitis.

Chemotherapeutikum	Dosierung	Therapiedauer
Rifampicin	2 × 600 mg/d (p.o.)	2 Tage
Ciprofloxacin	500 mg (p.o.)	Einmaldosis
Ceftriaxon	500 mg (i.v. oder i.m.)	Einmaldosis

Prognose

Die Prognose einer bakteriellen Meningitis hängt ab vom:

- neurologischen und Allgemeinzustand des Patienten zum Zeitpunkt der antibiotischen Therapie (d.h. dem schnellstmöglichen korrekten antibiotischen Chemotherapiebeginn)
- bestmöglichen Management der Komplikationen (z.B. Hirnödem, Arteriitis, septische Sinusthrombose, systemische Komplikationen).

Verabreicht bereits der Notarzt das Antibiotikum, wird dann die Diagnose schnell gestellt/gesichert und eine intensiv-neurologische Versorgung sichergestellt, verbessert dies die nach wie vor hohe Mortalität und Morbidität. Aktuell beträgt die Mortalität bei einer Meningokokkenmeningitis 5–10%, bei einer Meningokokkensepsis bis zu 25% und bei einer Pneumokokkenmeningitis 14–34%.

Epidemiologie

Die Epidemiologie der bakteriellen Meningitis hat sich in den letzten 15 Jahren in vielen Teilen Europas grundlegend geändert: Haemophilus influenzae Typ B (früher im Kleinkindesalter häufigste Ursache einer eitrigen Meningitis) wurde durch die erfolgreiche Impfung der Säuglinge weitgehend eradiziert. Heute sind Neisseria meningitidis und Streptococcus pneumoniae die wichtigsten Erreger einer bakteriellen Meningitis.

Inzidenzen Die Gesamtinzidenz einer bakteriellen Meningitis liegt bei 2–4/100.000/Jahr. In Deutschland werden pro Jahr ca. 600–800 Patienten mit einer Meningokokkenmeningitis und/oder Meningokokkensepsis gemeldet (ca. 0,8 bis 1,0/100.000/Jahr). Im Gegensatz zu dieser relativ sehr niedrigen Inzidenz kommt es im sog. Meningitisgürtel (Subsahara-Afrika), vom Westen (Senegal/Gambia) bis in den Osten (Somalia, Äthiopien) und in den Süden (Namibia) reichend und sich über die Arabische Halbinsel bis in den Norden Indiens und Nepals erstreckend, in 8- bis 15-jährigen Abständen zu Meningokokkenepidemien mit Inzidenzen von bis zu 1.000/100.000/Jahr.

Serotypen Epidemiologisch interessant ist, dass im Meningitisgürtel ausschließlich Meningokokken der Serogruppen A und W135 vorkommen, während es in Mitteleuropa überwiegend (> ⅔) der Serotyp B und zu ca. ¼ der Serotyp C sind.

MERKE

Die tetravalente Meningokokken-Impfung (Serogruppen A, C, W135 und Y) schützt also nicht gegen die in Mitteleuropa wichtigste Serogruppe B!

6.3.2 Hirnabszess und sub-/epidurales Empyem

Ein Hirnabszess ist eine lokale Infektion des Hirngewebes, die als fokale Gewebsphlegmone (Zerebritis) beginnt und sich zu einer Eiteransammlung mit Abszesskapsel entwickelt. Das zerebrale subdurale Empyem ist eine fokale Eiteransammlung im Subduralraum, beim zerebralen epiduralen Abszess liegt der Eiter zwischen Dura mater und Periost. Ein subdurales Empyem breitet sich häufig flächig aus, die Form erscheint konvex-konkav, während ein epiduraler Abszess (epidurales Empyem) in der Regel eine bikonvexe Form hat.

Pathophysiologie

Intrakranielle Abszesse und Empyeme entstehen per continuitatem, als Komplikation einer primären ZNS-Infektion oder hämatogen im Sinne einer sekundären ZNS-Infektion:

- per continuitatem: Ausgangspunkte sind eine Otitis media, Mastoiditis, Sinusitis oder eine dentogene Ursache (Oberkiefer – Zahngranulom/Wurzelabszess).
- Sekundärinfektion: Sie entsteht bei bakterieller Meningitis und im Rahmen eines Sepsissyndroms.
- Primärinfektion: Bei einem offenen Schädel-Hirn-Trauma oder nach neurochirurgischen Eingriffen können Erreger auch direkt in den intrakraniellen Raum gelangen und den Hirnabszess/das Empyem primär verursachen.

Klinik

Neurologische Symptomatik Die Symptome des Hirnabszesses (> Tab. 6.10) werden durch seine Lokalisation bestimmt. Die klassische Trias mit Fieber, Kopfschmerzen und fokalem neurologischem Defizit wird allerdings nur bei ca. der Hälfte der Patienten gesehen. Neben der Lokalisation bestimmen vor allem die Dynamik der Abszessentwicklung, das Ausmaß der zentralen Einschmelzung, das begleitende Hirnödem und eine begleitende Meningitis oder Ventrikulitis und, vor allem, eine eventuelle Ruptur in das Ventrikelsystem die neurologische Symptomatik. Zerebrale Krampfanfälle und Meningismus können Teil der neurologischen Symptomatik sein. Apoplektiform auftretende Herdsymptome, die einem Gefäßterritorium im Sinne eines ischämischen Infarkts zugeordnet werden können, sprechen für eine septische Herdenzephalitis (septische Embolie) bei Endokarditis (> Kap. 6.3.3).

Systemische Zeichen einer generalisierten Infektion, einer Sinusitis, Otitis, eines dentogenen Herdes sind zusätzlich wesentliche anamnestische und klinische Hinweise.

Diagnostik

Bildgebung, Lumbalpunktion Bei jedem Verdacht auf Hirnabszess, subdurales oder epidurales Empyem ist notfallmäßig eine kraniale CT oder MRT (mit Kontrastmittel) durch-

Tab. 6.10 Klinische/neurologische Symptomatik beim Hirnabszess.

Symptom	Häufigkeit
Kopfschmerzen	70%
Fieber	50%
fokales neurologisches Defizit	50%
Trias von Fieber, Kopfschmerzen, fokalem neurologischem Defizit	< 50%
Übelkeit, Erbrechen	20–50%
zerebrale Krampfanfälle (häufig fokal beginnend, sekundär generalisiert, aber auch primär generalisiert)	25–45%
Nackensteifigkeit	25%
Hirndruck (inkl. Papillenödem)	25%

zuführen. Die Lumbalpunktion bei bildgebend gesichertem Hirnabszess (➤ Abb. 6.4) ist absolut kontraindiziert!

Mikrobiologie Die mikrobiologische Diagnosesicherung ist unbedingt anzustreben. Eine vorausgehende antibiotische Therapie verhindert allerdings bei einem Teil der Patienten eine positive Kultur. Um den Erreger zu identifizieren, sind einmal Blutkulturen entscheidend, andererseits aber auch die rasche Gewinnung von Abszessinhalt durch Punktion, Drainage oder Abszessexzision. Dabei ist die stereotaktische Abszesspunktion auch für kleinere Herde in tiefer Lokalisation und bei multiplen Abszessen geeignet; auch nach Beginn der antibiotischen Therapie finden sich im Abszessinhalt doch noch häufig kultivierbare Bakterien. Neben der Gram-Färbung sollte immer auch eine Ziehl-Neelsen-Färbung (Mycobacterium tuberculosis?) angefertigt werden. Der kulturelle Nachweis erfordert auch anaerobe Nährmedien, da Abszesse bzw. subdurale/epidurale Empyeme häufig polymikrobiell bedingt sind.

Fokussuche Die Fokussuche schließt die Inspektion der Mundhöhle, den Zahnstatus, HNO-ärztliche Untersuchungen und die CT der Schädelbasis, der Nebenhöhlen inkl. Mastoid und Mittelohr ein. Sind parameningeale Prozesse ausgeschlossen, muss an einen kardialen (Endokarditis), pulmonalen, evtl. sogar kutanen oder ossären Primärherd gedacht werden.

Zur Vertiefung

Erreger beim Hirnabszess

Die beim Hirnabszess am häufigsten isolierten Bakterien sind:
- Streptokokken (vergrünende und nichthämolysierende Arten, Streptococcus milleri) 50%
- Bacteroides species 20–40%
- Enterobakterien und Pseudomonas-Subspezies 20–30%
- Staphylococcus aureus 10–15%

Therapie

Punktion und Exzision Goldener Standard ist die – häufig stereotaktisch – durchzuführende Abszessaspiration bzw. -punktion, eine Technik mit niedriger Operationsletalität und

Tab. 6.11 Empirische antibiotische Therapie entsprechend dem zugrunde liegenden Infektionsfokus.

Fokus	Antimikrobielles Chemotherapeutikum
Per continuitatem	
• Otitis media • Mastoiditis • paranasale Sinusitis (nach Drainage) • dentogener Fokus • paranasale Sinusitis (nicht drainiert)	• Cephalosporin der 3. Generation • Metronidazol oder • Penicillin G + Metronidazol
Primäre ZNS-Infektion	
• bakterielle Meningitis • Zustand nach penetrierendem Schädel-Hirn-Trauma • nach lang dauernder Intensivpflichtigkeit	• Cephalosporin der 3. Generation + Metronidazol • Alternative: Meropenem
• Zustand nach neurochirurgischer Operation	• penicillinresistentes Antistaphylokokkenpenicillin • Oxacillin, Methicillin + Metronidazol
Sekundäre ZNS-Infektion	
• hämatogen • Empyem, Lungenabszess	• Cephalosporin der 3. Generation + Metronidazol • + evtl. Aminoglykosid
• Urogenitaltrakt, akut	• Cefuroxim oder • Trimethoprim-Sulfamethoxazol
• Urogenitaltrakt, chronisch	• Cephalosporin der 3. Generation
• Endokarditis	• Penicillin G • bei Staphylokokken: Oxacillin, Methicillin • bei methillinresistenten Staphylokokken: Fosfomycin + Rifampicin, alternativ Vancomycin, Linezolid

-morbidität, geringer operationsbedingter Traumatisierung des Hirngewebes und der Möglichkeit, Abszessinhalt zu drainieren. Wenn sich im Abszess Fremdkörper finden, wird eine offene Kraniotomie mit Abszessexzision angestrebt. Ein Primärfokus (Streuherd) muss möglichst früh saniert werden, d.h. zeitgleich zur Operation des zerebralen Herdes, wobei auch hier Material asserviert werden muss, um den Erreger identifizieren zu können.

Antibiotika Die antibiotische Therapie sollte sich tunlichst nach dem Antibiogramm richten, die empirische antibiotische Therapie orientiert sich am zugrunde liegenden Infektionsfokus (➤ Tab. 6.11). Eine alleinige antibiotische Chemotherapie ist nur bei multiplen, sehr tief gelegenen und kleinen (sehr kleinen) Abszessen zu rechtfertigen, insbesondere wenn an der Abszessdiagnose kein Zweifel besteht, der raumfordernde Effekt gering ist, der Abszess die Liquorabflusswege nicht verschließt und das Erregerspektrum kalkulierbar ist.

Komplikation Der häufigste neurologische Spätschaden ist die Epilepsie (bis zu 70%). Eine primärprophylaktische antikonvulsive Therapie ist jedoch nicht angezeigt.

Prognose

Die Letalität eines Hirnabszesses beträgt 5–10%, wobei neuroanatomisch ungünstige Lokalisationen, multiple Hirnabszesse, höheres Lebensalter und eine zu Therapiebeginn bestehende Bewusstseinsstörung die wichtigsten prognostischen Faktoren sind.

6.3.3 Septische Herdenzephalitis

Eine septische Herdenzephalitis ist Folge einer infektiösen Endokarditis, bedingt durch eine metastatische Streuung eines septischen Embolus. Dabei können sich eine zerebrale (evtl. auch spinale) Ischämie und/oder ein mykotisches Aneurysma (➤ Abb. 6.17) entwickeln.

Klinik

Endokarditis Charakteristische Symptome einer Endokarditis sind unspezifisches Krankheitsgefühl, Müdigkeit, Nachtschweiß, Appetitlosigkeit und Gewichtsverlust. Sie gehen einer neurologischen Symptomatik oft voraus.

Neurologische Symptomatik Bei 20% der Patienten mit akuter/subakuter Endokarditis ist die neurologische Symptomatik das wesentliche Erstsymptom. Dabei kann es sich um Symptome einer zerebralen Ischämie oder einer septischen Herdenzephalitis handeln. Eine septische Herdenzephalitis präsentiert sich mit Kopfschmerzen, subfebrilen Temperaturen, gelegentlich deutlich ausgeprägtem Fieber, neurologischen Herdsymptomen und fokalen oder auch generalisierten epileptischen Anfällen. Eine begleitende Meningitis wird bei weniger als 10% der Patienten gesehen. Patienten mit staphylokokkenbedingter Herdenzephalitis sind subjektiv und objektiv deutlich kranker. Da eine septische Herdenzephalitis üblicherweise im Rahmen einer akuten/subakuten Endokarditis stattfindet, kommt es in Einzelfällen zu multifokalen Ausfällen und anderen Organmanifestationen.

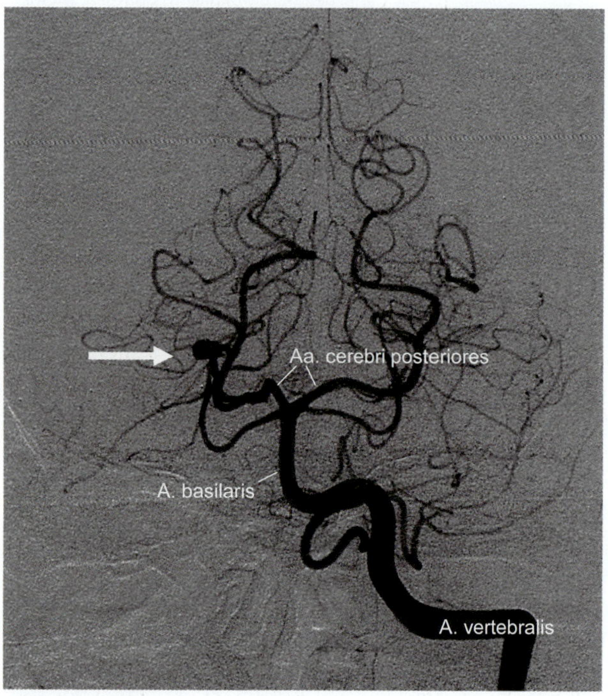

Abb. 6.17 Mykotisches Aneurysma (Pfeil) nach septischer Embolie (Endokarditis).

Diagnostik

Die zerebrale Bildgebung (CT oder MRT mit Kontrastmittelapplikation) objektiviert die septische Herdenzephalitis bzw. die Evolution in eine Ischämie und/oder einen Hirnabszess (➤ Abb. 6.18). Eine transösophageale Echokardiografie ist als Notfalluntersuchung unverzichtbar. Eine Lumbalpunktion ist ohne Bildgebung nicht indiziert und in den meisten Fällen nicht hilfreich. Bei einer Endokarditis besteht eine praktisch kontinuierliche Bakteriämie, aus diesem Grund ist die Blutkultur die beste Möglichkeit, den Erreger zu kultivieren (> 95% Sensitivität). ➤ Tab. 6.12 zeigt das typische Erregerspektrum in Abhängigkeit von der Grundkrankheit des Patienten.

Therapie

Das Vorgehen sollte interdisziplinär abgesprochen werden, wobei kardiologische, kardiochirurgische und eventuell neurochirurgische Interventionen zu diskutieren sind. Patienten

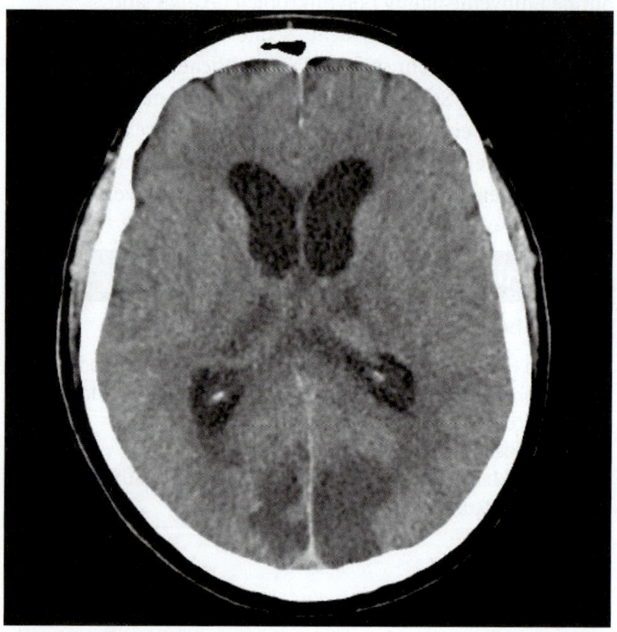

Abb. 6.18 Staphylokokkenendokarditis mit A.-basilaris-Embolie – Infarzierung im Versorgungsgebiet beider Aa. cerebri posteriores.

Tab. 6.12 Typisches Erregerspektrum bei septischer Herdenzephalitis in Abhängigkeit von der Grundkrankheit des Patienten.

Grundkrankheit	Erreger
keine Grundkrankheit	• vorwiegend Streptokokken (Gruppe B, Streptococcus viridans) (ca. 60%) • selten: Staphylokokken (25%) • selten: Enterokokken (10%) • sehr selten: gramnegative Bakterien, Pilze, Mischkulturen (< 5%)
i.v. drogenabhängige Patienten	• Staphylococcus aureus (65%) • Streptokokken (20%) • gramnegative Bakterien (10%) • Enterokokken, Pilze, polymikrobielle Befunde (5%)
Patienten mit Herzklappenersatz, frühe postoperative Phase (< 2 Monate)	• Staphylokokken (50%) • gramnegative Bakterien (20%) • Pilze (10%) • polymikrobielle Befunde (20%)
Patienten mit Herzklappenersatz (später auftretend)	• Staphylokokken (40%) • Streptokokken (25%) • Enterokokken, Pilze, Bakterien der HACEK-Gruppe (30%) • polymikrobielle Befunde (5%)

HACEK = Haemophilus aphrophilus, Actinobacillus actinomycetemcomitans, Cardiobacterium hominis, Eikenella corrodens und Kingella kingae

mit einer septischen Herdenzephalitis benötigen über einen ausreichend langen Zeitraum höchste Konzentrationen von bakterizid wirkenden Antibiotika, deren Auswahl sich nach dem Kulturergebnis (95% der Patienten!) und dem Antibiogramm zu richten hat. Die empirische antibiotische Therapie besteht:

- bei Streptokokken aus Penicillin (evtl. initial kombiniert mit Gentamicin)
- bei Staphylokokken aus Methicillin, ebenfalls kombiniert mit Gentamicin
- bei methicillinresistenten Staphylokokken aus Vancomycin, Rifampicin, Fosfomycin oder Linezolid

Aus primär oder sekundärprophylaktischen Gründen (Schlaganfall!) werden Thrombozytenaggregationshemmer gegeben.

Prognose

Die Gesamtmortalität bei Patienten mit einer neurologischen Manifestation einer bakteriellen Endokarditis hängt von der Grundkrankheit und den Erregern ab, bei multifokalen septischen Herden beträgt die Letalität bis zu 80%, sie wird vor allem auch durch die zugrunde liegende Erkrankung der Endokarditis und deren Komplikationen geprägt.

Epidemiologie und Pathogenese

Die Inzidenz der infektiösen Endokarditis beträgt 1–5/100.000/Jahr, die ihrer neurologischen Komplikationen, hauptsächlich der einer septischen Herdenzephalitis, liegt bei 30%, d.h., die Gesamtinzidenz der septischen Herdenzephalitis liegt bei 0,3 bis 1,5/100.000/Jahr. Grundsätzlich ist bei jedem Schlaganfall im Alter von < 45 Jahren, insbesondere bei Entwicklung einer septischen Herdenzephalitis, immer an eine Endokarditis zu denken. Bei intravenös drogenabhängigen Patienten liegt das Risiko einer septischen Herdenzephalitis bei einer meist durch Staphylococcus aureus bedingten Endokarditis bei bis zu 60%. Demgegenüber ist eine septische Herdenzephalitis bei streptokokkenbedingter Endokarditis deutlich seltener. Eine pilzbedingte Endokarditis (insbesondere Candida-Spezies) verursacht besonders große Herzklappenvegetationen und führt zu entsprechend ausgedehnter neurologischer, embolisch bedingter Herdsymptomatik.

6.3.4 Spezifische Erkrankungen

ZNS-Listeriose

Klinik

Die klinisch-neurologische Symptomatik einer ZNS-Listeriose entspricht in den meisten Fällen der einer bakteriellen Meningitis bzw. Meningoenzephalitis. Bei bis zu 20% findet sich eine Hirnstammenzephalitis, bei bis zu 10% eine Zerebellitis (➤ Abb. 6.19), aber auch autonome Störungen und ein Diabetes insipidus sind möglich. In 5% kommt eine Endokarditis mit septischen Embolien vor (cave: sog. erregernegative Endokarditis). Im Rahmen einer Bakteriämie kann sich ein Sepsissyndrom mit den klinischen Symptomen einer septischen Enzephalopathie entwickeln.

Diagnostik

Mit der zerebralen Bildgebung kann die Hirnparenchymaffektion, in Einzelfällen auch die Abszessbildung nachgewiesen werden. Der Liquor cerebrospinalis kann in fast jede Richtung verändert sein, von einer geringen Pleozytose bei Hirnstammenzephalitis bis zum Liquorbild einer eitrigen Meningitis mit massiver granulozytärer Pleozytose, Blutzuckererniedrigung und deutlicher Eiweißerhöhung. Der direkte Erregernachweis ist häufig schwierig, die Liquorkultur ist häufig negativ, demgegenüber ist bei einer Bakteriämie die Blutkultur sehr häufig positiv. Selten findet sich eine ausgeprägte Leukozytose, allerdings ist die Blutsenkungsgeschwindigkeit meist deutlich erhöht. Im Einzelfall kann ein serologischer Erregernachweis geführt werden.

Therapie

Goldener Standard ist eine Hochdosis-Ampicillintherapie, beim Normalgewichtigen mindestens 15 g täglich intravenös für mindestens 3 Wochen. Cephalosporine sind bei Listerieninfektionen völlig unwirksam.

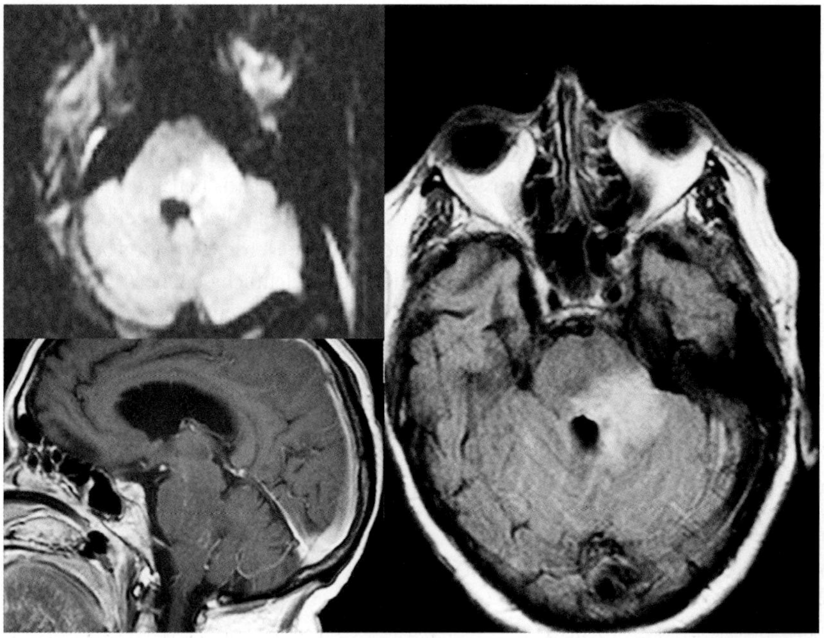

Abb. 6.19 Hirnstammenzephalitis und Zerebellitis bei ZNS-Listeriose.

6

Prognose

Die Prognose hängt überwiegend von den zugrunde liegenden prädisponierenden Erkrankungen ab, Letalitätsraten von bis zu 50% werden berichtet.

Epidemiologie und Pathogenese

Die ZNS-Listeriose wird durch grampositive Stäbchen, Listeria monocytogenes, verursacht. Diese kommen weltweit vor und werden hauptsächlich bei immunsupprimierten und schwangeren Personen gesehen. In den gemäßigten Klimazonen Europas tritt die ZNS-Listeriose in der warmen Jahreszeit oft nach Genuss von unpasteurisierter Milch und Milchprodukten, vor allem aber nach Genuss von Lebensmitteln, die im Kühlschrank über längere Zeit gelagert wurden, auf. Dazu gehört insbesondere das „ready to eat food", also z.B. Fleischprodukte, geräucherte Fische, vorabgepacktes Gemüse oder marinierte Produkte. Listeria monocytogenes hat die Fähigkeit, bei niedrigen Temperaturen nicht nur zu überleben, sondern sich auch rascher zu vermehren. Neben einer Meningitis (bei 15% aller Listeriosen) sind eine Bakteriämie (knapp 40% aller Listeriosen präsentieren sich als Septikämie) und eine Endokarditis (5%) für neurologische Symptome verantwortlich.

ZNS-Tuberkulose

Klinik

Eine invasive Mycobacterium-tuberculosis-Infektion kann eine chronische Meningitis, intrakranielle Tuberkulome, tuberkulöse Hirnabszesse, eine spinale Arachnoiditis, eine Spondylitis, einen paravertebralen Abszess sowie im Kindesalter eine tuberkulöse Enzephalopathie verursachen.

Meningitis Mycobacterium tuberculosis ist die häufigste Ursache einer chronischen Meningitis, von der gesprochen wird, wenn Kopfschmerzen und subfebrile Temperaturen für mindestens 4 Wochen andauern und von einem entzündlichen Liquorsyndrom begleitet werden. Nur 10% der Erwachsenen mit einer ZNS-Tuberkulose geben eine positive extrakranielle Tuberkuloseanamnese an (Kinder: bis zu 50%). Das neurologische Vollbild der ZNS-Tuberkulose (tuberkulöse Meningitis) besteht aus der klassischen Trias:

- Polyneuritis cranialis
- Hydrocephalus occlusus
- Vaskulitis mit konsekutiver zerebraler Ischämie

ZNS-Tuberkulome ZNS-Tuberkulome bzw. tuberkulöse Hirnabszesse führen zu neurologischen Herdsymptomen und/oder zerebralen (fokalen, aber auch generalisierten) Krampfanfällen.

Spondylitis Eine tuberkulöse Spondylitis ist im typischen Fall durch eine – extramedullär bedingte – Rückenmarkkompression und in seltenen Fällen – durch die begleitende Vaskulitis – eine akute Querschnittssymptomatik (A.-spinalis-anterior-Syndrom) gekennzeichnet.

Diagnostik

Liquor Die Lumbalpunktion ist für die Diagnose einer chronischen Meningitis unumgänglich. Dabei ist der Liquoröffnungsdruck häufig erhöht, der Liquor zeigt eine geringe bis mäßige Pleozytose (selten > 300/µl), die Liquorglukose kann unverändert sein, wenn die Erkrankung protrahiert und langsam verläuft, oder etwas erniedrigt, wenn sie eher subakut verläuft (Liquor-Serum-Glukose-Ratio: 0,3–0,6). Das Liquoreiweiß ist dagegen typischerweise deutlich erhöht. Die Liquorzytologie ist uncharakteristisch, häufig gemischtzellig, im Verlauf kommt es bei bis zu 20% zu einer Liquoreosinophilie.

Bildgebung Vor jeder Lumbalpunktion ist bei Verdacht auf eine chronische Meningitis, insbesondere beim Bestehen der klassischen Trias (Hydrozephalus? Halbseitensymptomatik!) eine zerebrale Bildgebung erforderlich (basale Anspeicherung, ➤ Abb. 6.20), diese erlaubt auch die Diagnose von ZNS-Tuberkulomen (➤ Abb. 6.21) und/oder Hirnabszessen.

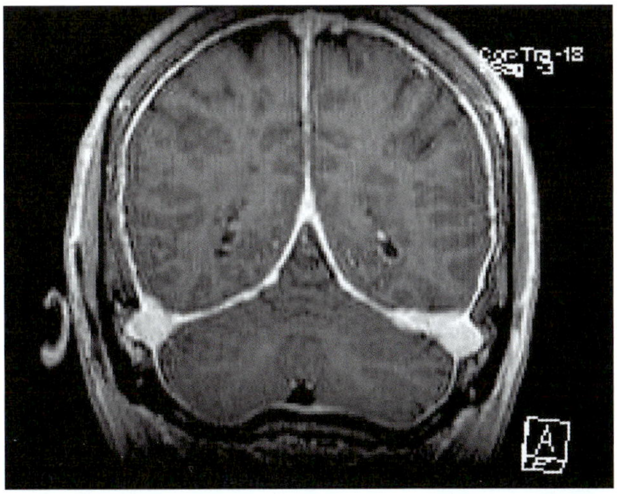

Abb. 6.20 Ausgeprägte generalisierte Kontrastmittelanreicherung der Meningen mit basaler Betonung.

MERKE

Bei jedem Patienten mit einer ZNS-Tuberkulose sind extrazerebrale Manifestationen aktiv zu suchen. Das bedeutet Ganzkörper-CT, Fundoskopie und interdisziplinäre Aufarbeitung der Erkrankung.

Erregernachweis Unter allen Umständen muss man versuchen, den Erreger nachzuweisen. Das gelingt mit der Ziehl-Neelsen-Färbung nur bei 10–25%, mit der Liquorkultur und der Polymerasekettenreaktion immerhin bei jeweils bis zu 50%. Das Ergebnis der PCR steht dabei bereits innerhalb von 24 Stunden zur Verfügung, eine mykobakterielle Kultur dauert bis zu 8 Wochen. Bei spinaler Symptomatik ist die entsprechende neuroradiologische Abklärung (CT und/oder MRT), mit eventueller CT-gesteuerter Biopsie und histologischer mikrobieller Aufarbeitung des Biopsats, anzustreben.

Therapie

Die Chronizität der ZNS-Tuberkulose erfordert eine ausreichend lange Therapie, die tuberkulostatische Therapie sollte möglichst rasch, d.h. in den meisten Fällen vor dem Eintreffen einer positiven Liquorkultur, begonnen werden. Die klassische Dreifachkombinationstherapie besteht aus Isoniazid, Rifampicin und Ethambutol, bei bildgebend ausgedehnten Befunden (z.B. massive basale granulomatöse Meningitis, multiple Tuberkulome) wird eine Vierfach- bzw. Fünffachtherapie empfohlen,

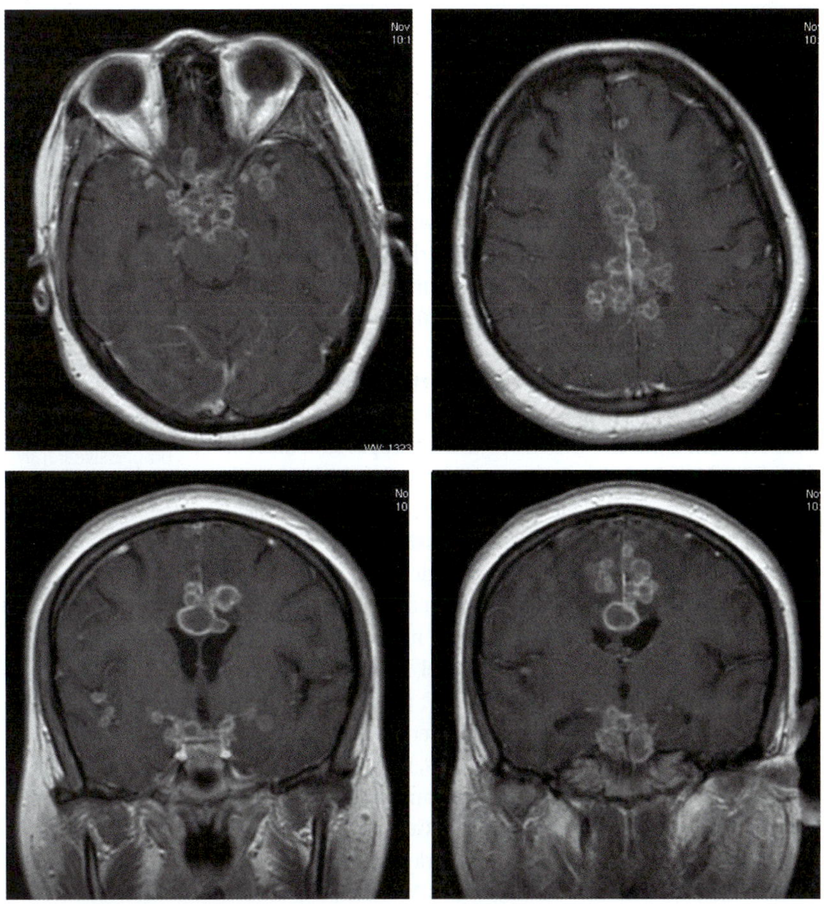

Abb. 6.21 Multiple intrakranielle Tuberkulome im Interhemisphärenspalt und vor allem basal (Bilder von Prof. Topka, München, zur Verfügung gestellt).

wobei Pyrazinamid und/oder Cycloserin oder Streptomycin dazugefügt werden. In den letzten Jahren sind in bestimmten Regionen Mykobakterien beobachtet worden, die gegen Rifampicin, aber auch gegen mehrere Tuberkulostatika gleichzeitig resistent waren, insbesondere bei HIV-positiven Patienten. Die Dreifach-(Vierfach-)Kombination wird für 3–6 Monate gegeben, eine nachfolgende Zweifachkombination für weitere 6–9 Monate. Regelmäßige klinisch neurologische Kontrollen, bildgebende und Liquorkontrollen sind essenziell. Vitamin B_6 muss substituiert werden, wenn die Kombinationstherapie Isoniazid enthält (Pyridoxinantagonismus des Isoniazids). Ein Hydrozephalus muss frühzeitig drainiert werden, eine drohende oder beginnende Querschnittssymptomatik bei Spondylitis ist neurochirurgisch/orthopädisch interdisziplinär zu behandeln.

Prognose

Die Gesamtsterblichkeit bei ZNS-Tuberkulose beträgt bis zu 30%. Für eine schlechte Prognose spricht es, wenn die neurologische Symptomatik bereits zu Therapiebeginn besteht, die Patienten sehr alt sind oder eine gleichzeitig miliare Aussaat nachzuweisen ist. Auch ein extrem hoher Liquoreiweißspiegel bzw. ein deutlich erniedrigter Liquorglukosespiegel sind Anzeichen einer schlechten Prognose. Bei HIV-Patienten kommt eine sehr niedrige CD4-Lymphozytenzahl als Indikator hinzu. Intrakranielle Tuberkulome beeinflussen die Sterblichkeitsrate wenig, neurologische Langzeitfolgen wie z.B. epileptische Anfälle werden dabei allerdings häufiger gesehen.

Epidemiologie und Pathogenese

Inzidenz Mykobakterien können alle Organsysteme des menschlichen Körpers befallen, 4% aller mykobakteriellen Infektionen betreffen das ZNS. Bei weltweit ca. 10 Millionen Menschen, die im Jahr an Tuberkulose erkranken, ist also von ca. 400.000 Menschen auszugehen, die im Jahr an einer ZNS-Tuberkulose erkranken. In den letzten 20 Jahren stieg die Tuberkuloseinzidenz, damit auch die Inzidenz der ZNS-Tuberkulose, insbesondere bei HIV-infizierten Menschen.

Risikofaktoren In vielen tropischen Ländern, aber auch den USA oder den ärmeren sozialen Schichten Europas sind mehr als 50% der ZNS-Tuberkulose HIV-assoziiert. Außer der HIV-Infektion prädisponieren aber auch Alkoholkrankheit, Diabetes mellitus, maligne Erkrankungen und immunmodulierende Therapien, insbesondere eine Kortisontherapie, für eine ZNS-Tuberkulose.

Erreger Mycobacterium tuberculosis ist die häufigste Ursache einer chronischen Meningitis und für die meisten tuberkulösen ZNS-Infektionen verantwortlich. Nur bei HIV-Patienten können auch andere Mykobakterien (MOTT, „mycobacteria other than tuberculosis") eine ZNS-Infektion verursachen. Mycobacterium tuberculosis ist ein obligat aerobes, nicht Sporen bildendes Stäbchen, das sich nicht mit der Gram-Färbung, aber mit der Ziehl-Neelsen-Färbung anfärbt. Die Generationszeit dieser säurefesten Stäbchen ist sehr lang, sie beträgt bis zu 20 Stunden. Mykobakterielle Kolonien benötigen 3–8 Wochen, um auf Löwenstein-Jensen- oder Middlebrook-Medium sichtbar zu wachsen. Der Mensch ist das wesentliche (fast ausschließliche) Reservoir von Mycobacterium tuberculosis, eine humane Mycobacterium-bovis-Infektion des ZNS ist extrem selten.

Neurosyphilis

Klinik

Die Neurosyphilis hat verschiedene Manifestationsformen, die entsprechend dem Krankheitsstadium der Syphilis (Lues) variieren (➤ Tab. 6.13).

Tab. 6.13 Syndrome und Symptome bei Syphilis.

Manifestationsform	Merkmale
Sekundärstadium	
Meningitis	
Polyradikulitis	
vaskuläre Syndrome (selten)	
Hirnnervenläsionen	III, VII, VIII
Tertiärstadium	
meningovaskuläre Syphilis	• meningitische Variante: Kopfschmerzen, Hirnnervenläsionen (inkl. N.-opticus-Schädigung) und Hydrozephalus (selten) • vaskulitische Variante: Hemiparesen, Gesichtsfeldausfälle, Hirnstammläsionen, spinale Symptome, hirnorganisches Psychosyndrom, symptomatische Epilepsie
Tabes dorsalis (tabische Neurosyphilis)	chronisch progrediente dorsale Radikuloganglionitis mit: • Reflexverlust an den unteren Extremitäten • Pallanästhesie • Gangataxie • Miktionsstörungen im Sinne einer deafferenzierten Blase • Pupillenstörungen • Optikusschädigung • lanzinierenden Schmerzen, vor allem an den unteren Extremitäten
progressive Paralyse (paralytische Neurosyphilis)	chronisch progrediente Enzephalitis: • kognitiven Defiziten • psychotischen Episoden • Kopfschmerz und Schwindel • abnormer Pupillenreaktion (reflektorische Pupillenstarre – Argyll-Robertson-Zeichen) • Zungentremor • epileptischen Anfällen • Harn- und Stuhlinkontinenz • schwerem demenziellem Syndrom (Spätphase) • Marasmus
syphilitische Gummen (raumfordernde Granulome, sehr selten)	• typischerweise von den Meningen ausgehend • an der Hirnkonvexität mit fokaler Herdsymptomatik und fokal beginnenden epileptischen Anfällen

Diagnostik

Kriterien Ein Patient leidet wahrscheinlich an einer Neurosyphilis, wenn mindestens 2 der nachfolgenden Punkte 1–3 und immer Punkt 4 gegeben sind:

1. chronisch progredienter Verlauf einer neurologischen Symptomatik mit Phasen von Verschlechterung und Teilremission
2. pathologische Liquorbefunde mit gemischtzelliger oder mononukleärer Pleozytose, Blut-Liquor-Schrankenstörung oder IgG-dominanter Immunreaktion im Liquor
3. günstige Beeinflussung von Krankheitsverlauf und/oder Liquorbefunden durch Antibiotika
4. positiver Ausfall des TPHA-(oder TPPA-)Tests und des FTA-Abs-Tests im Serum

Antikörperindex Ein Patient leidet sicher an einer Neurosyphilis, wenn eine lokale intrathekale treponemenspezifische Antikörperreaktion, messbar über einen spezifischen Antikörperindex (ITpA-Test oder TPHA-AI), vorliegt. ITpA-Index und TPHA-AI normalisieren sich nach der Therapie erst im Verlaufe von Jahren bis Jahrzehnten, daher sind diese Antikörper-Spezifität-Indizes nicht als Aktivitätsparameter geeignet.

Zur Vertiefung

Lues-/Syphilisserologie

Mit den folgenden Untersuchungsmethoden können Treponema-pallidum-Antikörper im Serum (und Liquor) nachgewiesen werden:

- TPPA- oder TPHA-Test (TPHA = Treponema-pallidum-Hämagglutinations-Assay), FTA-Abs-Test (= Fluoreszenz-Treponema-Antikörper-Absorptionstest)
- Lipidreaktionen: VDRL-Test oder Cardiolipin-CPR
- Suche nach treponemenspezifischen IgM-Antikörpern: 19S-IgM-FTA-Abs-Test, TP-IgM-ELISA, IgM-Western-Blot

ITpA-Index

Für die Berechnung des ITpA-Index (ITpA = intrathekal produzierte Treponema-pallidum-Antikörper) benötigt man das Verhältnis von TPHA-Titer zu Gesamt-IgG im Liquor, das durch das Verhältnis von TPHA-Titer zu Gesamt-IgG im Serum geteilt wird. Werden im ZNS keine Antikörper gegen Treponema pallidum produziert, beträgt der ITpA-Index 1 (0,5–2,0). Ein Wert > 2,0 deutet auf eine spezifische Antikörpersynthese im ZNS hin, ein Wert von > 3,0 beweist diese mit hoher Reliabilität (Sensitivität ca. 85%, Spezifität 100%). Wird der ITpA nicht mittels ELISA, sondern mithilfe von Titerstufen berechnet, gilt aufgrund der höheren Ungenauigkeit erst ein Wert von > 4 als Nachweis einer autochthonen erregerspezifischen Antikörperproduktion. Falsch negative Befunde kommen bei ZNS-Befall im Sekundärstadium und bei vaskulitischer Neurosyphilis vor.

MERKE

Von einer asymptomatischen Neurosyphilis spricht man, wenn eine positive Syphilisserologie (im Liquor) vorliegt, eine klinische Symptomatik jedoch fehlt.

Bildgebung Bildgebende Befunde dienen zur Erfassung von Ischämie, Hydrozephalus, Gummen sowie zum Ausschluss anderer Erkrankungen.

Therapie

Therapie der ersten Wahl bei Neurosyphilis ist Penicillin G in kristalloider Lösung, intravenös verabreicht, über eine Dauer von 10–14 Tagen (3–4 Mio. Einheiten, alle 4 Stunden). Gleichwertig kann eine Therapie mit Ceftriaxon (2 g/d) i.v. über 10–14 Tage angesehen werden, und möglicherweise wirkt auch Doxycyclin 2 × 200 mg/d für 28 Tage vergleichbar gut.

Ist die Therapie erfolgreich, geht die Liquorpleozytose zurück, die Blut-Liquor-Schrankenstörung normalisiert sich und die IgM-Antikörperkinetik ist innerhalb von 6–12 Monaten(!) rückläufig. TPPA und FTA-Abs-Test sind ebenso wie der ITpA-Index für die Therapiekontrolle ungeeignet. Liquorkontrollen werden so lange durchgeführt, bis die Pleozytose abgeklungen ist.

Epidemiologie und Pathogenese

Inzidenz Die Inzidenz syphilitischer ZNS-Erkrankungen wird auf ca. 0,2 pro 100.000 pro Jahr geschätzt. Sie nimmt insgesamt in den letzten Jahren weltweit wieder zu, Großstädte sind deutlich stärker betroffen als ländliche Regionen.

Erreger Die Syphilis wird durch Treponema pallidum, ein für den Menschen obligat pathogenes Mitglied der Spirochaetaceae verursacht. Etwa 5–10% der an einem syphilitischen Primäraffekt (Ulcus durum) Erkrankten entwickeln Jahre bis Jahrzehnte später eine Neurosyphilis.

Borreliose

Die Lyme-Borreliose ist eine entzündliche Multisystemerkrankung, die in den gemäßigten Klimazonen der Nordhalbkugel endemisch verbreitet ist.

Klinik

Erythema migrans Bei 80–90% der Patienten manifestiert sich die frühe Borrelieninfektion als lokales Erythema migrans (➤ Abb. 6.22) mit oder ohne Allgemeinsymptome. Es tritt relativ rasch nach dem Zeckenbiss auf.

Meningoradikuloneuritis Die Meningoradikuloneuritis (Garin-Bujadoux-Bannwarth-Syndrom) ist zwar wesentlich seltener als ein Erythema migrans, aber trotzdem noch die zweithäufigste Manifestation einer akuten Lyme-Borreliose bei Erwachsenen in Europa. Eine isolierte Meningitis wird fast ausschließlich bei Kindern beobachtet.

Die klassische Trias der akuten Neuroborreliose besteht aus:

- Radikulitis/Radikuloneuritis
- Hirnnervenausfälle (insbesondere N. facialis, häufig beidseits)
- Meningitis.

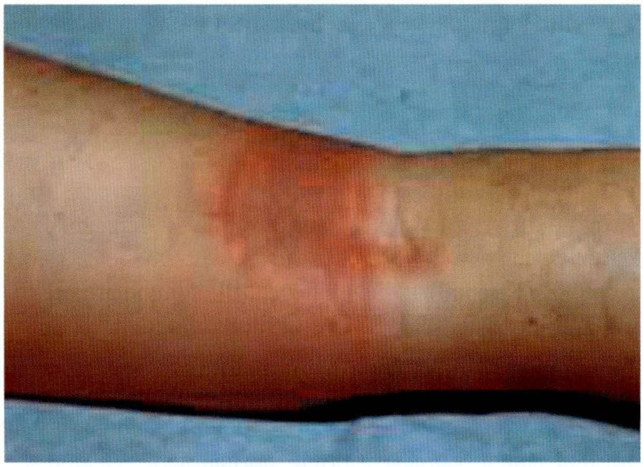

Abb. 6.22 Erythema migrans.

Die Symptome der akuten Neuroborreliose entwickeln sich 4–6(–12) Wochen nach dem Zeckenbiss bzw. nach dem Erythema migrans. Die **radikulitischen Schmerzen** sind extrem stark, haben brennenden, beißenden, reißenden, bohrenden Charakter und sprechen kaum auf herkömmliche Analgetika an. Typisch ist, dass sie in der Nacht stärker ausgeprägt sind und dass innerhalb von 1–4 Wochen radikuläre Paresen und/oder Sensibilitätsstörungen auftreten.

Das ZNS ist bei einer Neuroborreliose nur selten und dann meist chronisch beteiligt. Ebenfalls selten ist eine borrelieninduzierte Vaskulitis oder eine Myositis.

Diagnostik

Die typische Symptomentrias lenkt unverzüglich, insbesondere in der warmen (zeckenaktiven) Jahreszeit, den Verdacht auf eine Neuroborreliose, dieser Verdacht wird durch ein entzündliches Liquorsyndrom (lymphoplasmazelluläre Pleozytose) sowie den Nachweis von borrelienspezifischen IgG-Antikörpern im Serum und im Liquor bestätigt. Die intrathekale spezifische Antikörperproduktion wird durch die Bestimmung des Liquor-Serum-Index nachgewiesen. Nur in sehr seltenen Ausnahmefällen (z.B. bei immunsupprimierten Patienten) kann eine Borrelieninfektion durch den Erregernachweis aus dem Liquor (Kultur oder PCR) gesichert werden. Der Erregernachweis aus dem Blut gelingt üblicherweise nicht.

Therapie

Eine akute Neuroborreliose wird für die Dauer von mindestens 2 Wochen mit Ceftriaxon, Cefotaxim, evtl. Penicillin G (alle i.v.), oder Doxycyclin (oral) therapiert. Eine chronische Neuroborreliose wird mit Ceftriaxon oder Cefotaxim, evtl. Penicillin G) für mindestens 2 (evtl. 4) Wochen therapiert.

Prognose

Die typische Manifestation der akuten Neuroborreliose, insbesondere die heftigsten nächtlich akzentuierten radikulitischen Schmerzen, sprechen prompt auf die antibiotische Therapie an (innerhalb von wenigen Tagen), neurologische Ausfälle benötigen wesentlich länger zur Restitution.

Prophylaxe

Die einzige kausale Prophylaxe besteht darin, Zeckenbisse zu vermeiden oder Zecken, die bereits gebissen haben, sofort wieder zu entfernen. Denn die Borrelien werden meist erst 16–24 Stunden nach dem Zeckenbiss übertragen, und so ist ein rasches Absuchen des Körpers nach Zecken und ihre Entfernung noch als Prophylaxe zu verstehen. Eine Antibiotikaprophylaxe bei asymptomatischen Patienten nach Zeckenbiss ist nicht indiziert. Allerdings empfiehlt sich eine mehrwöchige Beobachtung der Bissstelle.

Epidemiologie und Pathogenese

Inzidenz Die Inzidenz der Borreliose beträgt bis zu 100/100.000 Einwohner/Jahr, überwiegend allerdings im Sinne der Frühmanifestation, Erythema migrans. Bei maximal 3% der mit B.-burgdorferi-Spezies infizierten Menschen tritt eine Neuroborreliose auf, d.h., die Inzidenz der Neuroborreliose beträgt ca. 3/100.000/Jahr.

Erreger In Nordamerika wird die Lyme-Borreliose ausschließlich durch die Borrelienspezies B. burgdorferi sensu stricto verursacht, in Europa sind B. afzelii und B. garinii (und vermutlich B. spielmanii) weitere humanpathogene Erreger. B. afzelii verursacht meist ein Erythema migrans, während B. garinii eine gewisse Neurotropie aufweist.

Ixodes ricinus Die Borrelienspezies, die die Lyme-Borreliose verursacht, wird durch den Biss der Zecke Ixodes ricinus übertragen. Die Blutmahlzeit der Zecke muss in der Regel mehr als 16 Stunden andauern, um effizient Spirochäten zu übertragen. Bei bis zu 5% der Menschen ist nach einem Zeckenbiss mit einer Serokonversion und bei 0,5–1,5% mit einer manifesten Erkrankung zu rechnen.

Weitere spezifische Erkrankungen

Brucellose

Symptomatik

Die akute/subakute Form der Neurobrucellose präsentiert sich als Meningitis, Meningoenzephalitis, Hirnnervenneuritis, Querschnittsmyelitis sowie, selten, Endokarditis mit kardioembolischem Hirninfarkt. Bei der chronischen Form (Symptome länger als ein Jahr) überwiegt die psychiatrische Symptomatik mit psychotischen Symptomen, Persönlichkeitsstörungen, Neurasthenie und Depression. Der Übergang der akuten in die chronische Form ist häufig durch undulierendes Fieber und Arthralgien gekennzeichnet. Systemische Symptome (allgemeines Krankheitsgefühl, Schwitzen, Arthralgien, Gewichtsverlust, Hepatosplenomegalie) kommen vor allem bei der akuten Form vor.

Diagnostik
- Liquor: unspezifische lymphozytäre Pleozytose, (fast) normale Liquorglukose, mäßig bis deutlich erhöhtes Liquoreiweiß
- Kultur: aus dem Liquor, insbesondere bei akuter Meningitis, positive Blutkultur (bei bis zu 80%) bei systemischer Begleitsymptomatik
- Bildgebung: unspezifisch (z.B. Granulome, Meningitis, Hydrozephalus), zur Planung einer Biopsie bzw. Nadelaspiration unverzichtbar

Therapie
- Dreifachkombination (Doxycyclin, Rifampicin, Streptomycin) für 2 Wochen
- dann Doxycyclin und Rifampicin für mindestens 30 Tage (bei chronischer Neurobrucellose bis zu 6 Monaten) verabreicht.
- Rezidiv bei bis zu 10% der Patienten, bei Meningitis in bis zu 12% irreversible Hypakusis als Langzeitfolge
- Expositionsprophylaxe: Vermeiden von roher Ziegenmilch, Käse aus unpasteurisierter Milch; Tragen von protektiver Kleidung (z.B. Metzger, Veterinärmediziner)

Epidemiologie und Pathogenese
- Anthropozoonose, weltweit ca. 500.000 Fälle, davon 5% mit Neurobrucellose
- Erreger: kleine, aerobe, potenziell menschenpathogene Bakterien (Brucella abortus Bang, Brucella melitensis, Brucella suis) vor allem in Ländern des Vorderen Orients, Mittelmeerländern sowie Mittel- und Südamerika

Morbus Whipple

Eine Whipple-Erkrankung ist eine chronisch-rezidivierende entzündliche Multisystemerkrankung des mittleren Lebensalters, bei der das ZNS zu den 3 wesentlichen Lokalisationen einer extraintestinalen Erkrankungsmanifestation zählt.

Symptomatik
Meist dominieren Allgemeinsymptome, gastrointestinale Symptome, Gewichtsverlust und Arthralgien, nur sehr selten beginnt eine Whipple-Erkrankung mit neurologischen Symptomen (typisch sind supranukleäre Ophthalmoplegie, vertikaler Nystagmus oder Opsoklonus, okulomastikatorische Myorhythmien, Zeichen einer diffusen Enzephalopathie mit Entwicklung eines demenziellen Syndroms). Manchmal kommen begleitend eine Optikusneuritis, Uveitis, Keratitis, eventuell auch ein Papillenödem und eine Retinitis vor.

Diagnostik
- klinisch durch typische Konstellation (demenzielles Syndrom, Ophthalmoplegie, okulomastikatorische Myorhythmien)
- Liquor: unspezifische geringe Pleozytose, normale Liquorglukose
- Pathologie: PAS-positive Makrophagen in Liquor, Hirnbiopsie, Dünndarmbiopsie oder Aspirat der vorderen Augenkammer sind beweisend
- Kultur: in menschlichen Fibroblasten
- Bildgebung: hyperintense Läsionen (MRT) der weißen Substanz, des Hypothalamus, des Hirnstamms und Zerebellums

Therapie
- Penicillin G (oder Ceftriaxon), kombiniert mit Streptomycin für 2 Wochen
- dann Hochdosis-Trimethoprim/Sulfamethoxazol-Therapie für 1–2 Jahre
- Rezidiv bei bis zu 40% der Patienten (auch noch nach Jahren)

Epidemiologie und Pathogenese
- überwiegend bei Männern, vor allem aus dem Bereich der Landwirtschaft
- Erreger: Tropheryma whippelii (grampositiver Aktinomyzet), orale Aufnahme, Vermehrung in der Lamina propria des Dünndarms

Mykoplasmeninfektionen des ZNS

Symptomatik
Das Spektrum neurologischer Symptome ist breit: Meningitis, Enzephalitis, postinfektiöse Leukenzephalitis, Hirnnervenneuritis, Myelitis und Polyradikulitis. Sehr selten kann auch eine vaskulär-ischämische Symptomatik gesehen werden. Die Symptomatik beginnt frühestens 3, meistens bis zu 14 Tage nach Beginn der atypischen Pneumonie.

Diagnostik
- Liquor: gemischtzellige Pleozytose von bis zu 400 Zellen/μl, Liquorglukose meist normal, Liquoreiweiß mäßiggradig erhöht
- Kultur: selten aus Liquor möglich, häufiger aus Trachealaspirat, nasopharyngealem Abstrich oder Rachenspülflüssigkeit, oder Sputum
- serologische Methoden, Polymerasekettenreaktion
- Bildgebung: unspezifisch

Therapie
- Makrolid-Antibiotika (z.B. Erythromycin, Clarithromycin oder Azithromycin), evtl. Tetrazykline
- Hochdosis-Steroidtherapie bei postinfektiöser Leukenzephalitis und Querschnittsmyelitis
- 7S-Immunglobuline oder Plasmapherese bei Polyradikuloneuritis

Pathogenese
- Erreger: Mycoplasma pneumoniae
- neurologische Symptome bei ca. 5% der Patienten, sowohl direkt infektiöse als auch para-, postinfektiöse Mechanismen

Tetanus

Symptomatik
Nach einer mittleren Inkubationszeit von 8 Tagen (4–30 Tage) bemerkt der afebrile Patient Schmerzen und Steifigkeit der Muskeln, insbesondere des Nackens und/oder des Gesichts, gefolgt von Trismus und Dysphagie. Typisch sind die von kranial absteigenden Symptome einer spastischen Tonuserhöhung der Kaumuskulatur (Kieferklemme, Trismus) der mimischen Muskulatur (Risus sardonicus) sowie der Nacken- und Rückenmuskulatur (Opisthotonus). Innerhalb von 24 Stunden treten generalisierte Muskelspasmen, Laryngospasmen mit Atemwegsobstruktion sowie eine Funktionsstörung des autonomen Nervensystems auf (z.B. Tachykardie, Hypertonie, Schwitzen). Auf äußere Reize werden die Spasmen ausgelöst und verstärkt mit der Gefahr eines lebensbedrohlichen Laryngospasmus.
Ein lokaler Tetanus ist auf eine Extremität bzw. den Kopf/Nacken (zephaler Tetanus) beschränkt.

Diagnostik
- klinisch, insbesondere absteigende Tonuserhöhung
- Kultur: nicht aus Wunden möglich, Toxinnachweis durch Inokulation von Patientenserum in eine Maus oder quantitativen Antitetanus-Toxoid-IgG-Nachweis im ELISA (beide wenig verlässlich)
- EMG: kontinuierliche, nicht unterdrückbare Muskelaktivität, fehlende oder verkürzte „silent period"

Therapie
- immer auf Intensivstation mit Überwachung und bestmöglichem Atemwegsmanagement mit Frühtracheotomie
- Identifizierung der Eintrittspforte und Wundreinigung
- Neutralisierung zirkulierenden Toxins und Immunisierung (Gabe von humanem Tetanus-Immunglobulin sowie aktive Immunisierung mit Tetanus-Toxoid)
- supportive, symptomatische Therapie:
  - Eradizierung von Clostridium tetani: Metronidazol (Toxinwirkung ist trotzdem bis zu 12 Wochen möglich!)

- Behandlung der Spasmen: Benzodiazepine, Baclofen, evtl. Dantrolen sowie – im Einzelfall – nichtdepolarisierende Muskelrelaxanzien
- vegetative Symptome: Betablocker, Clonidin oder Magnesiumsulfat
- Prophylaxe: aktive Impfung (ein überstandener Tetanus bietet keinen Schutz vor einer erneuten Infektion!)

Epidemiologie und Pathogenese

- Inzidenz: weltweit ca. 1 Mio/Jahr, in Mitteleuropa 0,1/100.000/Jahr
- Toxin: Neurotoxin-Tetanospasmin von Clostridium tetani (wird unter anaeroben Bedingungen im Wundbereich produziert)
- Pathogenese: nicht oder nur unzureichend aktiv immunisierte Patienten, die sich an der Haut verletzen (eine Infektion ist auch bei i.v. Drogenabhängigen oder nach intrapartaler oder unmittelbar postpartaler Infektion möglich); Tetanospasmin wirkt an der zentralen motorischen Kontrolle, der neuromuskulären Endplatte und am autonomen Nervensystem

Botulismus

Symptomatik

Typisch ist eine schlaffe symmetrische, meist absteigende Tetraparese mit bulbärem Beginn (Dysarthrie und Dysphagie), häufig aber auch Diplopie sowie Beteiligung des autonomen Nervensystems (anticholinerge Effekte wie Mydriasis und Mundtrockenheit). Der neurologischen Symptomatik geht häufig eine gastrointestinale Symptomatik (Nausea, Erbrechen, abdominale Krämpfe, initial Diarrhö, später Obstipation) voraus.

Diagnostik

- Anamnese: Verzehr von konservierten Produkten bzw. ähnliche Symptomatik in der Umgebung
- typische klinische Symptomatik
- Toxinnachweis (aus Stuhl, Serum, Mageninhalt oder asservierten Nahrungsmitteln): Mausinokulationstest; In-vitro-Nachweis mittels ELISA oder PCR ist noch experimentell
- EMG: Reduktion der Amplitude des Antwortpotenzials, bei repetitiver Nervenstimulation Inkrement

Therapie

- immer auf Intensivstation mit Überwachung und Sicherung der Atmung und der Atemwege
- Magenspülung zur Entfernung noch kontaminierter Reste (bei kurzer Inkubationszeit)
- Botulismusantitoxin: neutralisiert ausschließlich noch nicht an Nervenendigungen gebundene Toxinmoleküle, daher nur in den ersten 24 Stunden sinnvoll; ein vorheriger Intrakutantest ist wegen Hypersensitivitätsreaktionen bei bis zu 9% der Patienten sinnvoll (das Antitoxin stammt vom Pferd)
- supportive Maßnahmen
- Prophylaxe: bei Epidemien Überwachung von Kontaktpersonen, Antitoxingabe sofort nach den ersten Symptomen

Prognose

- Toxinwirkung kann bis zu 12 Wochen anhalten, die Erholung von Paresen kann Monate dauern
- generell keine bleibenden Schäden

Epidemiologie und Pathogenese

- Inzidenz: durchschnittlich 0,02 Fällen/100.000 Menschen/Jahr
- Toxin: Neurotoxine des anaeroben Sporen bildenden Bakteriums Clostridium botulinum
- Pathogenese: Toxinaufnahme durch verunreinigte Nahrungsmittel (z.B. hausgemachte Fleisch- und Gemüsekonserven), Wundbesiedelung oder Darmbesiedelung, keine Übertragung von Mensch zu Mensch; Toxine hemmen die Ausschüttung von Azetylcholin in den motorischen Endplatten, aber auch andere cholinerge Systeme sind betroffen
- Inkubationszeit: meist 18–36 Stunden, je mehr Toxin, desto kürzer

Rickettsiosen

Symptomatik

Neben einer sehr häufig gesehenen pulmonalen Symptomatik ist die ZNS-Infektion, insbesondere beim epidemischen Flecktyphus (Rickettsia prowazeki) und beim Felsengebirgsfleckfieber (Rickettsia rickettsi), die schwerste und am häufigsten lebensbedrohliche Rickettsienmanifestation. Kopfschmerzen, Unruhe, qualitative und quantitative Bewusstseinsstörung, epileptische Anfälle und fokale Herdsymptome sind typische Manifestationen der Infektion mit diesen beiden Rickettsienspezies. In Europa vorkommende Rickettsienspezies (z.B. Rickettsia slovaca, Rickettsia helvetica) verursachen nur selten lebensbedrohliche Krankheitssymptome; Kopfschmerzen, Erbrechen, evtl. Meningismus, Agitiertheit und eine Optikusneuritis werden in Einzelfällen bei diesen europäischen Rickettsienspezies gesehen.

Diagnostik

- Liquor: unspezifische Veränderungen (gemischtzellige Pleozytose, geringe Proteinerhöhung, normale Liquorglukose)
- Erregernachweis: in Geweben (Hautbiopsie, evtl. Lungenbiopsie)
- serologische Methoden, Nachweis von rickettsienspezifischer DNA mittels PCR
- Bildgebung: unspezifische Veränderungen

Therapie

- Tetrazykline bzw. Doxycyclin, Alternativen sind Rifampicin oder Ciprofloxacin
- intensivmedizinische Therapie bei Multiorganversagen

Epidemiologie und Pathogenese

- Erreger: unterschiedliche Rickettsienspezies in unterschiedlichen geografischen Regionen
- Pathogenese: Übertragung durch Arthropoden (Laus, Floh, Zecken, Milben) → hämatogene Ausbreitung → Infektion der Endothelzellen der Blutgefäße → intrazelluläre Vermehrung → sekundär erhöhte Gefäßwandpermeabilität, petechiale Blutungen sowie Mikrothrombenbildung und Mikroinfarkte in Gefäßen aller Organe inkl. ZNS; zusätzlich Thrombozytopenie und Gerinnungsstörung bis zur disseminierten intravaskulären Koagulopathie

Leptospirose

Symptomatik

Die Leptospirose ist eine lebensbedrohliche fieberhafte Erkrankung mit Myalgien, neurologischen Zeichen einer diffusen Enzephalopathie und Meningismus.

Diagnostik

- Blut- oder Liquorkultur im Initialstadium
- Antikörpernachweis im Verlauf

Therapie

- Cephalosporine der dritten Generation, Penicillin G, Doxycyclin
- bei Kindern Erythromycin

Epidemiologie und Pathogenese

- weltweites Vorkommen
- Erreger: Leptospira icterohaemorrhagica
- Pathogenese: Übertragung durch den Urin von Nagetieren (Ratten, Mäuse), z.B. bei Feldarbeitern in der warmen Jahreszeit nach länger dauernden Niederschlägen

Legionellose

Symptomatik

Legionella pneumophila verursacht eine atypische Pneumonie. In Einzelfällen können im Sinne einer postinfektiösen Zerebellitis eine schwere Inflammation des Zerebellums, evtl. des Hirnstamms, allerdings auch Symptome einer akuten disseminierten Enzephalomyelitis (ADEM) oder eine Polyradikuloneuritis gesehen werden. Sehr selten führt eine Endokarditis zu kardioembolischen ischämischen Hirninfarkten. Ebenso selten wird eine begleitende Rhabdomyolyse gesehen.

Diagnostik
- direkter Erregernachweis im Bronchialsekret (Kultur oder PCR)
- Serokonversion

Therapie
- Erythromycin in Kombination mit Rifampicin
- alternativ Clarithromycin oder Acithromycin oder evtl. Ciprofloxacin

Epidemiologie und Pathogenese
- weltweites Vorkommen
- Erreger: Legionella pneumophila
- Pathogenese: Übertragung über Aerosole, evtl. auch nosokomial, häufiger bei Immunsupprimierten

6.4 Infektionen durch Viren

Gabriele Arendt

6.4.1 Grundlagen

Pathogenese

Erreger

Viren (➤ Tab. 6.14) sind für die meisten akuten Meningitiden verantwortlich. Die akute virale Meningitis ist ein wichtiger Hospitalisierungsgrund mit einer geschätzten Inzidenz von 1:100.000 Einwohner/Jahr in Deutschland. Die tatsächliche Inzidenz liegt wahrscheinlich höher. Am häufigsten sind enterovirale Infektionen, dann folgen Herpes-simplex- und Flaviviren, die im Hinblick auf die Mortalität am bedeutendsten sind. In den letzten Jahren nehmen zerebrale Komplikationen im Rahmen von Mumpsinfektionen zu.

Pathophysiologie

Viren gelangen auf unterschiedlichen Wegen in das zentrale Nervensystem.

Hämatogene Streuung Viele replizieren außerhalb des ZNS und dringen dann über hämatogene Streuung in das ZNS ein (z.B. Enteroviren). Virale Partikel können direkt durch die Blut-Hirn-Schranke gelangen oder in infizierten Leukozyten durch diese hindurch transportiert werden (z.B. Mumps-, Masern- und manche Herpesviren). Sie infizieren in der Folge das vaskuläre Endothel und – nachdem sie in den Liquorraum und schließlich in das Hirngewebe eingedrungen sind – unterschiedliche Zellarten, z.B. Astrozyten (➤ Abb. 6.23, ➤ Abb. 6.24).

Periphere Nerven Andere Viren dringen entlang peripherer Nerven in das ZNS ein (z.B. das Polio- und Herpes-simplex-Virus). Im ZNS breiten sie sich über den Subarachnoidalraum im Liquor aus, was eine inflammatorische Reaktion der Hirnhäute, also eine Meningitis, zur Folge hat.

Verbreitung im neuralen Gewebe Viren können sich auch direkt oder über aktivierte Leukozyten in neuralem Gewebe ausbreiten und Neuronen und Gliazellen befallen.

Reaktion im ZNS Hat die Infektion des ZNS einmal stattgefunden, akkumulieren dort Abwehrzellen, insbesondere Lymphozyten. Ihre Anhäufung geht mit einer massiven Ausschüt-

Tab. 6.14 Zahlenmäßig bedeutende Erreger viraler Meningitiden.

Erreger	Alter	Saisonale Schwerpunkte	Risikofaktoren	Infektionsmodus
Enteroviren	Kleinkinder	Sommer/Herbst	infizierte Mütter	fäkal/oral bzw. Tröpfcheninfektion
Herpes-simplex-Virus Typ I	Erwachsene		häufig Reaktivierung	
humanes Herpesvirus Typ 6 (HHV-6)	alle Jahrgänge	ganzjährig		Tröpfcheninfektion
Epstein-Barr-Virus		Winter	sozialer Kontakt	Tröpfcheninfektion
Varicella-Zoster-Virus	Erwachsene	ganzjährig	Gürtelrose	Tröpfcheninfektion
Zytomegalievirus	alle		sozialer Kontakt, Immunsuppression	Tröpfcheninfektion
Flaviviren	alle Jahrgänge			
Mumps	Kinder, junge Erwachsene	Frühjahr, Herbst		Tröpfcheninfektion
Masernvirus	Schulalter, selten Erwachsene		Kontakt mit Masernerkrankten	Tröpfcheninfektion
Rötelnvirus	hauptsächlich Kinder, selten Erwachsene		Kontakt mit Rötelnerkrankten	
Adenoviren	alle Jahrgänge	Winter	Keime	Tröpfcheninfektion
Rabiesvirus	alle Jahrgänge			Tierbiss, Korneatransplantat
HIV	alle Jahrgänge			Sexualkontakte, Blut, selten vertikale (Mutter-Kind-Übertragung)

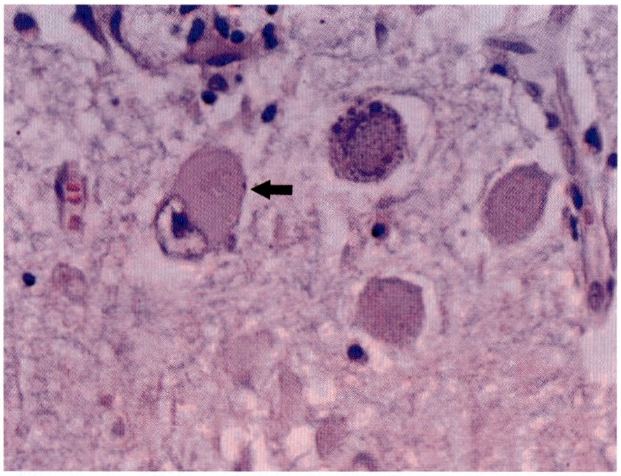

Abb. 6.23 Durch das Zytomegalievirus infizierte Astrozyten.

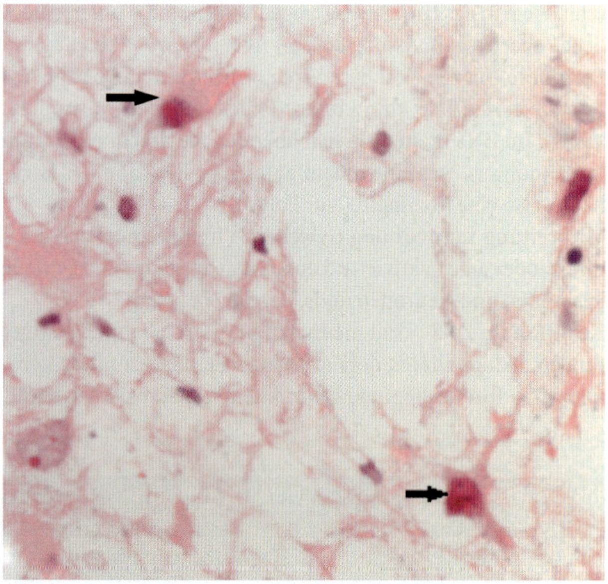

Abb. 6.24 Durch das JC-Virus infizierte Astrozyten.

tung von Zytokinen einher (z.B. Interleukin 1-β, Interleukin 6 und Tumornekrosefaktor-α); außerdem werden von Plasmazellen Immunglobuline produziert. Dass gerade Lymphozyten ein essenzieller Part der Immunantwort auf einige Viren sind, zeigt die besondere Gefährdung immunsupprimierter Menschen durch z.B. Zytomegalie- und Varicella-Zoster-Viren.

Die Antwort des Immunsystems auf das Eindringen der Fremdkörper erhöht die Permeabilität der Blut-Hirn-Schranke, die auch für makromolekulare Substanzen durchlässig wird. Die meisten Viren können außer einer Meningoenzephalitis auch Myelitiden und Polyradikuloneuritiden verursachen. Für die Prognose ist immer wichtig, ob eine enzephale Beteiligung vorliegt. Insbesondere das Varicella-Zoster-Virus kann zerebrale Vaskulitiden hervorrufen, indem es die Tunica media mittlerer und kleiner Gefäße infiltriert und dort zu lokalen Entzündungsprozessen führt. Hieraus können Schlaganfälle entstehen (➢ Abb. 6.25).

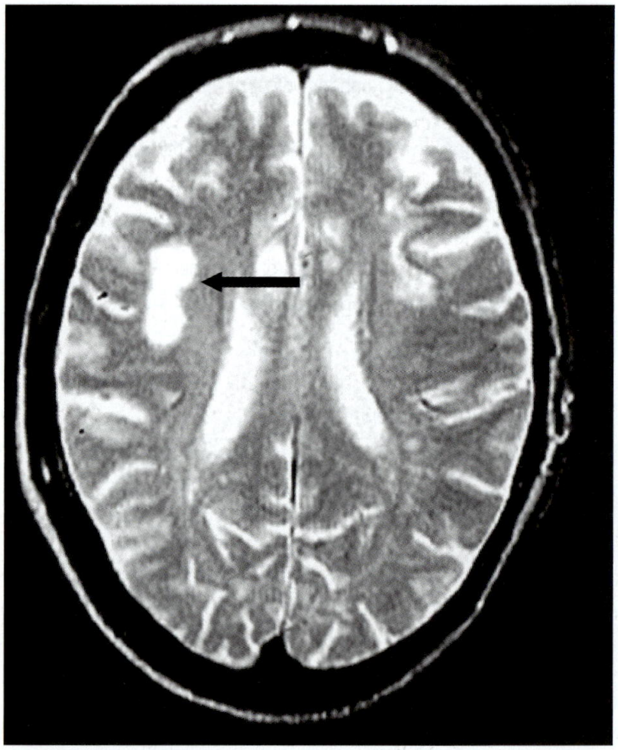

Abb. 6.25 Vaskulitischer Infarkt; das Varicella-Zoster-Virus infiltriert typischerweise die Tunica media mittlerer und kleiner Gefäße.

Therapie

Medikamente

Es gibt verschiedene Medikamente, die bei viralen Infektionen wirksam und zugelassen sind (➢ Tab. 6.15).

Nicht zugelassene Therapien

Zugelassene Therapien für enterovirale Infektionen gibt es nicht. Angewendet werden jedoch häufig hochdosierte Immunglobuline, dies aber insbesondere bei Komplikationen außerhalb des ZNS. Auch zur Behandlung von Flavivirus-Infektionen gibt es keine zugelassenen Therapien. Man wendet spezifische Antiseren in Kombination mit α-Interferon 2b an (z.B. beim West-Nil-Virus). Darüber hinaus gibt es mehrere antivirale Präparate, die sich in der Entwicklung befinden, wobei synthetische Nukleinsäureinhibitoren die vielversprechendsten sind.

Prävention

Impfungen Aktive Immunisierungen existieren gegen:
- Mumps- und Masernviren
- Japanische-Enzephalitis-Typ-B-Virus
- Frühsommermeningoenzephalitis (FSME)
- Tollwut
- Varicella-Zoster-Viren
- Poliomyelitis

Tab. 6.15 Antivirale Medikamente.

Medikament	Typ	Indikation	Nebenwirkung	Bemerkung
Aciclovir		• HSV-Infektion • VZV-Infektion		derzeit wirksamste antivirale Therapie
Valaciclovir	Buttersäurederivat	• Frühbehandlung des Herpes zoster • Prophylaxe von Infektionen durch HSV-Typ I		
Privudin		immunkompetente Patienten mit Herpes zoster		orale Applikation möglich
Ganciclovir	azyklisches Nukleosid	ZMV-Infektion, besonders ZMV-assoziierte Retinitis und Gastroenteritis	• hämatotoxisch (Neutro- und Thrombozytopenien) • Resistenzbildung	wird intrazellulär durch Phosphorylierung in die wirksame Form überführt
Valganciclovir	Buttersäurederivat	chronische ZMV-Infektion		orale Applikation möglich
Foscarnet		• relativ breite Effektivität • bei Resistenzen gegen Ganciclovir	• renal toxisch • epileptische Anfälle • Ganzkörperparästhesien • Elektrolytentgleisungen • Myelosuppression	
Famciclovir		• mukokutaner Herpes simplex • Frühbehandlung des Herpes zoster		
Cidofovir	Cytosin-Analogon	alle Erreger der Herpesgruppe	• Nephrotoxizität • Absinken des intraokulären Drucks	hemmt selektiv die Zytomegalievirus-DNA-Synthese

VZV = Varicella-Zoster-Virus, HSV = Herpes-simplex-Virus, ZMV = Zytomegalievirus

Bei einigen Impfungen gibt es schwerwiegende Nebenwirkungen, so z.B. bei der Japanische-Enzephalitis-Typ-B-Immunisierung: Der Impfstoff führt bei 4–8 von 100.000 Fällen zu schweren allergischen Reaktionen und in einem von 2,5 Millionen Fällen zu Enzephalitiden. Daher sollte die Immunisierung auf Personen, die dauerhaft in Endemiegebieten leben, beschränkt bleiben. Reisende in Endemiegebieten sollten sich entsprechend informieren und sich vor Mückenstichen und Zeckenbissen schützen.

Immunglobuline Die Immunglobulintherapie verhindert enterovirale Meningitiden bei Patienten mit primären Immundefekten. Am effektivsten ist die i.v. Applikation. Immunglobuline sind ebenfalls für die Postexpositionsprophylaxe bei Tollwut und FSME verfügbar.

Auf den Punkt gebracht

Gegen viele Viren gibt es effiziente Therapien. Das größte Problem ist, dass in Abständen immer neue Viren in Erscheinung treten, die große therapeutische Probleme aufwerfen (z.B. HIV, Coronaviren, Influenzaviren). Nicht alle der in den letzten Jahren neu aufgetretenen viralen Erreger verursachen jedoch zerebrale Komplikationen.

6.4.2 Enteroviren

Humane Enteroviren verursachen u.a. die Poliomyelitis, eine aseptische Meningitis (kann epi- und endemisch auftreten), Myokarditiden und die „Maul- und Klauen-Seuche". Überträger sind häufig Kinder.

Klinik

Enterovirale Meningitis Typische klinische Symptome der enteroviralen Meningitis *im Kindesalter* sind Übelkeit, Hautausschlag, respiratorische Symptome und Meningismus; oft gehen grippeähnliche Symptome voraus. Fokal-neurologische Defizite und epileptische Anfälle sind sehr selten, bei Kindern unter einem Jahr können leichte kognitive Defizite bleiben. Bei *Erwachsenen* ähnelt die enterovirale Meningitis oft einer bakteriellen Meningitis, ist also auch ähnlich ausgeprägt mit Lichtscheu, starken Kopfschmerzen, hohem Fieber und deutlicher Nackensteifigkeit. Obwohl sie trotzdem oft milde verläuft, führt sie nahezu immer zu Hospitalisierung und längeren Krankschreibungsphasen.

MERKE

In der Regel ist der Infektionsverlauf beim Erwachsenen milde, bei Kindern bedrohlich.

Poliomyelitis Eine Poliomyelitis anterior acuta kann verschiedenartig verlaufen:

- **Meningitischer oder enzephalitischer Verlauf:** Nach Abklingen der ersten Phase und einem weitgehend symptomfreien Intervall von 3–5 Tagen klagen die Patienten über Rücken- und Nackenschmerzen sowie starke Myalgien. Rasch folgen Faszikulationen und Schmerzen in den Muskeln, dann eine Hyperreflexie, die in einen Reflexverlust übergeht, und eine meist asymmetrische Para- bis Tetraparese. Bei Kindern unter 5 Jahren handelt es sich dabei oft um eine Monoparese, bei älteren Kindern und Jugendlichen um eine Paraparese der unteren Extre-

mitäten, gelegentlich begleitet von einer Monoparese an der oberen Extremität, und bei Erwachsenen um asymmetrische Paresen aller Extremitäten. Innerhalb weniger Wochen kommt es zu deutlichen Atrophien der betroffenen Muskeln.
- **Verlauf wie beim Guillain-Barré-Syndrom:** Von distal nach proximal schreiten Para- oder Tetraparesen fort, ohne dass die Sensibilität betroffen wäre. Diese Verlaufsform ist sehr selten.
- **Bulbärer Verlauf:** Den unteren Hirnstamm betreffende (bulbäre) Verlaufsformen werden meist durch einen therapierefraktären Singultus angekündigt; es folgen Dysphagie, Dysphonie und zunehmende Ateminsuffizienz. Parallel zu dieser Entwicklung zeigen sich oft Blutdruck-, Schweiß- und Temperaturdysregulationen sowie Brady- und Tachykardien. Schreitet die Infektion im Hirnstamm fort, kommt es zu okulomotorischen Störungen und einer Bewusstseinstrübung.
- **Querschnittsmyelitis:** Auch Querschnittsmyelitiden sind möglich.

MERKE

Bei älteren Kindern und Jugendlichen sind – insbesondere bei enzephalitischer und/oder myelitischer Beteiligung – eine multiple Sklerose und Erkrankungen aus dem rheumatischen Formenkreis wichtige Differenzialdiagnosen.

Pathogenese

Erreger Enteroviren werden in 5 Subspezies unterteilt:
- humane Enteroviren A–D (einschließlich Echo- und Coxsackie-Viren)
- Polioviren

Häufige Serotypen sind ECHO-Viren der Typen 6, 9, 13, 19 und 30. Der Übertragungsweg ist fäkal/oral. Häufig werden Infektionen in Kinderhorten erworben. Die aseptische Meningitis tritt eher im Schulalter auf.

Epidemiologie Die Häufigkeit der Meningoenzephalitis wird sicherlich unterschätzt, da milde Infektionen grippeähnlich verlaufen und somit häufig nicht diagnostiziert werden. Die endemische Polioinfektion ist heute auf Zentralafrika und Westasien begrenzt, obwohl auch in den gemäßigten Klimazonen nach wie vor sporadische Fälle auftreten. Die Inkubationszeit der Nicht-Polio-Enteroviren liegt bei 3–7 Tagen, die der Polio-Enteroviren bei 1–3 Wochen.

6.4.3 Herpesviren

Herpesviren verursachen neben Meningoenzephalitiden auch Myelitiden und gelegentlich – insbesondere sakrale – Radikulitiden.

Herpes-simplex-Viren

Diejenigen Herpesviren, die die bedeutendsten und schwerwiegendsten Infektionen des ZNS verursachen, sind Herpes-simplex-Viren Typ 1 und 2; sie rufen am häufigsten akute, sporadische Meningoenzephalitiden bei Erwachsenen und Kindern über 6 Monate hervor.

Klinik

Die Herpes-simplex-Virus-Meningitis tritt wie alle anderen Meningitiden mit der Trias Kopfschmerzen, Fieber und Nackensteifigkeit auf. Die Enzephalitis erzeugt gewöhnlich fokale Ausfälle des Temporallappens. Somit sind neben Fieber und Kopfschmerz Wesensänderungen, aphasische Sprachstörungen und epileptische Anfälle typische zusätzliche Symptome. Häufigste postenzephalitische Komplikationen sind Störungen des Neugedächtnisses und eine Temporallappenepilepsie.

Diagnostik

Liquor Die Diagnose wird durch den Liquorbefund bewiesen; es finden sich eine Pleozytose meist lymphozytärer Natur, eine Eiweißerhöhung und gelegentlich eine intrathekale IgG-Bildung; beweisend ist der Nachweis von viraler DNA mittels PCR.

Bildgebung Der bevorzugte – und häufig beidseitige – Befall des Temporallappens stellt sich bei vielen Betroffenen auch magnetresonanztomografisch dar (➤ Abb. 6.26).

Therapie

Die antivirale Therapie, z.B. mit Aciclovir, sollte optimalerweise innerhalb von 8 Stunden nach den ersten Symptomen beginnen. Beginnt sie erst später, sind also bereits schwere Ausfälle bei Diagnosestellung vorhanden, ist die Prognose schlechter.

10–30% aller Herpes-simplex-Virus-Meningoenzephalitiden treten wiederholt auf; gelegentlich kommt es 1 Woche bis 3 Monate nach Beendigung der Primärtherapie zu einem Rückfall. Unbehandelt hat die Herpes-simplex-Virus-Enzephalitis eine Letalität von ungefähr 70%.

Epidemiologie und Pathogenese

Es gibt eine zweigipfelige Altersverteilung mit Maxima über 50 und unter 20 Jahren, was möglicherweise auf eine Virusreaktivierung bzw. die primäre Infektion schließen lässt. Die Enzephalitis wird überwiegend durch den Typ 1, die Meningitis durch den Typ 2 hervorgerufen.

FALLBEISPIEL

Ein 29-jähriger Helikopterpilot wird von seiner Familie zur Aufnahme gebracht, da er ihr völlig verändert erscheint. Die Familienmitglieder berichten, er wirke distanzlos, sei aggressiv und spreche „wirr". Die Ehefrau gibt an, dass ihr Mann in den letzten Tagen über Schmerzen „im ganzen Kopf" geklagt und leichtes Fieber gehabt habe; sie habe zuerst an eine Erkältung geglaubt, und erst die zunehmenden psychischen Veränderungen hätten ihr klargemacht, dass es sich um eine „ernstere Erkrankung" handeln müsse.

Die Untersuchung des Patienten ergibt die folgenden Befunde:

- wacher, ansprechbarer und zu Zeit und Ort voll orientierter Patient mit endgradigem Meningismus
- Muskeleigenreflexe seitengleich mittellebhaft, keine Pyramidenbahnzeichen, keine Kloni, keine Paresen, extrapyramidalen oder sensiblen Defizite
- neuropsychologischer Befund: Jargonaphasie
- psychischer Befund: mäßiggradig ausgeprägte mnestische Störungen, ablenkbar, subaggressiv und gereizt, affektinkontinent und -inadäquat

Zusatzdiagnostik:

In der **cMRT** zeigt sich ein Herd links temporal, der im T1-gewichteten Bild echoarm, in den T2-gewichteten und FLAIR-Aufnahmen echointens ist (➤ Abb. 6.26). Er reichert Kontrastmittel an. Im **Liquor** sind 15.000 lymphozytäre Zellen/µl nachweisbar, das Eiweiß beträgt 70 mg/dl, Glukose und Laktat sind unauffällig. Die Herpes-simplex-Virus-PCR ist positiv. Im **EEG** findet sich ein verlangsamter α-Grundrhythmus (7–8/s) mit Unterlagerung einer links temporalen ϑ-Aktivität (5–6/s). Ebenfalls links temporal sind Slow-Spike-Wave-Komplexe zu sehen. Im **Serum** beträgt der Herpes-simplex-ELISA 1 : 64.000, die übrigen Laborparameter einschließlich BSG, Blutbild, Differenzialblutbild, Leber- und Nierenwerten sowie Immunelektrophorese sind unauffällig.

Es wird die Diagnose einer Herpes-simplex-Virus-Meningoenzephalitis mit temporalem Anfallsstatus gestellt.

Zunächst verschlechtert sich der Zustand des Patienten sehr schnell, die zeitliche Orientierung geht verloren. Unter einer sofort eingeleiteten Therapie mit 3 × 10 mg Aciclovir/kgKG/d und 600 mg Carbamazepin ret. täglich normalisieren sich der neuropsychologische und psychische Befund im Verlauf einer Woche. Vereinzelt treten jedoch psychomotorische Anfälle auf, sodass eine adjuvante antiepileptische Medikation mit Gabapentin 3 × 300 mg/d erforderlich wird. Schließlich wird der Patient anfallsfrei und das EEG normalisiert sich.

Beurteilung: Es handelt sich um den komplikationsarmen Heilungsverlauf einer Herpes-simplex-Meningoenzephalitis, die rechtzeitig behandelt werden konnte.

Aus Patientensicht

Der 29-jährige Helikopterpilot zu seiner Erkrankung:

Bevor ich richtig krank wurde, hatte ich mich einige Tage lang unwohl gefühlt. Ich war schwach, unkonzentriert, hatte Kopfschmerzen und reagierte gereizt auf meine Familie und meine Arbeitskollegen. Dann bekam ich leichtes Fieber und meine Frau war sehr beunruhigt, was mir völlig unbegreiflich schien. Plötzlich war meine gesamte Familie in unserem Haus und alle sagten mir, ich müsse sofort ins Krankenhaus. Ich selber wollte dies nicht und konnte nicht begreifen, warum mich plötzlich alle bedrängten, in eine Klinik zu gehen. Schließlich gab ich dem Drängen meiner Frau nach, und wir fuhren ins Krankenhaus. Dort entfaltete sich eine relativ hektische Aktivität. Mehrere Pfleger und zwei Ärzte kümmerten sich um mich und machten mir klar, ich hätte wahrscheinlich eine Hirnhautentzündung, man müsse Aufnahmen von meinem Gehirn machen und mir Nervenwasser entnehmen. Die allgemeine Nervosität beunruhigte mich, und ich fühlte mich nicht in der Lage, wirklich eine Entscheidung zu treffen, sodass ich meine Frau bat, mit mir zusammen die mir zur Unterschrift vorgelegten Aufklärungsbögen für die Nervenwasserentnahme durchzugehen. Sie tat dies und ich spürte, dass ich wirklich krank war. Von Minute zu Minute fühlte ich mich schlechter und verlor den Zugriff auf meine Biografie und Situation. Zunehmend wird meine Erinnerung von da an verschwommen. Ich entsinne mich, dass ich eine örtliche Betäubung in den Rücken erhielt, spürte aber trotzdem nach der Betäubung noch einen leichten Nadelstich; was die Ärzte dazu sagten, weiß ich nicht mehr. Auch kann ich mich nicht mehr erinnern, wie ich schließlich auf eine Station und in ein Krankenhausbett gekommen bin.

Als ich wieder wacher wurde, sagte man mir, es seien bereits 3 Tage vergangen. Ich lag an einem Tropf, die Kopfschmerzen waren besser, aber ich konnte mich immer noch nicht konzentrieren und fühlte mich sehr schwach. Immer wieder hatte ich das Gefühl, für einige Minuten „wegzutreten". Ich musste eine Menge Tabletten nehmen und mir war übel.

Einige Tage später fühlte ich mich besser, ich hatte kaum noch Kopfschmerzen und konnte auch wieder die Nachrichten im Fernsehen verfolgen. Ich nahm wahr, welche Sorgen sich meine Familie gemacht hatte, und wollte so schnell wie möglich nach Hause zurück. Ich bat um Erlaubnis, aufstehen zu dürfen. Die Ärzte sagten mir, ich solle dies zunächst nur in Gegenwart des Krankenhauspersonals tun.

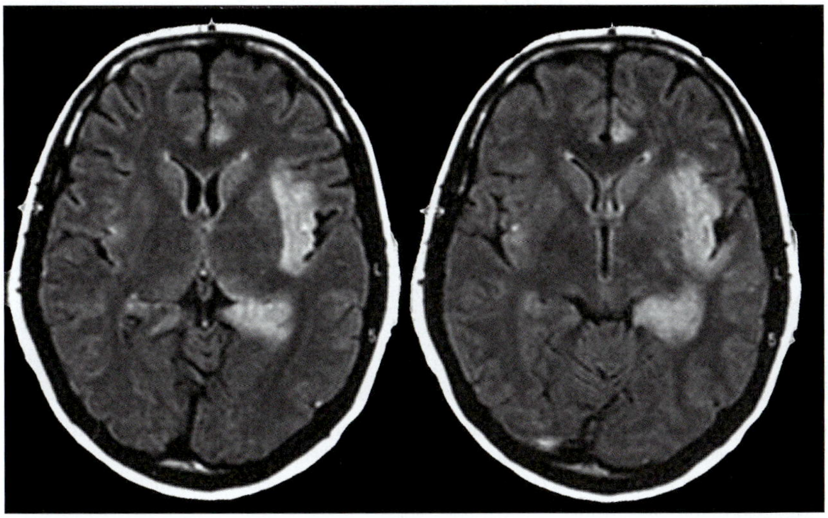

Abb. 6.26 Herpes-simplex-Virus-Meningoenzephalitis. MRT mit asymmetrischem entzündlichem Befall der Insel, des medialen Temporallappens, des Gyrus parahippocampalis und des Gyrus cinguli.

Dennoch ging ich allein zur Toilette, weil mir die ständige Gegenwart des Personals peinlich und lästig war. Beim Aufstehen von der Toilette wurde mir stark schwindelig und ich wäre fast nicht ins Bett zurückgekommen. Ich hatte starkes Herzklopfen und fühlte mich völlig erschöpft. Schweißüberströmt fand mich eine Schwester in meinem Bett vor, befragte mich zu den Ereignissen und wies mich an, auf keinen Fall mehr alleine aufzustehen.
Immer noch kam es vor, dass mir beim Lesen einer Zeitung oder Illustrierten auf einmal eine Seite vom Inhalt fehlte. Diese Erscheinungen gaben sich erst, als ich ein weiteres Medikament erhielt, von dem man mir gesagt hatte, es richte sich gegen epileptische Anfälle, die Folge der Hirnhautentzündung, die ich gehabt hätte, seien.
In den folgenden beiden Wochen erholte ich mich weiter. Ich wurde noch einmal nervenwasserpunktiert und die Ärzte waren mit dem Ergebnis zufrieden, sodass ich schließlich nach Hause entlassen werden konnte. Man hatte mir zu einer Rehabilitationsbehandlung geraten und gesagt, dass ich arbeitsunfähig sei. Kurz vor meiner Entlassung teilten mir die Ärzte mit, dass ich meinen Beruf als Helikopterpilot nicht mehr ausüben könne, da ich nun Epileptiker sei. Dies traf mich sehr hart, und ich wurde während der Rehabilitationsbehandlung schwer depressiv. Ich musste mich schließlich, da auch Medikamente meine Stimmung nicht verbessern konnten, einer Psychotherapie unterziehen, mit deren Hilfe ich schließlich lernte, mir neue Perspektiven zu erarbeiten. Heute arbeite ich als Mitglied des Bodenpersonals bei einer Fluggesellschaft, beziehe eine Berufsunfähigkeitsrente und habe gelernt, mich mit meiner Erkrankung zu arrangieren.
Meine behandelnden Ärzte haben mir gesagt, dass ich wahrscheinlich für die Dauer vieler Jahre Medikamente gegen epileptische Anfälle nehmen müsse, da sich in meinem Gehirn nach der Entzündung eine Narbe gebildet hat, die für mein Anfallsleiden verantwortlich ist. Mithilfe meiner Familie ist es mir gelungen, mein „neues Leben" zu akzeptieren. Erst viele Wochen nach meiner Krankenhausentlassung wurde mir klar, dass mein Leben gefährdet war. Ich bin froh, dass meine Familie mich trotz der Uneinsichtigkeit, die durch meine Krankheit provoziert war, bewegen konnte, rechtzeitig Hilfe zu suchen.

6

Andere Herpesviren

Andere Herpesviren, die Meningoenzephalitiden hervorrufen, sind das Epstein-Barr-Virus (EBV), das Zytomegalievirus (ZMV), Varicella-Zoster-Virus (VZV) und das humane Herpesvirus 6 (HHV-6). Diese Infektionen werden überwiegend bei immunkompromittierten Patienten gesehen.

- Zytomegalievirus (ZMV): Es kann auch chronische Meningoenzephalitiden hervorrufen, die z.B. bei HIV-Infizierten klinisch der HIV-assoziierten Demenz ähneln. Selten verursacht es eine Ventrikulitis, die mit einer hohen Mortalität assoziiert ist, und sehr selten auch abszedierende Raumforderungen (➤ Abb. 6.27).
- Varicella-Zoster-Virus (VZV): Nicht selten kommt es hier zu einer Vaskulitis großer zerebraler Gefäße, häufig der A. cerebri anterior, in deren Stromgebiet insbesondere bei älteren Patienten dann Schlaganfälle entstehen.
- Humanes Herpesvirus Typ 6: Das HHV-6 ist meist mit einem charakteristischen Ausschlag assoziiert.

Die Diagnose einer ZMV-Infektion wird heute über den Virusnachweis mittels PCR aus dem Liquor gestellt. Begleitend kann sich eine – sonst bei viralen Infektionen nicht zu findende – granulozytäre Pleozytose zeigen.

6.4.4 Flaviviren

Klinik

Die meisten Infektionen verlaufen asymptomatisch oder sehr milde. Die Inkubationszeit beträgt 5–15 Tage. Beim West-Nil-Fieber sind Arthralgien, Exanthem und Fieber typisch, bei der Japanischen Enzephalitis Typ B abdominelle Schmerzen, Übelkeit und Erbrechen. West-Nil- (und das St.-Louis-Virus) rufen

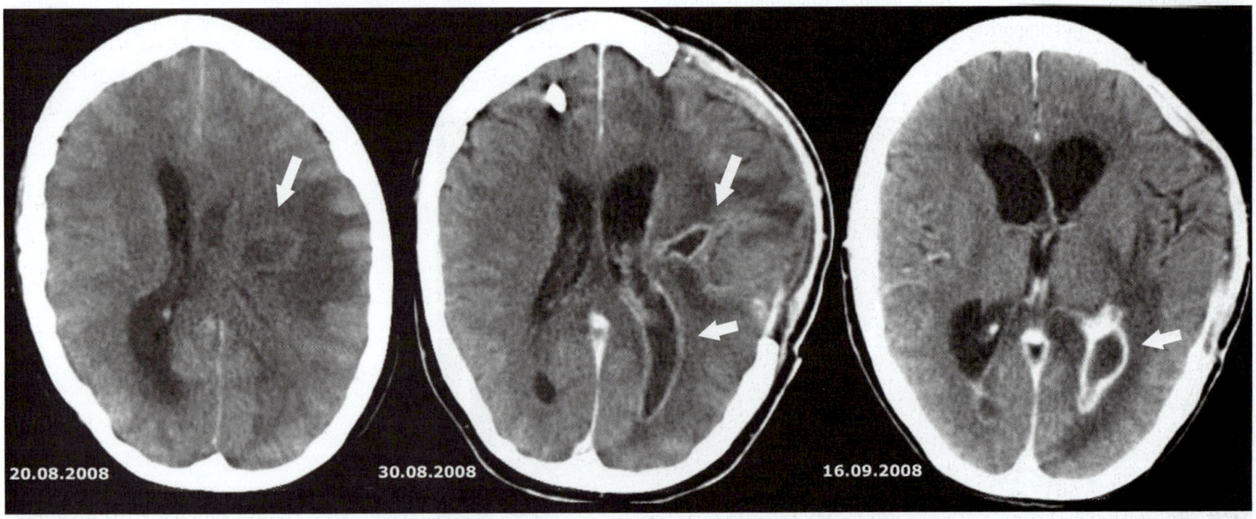

Abb. 6.27 Entwicklung (links) und teilweise Rückbildung (rechts) einer abszedierenden Raumforderung (obere Pfeile) und Ventrikulitis (untere Pfeile) in der kranialen CT bei Infektion mit dem Zytomegalievirus. Der Patient wurde zwischen dem linken und dem mittleren CT wegen einer drohenden Mittelhirneinklemmung zum Zweck der Druckentlastung links frontoparietal kraniektomiert. Der Abszess zeigt eine kontrastmittelaufnehmende Kapsel, die Ventrikulitis ist durch kontrastmittelaufnehmendes Ependym charakterisiert.

meningitische Reizungen, der japanische Typ B meist eine Enzephalitis hervor. Die FSME ist eine zweiphasige Erkrankung, die bei einem Teil der Infizierten zu einer Meningitis oder Enzephalitis führt, einige Tage nachdem sich die initial erhöhte Körpertemperatur normalisiert hat. In vielen Fällen – insbesondere bei Kindern – kommt es zu epileptischen Anfällen und Bewusstseinstrübungen. Auch fokal-neurologische Defizite wie Hemiparesen können auftreten, außerdem Hirnnervenlähmungen. Weiterhin kann es zu Polyradikulitiden mit schlaffen Tetraparesen kommen, oder es entsteht ein parkinsonähnliches Krankheitsbild, wenn die Basalganglien oder der Thalamus beteiligt sind (➤ Abb. 6.28). Todesfälle durch Flaviviren-Infektionen betreffen vor allem ältere, immunkompromittierte Menschen. In 50% aller Flaviviren-Meningoenzephalitiden bleiben kognitive und psychische Beeinträchtigungen zurück.

Pathogenese

Die durch Flaviviren hervorgerufenen Krankheitsbilder haben geografische und saisonale Schwerpunkte:
- japanischer Typ-B-Virus: endemisch in Südostasien, Wirtstiere sind Schweine
- West-Nil-Virus: in Westasien, dem Mittleren Osten, Afrika sowie in Zentral- und Südeuropa und Nordamerika
- FSME-Virus: endemisch in den Wäldern Zentral- und Osteuropas sowie in Asien, Übertragung durch Zecken
- St.-Louis- und Crosse-Virus: in Amerika
- Murray-Valley-Virus: Australien und Neuseeland

Ebenfalls in die Gruppe der Flaviviren gehören das Dengue- und Gelbfiebervirus, wobei hier allerdings ZNS-Infektionen extrem selten sind.

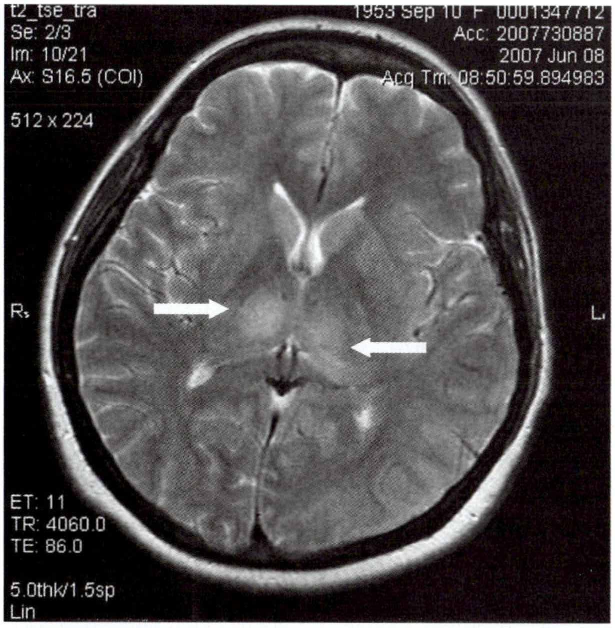

Abb. 6.28 FSME mit beidseitiger enzephalitischer Thalamusbeteiligung in der MRT (Pfeile).

6.4.5 Mumpsviren

Die Mumpsmeningitis ist eine der häufigsten viralen Meningitiden in der nicht immunisierten Population und kommt bei 10–30% aller Infizierten vor. Männer sind 2–5-mal häufiger betroffen als Frauen, Kinder am häufigsten. Die typische Schwellung der Speicheldrüsen ist nur in etwa der Hälfte aller Fälle sichtbar. Komplikationen können Polyneuritiden, Myelitiden oder auch ein Guillain-Barré-Syndrom sein. Eine seltene Impfkomplikation ist die aseptische Meningitis.

6.4.6 Masernviren

Masern

Das Masernvirus kann schwere Meningoenzephalitiden hervorrufen. Die Erkrankung ist durch die Impfung deutlich seltener geworden, nimmt aber in den letzten Jahren wieder zu.

Subakute sklerosierende Panenzephalitis (SSPE)

Die SSPE ist eine postinfektiöse Masernkomplikation und sehr selten. Es handelt sich um eine „slow virus infection" mit dem Masernvirus, die mit einer fortschreitenden Gehirnentzündung und Sklerosierung des gesamten Organs einhergeht.

Klinik

Die SSPE verläuft in 4 Phasen:
- Stadium I: schleichender Beginn mit Verhaltensauffälligkeiten, Verschlechterung der Schulleistungen, langsam progrediente Verschlechterung kortikaler Hirnleistungen, selten Kopfschmerzen
- Stadium II: zunehmende Demenz, symmetrische, die axiale Muskulatur betreffende Myoklonien (charakteristisch für das Stadium II), epileptische Anfälle; mit fortschreitender Erkrankung Sistieren der Myoklonien, Auftreten dystoner Bewegungsmuster, Ataxie
- Stadien III und IV: Retinopathie und Optikopathie, kortikale Blindheit, akinetischer Mutismus, apallisches Syndrom

Vegetative Funktionen sind nie betroffen. Die Patienten sterben meist an interkurrenten Infekten.

Epidemiologie und Pathogenese

90% der Patienten sind bei Krankheitsbeginn 5–15 Jahre alt. Jungen erkranken doppelt so häufig wie Mädchen. Ein besonderer Risikofaktor ist offensichtlich eine Masernerkrankung vor dem 18. Lebensmonat. Die Pathogenese der SSPE ist bisher nicht vollständig geklärt. Meist werden Virusstämme mit multiplen Mutationen isoliert, die wahrscheinlich Ursache der Viruspersistenz sind. Möglicherweise spielt auch das individuelle

Immunsystem eine Rolle. Die Viruspartikel aus Gehirnen von SSPE-Patienten sind nicht komplett; es fehlt ihnen das sog. Matrixprotein, obwohl das genetische Material, das zur Codierung notwendig wäre, vorhanden ist.

Diagnostik

Die Diagnose wird über den Nachweis von IgG- und IgM-Antikörpern gegen das Masernvirus im Liquor gestellt. Die Liquor-Routineparameter (Zellen, Eiweiß und Glukose) sind meist unauffällig. Die modernen PCR-Techniken sind in der Lage, in Hirnbiopsaten viruseigene RNA zu entdecken. Bildgebende Verfahren zeigen je nach Stadium unterschiedliche Befunde. Typisch ist eine kortikale Atrophie, in fortgeschrittenen Stadien eine progrediente Leukenzephalopathie (➤ Abb. 6.29). Typisch ist das EEG, das ähnlich wie bei der Creutzfeldt-Jakob-Erkrankung häufig sog. „periodic sharp and slow waves" zeigt („Radermecker-Komplexe", s.a. ➤ Abb. 6.33).

Wichtige Differenzialdiagnosen sind hereditäre zerebrale Speicherkrankheiten sowie durch Prionen vermittelte spongiforme Enzephalopathien (z.B. Creutzfeldt-Jakob-Erkrankung oder Gerstmann-Sträussler-Scheincker-Syndrom).

Therapie

Eine Therapie existiert nicht. Versuche mit Immunmodulatoren hatten keinen Erfolg, Kombinationen mit intraventrikulär gegebenem α-Interferon sollen in Einzelfällen erfolgreich gewesen sein. Die Prognose ist extrem schlecht: Zwei Drittel der Patienten sterben nach 12–18 Monaten. Einige Betroffene leben länger als 3 Jahre. Die Erkrankung ist letztlich zu 100% letal.

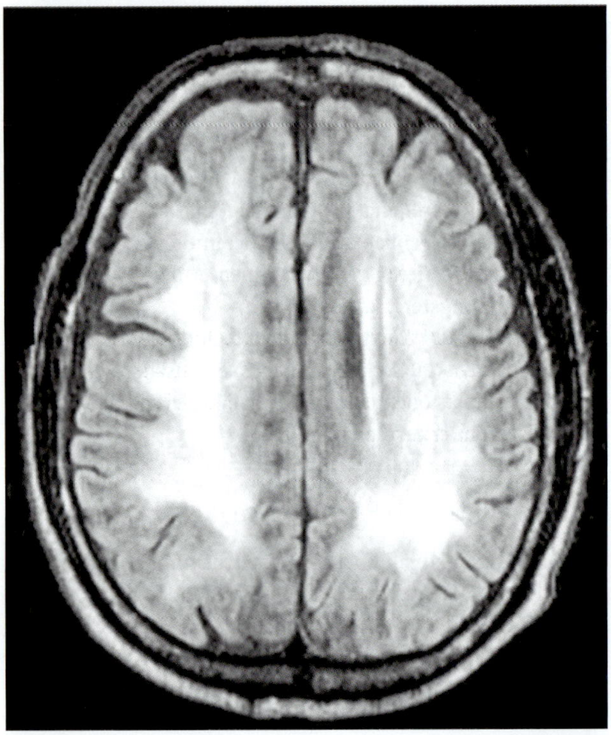

Abb. 6.29 Bihemisphärische Leukenzephalopathie bei SSPE (cMRT).

6.4.7 Rötelnviren

Die progressive Panenzephalitis ist eine seltene Komplikation von Rötelninfektionen.

Klinik

Die meisten Patienten haben eine kongenitale Rötelninfektion durchgemacht und leiden dadurch bereits an:

- Innenohrschwerhörigkeit
- Kataraktbildung
- mentaler Retardierung

Wann die progressive Panenzephalitis genau beginnt, ist häufig schwer festzulegen, weil die Betroffenen bereits mental retardiert sind und eine demenzielle Entwicklung daher schwer zu erkennen ist. Führendes Symptom ist eine zerebelläre Ataxie. Es schließen sich multifokale neurologische Defizite an. Auch epileptische Anfälle sind häufig. Bewegungsstörungen wie Myoklonien und Dystonien sind deutlich seltener als bei der SSPE (➤ Kap. 6.4.6). Im Endstadium ähnelt die progressive Panenzephalitis der SSPE.

Diagnostik

Die Diagnose wird über den Liquor mit dem Nachweis einer intrathekalen Immunglobulinvermehrung (hauptsächlich IgG) gestellt; oligoklonale Banden bestehen aus Antikörpern gegen Rötelnviren. Im kranialen MRT zeigt sich eine zerebellär betonte Atrophie. EEG-Veränderungen wie bei der SSPE im Sinne von Radermecker-Komplexen finden sich nicht.

Prognose

Die Erkrankung führt innerhalb von Monaten bis zu wenigen Jahren zum Tode. Die Hoffnung ist, dass diese Erkrankung durch die Immunisierung junger Mädchen verhindert werden kann, da in den meisten Fällen eine kongenitale Rötelninfektion vorbesteht.

Epidemiologie und Pathogenese

Die progressive Panenzephalitis ist nahezu ausschließlich eine Erkrankung männlicher Kinder und Jugendlicher im Alter von 8–20 Jahren. Die pathogenetischen Mechanismen sollen denen der SSPE ähneln. Replikationsfähige Viren wurden aus neuronalen Zellen isoliert.

6.4.8 Adenoviren

Adenoviren führen zu meist milde verlaufenden Meningitiden, deutlich häufiger aber zu Myositiden.

Kinder Bei Kindern beginnt die Infektion im oberen Respirationstrakt und führt anschließend zu Muskelschmerzen, wobei häufig die Beinmuskulatur betroffen ist. Die Schmerzen nehmen innerhalb von Tagen zu, sodass die Kinder schmerzbedingt nicht mehr laufen; Paresen sind eher selten. Es besteht ein heftiger Druckschmerz der Muskulatur. Die Kreatinphosphokinase im Serum ist deutlich erhöht. Die Erkrankung ist insgesamt benigne und die Kinder erholen sich meist unter Bettruhe mit supportiver Schmerzbehandlung.

Erwachsene Beim Erwachsenen ist die Erkrankung höchst selten, die Schmerzen treten parallel zu Grippesymptomen auf und betreffen mehrere Muskelgruppen. Paresen sind häufiger als bei Kindern. Insgesamt verläuft die Erkrankung aggressiver und führt deutlich häufiger als bei Kindern zu Myoglobinurie und Nierenversagen. Die Erholung ist oft unvollständig und nimmt Wochen bis Monate in Anspruch.

6.4.9 Rabiesviren

Klinik

Etwa 15% aller Personen, die von einem tollwütigen Tier gebissen werden, entwickeln klinisch eine Tollwut. Mehr als die Hälfte aller Patienten berichtet über Schmerzen und Missempfindungen an der Bissstelle, meist wenige Tage vor Beginn der neurologischen Symptome. Es entwickelt sich dann das klinische Bild einer Polyradikulitis der sensiblen Hinterwurzeln. Diese ist im Allgemeinen von Gewichtsabnahme, Fieber und schwerem Krankheitsgefühl begleitet. In der Folgezeit kann sich eine enzephalitische Form (Furious-Rabies) und seltener eine paralytische Form (Dumb-Rabies) ausbilden:

- Die **enzephalitische Form** beginnt mit Irritabilität und Angstgefühlen. Es treten Halluzinationen und Verhaltensstörungen mit extremer Reizbarkeit hinzu. Gelegentlich sind Phasen von Bewusstseinsstörungen (Somnolenz oder Sopor) zu beobachten. Charakteristisch sind vegetative Symptome wie Piloarrektion, Pupillenerweiterung, Aero- und Hydrophobie. Durch Wasser werden inspiratorische Zwerchfellspasmen ausgelöst; epileptische Anfälle sind ein prognostisch ungünstiges Zeichen.
- Die **paralytische Form** tritt besonders bei Virusübertragung durch Fledermäuse auf. Hier dominiert ein Bild wie beim Guillain-Barré-Syndrom.

Diagnostik

Liquor Der Liquor zeigt eine milde lymphozytäre Pleozytose und eine geringe bis mäßige Eiweißerhöhung.

Erregernachweis Die beste Intra-vitam-Diagnostik ist der Virusnachweis aus Hautbiopsien im Nacken. Außerdem kann das Virus aus dem Speichel isoliert werden. Postmortal können sog. Negri-Körperchen im Gehirn nachgewiesen werden, also zytoplasmatische Einschlusskörperchen, die bei der viralen Replikation entstehen. Es sind Virus-Nukleokapsid-Cluster.

Antikörper Intra vitam beweisend sind intrathekal gebildete spezifische Antikörper. Allerdings sterben die meisten Patienten vor Auftreten dieser Antikörper im Liquor.

Bildgebung cMRT und EEG sind diagnostisch nicht hilfreich.

Therapie

Eine spezifische Therapie existiert nicht, die Patienten überleben meist die erste Woche nach Symptombeginn nicht und nur unter intensivmedizinischer Betreuung bis zu 4 Wochen. Nur wenige Patienten haben bisher eine Tollwut überlebt. Alle hatten eine postexpositionelle Immunisierung erhalten.

Erreger und Pathogenese

Erreger und Übertragung Das Tollwutvirus entstammt der Familie der Rhabdoviridiae. Es wird durch einen Tierbiss mit dem Speichel übertragen. Hunde- und Katzenbisse sind für mehr als 90% der menschlichen Tollwutfälle verantwortlich. Auch Wildtiere und Fledermäuse können das Virus übertragen. Fast die Hälfte aller Fälle hat eine Inkubationszeit von 30–90 Tagen. Sie kann aber auch länger als 3 Monate betragen. Bestimmt wird die Inkubationszeit nicht nur durch den Schweregrad der Bissinfektion, sondern auch durch die humorale Immunantwort des Betroffenen. Ob ein Mensch infiziert wird oder nicht, hängt von der Virusexkretion zum Zeitpunkt des Bisses, der Menge der eingebrachten Viren und der Bisslokalisation ab. Am gefährlichsten sind Bisse ins Gesicht.

Epidemiologie Weltweit erkranken über 50.000 Menschen pro Jahr an Tollwut, der überwiegende Teil in tropischen Ländern. Fast die Hälfte aller menschlichen Rabiesfälle findet sich bei Kindern unter 15 Jahren mit einem deutlichen Überwiegen des männlichen Geschlechts.

6.4.10 Humanes Immundefizienzvirus (HIV)

Das humane Immundefizienzvirus (HIV) kann zahlreiche neurologische Krankheitsbilder verursachen. Die wichtigsten sind:

- die HIV-assoziierte Demenz und ihre Vorstufen
- die HIV-1-assoziierte Myelopathie
- HIV-assoziierte Polyneuropathien
- HIV-assoziierte Myopathien

HIV-assoziierte Demenz

Klinik

Die HIV-assoziierte Demenz ist durch kognitive und motorische Defizite sowie durch Verhaltensauffälligkeiten gekenn-

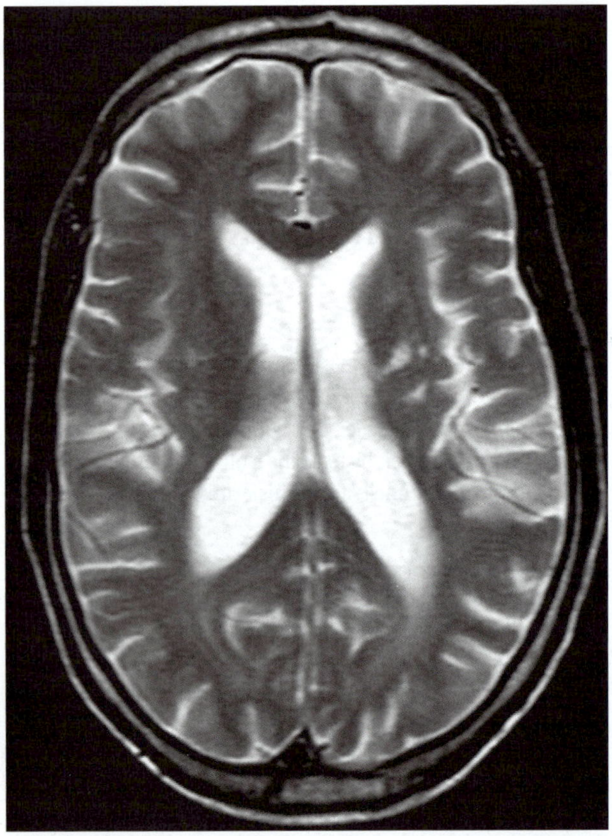

Abb. 6.30 MRT bei 35-jährigem Patienten mit HIV-assoziierter Demenz (T2-Wichtung). Über das Altersmaß hinausgehende Hirnvolumenminderung, vereinzelte gliöse Marklagerherde.

zeichnet. Die Feinmotorik ist verlangsamt, Tremor und Gangunsicherheit treten auf. Gedächtnis und Konzentration sind beeinträchtigt, die Patienten sind leicht abzulenken, mental verlangsamt, verlieren ihre Flexibilität und Spontaneität und haben Schwierigkeiten, „Multi-Task"-Aufgaben bzw. sonstige komplexe Problemstellungen zu lösen. Des Weiteren kommt es zu Apathie, sozialem Rückzugsverhalten und Persönlichkeitsveränderungen mit Irritabilität. Nicht selten besteht eine depressive Stimmung. Das Endstadium der HIV-assoziierten Demenz ist durch eine spastische Tetraparese, Mutismus sowie Harnblasen- und Stuhlinkontinenz geprägt.

Diagnostik

Die HIV-assoziierte Demenz ist eine klinische und neuropsychologische Diagnose, d.h., diagnostisch werden in erster Linie neuropsychologische Tests eingesetzt, die geschwindigkeitsabhängige Leistungen erfassen. In der **MRT** sind oft lediglich die Basalganglien verändert und es ist eine kortikale Atrophie nachweisbar. Allerdings kann der Patient trotz minimaler Veränderungen in der MRT sehr krank sein (➤ Abb. 6.30). Die **Liquordiagnostik** dient weniger der Diagnostik der Demenz als vielmehr ihrer differenzialdiagnostischen Abgrenzung von sog. opportunistischen Infektionen des Gehirns (z.B. Meningoenzephalitiden durch Zytomegalieviren).

Therapie

Therapeutisch werden antiretrovirale Substanzen mit möglichst großer Liquorgängigkeit eingesetzt, so z.B. Zidovudin (AZT), Abacavir (ABC), Lamivudin (3 TC), Didanosin (ddI), Nevirapin (NPV), Lopinavir (LPV) oder Darunavir (DRV).

Zur Vertiefung

Vorstufen der HIV-assoziierten Demenz

Die Vorstufen der HIV-assoziierten Demenz werden ebenfalls durch neuropsychologische Tests diagnostiziert. Die Diagnosen dürfen nicht gestellt werden, wenn eine behandlungsbedürftige psychiatrische Erkrankung vorliegt, ein Alkohol- und/oder Drogenabusus besteht oder ein schweres Schädel-Hirn-Trauma weniger als 10 Jahre zurückliegt. Bei den neuropsychologischen Tests müssen die Patienten in gutem Allgemeinzustand sein und dürfen kein Fieber haben.

HIV-assoziiertes asymptomatisches neuropsychologisches Defizit

Die Patienten selbst bemerken keine Auffälligkeiten, zeigen aber in mindestens 2 von mindestens 5 durchgeführten neuropsychologischen Tests Defizite. Die Tests müssen im Abstand von 4 Wochen wiederholt werden und gleichsinnig pathologisch sein, d.h., es müssen erneut mindestens 2 Tests, die dieselben oder ähnliche Eigenschaften wie beim ersten Test erfassen, pathologisch sein.

HIV-assoziiertes mildes neurokognitives Defizit

Die Betroffenen bemerken selbst kognitive Einbußen und versagen häufig im Beruf. Bei einem Test müssen auch sie in mindestens 2 von mindestens 5 neuropsychologischen Tests pathologische Resultate zeigen. Ebenso muss das pathologische Testprofil in einem zeitlichen Mindestabstand von 4 Wochen reproduzierbar sein. Die subjektiven Defizite müssen fremdanamnestisch durch Personen, die im gleichen Haushalt leben oder den Patienten sehr gut kennen, bestätigt werden.

Die Vorstufen der HIV-assoziierten Demenz sind bisher eine relative Indikation zur Einleitung einer antiretroviralen Therapie.

HIV-assoziierte Myelopathie

Klinik

Zeichen einer Myelopathie sind Par- und Dysästhesien, distal zunächst an den unteren, dann auch an den oberen Extremitäten. Später folgen eine Para- oder Tetraspastik und eine Dranginkontinenz.

Diagnostik

Der klinisch-neurologische Befund zeigt eine Reflexsteigerung, positive Pyramidenbahnzeichen und eine Pallhypästhesie und Lagesinnminderung an den unteren Extremitäten. Die spinale MRT ist meist unauffällig (durch HIV induzierte degenerative Veränderungen). Differenzialdiagnostisch müssen degenerative Veränderungen der Wirbelsäule mit sekundärer Einengung des Myelons bis hin zu Myelitiden durch opportunistische Erreger (z.B. durch das Zytomegalievirus

Tab. 6.16 Typen der HIV-assoziierten Polyneuropathien.

Typus	Häufigkeit	Zeitpunkt des Auftretens	Verlauf	Therapie
akutes Guillain-Barré-Syndrom	1%	Serokonversion	hochakut	Plasmaseparation, Immunglobuline i.v.
chronisch-inflammatorische, demyelinisierende Polyradikuloneuritis (CIDP)	selten	bei beginnendem Immundefekt	subakut bis chronisch	Kortison, Immunglobuline i.v., Plasmaseparation
distal symmetrische Polyneuropathie (HIV-DSP)	25–52%	gelegentlich in Frühstadien, meist allerdings in AIDS-definierenden Stadien	chronisch	keine Therapieoption, symptomatische Schmerztherapie mit Membranstabilisatoren, z.B. Gabapentin
Mononeuritis multiplex	selten (< 1%)	in AIDS-definierenden Stadien	ggf. rasch fortschreitend	Kortisonstoß
vaskulitische Polyneuropathie	< 1%	in AIDS-definierenden Stadien	akut	Kortisonstoß
Polyradikuloneuritiden infolge opportunistischer Infektionen	< 1%	in AIDS-Stadien	hochakut	Behandlung des Erregers, z.B. mit Ganciclovir i.v. bei Zytomegalieviren
diffus infiltratives Lymphozytose-Syndrom (DILS)	sehr selten	Frühstadium	subakut bis chronisch	Kortisonstoß
antiretroviral-toxische Neuropathie (ATN)	10–20%	einige Wochen nach Beginn einer neurotoxischen antiretroviralen Medikation	rückbildungsfähig nach Absetzen der entsprechenden Substanz	Absetzen des ursächlichen Präparats

hervorgerufen), eine funikuläre Myelose (Vitamin-B_{12}-Mangel) und eine Neurolues ausgeschlossen werden. Dies geschieht durch entsprechende Laboranalysen von Blut und Liquor.

Therapie

Therapeutische Optionen gibt es nicht. Es kann lediglich die resultierende Spastik symptomatisch (medikamentös, krankengymnastisch) behandelt werden.

HIV-assoziierte Polyneuropathien

Klinik

HIV-assoziierte Polyneuropathien (➤ Tab. 6.16) sind sich klinisch ähnlich: Die Patienten geben Missempfindungen distal an den unteren, gelegentlich auch an den oberen Extremitäten an. Bei der Untersuchung ist eine Hypo- bis Areflexie nachweisbar, eine Pallhypästhesie besteht zumeist lediglich an den Großzehen und bimalleolär. Ein Differenzialkriterium zwischen den unterschiedlichen Typen der HIV-assoziierten Polyneuropathie ist die Ausprägung von Schmerzen, die insbesondere bei vaskulitischen Polyneuropathien extrem sein können.

MERKE

Das Guillain-Barré-Syndrom führt wie bei nicht HIV-positiven Patienten zu einer rasch fortschreitenden, schlaffen Tetraparese bis -plegie und ist ein medizinischer Notfall.

Diagnostik und Therapie

Elektroneurografisch ist beim Guillain-Barré-Syndrom die distal-motorische Latenz verlängert und die Nervenleitgeschwindigkeit verlangsamt. Bei der distal-symmetrischen, antiretroviral-toxischen und vaskulitischen Neuropathie sind die Reizantworten amplitudengemindert – wie für Polyneuropathien vom axonalen Typ charakteristisch. Bei den durch opportunistische Erreger hervorgerufenen Polyradikuloneuritiden entstehen meistens Leitungsblöcke (20–50%ige Amplitudenminderung der proximalen Reizantwort in der Neurografie im Vergleich zur distalen).

Die Therapien richten sich nach dem Typ der Polyneuropathie (➤ Tab. 6.16).

HIV-assoziierte Muskelerkrankungen

Die häufigsten Muskelerkrankungen, die durch das HI-Virus hervorgerufen werden können, sind:

- therapiebedingte, mitochondriale Myopathien
- Polymyositiden

Myalgien können als isoliertes Symptom auftreten. Auch asymptomatische CPK-Erhöhungen kommen bei HIV-positiven Patienten vor.

Diagnostik

Die Diagnose kann meist klinisch und elektromyografisch gestellt werden. Ist dies nicht möglich oder ergibt sich keine klare Konstellation, muss eine Muskelbiopsie durchgeführt werden.

Therapie

Die Polymyositis wird wie beim HIV-negativen Patienten mit Kortison behandelt, die mitochondriale Myopathie, die sehr häufig durch das antiretrovirale Präparat Zidovudin (Retrovir, Combivir) hervorgerufen wird, durch Absetzen des Präparats bzw. eine Dosisreduktion.

6.4.11 Opportunistische virale Infektionen bei AIDS oder sonstigen Immunschwächen

Die meisten opportunistischen Infektionen im Rahmen von AIDS werden durch Parasiten, Pilze oder Bakterien hervorgerufen. Häufige virale opportunistische Erreger sind Viren der Herpesgruppe (➤ Kap. 6.4.3).

Progressive multifokale Leukenzephalopathie (PML)

Klinik

Das klinische Bild der PML ist durch das Nebeneinander fokalneurologischer Defizite und eines rasch progredienten organischen Psychosyndroms charakterisiert. Die neurologischen Defizite können hemisphärisch oder zerebellär sein. In seltenen Fällen kann die Erkrankung auch zerebellär beginnen und sich somit durch eine Gangataxie, Dysarthrie, einen Intentionstremor und Blickrichtungsnystagmus bemerkbar machen. Häufig sind auch fokal beginnende und sekundär generalisierende epileptische Anfälle.

Diagnostik

Bildgebung Die bildgebende Diagnostik ist typisch und zeigt zunächst fleckförmige, dann konfluierende Entmarkungen, die kein oder nur wenig Kontrastmittel anreichern (➤ Abb. 6.31). Eine randständige Kontrastmittelanreicherung ist möglich, wenn die PML im Rahmen eines Immunrekonstitutionssyndroms (IRIS) auftritt, bei dem es sich um eine entzündliche Reaktion nach rascher Erholung eines zuvor deutlich defizienten Immunsystems handelt. Diese Form tritt besonders bei HIV-Patienten mit schwerem, behandeltem Immundefekt und immuntherapierten MS- und onkologischen Patienten auf.

Liquor Die Diagnose wird durch PCR-Nachweis des JC-Virus im Liquor gestellt. Sensitivität und Spezifität der PCR in der PML-Diagnostik liegen bei 92%. Falsch positive Ergebnisse entstehen häufig durch mangelnde Reinheit der verwandten Primer, falsch negative infolge eines zu frühen Erkrankungsstadiums oder einer zu geringen Liquormenge. Unter der Annahme eines zu frühen Erkrankungsstadiums sollte die Liquorpunktion bei zunächst negativer PCR und klinischem

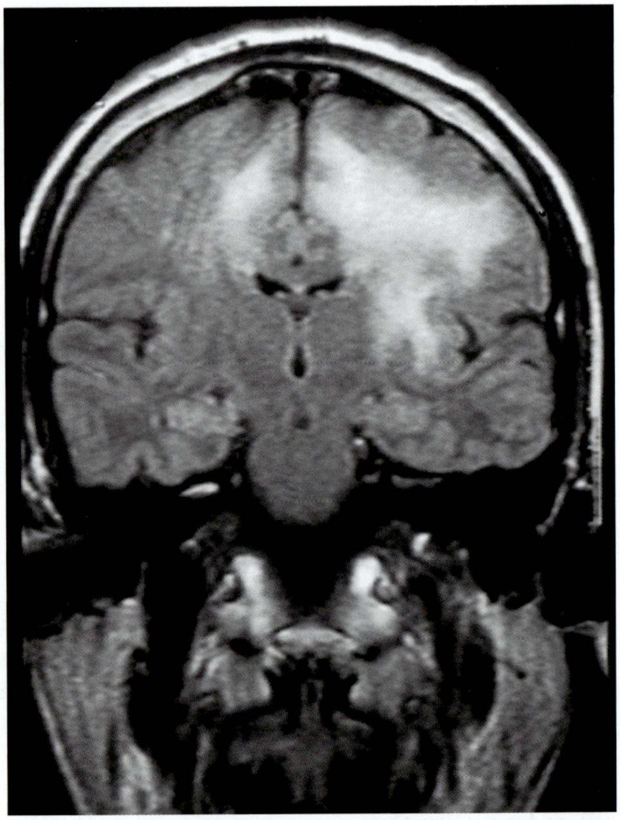

Abb. 6.31 Typische Befunde einer PML in der kranialen MRT (FLAIR-Wichtung). Multifokale, flächige, konfluierende Hyperintensitäten des Marklagers ohne raumfordernde Wirkung, mit Einbeziehung der subkortikalen U-Fasern.

Verdacht auf eine PML nach 4–8 Wochen wiederholt werden, wobei etwa 50% der zuvor negativen Proben dann positiv werden.

Therapie

Therapeutische Optionen gibt es nicht. Es wurden verschiedene Substanzen erprobt, die sich bisher jedoch alle als wirkungslos erwiesen haben.

Epidemiologie und Pathogenese

Die PML wird durch das JC-Virus, ein DNA-Papova-Virus, verursacht. Es infiziert Oligodendro- und Astrozyten und führt zu Demyelinisierungen im ZNS (➤ Abb. 6.24). Die PML tritt – unabhängig davon, ob eine antiretrovirale Therapie stattgefunden hat oder nicht – bei etwa 4% der HIV-Infizierten auf und ist – wie jede opportunistische Infektion – eine AIDS-definierende Erkrankung. Sie kommt auch bei Patienten vor, die dauerhaft immunsuppressiv behandelt werden (z.B. MS-Patienten), oder bei Patienten mit Tumoren, die Immuntherapien (Rituximab, Natalizumab) erhalten.

6.5 Infektionen durch Protozoen und Würmer

Erich Schmutzhard

Pathogenese

Erreger Neurologisch bedeutsame Parasiten (Protozoen und Würmer) sind in ➤ Tab. 6.17 gelistet. Die Erreger gelangen auf sehr unterschiedlichen Wegen in den Körper und das ZNS:

- Protozoen
  - Die überwiegende Zahl der Protozoen gelangt hämatogen ins ZNS (Entamoeba histolytica, Toxoplasma gondii, Trypanosoma brucei, Trypanosoma cruzi).
  - Protozoen können auch per continuitatem in das ZNS eindringen (z.B. Acanthamoeba spp., Naegleria spp.).
  - Einige Erreger beeinträchtigen indirekt – durch Sequestration der Erreger in die zerebrale Mikrozirkulation – die Funktion des Gehirngewebes (z.B. Plasmodium falciparum, Babesia spp.).
- Helminthen
  - Sie invadieren aktiv, im Sinne einer Larva migrans visceralis, das ZNS (alle Nematoden).
  - Einige Helminthen erreichen das ZNS im Rahmen einer hämatogenen Streuung (Cysticercus cellulosae, Echinococcus granulosus, Paragonimus spp.).
  - Die in die Umgebung abgegebenen Wurmeier von Schistosoma spp. verursachen eine granulomatöse Entzündung im umgebenden Gewebe.

Klinik

Die neurologische Symptomatik von ZNS-Parasitosen ist sehr breit gefächert (➤ Tab. 6.18) und hängt vom spezifischen Parasiten, von der Infestations- bzw. Infektionslokalisation, dem Krankheitsstadium und dem Immunstatus des Patienten ab.

Tab. 6.17 Neurologisch bedeutsame Parasiten.

Geografische Verteilung	Protozoen	Helminthen
kosmopolitisch	• Acanthamoeba spp. • Naegleria spp. • Toxoplasma gondii	• Strongyloides stercoralis • Trichinella spiralis • Cysticercus cellulosae • Sparganum proliferum • Toxocara canis
tropische Gegenden	• Entamoeba histolytica • Plasmodium falciparum	• Schistosoma spp. • Paragonimus spp.
spezielle tropische Gegenden	Trypanosoma spp.	• Angiostrongylus • Filarien • Gnathostoma spinigerum • Echinococcus granulosus • Coenurus cerebralis
gemäßigte Klimazonen	Babesia spp.	• Anisakis spp. • Bailisascaris procyonis • Echinococcus granulosus

FALLBEISPIEL

Ein 59-jähriger Polizist fährt am Ende der dortigen Regenzeit nach Ostafrika in den Urlaub. Er plant einen Strandurlaub und eine 3-tägige Safari. Zur Reisevorbereitung gehören dementsprechend alle empfohlenen aktiven Impfungen (Gelbfieber, Hepatitis A, Salmonellen). Die Frage einer Malaria-Chemoprophylaxe bzw. Expositionsprophylaxe (z.B. Repellents, Moskitonetze) wird im Vorfeld nicht diskutiert. Im Urlaub wird der Tourist in den Dämmerungsstunden mehrfach von Moskitos gestochen. 6 Tage nach der Rückkehr klagt er über Gliederschmerzen, plötzlich ansteigendes Fieber bis 40,3 °C, profusen Schweißausbruch und massives Krankheitsgefühl für die Dauer von 4–5 Stunden. Der telefonisch verständigte Hausarzt verschreibt ein „Grippemittel". Da die Symptome innerhalb von wenigen Stunden weitgehend sistieren, wird von einer weiterführenden Diagnostik abgesehen. Etwa 48 Stunden später treten die heftigen Gliederschmerzen erneut auf, begleitet von Kopfschmerzen, Erbrechen, abdominalen Beschwerden und geringem Durchfall. Unter dem Verdacht einer aus Ostafrika eingeschleppten intestinalen fieberhaften Infektion wird der Patient in das zuständige Kreiskrankenhaus eingewiesen, wo eine fieberhafte Gastroenteritis bei Verdacht auf Salmonellose diagnostiziert wird.

Es wird eine Blutkultur abgenommen. Im peripheren Blutbild findet sich eine geringe Leukopenie, eine deutlich ausgeprägte Thrombozytopenie sowie pathologische Leberfunktionsparameter und gering pathologische Nierenfunktionsparameter. Die Kopfschmerzen persistieren, das Fieber fällt nicht vollständig ab, am zweiten Tag nach der Aufnahme erleidet der Patient einen tonisch-klonischen epileptischen Anfall und wird daraufhin notfallmäßig an die neurologische Intensivstation des nahe gelegenen Universitätsklinikums transferiert.

Bei Ankunft besteht eine erhebliche Bewusstseinsstörung, Glasgow-Koma-Skala 8, mit beidseits positivem Babinski-Zeichen. Ein Meningismus ist nicht nachzuweisen, die Körpertemperatur liegt bei 40,4 °C. Daneben finden sich eine deutlich ausgeprägte Thrombopenie, eine Oligurie und ein beginnender Ikterus. Im sofort durchgeführten Blutausstrich finden sich reichlich von Plasmodium falciparum parasitierte Erythrozyten. Die Diagnose lautet damit: zerebrale Malaria mit Multiorganversagen.

Es wird unverzüglich eine Chinintherapie (intravenös) eingeleitet, aufgrund der Parasitämie von > 20% wird ein Gesamtblutaustausch vorgenommen. Wegen der gestörten Bewusstseinslage (Glasgow-Koma-Skala 8) und des Multiorganversagens wird der Patient unmittelbar nach Aufnahme analgosediert, intubiert und hämofiltriert. Bereits 3 Tage nach Aufnahme sind im peripheren Blut keine Parasiten mehr nachweisbar, nach der dritten Hämofiltration normalisieren sich die Nierenfunktionswerte. Auch die übrigen Laborparameter erreichen wieder Normalwerte. Am Tag 5 kann der Patient erfolgreich extubiert werden. Die Chinintherapie wird für insgesamt 7 Tage fortgesetzt, engmaschige audiologische Kontrollen werden zur Erfassung einer möglichen Ototoxizität von Chinin durchgeführt. Am Tag 14 kann der Patient weitgehend beschwerdefrei nach Hause entlassen werden.

Diagnostik

Anamnese Zur Diagnose von ZNS-Parasitosen ist eine präzise, gezielte Expositionsanamnese erforderlich.

Bildgebung Die Befunde in der zerebralen CT bzw. MRT sind häufig unspezifisch (z.B. Hirnabszess, Hirnödem, Zystenbildung) und nur selten pathognomonisch (➤ Tab. 6.18).

Eosinophilie Lediglich bei invasiven Larvae migrantes findet sich regelhaft eine zum Teil exorbitant hohe Eosinophilie,

Tab. 6.18 ZNS-Parasitosen.

Pathogen	Übertragung	Klinisch-neurologische Symptome	Krankheitsverlauf
Protozoen			
Acanthamoeba spp.	Kontaktlinsen	granulomatöse Enzephalitis, fokales neurologisches Defizit, Fieber und zerebrale Krampfanfälle	• schleichend • selten: fulminant
Babesia spp.	Zecken, Blut	Hämolyse, Hypoxämie, hypoxische Enzephalopathie, Fieber (hauptsächlich bei Splenektomierten)	fulminant
Entamoeba histolytica	Wasser, Nahrung, fäkal-oral	Hirnabszess, fokales neurologisches Defizit, Anfälle, erhöhter intrakranieller Druck (vorausgehende Leberabszesse!)	fulminant
Naegleria spp.	transnasal (z.B. Swimmingpool, Teich)	purulente Meningoenzephalitis	fulminant
Plasmodium falciparum (➤ Abb. 6.10)	Anopheles-Moskitos, Bluttransfusion	Fieber, Koma, Anfälle, diffuse oder fokale Enzephalopathie, Multiorganversagen	akut/fulminant
Toxoplasma gondii	Nahrungsmittel, kongenital	Enzephalitis, fokale neurologische Läsionen, Anfälle, Enzephalopathie (bei Immunkompromittierten)	subakut/chronisch
Trypanosoma brucei, T. gambiense, T. rhodesiense	Tsetsefliege (Glossina spp.)	Meningoenzephalitis	chronisch
Trypanosoma cruzi	Raubwanzen, Laborinfektionen	Meningitis/Meningoenzephalitis, kardioembolische Ischämien	akut/subakut
Helminthen			
Nematoden (Faden-, Spulwürmer)			
Angiostrongylus cantonensis	Genuss von rohen Schnecken	Meningitis	akut/subakut
Anisakis spp.	Genuss von ungekochtem Fisch, Schnecken, Hühner- und Entenfleisch	Enzephalomyelitis, Radikulitis, Subarachnoidalblutung	akut/subakut
Gnathostoma spinigerum	Genuss von ungekochtem Fisch, Schnecken, Hühner- und Entenfleisch	Enzephalomyelitis, Radikulitis, Subarachnoidalblutung	akut/fulminant
Strongyloides stercoralis	Penetration der intakten Haut	purulente Meningitis, Abszessbildung, häufig mit gramnegativer Sepsis vergesellschaftet (sog. Hyperinfektionssyndrom beim Immunkompromittierten)	perakut
Toxocara canis/cati	zufällige Ingestion von Toxocara-Eiern (beim Spielen mit Hunden)	fokale zerebrale, spinale Läsionen	subakut
Trichinella spiralis	Genuss von ungekochtem/rohem Schweinefleisch	diffuse und fokale Enzephalopathie	akut
Zestoden (Bandwürmer)			
Cysticercus cellulosae (adulte Würmer: Taenia solium)	fäkal-oral, Ingestion von Wurmeiern	raumfordernde Läsionen (Zysten), obstruktiver Hydrozephalus, diffuse Enzephalopathie, Meningitis, meningovaskuläre Erkrankung, Status epilepticus	chronisch, gelegentlich akut
Echinococcus granulosus	Ingestion von Wurmeiern (von Hunden ausgeschieden)	raumfordernde Läsionen, Riesenzysten, obstruktiver Hydrozephalus	chronisch
Trematoden (Saugwürmer)			
Paragonimus spp.	Ingestion von rohen Süßwasserkrabben oder Krebsfleisch	raumfordernde Läsionen, Zysten (teilweise verkalkt), basale Meningitis	schleichend
Schistsosoma spp.	aktive Penetration der Haut (Zerkarien)	Granulome, raumfordernde Läsionen	chronisch

demgegenüber sind ZNS-Protozoonosen nie, chronische Helmintheninfestationen nur selten mit einer Eosinophilie im peripheren Blut und/oder Liquor vergesellschaftet.

Erregernachweis Bei den Protozoen sichert der direkte Erregernachweis (Blut: Plasmodien, Babesien, Trypanosomen; Liquor: Trypanosoma brucei, Acanthamoeben, Entamoeben, Naeglerien) die Diagnose. Würmer bzw. Wurmlarven lassen sich dagegen nur selten direkt nachweisen, das Auffinden von Wurmeiern im Stuhl (Neurozystizerkose, Strongyloides stercoralis, Schistosomen-Spezies [evtl. auch Urin] bzw. im Sputum [Paragonimus spp.]) sowie serodiagnostische Methoden erlauben eine Sicherung der Diagnose.

Therapie

Die spezifischen Chemotherapien sind, insbesondere bei akuten Erkrankungen, rechtzeitig zu beginnen, häufig sind adjuvante Therapien wie neurochirurgisches Management, evtl. Kortison bei intrakraniellen Granulomen und Zystenbildungen essenziell. Typische Therapien sind:

- zerebrale Malaria (Plasmodium falciparum) → Chinin i.v.
- Entamoeba-histolytica-Hirnabszess → Metronidazol
- primäre Amöbenmeningoenzephalitis (Naegleria fowleri) → Amphotericin B und Rifampicin
- südamerikanische Trypanosoma-cruzi-Meningitis → Nifurtimox oder Benzonidazol
- 2. Stadium der afrikanischen Trypanosomiasis (Schlafkrankheit, Trypanosoma brucei rhodesiense) → Suramin und Melarsoprol
- Trypanosoma brucei gambiense → Eflornithin
- Paragonimiasis oder Schistosomiasis → Praziquantel
- Angiostrongyliasis, Gnathostomiasis, Strongyloides-stercoralis-Hyperinfektionssyndrom, Neurozystizerkose, Echinokokkose → Albendazol
- Toxocarose, Trichinose → Albendazol, evtl. auch Thiabendazol

MERKE

Der klinische Verlauf, die Langzeitfolgen und letztlich auch die Überlebenschancen sind bei ZNS-Parasitosen von der frühzeitigen Diagnose und dem frühestmöglichen spezifischen Therapiebeginn sowie den allgemein- bzw. intensivmedizinischen supportiven Maßnahmen abhängig.

6.6 Übertragbare spongiforme Enzephalopathien (Prionerkrankungen)

Eva Schielke

6.6.1 Pathophysiologie

Das zelluläre Prionprotein PrP^c (Prion = „proteinaceous infectious particle", c = zellulär) ist ein bei Tieren und Menschen vor allem im ZNS vorkommendes Eiweißmolekül, das insbesondere beim Schutz der Zellen vor freien Radikalen eine wichtige Rolle spielt. Physiologischerweise hat es überwiegend eine α-Helix-Struktur. Pathologische Prionproteine (PrP^{sc}-sc = scrapie, so benannt, weil zuerst bei an Scrapie erkrankten Schafen gefunden) hingegen haben vorwiegend eine β-Faltblatt-Struktur. Tückisch ist einerseits, dass diese pathologischen Prionen in einer Art Dominoeffekt zu einer Konformationsänderung der physiologischen Prionproteine führen, und andererseits, dass die in der β-Faltblatt-Struktur vorliegenden Proteine nicht mehr von Proteasen abgebaut werden können. Insgesamt akkumulieren die pathologischen Prionen und führen dazu, dass immer mehr Nervenzellen absterben. Es entstehen regelrechte Löcher im Gehirn, das dadurch eine schwammartige (spongiforme) Struktur bekommt. Die Konformationsänderung ist ohne erkennbare Ursache möglich (sporadische Prionerkrankungen), sie kann durch Zufuhr PrP^{sc}-haltigen Materials von außen ausgelöst werden (erworbene Prionerkrankungen) oder sie kann Folge einer erblich bedingten Mutation des Prionprotein-codierenden Gens sein (hereditäre Prionerkrankungen).

6.6.2 Creutzfeldt-Jakob-Krankheit

1920 beschrieb Hans Gerhardt Creutzfeldt eine „eigenartige Erkrankung des Zentralnervensystems"; ein Jahr später publizierte Alfons Jakob einen Fall von „spastischer Pseudosklerose". Nach diesen beiden Erstbeschreibern hat die Erkrankung ihren Namen. Entsprechend dem englischen Ausdruck „Creutzfeldt-Jakob disease" wird häufig das Akronym CJD verwendet.

Pathogenese

Jahrzehnte nach der Erstbeschreibung stellte sich heraus, dass die CJD unter bestimmten Umständen übertragbar („transmissible") ist und dass pathogene Prionen diese Übertragung verursachen. Neuropathologisch können in den Gehirnen verstorbener Patienten Plaques mit dem pathologischen proteaseresistenten Prionprotein PrP^{sc} nachgewiesen werden. Diese können z.B. über Hornhauttransplantate oder lyophilisierte Leichendura oder bei neurochirurgischen Operationen übertragen werden. Bei den meisten Patienten bleibt allerdings unklar, weshalb sie erkranken (sporadische Form). Knapp 10% der Fälle kommen familiär vor.

6

Klinik

Bei fast allen CJD-Patienten kommt es durch einen rasch fortschreitenden Untergang von Neuronen in Kortex, Basalganglien und Zerebellum innerhalb weniger Wochen zu Gedächtnis- und Orientierungsstörungen sowie Fehlhandlungen mit raschem Übergang in eine ausgeprägte Demenz. Typisch sind ferner Myoklonien und eine Gangataxie, außerdem kommt es häufig zu extrapyramidal-motorischen Symptomen, aber auch zu zentralen Paresen und Spastik. Epileptische Anfälle treten bei ca. 10% auf. In ca. 20% aller Fälle beginnt die Krankheit mit zentralen Sehstörungen durch bevorzugten Befall des Okzipitallappens, man spricht dann von einer Heidenhain-Variante. Am Ende bieten die Betroffenen meist das Bild eines akinetischen Mutismus.

Diagnostik

Bildgebung Die CT ist nicht wegweisend. Die kraniale MRT zeigt im typischen Fall (bei ca. zwei Dritteln) Signalanhebungen in Teilen der Basalganglien, dem Ncl. caudatus und dem Putamen, vor allem in der Protonen-, FLAIR- und Diffusionswichtung (➤ Abb. 6.32).

EEG Das EEG hat einen recht hohen Stellenwert in der Diagnose der CJD. Im Krankheitsverlauf findet man bei ca. zwei Dritteln der Erkrankten „periodische Sharp-and-slow-wave"-Komplexe (➤ Abb. 6.33), was eine diagnostische Spezifität von ca. 85% hat. Ein völlig normales EEG schließt eine CJD praktisch aus.

Liquor Die Standardparameter im Liquor sind nicht verändert. Eine hohe diagnostische Sensitivität und Spezifität hat aber der Nachweis einer erhöhten Konzentration des sogenannten 14-3-3-Proteins im Liquor sowie des Tau-Proteins (➤ Kap. 12.4) im Liquor.

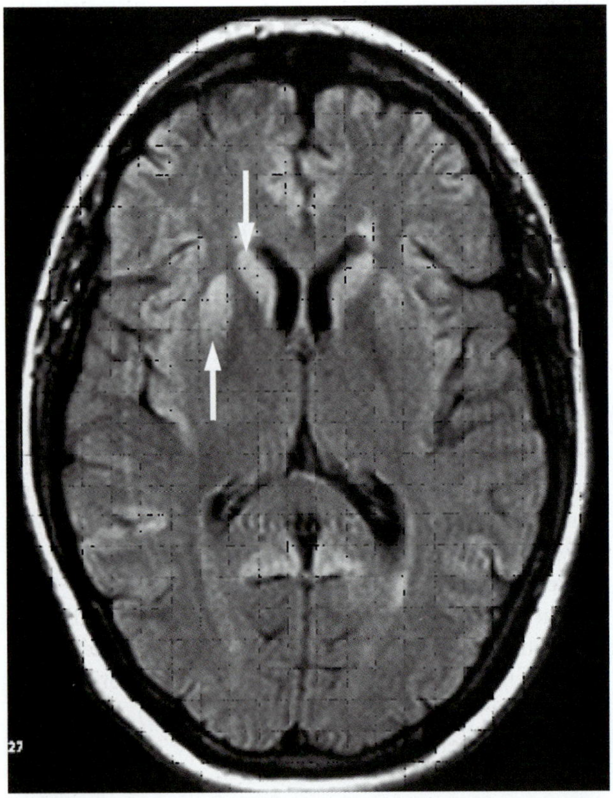

Abb. 6.32 Typische Veränderungen bei Creutzfeldt-Jakob-Erkrankung in der MRT (FLAIR-Wichtung): Signalhyperintensitäten im Ncl. caudatus und Putamen (Pfeile).

Zur Vertiefung

Die 14-3-3-Proteine (die von der Erstbeschreibung 1967 herrührende Bezeichnung resultiert aus der Position dieser Proteine in der Gelelektrophorese nach vorheriger Zellulose-Chromatografie) sind vermutlich bei allen eukaryontischen Organismen an zahlreichen zellulären Regulationsprozessen beteiligt. Sie aktivieren u.a. die Neurotransmittersynthese im ZNS. Bei Krankheiten mit rascher Neuronenschädigung, wie eben der CJD, kommt es zu einer vermehrten Freisetzung in den Liquor. Eine erhöhte 14-3-3-Konzentration im Liquor ist somit ein sehr sensitiver Parameter für eine rasche und erhebliche Nervenzellschädigung, aber nicht hochspezifisch für CJD. Beispielsweise kann das 14-3-3-Protein im Liquor auch bei einem akuten Hirninfarkt, einer Herpes-simplex-Enzephalitis oder einem schweren Schädel-Hirn-Trauma vorhanden sein. Wie so oft in der Neurologie müssen also Anamnese, klinisches Syndrom und Zusatzdiagnostik zusammenpassen, um die Diagnose einer „wahrscheinlichen CJD" stellen zu können.

Diagnosesicherheit Die Diagnose einer Creutzfeldt-Jakob-Erkrankung gilt nur dann als sicher, wenn sie neuropathologisch und/oder immunhistochemisch und/oder durch den Nachweis von pathologischem Prionprotein im Western-Blot bestätigt ist (Nachweis von PrP^{Sc}-Bandenmuster der Typen 1 und 2). Als klinisch wahrscheinlich gilt die Erkrankung, wenn neben mindestens 2 von 4 typischen klinischen Symptomen entweder periodische „sharp-wave"-Komplexe im EEG oder eine erhöhte Protein-14-3-3-Konzentration im Liquor nachgewiesen ist.

Differenzialdiagnosen

Die wichtigsten Differenzialdiagnosen sind einerseits sehr seltene hereditäre Prionerkrankungen (Gerstmann-Sträussler-

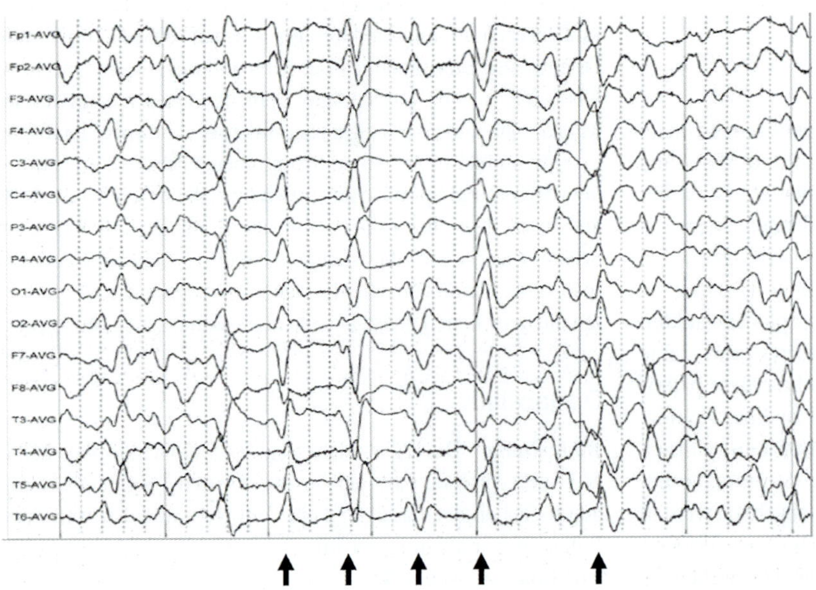

Abb. 6.33 EEG bei CJD mit periodischen generalisierten (über allen Hirnabschnitten auftretende) „sharp and slow waves" (Pfeile). Das wichtigste Kriterium ist dabei die Periodizität.

Scheinker-Syndrom, fatale familiäre Insomnie), andererseits häufige Demenzerkrankungen wie Morbus Alzheimer (➤ Kap. 12.4), vaskuläre Demenz (➤ Kap. 12.7) und Lewy-Körperchen-Demenz (➤ Kap. 12.6). Bemerkenswert ist, dass auch die Hashimoto-Enzephalopathie, eine gut behandelbare autoimmunologische Schilddrüsenerkrankung, die Symptome einer CJD imitieren kann (➤ Kap. 10.2.4).

Verlauf und Prognose

Die Creutzfeldt-Jakob-Krankheit führt immer zum Tod. Der Verlauf ist rasch progredient, normalerweise sterben die Patienten 4–6 Monate nach Krankheitsbeginn. Eine kausale Therapie ist nicht bekannt.

FALLBEISPIEL

Die alleinstehende 62-jährige Maria G. wird in ihrer Wohnung hilflos am Boden liegend aufgefunden. Sie befindet sich in einem deutlich reduzierten Allgemeinzustand, ist ausgekühlt, weist multiple Druckstellen auf und kann Fragen nur unzureichend beantworten. Von der Nachbarin ist zu erfahren, dass Frau G. als Sachbearbeiterin tätig gewesen und vor 4 Monaten regulär in den Vorruhestand gegangen ist, danach sei sie rasch „verwahrlost".
Bei der Aufnahme im Krankenhaus ist die Patientin psychomotorisch ausgeprägt verlangsamt und desorientiert, sie hat eine leichte Dysarthrie, eine rigorartige Tonuserhöhung in allen Extremitäten und eine Stand- und Gangataxie. Intermittierend fallen irreguläre Myoklonien in beiden Armen auf. Bildgebung und Laboruntersuchungen ergeben zunächst keine weiterführenden Auffälligkeiten. Im EEG fallen periodische Komplexe auf. Im Liquor sind die routinemäßig bestimmten Parameter unauffällig, jedoch ist das Protein 14-3-3 in deutlich erhöhter Konzentration nachweisbar. Nach Rücksprache mit dem Nationalen Referenzzentrum für Transmissible Spongiforme Enzephalopathien in Göttingen wird die Diagnose einer „klinisch wahrscheinlichen" CJD gestellt.
Frau G. verfällt sehr rasch, bald kann sie auch nicht mehr sitzen und eine Kontaktaufnahme wird zunehmend unmöglich. Drei Monate nach Krankenhausaufnahme entwickelt sie eine Bronchopneumonie, die wegen der bekannten Grundkrankheit nicht antibiotisch behandelt wird, und verstirbt daran im Krankenhaus. Die neuropathologische Untersuchung bestätigt die klinische Verdachtsdiagnose.

Epidemiologie

Die Erkrankung tritt weltweit mit einer Inzidenz von ca. 1:1 Million pro Jahr auf. Frauen sind etwas häufiger betroffen. Das mittlere Erkrankungsalter liegt bei ungefähr 65 Jahren. Sehr vereinzelt erkranken auch Menschen, die jünger als 50 Jahre sind.

6.6.3 Andere übertragbare Prionerkrankungen

Neue Variante der Creutzfeldt-Jakob-Krankheit (nvCJD)

In der zweiten Hälfte der 1990er Jahre fielen in Großbritannien mehrere Fälle von jungen Menschen mit einem bis dahin nicht bekannten tödlichen Krankheitsbild auf, das dann als neue Variante der Creutzfeldt-Jakob-Krankheit (nvCJD) bezeichnet wurde.

Pathogenese

Die Ursache der nvCJD ist unklar. Aufgrund der auffälligen epidemiologischen Zusammenhänge gilt es aber als sehr wahrscheinlich, dass der Verzehr von BSE-kontaminiertem Fleisch mit einer Latenz von über 10 Jahren die Erkrankungen verursacht hat.

Klinik

Früh kommt es zu depressiven Symptomen und schmerzhaften Sensibilitätsstörungen. Im Verlauf entwickeln die Kranken weitere psychiatrische Symptome, u.a. Halluzinationen, und schlussendlich eine Demenz und präfinal einen akinetischen Mutismus. Hinzu treten eine zerebelläre Ataxie, unwillkürliche Bewegungen wie Chorea und Myoklonien und eine kortikale Blindheit, somit ein Endstadium wie bei den anderen spongiformen Enzephalopathien.

Diagnostik

Bildgebung Typischerweise (Spezifität ca. 95%), aber nicht immer findet man das Pulvinar-Zeichen, d.h. Signalanhebungen in der T2-Wichtung des MRT im posterioren Thalamus.
EEG Das EEG ist im Gegensatz zur klassischen CJD wenig ergiebig. Anfangs ist es oft normal, später zeigt es eine unspezifische Verlangsamung der Grundrhythmus.
Liquor Die Liquordiagnostik ist nicht weiterführend.
Sonstiges Bei einer Tonsillenbiopsie gelingt der Nachweis von abnormem Prionprotein mit hoher Sensitivität und Spezifität.

Verlauf und Prognose

Der Krankheitsverlauf ist nicht beeinflussbar. Im Mittel sterben die Kranken nach 14 Monaten.

Epidemiologie

Bisher sind in Großbritannien ungefähr 100 Menschen an einer nvCJD erkrankt und gestorben, im außerbritischen Europa eine Handvoll. Die Betroffenen waren im Durchschnitt 25 bis 30 Jahre alt, Frauen überwogen geringfügig.

Zur Vertiefung

Gerstmann-Sträussler-Scheinker-Syndrom

Das sehr seltene Gerstmann-Sträussler-Scheinker-Syndrom (GSSS) ist eine hereditäre Erkrankung mit autosomal-dominantem Erbgang, die durch eine Mutation des Prionprotein-Gens auf dem Chromosom 20 verursacht wird. Das pathogene Prion lagert sich zunächst vor allem im Kleinhirn ab. Um das 40. Lebensjahr herum kommt es zu einem progredienten zerebellären Syndrom (Ataxie mit Gangunsicherheit und Stürzen, Dysarthrie, Nystagmus). Innerhalb weniger Jahre sind auch andere Hirnteile betroffen (wobei der Krankheitsverlauf wesentlich variabler ist als bei der CJD) mit der Folge von zentralen Paresen, Immobilität und schließlich Demenz und Tod.

Tödliche familiäre Insomnie

Die tödlich verlaufende – englisch: fatal – familiäre Insomnie (FFI) ist ebenfalls Folge einer seltenen autosomal-dominant vererbten Mutation des Prionprotein-Gens auf dem Chromosom 20. Die Erkrankung kann in jedem Alter beginnen, wobei das pathogene Prion zunächst vor allem in thalamischen Kernen entsteht. Typisch sind Schlaflosigkeit und traumartige („oneiroide") Verhaltensweisen mit Ausfall der tiefen Schlafstadien im EEG. Durch eine progrediente Dysfunktion des vegetativen Nervensystems sind Kreislauf- und Temperaturregulation gestört. Im Verlauf weniger Jahre breitet sich die FFI auf andere Hirnteile aus. Das Endstadium ähnelt damit den anderen spongiformen Enzephalopathien CJD und GSSS.

Kuru

Die Erkrankung Kuru gibt es nicht mehr. Ihre Erforschung glich einem Wissenschaftskrimi: In den 1950er Jahren wurde bekannt, dass im Hochland von Papua-Neuguinea ein Volksstamm lebte, der praktisch keinen Kontakt zur modernen Zivilisation hatte. In diesem Volk der Fore gab es eine eigenartige neurologische Erkrankung: Die Betroffenen (vor allem Frauen und Kinder) entwickelten eine schwere Gangunsicherheit und Dysarthrie sowie ein rasch progredientes demenzielles Syndrom. Ungefähr ein Jahr nach den ersten Krankheitszeichen kam es unweigerlich zum Tode. Davon hörte der amerikanische Virologe D.C. Gajdusek. Er fand heraus, dass die Fore einen rituellen Kannibalismus pflegten, indem Frauen und Kinder das Gehirn eines verstorbenen Manns ihrer Sippe verspeisten. In den folgenden Jahren gelang es ihm nachzuweisen, dass Kuru auf diesem Wege übertragbar ist, ebenso wie die Creutzfeldt-Jakob-Krankheit. In Papua-Neuguinea wurde der rituelle Kannibalismus 1957 verboten. Danach kam es innerhalb von Jahren zu einer drastischen Reduktion der Kurufälle; mittlerweile ist die Krankheit praktisch ausgestorben. Gajdusek bekam für seine Entdeckung 1976 den Nobelpreis (als Privatperson war er weniger untadelig denn als Wissenschaftler und musste in späteren Lebensjahren wegen sexuellen Missbrauchs von kleinen Jungen ins Gefängnis).

Sonstige

Im Säugetierreich sind verschiedene übertragbare spongiforme Enzephalopathien bekannt, am bekanntesten sind Scrapie (Traberkrankheit) bei Schafen sowie die bovine spongiforme Enzephalopathie (BSE, umgangssprachlich auch „Rinderwahn" oder „mad cow disease" genannt) bei Rindern. Letztere erreichte in den 1990er Jahren erhebliche Ausmaße in Großbritannien, was darauf zurückgeführt wurde, dass Rinder mit Tiermehl (u.a. aus den Überresten von an Scrapie verendeten Schafen) gefüttert wurden. Ein Zusammenhang der vorwiegend in Großbritannien auftretenden neuen Variante der Creutzfeldt-Jakob-Krankheit (nvCJD) mit BSE wird und wurde vermutet, ist aber nicht zweifelsfrei bewiesen (s.o.). Immerhin kam es nach dem Verbot der Tiermehlfütterung in Großbritannien nach und nach zu einem deutlichen Rückgang der BSE-Fälle.

6.7 Parainfektiöse Erkrankungen

Matthias Sitzer

Parainfektiöse Erkrankungen sind dadurch gekennzeichnet, dass nicht der mikrobielle Erreger selbst die Erkrankungen hervorruft, sondern – analog zu paraneoplastischen Erkrankungen – autoimmunologische Mechanismen das Nervengewebe schädigen. Als mikrobiologischer Auslöser kommen vor allen Dingen Viren, intrazelluläre und andere Bakterien, aber auch Parasiten infrage.

Diese Erkrankungen sind relativ selten; wahrscheinlich spielen parainfektiöse Mechanismen häufig eine Rolle bei der Entstehung autoimmunologischer neurologischer Erkrankungen, exakte Zahlen über die Inzidenzen lassen sich allerdings nur schwerlich angeben.

Parainfektiöse Erkrankungen können alle Strukturen des Nervensystems befallen. Am Gehirn manifestieren sie sich als Enzephalitis, am Rückenmark als Myelitis, am peripheren Nervensystem als Radikulitis oder Neuritis. Aber auch rein funktionelle Störungen ohne morphologisches Korrelat können auftreten (z.B. Chorea minor Sydenham). Auffallend ist außerdem, dass die meisten parainfektiösen Erkrankungen monophasisch, d.h. wie eine Infektionskrankheit selbst, ablaufen.

6.7.1 Pathophysiologie

Die pathophysiologischen Mechanismen, die zu parainfektiösen Erkrankungen führen, leiten sich aus den Prinzipien der Infektabwehr ab. Deren Mechanismen sind antigenspezifisch oder unspezifisch.

Antigenspezifische Mechanismen Das Immunsystem des Wirts reagiert spezifisch auf das infektiöse Agens bzw. seine antigenetischen Eigenschaften. Die bedeutsamste dieser Interaktionen ist sicherlich das „molekulare Mimikry": Weil das infektiöse Agens Teilen des körpereigenen Gewebes ähnlich ist, kommt es zu einer echten antigenetischen Kreuzreaktion, d.h., die körpereigene Abwehr richtet sich nicht nur gegen das Agens, sondern auch gegen körpereigenes Gewebe (> Abb. 6.34). Weitere spezifische Mechanismen sind die Modifikation von Autoantigenen durch die Infektion von körpereigenen Zellen und die Expression von sog. Superantigenen. Letztere können unspezifisch eine Autoimmunantwort stimulieren.

Antigenunspezifische Mechanismen Im Rahmen einer Infektionskrankheit kann es zu einer überproportionalen Präsentation von Autoantigenen kommen, sodass die natürliche Immunkontrolle versagt. Zudem können im Rahmen von Gewebenekrosen und Zellapoptosen Antigene präsentiert werden, die vorher dem Immunsystem verborgen waren. Es scheint klar, dass zusätzlich genetische und weitere humorale Begleitfaktoren vorhanden sein müssen, um eine Autoimmunreaktion entstehen zu lassen.

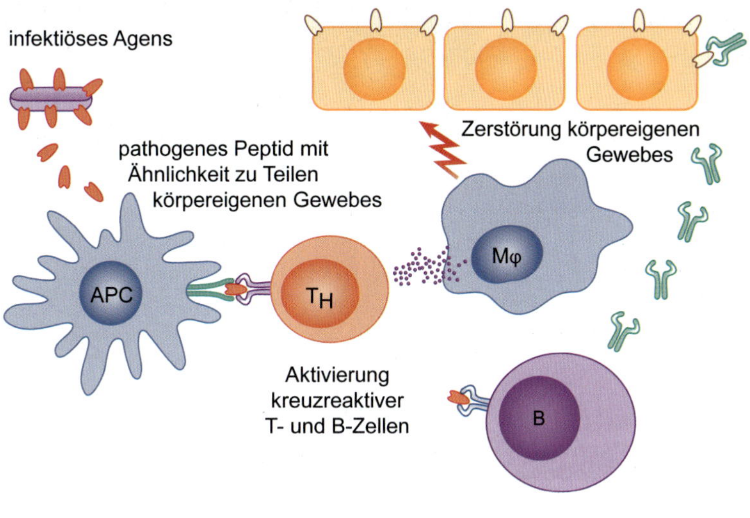

Abb. 6.34 Molekulares Mimikry. Antigene eines infektiologischen Agens sind zumindest zum Teil identisch mit Antigenen auf körpereigenem Gewebe. Die Aktivierung im Rahmen der Abwehrreaktion einer Infektion führt zu einer Begleitattacke auf körpereigenes Gewebe sowohl über Makrophagen (Mϕ) als auch über eine humorale Antwort mit der Bildung von Autoantikörpern (B-Lymphozyten); APC = antigenpräsentierende Zelle, B = B-Lymphozyt, T_H = T-Helfer-Zelle.

6.7.2 Parainfektiöse Erkrankungen des Gehirns

Enzephalitis

Pathogenese

Nach einer Infektion oder einer Impfung können mit einer Latenz von 1–30 Tagen Symptome auftreten, die auf eine Dysfunktion des Gehirns hindeuten. Findet man dann in der Bildgebung Zeichen einer Gewebsreaktion des Gehirns (also z.B. ein Ödem oder eine Demyelinisierung), kann man von einer parainfektiösen Enzephalitis sprechen, zumal wenn sich keine Hinweise auf eine direkte Infektion des Gehirns mit einem Erreger ergeben. Aufgrund der Antigenspezifität der Abwehrreaktion entstehen verschiedene Krankheitsbilder, die sich anhand der betroffenen Hirnregion, des Schweregrads und des zeitlichen Verlaufs unterscheiden lassen.

Klinik und Diagnostik

Typisch ist ein subakut auftretendes (Stunden bis wenige Tage) enzephalopathisches Bild: Fokal-neurologische oder neuropsychologische Ausfälle können begleitet werden von einer Bewusstseinsstörung (bis hin zum Koma), epileptischen Anfällen oder einer vegetativen Instabilität (bis hin zur Intensivpflichtigkeit). Bei einem fulminanten Beginn haben die Patienten auch häufig Fieber.

Die MRT bietet sich als bildgebende Modalität an, da sie die unterschiedlichen Formen der Gewebeschädigung differenzieren kann. Der Liquorbefund zeigt häufig eine unspezifische Lymphozytose und Schrankenstörung (Eiweißerhöhung). Die erweiterte mikrobiologische Diagnostik kann zwar positive Serologien einzelner Immunglobulinklassen gegen verschiedene Erreger aufweisen, der direkte Erregernachweis oder der Nachweis von Erreger-DNA (RNA) mittels PCR bleibt aber definitionsgemäß negativ.

Akute demyelinisierende Enzephalomyelitis (ADEM)

Die der ADEM (➤ Kap. 7.3) vorausgehende Infektion betrifft typischerweise den oberen Respirationstrakt oder erscheint als eine unspezifische fieberhafte Erkrankung. Meist handelt es sich um virale Erkrankungen, die mit einem Hautexanthem einhergehen (z.B. Windpocken, Masern, Röteln). Die Entzündungsreaktion betrifft typischerweise die Marklager der Großhirnhemisphären (➤ Abb. 6.35), der Kleinhirnhemisphären oder das Rückenmark. Auch die Nn. optici können mit einer Retrobulbärneuritis in das Entzündungsgeschehen einbezogen sein. Es kann sich um einen einzelnen großen Entzündungsherd oder um mehrere Herde mit gleichen Abbildungscharakteristika in der MRT handeln. Typischerweise verläuft die ADEM monophasisch. Eine multiple Sklerose kann allerdings auch einmal wie eine ADEM beginnen.

Akute hämorrhagische Enzephalitis Diese seltene und besonders aggressiv verlaufende Variante einer ADEM führt nicht nur zu flächigen Demyelinisierungen, sondern auch zu petechialen Blutungen, was dieser Erkrankung den Namen gegeben hat. Die Mortalität beträgt ca. 70%, die Überlebenden zeigen häufig schwere Defektsyndrome.

Bickerstaff-Enzephalitis Diese Variante wurde erstmals im Jahre 1957 von Herrn Bickerstaff anhand von 8 Patienten beschrieben. Hier kann zumindest bei ca. zwei Drittel der Fälle ein Autoantikörper gefunden werden (anti-GQ1b-IgG), der auch differenzialdiagnostisch hilfreich sein kann. Die Besonderheit der Bickerstaff-Enzephalitis ist die bevorzugte Beteiligung des Hirnstamms und des Kleinhirns. Daraus ergeben sich die Symptome (u.a. Doppelbilder, Hirnnervenausfälle, Ataxie, Schluckstörungen, aber auch affektive Störungen). Die Erkrankung verläuft in den ersten Tagen oder Wochen progredient und bildet sich dann, unter immunsuppressiver Therapie, langsam zurück. Die Prognose gilt allgemein als relativ gut, obwohl die Patienten zu Beginn schwer betroffen sein können.

Impfenzephalitis Diese Sonderform der ADEM tritt nicht nach einer spezifischen Infektion, sondern einer Impfung auf. Impfungen gehen mit einem unterschiedlichen Risiko einer

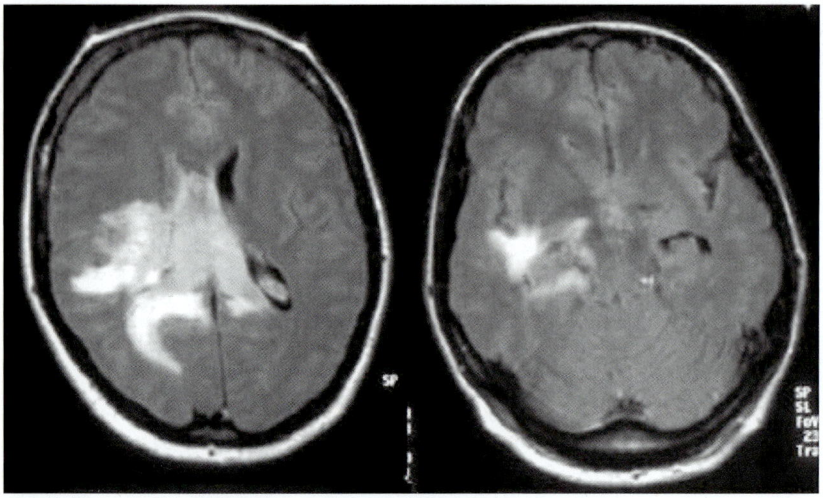

Abb. 6.35 ADEM. Ausgedehnte demyelinisierende MRT-Läsionen im Marklager der rechten Hemisphäre und im angrenzenden Anteil des Balkens. Darstellung in der MRT (FLAIR).

Tab. 6.19 Häufigkeit einer Enzephalitis nach verschiedenen Impfungen, bezogen auf 100.000 Impfungen.

Impfung	Häufigkeit
Tollwut, neuraler Impftyp	10–300
Tollwut, nichtneuraler Impftyp („human diploid cell")	< 1,5
Diphtherie-Tetanus	0,9
Poliomyelitis	?
Chickenpox	0,5
Smallpox	0,1
Hepatitis B	10 Fälle insgesamt

Enzephalitis einher (➤ Tab. 6.19), das durch die Weiterentwicklung der Impfstoffe immer niedriger wird. Die Mechanismen und auch die Erscheinungsformen der Impfenzephalitis sind identisch mit denen der ADEM.

Therapie

Initial ist nur eine symptomatische Behandlung zur Aufrechterhaltung der Vitalfunktionen und zur Vermeidung von epileptischen Anfällen und weiteren Komplikationen möglich. Die „Überreaktion" des Immunsystems soll mit hochdosierten Glukokortikoiden eingedämmt werden (➤ Kap. 7.3). Alternativ kommt auch eine Plasmaseparation oder die therapeutische Gabe von Immunglobulinen infrage. Bei protrahiertem oder ständig progredientem Verlauf kann auch der Einsatz von Azathioprin oder Cyclophosphamid notwendig werden. Eindeutige Therapiestandards existieren allerdings nicht.

Chorea minor

Pathogenese

Die Chorea minor folgt einer Infektion der oberen Luftwege durch Aβ-hämolysierende Streptokokken. Ungefähr 25% aller Patienten, meist Kinder (5–15 Jahre), die nach einer solchen Infektion ein rheumatisches Fieber entwickeln, erleiden als zusätzliche Komplikation eine postinfektiöse Bewegungsstörung. Mädchen sind häufiger betroffen als Jungen (➤ Kap. 9.4.2).

Klinik und Diagnostik

Die choreatische Symptomatik betrifft häufig das Gesicht und die oberen Extremitäten und kann als Hemichorea beginnen. Zum Teil entwickeln die Patienten jedoch schon Wochen oder Monate vorher affektive Störungen (Aggressivität, Impulskontrollstörungen, gelegentlich depressive Störungen) oder werden verhaltensauffällig. Anti-Streptokokken-Antikörpertiter sind vielfach hochtitrig bei den Patienten vorhanden, und bereits in den 70er Jahren des vergangenen Jahrhunderts konnten spezifische Antikörper gegen das Streptokokken-M-Protein nachgewiesen werden, die gleichzeitig mit Neuronen im Ncl. caudatus und im Ncl. subthalamicus kreuzreagieren (molekulares Mimikry).

Verlauf und Therapie

Der Verlauf ist in den meisten Fällen gutartig mit spontanen Remissionsraten von 80% in den ersten 6 Monaten nach Beginn, gelegentlich können die Symptome in leichter Form auch persistieren oder wiederkehren (➤ Kap. 9.4.2).

Zerebrale Vaskulitis

Selbstverständlich können auch die hirnversorgenden, insbesondere intrakraniellen Arterien im Rahmen einer postinfektiösen, generalisierten Vaskulitis mitbetroffen sein (z.B. leukozytoklastische Angiitis, Hypersensitivitätsvaskulitis). Ein isolierter Befall der hirnversorgenden Arterien als postinfektiöse Komplikation ist aber eine Rarität. Die Patienten können ebenfalls durch ein enzephalopathisches Syndrom oder aber durch multiple Hirninfarkte oder intrazerebrale Blutungen symptomatisch werden. Die Behandlungsprinzipien sind grundsätzlich die gleichen wie bei der postinfektiösen Enzephalitis.

6.7.3 Transverse Myelitis

Eine weitere typische Manifestation einer parainfektiösen neurologischen Erkrankung ist die querschnittartige Rückenmarksentzündung (transverse Myelitis), die meistens im zervikalen oder hochthorakalen Abschnitt des Rückenmarks lokalisiert ist.

Klinik und Diagnostik

Die klinische Präsentation kann sehr typisch sein: Die Patienten entwickeln direkt aus einem bronchopulmonalen Infekt (gelegentlich atypische Pneumonie) heraus eine spinale Symptomatik, die von leichtgradigen Sensibilitätsstörungen bis hin zu einem kompletten Querschnittssyndrom reichen kann. Wie ausgeprägt die Klinik ist, hängt davon ab, wie ausgedehnt die Entzündungsreaktion im Rückenmark ist und wo genau sie liegt.

In der MRT ist typischerweise eine einzelne Veränderung im zervikalen oder oberen Thorakalmark zu sehen, die auch Kontrastmittel anreichern kann. Die Liquordiagnostik zeigt häufig eine mäßige Pleozytose und Eiweißerhöhung – manchmal gelingt es jedoch, mit der PCR spezifische DNA von Mykoplasmen nachzuweisen, was dann auf eine direkte Infektion des Rückenmarks hinweist, sodass nicht mehr von einer parainfektiösen Erkrankungen gesprochen werden kann.

Therapie

Weil zu Beginn der Erkrankung nicht zwischen transverser Myelitis und erregerbedingter Infektion unterschieden werden kann, sollte eine transverse Myelitis zunächst auch mit einer Antibiotikatherapie behandelt werden (Makrolid plus Cephalosporin oder Carbapenem). Gleichzeitig können zur Eindämmung der Autoimmunreaktion Glukokortikoide appliziert werden. Eindeutige Therapiestandards existieren allerdings nicht. Die Prognose kann in der Mehrzahl der Fälle als günstig eingeschätzt werden, bei den meisten Patienten heilt die Erkrankung ohne bleibende Folgen aus.

Epidemiologie und Pathogenese

Die Häufigkeit dieser Erkrankung beträgt bis zu 5 Fälle pro 1 Million Menschen pro Jahr. Die häufigsten assoziierten Erreger sind intrazelluläre Erreger wie Mycoplasma pneumoniae oder seltener Chlamydien.

FALLBEISPIEL

Ein 18-jähriger sportlicher Mann, der kurz vor dem Abitur steht, erkrankt akut mit Husten, Kopfschmerzen und Gliederschmerzen; Fieber steht nicht im Vordergrund. Was zunächst wie ein grippaler Infekt verläuft, bekommt in den folgenden Tagen eine andere Bedeutung, als der Patient eine zunehmende Schwäche in den Beinen bemerkt, sodass er schließlich nicht mehr aufstehen kann. Zudem kommt es zu unangenehmen Kribbelmissempfindungen in der unteren Körperhälfte sowie zu einer Blasenstörung; der Patient entwickelt eine Dranginkontinenz. Trotzdem gehen die Eltern des Patienten von einer – schwerer verlaufenden – Grippe aus, und so kommt der Patient erst 5 Tage nach Beginn der neurologischen Symptomatik zur stationären Aufnahme.

Zu diesem Zeitpunkt besteht eine schlaffe Paraparese der Beine, die Muskeleigenreflexe an den unteren Extremitäten sind erloschen und die Reflexe an den oberen Extremitäten nur schwach auslösbar. Zusammen mit der Anamnese geht der aufnehmende Neurologe von einem Guillain-Barré-Syndrom aus, obwohl die zusätzlich bestehende Blasenstörung gar nicht dazupasst. Im Röntgenbild des Thorax findet sich eine milchglasartige Verschattung beider Lungenunterfelder, und im Labor sind leichte Entzündungszeichen (CRP erhöht und Leukozytose) zu finden. Die Analyse des Liquors zeigt 130 Lymphozyten pro µl und eine Gesamteiweißkonzentration von 75 mg/dl.

Damit ist ein Guillain-Barré-Syndrom nahezu ausgeschlossen. In der MRT der Halswirbelsäule zeigt sich nun aber eine umschriebene Signalanhebung des Rückenmarks auf Höhe HWK 6, die in der axialen Schichtführung nahezu den gesamten Querschnitt des Halsmarks einnimmt. Eine flaue Kontrastmittelanreicherung ist ebenfalls nachweisbar. Eine erweiterte Erregerdiagnostik (Borrelien, Varicella-Zoster-Virus, Herpes-simplex-Virus, Mykoplasmen und Chlamydien, HIV) bleibt negativ. Damit stellt sich die Diagnose einer parainfektiösen transversen Myelitis.

Unter einer anfänglichen Therapie mit Ceftriaxon und Erythromycin i.v. sowie 100 mg Prednisolon pro Tag verschlechtert sich der Zustand des Patienten in den ersten Tagen weiter bis hin zu einem nahezu kompletten Querschnittssyndrom. Zwei Wochen später kann er jedoch bereits wieder an der Bettkante sitzen, und nach einer 6-wöchigen Rehabilitationsbehandlung kann er wieder alleine gehen. Ein Jahr später spielt der Patient wieder Fußball.

6.7.4 Parainfektiöse Erkrankungen der peripheren Nerven und -wurzeln

Hirnnervenausfälle

Pathogenese

Wahrscheinlich spielen bei vielen spontanen Hirnnervenausfällen parainfektiöse Mechanismen eine bedeutsame pathophysiologische Rolle. Am häufigsten ist sicherlich der N. facialis betroffen, aber auch die Neuropathia vestibularis (akuter Vestibularisausfall, syn. Neuritis vestibularis) ist wahrscheinlich eine parainfektiöse Erkrankung. Mit absteigender Häufigkeit folgen dann der N. oculomotorius und der N. abducens, während die übrigen Hirnnerven in diesem Zusammenhang praktisch nie erkranken. Manchmal können allerdings auch mehrere Hirnnerven gleichzeitig betroffen sein („Oligoneuritis cranialis").

Klinik und Diagnostik

Der Patient ist durch einen mehr oder weniger kompletten Ausfall der entsprechenden Hirnnervenfunktion beeinträchtigt. Das macht es relativ einfach, die Diagnose zu stellen, wenn durch Zusatzdiagnostik (Bildgebung, Labordiagnostik, Liquordiagnostik) entsprechende Differenzialdiagnosen ausgeschlossen sind.

Verlauf und Therapie

Der Verlauf der Erkrankungen ist relativ gutartig, wobei die komplette Erholung zum Teil Monate dauern kann. Für die idiopathische N. facialis-Parese (➤ Kap. 14.4.4) und die Neuropathia vestibularis (➤ Kap. 4.3.1) ist ein positiver Effekt von Glukokortikoiden auf den Verlauf der Symptome gesichert, antivirale oder antimikrobielle Substanzen sind unwirksam.

Guillain-Barré-Syndrom

Die akute Polyneuroradikulitis Guillain-Barré (➤ Kap. 14.8.2) ist ein weiterer Klassiker in der Gruppe der parainfektiösen Erkrankungen. Häufig erleiden die Patienten vor der Manifestation dieser Erkrankung einen gastrointestinalen (häufig Campylobacter jejuni-) oder bronchopulmonalen Infekt. Die Infektion kann z.T. Wochen zurückliegen.

Schmerzsyndrome

Nach einer Reaktivierung des Varicella-Zoster-Virus in den spinalen Ganglienzellen entsteht in dem korrespondierenden Dermatom ein kutaner Zoster. Auch die Hirnnerven mit sensiblen Anteilen (N. trigeminus, N. facialis, N. vagus, N. glossopharyngeus) können von einem Zoster betroffen sein. Eine typische Komplikation dieser Re-Infektion ist die postzosterische Neuralgie, ein chronisches Schmerzsyndrom, das vorwiegend durch segmental einschießende Schmerzen gekennzeichnet ist. Im weitesten Sinn kann auch dies als parainfektiöse Erkrankung bezeichnet werden. Ob dabei allerdings noch spezifische Immunmechanismen eine Rolle spielen, ist eher nicht anzunehmen. Die Behandlung erfolgt demgemäß auch eher symptomatisch vorwiegend mit Antiepileptika (s.a. ➤ Kap. 2.6.2).

KAPITEL

7

Frauke Zipp, Jan Dörr, Harald Prüß

Immunvermittelte Erkrankungen des Zentralnervensystems

Zur Orientierung

Zwischen den Zellen des Immunsystems und denen des ZNS finden zahlreiche, für die Funktionsfähigkeit beider Systeme essenzielle Interaktionen statt. Auch bei intakter Blut-Hirn-Schranke patrouillieren beispielsweise aktivierte Lymphozyten im ZNS, ohne jedoch eine Entzündungsreaktion auszulösen. Diese „Überwachung" dient dem Schutz des ZNS vor Infektionen und Gewebeschädigung durch diverse Pathogene. Wenn antigenspezifische Lymphozyten jedoch im ZNS durch erneuten Antigenkontakt weiter stimuliert werden und zusätzlich die Kontrollmechanismen, die eine unkontrollierte, überschießende Entzündungsreaktion verhindern sollen, versagen, kann dies eine Immunreaktion gegen körpereigene ZNS-Strukturen zur Folge haben. Diese Autoimmunreaktion kann sich im Verlauf ausdehnen, weitere Immunzellen in den Prozess einbeziehen und damit Zellen und Gewebe schädigen.

Der Prototyp einer solchen autoimmunvermittelten Erkrankung des ZNS ist die multiple Sklerose (MS). Autoimmunvermittelte Prozesse im ZNS kommen jedoch auch bei anderen eigenständigen Krankheitsbildern vor, wie z.B. bei der akuten disseminierten Enzephalomyelitis (ADEM), oder als ZNS-Manifestation einer systemischen Erkrankung wie z.B. der Sarkoidose. Auch bei einer Reihe von Erkrankungen aus dem rheumatologischen Formenkreis treten, insbesondere im Rahmen von vaskulitischen Prozessen, immunvermittelte Reaktionen im ZNS auf. Schließlich gibt es diese entzündlichen Reaktionen auch bei solchen neurologischen Erkrankungen, bei denen bisher ein rein neurodegenerativer Pathomechanismus angenommen wird. Hierzu zählen z.B. das Parkinson-Syndrom oder der Morbus Alzheimer.

Prüfungsschwerpunkte

+++ Multiple Sklerose: Pathogenese, Symptome, Diagnosekriterien, Verlaufsformen, Therapie

++ Akute disseminierte Enzephalomyelitis (ADEM), Neuromyelitis optica (NMO), Arteriitis temporalis

+ neurologische Manifestationsmöglichkeiten bei systemischem Lupus erythematodes; ANCA-assoziierte Vaskulitiden, Panarteriitis nodosa, Morbus Behçet, isolierte ZNS-Vaskulitis

7.1 Multiple Sklerose (MS)

7.1.1 Epidemiologie

Die MS ist in Nordeuropa und den USA bei jungen Erwachsenen die häufigste chronisch-entzündliche Erkrankung des ZNS.

Charakteristika Das mittlere Erkrankungsalter liegt bei Frauen um das 25., bei Männern um das 30. Lebensjahr. Selten manifestiert sich die MS bereits im Kindesalter. Neuerkrankungen jenseits des 60. Lebensjahres gelten als Rarität. Wie bei den meisten Autoimmunerkrankungen erkranken Frauen häufiger als Männer, das Verhältnis beträgt etwa 2:1. Die Erkrankungswahrscheinlichkeit hängt außerdem von der ethnischen Zugehörigkeit ab. „Kaukasier" sind, global betrachtet, am häufigsten betroffen. Die orientalische Bevölkerung und Schwarzafrikaner erkranken nur selten.

Geografische Verteilung Weltweit gibt es schätzungsweise 2,5 Mio. MS-Kranke, wobei die Prävalenz der Erkrankung auf beiden Erdhalbkugeln mit dem Abstand zum Äquator zunimmt (➤ Abb. 7.1). In Deutschland ist sie mit 120 bis 150/100.000 relativ hoch, die jährliche Inzidenz liegt bei ca. 3/100.000, sodass man von etwa 100.000–120.000 MS-Patienten und ungefähr 2.500 Neuerkrankungen im Jahr ausgehen kann. Für die geografische Verteilung in Niedrig- und Hochrisikoländer ist eine bereits in der Jugend stattfindende Exposition gegenüber einem noch nicht identifizierten Umweltfaktor bei entsprechender genetischer Disposition entscheidend. Dies wurde durch Migrationsstudien deutlich: In Südafrika trat die MS am häufigsten bei Einwanderern aus Europa auf, weil erwachsene Einwanderer ihr höheres „europäisches" Erkrankungsrisiko behielten (während das Risiko von Einwanderern unter 15 Jahren sich dem niedrigen Risiko der südafrikanischen Bevölkerung annäherte). Umgekehrt führte eine Migration aus einem Land mit niedrigem Erkrankungsrisiko in das „Hochrisikogebiet" Großbritannien zwar nicht zu einer unmittelbaren Zunahme des Erkrankungsrisikos, aber einem fast „britischen Risiko" in der nächsten Generation.

> **Zur Vertiefung**
>
> **MS-Epidemien**
>
> Mehrfach wurde über regionale und zeitliche Häufungen von MS-Erkrankungen berichtet. Auf den Faröer-Inseln kam es 1943–1989 im Rahmen von 4 „Endemien" zu insgesamt 39 MS-Erkrankungen. Sie könnten auf eine Infektion durch britische Soldaten zurückzuführen sein. In anderen Regionen, in denen britische Soldaten stationiert waren, kam es jedoch nicht zu diesen Häufungen. Zudem waren die Fallzahlen relativ klein, der Erreger wurde nicht nachgewiesen und die Diagnose MS nicht immer zweifelsfrei gesichert. Auch die Häufung von MS-Fällen auf Island wurde mit der Anwesenheit britischer Truppen in Zusammenhang gebracht. Jedoch gab es auch schon vorher MS-Erkrankungen auf Island. Interessant ist in diesem Zusammenhang, dass 1942 der erste Neurologe auf Island zu arbeiten begann, sodass die Zunahme der Erkrankungsfälle auch auf die verbesserte Diagnostik zurückgeführt werden kann.

7.1.2 Genetik

Für die MS gibt es keinen Erbgang nach den Mendel-Gesetzen, sondern nur Hinweise, dass genetische Merkmale das Erkrankungsrisiko und den Verlauf beeinflussen:

- Die alterskorrigierte Erkrankungswahrscheinlichkeit steigt bei Vorhandensein MS-kranker Blutsverwandter und korreliert mit dem Verwandtschaftsgrad (➤ Tab. 7.1).
- Die MS-Prävalenz differiert zwischen unterschiedlichen ethnischen Gruppen innerhalb einer Region.
- Es besteht eine Assoziation der Erkrankung mit bestimmten genetischen Merkmalen, insbesondere der Klasse-II-Region des Majorhistokompatibilitätskomplexes (MHC) auf dem Chromosom 6p21. Hier werden Proteine codiert, die der T-

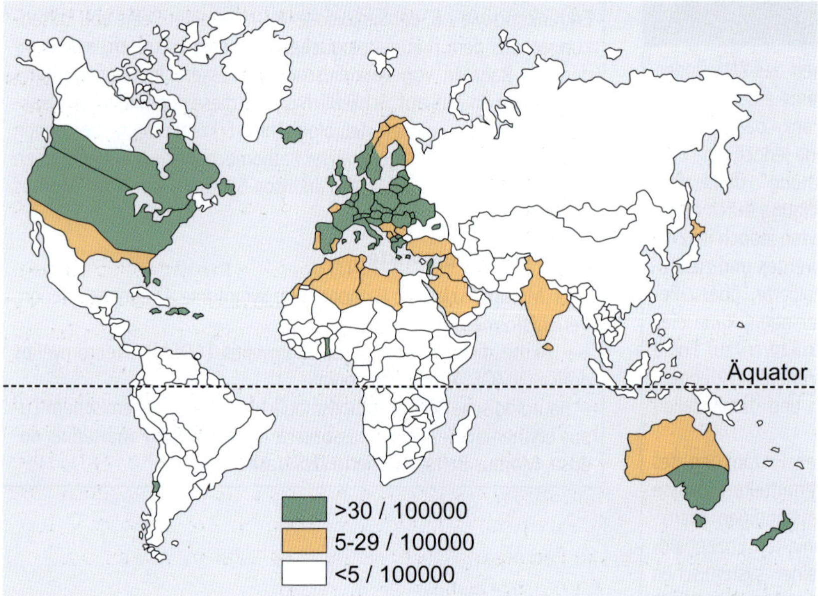

Abb. 7.1 Globale Verteilung der MS-Prävalenz.

7

Tab. 7.1 Erkrankungswahrscheinlichkeit in Abhängigkeit vom Verwandtschaftsgrad.

Verwandtschaftsgrad	Erkrankungswahrscheinlichkeit
monozygote Zwillinge	38%
dizygote Zwillinge	3–5%
Geschwister	3–5%
Halbgeschwister	1,3%
Adoptivgeschwister	entspricht der Wahrscheinlichkeit der Bevölkerung
ein Elternteil	1,8%
beide Elternteile	6%

Zell-Antigen-Präsentation dienen. So tragen in der nordeuropäischen Bevölkerung 50% der MS-Patienten das Human-Leukocyte-Antigen-(HLA)-DR2(DRB1*1501)-Allel.

MERKE

Die Assoziation des Erkrankungsrisikos mit dem ethnischen Hintergrund und dem Verwandtschaftsgrad MS-kranker Angehöriger spricht für eine genetische Komponente bei der MS-Entstehung. Die geografische Verteilung und die Ergebnisse aus Migrationsstudien legen aber auch das Einwirken eines Umweltfaktors nahe.

7.1.3 Klinik und Verlauf

Klinik

Symptome und Schweregrad können sehr verschieden sein. Prinzipiell kann nahezu jede zentralnervöse Funktionsstörung auftreten. Typisch sind (➤ Tab. 7.2, ➤ Tab. 7.3):

- zentrale (spastische) Paresen der Extremitäten
- Gang- und Koordinationsstörungen
- Hyp- und Parästhesien
- zentrale Visusminderungen
- Doppelbilder
- Dysarthrie
- Blasen- und Sexualfunktionsstörungen

Der französische Neurologe Jean-Martin Charcot definierte die Symptome skandierende Sprache, Intentionstremor und Nystagmus als typische Trias der MS (**Charcot-Trias**), erfasste damit aber nur einen kleinen Teil der möglichen Symptome. Zunehmend werden auch kognitive Leistungsminderungen und eine übermäßige Erschöpfbarkeit (Fatigue-Syndrom) als MS-Symptome anerkannt. Als typisch gilt auch das Lhermitte-Zeichen (➤ Kap. 16.2).

Motorische Symptome Der Patient bemerkt zunächst eine rasche Ermüdbarkeit, ein Schweregefühl oder eine Steifigkeit in den Beinen. Er stolpert zunehmend über kleine Hindernisse, das Treppensteigen fällt ihm schwerer, die ohne Pausen zu bewältigende Gehstrecke wird kürzer. Schreiten die Lähmungen weiter voran, wird er zunehmend auf Gehhilfen und im schwerwiegenden Fall schließlich auf einen Rollstuhl ange-

Tab. 7.2 Häufige Symptome der MS.

Funktionelles System	Symptome und Zeichen
visuelles System	ein- oder beidseitige Visusminderungen, Doppelbilder, Nystagmus
Motorik	spastische Paresen, Pyramidenbahnzeichen, unerschöpfliche Kloni, Steigerung der Muskeleigenreflexe
Sensibilität	Parästhesien, Hypästhesien an Rumpf und Extremitäten
Koordination	Gleichgewichtsstörungen, (Dreh-)Schwindel, Gangunsicherheit, Artikulationsstörungen, Extremitätenataxie
Vegetativum	imperativer Harndrang, Restharnbildung, Inkontinenz, Sexualfunktionsstörungen
Psyche/Kognition	depressive Störungen, emotionale Labilität, Konzentrationsstörungen, Fatigue-Syndrom, Abnahme der Hirnleistungsfähigkeit

Tab. 7.3 Häufigkeit neurologischer Symptome bei der MS.

Symptom	Bei Erstmanifestation (%)	Im Verlauf der MS (%)
Paresen	45	85
Spastik	29	85
Hirnstamm- oder zerebelläre Symptome	24	79
Retrobulbärneuritis	33	62
Okulomotorikstörungen	14	36
Sensibilitätsstörungen	42	86
Blasenstörungen	9	61

wiesen sein. Bei der Untersuchung imponiert eine **zentrale Parese** einer Extremität (Monoparese), einer Körperhälfte (Hemiparese), beider Beine (Paraparese) oder aller 4 Extremitäten (Tetraparese). Eine **spastische Tonussteigerung** ist insbesondere bei Rückenmarksläsionen regelhaft anzutreffen, wenn zusätzlich extrapyramidale Bahnen mit betroffen sind. Die **Muskeleigenreflexe** sind insbesondere an den Beinen oft gesteigert. Ursache ist eine Schädigung der Pyramidenbahn, also des ersten motorischen Neurons, weshalb häufig **Pyramidenbahnzeichen** (z.B. Babinski-Zeichen) auslösbar sind (➤ Kap. 1.3).

Sensible Symptome Häufig beschreiben Patienten **Kribbelparästhesien, Wärme- oder Kältemissempfindungen** oder auch ein Schnürgefühl in den Extremitäten und/oder am Rumpf. Häufiger als früher angenommen berichten Patienten auch über **Schmerzen**. Sensibilitätsstörungen lassen sich auch in der neurologischen Untersuchung nachweisen und betreffen zumeist die Oberflächensensibilität, die Spitz-stumpf-Diskrimination sowie die Hinterstrangqualitäten Vibrations- und Lageempfinden. Ursachen sind sensible Störungen meist durch die Beteiligung langer sensibler Bahnen im Rückenmark oder Hirnstamm bedingt (➤ Kap. 1.4).

Koordinationsstörungen Viele Patienten beklagen **(Dreh-) Schwindel,** oft verbunden mit **Gleichgewichtsstörungen** und **Gangunsicherheit.** Nicht selten wird ihnen in Unkenntnis der Erkrankung Trunkenheit unterstellt. Die Feinabstimmung von Bewegungsabläufen ist gestört und das Sprechen kann beeinträchtigt sein (Dysarthrie). In der klinischen Untersuchung fallen oft eine **Gang-, Rumpf- oder Extremitätenataxie,** eine gestörte Diadochokinese und ein Blickrichtungsnystagmus auf. Koordinationsstörungen finden sich immer dann, wenn das Kleinhirn oder seine zu- und abführenden Bahnen in Mitleidenschaft gezogen werden (➤ Kap. 1.5).

Hirnstammsymptome MS-Herde im Hirnstamm beeinträchtigen die hier besonders dicht gepackten auf- und absteigenden Bahnen und die Verbindungen mit dem Kleinhirn, führen aber auch zu Störungen der Hirnnerven, wenn diese in ihrem zentral myelinisierten Verlaufsabschnitt von einem Entzündungsherd betroffen sind. **Doppelbilder** können auftreten, wenn die für die Okulomotorik zuständigen Hirnnervenkerne, ihre Verbindungen untereinander oder der Hirnnerv in seinem noch innerhalb des Hirnstamms liegenden Verlauf geschädigt werden. Wegen seines besonders langen intrapontinen Verlaufs ist insbesondere der N. abducens, seltener der N. oculomotorius betroffen. Die **internukleäre Ophthalmoplegie** (INO) ist Ausdruck einer Schädigung des hinteren Längsbündels (**Fasciculus longitudinalis medialis,** ➤ Abb. 1.8). Audiometrisch lassen sich bei etwa jedem vierten MS-Patienten Hörstörungen nachweisen, die allerdings selten klinisch relevant werden. Auch der N. trigeminus und der N. facialis können bei der MS betroffen sein. Eine Trigeminusneuralgie (➤ Kap. 2.6.2) bei einem jungen Menschen ist nicht selten die Erstmanifestation einer MS. Eine Parese des N. facialis (➤ Kap. 14.4.4) kann je nach Lokalisation des Herdes sowohl supranukleären (zentralen) als auch infranukleären (peripheren) Ursprungs sein.

7

Zur Vertiefung

Internukleäre Ophthalmoplegie (INO)

Der Fasciculus longitudinalis medialis ist eine stark myelinisierte Faserverbindung, deren Funktion für die bilaterale Synchronizität horizontaler willkürlicher Augenbewegungen wichtig ist. Er verläuft über eine relativ lange Strecke (Pons bis Mittelhirn) in der Nähe innerer Liquorräume (IV. Ventrikel, Aquädukt). Demyelinisierende MS-Herde liegen häufig in der Nähe der inneren Liquorräume (periventrikulär). Während kleine Herde in der Nähe der Seitenventrikel häufig symptomlos bleiben, erzeugen schon minimale Leitungsstörungen im Fasciculus longitudinalis medialis eine strategische Fehlfunktion und subjektive Symptome (Dissoziation der horizontalen Augenbewegungen). Kennzeichnend für die INO sind eine Adduktionsschwäche des ipsilateralen Bulbus und ein horizontaler dissoziierter Nystagmus auf dem kontralateralen Auge bei Abduktion (➤ Abb. 1.9a). Bei der Konvergenzreaktion kann jedoch die Adduktionsbewegung vollzogen werden.

Zur Vertiefung

Zentrale und periphere Fazialisparese

Eine periphere Fazialisparese entwickelt sich, wenn ein Entzündungsherd im pontinen Kerngebiet des N. facialis oder im intrapontinen Verlauf der Nervenfaszikel bis zum Austritt aus dem Hirnstamm liegt. Eine Läsion kranial des Kerngebiets betrifft die supranukleären Impulse und verursacht eine zentrale Fazialisparese. Eine Unterscheidung lässt sich bereits klinisch dadurch treffen, dass der ipsilaterale Stirnast (Stirnrunzeln) bei einer zentralen Parese intakt bleibt (der Stirnast erhält supranukleäre Impulse vom ipsi- und vom kontralateralen motorischen Kortex, s.a. ➤ Kap. 1.2.6).

Visusstörung Ein sehr häufiges Symptom ist die Neuritis nervi optici (NNO). Der Patient bemerkt einen subakuten einseitigen Visusverlust, Verschwommensehen oder Nebelsehen. Mitunter geben Patienten auch einen Schmerz des betroffenen Augapfels bei Blickbewegungen an (Bulbusbewegungsschmerz). Gelegentlich tritt die NNO auch beidseits auf. Bei etwa 20–30% der MS-Patienten ist die NNO das Erstsymptom. Oft stellen sie sich damit zunächst beim Augenarzt vor, der außer der Visusminderung in aller Regel keinen weiteren pathologischen Befund erheben kann („Der Patient sieht nichts, der Augenarzt sieht auch nichts"). Erst nach einigen Wochen lässt sich bei der Funduskopie eine temporale Abblassung der Sehnervenpapille als Hinweis auf eine Atrophie des Sehnervs erkennen. Synonym zur „NNO" wird der Begriff „Retrobulbärneuritis" (RBN) gebraucht.

Blasen- und Sexualfunktionsstörungen Sie treten häufig in fortgeschrittenen Stadien der MS auf. Die Blasenentleerung erfordert ein koordiniertes Zusammenspiel zwischen der Erschlaffung des M. sphincter vesicae und einer Tonisierung des M. detrusor vesicae. Zu den wichtigsten MS-assoziierten neurogenen Blasenstörungen gehören die

- **Detrusorhyperaktivität**: fehlende Hemmung des M. detrusor vesicae durch supraspinale Zentren; dadurch imperativer, d.h. vom Patienten nicht zu unterdrückender, Harndrang bei bereits geringen Blasenvolumina
- **Detrusor-Sphinkter-Dyssynergie**: gestörtes Zusammenspiel zwischen Tonisierung des M. detrusor vesicae und Entspannung des M. sphincter vesicae, dadurch einerseits imperativer Harndrang mit Inkontinenz, andererseits unvollständige Blasenentleerung mit Bildung von Restharn
- **Detrusorhypotonie**: Schädigung sakraler Blasenzentren, dadurch reicht die Tonisierung des M. detrusor vesicae nicht aus, die Blase zu entleeren, und es resultiert eine Überlaufblase mit z.T. sehr großen Restharnmengen

Auf eine MS zurückgehende **Störungen der Sexualfunktion** werden wesentlich häufiger von Männern angegeben und umfassen in erster Linie Erektionsstörungen. Bei Frauen stehen der Verlust der Libido und der Orgasmusfähigkeit im Vordergrund (➤ Kap. 1.6).

MERKE
Im Verlauf der MS-Erkrankung kann nahezu jede zentralnervöse Funktionsstörung auftreten. Am häufigsten sind zentrale Lähmungen, eine Neuritis n. optici (Retrobulbärneuritis), Sensibilitäts- und Koordinationsstörungen.

Kognitive Defizite Einschränkungen in der kognitiven Leistungsfähigkeit treten bei etwa 2 von 3 MS-Patienten auf. Zwischen dem Zeitpunkt des Auftretens der kognitiven Einschränkung, der MS-Verlaufsform und MS-Krankheitsdauer besteht keine eindeutige Korrelation, sodass kognitive Defizite zu jedem Zeitpunkt und auch bei Patienten ohne schwere körperliche Beeinträchtigung auftreten können. In erster Linie finden sich Beeinträchtigungen der Gedächtnis- und Aufmerksamkeitsfunktionen, aber auch Einschränkungen der Exekutivfunktionen (planerisches Handeln, Urteilsvermögen Kritikfähigkeit) und der visuokonstruktiven Leistungen. Kognitive Defizite können erheblichen Einfluss auf die berufliche Leistungsfähigkeit und die Alltagskompetenz haben.

Krankheitsverlauf

Verlaufsformen

Der Verlauf der MS ist individuell sehr unterschiedlich. Das Spektrum reicht von einem einzigen Schub ohne nennenswerte Beeinträchtigung bis hin zu fulminanten Verläufen mit erheblichen dauerhaften neurologischen Behinderungen. Der Verlauf ist im Einzelfall schwer vorhersehbar. Allgemein anerkannt sind folgende Verlaufsformen:

- **Schubförmig-remittierender Verlauf:** Es lassen sich klare Krankheitsschübe abgrenzen (➤ Abb. 7.2a). Die Behinderung bildet sich nach Abklingen des Schubs entweder vollständig oder unvollständig (mit einer residualen Behinderung) zurück. Zwischen den einzelnen Schüben ist keine Krankheitsprogression zu erkennen. Bei 80–90% der Patienten beginnt die MS mit einem schubförmig-remittierenden Verlauf.
- **Sekundär chronisch-progredienter Verlauf:** Die Erkrankung beginnt schubförmig-remittierend, dann folgt eine Phase mit chronischer Zunahme der Behinderung. Gelegentliche Schübe können weiterhin auftreten. Entscheidend ist, dass zwischen einzelnen Schüben eine schleichende Verschlechterung zu erkennen ist (➤ Abb. 7.2c). Bei 30 bis 40% der Patienten geht der initial schubförmig-remittierende Verlaufstyp nach 10–15 Jahren in eine sekundär chronisch-progrediente Form über. Nach mehr als 20 Jahren Krankheitsdauer liegt die Häufigkeit dieser Verlaufsform bei bis zu 90%.
- **Primär chronisch-progredienter Verlauf:** Bei etwa 10 bis 15% der Patienten verläuft die MS von Anfang an schleichend progredient (➤ Abb. 7.2d). Schübe lassen sich nicht abgrenzen, Phasen mit einer Stabilisierung sind möglich.

MS-Schub

Ein MS-Schub ist definiert als das passagere Auftreten neuer Symptome oder die Verschlechterung bestehender Symptome über einen Mindestzeitraum von 24 Stunden. Zwischen dem Beginn von 2 aufeinanderfolgenden Schüben müssen mindestens 30 Tage liegen. Ist der Abstand geringer, handelt es sich um einen protrahierten Schub. Die Symptome dürfen nicht im

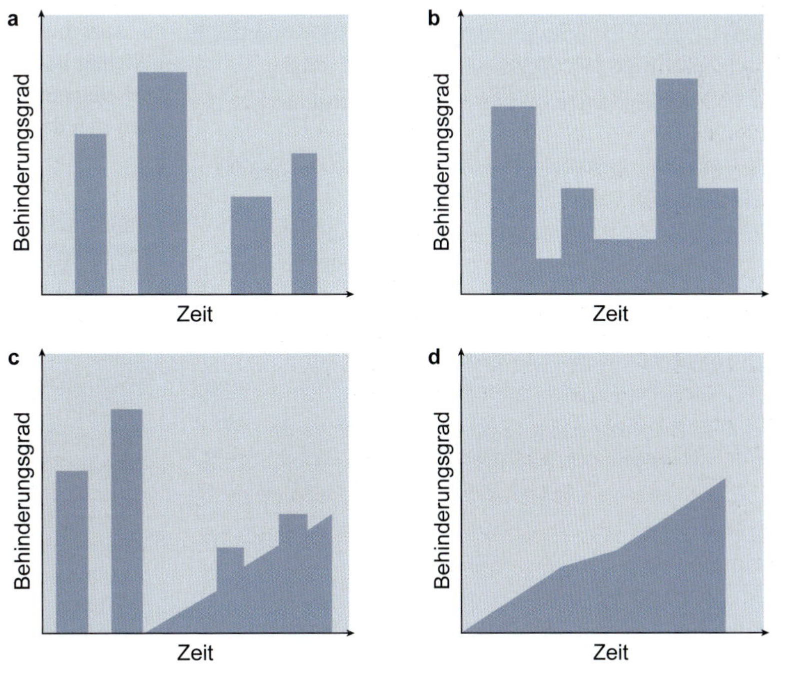

Abb. 7.2 Wichtigste MS-Verlaufsformen. a Schubförmig-remittierender Verlauf mit vollständigen Remissionen. **b** Schubförmig-remittierender Verlauf mit unvollständigen Remissionen. **c** Sekundär chronisch-progredienter Verlauf. **d** Primär chronisch-progredienter Verlauf.

Zusammenhang mit einer Erhöhung der Körpertemperatur (Uhthoff-Phänomen), z.B. durch Fieber oder körperliche Belastung, aufgetreten sein.

Die Häufigkeit und Schwere von Schüben kann inter- und intraindividuell stark variieren. Im Mittel erleidet ein MS-Patient alle 2 Jahre einen Schub.

Auf den Punkt gebracht

Per Definition müssen die Symptome eines MS-Schubs mindestens 24 Stunden anhalten. Zwischen 2 Schüben müssen mindestens 30 Tage liegen.

Schweregrad des neurologischen Defizits

EDSS Zur Beschreibung des neurologischen Defizits hat sich die „Expanded Disability Status Scale" (EDSS) nach Kurtzke etabliert, die auf einer standardisierten neurologischen Untersuchung beruht (> Tab. 7.4): Je stärker ein MS-Patient körperlich eingeschränkt ist, desto höher ist der EDSS-Wert. Bis zu einem EDSS von 3,5 ist der Patient weitgehend uneingeschränkt mobil, ab EDSS 4,0 erfolgt die Beurteilung in Abhängigkeit von der noch möglichen maximalen Gehstrecke. Der EDSS hat den Nachteil, dass er bei stärkerer Beeinträchtigung nur ungenügend differenziert und die Gehfähigkeit überrepräsentiert.

MSFC Bei weiteren Bewertungsskalen hat sich insbesondere der „Multiple Sclerosis Functional Composite" (MSFC) bewährt, der auf einfache und gut reproduzierbare Weise die Arm- und Beinfunktion sowie die kognitive Beeinträchtigung erfasst.

Tab. 7.4 Expanded Disability Status Scale (EDSS).

EDSS	Neurologisches Defizit
0	unauffälliger neurologischer Untersuchungsbefund
1	keine Behinderung, minimal auffälliger Untersuchungsbefund
2	minimale Behinderung in einem der Bereiche Kraft, Sensibilität, Koordination, Blase, Sehen
3	mäßige Behinderung, aber uneingeschränkt gehfähig
4	schwere Behinderung, aber gehfähig ohne Hilfe für mindestens 500 m
5	schwere, im Alltag einschränkende Behinderung, gehfähig ohne Hilfe für mindestens 200 m
6	Gehhilfe erforderlich, um 100 m zu gehen
7	unfähig, mehr als 5 m zu gehen, weitgehend auf den Rollstuhl angewiesen, selbstständiger Transfer
8	weitgehend ans Bett gebunden, Hilfe beim Transfer erforderlich
9	hilfloser bettlägeriger Patient
10	Tod durch MS

zwischen EDSS 1,0 und 10,0 ist eine detailliertere Abstufung in Schritten von 0,5 Punkten möglich

Prognose

Einen einzelnen zuverlässigen Parameter zur Prognoseabschätzung gibt es nicht, sondern nur verschiedene prognostisch günstige oder ungünstige Faktoren (> Tab. 7.5). Die Prognose hat u.a. Auswirkungen auf die Therapie: Kann man von einem gutartigen Verlauf ausgehen, wird man mit aggressiven und nebenwirkungsträchtigen Behandlungen zurückhaltender sein als bei einem schweren Verlauf.

Die Lebenserwartung bei MS-Patienten ist gegenüber der Allgemeinbevölkerung nur leicht reduziert. Verantwortlich für die meisten Todesfälle sind sekundäre Komplikationen wie Pneumonien, Urosepsis oder Lungenembolie. Daneben ist das Risiko eines Suizids bei MS-Kranken 7-mal höher als in der Allgemeinbevölkerung.

MERKE

Bisher gibt es keinen einzelnen Parameter für die Abschätzung der individuellen Prognose. Es gibt jedoch eine Reihe von eher günstigen und eher ungünstigen Faktoren.

7.1.4 Diagnostik

Die Diagnose einer MS beruht auf dem Nachweis sowohl einer zeitlichen als auch einer räumlichen Dissemination der Erkrankung. Das bedeutet, dass Krankheitsmanifestationen zu mindestens 2 Zeitpunkten und an mindestens 2 Stellen im ZNS nachgewiesen werden müssen. Dafür kommen folgende Verfahren zur Anwendung:

- Anamnese und klinisch-neurologischer Befund
- Bildgebung des ZNS, insbesondere MRT
- Liquordiagnostik
- elektrophysiologische Diagnostik
- Ausschluss anderer Differenzialdiagnosen

Wichtig ist, dass nur eine Gesamtbewertung dieser Methoden die Diagnosefindung ermöglicht. In der klinischen Praxis haben sich dabei die Diagnosekriterien nach McDonald etabliert

Tab. 7.5 Prognostische Aussagekraft einzelner Faktoren.

Prognostisch günstig	Prognostisch ungünstig
• Alter bei Erstmanifestation < 40 Jahre • weibliches Geschlecht • schubförmig-remittierender Verlauf • überwiegend sensible Symptome bei Erstmanifestation • monotope Symptomatik bei Erstmanifestation • niedrige Schubrate • weitgehende Remissionen nach Schüben • EDSS < 3 nach 5 Jahren Krankheitsdauer	• Alter bei Erstmanifestation > 40 Jahre • primär chronisch-progredienter Verlauf • Pyramidenbahnschädigung oder zerebelläre Symptome bei Erstmanifestation • polytope Symptomatik bei Erstmanifestation • hohe Schubrate

(➤ Tab. 7.6). Die Anwendung dieses Schemas führt zu einer abgestuften Wahrscheinlichkeit der MS-Diagnose.

Anamnese und klinisch-neurologischer Befund

Die zeitliche Dissemination wird durch mindestens 2 Schübe oder eine Zunahme neurologischer Symptome über einen definierten Zeitraum nachgewiesen. Der klinische Nachweis einer räumlichen Dissemination gelingt durch die topische Zuordnung von Symptomen zu unterschiedlichen ZNS-Regionen, wenn z.B. gleichzeitig eine Retrobulbärneuritis (Symptom des Sehnervs) und eine Extremitätenataxie (Symptom des Kleinhirns oder seiner Verbindungen) vorliegen.

Bildgebung

Die MRT ist für die MS-Diagnostik wesentlich. MS-typische Läsionen werden in der T2-gewichteten Sequenz als helle (hyperintense) Signalveränderungen abgebildet (➤ Abb. 7.3a), in der T1-gewichteten MRT-Sequenz erscheinen sie dunkler als das umgebende Gewebe (hypointens). Läsionen, in denen ein irreversibler Gewebeuntergang stattgefunden hat, werden aufgrund ihrer Morphologie in der T1-gewichteten Aufnahme auch als „black holes" bezeichnet.

Tab. 7.6 Diagnosekriterien der MS nach McDonald (2001).

Klinische Zeichen (Schübe)	Klinisch objektivierbare Läsionen	Zusätzliche für die Diagnose nötige Befunde
zwei oder mehr	zwei oder mehr	keine
zwei oder mehr	eine	räumliche Dissemination: • positives MRT • mind. 2 MS-typische Läsionen in der MRT und positiver Liquor • weiterer Schub mit zusätzlicher objektivierbarer Läsion
eines	zwei oder mehr	zeitliche Dissemination • positives MRT • zweiter klinischer Schub
eines	eine	räumliche Dissemination zeitliche Dissemination
schleichende Progression von MS-typischen Symptomen		Krankheitsprogression über mind. 1 Jahr und 2 der 3 folgenden Kriterien erfüllt: • positives zerebrales MRT • positives spinales MRT • positiver Liquor

positives MRT – räumliche Dissemination: ≥ 1 kontrastmittelanreichernde Läsion oder 9 T2-hyperintense Läsionen; ≥ 1 infratentorielle Läsion; ≥ 1 juxtakortikale Läsion; ≥ 3 periventrikuläre Läsionen (mind. 3 von 4 Kriterien müssen erfüllt sein)
positives MRT – zeitliche Dissemination: Nachweis einer kontrastmittelanreichernden Läsion an neuer Stelle mindestens 3 Monate nach Auftreten des ersten klinischen Ereignisses oder Nachweis einer neuen T2-Läsion mindestens 1 Monat nach dem initialen klinischen Ereignis
positiver Liquor: oligoklonale Banden isoliert im Liquor oder intrathekale IgG-Synthese

Lokalisation Die Läsionen finden sich bevorzugt in der weißen Substanz, supratentoriell in der Umgebung der Seitenventrikel (periventrikulär) und im Bereich des Balkens (➤ Abb. 7.4), infratentoriell im Kleinhirn, Hirnstamm sowie im zervikalen und thorakalen Rückenmark. Etwa 20% der Läsionen grenzen unmittelbar an den Kortex („juxtakortikal"). Prinzipiell können MS-Läsionen jedoch überall im ZNS auftreten.

Kontrastmittel Durch intravenöse Gabe des paramagnetischen Kontrastmittels Gadolinium lassen sich im T1-gewichteten Bild akut-entzündliche Herde identifizieren, da an diesen Stellen durch die Entzündung die Blut-Hirn-Schranke derart durchlässig wird, dass Gadolinium austritt und sich im Gewebe anlagert (➤ Abb. 7.3b).

MERKE
Die MRT kann sowohl die räumliche (MS-kompatible Herde in verschiedenen ZNS-Regionen) als auch die zeitliche Dissemination (neu aufgetretene Herde in seriellen MRT-Untersuchungen) beweisen. Zu beachten ist aber, dass herdförmige MRT-Läsionen keinesfalls spezifisch für die MS sind und auch bei zahlreichen anderen Erkrankungen vorkommen.

Liquordiagnostik

Der typische Liquorbefund bei der MS ist eine leichte Erhöhung der Leukozytenzahl (Pleozytose) auf selten höher als 30 Zellen/µl, wobei es sich meistens um Lymphozyten oder Monozyten handelt (**lymphomonozytäres Zellbild**). Jedoch kann die Zellzahl auch normal sein, insbesondere nach längerer Krankheitsdauer. Der Proteingehalt des Liquors ist meistens normal oder allenfalls leicht erhöht (➤ Tab. 7.7). Als Ausdruck einer humoralen Immunreaktion wird in ca. 75% im sog. Reiber-Diagramm eine Bildung von Immunglobulinen im Liquor (**intrathekale IgG-Synthese**) nachgewiesen (➤ Abb. 7.5). Noch sensitiver ist der Nachweis von IgG-Subfraktionen, den sog. **oligoklonalen Banden** (OKB), die durch die **isoelektrische Fokussierung** in ca. 95% nachgewiesen werden (➤ Abb. 7.6). Der Nachweis einer intrathekalen IgG-Synthese und/oder oligoklonaler Banden spricht für die Chronizität des entzündlichen Prozesses. Als relativ typisch für die MS gilt auch die intrathekale Bildung erregerspezifischer Antikörper vornehmlich gegen Masern, Röteln und Varizellen ohne entsprechende Viruspersistenz im Liquor. Auch bei der Liquordiagnostik muss man sich vergegenwärtigen, dass keine dieser Veränderungen für sich genommen spezifisch für die MS ist.

Elektrophysiologie: evozierte Potenziale

Durch die MS-typische Demyelinisierung nimmt vor allem die Leitgeschwindigkeit zentraler Fasersysteme bei MS-Patienten ab. Ein wichtiges Verfahren zur Quantifizierung der zentralen Leitgeschwindigkeiten sind die sensorisch evozierten Potenzi-

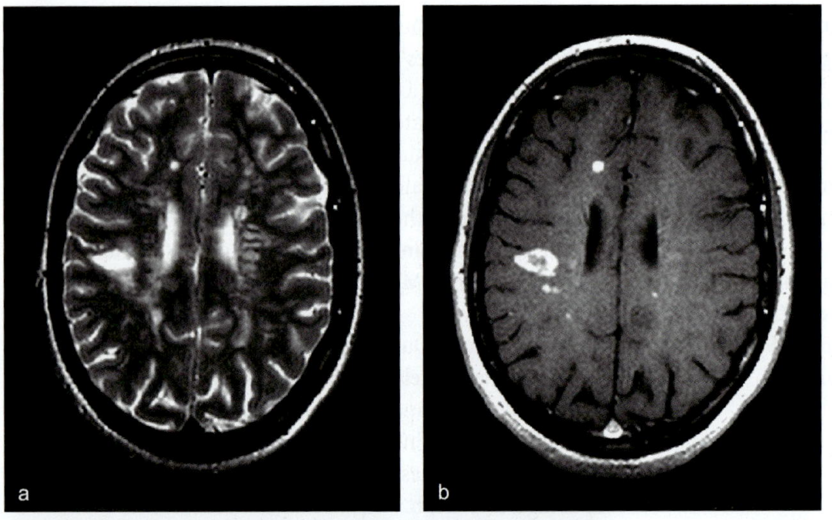

Abb. 7.3 Transversale MRT-Aufnahme. a In der T2-gewichteten Sequenz erscheinen zahlreiche periventrikulär angeordnete Marklagerläsionen als hyperintenses Signal. **b** Die T1-gewichtete Sequenz zeigt nach Gabe von Kontrastmittel, dass mehrere dieser Herde Kontrastmittel aufnehmen, also „aktiv" sind.

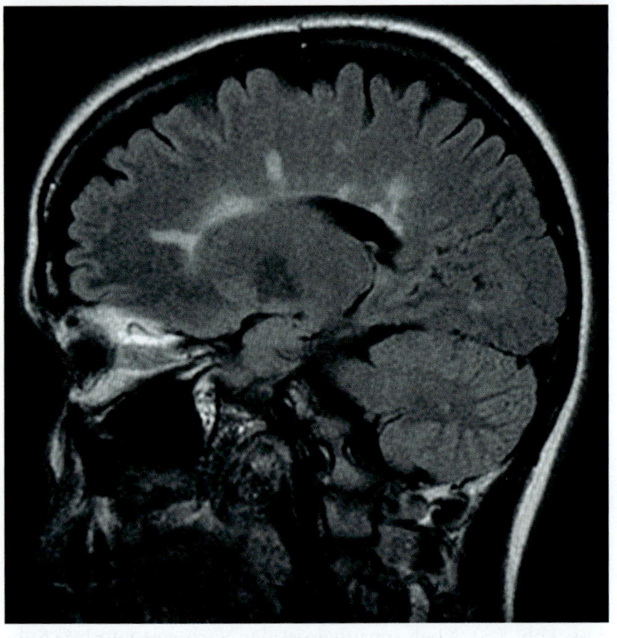

Abb. 7.4 Sagittale MRT-Aufnahme. Die FLAIR-Sequenz zeigt mehrere hyperintense Läsionen im Balken und in der Balkenstrahlung.

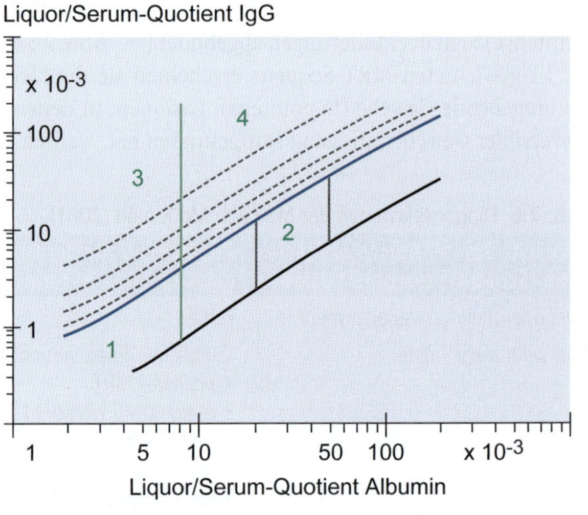

Abb. 7.5 Reiber-Diagramm. Der Liquor/Serum-Quotient von Immunglobulinen (IgG, IgA, IgM) wird gegen den von Albumin aufgetragen. Daraus können Informationen über die Durchlässigkeit der Blut-Hirn-Schranke und die intrathekale Bildung von Immunglobulinen gewonnen werden; 1 = Normbefund, 2 = reine Schrankenstörung, 3 = reine intrathekale IgG-Synthese, 4 = kombinierte Schrankenstörung und intrathekale IgG-Synthese.

Tab. 7.7 Liquorbefund bei MS.

Parameter	Typischer Befund
Zellzahl	normal oder leichte lymphomonozytäre Pleozytose
Protein	normal oder leicht erhöht
Laktat	normal
Reiber-Schema	intrathekale IgG-Synthese, Schrankenstörung
isoelektrische Fokussierung	oligoklonale Banden isoliert im Liquor

ale (EP), bei denen ein definierter peripherer Sinnesreiz gesetzt und die Reizantwort von der Schädeloberfläche abgeleitet wird. Standardverfahren sind die Registrierung der visuell (VEP, ➤ Abb. 7.7), somatosensibel (SSEP) und akustisch (AEP) evozierten Potenziale (Afferenz). Bei den motorisch evozierten Potenzialen (MEP) erfolgen hingegen die Stimulation mit einer Magnetspule transkraniell über dem motorischen Kortex und die Ableitung des Potenzials peripher vom Zielmuskel (Efferenz). Durch den Nachweis afferenter oder efferenter zentraler Leitungsstörungen mittels EP lassen sich bei MS-Patienten zum Teil auch subklinische Läsionen erfassen. Gegenüber der MRT liegt ihr Wert vor allem im Nachweis einer demyelinisierenden Pathophysiologie der Erkrankung.

Ausschluss von Differenzialdiagnosen

Eine Reihe von Erkrankungen kann durch ZNS-Beteiligung zu MS-ähnlichen Symptomen führen (➤ Tab. 7.8).

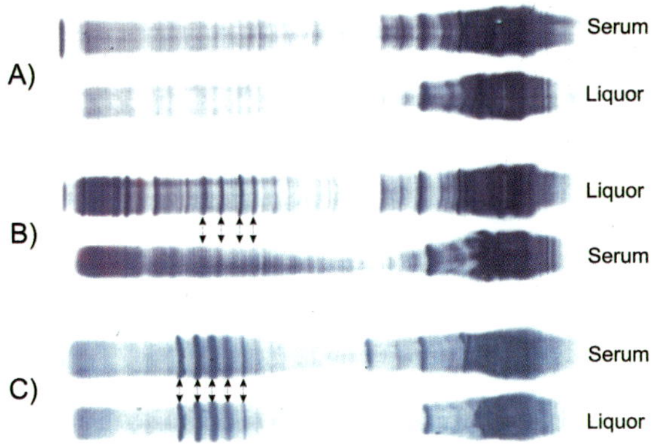

Abb. 7.6 Isoelektrische Fokussierung. Durch elektrophoretische Auftrennung konzentrieren sich Proteine aus Serum und Liquor im elektrischen Feld an ihrem isoelektrischen Punkt. A = keine oligoklonalen Banden im Serum und Liquor, B = oligoklonale Banden im Liquor, C = identische Banden im Serum und Liquor.

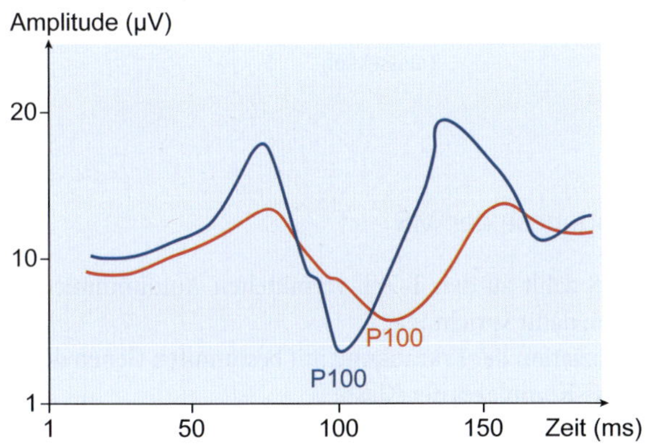

Abb. 7.7 Visuell evozierte Potenziale. Durch einen visuellen Reiz (Schachbrettmuster) wird ein kortikales Potenzial generiert, das über dem visuellen Kortex von der Schädeldecke abgeleitet werden kann. Beurteilt werden die Potenzialkonfiguration, die Latenzen der Wellen-Peaks und die Amplituden. Die Latenz der P100-Welle beträgt im Normalfall ca. 100 ms (blau). Im pathologischen Fall (rot) kann sie verlängert und amplitudengemindert sein. Wichtig ist immer auch der Seitenvergleich.

Tab. 7.8 Differenzialdiagnosen der MS.

Typ	Beispiele
Erregerbedingt	Neuroborreliose, Neurolues, Neurotuberkulose, HIV-Enzephalitis, tropische spastische Paraparese (HTLV 1)
Vaskulitiden, Kollagenosen	Wegener-Granulomatose, Panarteriitis nodosa, systemischer Lupus erythematodes, Sjögren-Syndrom, rheumatoide Arthritis, Morbus Behçet, primäre ZNS-Vaskulitis
Stoffwechselerkrankungen	Vitamin-B_{12}-Mangel, Adrenoleukodystrophie, metachromatische Leukodystrophie
Myelopathisch	zervikale Myelopathie, Myelitis transversa
Vaskulär	zerebrale Mikroangiopathie
Andere	Neurosarkoidose, akute demyelinisierende Enzephalomyelitis (ADEM), Neuromyelitis optica

Auf den Punkt gebracht

Die Diagnosestellung MS beruht auf dem Nachweis sowohl einer zeitlichen als auch einer räumlichen Dissemination MS-typischer Funktionsstörungen und Läsionen des ZNS und dem Ausschluss anderer Differenzialdiagnosen.

Zur Vertiefung

Klinisch isoliertes Syndrom (CIS)

Von einem CIS spricht man, wenn eine erstmalige klinische Episode aufgetreten ist, die sich zwar auf einen entzündlich-demyelinisierenden ZNS-Prozess zurückführen, aber wegen der fehlenden zeitlichen Dissemination nicht als MS diagnostizieren lässt. Im engeren Sinn gehören hierzu die Retrobulbärneuritis, die Myelitis transversa und entzündliche Hirnstammläsionen. Die Symptomatik kann mono- oder multifokal sein. Das Ausmaß der MRT-Veränderungen gilt hierbei als Prädiktor für die Entwicklung einer MS.

7.1.5 Pathologie und Pathophysiologie

Charakteristika von MS-Herden

Das augenscheinlichste strukturelle Merkmal der MS sind umschriebene, wenige Millimeter bis einige Zentimeter große entzündliche Herde (sog. MS-Plaques), die disseminiert im gesamten ZNS und bevorzugt in der weißen Substanz auftreten. Charakteristisch ist die Anordnung um kleine Venen herum.

Demyelinisierung, Axonschädigung In diesen Läsionen sind die Myelinscheiden geschädigt (Demyelinisierung, ➤ Abb. 7.8), sodass die elektrische Impulsleitung verlangsamt wird und die zugehörige Funktion gestört ist. Nach histopathologischen Kriterien wird die Myelinzerstörung in 4 Muster eingeteilt:

- Muster I: makrophagenassoziierte Demyelinisierung
- Muster II: antikörper- und komplementvermittelte Demyelinisierung
- Muster III: immunvermittelte Apoptose von Oligodendrozyten
- Muster IV: primäre Degeneration von Oligodendrozyten

Die Heterogenität der Läsionen legt nahe, dass der Entmarkung und der neuronalen Schädigung verschiedene pathogenetische Mechanismen zugrunde liegen.

Axonschädigung Zusätzlich zur Demyelinisierung sind auch die Axone selbst betroffen (➤ Abb. 7.8). Ihre Schädigung ist bereits in frühen Krankheitsstadien durchaus relevant und nicht auf die MS-Herde beschränkt. Auch in morphologisch und magnetresonanztomografisch normal erscheinender weißer Substanz sind bei vielen MS-Patienten teilweise über die Hälfte der Axone geschädigt. Je ausgeprägter diese Schädigung ist, desto schwerer ist die dauerhafte Behinderung des Patienten. Die genauen Mechanismen dieser axonalen Schädigung sind noch nicht bekannt. Diskutiert werden ein Angriff von Immunzellen, lokal ausgeschüttete Entzündungsmediatoren

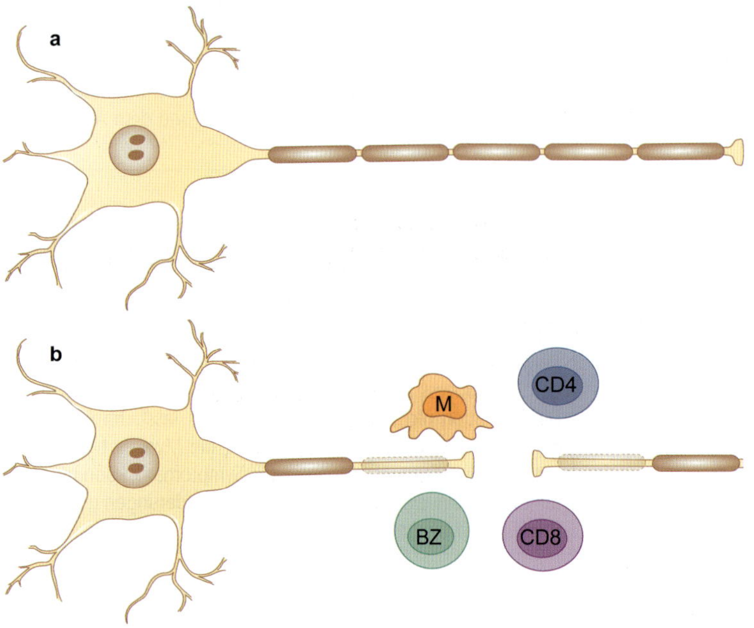

Abb. 7.8 Demyelinisierung und axonale Schädigung. a Im physiologischen Fall sind die Nervenzellfortsätze von einer schützenden Myelinschicht umgeben (myelinisiert). **b** Im Rahmen der MS-Pathogenese wird diese Myelinschicht durch den entzündlichen Prozess, an dem verschiedene Immunzellen wie Makrophagen (M), B-Zellen (BZ) sowie verschiedene T-Zell-Subpopulationen (CD4, CD8) beteiligt sind, zerstört (Demyelinisierung). Zusätzlich können auch die Axone zerstört und ihre Kontinuität unterbrochen werden (axonale Transsektion).

(z.B. freie Radikale), Neurotoxine, eine lokale Druckschädigung durch Ödembildung und die fehlende Schutzfunktion des Myelins.

Aktivität der Herde Charakteristisch für aktive Herde sind die ausgeprägte Infiltration durch Makrophagen und die Phagozytose von Myelinproteinen. Chronisch-inaktive Plaques sind scharf begrenzte hypozelluläre Läsionen ohne relevanten aktiven Myelinabbau. Sie enthalten deutlich weniger myelinbildende Oligodendrozyten, sind aber gekennzeichnet durch eine ausgeprägte Gliosereaktion (Vernarbung, Sklerosierung), die der Erkrankung ihren Namen gab. In allen Herden werden neue Myelinscheiden gebildet, wobei die Funktionsfähigkeit remyelinisierter Axone eingeschränkt bleibt.

MERKE

Die histopathologischen Prozesse bei der MS spielen sich nicht nur innerhalb der Entzündungsherde ab. Vielmehr ist das ganze ZNS-Gewebe betroffen, und die makroskopisch sichtbaren Herde sind lediglich die Spitze des Eisbergs.

Auf den Punkt gebracht

Früher galt die Demyelinisierung als wichtigster Pathomechanismus bei der MS. Aus heutiger Sicht spielen jedoch neurodegenerative Prozesse, also die Zerstörung von Nervenzellen und Axonen, eine zusätzliche wichtige Rolle, insbesondere bei der Entstehung einer dauerhaften neurologischen Behinderung. Dabei ist nicht nur die weiße Substanz betroffen, sondern auch die kortikale (Hirnrinde) und tief liegende (Thalamus, Basalganglien) graue Substanz.

Pathogenese der MS

Die MS zählt zu den T-Zell-vermittelten Autoimmunerkrankungen; dafür spricht u.a.:

- Assoziation der Erkrankung mit bestimmten Genen des MHC-Komplexes der Klasse II
- Nachweis von Infiltraten durch myelinspezifische T-Zellen in MS-Herden
- Induktion einer ähnlichen Erkrankung im Tiermodell durch den Transfer myelinspezifischer T-Zellen
- Nachweis einer Antikörperproduktion im Liquor
- Ansprechen der Erkrankung auf immunmodulatorische Therapien

Bei einem MS-Schub führt eine pathologische Aktivierung autoaggressiver, gegen körpereigene Myelinbestandteile gerichteter T-Zellen zu einer klonalen Expansion dieser Zellen (➤ Abb. 7.9). Im aktivierten Zustand können diese Immunzellen die Blut-Hirn-Schranke durchqueren und ins ZNS einwandern. Dort werden sie durch erneute Antigenpräsentation, z.B. durch Mikrogliazellen, reaktiviert und initiieren, vermittelt durch Zytokine und Zytotoxine, eine lokale Entzündungsreaktion, in deren Folge die Blut-Hirn-Schranke schließlich zusammenbricht und weitere Entzündungszellen ins ZNS einwandern können. Diese Kettenreaktion führt zu einem fokalen Ödem, zur Zerstörung des Myelins, zum Untergang von Oligodendrozyten und auch zu einer Schädigung neuronaler und axonaler Strukturen. Dies äußert sich klinisch mit typischen, zentral bedingten fokal-neurologischen Symptomen.

7

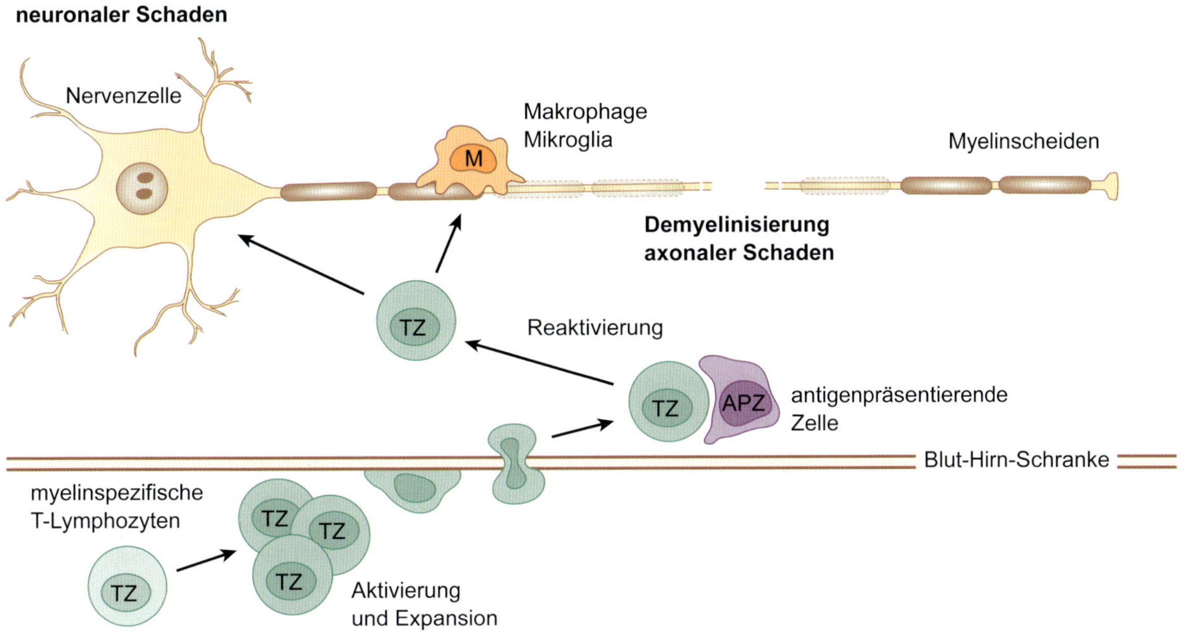

Abb. 7.9 Pathogenese der MS; APZ = antigenpräsentierende Zelle, TZ = T-Lymphozyten, M = Makrophage.

Zur Vertiefung

Bisher ist noch unklar, wie es zur Aktivierung autoreaktiver T-Zellen kommt. Diskutiert wird eine Aktivierung durch

- ein Virus oder Bakterienbestandteile (direkt)
- Kreuzreaktion von gegen Fremdantigene gerichteten Antikörpern oder T-Zellen mit körpereigenen Epitopen („molecular mimicry", indirekt, ➤ Abb. 6.34)
- Fehlen von inhibierenden Regulationsmechanismen
- Stimulierung von T-Zellen unterschiedlicher Antigenspezifität durch ein einzelnes Antigen

7.1.6 Therapie

Die MS ist zwar bislang nicht heilbar, es gibt jedoch therapeutische Optionen für den akuten Schub, die verlaufsbeeinflussende Langzeitbehandlung und die Behandlung einzelner MS-Symptome. Immer ist eine individuelle Therapie erforderlich, die den Verlauf, das Krankheitsstadium und den Behinderungsgrad, die Krankheitsaktivität und -dynamik, die vorrangige Symptomatik, Begleiterkrankungen und die Familienplanung berücksichtigt.

Medikamentöse Therapie des akuten Schubs

Vor der Einleitung einer Schubtherapie müssen sog. Pseudoschübe, z.B. im Rahmen eines Infekts oder eines Uhthoff-Phänomens (Verschlechterung von MS-Symptomen durch Erhöhung der Körpertemperatur) ausgeschlossen sein. Nachweislich wirksam sind kurzzeitige hochdosierte intravenös applizierte Glukokortikosteroide (GKS). Sie führen zur schnelleren Rückbildung der Symptome, haben aber keinen positiven Effekt auf den langfristigen Verlauf der MS. Bessern sich die Symptome durch GKS nicht, wird die Therapie zunächst – höher dosiert – wiederholt, dann sollte nach weiteren 2 Wochen eine Plasmapheresebehandlung erwogen werden.

Zur Vertiefung

Praktisches Vorgehen bei der Schubtherapie

Glukokortikoide Methylprednisolon (relativ geringe mineralokortikoide Wirkung, bessere Verträglichkeit) wird in einer Dosis von 1.000 mg/d über 3–5 Tage als morgendliche Infusion gegeben. Das ist auch ambulant möglich, wenn es sich nicht um die erste Behandlung handelt oder vorangegangene Komplikationen bekannt sind. Eine orale Ausschleichphase über 14 Tage kann angeschlossen werden, wobei der zusätzliche Nutzen umstritten ist. Bei schwerwiegender Beeinträchtigung und unzureichendem Therapieerfolg wird nach 2 Wochen ein erneuter GKS-Stoß gegeben, wobei die Dosis auf 2.000 mg/d i.v. erhöht werden kann.

Begleittherapie Sind aus der Anamnese Magenbeschwerden bekannt, sollte zur Prophylaxe gastroduodenaler Ulzera während der GKS-Therapie ein H_2-Blocker (z.B. Ranitidin, 150–300 mg/d) oder ein Protonenpumpenhemmer (z.B. Esomeprazol 20–40 mg/d) gegeben werden. Bei Thromboseneigung, insbesondere bei bewegungseingeschränkten Patienten, ist eine Prophylaxe mit niedermolekularem Heparin erforderlich. Bei der kurzzeitigen hochdosierten Therapie sind die typischen Langzeitnebenwirkungen einer Dauerbehandlung mit Glukokortikoiden wie Osteoporose, Diabetes mellitus, Cushing-Syndrom nicht zu befürchten. Eine Langzeitbehandlung mit GKS ist bei der MS nicht indiziert.

MERKE

Die Glukokortikosteroidtherapie des akuten Schubs erfolgt kurzzeitig und hochdosiert.

Verlaufsbeeinflussende Therapien

Medikamente Der Verlauf der MS kann mit Azathioprin, Interferon-β-Präparaten und Glatirамerazetat beeinflusst werden. Für die fortgeschrittenen MS-Stadien wurde das Zytostatikum Mitoxantron zugelassen. 2005 erhielt Natalizumab als erster monoklonaler Antikörper die Zulassung für die MS-Behandlung. Weitere Medikamente werden derzeit geprüft (Fingolimod, Daclizumab, Rituximab, Alemtuzumab u.a). Alle bereits zugelassenen Medikamente können starke Nebenwirkungen hervorrufen und müssen individuell an Verlaufsform, Schweregrad und Dynamik angepasst werden. Die Auswahl des Medikaments richtet sich dabei auch nach den Empfehlungen der Multiple-Sklerose-Therapie-Konsensusgruppe (MSTKG).

Basis- und Eskalationstherapie Grundsätzlich wird mit einer Basistherapie begonnen (Interferon-β-Präparate, Glatiramerazetat, auch Azathioprin). Mitoxantron und Natalizumab stehen als Eskalationsoptionen zur Verfügung, wenn die Basistherapie nicht ausreichend wirkt. Bei starker Krankheitsaktivität kann Natalizumab unter Berücksichtigung des Nebenwirkungsspektrums auch als Basistherapie erwogen werden. Substanzen wie Cyclophosphamid, die mit z.T. schweren Nebenwirkungen behaftet sind, stehen als Therapieoption im Sinne eines individuellen Heilversuchs nach Ausschöpfen aller Alternativen zur Verfügung (> Abb. 7.10).

Therapiebeginn Mit der Behandlung sollte so früh wie möglich begonnen werden, weil:

- die Zerstörung neuronaler Strukturen bereits in der Frühphase der Erkrankung beginnt,
- nach einem erstmaligen demyelinisierenden Ereignis (CIS) der Übergang in eine definitive MS durch einen frühzeitigen Behandlungsbeginn verzögert werden kann.

MERKE

Eine verlaufsmodifizierende Therapie sollte frühzeitig begonnen und konsequent durchgeführt werden.

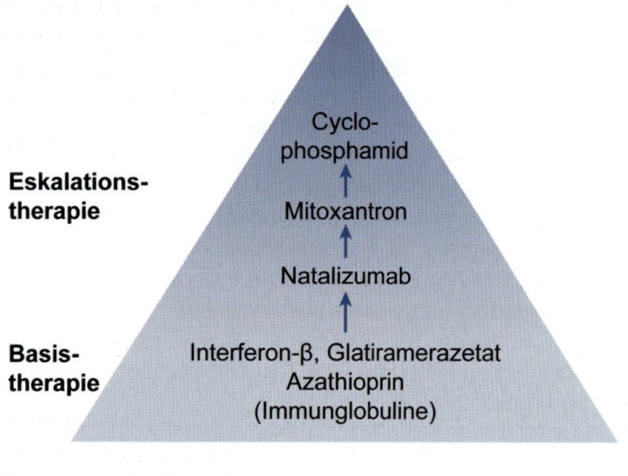

Abb. 7.10 Stufentherapie der MS.

Pharma-Info

Zugelassene Medikamente zur verlaufsmodifizierenden Therapie

Interferon-β-Präparate

Interferone sind körpereigene Moleküle, die von bestimmten Zellen u.a. als Reaktion auf virale Infektionen gebildet werden.

- Wirkungsmechanismus: immunmodulierend
- Wirkung: Reduktion der Schubrate um ca. 30%, Verringerung der MS-typischen MRT-Veränderungen
- Indikation: Basistherapie der schubförmig-remittierenden MS, z.T. auch bei sekundär chronisch-progredienten Verläufen
- Nebenwirkungen: grippeähnliche Nebenwirkungen mit Kopf- und Gliederschmerzen, Anstieg der Transaminasen
- Anwendung: parenterale Applikation

Glatiramerazetat

Glatiramerazetat ist ein synthetisches Polypeptid aus den Aminosäuren Glutamin, Lysin, Arginin und Tyrosin, aus deren Anfangsbuchstaben (GLAT) sich die Substanzbezeichnung ableitet.

- Wirkungsmechanismus: nicht genau bekannt, wahrscheinlich immunmodulierende Wirkung
- Wirkung: ähnlich der der Interferone
- Nebenwirkungen: weniger als bei den Interferonen; z.T. erhebliche lokale Hautreaktionen möglich
- Indikation: Alternative zu den β-Interferonen bei der schubförmig-remittierenden MS
- Anwendung: tägliche subkutane Applikation und in der Regel besser verträglich.

Natalizumab

Natalizumab ist ein rekombinanter humanisierter monoklonaler Antikörper gegen Adhäsionsmoleküle, die auf der Oberfläche von Leukozyten exprimiert und für das Durchwandern der Blut-Hirn-Schranke benötigt werden.

- Wirkungsmechanismus: verhindert die Wechselwirkung zwischen dem α4β1-Integrin und seinem Rezeptor, dem vaskulären Zelladhäsionsmolekül-1 (VCAM-1)
- Indikation: rasch progrediente schubförmig-remittierende MS, Ersatz bei nicht ausreichend wirksamer Basistherapie (strenge Indikationsstellung!)
- Nebenwirkungen: mehrere Fälle einer progressiven multifokalen Leukenzephalopathie
- Anwendung: monatliche Infusionen

Mitoxantron

Mitoxantron ist ein strukturell mit den Anthrazyklinen verwandtes Zytostatikum.

- Wirkungsmechanismus: reduziert vorwiegend B-Lymphozyten
- Indikation: gehfähige Patienten mit sekundär chronisch-progredienter MS; schubförmig-remittierende MS nach Versagen der Basistherapie
- Nebenwirkungen: Kardiotoxizität!, Übelkeit, Amenorrhö, Transaminasenanstieg, evtl. leicht erhöhtes Risiko für die Entwicklung maligner Tumoren
- Anwendung: Infusion alle 3 Monate, kumulative Gesamtdosis = 140 mg/m^2 Körperoberfläche (bei üblicher Dosierung Therapiedauer von knapp 3 Jahren)

Zu beachten ist, dass alle hier aufgeführten Substanzen bei Schwangerschaft kontraindiziert sind, was für die Familienplanung der häufig jungen Patientinnen oft ein großes Problem darstellt.

Symptomatische Behandlung

Mit der Behandlung von MS-Symptomen soll die Lebensqualität verbessert, die Selbstständigkeit erhalten und sollen Komplikationen vermieden werden. Dazu besitzt die Physiotherapie in jedem Erkrankungsstadium einen hohen Stellenwert, außerdem kommen Krankenpflege, Ergotherapie, Logopädie, Psychotherapie und die Versorgung mit Hilfsmitteln wie z.B. Gehhilfen in Betracht. Eine medikamentöse symptombezogene Therapie bietet sich insbesondere bei der häufig auftretenden spastischen Tonussteigerung zusätzlich zur Krankengymnastik an (➤ Tab. 7.9). Darüber hinaus ist bei umschriebener Spastik, z.B. einer ausgeprägten Adduktorenspastik, eine lokale intramuskuläre Injektion von Botulinumtoxin möglich. Weitere Anwendungsgebiete der medikamentösen symptomatischen Behandlung sind Blasenentleerungsstörungen, Sexualfunktionsstörungen sowie Schmerzen und Missempfindungen.

MERKE

Die gezielte Behandlung von MS-Symptomen hat eine große Bedeutung bei der Verbesserung der Lebensqualität und der Vermeidung von Komplikationen.

FALLBEISPIEL

Die bisher gesunde 25-jährige Studentin bemerkte morgens einen Schleier auf dem rechten Auge. Im Tagesverlauf nahm die Sehkraft auf dem betroffenen Auge weiter ab, sodass sie gegen Abend das Gefühl hatte, durch Milchglas zu blicken. Zudem verspürte sie bei Augenbewegungen einen dumpfen Schmerz hinter dem rechten Augapfel. Nachdem am nächsten Tag die Symptome nicht besser geworden waren, stellte sie sich in der Rettungsstelle einer nahe gelegenen großen Klinik vor. Der Augenarzt bestätigte eine hochgradige Visusminderung, weitere ophthalmologische Untersuchungen waren aber unauffällig. Der hinzugezogene Neurologe diagnostizierte anhand der typischen Symptome (subakute Visusminderung, Bulbusbewegungsschmerz) und des Alters der Patientin eine Retrobulbärneuritis und leitete nach Ausschluss eines akuten Infekts eine Infusionsbehandlung mit 1.000 mg/d Methylprednisolon über 5 Tage ein, unter der sich die Symptome innerhalb einer Woche vollständig zurückbildeten. Die zerebrale MRT zeigte multiple Marklagerläsionen mit periventrikulärer Betonung. Liquordiagnostisch wurden eine intrathekale Synthese von IgG sowie oligoklonale Banden im Liquor nachgewiesen. Die VEP-Untersuchung ergab auf dem rechten Auge eine Latenzzunahme der P100-Welle, SEP und AEP-Untersuchungen waren unauffällig. Es wurde die Diagnose eines klinisch isolierten Syndroms gestellt. Aufgrund der zahlreichen Läsionen in der MRT wurde von einem hohen Risiko für den Übergang in eine multiple Sklerose ausgegangen und eine immunmodulatorische Therapie mit einem Interferon-β-Präparat begonnen. 3 Monate später zeigte ein Kontroll-MRT 2 neue Läsionen, von denen eine Kontrastmittel aufnahm. Damit war die zeitliche und räumliche Dissemination bewiesen, und die Diagnose einer multiplen Sklerose wurde gestellt. Zwei Jahre später erlitt die Patientin einen weiteren Schub mit einer Sensibilitätsstörung im rechten Bein.

Tab. 7.9 Orale antispastische Medikamente.

Wirkstoff	Wirkungsmechanismus	Nebenwirkungen
Baclofen	zentraler GABA-β-Agonist	Schwindel, Müdigkeit, Muskelschwäche
Tizanidin	α_2-Rezeptor-Agonist	Schwindel, Müdigkeit, Muskelschwäche, Übelkeit, RR-Senkung
Tetrazepam	zentraler GABA-α-Agonist	Müdigkeit, Muskelschwäche, Abhängigkeit
Tolperison	adrenerger α-Blocker	Mundtrockenheit, Schwindel, Blutdrucksenkung, anaphylaktische Reaktionen
Gabapentin*	GABA-Agonist	Schwindel, Müdigkeit, Ataxie, Muskelschwäche
Dantrolen*	periphere Muskelrelaxation	Muskelschwäche, Müdigkeit, Hepatotoxizität
Memantin*	NMDA-Rezeptor-Antagonist	Schwindel, Psychosyndrom

* Gabapentin, Dantrolen und Memantin sind in Deutschland nicht zur Behandlung spastischer Syndrome zugelassen

Aus Patientensicht

Für die meist jungen und zuvor völlig gesunden Patienten sind eine ausführliche Aufklärung, Begleitung der Diagnoseverarbeitung und Begleitung der Therapie essenziell. Sie befinden sich zumeist in einer Lebensphase, in der Berufs- und Familienplanung anstehen und in der man an Bedrohungen der eigenen Leistungsfähigkeit durch chronische Erkrankungen von nicht vorhersagbarem Verlauf noch nie gedacht hat. Dieses plötzliche „Damoklesschwert" stellt einen Bruch im eigenen Selbstverständnis und eine erhebliche Verunsicherung der Patienten dar.

7.2 Neuromyelitis optica

Die Neuromyelitis optica (NMO) ist auch unter dem Eponym Devic-Syndrom (nach dem französischen Neurologen Eugène Devic, 1858–1930) bekannt und wurde lange Zeit als Variante der MS betrachtet. Aus pathophysiologischer, klinischer, radiologischer und auch therapeutischer Sicht ist sie jedoch eine eigene Entität.

7.2.1 Epidemiologie

Genaue epidemiologische Kenndaten zur NMO existieren nicht, was nicht zuletzt auch an der mitunter schwierigen Abgrenzung gegenüber der MS liegt. Die NMO betrifft im Gegensatz zur MS stärker Personen auch „nichtkaukasischer" Herkunft, sodass sie z.B. bei Asiaten 20–30% der demyelinisierenden ZNS-Erkrankungen ausmacht. Frauen erkranken 5- bis 9-mal häufiger als Männer, das mediane Erkrankungsalter liegt bei etwa 39 Jahren.

7.2.2 Klinik und Verlauf

Symptomatik Die NMO betrifft in erster Linie das Rückenmark und die Sehnerven (➤ Tab. 7.10). Meist beginnt die Erkrankung monosymptomatisch, z.B. mit einer Myelitis variabler Ausprägung oder einer meist einseitigen Neuritis n. optici, die sich klinisch durch eine hochgradige Visusminderung und einen Bulbusbewegungsschmerz äußert. Die spinalen Manifestationen reichen von leichten Sensibilitätsstörungen bis hin zu einem kompletten Querschnittssyndrom (➤ Kap. 1.9.2). Häufig sind ausgeprägtere Para- oder Tetraparesen und Blasenentleerungsstörungen. Durch Einbeziehung des unteren Hirnstamms kann eine zentrale respiratorische Insuffizienz auftreten. Das klassische Devic-Syndrom mit dem gleichzeitigen Auftreten einer beidseitigen Retrobulbärneuritis und einer akuten Myelitis findet sich nur bei etwa 10% der Fälle. Eine zerebrale Beteiligung kann in etwa der Hälfte in der MRT-Bildgebung nachgewiesen werden, bleibt aber klinisch zumeist stumm.

MERKE
Typisch und namensgebend für die NMO ist die Manifestation an den Sehnerven und dem Rückenmark. Eine zerebrale Beteiligung kommt vor, steht aber klinisch meist nicht im Vordergrund.

Verlauf In etwa 90% der Fälle verläuft die NMO schubartig. Im Gegensatz zur MS bilden sich die Schübe selten spontan und meist nur unvollständig zurück. Die NMO hat einen schwerwiegenderen Verlauf als die MS, was sich auch daran ablesen lässt, dass nach einer Krankheitsdauer von 5 Jahren die Hälfte der Patienten nicht mehr ohne Hilfe gehfähig und/oder hochgradig sehbehindert ist. Die Prognose ist letztlich abhängig vom Schweregrad. Die Daten zur 5-Jahres-Überlebensrate variieren zwischen rund 70 und 90%, wobei in erster Linie eine zentrale respiratorische Insuffizienz Todesursache sein kann.

7.2.3 Diagnostik

Die Diagnosestellung beruht in erster Linie auf dem klinischen Bild (d.h. Anamnese und neurologischer Befund), der MRT-Bildgebung und serologischen Markern (➤ Tab. 7.11). Dabei geht es oft auch um die Abgrenzung von einer MS (➤ Tab. 7.12).

Tab. 7.10 Symptome der NMO.

Manifestation	Symptome
Sehnerv	ein- oder beidseitige Retrobulbärneuritis mit oft hochgradiger Visusminderung, Bulbusbewegungsschmerz
Rückenmark	variabel ausgeprägte Sensibilitätsstörungen, (symmetrische) Para- oder Tetraparesen, spinale Blasen- und Mastdarmentleerungsstörungen, komplettes Querschnittssyndrom
Hirnstamm	zentrale Atemlähmung
Gehirn	meist unspezifisch, z.B. Enzephalopathie, epileptische Anfälle, endokrinologische Symptome bei Einbeziehung des Hypothalamus

Bildgebung

Der typische MRT-Befund einer NMO ist eine ausgeprägte, langstreckige, über mindestens 3 Wirbelsegmente reichende Myelitis („longitudinally extensive transverse myelitis", LETM). Das bildmorphologische Korrelat ist ein hyperintenses Signal in T2-gewichteten Sequenzen, wobei vorwiegend die zentralen Anteile des Rückenmarks betroffen sind (➤ Abb. 7.11). In der akuten Phase lässt sich nach Gabe von Gadolinium im T1-gewichteten Bild häufig eine Kontrastmittelanreichung nachweisen.

In der kraniellen MRT finden sich bei gut der Hälfte der Patienten ebenfalls T2-hyperintense Läsionen, die jedoch meist nicht die Kriterien einer MS-typischen Läsion erfüllen.

MERKE
Der typische MRT-Befund bei der NMO sind langstreckige entzündliche Läsionen im zervikalen und thorakalen Myelon. Zerebrale Läsionen schließen eine NMO nicht aus.

Tab. 7.11 Diagnosekriterien nach Wingerchuk 2006.

Obligate Kriterien	Supportive Kriterien*
• akute Myelitis • Neuritis n. optici	• in der spinalen MRT langstreckige, zusammenhängende, über mindestens 3 Segmente reichende Läsion • zerebrales MRT erfüllt nicht die Kriterien einer MS • serologischer Nachweis von Aquaporin-Antikörpern

* mindestens 2 von 3 supportive (unterstützende) Kriterien müssen erfüllt sein

Tab. 7.12 Differenzierung zwischen NMO und MS.

Kriterium	NMO	MS
Geschlechterverteilung f:m	5–9:1	2:1
medianes Erkrankungsalter	35	25–30
ethnische Verteilung	Asiaten/Afroamerikaner > Kaukasier	Asiaten/Afroamerikaner < Kaukasier
spinale Bildgebung	langstreckiger Befall des Rückenmarks (3 Segmente oder mehr)	kleinere, fokale Läsionen
zerebrale Bildgebung	keine Läsionen oder überwiegend MS-untypische Läsionen	MS-typische Läsionen
Liquor	oligoklonale Banden bei 15–30%, Pleozytose in der akuten Phase, meistens mehr als 50 Zellen/µl	oligoklonale Banden bei 95%, Pleozytose, meistens unter 50 Zellen/µl
serologische Marker	Aquaporin-AK meistens positiv	Aquaporin-AK negativ

Serologische Marker

Seit 2004 kann man spezifische Autoantikörper gegen Aquaporin-4 im Serum von NMO-Patienten nachweisen. Aquaporin-4 gehört zu einer Gruppe von Wasserkanälen und wird im ZNS vor allem im Sehnerv, im Rückenmark und im Hirnstamm exprimiert, womit sich auch die Prädilektionsstellen der NMO erklären lassen. Je nach Testverfahren erreicht der Aquaporin-AK-Nachweis eine Sensitivität von 70–80% bei einer Spezifität von bis zu 100%. Damit eignet sich der Test insbesondere zur Abgrenzung der NMO von anderen entzündlichen demyelinisierenden ZNS-Erkrankungen.

MERKE

Ein positiver Nachweis von Aquaporin-4-AK spricht bei passender neurologischer Symptomatik stark für eine NMO. Der fehlende Nachweis bei sonst typischer Befundkonstellation schließt eine NMO jedoch nicht aus.

Weitere diagnostische Maßnahmen

Liquor Liquordiagnostisch ist im akuten Schub eine lymphozytäre Pleozytose häufig, die Zellzahl liegt zwischen 50 und 1.000/µl. Oligoklonale Banden lassen sich bei 15–30% der NMO-Patienten nachweisen und verschwinden oft im Krankheitsverlauf wieder (bei der MS treten OKB in 95% der Fälle auf und sind konstant).
Elektrophysiologie Die Registrierung der motorischen und somatosensiblen evozierten Potenziale können evtl. eine (noch) subklinische Schädigung langer sensibler und motorischer Bahnen im Rückenmark nachweisen.

MERKE

Liquoranalytisch hilft insbesondere der bei der NMO oft fehlende Nachweis von oligoklonalen Banden bei der differenzialdiagnostischen Abgrenzung gegenüber der MS.

7.2.4 Pathogenese

Das histopathologische Korrelat der NMO ist eine ausgeprägte Entzündung in den betroffenen ZNS-Abschnitten Sehnerv, Rückenmark und Hirnstamm, die in diesen Regionen zu einer erheblichen Demyelinisierung und axonalen Schädigung führt. In den entzündlichen Infiltraten finden sich vor allem Makrophagen, Granulozyten und B-Zellen, weniger T-Lymphozyten. Die genaue pathogenetische Rolle der Aquaporin-4-AK ist noch nicht bekannt.

7.2.5 Therapie

Weder für die Schubtherapie noch für die Langzeittherapie gibt es ein validiertes allgemeines Therapieschema.
Akuter Schub Analog zur MS-Behandlung wird im akuten Schub eine intravenöse Stoßtherapie mit hochdosierten Glukokortikoiden (1 g/d Methylprednisolon über 3–5 Tage) durchgeführt. Als Eskalationsoption bietet sich bei unzureichendem Ansprechen – insbesondere vor dem Hintergrund einer B-Zell- bzw. antikörpervermittelten Genese – die Plasmapherese an.
Langzeittherapie Die vermutlich antikörpervermittelte autoimmune Genese der Erkrankung legt den Einsatz einer immunsuppressiven Dauertherapie nahe. Eine Standardtherapie gibt es jedoch nicht. Glukokortikoide haben zu viele Nebenwirkungen für eine Langzeittherapie, ihre Dosis kann allerdings durch die Kombination mit Immunsuppressiva wie Azathioprin gesenkt werden. Bei aggressiveren Verläufen hat sich der Einsatz von Rituximab, einem gegen das CD20-Molekül auf B-Zellen gerichteten monoklonalen Antikörper, bisher bewährt, wobei das Risiko von Nebenwirkungen relativ hoch ist. Auch der Einsatz von Mitoxantron kann im Einzelfall erwogen werden.

7

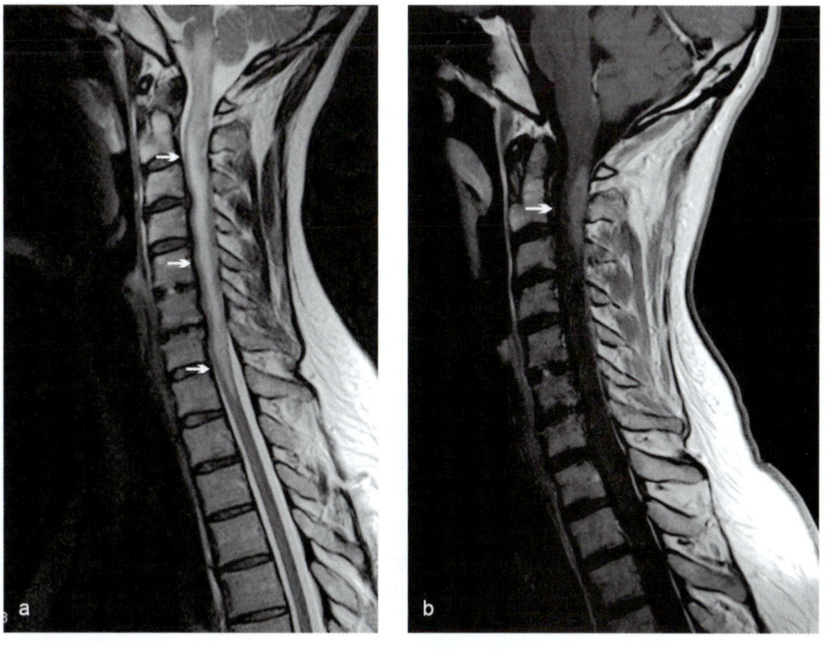

Abb. 7.11 NMO in der MRT. a Langstreckige, über ca. 7 Wirbelkörper reichende hyperintense Signalstörung (Pfeile) in der sagittalen T2-gewichteten MRT. **b** Deutliche charakteristische Auftreibung des Myelons mit Kontrastmittelanreicherung in Höhe des 2. und 3. Halswirbels (Pfeil) in der sagittalen T1-gewichteten MRT.

7.3 Akute disseminierte Enzephalomyelitis

Die akute disseminierte Enzephalomyelitis (ADEM) ist eine weitere immunologisch vermittelte Entmarkungserkrankung des ZNS. Charakteristisch sind der akute, monophasische Verlauf und das Auftreten nach einem Infekt.

7.3.1 Epidemiologie

Mit einer jährlichen Inzidenz von etwa 0,4/100.000 ist die ADEM eine Größenordnung seltener als die MS und betrifft ohne Geschlechterunterschied vorwiegend Kinder und junge Erwachsene. Bei etwa 75% der Erkrankten lässt sich eine wenige Tage bis Wochen zurückliegende virale oder bakterielle Infektion insbesondere der oberen Atemwege eruieren. In etwa 5% tritt die ADEM nach Impfungen auf, insbesondere nach Lebendimpfungen wie der Masern-Mumps-Röteln-Impfung (MMR), bei der mit 1–2 ADEM-Erkrankungen auf 1 Mio. Impfungen gerechnet werden muss.

Da aber das ADEM-Risiko nach einer Maserninfektion mit 1:1.000 wesentlich größer ist und die postvakzinale ADEM in der Regel milder als eine ADEM nach Maserninfektion verläuft, sollte das seltene Auftreten nach einer MMR-Impfung nicht als Argument gegen die Impfung verwendet werden.

MERKE
Die ADEM ist selten und tritt in den meisten Fällen nach viralen oder bakteriellen Infektionen (postinfektiös) auf, seltener auch nach Schutzimpfungen (postvakzinal).

7.3.2 Klinik und Verlauf

Symptomatik Wenige Tage bis Wochen nach einem Infekt oder einer Impfung kommt es zu einem enzephalopathischen Krankheitsbild in Kombination mit multifokalen neurologischen Symptomen (➤ Tab. 7.13). Die variabel ausgeprägten Bewusstseinsstörungen reichen von leichter Benommenheit bis zum tiefen Koma.

Verlauf Im typischen Fall entwickeln sich die Symptome akut bis subakut innerhalb von Stunden bis wenigen Tagen. Die akute Phase erstreckt sich meist über 2–4 Wochen und ist unterschiedlich stark ausgeprägt. Die Prognose ist insgesamt recht gut, insbesondere Kinder erholen sich in bis zu 90% vollständig von der Erkrankung. Todesfälle sind die Ausnahme. Selten kommt es jedoch zu hyperakuten, fulminanten Verläufen mit einer hämorrhagischen Komponente und einer deutlich schlechteren Prognose. Während der klassische und häufigste Verlaufstyp der ADEM monophasisch ist, wurden auch multiphasische und rezidivierende Verläufe beschrieben. Die Abgrenzung gegenüber einer MS kann im Einzelfall dann schwierig sein.

Tab. 7.13 Klinische Präsentation der ADEM.

Manifestation	Symptome
Allgemeinsymptome	Fieber, Übelkeit, Erbrechen, Meningismus
meningoenzephalitisches Syndrom	Bewusstseinsstörungen, Kopfschmerzen, Verwirrtheit, epileptische Anfälle (33% der Fälle), akute psychiatrische Symptome
multifokale neurologische Symptome	Pyramidenbahnzeichen, motorische/sensible Halbseitenstörungen, Visusstörungen, Aphasie, Hirnnervenausfälle, Querschnittssyndrome bei spinaler Manifestation

MERKE
Die Prognose der ADEM ist in den meisten Fällen gut. Fulminante Verläufe mit schlechter Prognose sind selten.

7.3.3 Diagnostik

Die Diagnosestellung beruht auf der Zusammenschau von Anamnese, klinisch-neurologischem Befund und MRT. Direkt erregerbedingte Enzephalitiden wie z.B. die Herpesenzephalitis oder bakterielle Meningoenzephalitiden müssen unbedingt ausgeschlossen werden. Es gibt keinen einzelnen diagnostischen Test, der die Diagnose sichert oder widerlegt. An eine ADEM sollte insbesondere bei jungen Patienten mit einem global-enzephalopathischen Bild und multifokalen neurologischen Symptomen gedacht werden, die akut und im zeitlichen Zusammenhang mit einer Infektion oder einer Impfung aufgetreten sind. Die wichtigste Differenzialdiagnose der ADEM ist die MS (➤ Tab. 7.14).

Bildgebung

Während die CT meist unauffällig ist, zeigen sich in T2-gewichteten MRT-Sequenzen typischerweise multiple, bilaterale, asymmetrische Marklagerläsionen, die im Vergleich zu MS-Läsionen oft größer, z.T. konfluierend und unscharf begrenzt sind (➤ Abb. 7.12). Die tiefen Kerngebiete, insbesondere der Thalamus und die Basalganglien sowie das Kleinhirn, der Hirnstamm und das Rückenmark sind häufig mit betroffen. Weniger typisch ist die Beteiligung des Corpus callosum. Im akuten Stadium können die Läsionen Kontrastmittel anreichern. Oft bilden sich die MRT-Veränderungen parallel zur klinischen Besserung zurück.

Liquordiagnostik

Der Liquor ist oft entzündlich verändert, zeigt also eine mäßige Pleozytose und Eiweißerhöhung, kann aber auch normal bzw. unspezifisch verändert sein. Oligoklonale Banden lassen sich in etwa 12% bei Kindern und in bis zu 58% bei Erwachsenen nachweisen und sind damit deutlich seltener als bei der MS. Wichtig ist die Liquordiagnostik für den Ausschluss direkt erregerbedingter Ursachen.

Tab. 7.14 Differenzierung zwischen ADEM und MS.

Charakteristikum	Spricht für MS	Spricht für ADEM
weibliches Geschlecht	++	+
Alter ≤ 10 Jahre	+	+++
vorangegangener Infekt oder Impfung	+	++
schubartiger Verlauf	++++	+
polysymptomatische Präsentation	++	+++
meningoenzephalitisches Syndrom	++	+++
MRT: • periventrikuläre Läsionen • Beteiligung tiefer Kerngebiete sowie kortikal • neue Läsionen im Verlauf	 +++ ++ +++	 ++ +++ +
Liquor • oligoklonale Banden • Pleozytose	 +++ +	 + ++

Weitere diagnostische Maßnahmen

Routinelabor und serologische Untersuchungen führen nicht weiter. Auch die elektrophysiologischen Methoden sind in der Regel wenig hilfreich. Das EEG zeigt oft eine variabel ausgeprägte Allgemeinveränderung. Im Einzelfall kann bei unklaren diagnostischen Befunden eine Hirnbiopsie sinnvoll sein.

MERKE
Potenziell lebensbedrohliche und kausal behandelbare Differenzialdiagnosen wie die Herpesenzephalitis oder bakterielle Meningitiden müssen umgehend ausgeschlossen werden.

7.3.4 Pathogenese

Die ADEM wird vermutlich bei entsprechender genetischer Veranlagung durch einen Umweltfaktor (Impfung, Infekt) getriggert. Zwei pathogenetische Konzepte dienen als Erklärungsmodelle der resultierenden autoimmunologischen Reaktion gegen ZNS-Bestandteile:

- **ZNS-Infektion:** Ein neurotroper Erreger schädigt ZNS-Gewebe und setzt Autoantigene frei. Dadurch können präexistente enzephalitogene T-Zellen aktiviert werden, die wiederum ins ZNS einwandern und hier eine Autoimmunreaktion auslösen.
- **Molekulares Mimikry:** Wenn Aminosäuresequenzen bestimmter Erreger oder Impfantigene (Fremdantigen) mit körpereigenen Myelinbestandteilen (Autoantigen) homolog sind, werden enzephalitogene T- und B-Lymphozyten aktiviert. Wandern diese aktivierten autoaggressiven Lymphozyten ins ZNS ein, treffen sie dort auf „ihr" spezifisches Antigen und können eine Autoimmunreaktion auslösen.

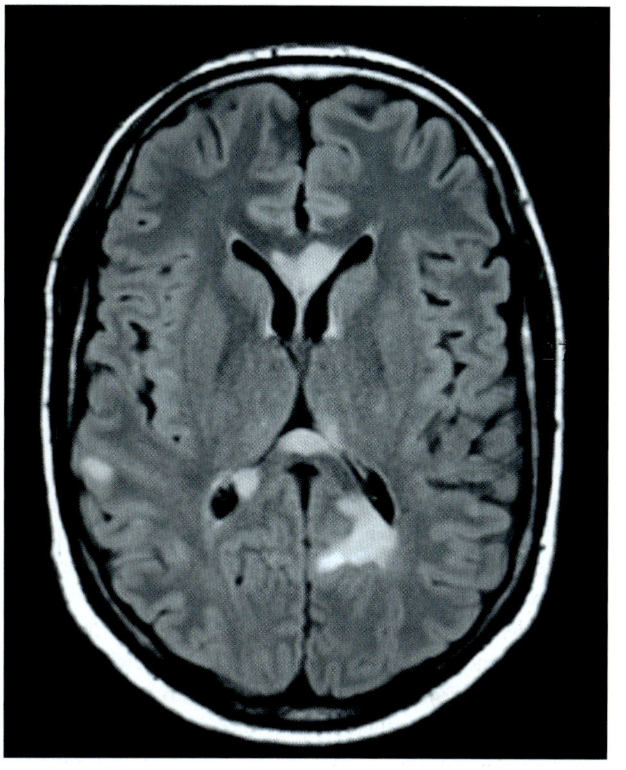

Abb. 7.12 Transversale MRT-Aufnahme eines Patienten mit ADEM. Bei dieser FLAIR-Sequenz stellen sich die entzündlichen Veränderungen hyperintens dar. Im Gegensatz zur T2-Sequenz ist das Flüssigkeitssignal des Liquors unterdrückt (hypointens), was eine bessere Darstellung der liquornahen Strukturen ermöglicht (Abb. zur Verfügung gestellt von Dr. med. Jens Würfel, Institut für Neuroradiologie, Universitätsklinikum Schleswig-Holstein).

7.3.5 Therapie

Die Behandlung der ADEM ist weitaus weniger standardisiert als die Therapie der MS, da große kontrollierte Therapiestudien fehlen. Bewährt hat sich in der Akutphase eine Stoßtherapie mit Glukokortikosteroiden analog der Behandlung des MS-Schubs. Im Bedarfsfall kann eine Plasmapherese und eine immunsuppressive Therapie mit Cyclophosphamid oder Mitoxantron als Eskalationstherapie (ADEM) erwogen werden.

7.4 Neurosarkoidose

Die Sarkoidose (Morbus Boeck) ist eine Multisystemerkrankung letztlich unbekannter Ätiologie, die sich in 95% der Fälle primär in der Lunge manifestiert. Bei etwa der Hälfte der Patienten verläuft die Erkrankung symptomlos und wird als Zufallsbefund bei einer Röntgenuntersuchung der Lunge diagnostiziert. Typisch ist die große Diskrepanz zwischen dem meist relativ guten Befinden des Patienten und den ausgeprägten Befunden im Röntgenbild. Charakteristisch, aber nicht spezifisch ist die Bildung von histologisch nicht verkäsenden epitheloidzelligen Granulomen.

7.4.1 Epidemiologie

Die Prävalenz der pulmonalen Sarkoidose beträgt 10 bis 20/100.000, wobei große Unterschiede sowohl in der geografischen als auch in der ethnischen Verteilung bestehen. Typischerweise erkranken junge Erwachsene. 70–90% der Patienten sind bei Diagnosestellung 10–40 Jahre alt. Neurologische Manifestationen treten bei ca. 5% der Patienten auf, sind also relativ selten. Zu beachten ist aber, dass bei rund 50% der Patienten mit Neurosarkoidose die neurologischen Symptome als Erstmanifestation der Sarkoidose auftreten.

7.4.2 Klinik und Verlauf

Symptomatik Die Sarkoidose manifestiert sich in erster Linie in der **Lunge** und in den hilären Lymphknoten. Dementsprechend sind die häufigsten Symptome Husten, Luftnot und Thoraxschmerz. **Extrapulmonale Manifestationen** finden sich an der Haut, den Augen sowie an Herz, Leber und Milz. Allgemeinsymptome wie Fatigue, Fieber und Gewichtsverlust sind häufig. **Neurologische Manifestationen** betreffen in ca. 75% das ZNS. Das restliche Viertel verteilt sich relativ gleichmäßig auf das periphere Nervensystem und die Muskulatur. Die neurologische Symptomatik kann sehr vielgestaltig sein (> Tab. 7.15), wobei ein Drittel der Patienten mit Neurosarkoidose im Verlauf mehr als ein neurologisches Symptom entwickelt. Während Manifestationen des ZNS meist schon recht früh im Krankheitsverlauf auftreten, lässt sich eine Beteiligung peripherer Nerven und Muskeln üblicherweise erst später beobachten.

Verlauf Bei einem Drittel der Patienten verläuft die Erkrankung chronisch-rezidivierend, bei 2 Drittel eher monophasisch. 5–10% der Patienten, insbesondere Patienten mit parenchymatöser ZNS-Beteiligung, versterben an der Neurosarkoidose oder den Folgen der dauerhaften Immunsuppression, die einen erheblichen Risikofaktor für opportunistische Infektionen darstellt.

Tab. 7.15 Neurologische Manifestationen der Neurosarkoidose.

System	Symptome
Hirnnerven	• periphere Fazialisparese bis zu 50% der Fälle (komplett oder inkomplett), häufig bilateral und rezidivierend • Visusstörungen, Atrophie des Sehnervs • Gleichgewichts- und Hörstörungen bei Affektion des N. vestibulocochlearis • Sensibilitätsstörungen oder Trigeminusneuralgie • Okulomotorikstörung bei Beteiligung der Hirnnerven III, IV und VI • Beteiligung aller Hirnnerven prinzipiell möglich (Polyneuritis cranialis)
Hirnparenchym	• Enzephalopathie (25% der Fälle) mit Psychosyndrom, kognitiven Störungen bis zum demenziellen Abbau, epileptischen Anfällen • psychiatrisch-produktive Symptome • je nach Lokalisation der granulomatösen Herde fokal neurologische Ausfälle, Liquorzirkulationsstörungen, Hydrozephalus
Hypothalamus	• neuroendokrine Dysfunktion mit Polyurie • Temperatur- und Appetitregulationsstörungen • Libidostörung • Schilddrüsen-, Nebennieren- bzw. gonadale Funktionsstörungen
Meningen	• akute aseptische oder chronische Meningitis • parameningeale Herde mit Verdrängung benachbarter Strukturen
Rückenmark (20% der Fälle)	• Myelopathie • Querschnittssyndrome
peripheres Nervensystem	• Radikulopathie, Kauda-Syndrom • akute oder chronische Polyneuropathie

7.4.3 Diagnostik

Eine Neurosarkoidose wird vor allem bei Patienten mit bekannter Sarkoidose diagnostiziert. Die Diagnosestellung beruht wie z.B. auch bei der MS und der ADEM auf mehreren Bausteinen. Wenn die neurologischen Symptome als oder gemeinsam mit der Erstmanifestation der Sarkoidose auftreten, stellen sie regelmäßig eine diagnostische Herausforderung dar (> Tab. 7.16).

Tab. 7.16 Wichtige Differenzialdiagnosen der Neurosarkoidose.

Hirnnervenlähmung	• idiopathische periphere Fazialisparese • Neuroborreliose • Guillain-Barré-Syndrom • multiple Sklerose (insbesondere bei Optikusbeteiligung)
Beteiligung mehrerer Hirnnerven	• Neurotuberkulose • Neuroborreliose • Meningeosis (karzinomatös oder lymphomatös)
Parenchymläsionen	• primäre Hirntumoren, v.a. Astrozytome, ZNS-Metastasen • chronische Entzündungen (Lues, Neuroborreliose, Tuberkulose, Morbus Whipple, Morbus Wegener), MS
meningeale Beteiligung	• virale Meningitis (auch HIV) • Tuberkulose, Lues, Morbus Wegener • Meningeosis carcinomatosa

Bildgebung

Die MRT mit Kontrastmittel ist die Methode der Wahl für den Nachweis einer ZNS-Manifestation. In 60–80% lässt sich eine leptomeningeale homogene Kontrastmittelanreicherung als Korrelat der Meningitis nachweisen. Bei etwa der Hälfte der Patienten mit Neurosarkoidose finden sich multiple periventrikuläre Marklagerläsionen. Bei jedem 3. Patient können raumfordernde Granulome im ZNS-Parenchym diagnostiziert werden. Bei 10–15% besteht ein Hydrozephalus.

Liquordiagnostik

Die Liquordiagnostik ist notwendig, insbesondere um infektiöse Ursachen auszuschließen. Es gibt keine für die Neurosarkoidose spezifische Konstellation oder Parameter im Liquor:
- bei ca. 50% lymphozytäre Pleozytose (meist bis zu 200 Zellen/µl) und mäßig erhöhtes Liquorprotein
- IgG-Index normal oder intrathekale Ig-Synthese mit Dreiklassenreaktion (IgG = IgA > IgM)
- oligoklonale Banden können auftreten, sind aber im Verlauf oft wieder negativ
- Konzentration des ACE kann erhöht sein, es existieren aber keine verlässlichen Normwerte (auch bei Infekten oder Meningeosis carcinomatosa kann ACE erhöht sein)

Serologische Parameter

Die Routinelabordiagnostik ergibt allenfalls unspezifische Veränderungen. Im Einzelfall findet sich eine Hyperkalzämie. Das ACE im Serum ist lediglich bei etwa 30% der Patienten erhöht. Der von aktivierten T-Lymphozyten freigesetzte lösliche Interleukin-2-Rezeptor (sIL-2R) kann als Marker für die Erkrankungsprogression dienen.

Weitere diagnostische Maßnahmen

Richtungsweisend kann der Röntgen- oder CT-Befund des Thorax sein. Bronchoskopisch-bioptisch lassen sich bei über 70% epitheloidzellige nicht verkäsende Granulome nachweisen. Ergänzt werden sollte die Bronchoskopie durch eine bronchoalveoläre Lavage, die als sehr sensitiv gilt und im typischen Fall eine deutliche Zellzahlerhöhung und einen pathologisch erhöhten CD4/CD8-Quotienten aufweist. Bei unklarem Befund oder isolierter ZNS-Symptomatik kann auch eine Hirnbiopsie erforderlich sein.

MERKE

Die Diagnose einer Neurosarkoidose wird in Zusammenschau des klinischen Befundes, der Bildgebung, der Liquoruntersuchung und nach Ausschluss anderer Differenzialdiagnosen gestellt. Pathognomonische Einzelbefunde gibt es mit der Ausnahme der Histologie nicht.

7.4.4 Therapie

Glukokortikosteroide gelten allgemein als die anerkannte Erstlinientherapie. Ihre Dosis und Dauer hängen von den Symptomen und davon ab, wie die Patienten auf die Therapie ansprechen. Bei sehr akutem Krankheitsverlauf, schwerer Einschränkung oder schneller Verschlechterung sollte initial eine intravenöse Stoßtherapie mit Methylprednisolon analog der Behandlung des akuten MS-Schubs erfolgen, gefolgt von einer oralen Erhaltungstherapie. Die Kombinationstherapie mit niedriger dosierten Glukokortikoiden und anderen Immunsuppressiva wie z.B. Azathioprin, Methotrexat, Mycophenolat-Mofetil oder Cladribin ist wahrscheinlich ebenfalls gut wirksam und bietet den Vorteil, die dosisabhängigen Nebenwirkungen einer längerfristigen Behandlung mit Glukokortikoiden zu reduzieren.

Zur Vertiefung

Bei meningealer oder parenchymatöser ZNS-Manifestation sollte über 4 Wochen mit einer täglichen Prednisondosis von 1,0–1,5 mg/kgKG behandelt werden. Die Therapie sollte langsam, über mehrere Monate, ausgeschlichen werden, da anderenfalls eine Reaktivierung zu befürchten ist. Ein abruptes Absetzen birgt zudem die Gefahr einer akuten Nebennierenrindeninsuffizienz. Als Richtlinie sollte die Dosis alle 2 Wochen um 5 mg/d reduziert werden. Ab einer Dosis von ca. 10 mg/d wird alle 2 Wochen um 1 mg/d reduziert. Bei Verschlechterung sollte die Dosis wieder verdoppelt bzw. über 10 mg/d angehoben werden.

7.5 Morbus Behçet

Der Morbus Behçet (auch Morbus Adamantiades-Behçet) wird als chronisch-rezidivierend verlaufende entzündliche Erkrankung der Blutgefäße zu den systemischen Vaskulitiden gerechnet. Betroffen ist nicht nur der arterielle, sondern vor allem auch der venöse Schenkel des Gefäßsystems. Benannt ist die Erkrankung nach dem türkischen Dermatologen Hulusi Behçet, der 1937 als einer der Ersten die typische Kombination aus Augenentzündung, Hautveränderungen und oralen Aphthen beschrieb.

7

7.5.1 Epidemiologie

Die Prävalenz zeigt enorme geografische und ethnische Unterschiede. Besonders häufig ist die Erkrankung entlang der alten Seidenstraße zu finden, die sich von Ostasien bis zum Mittelmeer erstreckte. Am höchsten ist sie mit 80–370/100.000 in der Türkei, deutlich seltener z.B. in Japan, Korea, China oder auch im Iran (13–20/100.000). Verglichen mit diesen Zahlen, ist der Morbus Behçet in Deutschland eine Rarität (ca. 0,3/100.000). Die Erkrankung manifestiert sich typischerweise im jungen Erwachsenenalter zwischen dem 20. und 40. Lebensjahr. Im Gegensatz zu den meisten anderen Autoimmunerkrankungen sind Männer häufiger betroffen als Frauen. ZNS-Manifestationen treten bei etwa 10% der Patienten auf.

7.5.2 Pathogenese

Die Entstehung des Morbus Behçet ist bisher noch weitgehend ungeklärt. Charakteristisches Merkmal ist eine leukozytoklastische Vaskulitis vorwiegend der kleinen arteriellen und venösen Gefäße. Eine Verbindung zu genetischen Faktoren wird beschrieben, so korreliert z.B. das Erkrankungsrisiko mit bestimmten HLA-Typen, insbesondere HLA-B51, das bei etwa 70% der Patienten unabhängig von der Herkunft nachweisbar ist. Vermutlich wird die Erkrankung bei entsprechender genetischer Disposition durch äußere Faktoren wie bakterielle oder virale Infektionen getriggert.

7.5.3 Klinik

Das Hauptsymptom des Morbus Behçet sind wiederkehrende, meist schmerzhafte orale und genitale Aphthen. Andere klinische Manifestationen treten in unterschiedlicher Häufigkeit und Ausprägung auf (➤ Tab. 7.17).

Eine neurologische Beteiligung ist bei Männern häufiger als bei Frauen, wobei eine parenchymatöse und eine seltenere vaskuläre Form unterschieden wird:

- Parenchymatöse Form: Läsionen im periventrikulären Marklager, in den Basalganglien, im Hirnstamm und im Rückenmark führen zu entsprechenden fokalen Symptomen wie z.B. Hemiparesen, Gesichtsfeldstörungen, kognitiven Störungen, Vigilanzstörungen, Aphasie, Dysarthrie oder Querschnittssyndromen. Seltener treten meningoenzephalitische Symptome auf.
- Vaskuläre Form: Es treten vor allem Sinus-Venen-Thrombosen, aber auch Hirninfarkte, Dissektionen und Aneurysmablutungen bei Beteiligung von arteriellen Gefäßen auf.

MERKE
Im Gegensatz zu anderen Vaskulitiden ist die periphere Polyneuropathie kein typisches Merkmal des Morbus Behçet.

Tab. 7.17 Klinische Manifestationen des Morbus Behçet.

Organ	Häufigkeit	Symptomatik
Auge	60–80%	Panuveitis (anterior und posterior), retinale Vaskulitis, Makulaödem, Glaskörperinfiltration
Gelenke	ca. 70%	nicht erosive Oligoarthritis
Haut	variabel	orale Aphthen (nahezu alle Patienten), genitale Aphthen (60–80%), papulopustulöse Effloreszenzen, Erythema nodosum
ZNS	10%	Sinus-Venen-Thrombosen, Hirninfarkte, Meningoenzephalitis, fokale Läsionen, auch infratentoriell, Retrobulbärneuritis, spinale Manifestation
innere Organe	selten	gastrointestinale Ulzerationen, Glomerulonephritis, kardiale Beteiligung

Tab. 7.18 Diagnosekriterien Morbus Behçet. Neben dem Hauptkriterium müssen mindestens 2 Nebenkriterien erfüllt sein.

Hauptkriterium	Nebenkriterien
• rezidivierende orale Aphthen: kleine oder große aphthöse oder herpetiforme Ulzerationen, mindestens dreimal innerhalb von 12 Monaten	• rezidivierende genitale Läsionen: aphthöse Ulzerationen oder Vernarbungen • Augenbeteiligung: Uveitis anterior, Uveitis posterior oder Zellen im Glaskörper bei der Spaltlampenuntersuchung oder retinale Vaskulitis • Hautmanifestationen: Erythema nodosum, Pseudofollikulitis oder papulopustulöse Läsionen oder akneiforme Knötchen bei postadoleszenten Patienten ohne Steroidtherapie • positiver Pathergietest: papulopustulöse Effloreszenz nach mechanischem Hautreiz

7.5.4 Diagnostik

Es existieren keine spezifischen Labortests, die Diagnose wird anhand klinischer Symptome gestellt, wobei verschiedene, allerdings ähnliche Diagnosekriterien existieren (➤ Tab. 7.18). Die oralen Aphthen (Hauptkriterium) müssen gegen habituelle Aphthen und solche bei HSV-Infektion, beim Stevens-Johnson-Syndrom und bei anderen systemischen rheumatischen Erkrankungen (z.B. SLE) oder als Nebenwirkung von Medikamenten wie Methotrexat abgegrenzt werden. Die Aphthen beim Morbus Behçet sind in der Regel größer (bis zu 1 cm), treten auch an ungewöhnlichen Stellen wie dem harten Gaumen auf, heilen sehr langsam ab und hinterlassen oft Narben. Genitale Läsionen sollten immer auch Anlass zu einer Untersuchung auf venerische Erkrankungen, insbesondere einer Lues, geben.

Bildgebung

Die zerebrale bzw. spinale MRT ist die Methode der Wahl. Es finden sich ausgedehnte multifokale T2-hyperintense Läsionen vor allem in der weißen Substanz, die deutlich Kontrastmittel aufnehmen. Das Verteilungsmuster ist im Gegensatz zur MS nicht typisch periventrikulär. Auch infratentoriell, und hier besonders im Hirnstamm, lassen sich Läsionen nachweisen. Neben der weißen Substanz ist charakteristischerweise auch die graue Substanz betroffen.

Liquordiagnostik

Die Liquoranalyse zeigt im typischen Fall eine meist mäßige lymphozytäre Pleozytose. Im Einzelfall können auch Liquorveränderungen wie bei einer bakteriellen Meningitis mit massiver Erhöhung der Zellzahl sowie einer Laktaterhöhung vorkommen. Oligoklonale Banden (IgG und IgM) sind meist vorhanden, finden sich aber häufig auch im Serum.

Weitere diagnostische Maßnahmen

Hilfreich kann aufgrund der Assoziation mit dem HLA-B51-Gen eine entsprechende HLA-Typisierung sein. Im Zweifelsfall kann eine Hirnbiopsie erforderlich werden, wobei in der Regel eine histologische Untersuchung der leicht zugänglichen Hautläsionen diagnostisch ausreichend ist.

Zur Vertiefung

Pathergietest

Typisches Zeichen beim Morbus Behçet ist die Bildung papulopustulöser Effloreszenzen nach mechanischen Reizen der Haut. Dieses Phänomen lässt sich durch den Pathergietest prüfen. Dazu wird mit einer dünnen Kanüle an der Innenseite des Unterarms Kochsalzlösung intrakutan injiziert und die Reaktion nach 24–48 Stunden abgelesen. Im positiven Fall bildet sich eine entsprechende Effloreszenz an der Injektionsstelle. Der Pathergietest ist bei bis zu 30% der Patienten mit Morbus Behçet positiv.

7.5.5 Therapie

Die Behandlung der neurologischen Beteiligung im Rahmen des Morbus Behçet richtet sich stark nach den zugrunde liegenden Symptomen. Fokale Parenchymläsionen, Enzephalitis und zerebrale Vaskulitis sind als potenziell lebensbedrohlich einzuschätzen und erfordern eine Kombinationstherapie aus hochdosierten Glukokortikoiden und einem anderen Immunsuppressivum. Da es kaum Daten zur Effektivität bezüglich der neurologischen Beteiligung des Morbus Behçet gibt, hängt die Wahl des 2. Immunsuppressivums vor allem vom jeweiligen Wirkungs-Nebenwirkungs-Profil ab.

7.6 ZNS-Manifestationen rheumatologischer Erkrankungen

Bei einer Reihe von Erkrankungen aus dem rheumatologischen Formenkreis, insbesondere bei **Vaskulitiden,** sind das zentrale oder periphere Nervensystem mit unterschiedlicher Häufigkeit beteiligt. Auch bei **Kollagenosen** kann das Nervensystem über eine begleitende Vaskulitis beteiligt sein. Insgesamt ist die neurologische Manifestation solcher Erkrankungen im Alltag selten, wird aber immer dann zur wichtigen Differenzialdiagnose, wenn systemische Manifestationen (Haut- und Gelenkveränderungen, Beteiligung innerer Organe) in Kombination mit neurologischen Symptomen auftreten.

MERKE

Die ZNS-Manifestation einer Vaskulitis ist eine seltene, im Einzelfall aber sehr wichtige Differenzialdiagnose bei den entzündlichen ZNS-Erkrankungen.

7.6.1 Grundlagen

Einteilung der Vaskulitiden

Vaskulitiden können nach der Größe der vorrangig betroffenen Gefäße (> Tab. 7.19) oder nach pathogenetischen Kriterien (> Tab. 7.20) eingeteilt werden. Eine Sonderrolle nimmt die isolierte ZNS-Vaskulitis ein, die sich per Definition ausschließlich an den mittelgroßen Gefäßen im ZNS manifestiert, also keinerlei weitere Manifestationen aufweist.

Tab. 7.19 Einteilung der Vaskulitiden mit möglicher ZNS-Manifestation nach Größe der betroffenen Gefäße.

Vaskulitis der großen Arterien	Riesenzellarteriitis	• Arteriitis temporalis (cranialis) • Takayasu-Arteriitis
Vaskulitis der mittleren Arterien	• isolierte ZNS-Vaskulitis • Panarteriitis nodosa	
Vaskulitis der kleinen Arterien	ANCA-assoziiert	• Wegener-Granulomatose • Churg-Strauss-Syndrom • mikroskopische Polyangiitis
	immunkomplexvermittelt	• Morbus Behçet • medikamenteninduziert • infektassoziiert • bei Kollagenosen (rheumatoide Arthritis, SLE, Sjögren-Syndrom)

Tab. 7.20 Pathogenetische Einteilung der wichtigsten Vaskulitiden.

Primäre Vaskulitiden	• Arteriitis temporalis cranialis • Takayasu-Arteriitis • Panarteriitis nodosa • Wegener-Granulomatose • Churg-Strauss-Syndrom • mikroskopische Polyangiitis • Morbus Behçet	
Sekundäre Vaskulitiden	Medikamente, Drogen	• Phenytoin, Hydralazin, Thyreostatika, Thiazide, Sulfonamide, Penicillin • Kokain, Amphetamin, Morphin und Abkömmlinge
	Infektionen	HIV, Hepatitis, Herpesgruppe, Borrelien, Lues, Streptokokken, Mykobakterien, Aspergillus
	Kollagenosen	rheumatoide Arthritis, SLE, Sjögren-Syndrom
	maligne Erkrankungen	Karzinome, Lympho- und myeloproliferative Erkrankungen, paraneoplastisch
	entzündliche Darmerkrankungen	Colitis ulcerosa, Morbus Crohn
Andere Vaskulitiden	isolierte ZNS-Vaskulitis	

Klinik

Vaskulitiden sind Systemerkrankungen und können daher in Abhängigkeit von der Schwere, dem Stadium und der Organmanifestation zu einer Vielzahl von Symptomen führen. Ein vaskulitischer Prozess im ZNS äußert sich unabhängig von der zugrunde liegenden Erkrankung meistens mit folgenden eher unspezifischen neurologischen Leitsymptomen:

- chronische Kopfschmerzen
- enzephalopathisches Syndrom (Persönlichkeitsänderung, kognitive Defizite)
- psychiatrische Symptome (affektive Störungen, psychotische Symptome)
- multifokale neurologische Symptome, die häufig einem vaskulären Muster folgen (Hirninfarkte, Blutungen, Enzephalitis, Myelitis)
- epileptische Anfälle

Als klinische Zeichen des systemischen Prozesses finden sich in den meisten Fällen Fieber, Gewichtsverlust, Nachtschweiß und Adynamie. Wichtige Organmanifestationen sind in ➤ Tab. 7.21 aufgeführt.

Tab. 7.21 Wichtige Organmanifestationen bei Vaskulitiden.

Organ	Symptome
Haut	Livedo reticularis, Purpura, Urtikaria, Raynaud-Symptomatik, Akrozyanose, Ulzera, Pyoderma gangraenosum
Atemwege	Sinusitis, (blutiger) Schnupfen, Schleimhautulzera, Nasenseptumnekrose, -perforation, Asthma, Hämoptysen
Herz und Gefäße	Perimyokarditis, Angina pectoris, Thrombosen, Gefäßstenosen, Aneurysmata, Extremitäteninfarkte
Gastrointestinaltrakt	kolikartige Bauchschmerzen, blutige Stühle
Urogenitaltrakt	Oligurie/Polyurie, Ödeme, Mikro-/Makrohämaturie, Nierenversagen
Auge	Episkleritis, Uveitis, Amaurosis
Nervensystem	Polyneuropathie, Myositis, kraniale Neuropathien, ischämische Hirninfarkte, zerebrale Blutungen, Enzephalitis, Myelitis

Diagnostik

Entscheidend bei der Diagnosefindung ist, im richtigen Moment an die ZNS-Manifestation einer systemischen Vaskulitis oder auch an eine isolierte ZNS-Vaskulitis zu denken.

Labor Charakteristisch ist der Nachweis einer systemischen Entzündungsreaktion (CRP-Erhöhung, BSG-Beschleunigung) – außer bei der isolierten ZNS-Vaskulitis, bei der in aller Regel keine erhöhten Entzündungsparameter außerhalb des ZNS gefunden werden. Der serologische Nachweis von Vaskulitisparametern sollte gezielt und an der Klinik orientiert erfolgen, da man sonst durch falsch positive Parameter in die Irre geführt werden kann. Beispielsweise reagieren die antinukleären Antikörper (ANA) bei vielen systemischen entzündlichen Prozessen und sind auch bei der MS häufig schwach positiv nachweisbar.

Organdiagnostik Die Auswahl der diagnostischen Verfahren richtet sich nach der jeweiligen Organmanifestation. Bei Verdacht auf eine ZNS-Beteiligung kommen neben der Basisdiagnostik (Serum, Urin) in erster Linie die Liquordiagnostik und die MRT einschließlich MR-Angiografie zum Einsatz. Bei begründetem Verdacht ist zumeist eine digitale Subtraktionsangiografie (DSA) erforderlich, oder es kann sogar eine leptomeningeale bzw. Hirnbiopsie (➤ Abb. 7.13) notwendig werden.

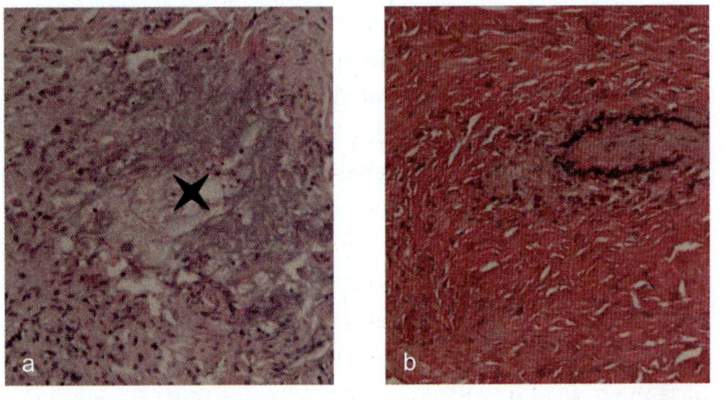

Abb. 7.13 Nachweis eines granulomatösen vaskulitischen Prozesses in einer leptomeningealen Biopsie bei einem Patienten mit Wegener-Granulomatose und chronischer meningealer Manifestation. **a** Formation von nichtverkäsenden Granulomen (Stern). **b** Obstruktive Vaskulitis mit Zerstörung der Gefäßwand.

Auf den Punkt gebracht

Richtungsweisend für die ZNS-Manifestation einer systemischen Vaskulitis oder Kollagenose ist die Kombination aus neurologischen Symptomen, weiteren Organmanifestationen und systemischen Entzündungszeichen.

Therapieprinzipien

Das grundlegende Ziel bei der Behandlung von Vaskulitiden ist, die (Auto)immunreaktion zu begrenzen. Die Therapie der Wahl ist daher der Einsatz von Immunsuppressiva wie Azathioprin oder Cyclophosphamid in Kombination mit Glukokortikosteroiden. Entscheidend ist, dass ausreichend wirksam und ausreichend lange therapiert wird.

7.6.2 Wichtige Erkrankungen mit möglicher ZNS-Vaskulitis

Im Folgenden werden die wichtigsten Krankheitsbilder, die zu einer ZNS-Vaskulitis führen können, dargestellt.

Riesenzellarteriitis

Sowohl bei der Takayasu-Arteriitis als auch bei der Arteriitis temporalis führt die Proliferation der Intima zu einem okklusiven Gefäßprozess an den großen Arterien. Die Bezeichnung geht auf die histologisch charakteristischen mehrkernigen Riesenzellen zurück. Die bei anderen Vaskulitiden typischen Gefäßwandnekrosen fehlen bei den Riesenzellarteriitiden.

7

Takayasu-Arteriitis

Diese Riesenzellarteriitis ist in Europa und den USA selten (Inzidenz ca. 0,25/100.000), in Südostasien, Indien und Mexiko dagegen wesentlich häufiger. Betroffen sind junge Frauen bis zum 30. Lebensjahr. Die Intima der vom Aortenbogen abgehenden Gefäße (besonders A. subclavia, Truncus brachiocephalicus, A. carotis communis) proliferiert, was zu Durchblutungsstörungen in den abhängigen Körperpartien führt. Klinisch finden sich zunächst ein deutlich seitendifferenter Blutdruck und ein Verlust des Radialispulses. Im weiteren Verlauf treten zerebrale Ischämien, Synkopen und eine renale Hypertonie durch Mitbefall der Nierenarterien auf. Diagnostisch weiterführend sind die MR-Angiografie des Aortenbogens und seiner großen abgehenden Gefäße und die Gefäßwandbiopsie.

Arteriitis temporalis

Sie tritt vor dem 50. Lebensjahr praktisch gar nicht auf und ist dann bei Menschen zwischen dem 75. und 85. Lebensjahr häufig. Die jährliche Inzidenz beträgt ab dem 50. Lebensjahr etwa 20/100.000. Betroffen sind in erster Linie die Äste der A. carotis externa. Klinisch sind anhaltende, meist bohrende Kopfschmerzen und eine druckdolente, tastbar verhärtete A. temporalis typisch. Es kommt zu (passageren) Visusstörungen (Amaurosis fugax) und zur Claudicatio masticatoria (Kauschmerz), bei der die vaskulitischen Veränderungen einen belastungsabhängigen Ischämieschmerz der Kaumuskulatur hervorrufen. Dieser zwingt die Patienten zu Pausen beim Kauen. Die Entzündungsparameter im Blut (CRP, BSG) sind nahezu immer stark erhöht, Allgemeinsymptome wie Abgeschlagenheit, Gewichtsverlust, Nachtschweiß sind häufig. Die Diagnose kann durch Biopsie der A. temporalis gesichert werden. Bereits bei Verdacht muss umgehend eine Behandlung mit Glukokortikosteroiden (1 mg/kgKG täglich) eingeleitet werden, denn es droht eine dauerhafte Erblindung eines oder beider Augen durch Beteiligung der Ziliararterien. Obwohl in erster Linie Äste der A. carotis externa betroffen sind, kann der entzündliche Prozess auf intrakranielle Gefäße übergreifen. Diese Form („Arteriitis cranialis") birgt ein großes Risiko von Hirninfarkten.

Zur Vertiefung

Diagnosekriterien der Arteriitis temporalis

- neu aufgetretener anhaltender Kopfschmerz
- Alter bei Erstmanifestation > 50 Jahre
- deutlich erhöhtes CRP oder stark beschleunigte BSG
- Druckschmerzhaftigkeit und tastbare Verhärtung der A. temporalis
- Nachweis einer Vaskulitis im Biopsat der A. temporalis

Für die Diagnose müssen 3 der 5 Kriterien erfüllt sein.

MERKE

Bereits bei begründetem Erkrankungsverdacht muss umgehend eine Behandlung mit Glukokortikoiden erfolgen.

ANCA-assoziierte Vaskulitiden

Entsprechend ihrem Fluoreszenzmuster in der Immunzytologie unterscheidet man antineutrophile zytoplasmatische Antikörper (ANCA) mit perinukleärem Muster (pANCA) bzw. mit zytoplasmatischer Verteilung (cANCA). Zielantigen der cANCA ist die Proteinase-3 (PR-3), das der pANCA die Myeloperoxidase (MPO). cANCA sind charakteristisch für die Wegener-Granulomatose, pANCA sind mit dem Churg-Strauss-Syndrom und der mikroskopischen Polyangiitis assoziiert.

Wegener-Granulomatose

Diese systemische nekrotisierende Vaskulitis der kleinen und mittelgroßen Gefäße führt in erster Linie zu einer granulomatösen Entzündung in den oberen Luftwegen. Eine neurologische Beteiligung tritt in 20–50% auf und betrifft deutlich häufiger das periphere als das zentrale Nervensystem. Symptome einer ZNS-Manifestation lassen sich einerseits auf die systemische Vaskulitis zurückführen (ischämische Schlaganfälle, Hirnblutungen, sterile Meningitis, Enzephalitis), können andererseits aber auch Folge der raumfordernden Wirkung der Granulome sein (Hirnnervenausfälle, Liquorzirkulationsstörungen). Diagnostisch wegweisend sind der histologische Nachweis einer granulomatösen Entzündung in der Nasenschleimhaut, der Nachweis von cANCA und die MRT:

- **MRT:** multifokale parenchymatöse Läsionen, raumfordernde Granulome, deutlich verdickte, kontrastmittelanreichernde Meningen (➤ Abb. 7.14)
- **Liquor:** leichte bis mittelgradige Pleozytose, Eiweißerhöhung
- **Labor:** Anämie, Entzündungsparameter erhöht, Nierenfunktionsparameter auffällig, Mikrohämaturie, Nachweis von cANCA

Im Einzelfall kann eine Hirnbiopsie erforderlich sein. Die immunsuppressive Therapie verwendet Glukokortikosteroide und Cyclophosphamid.

Churg-Strauss-Syndrom

Auch das Churg-Strauss-Syndrom ist eine nekrotisierende Vaskulitis der kleinen Gefäße, die sich neurologisch in erster Linie als periphere Neuropathie vom Multiplextyp manifestiert (➤ Abb. 14.19). ZNS-Symptome treten in etwa 20% auf und umfassen neben Kopfschmerzen und einem enzephalopathischen Syndrom auch fokale Ausfälle als Folge eines vaskulitischen Prozesses an den Hirngefäßen. Wegweisend sind eine allergische Diathese und eine Eosinophilie beim Patienten.

- **MRT:** multifokale parenchymatöse Läsionen, postischämische Läsionen
- **Liquor:** leichte bis mittelgradige Pleozytose, Eosinophilie, Eiweißerhöhung
- **Labor:** Eosinophilie, Erhöhung von IgE, in 50–70% Nachweis von pANCA

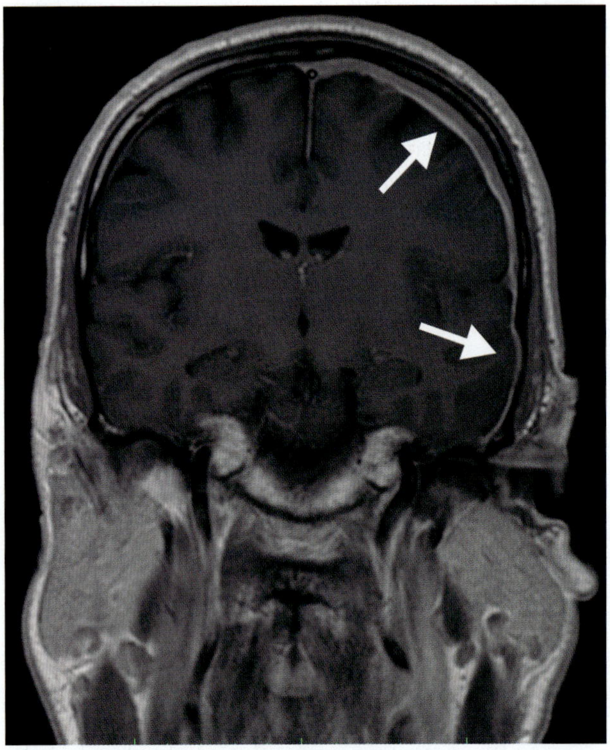

Abb. 7.14 Meningeale Manifestation einer Wegener-Granulomatose. Erkennbar ist eine deutliche Verdickung der Meningen mit einer homogenen Kontrastmittelaufnahme (Pfeile).

Mikroskopische Polyangiitis

Im Gegensatz zur Wegener-Granulomatose und zum Churg-Strauss-Syndrom sind weder Granulombildung noch eosinophile Infiltrate zu beobachten. In etwa 70% lassen sich pANCA nachweisen, gelegentlich sind auch cANCA vorhanden. Neurologische Manifestationen treten bei ca. 60% der Patienten auf und betreffen meist das periphere Nervensystem.

MERKE
Charakteristisch für die ANCA-assoziierten Vaskulitiden ist neben weiteren Organmanifestationen die Nierenbeteiligung.

Panarteriitis nodosa (PAN)

Bei der PAN handelt es sich um eine nekrotisierende Immunkomplexvaskulitis der kleinen und mittelgroßen Arterien, die auffällig häufig mit Virushepatitiden assoziiert ist. Neben typischen Hautmanifestationen wie der Livedo reticularis und dem Erythema nodosum sowie zahlreichen Organmanifestationen findet sich nicht selten auch eine neurologische Beteiligung. Eher selten ist dabei die ZNS-Manifestation (Kopfschmerzen, Enzephalopathie, zerebrale Ischämien oder intrazerebrale Blutungen), erheblich häufiger eine schmerzhafte periphere Neuropathie. Im Fall einer nachgewiesenen Hepatitis muss die immunsuppressive Therapie ggf. mit einer antiviralen Behandlung kombiniert werden.

- **MRT:** multifokale Läsionen im Marklager und kortikal/subkortikal, postischämische Läsionen, zerebrale Blutungen
- **Liquor:** oft unauffällig oder leichte unspezifische Veränderungen
- **Labor:** Entzündungsparameter erhöht, Verminderung von Komplement C3 und C4, Nachweis zirkulierender Immunkomplexe, HBs-Ag in ca. 50% positiv

Kollagenosen

Systemischer Lupus erythematodes (SLE)

Mit einer Prävalenz von 10–60/100.000 ist der SLE in unseren Breiten die häufigste systemische Autoimmunerkrankung. Frauen sind 7- bis 10-mal häufiger betroffen als Männer. Pathogenetisch liegt primär eine gestörte B-Zell-Regulation vor, es werden Autoantikörper gegen Bestandteile des Zellkerns gebildet (antinukleäre Antikörper, ANA). Durch eine thrombotische Vaskulopathie, direkte Antikörpereffekte und durch eine Immunkomplexvaskulitis kommt es zu multiplen Organmanifestationen z.B. an der Haut (Schmetterlingserythem), den Gelenken, Nieren und am Herzen (Endocarditis Libman-Sacks). Das ZNS ist in bis zu 60% der Fälle beteiligt. Klinisch dominieren eine Enzephalopathie mit kognitiven und affektiven Störungen, Kopfschmerzen, epileptische Anfälle, zerebrale Ischämien durch eine Hyperkoagulopathie (Antiphospholipidsyndrom) oder kardiogene Embolien (Endokarditis). Auch Myelitiden und peripher-neurologische Manifestationen treten auf.

- **MRT:** multifokale Läsionen im Marklager, aber auch kortikal und subkortikal, im aktiven Stadium mit Kontrastmittelanreicherung
- **Liquor:** bei etwa einem Drittel der Patienten leichte Pleozytose, Eiweißerhöhung und intrathekale Bildung von IgG; oligoklonale Banden finden sich meistens, oft auch identische Banden im Serum
- **Labor:** Entzündungsparameter erhöht, Anämie, Thrombopenie, Lymphopenie, ANA deutlich erhöht, in 80% Nachweis von Antikörpern gegen Doppelstrang-DNA, Verminderung von Komplement C3 und C4. Nachweis weiterer Autoantikörper, z.B. auch neuronaler Antikörper

Rheumatoide Arthritis

Eine ZNS-Beteiligung bei der rheumatoiden Arthritis ist sehr selten und dann Folge einer sekundären Vaskulitis. Dementsprechend können zerebrale Ischämien, enzephalopathische Veränderungen und epileptische Anfälle auftreten. Erwähnenswert ist die im fortgeschrittenen Stadium nicht ungewöhnliche Instabilität der Wirbelsäule, insbesondere des atlantoaxialen Übergangs, die zu einem Vordringen des Dens axis in das Foramen magnum („cranial settling") mit konsekutiver Kompression der Medulla oblongata führen kann. Veränderungen in der zerebralen MRT oder im Liquor sind letztlich unspezifisch.

Sjögren-Syndrom

Diese chronische Entzündung der Speichel- und Tränendrüsen führt vor allem zur Sicca-Symptomatik durch die verminderte Produktion von Tränenflüssigkeit und Speichel. Neurologische Manifestationen kommen bei etwa einem Drittel der Patienten vor, wobei das periphere und auch das autonome Nervensystem wesentlich häufiger als das ZNS betroffen sind. Die ZNS-Manifestationen entsprechen im Wesentlichen denen des SLE, auch Liquor- und MRT-Veränderungen sind ähnlich.

- Labor: Erhöhung von Entzündungsparametern, Nachweis von Autoantikörpern (Anti-Ro, Anti-La, Rheumafaktor)

Sekundäre Vaskulitiden durch Medikamente und Drogen

Eine Reihe gängiger Medikamente kann zu einer sekundären Vaskulitis führen, wobei eine ZNS-Manifestation sehr selten ist (> Tab. 7.22). Illegale Drogen wie Heroin, Kokain, Amphetamine sowie sämtliche Derivate können zu schweren zerebralen Vaskulitiden mit Ischämien, zerebralen Blutungen, meningoenzephalitischen Symptomen und spinalen Syndromen führen.

Tab. 7.22 Vaskulitiden durch Medikamente und Drogen.

Medikamente	Penicilline, Sulfonamide, Thyreostatika, Phenytoin, nichtsteroidale Antirheumatika, Thiazide
Drogen	Morphine, Amphetamine, Kokain

Zur Vertiefung

Hypertrophe kraniale Pachymeningitis und Tolosa-Hunt-Syndrom

Die **hypertrophe kraniale Pachymeningitis** ist eine seltene, idiopathische, histopathologisch zumeist lymphozytär-plasmazelluläre, am ehesten autoimmun vermittelte Entzündung der harten Hirnhaut. Hauptsymptom ist der holozephale Dauerkopfschmerz. Das kraniale MRT zeigt eine diffuse, kontrastmittelaufnehmende Verdickung der Dura mater. Per Definition sind die Veränderungen auf das Neurokranium beschränkt. Andere Ursachen müssen ausgeschlossen werden (Meningeosis neoplastica, Sarkoidose, Wegener-Granulomatose, tuberkulöse Meningitis). Dies kann sogar eine Durabiopsie erfordern.

Das **Tolosa-Hunt-Syndrom** ist vermutlich eine zirkumskripte Variante der hypertrophen kranialen Pachymeningitis, welche sich unilateral in der Orbitaspitze, entlang der Fissura orbitalis superior oder im Sinus cavernosus entwickelt („Orbitaspitzensyndrom"). Meist ist dort MR-tomografisch eine kontrastmittelaufnehmende, entzündlich wirkende Verdickung der Dura darstellbar. Leitsymptom sind anhaltender Orbitaschmerz und Diplopie durch Ausfall eines oder mehrerer Augenmuskelnerven („Ophthalmoplegia dolorosa"). Diagnosekriterien des Tolosa-Hunt-Syndroms sind:

- einzelne oder mehrere Episoden eines einseitigen Orbitaschmerzes, unbehandelt mit einer Dauer von mehreren Wochen
- Ausfall eines oder mehrerer Hirnnerven der Gruppe III, IV, VI ipsilateral zum Schmerz, zusammen mit dem Schmerz oder bis 2 Wochen danach auftretend
- Abklingen des Schmerzes binnen 72 h nach Beginn einer Steroidtherapie
- Ausschluss anderer möglicher Ursachen: Aneurysma der A. carotis interna, Sinus-cavernosus-Thrombose, Arteriitis temporalis, orbitale oder retroorbitale Neoplasien, Sarkoidose, Tuberkulose, Aktinomykose, Wegener-Granulomatose (MRT, Labor, Liquor, Röntgen-Thorax)

Hypertrophe kraniale Pachymeningitis und Tolosa-Hunt-Syndrom sprechen sehr gut auf Kortikosteroide an.

KAPITEL

8

Joachim P. Steinbach

Neuroonkologie

Zur Orientierung

Die Neuroonkologie befasst sich mit Diagnostik, Therapie und Nachsorge sowie supportiver und palliativer Therapie von Tumorerkrankungen mit Beteiligung des Nervensystems. Dabei bilden die **hirneigenen Tumoren,** deren jährliche Inzidenz etwa 10–20/100.000 Einwohner beträgt, den Kern der Neuroonkologie. **Hirnmetastasen** primär extrazerebraler Tumoren sind allerdings noch etwa 5-mal häufiger als diese. Daher ist ein interdisziplinärer Ansatz in der Neuroonkologie auch von besonders großer Bedeutung, die Kooperation von Neurochirurgie, Neurologie, Strahlentherapie, Neuropathologie und Neuroradiologie ist essenziell. Darüber hinaus ist oft eine gute Interaktion mit der Hämatologie und internistischen Onkologie, der pädiatrischen Onkologie und anderen organonkologischen Fächern erforderlich.

Prüfungsschwerpunkte

+++ Typen, Lokalisation und biologisches Verhalten von hirneigenen Tumoren, Meningeosis carcinomatosa, Metastasen, klinische Syndromatologie

++ spezifische Therapie von Hirntumoren

+ seltenere Hirntumoren, Rückenmarkstumoren, paraneoplastische Syndrome

8.1 Typen, Lokalisationen und Verhalten von Hirntumoren

Die Vielfalt der Hirntumoren mit unterschiedlicher Histologie, Lokalisation, Altersverteilung und Prognose ist zunächst verwirrend. Die aktuelle 4. Ausgabe der WHO-Klassifikation der Tumoren des Nervensystems von 2007 umfasst 132 Entitäten ohne Berücksichtigung von Metastasen, Hypophysenadenomen und „anderen" Tumortypen.

Die Gegenüberstellung der histologischen Typen von Hirntumoren (➤ Abb. 8.1) mit deren Lokalisation (➤ Abb. 8.2) erleichtert den Zugang jedoch.

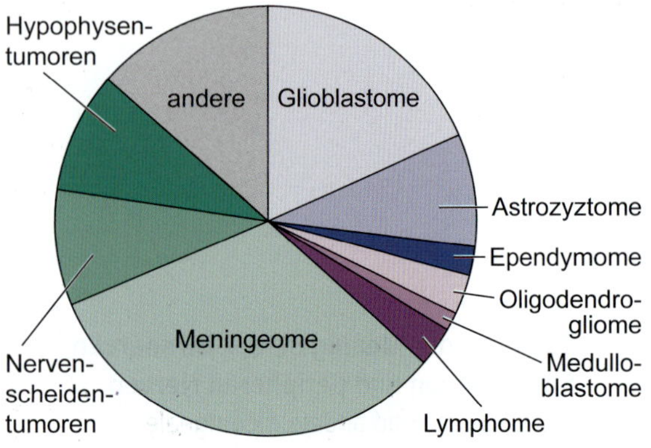

Abb. 8.1 Histologische Typen von Hirntumoren (ohne Hirnmetastasen). Daten adaptiert nach www.cbtrus.org

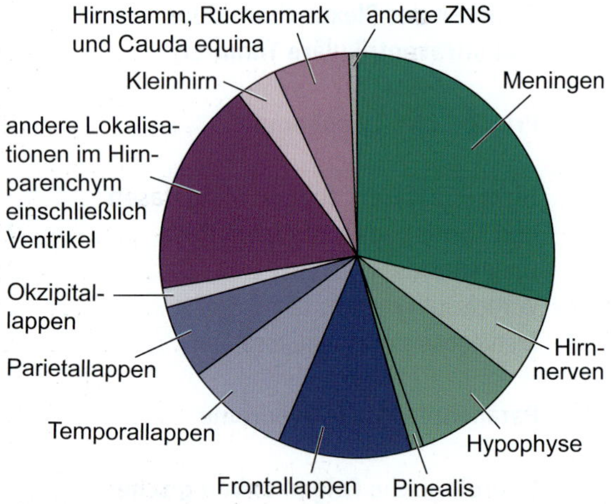

Abb. 8.2 Lokalisation von Hirntumoren (ohne Hirnmetastasen). Daten adaptiert nach www.cbtrus.org

Tab. 8.1 Hirntumoren in den verschiedenen Lebensaltern; Daten adaptiert nach www.cbtrus.org.

Alter (Jahre)	Häufigster Tumor	Zweithäufigster Tumor
0–4	Medulloblastom und andere embryonale Tumoren	pilozytisches Astrozytom
5–9	pilozytisches Astrozytom	Medulloblastom und andere embryonale Tumoren
10–14	pilozytisches Astrozytom	maligne Gliome
15–19	pilozytisches Astrozytom	Hypophysentumoren
20–34	Hypophysentumoren	Meningeom
35–44	Meningeom	Hypophysentumoren
45–85+	Meningeom	Glioblastom

Tab. 8.2 Karnofsky-Performance-Index.

100%	Normalzustand, keine Beschwerden, keine manifeste Erkrankung
90%	minimale Krankheitssymptome
80%	normale Leistungsfähigkeit mit Anstrengung
70%	eingeschränkte Leistungsfähigkeit, arbeitsunfähig, kann sich alleine versorgen
60%	gelegentliche fremde Hilfe
50%	krankenpflegerische und ärztliche Hilfe, nicht dauernd bettlägerig
40%	bettlägerig, spezielle Pflege erforderlich
30%	schwer krank, Krankenhauspflege notwendig
20%	Krankenhauspflege und supportive Maßnahmen erforderlich
10%	moribund, Krankheit schreitet schnell fort

8

Lebensalter Bei Betrachtung der in den verschiedenen Lebensaltern häufigsten und zweithäufigsten Tumoren (➤ Tab. 8.1) wird auch deutlich, dass eine relativ überschaubare Zahl von Tumorarten die Praxis dominiert.

Zur Vertiefung

Grading hirneigener Hirntumoren nach der WHO-Klassifikation

- WHO-Grad I: langsam wachsende, meist durch Komplettresektion heilbare Tumoren; nur wenige Hirntumoren fallen in diese Kategorie, z.B. das pilozytische Astrozytom
- WHO-Grad II: meist infiltrativ wachsende Tumoren mit Rezidivneigung und häufig im Verlauf maligner Progression, z.B. diffuse Astrozytome
- WHO-Grad III: Tumoren mit histologischen Merkmalen der Malignität, die üblicherweise adjuvant chemo- oder radiotherapiert werden, z.B. das anaplastische Astrozytom
- WHO-Grad IV: histologisch maligne, mitotisch aktive und häufig nekrotisierende Tumoren mit (unbehandelt) rasch tödlichem Verlauf, z.B. das Glioblastom oder Medulloblastom

Im Bereich der Hirntumoren findet das klassische TNM-System keine Anwendung, weil eine systemische Metastasierung kaum vorkommt. Die Dissemination im Subarachnoidalraum („Aussaat") ist jedoch bei manchen Hirntumoren häufig.

Grading Ein weiteres Hilfsmittel für das Verständnis eines Tumors ist seine Gradierung nach der WHO-Klassifikation. Dabei werden die Tumoren nach den Graden I–IV eingeteilt.

Prognose Bei Hirntumoren sind neben Histologie und Gradierung auch andere Faktoren für die Prognose wesentlich. Dazu gehört die in vielen Regionen eingeschränkte Operabilität, die zusammen mit dem diffus infiltrierenden Wachstum insbesondere der Gliome und der Therapieresistenz vieler Tumorarten einen ungünstigen Verlauf auch langsam wachsender Prozesse bedingen kann. Bei manchen histologisch malignen Tumoren wie z.B. Medulloblastomen mit sehr ungünstigem Spontanverlauf kann dagegen ein kurativer Ansatz verfolgt werden. Darüber hinaus sind in der Neuroonkologie auch Alter und Zustand der Patienten (Karnofsky-Index; ➤ Tab. 8.2) wichtige prognostische Faktoren. Im Zusammenhang mit Hirntumoren sollten daher die Begriffe „gutartig" und „bösartig" grundsätzlich zurückhaltend verwendet werden. Bei einer Rei-

Tab. 8.3 Prognose der wichtigsten hirneigenen Tumoren. Daten adaptiert nach www.cbtrus.org.

Tumortyp	5-Jahres-Überleben
pilozytisches Astrozytom	92,0%
diffuses Astrozytom	46,9%
anaplastisches Astrozytom	29,4%
Glioblastom	3,4%
Oligodendrogliom	71,9%
anaplastisches Oligodendrogliom	45,2%
Ependymom	72,5%
Medulloblastom und andere embryonale Tumoren	56,5%
Lymphom	17,7%

he von Tumortypen konnten molekulare Marker etabliert werden, die prognostische und für den Erfolg bestimmter Therapien prädiktive Bedeutung haben. Eine Übersicht über die Prognose ausgewählter Tumorarten mit Angabe der Überlebensraten nach 5 Jahren ist in ➤ Tab. 8.3 dargestellt.

8.2 Klinisches Management von Hirntumoren

8.2.1 Leitsymptome und Diagnostik

Die Diagnostik von Hirntumoren ist vielschichtig. Klinische Symptome und Befunde, die Darstellung in der Bildgebung, Liquorbefunde und bei manchen Störungen Befunde aus extrazerebraler Bildgebung und Blut sowie die zeitliche Entwicklung sind für die Diagnose maßgeblich.

Leitsymptome

Hirntumoren können sich auf vielfältige Weise manifestieren. Typische Initialsymptome sind Kopfschmerzen und epileptische Anfälle. Abhängig von der Lokalisation können aber auch neurologische oder neuropsychologische Defizite („Herdsymptome") oder eine organische Wesensänderung Erstsymptome sein. Sekundär kann es im Rahmen des Tumorwachstums auch zu kompressiv oder thrombotisch bedingten venösen Stauungen oder Liquorzirkulationsstörungen kommen (Hydrozephalus).

MERKE

Leitsymptome bei Hirntumoren

- Hirndruckzeichen (Kopfschmerzen [v.a. frühmorgendlich], Übelkeit/Erbrechen, Schwindel, Singultus [Aufstoßen], Sehstörungen, Bewusstseinstrübung, Blasenfunktionsstörung)
- neurologische Herdsymptome
- neuropsychologische Defizite
- organische Wesensänderung (Antriebsminderung, reduzierte Affektkontrolle, Enthemmung)
- symptomatische Epilepsie

Klinische Untersuchung

Eine Erhebung des Ganzkörperstatus ist wichtig für die Primärtumorsuche. Bei der neurologischen Untersuchung muss insbesondere auf Stauungspapillen geachtet werden. Sind sie nicht nachweisbar, schließt das jedoch einen erhöhten intrakraniellen Druck nicht aus! Bei klinischem Verdacht auf eine zerebrale Raumforderung sollte daher insbesondere vor der Lumbalpunktion eine zerebrale Bildgebung durchgeführt werden.

MERKE

Vor allem bei infratentoriellen Prozessen kann eine Lumbalpunktion schlagartig zur tödlichen **transforaminalen Herniation** führen („Einklemmung").

Lumbalpunktion

Die Lumbalpunktion kann zur Differenzialdiagnostik indiziert sein, um z.B. entzündliche ZNS-Erkrankungen auszuschließen (➤ Kap. 6.2). Der direkte Nachweis von Tumorzellen ist beim ZNS-Lymphom und bei der Meningeosis carcinomatosa von Bedeutung. Als Biomarker können stark erhöhte Werte für AFP oder β-HCG im Liquor auf Keimzelltumoren hinweisen.

MERKE

Auch wenn die Ventrikel in der MRT nicht erweitert sind, kann z.B. bei Hydrocephalus malresorptivus infolge einer Meningeosis carcinomatosa eine erhebliche Drucksteigerung vorliegen. Daher ist bei entsprechender Klinik die Druckmessung mittels Steigröhrchen erforderlich. Dann kann unter Umständen eine Versorgung mit einem ventrikuloperitonealen Shunt sinnvoll sein.

Apparative Diagnostik

MRT Bei der Abklärung von tumorverdächtigen Läsionen ist die MRT heute die wegweisende diagnostische Methode. Tumoren sind aber in der MRT keineswegs (immer) eindeutig als solche zu erkennen und die Zuordnung zu einem histologischen Typ ist häufig schwierig. Auch entzündlich-infektiöse, entzündlich-autoimmune, vaskuläre und andere Prozesse können ähnliche Raumforderungen hervorrufen. Für die genauere Einordnung tumorverdächtiger Läsionen können neben der MRT mit Standardsequenzen und Kontrastmittel für manche Entitäten die MR-Spektroskopie und die MR-Perfusionsdarstellung hilfreich sein.

PET Die Positronenemissionstomografie (Aminosäure-PET) ist manchmal hilfreich bei der Beurteilung von Ausdehnung und Aktivität sowie Gradierung. Das ^{18}F-Deoxyglukose-PET des gesamten Körpers kann bei der Primärtumorsuche sinnvoll sein.

Biopsie Für eine definitive Diagnose ist grundsätzlich bei allen tumorverdächtigen Läsionen eine bioptische Sicherung anzustreben. Ausnahmen sind nur in den folgenden Fällen zulässig:

- ein durch Liquordiagnostik oder bei okulärem Befall aus der Vitrektomie gesichertes ZNS-Lymphom
- durch Liquordiagnostik gesicherte Keimzelltumoren
- zerebrale Metastasen bei typischer Bildgebung und gesichertem Primärtumor (wobei der Zusammenhang mit der Grunderkrankung kritisch hinterfragt werden sollte)

Biopsien aus dem Myelon gehen mit einigen Gefahren einher. Bei spinalen Läsionen müssen Risiken und Nutzen einer Biopsie daher besonders kritisch abgewägt werden.

Zur Vertiefung

Schwierigere Differenzialdiagnosen (➤ Tab. 8.4)

Entzündliche ZNS-Erkrankungen Autoimmun entzündliche Erkrankungen können tumorartige Bilder hervorrufen. Geradezu typisch ist dies bei der akuten demyelinisierenden Enzephalomyelitis (ADEM, ➤ Kap. 7.3), die sogar eine Hirnbiopsie rechtfertigen kann, wenn die Liquorbefunde nicht typisch sind. Auch atypische Fälle einer MS (➤ Kap. 7.1) sowie seltener anderer Erkrankungen wie der Sarkoidose und der Langerhans-Zell-Histiozytose sind Teil der erweiterten Differenzialdiagnose von Hirntumoren. Bei hinreichendem klinischem Verdacht kann eine kurzfristige Verlaufskontrolle, ggf. nach einer Steroid-Pulstherapie ex juvantibus, zur Klärung führen.
Bezüglich der Steroidtherapie muss jedoch die Differenzialdiagnose eines Tuberkuloms in Erwägung gezogen werden, da eine Steroidtherapie einen malignen Verlauf der Tuberkulose (Miliartuberkulose) induzieren kann, wenn keine tuberkulostatische Abdeckung vorliegt. Auch die Diagnose eines zerebralen Lymphoms kann durch eine Steroidtherapie verschleiert werden.

Infektiöse Ursachen raumfordernder zerebraler Läsionen Die Tuberkulose und andere infektiöse Ursachen raumfordernder zerebraler Läsionen (z.B. Zystizerkose) sind besonders bei Patienten aus Endemiegebieten von Bedeutung. Auch bei immunsupprimierten Patienten können infektiöse Erkrankungen diagnostische Probleme bereiten. Neben atypischen Mykobakteriosen sind hier Aspergillose, Kryptokokkose, Listeriose, Toxoplasmose, selten auch Trypanosomatose, Mucormykose und Aktinomykose zu nennen.

Spinale Läsionen Bei spinalen Läsionen steht meistens die Abgrenzung neoplastischer von entzündlichen Erkrankungen im Vordergrund. Wegen der besonderen Risiken von Biopsien aus dem Myelon sollten zuvor die Möglichkeiten der nichtoperativen Diagnostik ausgeschöpft werden. Eine kurzfristige bildgebende Verlaufskontrolle, ggf. nach einer Steroid-Pulstherapie ex juvantibus, ist hier in der Risikoabwägung häufiger als bei zerebralen Läsionen zu rechtfertigen. Wegen der mangelnden Spezifität der Befunde der Bildgebung bei vielen spinalen Tumoren und der erheblichen therapeutischen Konsequenzen sollte jedoch im Zweifelsfall eine Biopsie durchgeführt werden, wenn dies mit vertretbarem Risiko möglich ist.

Tab. 8.4 Nichtneoplastische Differenzialdiagnosen von Hirntumoren.

Prozess	Erkrankung
infektiös	Abszess, Tuberkulom, Pilzinfektionen und Parasitosen
autoimmun	multiple Sklerose/ADEM, Sarkoidose, Vaskulitis
vaskulär	postischämische Läsionen
andere	Langerhans-Zell-Histiozytose, postiktale Läsionen, Dysplasien

Aus Patientensicht

Die Diagnose eines Hirntumors stellt für Betroffene in aller Regel eine schwere Belastung dar. Eine adäquate Aufklärung durch einen in der Neuroonkologie erfahrenen Arzt ist von großer Bedeutung. Eine psychoonkologische Betreuung von Patienten und Angehörigen ist angesichts des oft schicksalhaften Verlaufs vieler Hirntumorerkrankungen häufig sinnvoll. Besondere belastend für Patienten und Angehörige sind neben neurologischen Defiziten kognitive Einschränkungen und hirnorganische Veränderungen.

8.2.2 Therapie

Prinzipien der Therapie von Hirntumoren

Bei den meisten Typen von Hirntumoren ist grundsätzlich eine Resektion sinnvoll, sofern sich dies ohne neurologisches Defizit erreichen lässt. Eine Ausnahme stellt das primäre ZNS-Lymphom dar, bei dem lediglich eine Biopsie indiziert ist. Bei vielen Tumortypen wird nach Biopsie oder Resektion eine Strahlentherapie durchgeführt. Alternativ oder in manchen Fällen kombiniert mit der Bestrahlung können Chemotherapie oder molekulare Therapien durchgeführt werden. Während bei Gliomen – außer beim pilozytischen Astrozytom und bei Hirnmetastasen – in der Regel nur die Überlebenszeit verlängert werden kann, ist bei einigen anderen Entitäten, z.B. Medulloblastomen, Germinomen und ZNS-Lymphomen, ein kurativer Ansatz möglich:

- Die **Operation** von Hirntumoren erfolgt heute in mikrochirurgischer Technik. Moderne computergestützte Navigation sowie bildgebende und elektrophysiologische Verfahren erleichtern die Identifizierung von Tumorgewebe und funktionstragendem Normalgewebe und erlauben radikalere und sichere Operationen.
- Die **Strahlentherapie** wird bei Gliomen in Form einer fraktionierten Bestrahlung der erweiterten Tumorregion eingesetzt (typischerweise Zielvolumendosen von 54–60 Gy in Fraktionen von 1,8–2 Gy). Dosis und Fraktionierungsschema sind von der Histologie und anderen Faktoren abhängig. Bei multiplen Hirnmetastasen, der Meningeosis carcinomatosa und rezidivierten ZNS-Lymphomen wird eine Ganzhirnbestrahlung durchgeführt. Sie birgt allerdings ein erhöhtes Risiko neurotoxischer Spätfolgen, z.B. von Leukenzephalopathien mit demenziellen Syndromen. Ganzschädel und Wirbelkanal („Neuroachse") werden beim Medulloblastom und beim metastasierten Ependymom bestrahlt. Bei der Gamma-Knife-Radiotherapie werden durch eine Einzeitbestrahlung mit einer großen Zahl von Kobaltquellen hohe Zielvolumendosen mit einem steilen Dosisabfall am Tumorrand erreicht. Ähnliche Ergebnisse werden mittels stereotaktischer Bestrahlungstechniken mit Linearbeschleunigern erreicht. Moderne Techniken der Strahlentherapie sind die intensitätsmodulierte Strahlentherapie, die komplexe Volumina abbilden kann, und die Strahlen-

therapie mit Protonen und schweren Teilchen, die weltweit erst an wenigen Zentren verfügbar ist und insbesondere für Schädelbasistumoren indiziert ist.

- Die **Chemotherapie** hat einen festen Stellenwert bei Gliomen, Medulloblastomen (Rezidivtherapie oder im Kindesalter) und Hirnmetastasen. Bei primären ZNS-Lymphomen ist sie der wichtigste Teil der Therapie. Bei Gliomen wird vor allem das Alkylans Temozolomid eingesetzt. Besonders gute Erfolge werden damit bei Tumoren mit oligodendroglialer Komponente erzielt. Molekulare Therapien (unter anderem Kinase- und Angiogeneseinhibitoren) werden zunehmend auch bei Hirntumoren etabliert.

Zur Vertiefung

Nachsorge nach Hirntumoren

Die Nachsorge von Hirntumorpatienten nach einer erfolgreichen Primärtherapie umfasst klinische und magnetresonanztomografische Verlaufskontrollen. Neben einer Kontrolle des Tumorstatus (Kriterien nach Macdonald und RANO-Kriterien) ist die Erfassung von Therapiefolgen und Komplikationen von großer Bedeutung (Neurotoxizität, Epilepsie, hormonelle Störungen, Thrombosen und andere vaskuläre Komplikationen).

Symptomatische Therapie

Die symptomatische Therapie umfasst bei **Hirndruckzeichen** Steroide (z.B. Dexamethason 40 mg als Bolus, anschließend bis 4 × 8 mg/d) und in Einzelfällen Osmotherapie, bei **Anfällen,** falls erforderlich, eine Akuttherapie mit z.B. Benzodiazepinen und anschließend eine Prophylaxe mit rasch eindosierbaren, parenteral verfügbaren und interaktionsarmen Substanzen wie Levetiracetam und Valproat oder bei oraler Therapie Gabapentin oder Pregabalin. Eine prophylaktische Therapie bei anfallsfreien Patienten ist nicht indiziert. Für die Therapie von **Kopfschmerzen** werden primär Paracetamol oder Metamizol eingesetzt. Bei akutem Aufstau infolge einer **Liquorzirkulationsstörung** ist rasch eine neurochirurgische Intervention, z.B. eine externe Ventrikeldrainage, und manchmal eine dauerhafte Versorgung mit einem ventrikuloperitonealen Shunt erforderlich.

Endokrine Störungen werden häufig vernachlässigt. Sie können sowohl Folge einer transienten globalen intrazerebralen Druckerhöhung als auch Folge von Kompression oder Bestrahlung von Hypothalamus und Hypophyse sein. Am empfindlichsten ist bei Erwachsenen die gonadotrope Achse. Jedoch treten auch substitutionsbedürftige Störungen der adrenalen und thyreoidalen Achse auf. Die Bedeutung einer reduzierten Wachstumshormonsekretion außerhalb des Kindesalters ist umstritten. Bei Läsionen von Hypothalamus und Neurohypophyse persistiert nicht selten ein Diabetes insipidus.

Besondere Beachtung verdient auch die Nebennierenrindeninsuffizienz bei Langzeit-Steroidtherapie, bei der eine Substitution mit Hydrocortison bei Stresssituationen oder Infektionen vital erforderlich ist. Eine gesteigerte Hormonsekretion kommt ebenfalls vor. So führt eine Kompression des Hypophysenstiels zur Hyperprolaktinämie. Eine Hirndrucksteigerung unterschiedlicher Ursachen kann das Syndrom der inappropriaten ADH-Sekretion (SIADH) auslösen. Neben Hypophysenadenomen können u.a. auch Pinealistumoren hormonaktiv sein.

Gerinnungsstörungen sind bei Hirntumorpatienten ebenfalls Ursache erheblicher Morbidität. Insbesondere treten häufig Thrombosen und Lungenembolien auf. Spontane Einblutungen in maligne Hirntumoren und Hirnmetastasen sind keine Seltenheit, gelegentlich kommen auch andere vaskuläre Komplikationen wie z.B. bei Meningeomen eine Sinuskompression oder Brückenvenenverschlüsse vor.

Schluckstörungen insbesondere bei Hirnstammbeteiligung und erhöhtem Hirndruck, **Inkontinenz** und **Fatigue** sind weitere häufige Beeinträchtigungen. Bei Unruhe und Agitation können sedierende niedrigpotente Neuroleptika hilfreich sein.

Prophylaxe und Therapie der hämatologischen Toxizität von Chemotherapien und deren Komplikationen folgen internistischen Prinzipien.

Die **Fahrtüchtigkeit** von Hirntumorpatienten ist häufig eingeschränkt, auch wenn keine epileptischen Anfälle vorliegen.

Psychoonkologische und palliative Therapie

Zu einer ganzheitlichen Therapie gehört bei den häufig unheilbaren Hirntumoren eine Integration von psychoonkologischen und palliativen Gesichtspunkten in das onkologische Gesamtkonzept. Hierzu gehört unbedingt ein adäquates Gesprächsangebot für Patienten und Angehörige durch qualifizierte Psychoonkologen. Neben tumorspezifischen Therapien haben von Beginn an Maßnahmen Vorrang, die der Schmerz- und Symptomkontrolle, der Aufrechterhaltung der Selbstständigkeit und der Lebensqualität dienen. In der Endphase der Erkrankung besteht häufig ein erheblicher Bedarf an pflegerischer und ärztlicher Versorgung. Hierfür stehen spezialisierte ambulante Palliativdienste, Palliativstationen oder Hospize zur Verfügung.

8.3 Gliome

Die wichtigsten Gruppen von Gliomen sind die astrozytären Tumoren, die Oligodendrogliome und die Ependymome. Ihnen gemeinsam ist das diffus infiltrierende Wachstum, das mikroskopische Komplettresektionen unmöglich macht, und die Neigung zur malignen Progression (➤ Abb. 8.3). Mit Ausnahme der pilozytischen Astrozytome und der myxopapillären Ependymome gibt es daher für diese Tumoren trotz teilweise langer Überlebenszeiten leider bisher keine kurative Therapie.

Warum Gliome entstehen, ist überwiegend ungeklärt; nur bei einem kleinen Teil der Patienten liegt ein familiäres Tumorsyndrom zugrunde (➤ Tab. 8.5). Umweltfaktoren spielen wohl nur selten eine Rolle. So kann eine therapeutische Kopfbestrahlung nach langer Latenzzeit Meningeome und Gliome induzieren. Mobiltelefone spielen hingegen keine Rolle bei der

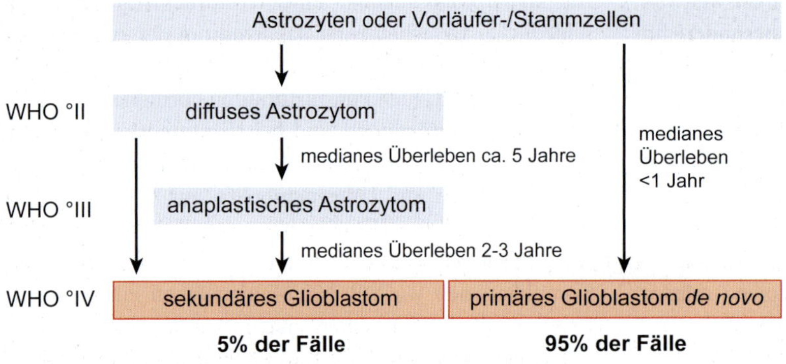

Abb. 8.3 Maligne Progression von Hirntumoren. Primäre Glioblastome entstehen direkt ohne erkennbare Vorstufen. Sekundäre Glioblastome entstehen durch maligne Progression aus Astrozytomen WHO-Grad II oder WHO-Grad III.

Tab. 8.5 Familiäre Hirntumorsyndrome.

Syndrom	Gen	Nervensystem	Systemisch
Neurofibromatose Typ1	NF1	Neurofibrome, maligner peripherer Nervenscheidentumor (MPNST), pilozytisches Astrozytom	Café-au-lait-Flecken, Iris-Hamartome, Knochenveränderungen, Phäochromozytom, Leukämie
Neurofibromatose Typ 2	NF2	bilaterale Akustikusneurinome, Meningeome, spinale Gliome	Linsentrübungen, retinale Hamartome
Von-Hippel-Lindau	VHL	Hämangioblastome	retinale Hämangioblastome, Nierenzellkarzinom, Phäochromozytom, viszerale Zysten
tuberöse Sklerose	TSC1 TSC2	subependymale Riesenzellastrozytome, kortikale Hamartome (Tuber)	kutane Angiofibrome, kardiale Rhabdomyome, intestinale Polypen
Li-Fraumeni	TP53	Astrozytome, PNET	Mammakarzinom, Sarkome, adrenokortikales Karzinom, Leukämie
Cowden	PTEN	dysplastisches Gangliozytom des Zerebellums (Lhermitte-Duclos), Megalenzephalie	Kolonpolypen, Schilddrüsenkarzinom, Mammakarzinom
Turcot	APC hMLH1 hPSM2	Medulloblastom Glioblastom	Café-au-lait-Flecken, kolorektale Polypen
nävoides Basalzellkarzinom (Gorlin)	PTCH	Medulloblastom	multiple Basalzellkarzinome

Daten adaptiert aus der WHO-Klassifikation der Hirntumoren, Lyon 2007

8

Entstehung von Hirntumoren. Die Histogenese der Gliome ist ebenfalls ungewiss, es mehren sich jedoch Hinweise auf sog. Hirntumorstammzellen als Ursprung der Tumoren.

8.3.1 Astrozytäre Tumoren

Einteilung Astrozytome werden entsprechend ihrem WHO-Grad folgendermaßen eingeteilt:

- WHO-Grad I: pilozytisches Astrozytom
- WHO-Grad II: diffuses Astrozytom und andere Varianten
- WHO-Grad III: anaplastisches Astrozytom
- WHO-Grad IV: Glioblastom und Gliosarkom

Molekulargenetik Astrozytome gehören zu den molekulargenetisch am besten charakterisierten Tumoren. Mutationen im Rezeptortyrosinkinase-Signalweg und direkte oder indirekte Veränderungen der Tumorsuppressorgene p53 und pRb sind bei einem Großteil dieser Tumoren nachweisbar. Die Kenntnis dieser Veränderungen ist für das Verständnis der Tumorbiologie und die Entwicklung individualisierter Therapien von Bedeutung. Für die Praxis relevanter ist jedoch die Analyse einer noch kleinen Zahl genetischer Veränderungen, die prognostischen oder prädiktiven Wert haben:

- der kombinierte Verlust von genetischem Material auf den Chromosomen 1p und 19q, der durch eine unbalancierte Translokation verursacht wird und bei anaplastischen Astrozytomen und Oligodendrogliomen mit einer besseren Prognose vergesellschaftet ist
- Mutationen im Isozitrat-Dehydrogenase-1- oder -2-Gen (IDH-1/IDH-2) mit ebenfalls besserer Prognose
- die epigenetische Inaktivierung des Methyl-Guanin-Methyltransferase-Gens (MGMT-Gen) durch Promotor-Hypermethylierung: Dieses Gen codiert für ein DNA-Reparaturenzym, dessen Inaktivierung zu verbesserter Effizienz der Chemotherapie mit Temozolomid und anderen Alkylanzien führt.

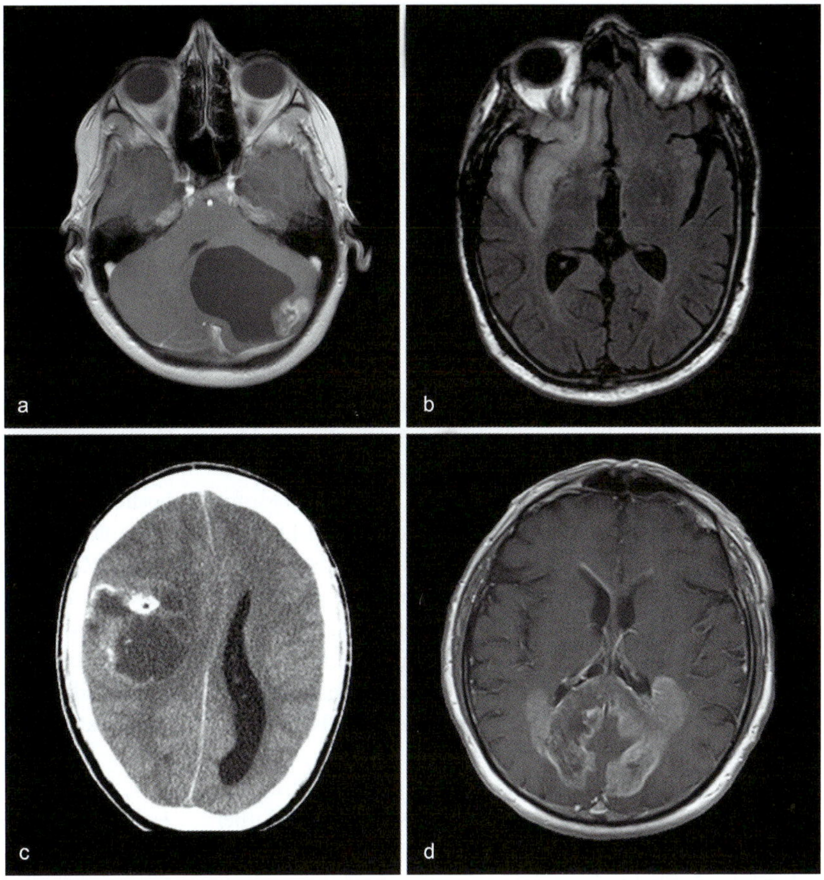

Abb. 8.4 Bildgebung bei Gliomen. a Pilozytisches Astrozytom im Zerebellum mit solidem Tumoranteil und raumfordernder Zyste. T1-Wichtung mit Kontrastmittel. **b** Diffuses Astrozytom WHO-Grad II rechts frontobasal und insulär. T2-Wichtung. **c** Oligodendrogliom rechtshemisphärisch mit hyperdensen Verkalkungen. Natives CT. **d** Glioblastom mit Ausbreitung entlang der Balkenstrahlung („Schmetterlingsgliom"). T1-Wichtung mit Kontrastmittel.

Pilozytisches Astrozytom

Vorkommen Das pilozytische Astrozytom(➤ Abb. 8.4) kommt überwiegend im Kindes- und Jugendalter vor. Bei der Neurofibromatose Typ I sind pilozytische Astrozytome die häufigsten Gehirntumoren. Mutationen im NF1-Gen werden auch bei sporadischen pilozytischen Astrozytomen beobachtet.

Therapie Prinzipiell ist die komplette Resektion dieses Tumors ein kurativer Ansatz. Das pilozytische Astrozytom hat allerdings nicht selten eine Lokalisation im N. opticus, Chiasma oder Thalamus, die eine radikale Resektion ohne erhebliche Morbidität unmöglich macht. Bei nicht operablen oder rezidivierenden pilozytischen Astrozytomen werden Strahlentherapie und vor allem im Kindesalter auch Polychemotherapien erfolgreich eingesetzt.

Diffuses Astrozytom

Kennzeichnend für diffuse Astrozytome ist ihr diffus infiltrierendes Wachstum, das eine mikroskopisch radikale Resektion unmöglich macht. Subtypen sind unter anderem das fibrilläre Astrozytom und das gemistozytische Astrozytom.

Vorkommen Diffuse Astrozytome machen etwa 5% der hirneigenen Tumoren aus, ihr Altersgipfel liegt zwischen dem 30. und 40. Lebensjahr. Sie sind einer der typischen Tumoren bei dem seltenen Li-Fraumeni-Syndrom mit Keimbahnmutationen des p53-Tumorsuppressorgens (➤ Tab. 8.5). Auch bei den sporadischen Astrozytomen sind somatische p53-Mutationen charakteristisch.

Klinik und Diagnostik Astrozytome können klinisch lange stumm bleiben oder sich durch Anfälle bemerkbar machen. In späteren Stadien können neurologische Herdsymptome oder neuropsychologische Störungen auftreten. In der MRT erscheinen sie als T2-signalhyperintense Läsionen im Marklager oder subkortikal (➤ Abb. 8.4).

MERKE

Die maligne Progression vom Astrozytom Grad II zum anaplastischen Astrozytom Grad III und schließlich zum sekundären Glioblastom ist die Regel (➤ Abb. 8.3).

Therapie Die makroskopische Komplettresektion ist die Therapie der Wahl. Bei Tumoren, die wegen ihrer Lokalisation und Ausdehnung nicht operabel sind, kommt die Strahlentherapie der Tumorregion infrage. Die Chemotherapie mit Temozolomid und anderen Alkylanzien ist teilweise wirksam.

Zur Vertiefung

Die Gliomatosis cerebri ist ein besonders infiltrativer Typ des diffusen Astrozytoms, bei dem mindestens 3 Hirnlappen betroffen sind. Ihre Prognose ist schlechter als die der diffusen Astrozytome, die Gliomatosis cerebri entspricht daher dem WHO-Grad III.

Anaplastisches Astrozytom

Vorkommen Anaplastische Astrozytome (WHO-Grad III) sind ähnlich häufig wie diffuse Astrozytome und kommen etwa im gleichen Alter vor; sie verhalten sich jedoch aggressiver.

Molekulargenetik Beim anaplastischen Astrozytom und bei den anaplastischen Oligodendrogliomen sowie den anaplastischen Oligoastrozytomen, die histologisch ein Mischbild mit morphologisch astrozytären und oligodendroglialen Elementen darstellen, sind die molekularen Befunde von besonderer Bedeutung. Dies betrifft sowohl den kombinierten Verlust von 1p und 19q als auch die MGMT-Methylierung und die IDH-1/IDH-2-Mutationen, die alle besser auf Strahlen- und Chemotherapie ansprechen. Die molekulare Charakterisierung ist prognostisch inzwischen von größerer Bedeutung als die traditionelle Histologie.

Therapie Auch wenn eine makroskopische Komplettresektion gelingt, ist noch eine adjuvante Therapie erforderlich. Bei Rezidiv und Progression anaplastischer Gliome werden diese behandelt wie Glioblastome.

Glioblastom

Das Glioblastom (WHO-Grad IV) ist einer der bösartigsten menschlichen Tumoren mit medianen Überlebenszeiten von unter einem Jahr in unausgewählten Kollektiven, obwohl eine systemische Metastasierung fast nie auftritt. Zusätzlich zu den morphologischen Kennzeichen der Malignität ist das Glioblastom im Gegensatz zu den anaplastischen Gliomen durch Nekrosen und eine ausgeprägte Neoangiogenese gekennzeichnet. Glioblastome entstehen überwiegend *de novo* als primäre Glioblastome. Die selteneren, durch maligne Progression aus niedriggradigeren Gliomen entstandenen Glioblastome werden als sekundäre Glioblastome bezeichnet.

Molekulargenetik Molekulargenetisch sind die primären Glioblastome besonders durch Mutationen im Rezeptortyrosinkinase-Signalweg gekennzeichnet. Typisch sind Amplifikationen und Deletionen des epidermalen Wachstumsfaktor-Rezeptors (EGFR). Die bei den sekundären Glioblastomen typischen p53-Mutationen werden kaum beobachtet.

Diagnostik Bildgebend sind Glioblastome durch randständig irregulär („girlandenförmig") kontrastmittelaufnehmende raumfordernde Läsionen mit zentraler Einschmelzung als Ausdruck der Nekrose und meist ausgeprägtem perifokalem Ödem gekennzeichnet (➤ Abb. 8.4).

Therapie Ein wesentlicher Fortschritt in der Therapie des Glioblastoms wurde durch die Einführung der adjuvanten Radiochemotherapie erzielt. Dabei folgt auf eine möglichst weitgehende neurochirurgische Resektion eine Strahlentherapie mit 60 Gray Zielvolumendosis auf die erweiterte Tumorregion mit konkomitanter täglicher Chemotherapie mit Temozolomid, die gefolgt wird von 6 Zyklen einer adjuvanten Therapie mit Temozolomid (➤ Abb. 8.5). Dabei ist der MGMT-Status der wichtigste prädiktive Faktor. Karnofsky-Index, Alter und Ausmaß der Resektion haben ebenfalls prognostische Bedeutung.

FALLBEISPIEL

Eine 32-jährige Patientin erlitt erstmalig einen nächtlichen generalisierten Krampfanfall. Im EEG zeigte sich ein Herdbefund rechts temporal ohne epilepsietypische Potenziale. Die Magnetresonanztomografie stellte eine in T2-Wichtung hyperintense, schlecht abgegrenzte Raumforderung rechts temporal ohne Schrankenstörung dar. Liquordiagnostik und evozierte Potenziale erbrachten keinen Hinweis auf eine entzündliche Genese.

Die Patientin wurde operiert und die Raumforderung konnte makroskopisch komplett reseziert werden. Die histologische Begutachtung erbrachte ein diffuses Astrozytom. Die Patientin war postoperativ beschwerdefrei und voll arbeitsfähig.

Nach 4 Jahren zeigte sich bei der Verlaufskontrolle ein lokales Rezidiv, das erneut makroskopisch komplett reseziert werden konnte. Histologisch war eine Progression zu einem anaplastischen Astrozytom nachweisbar. Daher wurde eine adjuvante Strahlentherapie durchgeführt. Zwei Jahre später kam es erneut zu einem Rezidiv, das nur noch teilweise resezierbar war und histologisch als Glioblastom eingestuft wurde. Trotz Chemotherapien mit Temozolomid, Nimustin und Bevacizumab verstarb die Patientin innerhalb des folgenden Jahres.

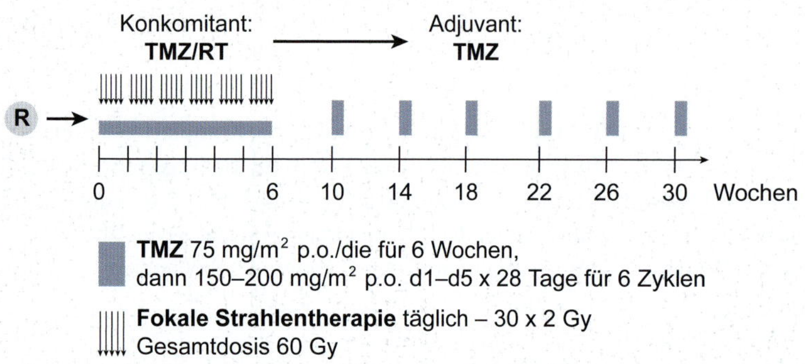

Abb. 8.5 Glioblastom-Primärtherapie. In der Primärtherapie des Glioblastoms wird nach der möglichst weitgehenden Resektion (R) Temozolomid (TMZ) parallel zur Strahlentherapie (RT) täglich gegeben, gefolgt von 6 Zyklen adjuvanter Therapie nach Abschluss der Strahlentherapie.

8.3.2 Oligodendrogliale Tumoren

Oligodendrogliome sind durch eine im Vergleich zu Astrozytomen gleicher Gradierung bessere Prognose gekennzeichnet. Die Bildgebung zeigt häufiger Verkalkungen und Kontrastmittelaufnahme auch bei Grad-II-Tumoren (➢ Abb. 8.4). Das Ansprechen von Oligodendrogliomen auf Strahlen- und Chemotherapien ist meist besser als bei Astrozytomen. Vor allem bei anaplastischen Oligodendrogliomen sind analog zu den anaplastischen Astrozytomen 1p/19q-, MGMT- und IDH-1/IDH-2-Status von prognostischer Bedeutung.

8.3.3 Ependymome und andere spinale Tumoren

Ependymome Ependymome (➢ Abb. 8.6) sind eine seltenere Form der Gliome mit häufiger Lokalisation spinal und in der hinteren Schädelgrube. Nur das am Filum terminale lokalisierte myxopapilläre Ependymom entspricht einem WHO-Grad I. Jedoch haben auch Ependymome Grad II nach makroskopisch kompletter Resektion häufig einen besseren Verlauf als Astrozytome mit zum Teil sehr langen Überlebenszeiten. Die Strahlentherapie wird daher bei spinalen Tumoren nur bei inkompletter Resektion adjuvant eingesetzt. Anders ist das bei Tumoren der hinteren Schädelgrube, wo die Strahlentherapie auch adjuvant eingesetzt wird, weil eine Aussaat im Subarachnoidalraum zu befürchten ist. Anaplastische Ependymome haben ein aggressiveres Verhalten.

Andere spinale Tumoren Auch Astrozytome Grad II und Grad III können spinale Tumoren bilden (➢ Abb. 8.6). Ein seltenerer benigner intraaxialer Tumor, der spinal, im Zerebellum oder im Hirnstamm vorkommen kann, ist das Hämangioblastom. Eine benigne Entität stellt das Paragangliom des Filum terminale dar. Vereinzelt kommen auch primitive neuroektodermale Tumoren, Lymphome und Metastasen spinal vor.

8.3.4 Andere gliale Tumoren

Seltenere Typen glialer Tumoren mit meistens günstigerer Prognose sind das Subependymom, das subependymale Riesenzellastrozytom bei der tuberösen Sklerose (beide entsprechen dem WHO-Grad I) und das pleomorphe Xanthoastrozytom (WHO-Grad II).

8.4 Neuronale und glioneuronale Tumoren

Neuronale und glioneuronale Tumoren treten überwiegend im Kindesalter auf und manifestieren sich häufig mit einer symptomatischen Epilepsie. Das Gangliozytom entspricht dem WHO-Grad I, beim Gangliogliom WHO-Grad I ist eine eigenständige gliale Komponente vorhanden, die zur malignen Progression neigt. Beide Tumoren sind häufig temporal und kortikal oder subkortikal lokalisiert. Die Resektion erfolgt nach epilepsiechirurgischen Standards. Der dysembryoplastische neuroepitheliale Tumor (WHO-Grad I) ist durch eine charakteristische Struktur, das sog. glioneuronale Element, gekennzeichnet und ist häufig lange Zeit auch unbehandelt nicht pro-

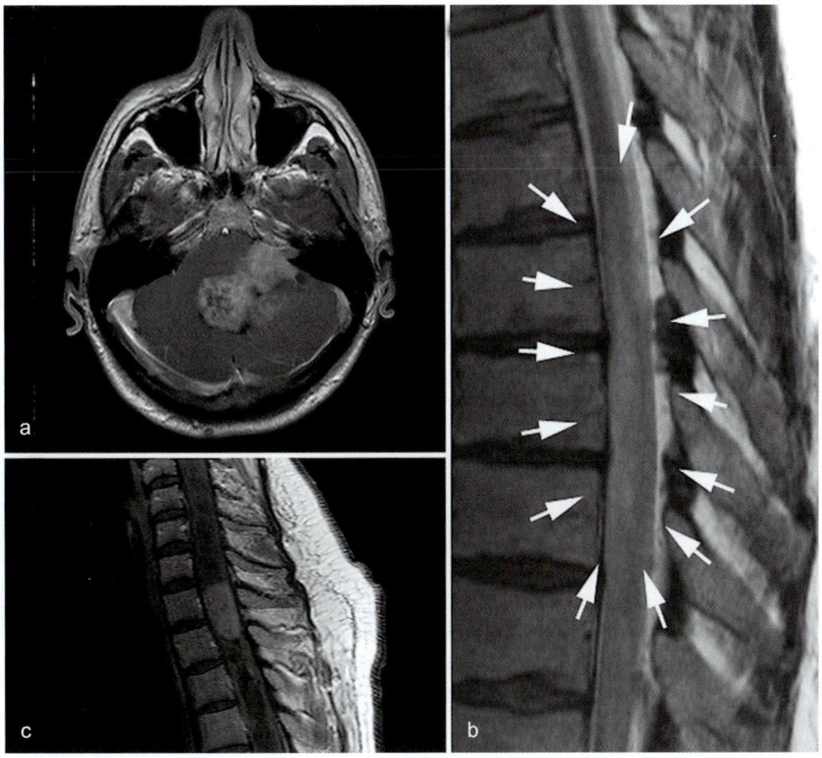

Abb. 8.6 MRT-Bildgebung bei Ependymomen und spinalen Gliomen. a Ependymom mit Ursprung im IV. Ventrikel und Infiltration des Hirnstamms. T1-Wichtung mit Kontrastmittel. **b** Diffus wachsendes spinales Astrozytom. T2-Wichtung. **c** Spinales Ependymom mit homogener, relativ gut abgegrenzter Kontrastmittelaufnahme. T1-Wichtung.

gredient. Das zentrale Neurozytom (WHO-Grad II) liegt meist im Ventrikel.

8.5 Medulloblastom und primitive neuroektodermale Tumoren (PNET)

Medulloblastome

Medulloblastome des Zerebellums (WHO-Grad IV) gelten als klassische embryonale Hirntumoren. Sie sind im Kindes- und Jugendalter am häufigsten und kommen vereinzelt schon bei Geburt vor. Typischerweise gehen sie von der anatomischen Mittellinie aus und dehnen sich von der Vermis in den IV. Ventrikel aus. Medulloblastome haben meist eine überwiegend neuronale Differenzierung und sind mit einer Reihe von familiären Hirntumorsyndromen vergesellschaftet (> Tab. 8.5). Eine Variante ist das desmoplastische Medulloblastom, das meist bei älteren Patienten vorkommt und häufig in einer Kleinhirnhemisphäre lokalisiert ist.

Klinik und Diagnostik Medulloblastome manifestieren sich mit Ataxie und erhöhtem Hirndruck (> Kap. 1.11) als Folge des durch Blockade des IV. Ventrikels bedingten Hydrocephalus occlusus. Die MRT des Schädels zeigt homogen kontrastmittelaufnehmende Läsionen (> Abb. 8.7). Bei einem Drittel der Patienten sind bereits bei Erstdiagnose Absiedlungen im spinalen Subarachnoidalraum vorhanden („Abtropfmetastasen").

Therapie Für die erfolgreiche Therapie der Medulloblastome stellt die makroskopische Komplettresektion eine wichtige Voraussetzung dar. Im Kindesalter schließen sich daran Polychemotherapie-Protokolle und die Strahlentherapie der Neuroachse an. Damit wird bei etwa 50% der Patienten eine Heilung erreicht. Allerdings sind die Spätfolgen der Therapie mit Wachstumsverzögerung und Störungen der kognitiven Entwicklung sowie endokrinen Störungen erheblich, bei Kleinkindern wird daher auf die Strahlentherapie verzichtet. Bei Erwachsenen ist der Wert der adjuvanten Chemotherapie unsicher.

Primitive neuroektodermale Tumoren

Als primitive neuroektodermale Tumoren (PNET) werden morphologisch dem Medulloblastom entsprechende Tumoren mit Lokalisation außerhalb des Zerebellums bezeichnet. Sie verhalten sich ähnlich wie Medulloblastome, sind jedoch genetisch unterschiedlich.

8.6 Tumoren der Sellaregion

Im Erwachsenenalter sind gutartige, vom Hypophysenvorderlappen ausgehende Hypophysenadenome die typischen intrasellären Raumforderungen. Im Kindesalter sind darüber hinaus Kraniopharyngeome wichtig. Seltenere Tumoren der Sellaregion sind Meningeome, Lymphome, Germinome und andere Entitäten.

Hypophysenadenome

Endokrin aktive Hypophysenadenome wie das Prolaktinom oder das Wachstumshormon produzierende Hypophysenadenom bei der Akromegalie verursachen durch die Hormonsekretion typische Symptome (> Tab. 8.6). Die am häufigsten sezernierten Hormone sind Prolaktin, Wachstumshormon und ACTH. Die Produktion aller anderen Hormone ist selten. Nichtproduzierende Adenome sind nach Prolaktinomen die zweithäufigsten Typen. Familiäres Auftreten im Rahmen einer

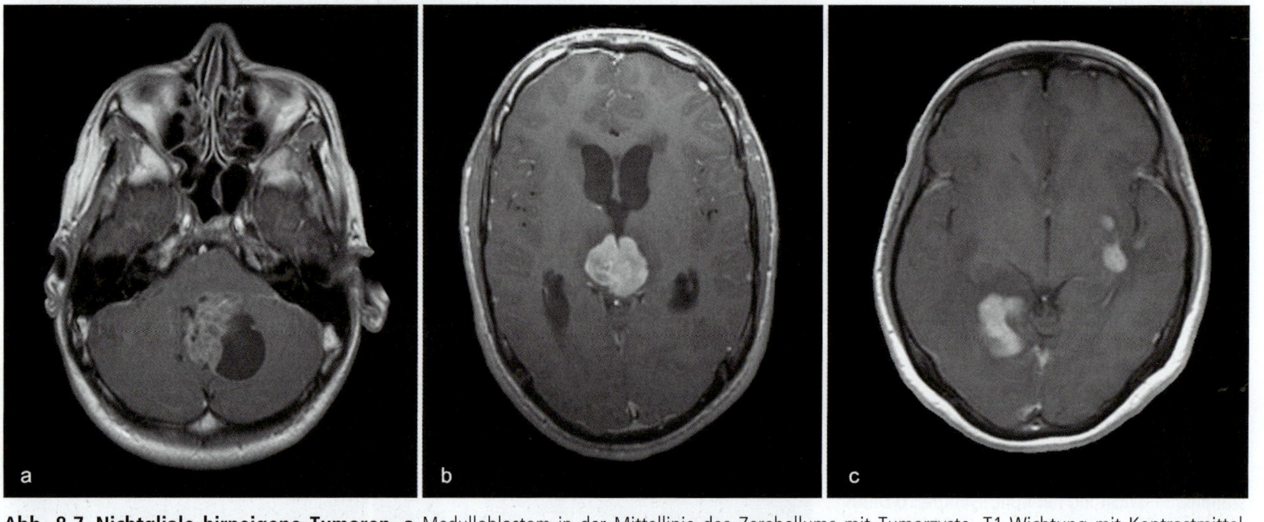

Abb. 8.7 Nichtgliale hirneigene Tumoren. **a** Medulloblastom in der Mittellinie des Zerebellums mit Tumorzyste. T1-Wichtung mit Kontrastmittel. **b** Germinom in der Pinealisloge. Die Ventrikel sind erweitert und es ist eine transependymale Liquordiapedese („Kappen") nachzuweisen (beginnende Liquorzirkulationsstörung). T1-Wichtung mit Kontrastmittel. **c** Primäres ZNS-Lymphom mit multiplen homogen kontrastmittelaufnehmenden Läsionen. T1-Wichtung mit Kontrastmittel.

multiplen endokrinen Neoplasie (MEN) 1 mit dominantem Erbgang ist die Ursache von etwas 3% aller Hypophysenadenome.

Klinik Neben den hormonellen Störungen verursachen Hypophysentumoren durch die Raumforderung auf das Chiasma opticum typischerweise eine bitemporale Hemianopsie. Größere Tumoren können Liquorzirkulationsstörungen durch Blockade der Foramina Monroi verursachen. Darüber hinaus können Kopfschmerzen, Hirnnervenausfälle, hypothalamische Störungen und durch Kompression eine Hypophysenvorderlappeninsuffizienz, selten auch ein Diabetes insipidus auftreten.

Differenzialdiagnosen Raumforderungen können eine gesteigerte Prolaktinsekretion hervorrufen, wenn sie den Hypophysenstiel komprimieren und dadurch die Konzentration des als prolaktininhibierender Faktor (PIF) agierenden Dopamins in der Hypophyse reduzieren („Pseudoprolaktinom"). Entsprechend verursachen auch Dopaminantagonisten eine meist geringe Hyperprolaktinämie, die durchaus zur Galaktorrhö führen kann.

Tab. 8.6 Hypophysenadenome: Hormonsekretion und Leitsymptome.

Hormon	Leitsymptome
Prolaktin	Galaktorrhö, Amenorrhö
GH	Akromegalie, Organomegalie, Diabetes mellitus
ACTH	Cushing-Syndrom
TSH	Hyperthyreose

Diagnostik MRT und Hormondiagnostik sind wegweisend. Die MRT stellt die Raumforderung und die Beziehung zu den Umgebungsstrukturen dar (➤ Abb. 8.8). Die Basalwerte der Hormone definieren meist ausreichend den Typ des Adenoms. Zum Teil ist eine differenziertere endokrinologische Diagnostik erforderlich. Die ophthalmologische Diagnostik einschließlich Perimetrie ist wichtig, um den Visus und eventuelle Gesichtsfelddefekte zu erfassen. Die definitive Diagnose wird neuropathologisch mittels immunhistochemischer Differenzierung gestellt.

Therapie Bei Makroadenomen (> 1 cm Maximaldurchmesser) und symptomatischen Mikroadenomen stellt grundsätzlich die transnasale Operation mit Resektion des Adenoms unter Belassung der Resthypophyse einen kurativen Ansatz dar. Bei Prolaktinomen ist die medikamentöse Therapie mit Dopaminagonisten häufig sehr erfolgreich und führt zur Regression der Raumforderung und zur Normalisierung des Prolaktinspiegels. Bei der Akromegalie und neu auch beim hypophysären Cushing-Syndrom stehen mit Somatostatin-Analoga ebenfalls vielversprechende pharmakologische Optionen zur Verfügung.

Bei Rezidiven kommt neben der erneuten Resektion die stereotaktische Radiochirurgie oder Gamma-Knife-Therapie in Betracht. Gefürchtet ist die spontane Einblutung in Hypophysenadenome, die eine rasche operative Intervention erforderlich macht.

MERKE

Hypophysenadenome sind benigne Erkrankungen, nur selten entarten sie zu Hypophysenkarzinomen. Es ist jedoch eine lebenslange endokrinologische Nachsorge und ggf. Hormonsubstitution erforderlich.

Je nach Defizit werden häufig Hydrocortison, L-Thyroxin, ADH, Testosteron und Östrogen sowie ADH substituiert.

FALLBEISPIEL

Eine 21-jährige Frau sucht wegen Milchfluss ihren Gynäkologen auf. Ein Schwangerschaftstest ist negativ. Im Serum ist der Prolaktinspiegel stark erhöht, die daraufhin angefertigte MRT stellt ein Mikroprolaktinom dar. Unter Therapie mit dem Dopaminagonisten Cabergolin kommt es zu einer Regression der Raumforderung und einer Normalisierung des Prolaktinspiegels.

8.7 Tumoren der Pinealisregion

Klinik Raumforderungen der Pinealisregion mit Kompression der Vierhügelplatte manifestieren sich typischerweise durch eine vertikale Blickparese, eine Konvergenzparese (Parinaud-Syndrom), Kopfschmerzen und einen Hydrocephalus occlusus.

Pineozytome Das Pineozytom ist der häufigste Tumor dieser Region. Es werden benigne Pineozytome (WHO-Grad I) und pineale parenchymale Tumoren intermediärer Differenzierung (WHO-Grade II–III) vom Pinealoblastom (WHO-Grad IV) abgegrenzt, das histologisch dem Medulloblastom entspricht und sich ähnlich aggressiv verhält.

Germinome In der Pineaslisloge treten außerdem typischerweise Germinome auf (➤ Abb. 8.7). Diese sind manchmal durch erhöhte Konzentrationen von β-HCG und AFP in Liquor und Serum nachweisbar und zeichnen sich durch sehr hohe Strahlensensibilität aus. Ein kurativer Ansatz ist meist möglich.

Sonstige Tumoren Selten treten in dieser Region Lymphome und andere Prozesse wie die Langerhans-Zell-Histiozytose auf.

8.8 Tumoren der Meningen, der Hirnnerven, Spinalnerven und peripheren Nerven

8.8.1 Meningeome und andere meningeale Tumoren

Meningeome

Meningeome sind bei Frauen die häufigsten Hirntumoren des Erwachsenenalters. Überwiegend handelt es sich dabei um benigne, langsam wachsende Tumoren, die klinisch häufig lange still bleiben und dem WHO-Grad I entsprechen. Atypische (WHO-Grad II) und anaplastische Meningeome (WHO-Grad III) sind selten und haben z.T. aggressive Verläufe. Meningeome treten vermehrt im Rahmen der NF2 und nach

Strahlentherapie auf. Auch sporadische Meningeome haben in einem hohen Prozentsatz Mutationen im NF2-Gen, viele sind progesteronrezeptorpositiv.

Lokalisationen Typische Lokalisationen sind parasagittal an Falx oder Sinus, am Keilbeinflügel, in der Olfaktoriusrinne, im Sinus cavernosus, im Optikuskanal, para-/suprasellär, am Tentorium und in der hinteren Schädelgrube.

MERKE

Spinale Meningeome treten am häufigsten thorakal auf und werden nicht selten als Ursache einer progredienten Paraspastik zu spät erkannt.

Klinik und Diagnostik Klinisch manifestieren sich intrakranielle Meningeome häufig durch Anfälle, Kopfschmerzen, gelegentlich Hirndruckzeichen sowie fokale Defizite entsprechend der Lokalisation. Magnetresonanztomografisch sind Meningeome homogen kontrastmittelaufnehmende, an der Dura anhaftende („dural tail") meist halbrunde Raumforderungen (➤ Abb. 8.8).

Zur Vertiefung

Mantelkantensyndrom

Eine Besonderheit ist das Mantelkantensyndrom bei größeren medianen Meningeomen der Konvexität, bei dem die parasagittalen Anteile der Zentralregion beidseits betroffen sind und dabei eine bilaterale Parese der Beine entsteht, die eine Paraparese spinaler Genese vortäuscht.

Therapie Meningeome werden möglichst operiert. Bei inoperablen Meningeomen, z.B. im Sinus cavernosus, am Hirnstamm oder im Canalis opticus, kann die stereotaktische oder fraktionierte Strahlentherapie lang anhaltende Tumorkontrolle erzielen.

Andere meningeale Tumoren

Hämangioperizytome neigen im Vergleich zu Meningeomen eher zum Rezidiv und zur Dissemination im Subarachnoidalraum. Sie werden adjuvant strahlentherapeutisch behandelt. Seltenere meningeale Tumoren sind das Melanozytom und das maligne Melanom der Meningen.

8.8.2 Tumoren der Hirnnerven, Spinalwurzeln und peripheren Nerven

Neurinome

Neurinome (Synonym Schwannome) sind die häufigsten Tumoren von Hirnnerven und Spinalwurzeln. Prädilektionsort ist der vestibuläre Anteil des N. vestibulocochlearis (➤ Abb. 8.8). Dennoch wird statt der korrekten und international üblichen Bezeichnung *Vestibularisschwannom* in Deutschland noch häufig von einem *Akustikusneurinom* gesprochen. Bilaterale Vestibularisschwannome sind das Kennzeichen der Neurofibromatose Typ II. Mutationen im NF2-Gen finden sich jedoch auch bei einem hohen Prozentsatz sporadischer Neurinome.

Klinik und Diagnostik Klinisch verursachen Neurinome progrediente Hirnnervenausfälle, z.B. Hypakusis und Tinnitus, und bei Lokalisation im Kleinhirnbrückenwinkel auch zerebelläre und Hirnstammsymptome. Neben der MRT sind akustisch evozierte Hirnstammpotenziale (AEP) und das Audiogramm weitere Teile der Diagnostik.

Therapie Die Therapie von Neurinomen ist – wo möglich – operativ. Bei kleineren Vestibularisschwannomen mit erhaltener Funktion des N. vestibulocochlearis ist kontrovers, ob der stereotaktischen Strahlentherapie der Vorzug gegeben werden soll.

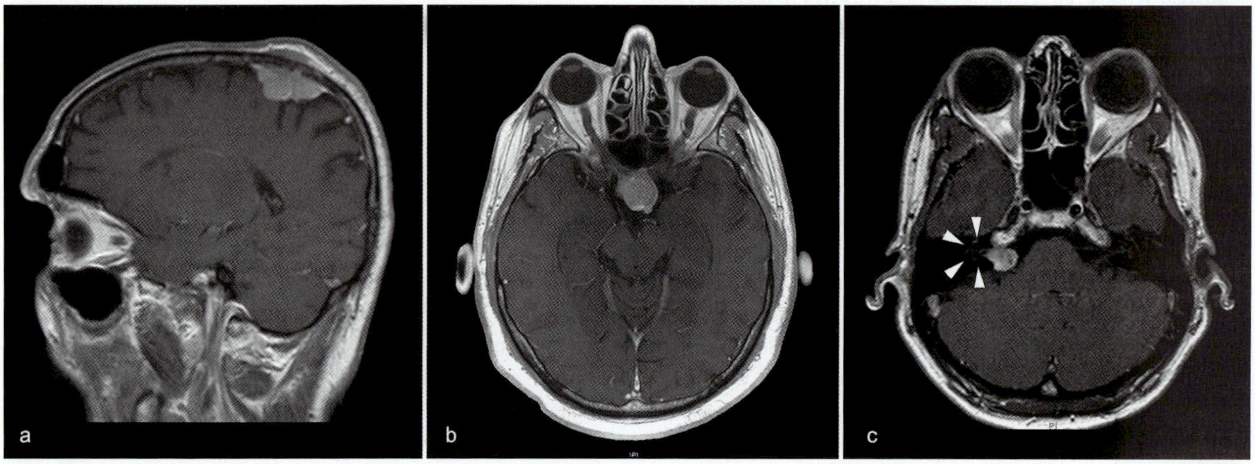

Abb. 8.8 Tumoren der Meningen, Hirnnerven und Hirnanhangsgebilde. **a** Meningeom der Konvexität mit knöcherner Begleitreaktion. T1-Wichtung mit Kontrastmittel. **b** Hypophysenadenom mit Kompression des Chiasma opticum. T1-Wichtung mit Kontrastmittel. **c** Vestibularisschwannom. Der Porus acusticus internus ist mit Pfeilspitzen gekennzeichnet. T1-Wichtung mit Kontrastmittel.

Zur Vertiefung

Sandurhgeschwulst

Neurinome treten auch spinal auf und können dabei durch das Neuroforamen hindurch bis nach extraspinal wachsen und dabei durch ihre Taillierung das Bild der „Sanduhrgeschwulst" bieten.

Andere Tumoren

Neurofibrome sind die typischen Tumoren der Neurofibromatose Typ I. Dort treten sie multipel und z.T. großflächig mit Nervenplexus verwachsen als plexiforme Neurofibrome auf. Nur lokal raumfordernde Läsionen werden chirurgisch angegangen. Gefürchtet ist die maligne Transformation zu einem malignen peripheren Nervenscheidentumor.

Das **Perineurom** ist ein weiterer seltener benigner Tumor, der intraneural in der Nervenscheide wächst.

8.9 Tumoren des Plexus choroideus und intraventrikuläre Tumoren

Plexuspapillome treten überwiegend bei Kindern und Jugendlichen auf und können Liquorzirkulationsstörungen verursachen. Atypische Plexuspapillome neigen zur Aussaat, Karzinome des Plexus choroideus sind selten. Mit ventrikulärer Lage kommen daneben selten **Meningeome** und **zentrale Neurozytome** vor, vereinzelt metastasieren auch solide Tumoren in den Plexus.

8.10 Primäre ZNS-Lymphome

Ausschließlich im ZNS auftretende Lymphome werden als primäre ZNS-Lymphome (PCNSL) bezeichnet, im Gegensatz zu systemischen Lymphomen mit sekundärer zerebraler Beteiligung. Es handelt sich bei den PCNSL überwiegend um diffus-großzellige hochmaligne B-Zell-Lymphome. Bei immunsupprimierten Patienten und HIV-Infizierten ist häufig Epstein-Barr-Virus-DNA im Lymphomgewebe nachweisbar.

Klinik und Diagnostik Die Klinik ist oft rasch progredient mit fokalen Ausfällen und Hirndrucksymptomen. Bildgebend sind multiple homogen kontrastmittelaufnehmende liquorraumnahe Läsionen typisch (➤ Abb. 8.7). Manchmal kann die Diagnose liquorzytologisch oder aus der Vitrektomie gestellt werden. Durchflusszytometrie und PCR zum Nachweis eines IG-Rearrangements werden zur Erhöhung der Sensitivität eingesetzt. Ein Ganzkörper-Staging ist zum Ausschluss eines systemischen Lymphoms erforderlich.

MERKE

Die Diagnose eines PCNSL wird meistens durch eine stereotaktisch geführte Biopsie einer zerebralen Läsion gesichert. Obwohl – oder gerade weil – ZNS-Lymphome teilweise erstaunlich gut auf Steroide reagieren, sollte diese Therapie nicht vor der Biopsie begonnen werden, weil sonst die Histologie unergiebig sein kann und dadurch Diagnose und definitive Therapie verzögert werden.

Therapie Resektionsversuche sind nicht sinnvoll. Die Therapie ist komplex. Bei Patienten unter 65 Jahren werden aggressive Polychemotherapie-Protokolle einschließlich intrathekaler Therapie oder Hochdosisprotokolle mit autologer Stammzelltransplantation eingesetzt. Damit werden bei bis zu 50% der Patienten Langzeitremissionen erreicht.

Bei Patienten über 65 Jahre sind Rezidive die Regel. Hochdosis-Methotrexat stellt auch bei diesen Patienten die Basis der Therapie dar, jedenfalls wenn die Nierenfunktion dies zulässt. Der Stellenwert der Strahlentherapie ist wegen der insbesondere in Kombination mit Methotrexat systemisch und intrathekal hohen Neurotoxizität mit Leukenzephalopathie und z.T. schwersten Demenzen umstritten.

8.11 Hirnmetastasen, spinale Metastasen und Meningeosis carcinomatosa

8.11.1 Hirnmetastasen

Unter den Hirntumoren sind Hirnmetastasen systemischer Tumoren um etwa den Faktor 5 häufiger als hirneigene Tumoren. Bei etwa 25% aller Patienten, die an malignen Erkrankungen versterben, sind autoptisch Hirnmetastasen nachweisbar. Hirnmetastasen werden häufiger, weil solide Organtumoren heute besser behandelt werden können und viele Chemotherapeutika im ZNS aufgrund der mangelnden Penetration der Blut-Hirn-Schranke weniger gut wirken. Häufigkeit und ZNS-Tropismus der Primärtumoren sind für den Anteil der einzelnen Entitäten bei den Hirnmetastasen verantwortlich (➤ Abb. 8.9).

Klinik und Diagnostik Typische klinische Symptome sind Anfälle bei etwa der Hälfte der Patienten, fokale Defizite und Hirndruckzeichen. Die MRT zeigt meist ringförmig kontrastmittelaufnehmende Läsionen (➤ Abb. 8.10).

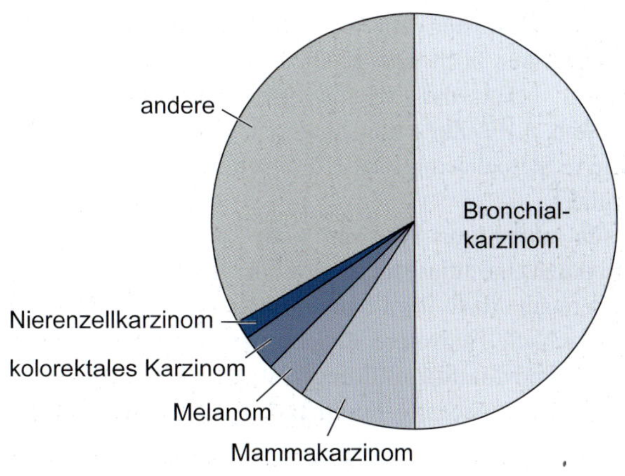

Abb. 8.9 Primärtumoren von Hirnmetastasen.

Auf den Punkt gebracht

Als *solitäre* Hirnmetastasen bezeichnet man einzelne Läsionen bei systemischer Tumorfreiheit, als *singulär* wird eine einzelne Hirnmetastase bei Vorhandensein systemischer Metastasen bezeichnet.

Therapie Die Therapiestrategie von Hirnmetastasen muss stets auch Stadium und Prognose der systemischen Tumormanifestationen mit einbeziehen und ist in der Regel palliativ. Ausnahmen stellen Germinome, Leukämien und Lymphome dar, bei denen kurative Ansätze verfolgt werden.

Die **Resektion** kommt bei solitären Hirnmetastasen und singulären Hirnmetastasen mit systemisch kontrollierter Erkrankung infrage. Die adjuvante Ganzhirnbestrahlung ist wirksam und verlängert die Zeit bis zur Progression, jedoch nicht das Gesamtüberleben und kann kognitive Defizite bis zur Demenz verursachen. Eine Alternative zu neurochirurgischen Operationen stellt bei wenigen kleineren Metastasen eine **stereotaktische Strahlentherapie** oder eine Gamma-Knife-Radiotherapie dar. Die **Chemotherapie** richtet sich grundsätzlich nach dem Primärtumor.

Die Prognose von Patienten mit Hirnmetastasen ist insgesamt ungünstig mit einem medianen Gesamtüberleben von unter einem Jahr. Beim Mammakarzinom ist die Prognose günstiger.

Prophylaxe Strategien zur Prophylaxe von Hirnmetastasen durch niedrigdosierte Ganzhirnbestrahlung sind bei der akuten lymphatischen Leukämie und dem kleinzelligen Bronchialkarzinom etabliert. Die Entwicklung von Substanzen mit besserer Wirksamkeit im ZNS für die Therapie systemischer Tumoren ist Gegenstand vieler aktueller Studien.

8.11.2 Wirbelsäulenmetastasen

Ossäre Metastasen treten insbesondere bei Prostata- und Mammakarzinom, aber auch bei vielen anderen soliden Tumoren auf. Neurologische Störungen entstehen dabei durch Kompression des Myelons oder der Nervenwurzeln, aber auch, wenn die Dura, die Nervenwurzeln oder die Plexus infiltriert werden.

Myelonkompression Von besonderer Bedeutung ist eine Myelonkompression mit akuter Querschnittssymptomatik, weil hier nur höchstens 12–24 h für eine Dekompression bleiben, bevor das Myelon irreversibel geschädigt ist (➤ Abb. 8.10). Zur antiödematösen Therapie werden hochdosierte Steroide eingesetzt (Dexamethason 3 × 8 mg/d und darüber).

Kauda- und Konus-Syndrom Das Cauda-equina-Syndrom wird durch eine diffuse Infiltration oder Kompression der Kaudafasern unterhalb des Conus medullaris verursacht und ist durch schlaffe Paraparese, Reflexausfall, Reithosenanästhesie, Blasen- und Mastdarmstörungen sowie Schmerzen gekennzeichnet. Eine isolierte Kompression des Conus medullaris kann sich durch eine langsam progrediente Inkontinenz ohne Schmerzen manifestieren (Konus-Syndrom), ist jedoch in der Regel mit einem Cauda-equina-Syndrom assoziiert. Neben der operativen Entlastung – sofern indiziert und möglich – kann die Strahlentherapie oft die Progression aufhalten und symptomatisch Besserung bringen.

Tumoren der Schädelbasis Chordome, Chondrome, Chondroblastome, Epidermoide und Teratome der Schädelbasis und der Nasennebenhöhlen können Strukturen des zentralen oder peripheren Nervensystems in Mitleidenschaft ziehen.

8.11.3 Meningeosis carcinomatosa

Die Meningeosis carcinomatosa oder Meningeosis neoplastica bezeichnet den meist im Spätstadium auftretenden Befall der Leptomeningen und des Liquors mit Tumorzellen. Sie ist möglich bei:

- soliden Tumoren (am häufigsten Mamma- und Bronchialkarzinom, seltener Melanome, Ovarialtumoren, kolorektale Karzinome und andere)
- hirneigenen Tumoren (besonders bei Medulloblastomen und Ependymomen, auch bei Oligodendrogliomen, Glioblastomen und anderen Gliomen)
- meningealen Tumoren und hier insbesondere bei Hämangioperizytomen

Hämatologische Neoplasien stellen einen besonderen Typ der Meningeosis dar, die auch als Meningeosis lymphomatosa bezeichnet wird und in vielen Fällen mit einer besseren Prognose als die Meningeosis bei soliden Tumoren vergesellschaftet ist. Auch bei Germinomen und Medulloblastomen ist ein kurativer Ansatz bei einer Meningeosis nicht ausgeschlossen.

Klinik Häufig sind Nackenschmerzen als Ausdruck der meningealen Reizung und Übelkeit, Erbrechen und Kopfschmerzen als Zeichen des durch die Liquorzirkulationsstörung verursachten gesteigerten Hirndrucks. Auch Hirnnervenausfälle und spinale Defizite einschließlich Blasen-Mastdarm-Störungen und Konus-/Kauda-Symptomatik durch lokale Infiltration und Kompression sind häufig.

Diagnostik Die Diagnostik umfasst Bildgebung, Liquordiagnostik und systemisches Staging:

- Die **MRT** (mit Kontrastmittel) sollte die gesamte Neuroachse erfassen. Beim soliden Typ der Meningeosis finden sich flächenhafte, kontrastmittelaffine Strukturen meist im Bereich der Schädelbasis (➤ Abb. 8.10), beim non-adhärenten Typ ein vorwiegend diffuser Befall des Subarachnoidalraums. Wichtig ist es, bildgebende Hinweise auf eine Liquorzirkulationsstörung (Erweiterung der Seitenventrikel, „Kappen" an den Vorderhörnern) zu erkennen.
- Bei der **Lumbalpunktion** ist die Messung des Eröffnungsdrucks relevant, die durch die MRT nicht ersetzt werden kann. Der Nachweis von Tumorzellen im Liquor ist beweisend für die Meningeosis, gelingt jedoch auch bei wiederholter Punktion nicht immer.
- An **weiterer Diagnostik** werden vor allem bei Lymphomen Durchflusszytometrie und PCR zum Nachweis eines IG-Rearrangements zur Erhöhung der Sensitivität eingesetzt. Bei Keimzelltumoren können AFP und β-HCG erhöht sein.

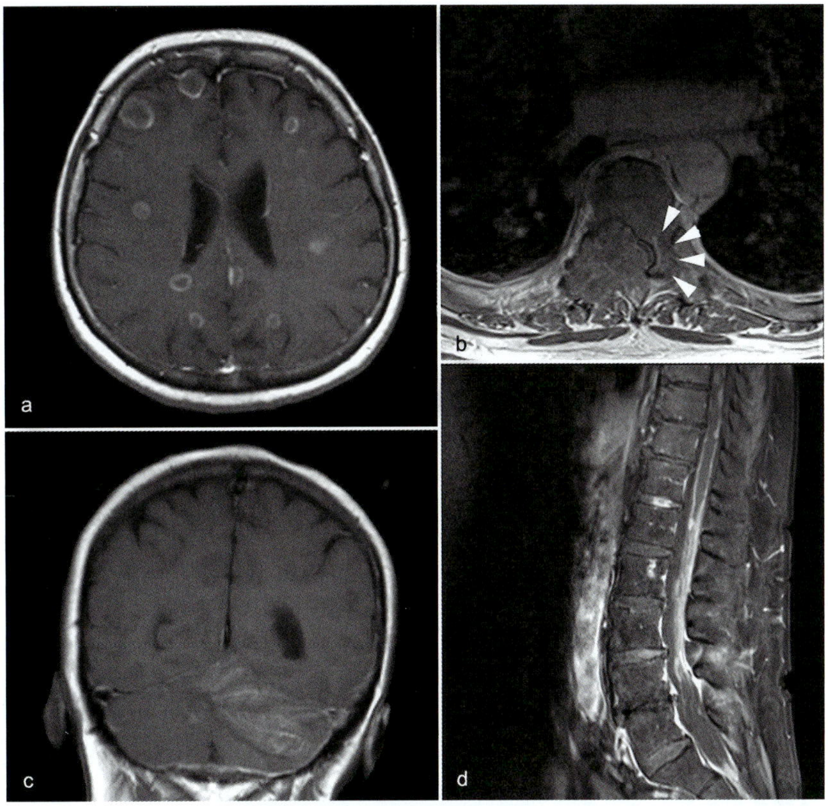

Abb. 8.10 MRT bei Hirnmetastasen, spinalen Metastasen und Meningeosis carcinomatosa. a Multiple Hirnmetastasen bei kleinzelligem Bronchialkarzinom. T1-Wichtung mit Kontrastmittel. **b** Spinale epidurale Metastase mit Kompression des Duraschlauchs (Pfeilspitzen). **c** Meningeosis carcinomatosa vom adhärenten Typ mit kontrastmittelaufnehmenden Tumorbelägen auf den Foliae des Zerebellums. T1-Wichtung mit Kontrastmittel. **d** Spinale Meningeosis carcinomatosa vom adhärenten Typ mit Kontrastmittelaufnahme der Kaudafasern und soliden nodulären spinalen Auflagerungen. T1-Wichtung mit Kontrastmittel.

Tab. 8.7 Therapie der Meningeosis carcinomatosa.

Typ	Solide Hirnmetastasen	Systemische Metastasen	Therapeutische Strategie
solider Typ	nein	nein	fokale Strahlentherapie (+ systemische Chemotherapie)
	ja	nein	Helmfeldbestrahlung + ggf. fokale spinale Strahlentherapie (+ systemische Chemotherapie)
	nein	ja	systemische Chemotherapie (+ fokale Strahlentherapie)
	ja	ja	systemische Chemotherapie + Helmfeldbestrahlung + ggf. fokale spinale Strahlentherapie
non-adhärenter Typ	nein	nein	intrathekale Chemotherapie
	ja	nein	Helmfeldbestrahlung (+ intrathekale Chemotherapie)
	nein	ja	systemische Chemotherapie (+ intrathekale Chemotherapie)
	ja	ja	systemische Chemotherapie + Helmfeldbestrahlung (+ intrathekale Chemotherapie)
modifiziert nach den Leitlinien der Deutschen Gesellschaft für Neurologie			

- Ein **systemisches Staging** sollte immer Teil der Diagnostik sein. Bei etwa der Hälfte der Patienten mit Meningeosis carcinomatosa kommen gleichzeitig solide zerebrale und/oder spinale Metastasen vor, zwei Drittel der Patienten mit leptomeningealer Metastasierung haben auch systemische Metastasen. Dies ist für den Therapiealgorithmus von entscheidender Bedeutung.

Therapie Die Therapie der Meningeosis ist schwierig. Dennoch werden auch bei Patienten mit soliden Tumoren, insbesondere bei Mammakarzinomen, zum Teil lang anhaltende Remissionen erreicht. Grundsätzlich orientiert man sich am Typ der Meningeosis, am Vorhandensein solider Metastasen und am systemischen Tumorstatus (➤ Tab. 8.7). Eine **intrathekale Therapie** ist vor allem dann in Erwägung zu ziehen, wenn ein isolierter non-adhärenter Typ der Meningeosis ohne Liquorzirkulationsstörung vorliegt. Bei allen anderen Typen der Meningeosis ist die **Strahlentherapie** in Form einer Helmfeldbestrahlung die Therapie der Wahl. Sie erreicht auch häufig eine rasche Symptomkontrolle. Symptomatische spinale Bereiche können parallel bestrahlt werden, z.B. bei Cauda-equina-Syndrom. Eine Bestrahlung der gesamten Neuroachse wird jedoch nicht durchgeführt. Alternativ oder sequenziell zur Strahlentherapie kann vor allem beim soliden Typ oder bei gleichzeitig vorliegenden Hirnmetastasen oder systemischem

Progress eine **systemische Chemotherapie** sinnvoll sein. Über die Wirksamkeit neuer zielgerichteter Therapien mit Antikörpern oder kleinen Molekülen liegen bislang nur Einzelbeobachtungen vor.

Angesichts der schlechten Prognose sollten die Möglichkeiten der symptomatischen Therapie ausgeschöpft werden. Hierzu gehört auch die Anlage eines ventrikuloperitonealen Liquorshunts bei Liquoraufstau. Daneben sind Schmerztherapie, Kontrolle von Anfällen und pflegerische Versorgung von großer Bedeutung.

8.12 Paraneoplastische Syndrome

Paraneoplastische Syndrome sind häufig komplex und bereiten diagnostische Probleme. Bis zu 2% aller Tumorpatienten sind hiervon betroffen, am häufigsten Patienten mit kleinzelligem Bronchialkarzinom oder gynäkologischen Tumoren. Die Manifestation des paraneoplastischen Syndroms kann der Entdeckung des Tumors um Monate bis Jahre vorausgehen. Als Pathomechanismus wird eine immunvermittelte Störung angenommen, bei der gegen den Tumor gerichtete Antikörper mit Teilen des Nervengewebes kreuzreagieren.

Auf den Punkt gebracht

Paraneoplastische Syndrome sind neurologische Syndrome, die in Assoziation mit einem Tumor auftreten, ohne durch ihn direkt, seine Metastasen, eine Meningeosis carcinomatosa oder die Tumortherapie bedingt zu sein.

Zu den **klassischen paraneoplastischen Syndromen** gehören die limbische Enzephalitis, die subakute zerebelläre Degeneration sowie die subakute sensible Neuropathie und die autonome Neuropathie. Das Opsoklonus-Myoklonus-Syndrom mit omnidirektionalen unwillkürlichen Augenbewegungen tritt meist bei Mammakarzinomen auf und hat oft einen günstigeren Verlauf. Darüber hinaus sind an der Muskulatur bzw. am neuromuskulären Übergang das Lambert-Eaton-Syndrom und die Dermatomyositis von Bedeutung.

Bei einer Reihe anderer seltener neurologischer Syndrome ist die Assoziation mit Tumoren schwächer, sodass sie als **nicht klassische paraneoplastische Syndrome** bezeichnet werden. Hierzu gehören unter anderem das Stiff-Person-Syndrom, die Hirnstammenzephalitis und die Neuromyotonie.

Diagnostik In der Diagnostik sind neben der neurologischen und elektrophysiologischen Untersuchung die Liquordiagnostik mit häufigem Nachweis entzündlicher Veränderungen, die Bestimmung der Antikörper (➤ Tab. 8.8) und die Tumorsuche wegweisend. Letztere gestaltet sich häufig schwierig, sodass eine ausführliche Diagnostik einschließlich Ganzkörper-PET oder PET-CT betrieben werden muss. Dennoch wird der zugrunde liegende Tumor nicht selten erst im Verlauf apparent.

Tab. 8.8 Antikörperbefunde bei paraneoplastischen Syndromen.

Antikörper	Syndrom	Tumortypen
Hu	limbische Enzephalitis, sensorische und autonome Neuropathie	SCLC, NSCLC, Seminom, Neuroblastom, Prostatakarzinom
Ri	Opsoklonus-Myoklonus	Mammakarzinom, SCLC, Neuroblastom, Medulloblastom
Yo	subakute zerebelläre Degeneration	Ovarialkarzinom, Korpuskarzinom, Mammakarzinom
Ma 1/2	Rhombenzephalitis, Zerebellitis	Bronchialkarzinom, Mammakarzinom, Kolonkarzinom, Parotiskarzinom, Hodenkarzinom
CV2	limbische Enzephalitis, zerebelläre Degeneration, Lambert-Eaton-Syndrom (hier auch Nachweis von VGCC)	SCLC, NSCLC, Korpuskarzinom, Thymom
Amphiphysin	Stiff-Person-Syndrom	Mammakarzinom, SCLC, Kolonkarzinom, Morbus Hodgkin, Thymom

SCLC = „small-cell lung cancer"; NSCLC = „non-small-cell lung cancer"; VGCC = „voltage-gated Ca^{2+}-channels"

Therapie Die Therapie ist insgesamt bis auf wenige Ausnahmen unbefriedigend. Die möglichst rasche Resektion des Primärtumors führt manchmal zu einer Remission. Immunsuppressive Therapien sind meist nur wenig effektiv, sodass die supportive Therapie, z.B. die Therapie von Myoklonien, im Vordergrund steht. Bei einzelnen Syndromen stehen spezifischere Therapieoptionen zur Verfügung, z.B. das 3,4-Diaminopyridin beim Lambert-Eaton-Syndrom.

8.13 Neurologische Folgen onkologischer Therapien

Nebenwirkungen der Therapie systemischer Tumoren ziehen regelmäßig das periphere oder zentrale Nervensystem in Mitleidenschaft.

Neuroonkologie

Im Vordergrund stehen die Folgen der Strahlentherapie von Gehirn und Rückenmark, deren Häufigkeit durch zusätzliche Systemtherapie und vor allem durch intrathekale Therapie erhöht wird. Dies sind Leukenzephalopathien, Strahlennekrosen und – vor allem nach Ganzhirnbestrahlung – zum Teil schwerste demenzielle Syndrome. In Abhängigkeit von der Größe des Bestrahlungsfelds können aber auch nach lokaler fraktionierter Bestrahlung im Verlauf von Jahren langsam progrediente kognitive Defizite auftreten. Diese betreffen vor allem die Bereiche Aufmerksamkeit, Arbeitsgedächtnis und psychomotorisches Tempo. Risikostrukturen mit besonderer Sensitivität gegenüber Bestrahlung sind auch der N. opticus, der N. vestibulocochlearis sowie Hirnstamm und Rückenmark. Im peripheren Nervensystem sind vor allem Plexusschäden durch Strahlentherapie gefürchtet. Mit langer Latenz nach Bestrahlung des Schädels kommen auch Zweittumoren vor, insbesondere Meningeome. Bei Therapie mit Angiogeneseinhibitoren kommen vermehrt vaskuläre Komplikationen (Blutungen, Infarkte und Embolien sowie Thrombosen) und Wundheilungsstörungen vor.

Internistische Onkologie

Verschiedene Zytostatika können akute, subakute und chronische Enzephalopathien auslösen (➤ Tab. 8.9). Auch zerebrale Infarkte und Ataxien kommen vor. Hirnnervenschäden betreffen am häufigsten den N. vestibulocochlearis, aber auch Optikusneuropathien werden beobachtet. Am Rückenmark und peripheren Nervensystem sind Polyneuropathien die häufigsten Therapiefolgen. Dabei reicht das Spektrum von milden, distal-symmetrischen Sensibilitätsstörungen bis zu schweren sensomotorischen Defiziten. Auch autonome Neuropathien treten auf. Gefürchtet vor allem bei intrathekaler Therapie ist die Myelopathie, häufiger ist ein meningealer Reizzustand.

Tab. 8.9 Neurologische Folgen onkologischer Therapien.

Neurologische Störung	Typische auslösende Substanzen
Enzephalopathie	Methotrexat, Ifosfamid, Capecitabine
Myelopathie	Methotrexat, Ara-C intrathekal
Ototoxizität	Cisplatin
Polyneuropathie	Cisplatin, Taxane, Bortezomib, Vincristin

MERKE

Manche Substanzen sind bei versehentlicher intrathekaler Injektion sehr toxisch, Vincristin insbesondere verursacht immer wieder tödliche Zwischenfälle.

KAPITEL

9

Rüdiger Hilker, Reiner Benecke

Bewegungsstörungen

Zur Orientierung

Hypokinetische Bewegungsstörungen (➤ Kap. 9.2) sind durch eine Verminderung der Spontan- und Willkürmotorik (Hypokinese) gekennzeichnet. Diese Minussymptomatik geht in den meisten Fällen mit einer Erhöhung des Muskeltonus (Rigor) einher und erfüllt dann die Kriterien eines Parkinson-Syndroms. Kennzeichnendes Merkmal der **hyperkinetischen** Bewegungsstörungen (➤ Kap. 9.4) sind dagegen Überbewegungen (Plussymptomatik), die sich der willentlichen Kontrolle weitgehend entziehen. In diese Kategorie fällt eine ganze Reihe von extrapyramidalen Symptomen, die häufig auch eigenständige Krankheitskategorien darstellen (z.B. Chorea, Tremor). **Dystonien** (➤ Kap. 9.3) sind einerseits Syndrome, die durch tonische Muskelkontraktionen charakterisiert sind und häufig zu abnormen Haltungen oder Gelenkstellungen führen, andererseits sind es Krankheiten, insbesondere die idiopathische Torsionsdystonie, bei denen die dystone Bewegungsstörung dominierendes Symptom ist. Leitsymptom einer **Ataxie** (➤ Kap. 9.5) ist die Störung der Bewegungskoordination und der Gleichgewichtsregulation. Ataxien können sich bei allen Bewegungen zeigen, die eine koordinierte und fein abgestimmte Muskelaktivität erfordern (z.B. Stehen, Gehen, Greifen, Sprechen). Meist handelt es sich um Erkrankungen des Kleinhirns und seiner Verbindungen. **Myoklonien** (➤ Kap. 9.6) sind plötzliche, unwillkürliche, kurz anhaltende Muskelzuckungen, die zu einem sichtbaren Bewegungseffekt führen. Sie sind im klinischen Alltag häufiger ein Symptom als eine eigenständige Krankheit. Eine **Spastik** (➤ Kap. 9.7) ist schließlich eine unwillkürliche muskuläre Tonuserhöhung – wie der Rigor auch –, die mit einer Steigerung der Muskeleigenreflexe einhergeht. Bei einer passiv ausgeführten Bewegung ist die Tonuserhöhung der Spastik – im Gegensatz zum Rigor – von der Beschleunigung der ausgeführten Bewegung abhängig, d.h., sie wird umso größer, je schneller die Bewegung ausgeführt wird.

Prüfungsschwerpunkte

+++ idiopathisches Parkinson-Syndrom (➤ Kap. 9.2.1), Chorea Huntington (➤ Kap. 9.4.1), Tremor (➤ Kap. 9.4.3), Spastik (➤ Kap. 9.7)

++ Anatomie und Physiologie der Basalganglien (➤ Kap. 9.1), Dystonien (➤ Kap. 9.3), Ataxien (➤ Kap. 9.5), Tic und Tourette-Syndrom (➤ Kap. 9.4.5), Myoklonien (➤ Kap. 9.6)

\+ Multisystematrophie (➤ Kap 9.2.2), progressive supranukleäre Parese (➤ Kap. 9.2.3), Restless-Legs-Syndrom (➤ Kap. 9.4.4), Stiff-Person-Syndrom (➤ Kap. 9.8)

9.1 Anatomie und Physiologie

9.1.1 Basalganglien

Die Basalganglien sind in der Tiefe des Gehirns liegende, untereinander verbundene Nervenzellkomplexe, deren wesentliche Aufgabe die automatische (unbewusste) Feinabstimmung willkürlicher und unwillkürlicher Bewegungen ist. Neben der Gestaltung von Bewegungsamplitude und Bewegungsgeschwindigkeit sind sie von Bedeutung für die Unterdrückung ungewollter Bewegungen und für die Modulation und Dosierung der tonischen (posturalen) Halteaktivität des Körperstamms während Willküraktivitäten der Extremitäten.

MERKE

Die Basalganglien bestehen klassisch-anatomisch aus dem Striatum (Putamen und Nucleus caudatus) und dem Globus pallidus. Wegen ihrer intensiven funktionellen Verbindungen werden heute aber auch der Nucleus subthalamicus, die Substantia nigra und motorische Kerngebiete des Thalamus hinzugerechnet.

Faserverbindungen

Die Faserverbindungen der Basalganglien bestehen aus mehreren funktionellen Subsystemen, die sich der Modulation der quergestreiften Skelettmuskulatur, der Kontrolle der äußeren Augenmuskeln, assoziativer Funktionen und limbischer Funktionen widmen. Anatomisch und funktionell finden sich 4 Schleifen, die eine kortikale Ebene, 2 Basalganglien-Ebenen und eine thalamische Ebene erkennen lassen. Man kann davon ausgehen, dass alle 4 Schleifen ihren Ausgangspunkt in Hirnrindenarealen haben, Basalganglienkerne und den Thalamus passieren und letztendlich wieder den Kortex erreichen, um von dort eine u.a. mit den Afferenzen aus der Körperperipherie abgestimmte Bewegung auszulösen (➤ Abb. 9.1).

Motorische Schleife Die motorischen Störungen, die bei Basalganglienerkrankungen auftreten, gehen vorwiegend auf eine Funktionsstörung innerhalb der motorischen Schleife zurück. Ausgangspunkt sind hier die prä- und postzentralen sensomotorischen Rindenfelder, die zunächst synaptische Kontakte mit putaminalen Neuronen eingehen. Vom Putamen ausgehend sind eine direkte und eine indirekte Schleife zu unterscheiden (➤ Abb. 9.1):

- **Direkte Schleife:** Die neuronale Aktivität im Putamen wird direkt zum Globus pallidus internus und zur Pars reticulata der Substantia nigra weitergegeben.
- **Indirekte Schleife:** Die Aktivität des Putamens wird zunächst an das äußere Segment des Globus pallidus weitergegeben, führt dann zu einer Aktivitätsveränderung im Ncl. subthalamicus, die schließlich auch das interne Segment des Globus pallidus und die Pars reticulata der Substantia nigra erreicht.

Sowohl die direkte als auch die indirekte motorische Schleife modulieren die Aktivität verschiedener Thalamuskerne, die ihrerseits die Modulation kortikaler neuronaler Aktivitäten übernehmen. Über einen Nebenweg modifiziert die neuronale Aktivität des Ncl. subthalamicus direkt auch die Aktivität des Ncl. pedunculopontinus im oberen Hirnstamm, der in der Lage ist, ohne Rückführung der modifizierten Aktivität verschiedene Hirnstammkerne und das Rückenmark direkt zu modulieren.

Transmitter Bemerkenswert ist die Tatsache, dass abgesehen von den Verbindungen des Kortex zum Striatum, die exzitatorisch mit Glutamat als Transmitter arbeiten, die übrigen synaptischen Verbindungen im Wesentlichen inhibitorischer Natur sind und als Transmitter Gamma-Aminobuttersäure (GABA) benutzen.

Dopamin

Für das Verständnis der gestörten Motorik bei Parkinson-Syndromen ist der Transmitter Dopamin besonders wichtig. Dopamin wird aus den im Striatum endenden Efferenzen der Substantia nigra (Pars compacta) freigesetzt und wirkt vorwiegend inhibitorisch. Diese Wirkung wird über D1- und D2-Rezeptoren vermittelt. Wenn die Zellen der Pars compacta beim Parkinson-Syndrom degenerieren, fällt die hemmende Wirkung des Dopamins weg, d.h., die striatalen Neurone sind stärker aktiv. Letztlich werden kortikale Output-Neurone dadurch weniger stark aktiviert. Insbesondere das Symptom Akinese ist auf dem Boden dieser neuronalen Funktionsstörung gut zu erklären (➤ Abb. 9.2).

9.1.2 Koordinatives System

Die Kontrolle des Zusammenspiels von Haltung und Bewegung gehört zu den wichtigsten Aufgaben des peripheren und zentralen Nervensystems. Dabei arbeiten höhere motorische Zentren (primärer sensomotorischer Kortex, motorische Assoziationsareale) mit motorischen Systemen in Hirnstamm und Rückenmark (Motoneuron, spinale Interneurone) zusammen. Letztere ermöglichen über spinale Reflexbögen und Automatismen eine unbewusste Kontrolle von Haltung und Bewegung. Die höheren Zentren modulieren diese als übergeordnete Ins-

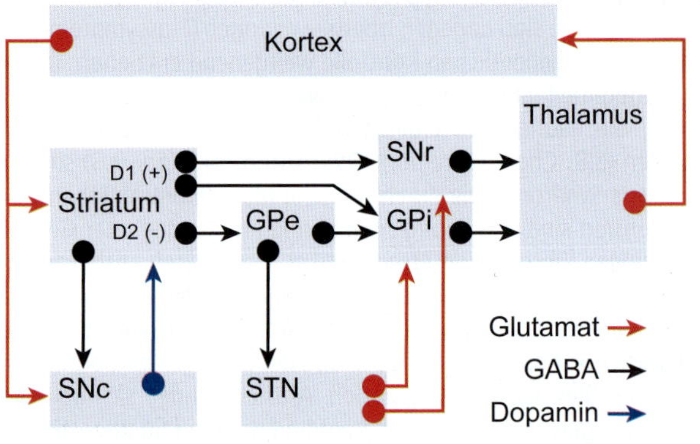

Abb. 9.1 Netzwerk der motorischen Basalganglienschleife; D1 = Dopaminrezeptor Typ 1; D2 = Dopaminrezeptor Typ 2; GABA = Gamma-Amino-Buttersäure; GPe = Globus pallidus externus; GPi = Globus pallidus internus; SNc = Substantia nigra pars compacta; SNr = Substantia nigra pars reticulata; STN = Nucleus subthalamicus.

tanzen und sorgen für den motorischen Antrieb sowie den Entwurf von Bewegungsprogrammen. Gleichzeitig bewerkstelligen das Kleinhirn mit seinen Verbindungen sowie die Basalganglien und der Thalamus eine parallel geschaltete Feinabstimmung der Stütz- und Zielmotorik. Sensible und sensorische Systeme liefern hierfür essenzielle Informationen aus der Körperperipherie. Den einfachen spinalen Reflexmechanismen sind dabei lange Funktionsschleifen übergeordnet, die die supraspinalen Zentren erreichen und so die Informationen aus dem propriozeptiven, vestibulären und visuellen System integrieren. Anatomisch sind hierfür die Hinterstrangbahnen im Rückenmark, das Gleichgewichtsorgan im Innenohr, der N. vestibulocochlearis sowie das optische System und die Sehbahn für die Leitung dieser Informationen in das ZNS entscheidend. Das Kleinhirn übernimmt bei der Zusammenführung aller Parameter eine wesentliche Funktion. Die phylogenetisch älteren mittelständigen Kleinhirnstrukturen (Archicerebellum, Palaeocerebellum) empfangen vor allem visuelle, spinale und vestibuläre Signale und sind eng mit den motorischen Zentren in Hirnstamm und Rückenmark verbunden. Hier lokalisierte Schädigungen erzeugen daher vor allem Störungen der Stütz- und Haltemotorik (Gleichgewichtsstörungen). Die entwicklungsgeschichtlich jüngeren Kleinhirnhemisphären (Neocerebellum) sind vor allem mit der Hirnrinde verbunden und koordinieren die Zielmotorik und das Sprechen. Deren Läsionen verursachen vor allem Störungen der Initialisierung von Bewegungen und Koordinationsstörungen der Extremitäten (z.B. Intentionstremor).

9.2 Hypokinetische Erkrankungen

9.2.1 Idiopathisches Parkinson-Syndrom

Der Begriff idiopathisches Parkinson-Syndrom (iPS) bezeichnet heute die klassische Parkinson-Krankheit (früher: Morbus Parkinson). Diese wird auch als typisches Parkinson-Syndrom den sog. atypischen Formen gegenübergestellt (andere neurodegenerative und sekundäre Parkinson-Syndrome).

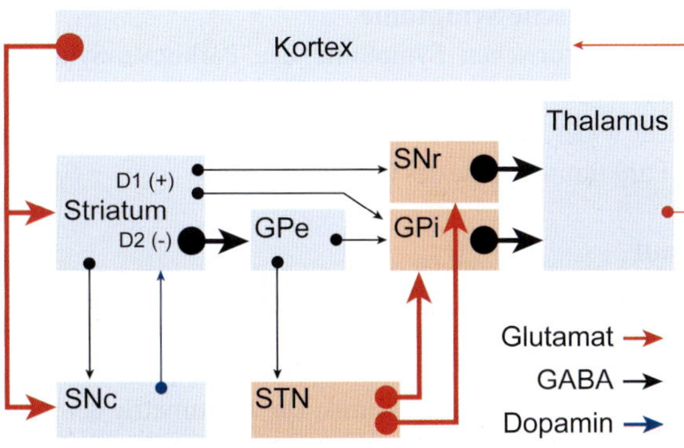

Abb. 9.2 Pathophysiologie der Akinese bei Parkinson-Syndromen: Abkürzungen s. Abb. 9.1; fett gedruckte Pfeile symbolisieren Überaktivität, dünn gedruckte Pfeile Aktivitätsminderung.

Epidemiologie

Das iPS ist die häufigste Erkrankung aus dem Formenkreis der neurologischen Bewegungsstörungen, deren Ursache in einem langsam fortschreitenden Zelluntergang im Gehirn (Neurodegeneration) besteht. Die Prävalenz des iPS liegt in westlichen Industrienationen bei etwa 200/100.000 Einwohnern. Sie nimmt mit dem Lebensalter zu und beträgt bei über 60-Jährigen etwa 1% und bei über 80-Jährigen etwa 3%.

Ursachen und Pathogenese

Mögliche Auslöser Die Ursachen des Zelluntergangs beim iPS sind bislang nicht bekannt. Als Auslöser werden der Kontakt mit toxischen Substanzen, entzündliche Vorgänge im ZNS, der programmierte Zelltod, Störungen der mitochondrialen Energiegewinnung der Nervenzellen („oxidativer Stress"), Umwelteinflüsse, genetische Faktoren sowie eine Kombination dieser Mechanismen diskutiert.

Neurogenetik Insbesondere die Fortschritte in der neurogenetischen Forschung haben in den letzten Jahren zu einem wesentlich besseren Verständnis der Pathomechanismen der Parkinson-Krankheit beigetragen. Durch die Entdeckung von Familien mit erblichem, auf umschriebenen Mutationen beruhendem Parkinson-Syndrom konnten wichtige molekularbiologische Prozesse der Krankheitsentstehung aufgedeckt werden. Diese familiären monogenen Parkinson-Krankheiten werden derzeit mit den Abkürzungen PARK1–15 bezeichnet und können sowohl autosomal-rezessiven als auch autosomal-dominanten Erbgängen zugeordnet werden.

Neuropathologischer Befund Der wesentliche neuropathologische Befund des iPS ist der Untergang der neuromelaninhaltigen dopaminergen Neurone in der Substantia nigra im Mittelhirn, die über ihre Axone zum Striatum projizieren (mesostriatales dopaminerges System). Dadurch kommt es in den Basalganglien zu einem Mangel des Transmitters Dopamin, der für viele der motorischen Parkinsonsymptome verantwortlich ist (➤ Kap. 9.1.1, ➤ Abb. 9.2). Allerdings betrifft der Nervenzelluntergang schon in frühen Krankheitsstadien auch Neurone anderer Transmittersysteme, deren Schädigung die nichtmotorischen Parkinsonsymptome erklärt (u.a. Depression, Schlafstörung, kognitive Störungen), die schon bei Beginn, aber vor allem im langjährigen Verlauf der Krankheit eine wichtige Rolle spielen.

9

Zur Vertiefung

Lewy-Körperchen und Braak-Stadien

Die Lewy-Körperchen (LK; engl. „Lewy bodies") sind charakteristische intrazelluläre Einschlusskörperchen, die histopathologisch in der Substantia nigra und anderen Hirnregionen von iPS-Patienten gefunden werden (➤ Abb. 9.3). Sie wurden 1912 erstmals von dem deutsch-jüdischen Neurologen Friedrich H. Lewy mit dem Entstehen der Parkinson-Krankheit in Verbindung gebracht. Sie enthalten abgelagerte und aggregierte Proteine, u.a. Alpha-Synuclein und Ubiquitin. Der

Frankfurter Neuroanatom Heiko Braak hat das Auftreten der LK im Laufe der Krankheit anhand von Hirnschnitten verstorbener Patienten analysiert und eine Stadieneinteilung des iPS erstellt (sog. Braak-Stadien). Seine Theorie der Parkinson-Entstehung geht von einem unbekannten Pathogen aus, das über die Darmmukosa und die Riechschleimhaut in der Nase aufgenommen wird und das ZNS über den N. vagus bzw. den N. olfactorius erreicht. Der pathogene Prozess führt – über viele Jahre – zur Bildung der LK, die sich über den Hirnstamm aufsteigend bis in die Großhirnrinde ausbreiten. Im Stadium III nach Braak sind schließlich auch das Mittelhirn und die Substantia nigra im oberen Hirnstamm betroffen. Erst dann treten die typischen motorischen Symptome des iPS auf. Die Validierung dieses neuartigen Modells der Parkinson-Pathogenese ist derzeit Gegenstand intensiver Forschungsanstrengungen.

Klinik

Motorische Kardinalsymptome

Als motorische Kardinalsymptome des Parkinson-Syndroms gelten:

Brady- und Hypokinese Als Bradykinese wird eine Verlangsamung, als Hypokinese eine Amplitudenabnahme der spontanen Bewegungsabläufe des Patienten bezeichnet (bei maximaler Ausprägung: Akinese). Im Gesicht ist vor allem eine Verarmung der mimischen Ausdrucksbewegungen mit vermindertem Lidschlag auffällig (Hypomimie). Schnelle Wechselbewegungen der Hände sind verlangsamt (Bradydiadochokinese) und häufig unkoordiniert (Dysdiadochokinese). Bei der Handschrift fällt ein unleserliches und zum Ende der Zeile zunehmend verkleinertes Schriftbild auf (Mikrografie). Das typische Parkinson-Gangbild zeigt eine vornübergebeugte Haltung mit leichter Flexion der Unterarme im Ellenbogengelenk, die Amplitude des Armschwungs ist reduziert, ebenso die Schrittlänge, und bei Körperwendungen werden mehrere kleine Zwischenschritte benötigt.

Rigor Diese Erhöhung des Muskeltonus äußert sich als Widerstand der Muskeln, wenn Extremitäten, Kopf oder Rumpf passiv bewegt werden. Der Rigor ist – im Gegensatz zur Spastik – nicht von der Beschleunigung der passiven Bewegungen abhängig, sondern immer annähernd gleichartig ausgeprägt. Er kann besonders gut bei der gleichmäßigen Bewegung der Handgelenke erkannt werden. Häufig kommt es zu einem kurzfristigen, ruckartigen Nachlassen des Muskeltonus, was dem Ineinandergreifen von Zahnrädern gleicht und daher als **Zahnradphänomen** bezeichnet wird. Das Ausmaß des Rigors kann durch Willkürbewegungen der gegenseitigen Extremitäten (z.B. durch kontralateralen Faustschluss) gesteigert werden (**Froment-Manöver**). Der Patient nimmt den Rigor vor allem als Steifigkeitsgefühl und als Schmerzen aufgrund der erhöhten Muskelanspannung wahr.

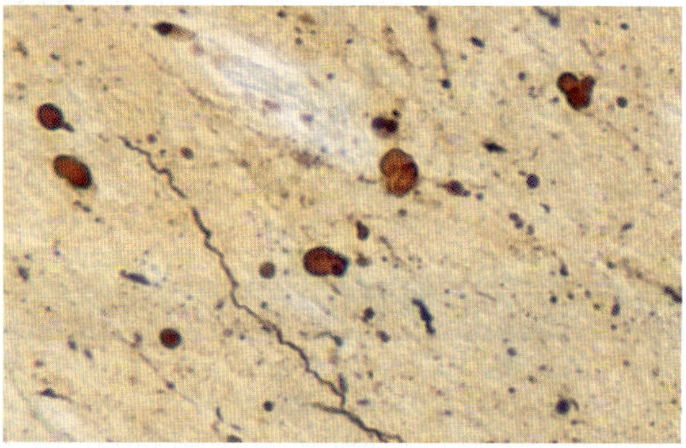

Abb. 9.3 Intrazelluläre Einschlusskörper (Lewy-Körperchen, LK) bei iPS. Die LK sind typische intraneuronale Proteinablagerungen in der Substantia nigra. Sie haben einen dichten eosinophilen Kern und einen blassen Halo. Unter anderem enthalten sie α-Synuklein, Ubiquitin und andere Proteinfilamente (mit freundlicher Genehmigung von PD Dr. Udo Rüb, Institut für Neuroanatomie, Goethe-Universität Frankfurt am Main).

Tremor (Zittern) Der typische Parkinson-Tremor ist ein einseitig betonter Ruhetremor von mittlerer Frequenz (ca. 4–7 Hz) und mittlerer Bewegungsamplitude. Dieser verstärkt sich häufig bei Ablenkung, z.B. bei gleichzeitiger Ausführung von Rechenaufgaben oder beim Gehen. Der Ruhetremor betrifft meist die Hände, seltener die Beine, den Kopf oder das Kinn (**Rabbit-Phänomen**). Es handelt sich um einen sog. alternierenden Tremor, bei dem die abnorme Bewegung durch abwechselnde Aktivität antagonistischer Muskelgruppen erzeugt wird. Tritt der Tremor vor allem zwischen Daumen und Zeigefinger auf, wird er anschaulich auch als **„Pillendreherphänomen"** bezeichnet. Oft kommt es beim Vorhalten der Hände zu einer kurzen Blockade des Tremors, bevor er in gleicher oder höherer Frequenz als Haltetremor wieder auftritt. Einige Patienten leiden auch an einem Aktionstremor bei Zielbewegungen der oberen Extremitäten.

Posturale Instabilität (Haltungsinstabilität) Die Verminderung der Stellreflexe führt zu einer zunehmenden Fallneigung. In fortgeschrittenen Krankheitsstadien sind daher Stürze mit Verletzungen nicht selten. Je nach bevorzugter Sturzrichtung werden Propulsion (nach vorne), Retropulsion (nach hinten) und Lateropulsion (zur Seite) unterschieden.

MERKE

Die Kardinalsymptome des Parkinson-Syndroms sind Bradykinese, Rigor, Ruhetremor und posturale Instabilität.

Nichtmotorische Symptome

Die nichtmotorischen Symptome des Parkinson-Syndroms sind außerordentlich vielfältig (➤ Tab. 9.1) und spiegeln die Tatsache wider, dass der Zelluntergang beim iPS viele verschiedene Funktionssysteme des Gehirns betrifft.

Verlauf

Frühstadium Das iPS beginnt einseitig (lateralisiert), z.B. mit dem Ruhetremor einer Hand oder dem verminderten Mitschwingen eines Arms beim Gehen, zumeist begleitet von einer leichten Verminderung der Mimik. Die Asymmetrie der motorischen Symptome mit einer vorwiegend betroffenen Körperseite bleibt über viele Jahre deutlich zu erkennen. Nichtmotorische Frühsymptome sind oft eine Hyposmie, eine depressive Verstimmung, Schlafstörungen oder rigorbedingte Schulter-

Tab. 9.1 Nichtmotorische Symptome des Parkinson-Syndroms (Beispiele).

Autonome Symptome	Kognitive Symptome	Psychiatrische Symptome
• Obstipation • Hyperhidrosis • Temperaturregulationsstörungen • Hypersalivation • Seborrhö • Kreislaufdysregulation (orthostatische Hypotonie) • Sexualfunktionsstörungen (z.B. erektile Dysfunktion, Libidoverminderung) • Schlafregulationsstörungen • Hyposmie	• Verlangsamung der Denkabläufe (Bradyphrenie) • Störungen der Handlungsplanung und Strategiebildung (dysexekutives Syndrom) • Gedächtnis- und Orientierungsstörungen bis hin zur Demenz (80% der Patienten nach 20-jährigem Krankheitsverlauf)	• Depression (> 50%) • Störungen der Wahrnehmung (v.a. optische Halluzinationen) • Störungen der Denkinhalte (Parkinson-Psychose) • Störungen des Verhaltens (Impulskontrollstörungen): z.B. Spielsucht, Kaufsucht, Hypersexualität

Arm-Schmerzen, die zunächst differenzialdiagnostische Schwierigkeiten bereiten können. Im Krankheitsverlauf werden die motorischen Symptome deutlicher und je nach vorherrschendem Bild als Rigor-Akinese-Typ, Tremordominanz-Typ oder Äquivalenz-Typ klassifiziert. Bei Letzterem treten sämtliche Kardinalsymptome in annähernd gleich starker Ausprägung auf. Der Tremordominanz-Typ hat in der Regel eine günstigere Langzeitprognose.

Spätstadium Kennzeichnend für das Spätstadium des iPS sind vor allem motorische Fluktuationen. Diese Zustände wechselnder Beweglichkeit sind einerseits durch die zunehmende Degeneration der dopaminergen Nervenzellen, andererseits durch die Einnahme dopaminerger Medikamente (vor allem Levodopa) bedingt: Je mehr Zellen degenerieren, desto weniger Dopamin wird gespeichert und desto unregelmäßiger wird es freigesetzt. Die Beweglichkeit des Patienten ist dann vom Wirkspiegel der Medikamente in Blut und Gehirn abhängig, der bei der relativ kurzen Halbwertszeit der Medikamente schwankt. Das sog. Levodopa-Langzeitsyndrom beschreibt dementsprechend Zeiten ausgeprägter Parkinson-Symptome (bei niedrigem Wirkspiegel, Off-Phasen), die sich rasch abwechseln mit Zeiten guter Beweglichkeit (bei ausreichendem Wirkspiegel, On-Phasen). In den On-Phasen sind häufig überschießende Antworten auf das Pharmakon mit choreatischen Überbewegungen (Hyperkinesen) der Extremitäten und des Rumpfes (sog. dopaminerge Dyskinesien) zu beobachten. Das Levodopa-Langzeitsyndrom wird bei bis zu 50% der iPS-Patienten beobachtet, die 5 Jahre oder länger kontinuierlich mit Levodopa behandelt wurden. Zunächst kommt es zur sog. End-of-dose-Akinese – die Wirkung der Levodopa-Einzeldosen lässt immer schneller nach („wearing-off") – und später zu ausgeprägten On-off-Fluktuationen über den Tag, die zunehmend unvorhersehbar und unabhängig von der Medikamenteneinnahme auftreten können. Zusätzlich ist das fortgeschrittene iPS durch eine Zunahme der Haltungsinstabilität mit Sturzneigung, plötzlichen Gangblockaden mit scheinbarem Festkleben der Füße am Boden („freezing") sowie durch das Auftreten der oben beschriebenen vegetativen, kognitiven und psychiatrischen Symptome gekennzeichnet.

MERKE

Das Spätsyndrom des iPS zeigt die folgenden charakteristischen Symptome:
- motorische On-off-Fluktuationen
- dopaminerge Dyskinesien
- Gangstörungen („freezing") und Sturzneigung
- dopaminerge Psychose
- Störungen von autonomen Funktionen und des Schlafs
- kognitive Störungen bis hin zur Parkinson-Demenz

FALLBEISPIEL

Herbert W. ist 68 Jahre alt und seit 3 Jahren berentet. Bislang ist er abgesehen von einem leichten Bluthochdruck immer gesund gewesen. Schon seit einigen Jahren hat er eine Abnahme seines Geruchssinns verspürt, diesem jedoch zunächst keine Beachtung geschenkt. Dazu ist es seit etwa einem Jahr zu diffusen Schmerzen im rechten Arm, verbunden mit einem schwer zu beschreibenden Gefühl der Muskelsteifigkeit, gekommen. Seine Ehefrau bemängelt in letzter Zeit immer häufiger seine Lust- und Interesselosigkeit. Herr W. fühlt sich oft müde und abgeschlagen, seine Stimmung erscheint ihm unerklärlich gedrückt. Nachdem er zuletzt kaum noch die Hemdknöpfe mit der rechten Hand schließen kann und gelegentlich ein Zittern der rechten Hand auftritt, geht er zu seinem Hausarzt, der ihn direkt an einen neurologischen Kollegen überweist. Dieser stellt eine leichte Hypomimie, ein vermindertes Mitschwingen des rechten Armes beim freien Gang und einen leichten Rigor im rechten Handgelenk fest. Unter Ablenkung zeigt sich ein mittelfrequenter Ruhetremor der rechten Hand. Ein daraufhin veranlasstes MRT des Gehirns ergibt einen Normalbefund. Schließlich stellt der Neurologe die Diagnose eines beginnenden idiopathischen Parkinson-Syndroms vom Äquivalenztyp und initiiert eine Behandlung mit einem Dopaminagonisten sowie mit einem MAO-B-Hemmer. Unter langsamer Dosiserhöhung des Dopaminagonisten bessern sich die gedrückte Stimmung sowie der Rigor des rechten Arms innerhalb einiger Wochen. Auch die Feinmotorik der rechten Hand von Herbert W. zeigt einige Wochen später eine deutliche Besserung.

Diagnostik

MERKE

Die Diagnose eines iPS wird bei typischen Symptomen allein durch den klinisch-neurologischen Befund gestellt.

Anamnese In der Anamnese berichten die Patienten von Symptomen, die langsam beginnen und sich allmählich verschlechtern. Oft können schon länger bestehende depressive Verstimmungen, Schlaf- und Riechstörungen erfragt werden.

Klinik Charakteristisch sind einseitig betonte motorische Kardinalsymptome sowie deren gute Besserung bei oraler Einnahme von Levodopa (sog. Levodopa-Response). Gegen ein iPS – und möglicherweise für ein atypisches Parkinson-Syndrom – sprechen anhaltende Remissionen der Beschwerden, frühe ausgeprägte autonome, zerebelläre oder pyramidale Störungen, eine frühe ausgeprägte Sturzneigung sowie eine frühe deutliche Demenz, Aphasie oder Apraxie.

Untersuchungen Durch ein EMG mit Oberflächenelektroden kann der typische alternierende Parkinson-Tremor erfasst werden. In der transkraniellen Ultraschalluntersuchung des Hirnparenchyms findet sich bei iPS-Patienten typischerweise eine erhöhte Signalgebung (Hyperechogenität) der Substantia nigra, die vermutlich auf einen erhöhten lokalen Eisengehalt des Gewebes zurückzuführen ist. Die zerebrale Bildgebung mit CT oder MRT zeigt bei iPS in der Regel einen Normalbefund und grenzt damit die Krankheit von vielen symptomatischen Parkinson-Formen ab (z.B. vaskuläres Parkinson-Syndrom). In klinisch zweifelhaften Fällen kann der Verlust von dopaminergen Nervenzellen im Striatum z.B. mit der Single-Photonen-Computer-Emissionstomografie (SPECT) oder der Positronenemissionstomografie (PET) direkt dargestellt werden (➤ Abb. 9.4). Weitere mögliche Untersuchungen sind autonome Funktionstests (z.B. Kipptisch bei orthostatischer Dysregulation) und neuropsychologische Untersuchungen.

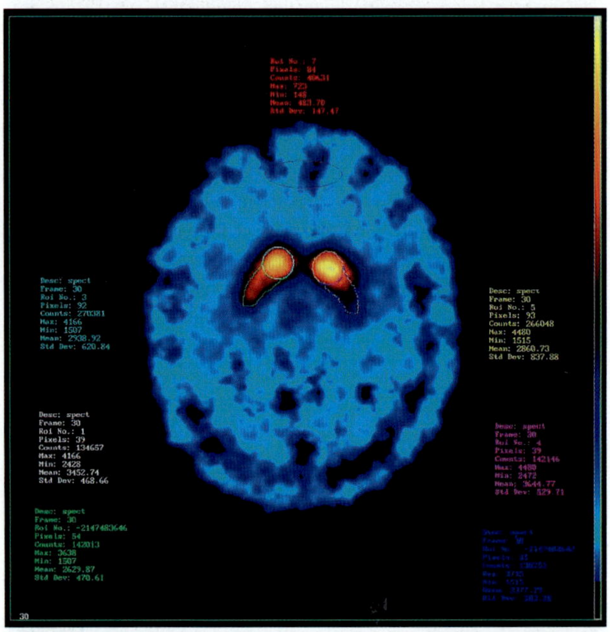

Abb. 9.4 Single-Photonen-Emissionscomputertomografie (SPECT) der Dopamintransporterdichte im Striatum. Als Radioligand wurde ^{123}J-Ioflupan eingesetzt, das an die Dopamintransporter des präsynaptischen Neurons bindet. Die im Bild dargestellte Reduktion der Bindungskapazität mit Schwerpunkt in den rückwärtigen Anteilen des Striatums (Putamen) ist Ausdruck des Nervenzelluntergangs im Dopaminsystem und der typische Befund bei iPS-Patienten (mit freundlicher Genehmigung von Prof. Dr. Frank Grünwald, Klinik für Nuklearmedizin, Goethe-Universität Frankfurt am Main).

Differenzialdiagnosen

Neurodegenerative Erkrankungen Anderen neurodegenerativen Erkrankungen, die mit einem Parkinson-Syndrom einhergehen (➤ Tab. 9.2), ist gemein, dass die Parkinson-Symptome lediglich einen Teil des klinischen Syndroms ausmachen und entweder von Beginn an oder im Verlauf von weitergehenden Symptomen und klinischen Zeichen begleitet werden, die nicht mit einem iPS vereinbar sind („Parkinson-Plus-Syndrome"). Generell sprechen diese Krankheiten wenig oder gar nicht auf eine dopaminerge Behandlung an (fehlende Levodopa-Response) und sind mit einer wesentlich schlechteren Langzeitprognose behaftet.

Symptomatische Parkinson-Formen Von allen sekundären Parkinson-Formen (➤ Tab. 9.2) spielt das vaskuläre Parkinson-Syndrom die wichtigste Rolle. Darunter wird eine ischämische Schädigung der Basalganglien bei subkortikaler arteriosklerotischer Enzephalopathie (SAE) verstanden. Medikamentös ausgelöste Parkinson-Syndrome (auch als Parkinsonoid bezeichnet) treten häufig im Rahmen einer Behandlung mit klassischen, insbesondere hochpotenten Neuroleptika (Dopaminrezeptorantagonisten) auf. Selten können auch Antiemetika (Metoclopramid), Dopaminspeicherentleerer (Reserpin, Tetrabenazin), Lithium oder Kalziumantagonisten (Nitrendipin, Flunarizin) Ursache eines medikamentösen Parkinsonoids sein. Hier ist das Absetzen der auslösenden Substanz die wichtigste therapeutische Maßnahme.

Therapie

Medikamentöse Behandlung

Die unverzichtbare Basis der Parkinson-Therapie ist der medikamentöse Ausgleich des striatalen Dopaminmangels, wodurch über viele Jahre eine weitgehend normale Beweglichkeit erhalten werden kann.

Levodopa Es wird oral gegeben, passiert – anders als Dopamin – die Blut-Hirn-Schranke und wird im ZNS durch enzymatische Decarboxylierung zu Dopamin umgewandelt. Um außerhalb des ZNS entstehende Nebenwirkungen des Dopamins zu verringern, wird Levodopa immer mit einem lediglich in der Körperperipherie wirksamen Decarboxylasehemmer (Carbidopa, Benserazid) kombiniert.

Dopaminagonisten Sie wirken direkt an den Dopaminrezeptoren im Striatum. Ihr Vorteil ist, dass sie weniger häufig mit motorischen Fluktuationen und Dyskinesien nach langjähriger Einnahme verbunden sind. Nachteilig sind aber die geringere Wirksamkeit im Vergleich zu Levodopa und die häufigeren Nebenwirkungen. Heute werden überwiegend synthetische Dopaminagonisten (Piribedil, Pramipexol, Ropinirol, Rotigotin) eingesetzt, die sich nicht von Mutterkorn(Ergot)-Alkaloiden ableiten und damit kein Risiko einer medikamentös ausgelösten Herzklappenfibrose aufweisen.

Hemmstoffe des Dopaminabbaus Inhibitoren der Monoaminoxidase B (MAO-B-Hemmer: Selegelin, Rasagilin) sowie der Catechol-O-Methyltransferase (COMT-Hemmer: Entacapon, Tolcapon) hemmen den enzymatischen Abbau des Dopamins und erhöhen damit seine Bioverfügbarkeit.

Weitere Substanzen Der Wirkstoff Amantadin bewirkt vor allem durch antiglutamaterge Eigenschaften eine Verbesserung der Parkinson-Symptome. Anticholinergika werden heute aufgrund eines ungünstigen Verhältnisses von geringer Wirkung und erheblichen Nebenwirkungen nur noch selten eingesetzt. Sie können aber bei jüngeren Patienten mit Tremordominanztyp von gewissem Nutzen sein.

Zur Vertiefung

Behandlung im Früh- und Spätstadium

Frühstadium

Das Frühstadium des iPS kann durch Medikamente zumeist gut und ohne wesentliche Nebenwirkungen beherrscht werden („Honeymoon-Phase" für Patienten und Neurologen). Junge Patienten (unter etwa dem 65. Lebensjahr) sollten zunächst mit Dopaminagonisten behandelt werden, um dem Levodopa-Langzeitsyndrom so gut wie möglich vorzubeugen. Dieses reicht oft über einige Jahre aus, bevor dann doch Levodopa als wirksamste Substanz hinzugegeben werden muss. Das Fortschreiten des neurodegenerativen Prozesses im Gehirn kann bislang, sofern Kriterien der evidenzbasierten Medizin angelegt werden, mit keinem Medikament verhindert oder auch nur abgeschwächt werden.

Spätstadium

Fluktuationen und Dyskinesien Zur Behandlung von Fluktuationen und Dyskinesien wird die Levodopa-Gabe meist auf häufigere Einnahmezeitpunkte und geringere Einzeldosen verteilt (fraktioniert). Auch werden Levodopa und Dopaminagonisten in rasch anflutender sowie retardierter Freisetzungsform gegeben. Die Therapie erfordert meist die Kombination mehrerer Stoffgruppen und ist oft ein Kompromiss: Hohe Dosen der Dopaminergika können stark beeinträchtigende Dyskinesien auslösen („Peak-dose-Dyskinesien"), daraufhin reduzierte Levodopa-Einzeldosen gehen mit längerer schlechter Beweglichkeit (Off-Phasen) einher. In der Off-Phase sind außerdem sehr schmerzhafte dystone Krämpfe der Extremitäten möglich (z.B. „Early-morning-Dystonie" der Zehen). Hier können die Gabe von retardiertem Levodopa zur Nacht sowie die Injektion von Botulinumtoxin in die betroffenen Muskeln helfen.

Nichtmotorische Symptome Autonome Störungen müssen ggf. behandelt werden, z.B. die Blaseninkontinenz (Detrusorhyperreflexie) mit Anticholinergika, die orthostatische Hypotonie mit kreislaufstützenden Präparaten oder die Obstipation mit Prokinetika. Psychiatrische Nebenwirkungen der Parkinson-Medikamente sind häufig und werden mit atypischen Neuroleptika (Quetiapin, Clozapin) und der Reduktion der dopaminergen Therapie behandelt.

Akinetische Krise Durch komplizierte Behandlungsschemata mit häufigen Einnahmezeitpunkten der Tabletten kommt es nicht selten zu einer verminderten Patienten-Compliance und dementsprechend zu Einnahmefehlern. Im Extremfall entsteht – oft im Gefolge einer Dehydratation durch nicht ausreichende Flüssigkeitsaufnahme und interkurrente Infekte – eine akinetische Krise. Diese Patienten haben einen ausgeprägten Rigor, eine hochgradige Brady- und Hypokinese und sind nahezu bewegungsunfähig. Häufig finden sich zusätzlich vegetative Entgleisungen (Hyperthermie, Hyperhidrose) sowie Schluck- und Bewusstseinsstörungen. Die akinetische Krise bedarf als lebensbedrohlicher Zustand einer raschen stationären Behandlung unter Überwachungsbedingungen. Im Vordergrund der Therapie stehen die intravenöse Infusion von Amantadin und die Gabe von Levodopa in flüssiger Form über eine nasogastrale Sonde. Alternativ kann auch die subkutane Gabe des hochpotenten Dopaminagonisten Apomorphin sinnvoll sein. Zusätzlich sind Rehydrierung, Elektrolytausgleich, Infektbekämpfung und Erhalt der Nierenfunktion vordringlich.

Interventionelle Behandlung

Medikamentenpumpen Ein konstanter Wirkspiegel von Dopaminergika kann dadurch erreicht werden, dass man diese über Medikamentenpumpen kontinuierlich appliziert. Dafür kommen vor allem Patienten mit schweren motorischen Fluktuationen und dopaminergen Dyskinesien – und sonst weitgehend erhaltenen vegetativen und kognitiven Funktionen – infrage. Als Präparate werden der hochwirksame Dopaminagonist Apomorphin als subkutane Apomorphinpumpe oder Levodopa in einer speziellen Gelzubereitung über eine Sonde nach perkutaner Gastroenterostomie (PEG) eingesetzt. Beide Verfahren reduzieren die Off-Phasen-Dauer sehr deutlich, gehen allerdings mit einem hohen ärztlichen und pflegerischen Betreuungsaufwand, biologischen (Hautknötchen, Wundinfektionen, Peritonitis) und technischen Komplikationen (Sondendislokation, Pumpenfehlfunktion) sowie hohen Therapiekosten einher.

Tiefe Hirnstimulation Sie ist die Ultima Ratio der interventionellen Behandlung des iPS: Über Stimulationselektroden in subkortikalen Kerngebieten des Gehirns werden chronisch hochfrequente elektrische Impulse appliziert (➤ Abb. 9.5). Geeignete Kerngebiete sind der Ncl. subthalamicus und der Globus pallidus internus bei Patienten mit schwerem Levodopa-Langzeitsyndrom sowie der Ncl. intermedius ventralis thalami bei medikamentös nicht zu beherrschendem Tremor. Die Therapie kann die Lebensqualität erheblich verbessern, aber auch mit seltenen, zum Teil schwerwiegenden Komplikationen

Tab. 9.2 Ätiologische Klassifikation der Parkinson-Syndrome nach den Leitlinien der Deutschen Gesellschaft für Neurologie (DGN) 2008.

Idiopathisches PS	Familiäres PS	Symptomatisches PS	PS im Rahmen anderer neurodegenerativer Erkrankungen
• akinetisch-rigider Typ • Tremordominanz-Typ • Äquivalenz-Typ • monosymptomatischer Ruhetremor	• PARK 1–10	• vaskulär (SAE) • Normaldruckhydrozephalus • medikamenteninduziert (z.B. Neuroleptika) • tumorbedingt • posttraumatisch • toxininduziert (z.B. CO, Mangan) • entzündlich (z.B. AIDS-Enzephalopathie) • metabolisch (z.B. Morbus Wilson)	• Multisystematrophie (MSA) • progressive supranukleäre Parese (PSP) • kortikobasale Degeneration (CBD) • einige Formen der spinozerebellären Ataxien (SCA) • Demenz vom Lewy-Körper-Typ (DLK)

durch die OP (z.B. Hirnblutung, Implantatinfektion) oder die Stimulation (Dysarthrie, Ataxie, posturale Instabilität, psychiatrische Nebenwirkungen) einhergehen.

Aus Patientensicht

Wie sich das iPS auf den Alltag einer Patientin auswirken kann, zeigt die folgende Kasuistik der 54-jährigen Helga S., die an einem iPS vom akinetisch-rigiden Typ leidet:
In den ersten Jahren ließ sich die Krankheit gut mit Medikamenten kontrollieren, zunächst für etwa 2 Jahre allein mit einem Dopaminagonisten, später in Kombination mit Levodopa und Amantadin. In dieser Zeit war Helga S. in ihrem Alltag nur insofern eingeschränkt, als sie regelmäßig an ihre Tabletteneinnahme denken musste. Im 7. Jahr ihrer Erkrankung bemerkte Helga S. dann ein immer rascher einsetzendes Nachlassen der Levodopa-Wirkung, sodass sie die Tabletten häufiger im Tagesverlauf einnehmen musste. Gleichzeitig begannen unkontrollierbare Überbewegungen des Kopfes und aller Extremitäten, die zunächst gelegentlich, später regelmäßig nach der Tabletteneinnahme auftraten. Im Verlauf kam es trotz aller Versuche einer medikamentösen Neueinstellung in verschiedenen Parkinson-Fachkliniken zu einem mehrfachen Wechsel von Phasen mit guter und schlechter Beweglichkeit. Deren Auftreten war für Helga S. schließlich kaum noch vorherzusehen. In den Off-Zeiten war sie gangunfähig und vollständig von der Hilfe ihres Ehemanns abhängig. Für wenige Stunden am Tag war sie aber relativ gut beweglich und konnte in dieser Zeit viele Dinge im Haushalt selbst erledigen. Zuletzt wurden die Off-Zeiten jedoch immer länger. Zusätzlich sah Helga S. gelegentlich, vor allem abends, fremde Männer und Tiere in der Wohnung, die sie aber nicht als bedrohlich empfand. Nach Reduktion der Dopaminagonistendosis traten diese Halluzinationen zwar nicht mehr auf, aber die Zeiten schlechter Beweglichkeit nahmen weiter zu. Wurde die Levodopadosis erhöht, reagierte Frau S. mit heftigen Überbewegungen, die teilweise sogar zu Stürzen in der Wohnung führten.
15 Jahre nach Beginn ihrer Erkrankung wurde die Indikation für eine tiefe Hirnstimulation im Nucleus subthalamicus gestellt. Die Vor- und Nachteile der Operation wurden ausführlich mit Helga S. und ihrem Ehemann besprochen. 8 Wochen später wurde Helga S. operiert. Unmittelbar nach dem Eingriff war sie für einige Tage verwirrt und unruhig, sodass der Erfolg der Operation zunächst nicht zu beurteilen war. Mit dem Abklingen der Unruhe und nach Aktivierung und langsamer Erhöhung der Stimulationsenergie ließen die Off-Phasen jedoch deutlich nach. Helga S. war nun durchgehend gut beweglich, allerdings immer noch mit erheblichen Überbewegungen. Daher wurde die Parkinson-Medikation deutlich reduziert und auf eine alleinige Therapie mit geringen Dosen von Levodopa umgestellt. 3 Monate nach der Operation waren die schweren Off-Phasen verschwunden und auch die Überbewegungen wesentlich seltener.

Zusatzbehandlungen

Symptomorientierte Zusatzbehandlungen umfassen im Wesentlichen Physiotherapie, Ergotherapie und Sprech- bzw. Schlucktherapie. Sie zielen auf eine Verbesserung der motorischen Alltagsfunktionen (sog. aktivierende Therapien) und sind unverzichtbar in der Parkinson-Behandlung. Schließlich soll auch der für viele Parkinson-Patienten große Wert der begleitenden Psychotherapie betont werden.

9.2.2 Multisystematrophie (MSA)

Definition und Epidemiologie

Die Multisystematrophie (MSA) ist eine sporadische (also nicht familiär gehäuft vorkommende) neurodegenerative Erkrankung. Sie wird durch eine variable Kombination eines Parkinson-Syndroms mit Störungen des autonomen Nervensystems, des Kleinhirns und der Pyramidenbahn definiert. Dabei werden 2 Varianten der Erkrankung unterschieden:

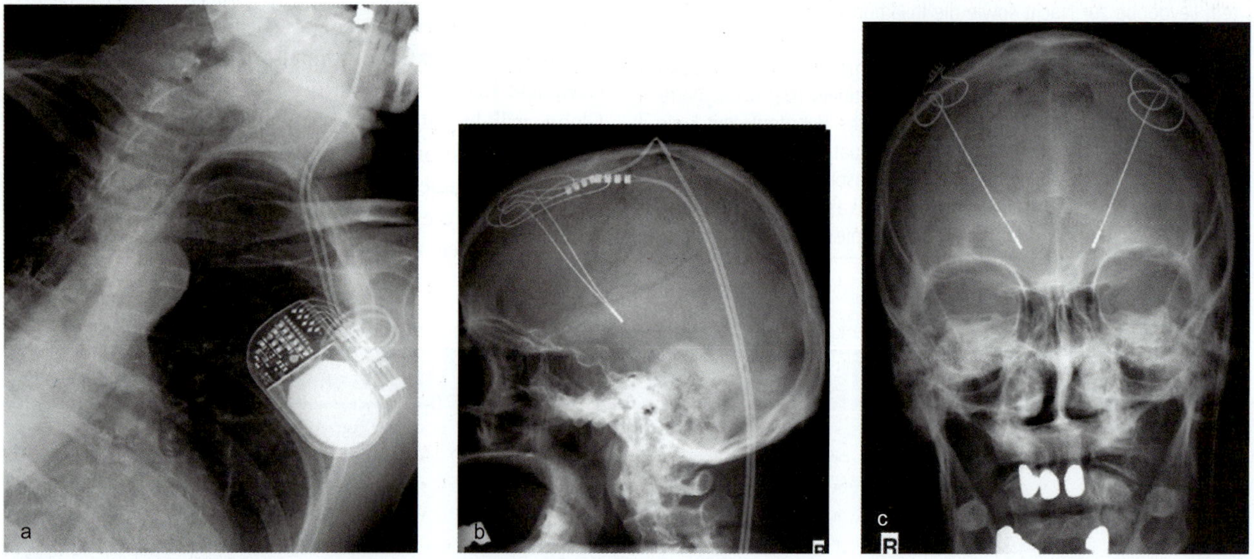

Abb. 9.5 Tiefe Hirnstimulation im Nucleus subthalamicus bei fortgeschrittenem iPS. Röntgenaufnahmen mit unterhalb der linken Klavikula implantiertem Impulsgeber (a) und Hirnelektroden mit Kabelverbindung im anterior-posterioren (b) und seitlichen (c) Strahlengang (mit freundlicher Genehmigung von Prof. Dr. Friedhelm Zanella, Institut für Neuroradiologie, Goethe-Universität Frankfurt am Main).

- **MSA-P** (früher striatonigrale Degeneration, SND), häufiger, vorwiegend Zeichen eines Parkinson-Syndroms
- **MSA-C** (früher olivopontozerebelläre Atrophie, OPCA), seltener, besonders zerebelläre Störungen.

Die MSA ist mit einer geschätzten Prävalenz von etwa 6/100.000 wesentlich seltener als das iPS. Das durchschnittliche Erkrankungsalter beträgt 56 Jahre.

Neuropathologie

Neuropathologisch finden sich bei der MSA Zelluntergänge und eine reaktive Gliose in weiten Teilen des Gehirns, z.B. in den Basalganglien, den unteren Oliven, den pontinen Kernen, im zerebellären Kortex sowie in den autonomen Funktionszentren im Rückenmark (intermediolaterale Zellsäule, Ncl. Onuf). Histologisch ist die MSA durch Einschlusskörperchen im Zytoplasma von Oligodendrozyten gekennzeichnet, die Ablagerungen der Proteine α-Synuklein, Ubiquitin und Tau enthalten.

Klinik

Die MSA-P ist durch ein Parkinson-Syndrom gekennzeichnet, das auf langfristige Levodopa-Gabe in der Regel wenig oder keine Besserung zeigt. Es kann mit Charakteristika einhergehen, die es von einem iPS klinisch abgrenzen lassen, z.B. eine früh im Krankheitsverlauf auftretende Sturzneigung, rasches Fortschreiten der Behinderung mit früher Rollstuhlgebundenheit, fehlende Seitenbetonung der Symptome, ausgeprägte Sprechstörungen (hypophone Dysarthrie). Die Diagnose einer wahrscheinlichen MSA kann gestellt werden, wenn zusätzlich ausgeprägte autonome Funktionsstörungen (orthostatische Hypotonie, Synkopen, Blaseninkontinenz, Impotenz) sowie Zeichen einer Schädigung des Kleinhirns (Ataxie, Dysarthrie, Blickrichtungsnystagmus) und der Pyramidenbahn (positives Babinski-Zeichen, Reflexsteigerung) vorliegen. Oft leiden MSA-Patienten auch an weiteren extrapyramidalen Störungen (Dystonie, Myoklonus), einem nächtlichen inspiratorischen Stridor sowie an einer REM-Schlaf-Verhaltensstörung. Eine deutliche Demenz gehört dagegen nicht zum typischen Bild der Krankheit. Die mediane Überlebenszeit nach Diagnosestellung beträgt etwa 9 Jahre, die meisten Patienten versterben an einer Pneumonie im Rahmen der krankheitsbedingten Immobilisierung.

Differenzialdiagnostik

Die Differenzialdiagnosen der MSA entsprechen weitgehend denjenigen des iPS (➤ Kap. 9.2.1). Die T2- und diffusionsgewichtete MRT des Gehirns zeigt oft Signalauffälligkeiten in Putamen und Pons (MSA-P) sowie eine Atrophie von Kleinhirn und Hirnstamm (MSA-C). Mittels PET und SPECT kann zusätzlich zum Untergang der dopaminergen Neurone in vielen Fällen auch der Verlust von postsynaptischen Dopaminrezeptoren sowie ein verminderter Glukoseverbrauch im Striatum dokumentiert werden. Letztere Befunde lassen eine Abgrenzung der MSA-P zum iPS bis zu einem gewissen Umfang zu. Das EMG des M. sphincter ani externus zeigt häufig pathologische Befunde aufgrund der bei MSA typischen Degeneration des Ncl. Onuf im Sakralmark, der die quergestreifte Muskulatur des äußeren Blasen- und Analsphinkters innerviert.

Therapie

Da etwa ein Drittel der MSA-Patienten zumindest vorübergehend von einer Levodopa-Medikation profitiert, ist ein Therapieversuch mit dieser Substanz gerechtfertigt. Allerdings werden meist hohe Dosen, bis zu 1.000 mg, Levodopa pro Tag benötigt. Mit weniger Aussicht auf Erfolg können auch Dopaminagonisten und Amantadin versucht werden. Die Kreislauflabilität mit Neigung zu orthostatischen Synkopen wird mit erhöhter Salzzufuhr, elastischen Stützstrümpfen zur venösen Kompression und bei Bedarf medikamentös mit Midodrin oder Etilefrin (Sympathomimetika) bzw. Fluorocortison (Mineralkortikoid) behandelt. Zur Therapie der Blaseninkontinenz sind vor allem Anticholinergika sowie die regelmäßige Selbstkatheterisierung oder die Anlage eines Dauerkatheters geeignet.

MERKE

Klinische Kriterien einer wahrscheinlichen MSA sind:
- schwere orthostatische Hypotonie oder dauerhafte Urininkontinenz *plus*
- Parkinson-Syndrom mit geringer oder fehlender Besserung auf Levodopa *oder*
- Kleinhirnfunktionsstörung (Gangataxie, Extremitätenataxie, Dysarthrie, Okulomotorikstörung)

9.2.3 Progressive supranukleäre Parese (PSP)

Definition und Epidemiologie

Die PSP ist eine sporadische neurodegenerative Erkrankung, die zu den Tauopathien gehört (s.u). Die Krankheit wird nach den Erstbeschreibern auch als **Steele-Richardson-Olszewski-Syndrom** bezeichnet. Die Häufigkeit der PSP beträgt etwa 6/100.000, das mittlere Erkrankungsalter beträgt 63 Jahre, die mittlere Überlebenszeit nach Diagnosestellung etwa 6 Jahre.

Neuropathologie

Histopathologische Kennzeichen der PSP sind Tau-positive Ablagerungen mit Zelluntergang und reaktiver Gliose im frontalen Kortex, in Striatum, Globus pallidus und in diversen Kerngebieten des Mittelhirns, tieferer Hirnstammareale und des Kleinhirns.

Zur Vertiefung

Tauopathien und Synukleinopathien

Neurologische Bewegungsstörungen aufgrund eines langsam fortschreitenden Verlusts bestimmter Zellgruppen des Gehirns bisher unklarer Ursache werden als neurodegenerative Bewegungsstörungen bezeichnet. Histopathologisch ist diesen die Ablagerung von Proteinaggregaten im Gehirn gemeinsam, deren Hauptkomponenten entweder das Protein Tau oder das α-Synuklein sind. Anhand dieser strukturellen Veränderungen unterscheidet man daher die Tauopathien von den Synukleinopathien (➤ Tab. 9.3). Allerdings ist zu bedenken, dass es in vielen Fällen auch Überlappungen der Histopathologie gibt.

Klinik

Klinische Kernkriterien für eine wahrscheinliche PSP sind eine supranukleäre vertikale Blickparese (s.a. ➤ Kap. 1.2.4), eine Verlangsamung der vertikalen Blicksakkaden sowie eine erhebliche posturale Instabilität mit wiederholten Stürzen im ersten Krankheitsjahr. Weitere typische Zeichen sind ein symmetrisch ausgeprägter Rigor mit Akinese, der anders als beim iPS oft auch den Körperstamm und den Nacken betrifft. Dadurch resultiert bei vielen Patienten einen abnorme Kopfstreckhaltung nach hinten (axiale Dystonie mit Retrocollis), die Mimik ist durch einen starren (oft „erstaunten") Blick mit typischen Stirnfalten sehr charakteristisch. Hinzu kommen Sprech- und Schluckstörungen sowie eine frühe demenzielle Entwicklung mit Persönlichkeitsveränderungen. Die Krankheit schreitet rasch progredient fort und führt nach wenigen Jahren zu Bettlägerigkeit und vollständiger Pflegebedürftigkeit.

Diagnostik

Die Diagnose der PSP bereitet vor allem bei den Patienten Probleme, die (noch) nicht die charakteristische vertikale Blickparese zeigen. Im **Elektrookulogramm** zeigen sich bei PSP die vertikale Blickparese und eine Hypometrie und Verlangsamung der vertikalen Blicksakkaden. Im T2-gewichteten **MRT** des Gehirns findet man bei PSP-Patienten typischerweise eine Atrophie des Frontallappens und des Mittelhirns mit einer Abnahme des Durchmessers in der Sagittalebene auf > 15 mm. **PET** und **SPECT** zeigen neben dem Untergang der dopaminergen Neurone oft auch den Verlust von postsynaptischen (striatalen) Dopaminrezeptoren sowie einen verminderten Glukoseverbrauch in Striatum, Mittelhirn und frontalem Kortex.

Tab. 9.3 Histopathologische Klassifikation der wichtigsten neurodegenerativen Erkrankungen.

Tauopathien	Synukleinopathien
• Morbus Alzheimer (➤ Kap. 12.4) • progressive supranukleäre Parese • kortikobasale Degeneration (➤ Kap. 9.2.4) • Morbus Pick, frontotemporale Demenz (➤ Kap. 12.5) und Parkinson	• idiopathisches Parkinson-Syndrom (➤ Kap. 9.2.1) • Lewy-Körperchen-Demenz (➤ Kap. 9.2.4, ➤ Kap. 12.6) • Multisystematrophie (➤ Kap. 9.2.2)

Differenzialdiagnosen

Die Differenzialdiagnosen der PSP entsprechen im Frühstadium der Krankheit weitgehend denjenigen des iPS (➤ Kap. 9.2.1). Später ist die Abgrenzung zu anderen demenziellen Erkrankungen (Alzheimer-Demenz [➤ Kap. 12.4], kortikobasale Degeneration [➤ Kap. 9.2.4], frontotemporale Demenz [➤ Kap. 12.5], Lewy-Körperchen-Demenz [➤ Kap. 12.6]) und zur MSA (➤ Kap. 9.2.2) wichtig.

Therapie

Die Therapie der PSP ist bis heute nicht befriedigend möglich. Kaum ein Patient spricht – und wenn, dann nur kurz und unvollständig – auf Levodopa an. Dennoch ist ein Therapieversuch mit bis zu 1.000 mg pro Tag zu empfehlen. Alternativ können auch Amantadin, Amitriptylin oder Zolpidem gegeben werden. Botulinumtoxin-Injektionen eignen sich zur Behandlung von fokalen dystonen Symptomen im Rahmen der PSP. Im Verlauf sind oft die Anlage eines Dauerkatheters zur Harnableitung und eine parenterale Ernährung notwendig.

MERKE

Klinische Kriterien einer wahrscheinlichen PSP sind:
- allmählich progrediente Erkrankung mit Beginn nach dem 40. Lebensjahr *plus*
- vertikale supranukleäre Blickparese *plus*
- rezidivierende Stürze im ersten Krankheitsjahr *plus*
- kein Hinweis auf eine andere Krankheit als Erklärung für die Symptomatik

9.2.4 Sonstige Formen

Kortikobasale Degeneration

Die kortikobasale Degeneration (KBD) ist eine weitere, sehr seltene neurodegenerative Erkrankung, die zu den Tauopathien gezählt wird (➤ Tab. 9.3).

Klinik Zusätzlich zu einem asymmetrischen akinetisch-rigiden Parkinson-Syndrom kommt es zu einem charakteristischen Fremdheitsgefühl eines Arms („Alien-Limb-Phänomen") sowie zu progredienten Zeichen einer kortikalen Funktionsstörung mit Aphasie, Apraxie und Demenz. Daneben ist das Bild von Myoklonien (➤ Kap. 9.6.3), Tremor, Dystonie, Dysarthrie und Pyramidenbahnzeichen geprägt. Die Erkrankung führt nach wenigen Jahren zu Bettlägerigkeit und Pflegebedürftigkeit.

Therapie Neben einer hochdosierten Levodopa-Behandlung sind Benzodiazepine (z.B. Clonazepam) zur Verminderung der Myoklonien sinnvoll. Fokale dystone Symptome bessern sich durch Botulinumtoxin-Injektionen.

9

Lewy-Körperchen-Demenz

Die Demenz vom Lewy-Körper-Typ („Lewy body dementia", LBD, s.a. ➤ Kap. 12.6) ist möglicherweise eine besondere Variante des iPS. Die Lewy-Körperchen finden sich im gesamten Gehirn mit ausgeprägtem Befall auch der Hirnrinde (beim iPS nur umschrieben im Bulbus olfactorius, im Hirnstamm sowie in anderen subkortikalen Arealen). Wichtigstes klinisches Kriterium der LBD ist eine Demenz vor oder gleichzeitig mit den ersten Parkinson-Symptomen. Daneben sind Fluktuationen der Aufmerksamkeit und Wachheit (Vigilanz) mit vorübergehenden Bewusstseinsstörungen sowie spontane (nicht Levodopa-induzierte) visuelle Halluzinationen typisch (➤ Kap. 12.6). Wichtigste Differenzialdiagnose der LBD ist die Demenz im Verlauf eines typischen iPS (Parkinson-Krankheit mit Demenz).

Vaskuläres Parkinson-Syndrom

Das vaskuläre Parkinson-Syndrom ist im Gegensatz zu den eben beschriebenen neurodegenerativen Krankheitsbildern häufig und tritt zumeist im Rahmen einer subkortikalen arteriosklerotischen Enzephalopathie (SAE; Morbus Binswanger, s.a. ➤ Kap. 12.7.2) auf.

Klinik und Diagnostik Führendes Symptom ist eine ausgeprägte kleinschrittige Gangstörung mit Fallneigung. Zusätzlich sind kognitive Störungen bis hin zum Vollbild der vaskulären Demenz, Schlafstörungen, Affektlabilität, depressive Verstimmung und neurologische Ausfälle nach lakunären Hirninfarkten anzutreffen. Die Diagnose erfordert ausgeprägte ischämisch bedingte Marklager- und Basalganglienveränderungen in der CT oder MRT des Gehirns.

Therapie Wesentlich ist die konsequente Behandlung der Gefäßrisikofaktoren. Levodopa und Amantadin können zu einer Verbesserung der Parkinson-Symptome führen.

Auf den Punkt gebracht

Parkinson-Syndrome

Die mittlerweile vielfältigen Therapiemöglichkeiten „des Parkinson-Syndroms" haben eine pragmatische, vor allem an der Behandelbarkeit orientierte Klassifikation der einzelnen Krankheitsbilder dieser heterogenen Gruppe mit sich gebracht: Man unterscheidet das **typische Parkinson-Syndrom** (iPS), das gut und andauernd auf Dopaminsubstitution im Gehirn anspricht (Levodopa-responsives PS), von den **atypischen Formen,** die nur eine geringe oder kurz andauernde Besserung auf Dopaminpräparate aufweisen (nicht Levodopa-responsive PS). Dementsprechend hat das iPS, also die klassische „Parkinson-Krankheit", eine relative gute Prognose, während der therapeutische Erfolg bei den atypischen Formen generell wesentlich geringer ist. Von praktischer Bedeutung ist vor allem das häufig anzutreffende **vaskuläre Parkinson-Syndrom,** bei dem es in erster Linie auf die Behandlung der zerebrovaskulären Grundkrankheit ankommt. Das durch Neuroleptika-Einnahme ausgelöste medikamentöse **Parkinsonoid** ist ein ebenfalls häufig vorkommendes atypisches PS, dessen korrekte Erkennung daher so wichtig ist, da es bei Absetzen des Auslösers oft völlig reversibel sein kann. Seltener treten die neurodegenerativen atypischen PS auf (u.a. MSA, PSP, CBD), die allesamt bisher leider schlecht zu behandeln sind.

9.3 Dystonien

Mit dem Begriff „Dystonie" ist in erster Linie ein Syndrom gemeint, das durch tonische Muskelkontraktionen charakterisiert ist und häufig zu abnormen Haltungen oder Gelenkstellungen führt. Dystonien bezeichnen aber auch Krankheiten, insbesondere die idiopathische Torsionsdystonie, bei der die dystone Bewegungsstörung dominierendes Symptom ist. Darüber hinaus kommen dystone Phänomene bei einigen – überwiegend genetisch determinierten – degenerativen Hirnerkrankungen als ein Symptom unter vielen anderen vor (z.B. iPS, PSP, Morbus Wilson, spinozerebelläre Ataxien). Bei den sekundären erworbenen Dystonien sind krankhafte Strukturveränderungen des Gehirns Ausgangspunkt der Bewegungsstörung (z.B. perinatale Hirnläsion, bakterielle und virale Enzephalitiden, medikamentös ausgelöste Hirnfunktionsstörungen, Hirntumoren und paraneoplastische Syndrome).

9.3.1 Idiopathische Dystonien

Klassische primäre Dystonien

Pathogenese

Ursache einer primären Dystonie ist eine neuronale Funktionsstörung der Basalganglien, ohne dass dort Läsionen makroskopisch oder in der bildgebenden Diagnostik (CT, MRT) fassbar wären. In der Regel ist die Funktionsstörung genetisch determiniert und wird über Proteine vermittelt, die die Erregbarkeit von Neuronenpopulationen in den Basalganglien verändern. Die generalisierte Dystonie geht z.B. auf eine Mutation im Torsin-A-Gen (DYT1) zurück, deren Penetranz bei 30–40% liegt. Zusätzlich ist auch eine Überaktivität neuroplastischer Vorgänge von Bedeutung. Im Detail sind diese Vorgänge noch nicht voll verstanden.

Klinik

Bei den idiopathischen Dystonien liegen unwillkürliche tonische Hyperaktivitäten entweder generalisiert in allen Muskelgruppen, segmental (in benachbarten Körperabschnitten, z.B. Kopf und ein Arm), multifokal (z.B. rechter Arm und linkes Bein) oder fokal nur in einem Körperabschnitt (z.B. Kopf, Nacken, ein Arm, ein Bein) vor.

Generalisierte Dystonie

Bei der generalisierten Dystonie sind insbesondere in fortgeschrittenen Stadien fast alle quergestreiften Muskeln betroffen. Sie beginnt – meist im Kindesalter – häufig mit einer fokalen Dystonie an den distalen unteren Extremitäten. Über Monate und Jahre dehnt sich die dystone Innervationsstörung auf den Rumpf und auf die oberen Extremitäten sowie die kraniale Muskulatur aus. Die Schwere der Symptome variiert interindividuell, aber auch intrafamiliär: So kommt es nicht immer zur generalisierten Dystonie, in etwa 5–10% sind lediglich fokale Dystonien (z.B. zervikale Dystonie oder Schreibkrampf), in einigen anderen Fällen multifokale Manifestationsformen (z.B. zervikale Dystonie in Kombination mit einer Fußdystonie) beschrieben worden.

Fokale und segmentale Dystonien

Sie sind die häufigste Manifestation einer idiopathischen Dystonie, beginnen meist im mittleren Erwachsenenalter, verstärken sich innerhalb von Wochen bis Monaten und bleiben dann stabil oder sind nur noch wenig progredient.

Zervikale Dystonie Die zervikale Dystonie ist die häufigste fokale Dystonie mit einer Prävalenz von etwa 1:10.000 und einem mittleren Manifestationsalter von ca. 45 Jahren. Frauen sind etwa doppelt so häufig betroffen wie Männer. Die unwillkürlichen chronischen, teilweise überlagernd auch myoklonischen Aktivitäten der Hals- und Nackenmuskulatur führen zu unwillkürlicher Kopfdrehung (Torticollis), Seitwärtsneigung (Laterocollis), Ventralflexion (Anterocollis) oder Dorsalflexion (Retrocollis) des Kopfes.

Blepharospasmus, Lidapraxie Beim **Blepharospasmus** handelt es sich um unwillkürliche Verkrampfungen der Lidmuskulatur, häufig überlagert durch tonisch-klonische Spasmen, dominierend des M. orbicularis oculi. Erstsymptom ist eine erhöhte Lidschlagfrequenz, Maximalsymptom der kontinuierliche unwillkürliche Augenschluss mit funktioneller Erblindung. Eine Sonderform des Blepharospasmus ist die **Lidapraxie,** bei der die Patienten aufgrund pathologischer Inhibitionsvorgänge den M. levator palpebrae nicht mehr willkürlich innervieren können.

Oromandibuläre Dystonie Unwillkürliche Kontraktionen der Kieferöffnungs- oder Kieferschließungsmuskulatur sind häufig kombiniert mit dystonen Aktivitäten in der fazialen Muskulatur. Beim Kieferschließungstyp sind vor allem der M. masseter, M. pterygoideus medialis und M. temporalis dyston fehlinnerviert, beim Kieferöffnungstyp sind dystone Hyperaktivitäten im M. pterygoideus lateralis und der suprahyoidalen Muskulatur zu beobachten.

MERKE

Als **Meige-Syndrom** bezeichnet man die Kombination aus Blepharospasmus, Dystonie der fazialen Muskulatur und oromandibulärer Dystonie.

Zur Vertiefung

Weitere fokale Dystonien

Linguale Dystonie Die verschiedenen Zungenmuskeln sind dyston fehlinnerviert, sodass es häufig zum unwillkürlichen Herausstrecken der Zunge kommt. Häufig ist die linguale Dystonie mit einer oromandibulären Dystonie kombiniert.

Spasmodische Dysphonie Es liegt eine dystone Innervationsstörung der inneren Larynxmuskeln vor. Man unterscheidet einen Adduktortyp von einem Abduktortyp. Beim Adduktortyp ist der M. vocalis beidseits dominierend involviert, die Stimme der Patienten klingt gepresst mit stakkatoartigen Unterbrechungen der Stimmbildung. Beim Abduktortyp der spasmodischen Dysphonie entsteht durch unzureichenden unwillkürlichen Glottisschluss eine hauchige, atemlose Flüsterstimme.

Beschäftigungskrämpfe Betroffen ist eine umgrenzte Zahl von Muskeln, und die Innervationsstörungen treten ausschließlich bei der Ausführung komplexer Bewegungsprogramme in Erscheinung. Der häufigste Vertreter ist der Schreibkrampf, bei dem es meist schon beim Greifen des Schreibstifts zu einer unwillkürlichen Verkrampfung der Unterarm- und Handmuskulatur kommt. Am häufigsten wird eine unwillkürliche Beugung im Handgelenk und aller Finger, insbesondere in den Endgelenken, beobachtet. Die Störung kann so ausgeprägt sein, dass die Patienten nicht in der Lage sind zu schreiben. Verkrampfungen bei Ablauf hochautomatisierter Bewegungsprogramme werden insbesondere auch bei Musikern – je nach Instrument – im Bereich der Hand- und Armmuskulatur oder im Bereich der fazialen Muskulatur bei Bläsern beobachtet. Auch Hochleistungssportler, insbesondere Golf- und Tennisspieler, können aufgabenspezifische „Beschäftigungsdystonien" zeigen.

Dystonie-Plus-Syndrome

Dystonie-Plus-Syndrome sind genetisch determiniert und zeigen eine dystone Innervationsstörung als klinisch dominierendes Symptom; es liegen jedoch weitere klinische Besonderheiten vor, die mit den klassischen primären Dystonien nicht vereinbar sind.

Myoklonus-Dystonie-Syndrom Diese Erkrankung wird in der Regel im 2. Lebensjahrzehnt manifest und ist durch bilaterale, vorwiegend aktionsinduzierte Myoklonien der oberen Extremitäten und der axialen Muskulatur gekennzeichnet. Zusätzlich treten typische dystone Hyperaktivitäten generalisiert in der quergestreiften Muskulatur auf. Psychiatrische Auffälligkeiten wie Zwangsstörungen oder Panikattacken und die Entwicklung eines pathologischen Alkoholabusus kommen häufig hinzu.

Auf den Punkt gebracht

- Dystonie = unwillkürliche, länger anhaltende tonische Muskelkontraktionen
- Myoklonus = unwillkürliche, plötzliche, kurze Muskelkontraktionen

L-Dopa-responsive Dystonie Diese – auch Segawa-Syndrom oder hereditärer Dystonie-Parkinson-Komplex genannte – Dystonie bessert sich auch schon bei Gaben kleinerer Dosen von L-Dopa – daher der Name. Das Manifestationsalter liegt im 1. Lebensjahrzehnt, das Leiden betrifft vorwiegend Mädchen. Eine dystone Gangstörung ist häufig das Erstsymptom, parallel zu weiteren dystonen Symptomen entwickelt sich ein Parkinson-Syndrom mit Intensivierung der Parkinson-Symptome im Tagesverlauf und auch nach körperlicher Belastung.

Weitere Dystonie-Plus-Syndrome sind die nicht kinesiogene dystone Choreoathetose, die belastungsinduzierte Dystonie/Choreoathetose und die kinesiogene Choreoathetose.

9.3.2 Sekundäre Dystonien

Sekundäre Dystonien entstehen einerseits bei Erkrankungen, die mit einem bekannten metabolischen Defekt, meist genetisch determiniert, einhergehen und neben vielen zentralnervösen und peripher-neurologischen Symptomen u.a. auch eine dystone Symptomatik zeigen, z.B. der Morbus Wilson, Lipidstoffwechselstörungen, Aminosäurestoffwechselstörungen und mitochondriale Enzephalopathien. Zum anderen kommen Dystonien bei neurodegenerativen Erkrankungen vor, für die bisher kein genetischer oder metabolischer Defekt bekannt ist, z.B. das iPS, die Multisystematrophie und die PSP. Weiterhin können vielfältige Läsionen auf zentralnervöser oder peripher-neurologischer Ebene eine dystone Symptomatik erzeugen, z.B. bei Enzephalitiden, AIDS, Creutzfeldt-Jakob-Erkrankung, zerebralen Raumforderungen, arteriovenösen Fehlbildungen und zerebrovaskulären Ereignissen mit Ausbildung von Territorialinfarkten oder lakunären Infarkten, die zu einer funktionellen Beeinträchtigung der Basalganglienschleifen führen. Eine besondere Form von sekundären Dystonien sind die traumatisch induzierten Formen. Hier kommt es nach verschiedenen peripheren Traumata mit Knochen- und Gewebeverletzungen innerhalb von Wochen zunächst im Umfeld der traumatisierten Gewebe zu einer dystonen Störung, die häufig auch mit einer sympathischen Reflexdystrophie („Morbus Sudeck") einhergeht. Die exakte Pathophysiologie ist nicht bekannt, es wird jedoch diskutiert, dass insbesondere der Einfluss von schmerzafferenten Informationen zu einer Funktionsstörung innerhalb der motorischen Basalganglienschleife führen könnte.

9.3.3 Therapie der Dystonien

Tiefe Hirnstimulation Bei generalisierten, ausgedehnten segmentalen und schweren fokalen Dystonien, die nicht befriedigend mit intramuskulären Botulinumtoxin-Injektionen behandelt werden können, ist die tiefe Hirnstimulation des Globus pallidus internus beidseits die Therapie der ersten Wahl (➤ Kap. 9.2.1).

Botulinumtoxin Fokale Dystonien werden mit intramuskulären Injektionen von Botulinumtoxin (Typ A und Typ B) behandelt. Dafür werden zunächst die Muskelgruppen mit dystoner Hyperaktivität identifiziert und dort dann Botulinumtoxin gezielt unter Ultraschallkontrolle oder unter EMG-Kontrolle injiziert.

Medikamente Bei der Dopa-responsiven Dystonie ist die orale Medikation mit L-Dopa die dominierende Therapie. Sonst können bei ausgedehnteren dystonen Innervationsstörungen, die einer lokalen Botulinumtoxin-Therapie nicht zugänglich sind, oder wenn die tiefe Hirnstimulation kontraindiziert ist oder der Patient diese Therapie ablehnt, ersatzweise orale Medikamente verabreicht werden. Besondere Bedeutung haben dabei Anticholinergika, Benzodiazepine, Tetrabenazin, Baclofen und atypische Neuroleptika. Diese Medikation ist aber oft mit umfangreichen Nebenwirkungen behaftet.

9.4 Hyperkinetische Erkrankungen

9.4.1 Chorea Huntington

Unter einer Chorea (griech.: „choreia", Tanz) versteht man unwillkürliche, unregelmäßige, plötzlich einsetzende, schnelle, nicht stereotype und regellos über den ganzen Körper verteilt auftretende Bewegungen. Die wichtigste und häufigste Erkrankung aus dieser Gruppe ist die erbliche Chorea Huntington (früher Chorea major), die nach George Huntington benannt wurde, der die Erkrankung 1872 als erbliche Variante von anderen Formen der Chorea abgrenzte. Mittlerweile konnte die Chorea Huntington als autosomal-dominante Trinukleotid-Repeat-Erkrankung identifiziert werden.

Epidemiologie

In Nordamerika und Europa beträgt die Prävalenz der Chorea Huntington etwa 4–8/100.000. Die ersten Symptome treten meist zwischen dem 35. und 50. Lebensjahr auf, wobei die Streubreite groß ist (1.–70. Lebensjahr). Die Krankheitsdauer von den ersten Symptomen bis zum Tod infolge Immobilisation, Auszehrung (Kachexie) und Pneumonie beträgt etwa 15 bis 20 Jahre.

Neurogenetik

Die Chorea Huntington ist eine autosomal-dominante Erbkrankheit mit vollständiger Penetranz (alle Genträger erkranken), aber unterschiedlicher Expressivität (unterschiedliche Symptomschwere). Das Huntington-Gen wurde auf dem N-terminalen Ende des kurzen Arms von Chromosom 4 (4p16.3) lokalisiert. Bei Huntington-Patienten weist dieses Gen eine erhöhte Anzahl von Wiederholungen (Repeats) der Trinukleotidsequenz CAG (Cytosin-Adenin-Guanin) auf. Bei Vererbung des Huntington-Gens von einer Generation zur nächsten verlängert sich meist die CAG-Sequenz bei den Nachkommen, was vor allem bei Vererbung durch den Vater gilt und mit der Erstmanifestation der Erkrankung in einem früheren Lebensalter korreliert (Antizipation). Das Huntington-Gen codiert für die Synthese eines Peptids mit einem Molekulargewicht von 348 kD (Huntingtin), das vermutlich wichtige Funktionen im Zellstoffwechsel der Nervenzellen hat. Durch die Wiederholung der CAG-Sequenz werden sog. Polyglutamine im Huntingtin exprimiert, die zu abnormen Proteininteraktionen sowie zur Ablagerung des Huntingtins und seiner Abbauprodukte im Zytoplasma und im Zellkern von Neuronen führen.

Zur Vertiefung

Trinukleotid-Repeat-Erkrankungen

Neurodegenerative Erbkrankheiten, die auf einer Expansion der DNA mit mehrfacher Wiederholung (Repeat) von 3 Nukleinsäurebasen beruhen, werden als Trinukleotid-Repeat-Erkrankungen bezeichnet. Dabei kann man gegenwärtig 2 Gruppen unterscheiden:

- Typ 1: Der expandierte Repeat-Abschnitt (meist Cytosin-Adenin-Guanin: CAG) codiert einen Teil des Proteins (meist verlängerte Glutaminsäureketten, auch als Polyglutaminerkrankungen bezeichnet).
- Typ 2: Das expandierte Repeat ist in der 5'- oder 3'-untranslatierten Region oder auch in intronischen Bereichen eines Gens lokalisiert. Verallgemeinernd werden bei diesen Erkrankungen keine mRNA und keine Proteine gebildet (Funktionsverlust des Genprodukts).

Die eigentliche Funktion der jeweils betroffenen Proteine ist bislang – von wenigen Ausnahmen abgesehen – unbekannt. Pathogenetisch kommt es meist zu einer abnormalen Struktur und zur Aggregationstendenz der Proteine mit nachfolgendem Zelltod. Die expandierten Repeat-Einheiten verhalten sich in der Vererbung meist instabil. Je größer die Repeat-Expansion für die jeweilige Erkrankung ist, desto früher erkranken die betroffenen Personen, meist einhergehend mit einem schwerwiegenderen Krankheitsverlauf. Dieses klinische Phänomen bezeichnet man als Antizipation.

Neuropathologie

Im Verlauf der Chorea Huntington kommt es zu einer progredienten globalen Hirnatrophie mit schwerpunktmäßigem Befall des Striatums (Nucleus caudatus und Putamen). Neuronenverlust und reaktive Gliose finden sich darüber hinaus in weiten Teilen der Hirnrinde, in Thalamus und Hypothalamus, in der Substantia nigra sowie im Kleinhirn. Der Untergang GABAerger striataler Neurone wird für die typischen choreatischen Hyperkinesen verantwortlich gemacht.

9

Klinik

Die ersten Symptome der Erkrankung können sowohl psychiatrischer als auch neurologischer Natur sein; im fortgeschrittenen Stadium mischen sich beide zu einem choreatisch-dementen Gesamtbild.

Psychiatrische Auffälligkeiten Zu den schleichend beginnenden ersten Auffälligkeiten können gehören: erhöhte Reizbarkeit, Aufmerksamkeitsstörungen, Distanzminderung, Vernachlässigung von Pflichten und Aufgaben, Persönlichkeitsveränderungen, depressive Verstimmung bis zur Suizidalität, Alkoholismus u.a. Beginnende Merkfähigkeits- und Gedächtnisstörungen münden progredient in die Entwicklung einer Demenz, die vor allem durch Störungen der Handlungsplanung und der Integration von Aufmerksamkeit, Gedächtnis und Organisation geprägt ist.

Choreatische Hyperkinesen Die choreatischen Hyperkinesen sind anfangs von Willkürbewegungen schwer zu unterscheiden. Sie können zunächst nur in einem leicht vermehrten Grimassieren oder in kurzen, manieriert wirkenden Extremitätenbewegungen bestehen. Das neurologische Vollbild zeigt die Chorea wechselnd und in zufälliger Verteilung am ganzen Körper auftretend bei eher reduziertem Muskeltonus. Augenbewegungsstörungen treten in Form verlangsamter und dysmetrischer Sakkaden sowie einer gestörten Konvergenzreaktion auf. Im Gesicht finden sich oft Schmatz- und Kaubewegungen mit schwerer Beeinträchtigung der Artikulation (Dysarthrie). Das Gangbild erscheint aufgrund der unwillkürlichen Arm- und Beinbewegungen tänzelnd (choreatische Gangstörung). Unter emotionaler Anspannung nehmen die Hyperkinesen zu, im Schlaf verschwinden sie vollständig. Im Spätstadium treten durch die Beteiligung des gesamten Striatums auch weitere extrapyramidale Symptome wie eine Dystonie oder ein Parkinson-Syndrom auf.

Westphal-Variante Bei 10% der Patienten beginnt die Huntington-Krankheit bereits in der Kindheit mit einem akinetisch-rigiden Syndrom. Die sonst typischen Hyperkinesen fehlen, der rasch progrediente Verlauf mit ausgeprägter Dystonie, Okulomotorikstörung, demenzieller Entwicklung und fakultativ epileptischen Anfällen führt meist innerhalb weniger Jahre zum Tod.

Diagnostik

Genetik Seit 1993 ist ein direkter Gentest für die Huntington-Mutation verfügbar (➤ Abb. 9.6). Die Diagnose einer Chorea Huntington wird gestellt, wenn mehr als 38 CAG-Repeats vorliegen. Prinzipiell ist heute auch eine pränatale Diagnostik mittels Chorionzottenbiopsie möglich. Aufgrund ethischer Erwägungen wurden Richtlinien formuliert, die eine umfassende humangenetische Beratung und psychologische Betreuung vor und nach dieser Untersuchung vorsehen. Auch die strikte Einhaltung von datenschutzrechtlichen Bestimmungen und der ärztlichen Schweigepflicht ist eine Voraussetzung für den verantwortungsvollen Umgang mit den Ergebnissen der Gendiagnostik. Nach Einführung des Gentests ist die Bedeutung weiterer Zusatzuntersuchungen für die Diagnose einer Chorea Huntington stark in den Hintergrund getreten.

Bildgebung Die MRT des Gehirns zeigt eine Erweiterung der Seitenventrikelvorderhörner mit Verlust ihrer typischen Taillierung aufgrund einer Atrophie der Kaudatumköpfe. Daneben finden sich im Verlauf Zeichen der globalen Hirnatrophie. Funktionell bildgebende Verfahren wie PET und SPECT zeigen eine Verminderung von zerebralem Blutfluss, Sauerstoffextraktion, Glukoseverbrauch und Dopaminrezeptorendichte im Striatum.

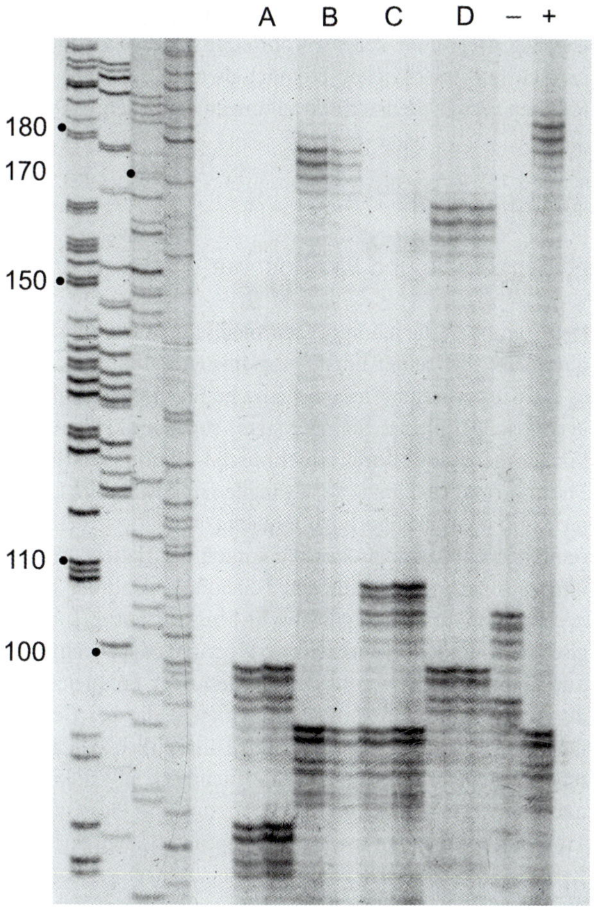

Abb. 9.6 Huntington-Gendiagnostik. Dargestellt ist eine Gelelektrophorese von vier Untersuchten (A–D), wobei für jedes Individuum 2 unabhängige Proben nebeneinander gezeigt sind (intraindividuelle Qualitätskontrolle). Ganz rechts sind zum Vergleich ein Gesunder (Negativkontrolle, –) und ein Patient mit Chorea Huntington (Positivkontrolle, +) aufgetragen. Links ist eine M13-Sequenzleiter als Größenstandard dargestellt. Die Allelgrößen betragen: A: 17/12; B: 43/15 (positiv); C: 20/15; D: 39/17 (Bereich verminderter Penetranz); Negativkontrolle: 19/16; Positivkontrolle: 45/15 (mit freundlicher Genehmigung von Prof. Dr. Dagmar Nolte, Institut für Humangenetik, Justus-Liebig-Universität Gießen).

Differenzialdiagnostik

Choreatische Hyperkinesen können vielfältige Ursachen haben und bedürfen oft einer breiten Differenzialdiagnostik, sofern eine Chorea Huntington durch Gentest ausgeschlossen wurde. Seltene Formen sind die Chorea minor (Sydenham) sowie die hereditäre benigne Chorea. Auch bei anderen neurodegenerativen Krankheiten ist die Chorea Leitsymptom, z.B. bei der hereditären Choreoakanthozytose und dem McLeod-Syndrom (früher Neuroakanthozytose). Choreatische Hyperkinesen können auch im Rahmen einer Reihe von infektiologischen, metabolischen, ischämischen, neoplastischen und autoimmun vermittelten Erkrankungen des ZNS auftreten. Schließlich werden sie durch Medikamente ausgelöst, z.B. dopaminerge choreatische Dyskinesien bei Patienten mit fortgeschrittenem iPS sowie tardive choreatische Dyskinesie bei Patienten nach chronischer Einnahme von Neuroleptika. Zuweilen ist die Abgrenzung einer Chorea von anderen extrapyramidalen Hyperkinesen (Myoklonien, Tics) schwierig.

Therapie

Die therapeutischen Möglichkeiten bei Patienten mit Chorea Huntington sind begrenzt und rein symptomatisch. Die Hyperkinesen können, sofern sie die Lebensqualität der Patienten relevant beeinträchtigen, mit Dopaminrezeptorantagonisten wie Tiaprid, Sulpirid oder Haloperidol gebessert werden. Daneben kann bei ausgeprägten Hyperkinesen der Dopaminspeicherentleerer Tetrabenazin eingesetzt werden. Bei allen Präparaten ist das Risiko von relevanten Nebenwirkungen (Depression, Parkinsonoid, tardive Dyskinesien) zu bedenken. Clozapin (cave: Agranulozytose!) und Benzodiazepine (Clonazepam, Lorazepam, Alprazolam) können bei Psychosen, Unruhe und aggressiven Zuständen eingesetzt werden. Auch Depressionen und Schlafstörungen können medikamentös behandelt werden. Die Verordnung hyperkalorischer Ernährung kann der krankheitsbedingten Kachexie entgegenwirken. Regelmäßige Physiotherapie, Logopädie und Schlucktraining sowie das Angebot psychotherapeutischer Begleitung für Patienten und Angehörige ist von großem Wert.

FALLBEISPIEL

Der 48-jährige Klaus T. stellt sich wegen zunehmender unkontrollierter Bewegungen der Hände in Begleitung seiner Ehefrau bei einem Neurologen vor. Der Patient berichtet, dass es ihm eigentlich gut gehe und er nur auf Wunsch seiner Frau komme. Die Bewegungen bemerke er zwar, sie seien aber nicht sehr störend. Gelegentlich fühle er sich in letzter Zeit etwas unsicher auf den Beinen, sei aber bisher nicht gestürzt. Die Ehefrau berichtet, dass sich ihr Mann in den letzten Monaten deutlich verändert habe. Er sei oft fahrig und unkonzentriert. Zusätzlich sei er sehr reizbar geworden und es gebe oft Streit am Arbeitsplatz und in der Familie. Er vergesse nun auch viele Dinge. Auf Nachfrage des Neurologen berichtet das Ehepaar, dass die 72-jährige Mutter des Patienten seit vielen Jahren an einer Demenz mit unwillkürlichen Bewegungen leide. Sie lebe mittlerweile in einer Pflegeeinrichtung. Eine genaue Diagnose sei aber nie gestellt worden. Das Ehepaar hat 2 gesunde Kinder im Alter von 16 und 14 Jahren. Im klinischen Befund stellt der Neurologe deutliche choreatische Hyperkinesen der Extremitäten und des Gesichts fest. Der Muskeltonus ist normal, die Muskeleigenreflexe aller Extremitäten sind allseits gesteigert auslösbar. Im psychischen Befund sind eine depressive Stimmungslage, eine reduzierte affektive Schwingungsfähigkeit sowie deutliche Defizite des Kurzzeitgedächtnisses zu erkennen. Aufgrund der Verdachtsdiagnose einer Chorea Huntington wird das Ehepaar an ein humangenetisches Institut zur Beratung überwiesen. Nach ausführlicher Aufklärung und psychologischer Betreuung entscheidet sich Klaus T. schließlich für einen Gentest, der das Vorliegen der Huntington-Mutation mit 54 CAG-Repeats erbringt. Seine langfristige Behandlung wird daraufhin von einer Huntington-Spezialambulanz übernommen. Hier wird eine niedrigdosierte Behandlung mit dem Dopaminantagonisten Tiaprid (2 × 100 mg) begonnen, worunter die Hyperkinesen zurückgehen. Die Möglichkeit einer Vererbung der Krankheit auf die bislang gesunden Kinder ist dem Ehepaar T. bewusst. Die Frage eines eventuellen Gentests auch bei diesen kann erst nach Erreichen der Volljährigkeit mit den Kindern besprochen und von ihnen entschieden werden.

9.4.2 Chorea minor (Sydenham)

Bei der Chorea minor handelt es sich um eine symptomatische (sekundäre) Chorea als Folge einer autoimmun vermittelten Schädigung der Basalganglien durch eine extrazerebrale Infektion mit α- oder β-hämolysierenden Streptokokken. Die Krankheit trägt den Namen von Thomas Sydenham, der sie 1686 erstmals beschrieb.

Epidemiologie und Pathogenese

Es sind vorwiegend Kinder im Alter zwischen 5 und 15 Jahren betroffen (Mädchen bevorzugt). Die Inzidenz der Chorea minor ist in entwickelten Ländern mittlerweile sehr gering. Tage bis Wochen nach der Streptokokkeninfektion (Angina tonsillaris, Endokarditis oder rheumatisches Fieber) kommt es zu einer Kreuzreaktion von Streptokokken-Antikörpern mit zytoplasmatischen Antigenen im Striatum.

Klinik

Die choreatischen Hyperkinesen treten meist generalisiert, seltener auch nur auf einer Körperseite auf (Hemichorea). Sie werden oft begleitet von psychiatrischen Auffälligkeiten (Depression, Reizbarkeit, emotionale Labilität, Zwangsideen, Zwangsstörungen). Selten kann sich das neurologische Bild zu einer Enzephalopathie mit Reflexsteigerung, Kopfschmerzen, Gangstörungen, epileptischen Anfällen und Hirnnervenlähmungen ausweiten. Der Verlauf ist in der Regel benigne, die Erkrankung heilt innerhalb einiger Wochen aus. Bei Frauen kann es nach zuvor durchgemachter Chorea minor zu einem Rezidiv während der Schwangerschaft (Chorea gravidarum) oder nach Einnahme oraler Kontrazeptiva kommen.

Diagnostik

In Laboruntersuchungen finden sich oft erhöhte Werte für Leukozyten, BSG und CRP (CRP = C-reaktives Protein) sowie ein erhöhter ASL-Titer (ASL = Antistreptolysin). Im MRT des Gehirns kann sich eine Signalsteigerung des Striatums in T2-gewichteten Aufnahmen zeigen.

Therapie

In der Akutphase wird mit Penicillin oral behandelt, danach schließt sich eine Prophylaxe mit intramuskulärer Penicillingabe über 5 Jahre an. Eine symptomatische Behandlung der Chorea (Tiaprid oder Valproinsäure) ist nur selten notwendig.

9.4.3 Tremor

Der Tremor (Zittern) ist eine regelmäßige und rhythmische Bewegungsstörung, die durch ihre Abhängigkeit von spezifischen Bedingungen (Ruhe oder Aktion) sowie durch Frequenz und Amplitude der Bewegungen charakterisiert werden kann. Der Begriff Tremor kann sowohl eigenständige Entitäten benennen (z.B. essenzieller Tremor) als auch ein Symptom im Rahmen verschiedenster Erkrankungen darstellen.

Grundlagen

Epidemiologie und Pathogenese

Der Tremor ist die häufigste neurologische Bewegungsstörung überhaupt. Bei seiner Entstehung spielen Pathomechanismen in der Körperperipherie (mechanische Eigenschaften der Körpermasse, peripheres Nervensystem) sowie im ZNS eine Rolle (Tremorgenerator durch rhythmische Neuronenaktivität in Motorkortex, Thalamus, Basalganglien und Kleinhirn). Prinzipiell sind feinschlägige, hochfrequente Oszillationen einer Extremität ein physiologisches Phänomen bei Haltebewegungen und Ausdruck einer ständigen Feinadjustierung der gehaltenen Position durch antagonistische Muskelgruppen (physiologischer Tremor). Krankheitswert erlangt der Tremor erst durch abnorme Bewegungsamplituden oder Frequenzen und durch das Auftreten unter Bedingungen, die bei Gesunden nicht mit Zittern verbunden sind. Hinsichtlich der ätiologischen Klassifikation unterscheidet man den physiologischen und verstärkten physiologischen Tremor von eigenständigen Tremorerkrankungen sowie von symptomatischen Formen im Rahmen neurologischer und internistischer Erkrankungen (➤ Abb. 9.7). Daneben wird Tremor als Nebenwirkung von Medikamenten und bei Intoxikationen gefunden.

Auf den Punkt gebracht

Tremor

Tremor ist prinzipiell ein physiologisches Phänomen. Erst eine abnormale Tremoramplitude sowie das Auftreten unter unphysiologischen Bedingungen haben einen Krankheitswert. Der Tremor ist die häufigste extrapyramidal-motorische Bewegungsstörung. Seine Ursachen sind außerordentlich vielfältig und umfassen in der klinischen Praxis diverse neurologische, psychiatrische und allgemeininternistische Erkrankungen sowie unerwünschte Medikamentenwirkungen.

Klinik

Prinzipiell klassifiziert man den Tremor zunächst nach den äußeren Bedingungen seines Auftretens in einen Ruhe- und einen Aktionstremor. Beim Aktionstremor werden der Halte-, der Bewegungs-, der Intentions- und der aufgabenspezifische Tremor unterschieden:

- **Ruhetremor:** Er wird bei völligem Fehlen jeglicher Willkürinnervation sichtbar. An den oberen Extremitäten ist er am besten bei entspannt in den Schoß gelegten Händen sichtbar.
- **Haltetremor** (posturaler Tremor): Er ist beim Armvorhalteversuch sichtbar.

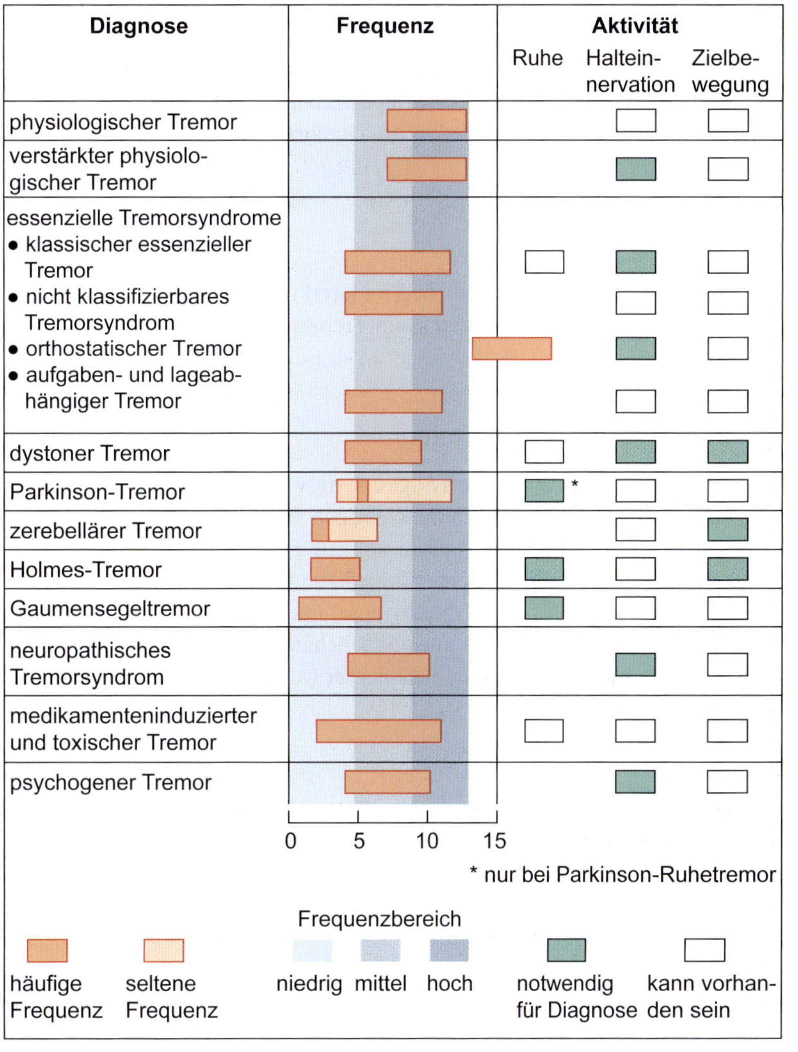

Abb. 9.7 Syndromatische Klassifikation des Tremors (mit freundlicher Genehmigung durch Prof. Dr. Günther Deuschl und Dr. Jan Raethjen, Klinik für Neurologie, Universitätsklinikum Schleswig-Holstein, Campus Kiel). Nach [3]

- **Bewegungstremor** (kinetischer Tremor): Er entsteht bei Willkürbewegungen und kann durch das freihändige Zeichnen einer Spirale gut erfasst werden.
- **Intentionstremor:** Er ist eine Sonderform des Bewegungstremors, dessen Amplitude sich bei Annäherung an das Ziel zunehmend steigert (z.B. beim Finger-Nase-Versuch). Meist ist er Teilsymptom bei Schädigungen des Kleinhirns und wird dann gemeinsam mit anderen zerebellären Zeichen (pathologischer Nystagmus, Rumpfataxie, Dysarthrie) erkennbar.
- **Aufgabenspezifischer Tremor:** Er tritt nur bei Ausführung einer ganz bestimmten Tätigkeit auf (z.B. primärer Schreibtremor).

Weitere Klassifikationsmerkmale des Tremors sind seine vorherrschende Frequenz (3–4 Hz: nieder-, 5–7 Hz: mittel-, ≥ 8 Hz hochfrequent) sowie seine Bewegungsamplitude (fein-, mittel-, grobschlägig).

Diagnostik

Die apparative Tremoranalyse bedient sich der Elektromyografie (EMG), bei der die Muskelaktivität über Oberflächenelektroden der Haut abgeleitet wird, sowie der Beschleunigungsmessung mit Akzelerometern. Damit kann einerseits die Frequenz des Tremors bestimmt werden. Andererseits können Hinweise auf eine zentrale oder periphere Ursache gewonnen werden, da nur die Frequenz eines peripher generierten Tremors unter Gewichtsbelastung der Extremität (1 kg) abnimmt. Des Weiteren erfordert die Differenzialdiagnose eines unklaren Tremors häufig weitere Zusatzuntersuchungen. Dazu gehören eine MRT des Gehirns zum Ausschluss symptomatischer Schädigungen der Basalganglien. Laborchemisch sollte untersucht werden, ob Störungen des Schilddrüsenstoffwechsels (latente oder manifeste Hyperthyreose) oder ein Morbus Wilson (Coeruloplasmin im Serum, Kupfer in Serum und Urin) vorliegen. Die eingenommenen Medikamente müssen auf ihr Potenzial zur Auslösung oder Verstärkung des Tremors geprüft werden. Schließlich können bei Verdacht auf zugrunde liegende neurologische Erkrankungen weitere apparative Zusatzuntersuchungen hilfreich sein, z.B. SPECT oder PET mit der Frage einer Degeneration von Dopaminneuronen im Striatum zur Frühdiagnose eines Parkinson-Tremors.

Spezifische Tremorformen

Im Folgenden werden einige spezifische Tremorerkrankungen näher vorgestellt. Der häufige Parkinson-Tremor wird im ➤ Kap. 9.2.1 behandelt.

Verstärkter physiologischer Tremor

Es handelt sich um einen mit bloßem Auge erkennbaren, hochfrequenten (7–12 Hz), fein- bis mittelschlägigen Halte- und Bewegungstremor der Hände. Ursachen können Ermüdung, Angst, Alkoholentzug, Medikamente, Intoxikationen, Stoffwechselerkrankungen (z.B. eine Hyperthyreose) und viele Ursachen mehr sein. Falls ein medikamentöser Behandlungsbedarf besteht, eignen sich am ehesten Betablocker (z.B. Propranolol 40–240 mg/d).

Essenzieller Tremor

Der essenzielle Tremor (ET) ist mit einer Prävalenz von 1–5% bei über 60-Jährigen die häufigste neurologische Bewegungsstörung im Erwachsenenalter. Meist besteht eine familiäre Häufung mit autosomal-dominantem Erbgang. Die Pathophysiologie ist weitgehend unbekannt, ein zentraler Generator in neuronalen Verbindungen zwischen Kleinhirn, Oliven, Thalamus, Basalganglien und Motorkortex wird vermutet. Eine Assoziation des ET mit dem gehäuften Auftreten eines idiopathischen Parkinson-Syndroms ist umstritten.

Klinik und Diagnostik Die Erkrankung beginnt meist in der Jugend und verstärkt sich oft schleichend, je älter der Patient wird. Es handelt sich typischerweise um einen bilateralen, mittel- bis höherfrequenten Aktionstremor (Halte- und Bewegungstremor). Häufig finden sich auch eine Intentionstremorkomponente sowie in ausgeprägten Fällen milde Zeichen einer Kleinhirnfunktionsstörung (Dysmetrie, Gangataxie). Am häufigsten sind die Hände betroffen, nicht selten aber auch der Kopf und die Stimmbildung (Kopf- und Stimmtremor). Bei 50% der Patienten bessert sich der Tremor auf geringe Mengen Alkohol, was als diagnostisches Zeichen genutzt werden kann. Abgesehen von der Tremoranalyse sind neurologische und internistische Zusatzuntersuchungen unauffällig. Meist zeigen die Symptome eine langsame Progredienz und können im Laufe der Zeit eine erhebliche funktionelle Behinderung darstellen.

Therapie Therapeutisch sind Betablocker (z.B. Propranolol 40–240 mg/d) erste Wahl. Alternativ kann das Antikonvulsivum Primidon gegeben werden, das aufgrund erheblicher Nebenwirkungen (Sedierung!) sehr langsam einschleichend gegeben werden muss. Als Therapie zweiter Wahl kann eine Kombination von Propranolol und Primidon eingesetzt werden. Sollte der Tremor dadurch nicht ausreichend kontrolliert werden, können Benzodiazepine (z.B. Clonazepam, Alprazolam) oder Antikonvulsiva (Gabapentin, Topiramat) zusätzlich versucht werden. Bei deutlicher Behinderung und nicht ausreichender Besserung durch Medikamente kann eine sehr gute Tremorkontrolle durch ein- oder beidseitige tiefe Hirnstimulation (THS) im Thalamus (Nucleus ventralis intermedius, VIM) erreicht werden (s.a. ➤ Kap. 9.2.1).

FALLBEISPIEL

Die 38-jährige Martina F. stellt sich mit einem zunehmenden Zittern der Hände beim Neurologen vor. Sie berichtet, dass der Tremor schon in der Pubertät in leichter Form vorhanden gewesen sei, aber in den letzten Jahren deutlich zugenommen habe. Sie könne nun kaum noch ruhig eine Tasse halten. Auch beim Schreiben würden die Hände zittern. Besonders deutlich sei das Zittern bei Stress oder wenn sie von fremden Menschen beobachtet wurde, z.B. beim Leisten einer Unterschrift in der Öffentlichkeit. Nach einem Glas Wein sei das Zittern deutlich geringer. Der 44-jährige Bruder und der 66-jährige Vater der Patientin würden unter den gleichen Symptomen leiden. An Vorerkrankungen wurde vor 3 Jahren eine Strumektomie bei Struma nodosa durchgeführt. Seitdem nimmt Martina F. täglich 75 µg L-Thyroxin ein.

Im klinischen Befund zeigen sich ein beidseitiger, mittelfrequenter und grobschlägiger Halte- und Bewegungstremor der Hände sowie ein leichtgradiger horizontaler Kopftremor, allerdings kein Ruhe- und kein Intentionstremor. Aufgrund von Anamnese und Klinik diagnostiziert der Neurologe einen essenziellen Tremor. Er schließt mittels MRT des Gehirns, das einen altersentsprechenden Normalbefund zeigt, bildgebend fassbare andere Tremorursachen aus. Die Laboruntersuchungen zeigen eine euthyreote Stoffwechsellage und keinen Hinweis auf einen Morbus Wilson. Eine augenärztliche Untersuchung zeigt keine Kupferablagerungen in der Kornea (Kayser-Fleischer-Kornealring, typisch für Morbus Wilson).

Aufgrund eines deutlichen subjektiven Leidensdrucks wird Martina F. daraufhin mit dem Betablocker Propranolol in langsam zunehmender Dosis bis zu 2 × 80 mg/d behandelt, worunter der Tremor merklich geringer wird. Anfänglich treten allerdings Verträglichkeitsprobleme mit Müdigkeit, Schwindel und orthostatischer Hypotonie auf, die im Verlauf nachlassen.

Zerebellärer Tremor

Der zerebelläre Tremor ist Ausdruck von Kleinhirnschädigungen unterschiedlicher Ursache. Meist handelt es sich um einen niederfrequenten, grobschlägigen Bewegungs- und Intentionstremor mit zusätzlicher Haltetremorkomponente. Andere zerebelläre Zeichen wie Nystagmus, Ataxie und (zerebelläre) Dysarthrie kommen oft parallel vor. Im Vordergrund der Therapie steht die Behandlung der Grundkrankheit. Medikamente lindern den zerebellären Tremor in der Regel nicht. Gewichte an Armen und Beinen können Frequenz und Amplitude verringern. Die tiefe Hirnstimulation im VIM-Kerngebiet kann bei schweren Fällen mit erheblicher Behinderung erwogen werden.

9

Zur Vertiefung

Andere Tremorformen

Orthostatischer Tremor Der orthostatische Tremor ist eine spezielle Form des essenziellen Tremors und tritt nur beim Stehen vorwiegend in den Beinen auf. Er ist in der Regel kaum sichtbar und führt zum subjektiven Gefühl der Standunsicherheit. Die Diagnose wird durch eine charakteristische hochfrequente Aktivität von ca. 16 Hz im Oberflächen-EMG der Beine gestellt. Clonazepam, Primidon oder Gabapentin sind therapeutisch wirksam.

Dystoner Tremor Als dystoner Tremor wird ein nieder- bis mittelfrequenter Halte- und Bewegungstremor in Muskeln bezeichnet, die primär von einer dystonen Bewegungsstörung betroffen sind (z.B. dystoner Kopftremor bei zervikaler Dystonie). Therapie der Wahl sind Injektionen mit Botulinumtoxin und Propranolol.

Holmes-Tremor Der Holmes-Tremor beruht immer auf einer kombinierten Schädigung von Projektionsbahnen des Kleinhirns und der dopaminergen Zellen der Substantia nigra im Hirnstamm. Mit einer erheblichen Latenz von Wochen bis Monaten nach der Schädigung tritt kontralateral zur Läsion ein einseitiger, irregulärer, langsamer Ruhe-, Halte- und Bewegungstremor auf. Oft finden sich begleitend auch Ataxie, Diplopie, Hemiparese, Dystonie, Rigor und Sensibilitätsstörungen. CT oder MRT des Gehirns zeigen häufig die verantwortliche Läsion. Therapien sind oft wenig effektiv. Neben L-Dopa und Dopaminagonisten können Anticholinergika und Clonazepam versucht werden. Fallberichte über eine erfolgreiche tiefe Hirnstimulation im VIM-Kerngebiet existieren.

Gaumensegeltremor Der Gaumensegeltremor (palataler Myoklonus) entsteht ebenfalls nach Läsionen in Kleinhirn oder Hirnstamm, es gibt aber auch eine idiopathische Variante ohne morphologische Veränderungen. Es treten rhythmische Aufwärtsbewegungen des Gaumensegels auf, häufig verbunden mit einem hierdurch verursachten beeinträchtigenden Klickgeräusch im Ohr. Eine medikamentöse Behandlung kann mit Phenytoin, Benzodiazepinen und Trihexphenidyl versucht werden. Eine Besserung des Ohrklicks kann mit Botulinumtoxin-Injektionen in den M. tensor veli palatini erreicht werden.

Psychogener Tremor Der psychogene Tremor ist eine wichtige Differenzialdiagnose und macht etwa die Hälfte aller psychogenen Bewegungsstörungen aus. Er tritt oft plötzlich nach Bagatelltraumen auf und ist in seiner Ausprägung variabel (Abnahme bei Ablenkung). Spontanremissionen kommen vor. Typisch ist das „Kokontraktionszeichen", womit eine Steifigkeit der Extremität aufgrund gleichzeitiger Anspannung antagonistischer Muskeln bezeichnet wird. Die Frequenz des Tremors gleicht sich oft derjenigen von rhythmischen Willkürbewegungen an, die simultan mit einer anderen Extremität ausgeführt werden (Entrainment). Im Vordergrund der Behandlung stehen psychotherapeutische Verfahren.

9.4.4 Restless-Legs-Syndrom

Das Restless-Legs-Syndrom (RLS) ist eine eigentümliche Krankheit, die durch Bewegungsunruhe und Missempfindungen der Beine definiert ist und eine deutliche zirkadiane Rhythmik mit Verschlechterung der Symptome abends und nachts aufweist. Betroffen sind vorwiegend Patienten im mittleren Lebensalter, die Prävalenz des RLS beträgt altersabhängig bis zu 9%.

Ätiologie und Pathogenese

Man unterscheidet das idiopathische RLS von den selteneren symptomatischen Erkrankungsformen. Das **idiopathische RLS** tritt familiär gehäuft auf und entspricht zumindest bei jung Betroffenen möglicherweise einer monogenen autosomal-dominanten Erbkrankheit. Die Pathogenese ist unbekannt, spezifische neuropathologische Veränderungen wurden bislang nicht gefunden. Die klinische Wirksamkeit von Levodopa sowie einige bildgebende Studien legen eine Störung der dopaminergen Transmission in den Basalganglien nahe. Für die begleitenden periodischen Beinbewegungen wird aufgrund elektrophysiologischer und funktionell-bildgebender Befunde ein subkortikaler Generator angenommen. Ein **symptomatisches RLS** kann bei dialysepflichtiger Niereninsuffizienz, Eisenmangelanämie, rheumatoider Arthritis sowie im Rahmen peripherer Neuropathien auftreten. Ebenso kommt es in der Schwangerschaft vor.

Klinik

Obligate Kriterien des RLS sind ein Bewegungsdrang der Beine, verbunden mit schwer beschreibbaren Missempfindungen in der Muskulatur („Ameisenlaufen, schmerzhaftes Brennen"). Diese werden meist an den Waden oder Oberschenkeln am stärksten empfunden. Die Beschwerden treten in Ruhe (im Sitzen bzw. Liegen) auf, werden durch Bewegung der Extremitäten und Umherlaufen gebessert und sind abends und nachts deutlich ausgeprägter als am Tag. Häufig kommt es in der Folge zu erheblichen Ein- und Durchschlafstörungen. Vor allem im Schlaf, aber auch während des Wachzustandes können periodische Beinbewegungen auftreten. Hierunter werden stereotype Beugebewegungen der Beine verstanden. Häufig beginnen die ersten Symptome bei Frauen während einer Schwangerschaft.

Diagnostik und Differenzialdiagnosen

Die Beeinträchtigung des Nachtschlafs und periodische Beinbewegungen können mit einer Untersuchung im Schlaflabor (Polysomnografie) erfasst werden. Laborchemisch sollten Eisenmangel, Anämie und eine Niereninsuffizienz ausgeschlossen werden. Mittels elektrophysiologischer Untersuchungen (EMG, ENG) sollte nach einer Polyneuropathie gefahndet werden. Als Differenzialdiagnosen sind vor allem eine durch Neuroleptika ausgelöste Bewegungsunruhe (Akathisie), nächtliche Wadenkrämpfe, das Burning-Feet-Syndrom bei Polyneuropathie sowie Schmerzen bei Erkrankungen der arteriellen oder venösen Beingefäße zu bedenken (periphere arterielle Verschlusskrankheit, Varikose).

Therapie

Medikament der ersten Wahl ist Levodopa als Standardtablette oder in retardierter Freisetzungsform (50–600 mg/d). Nach Einnahme eine Stunde vor dem Schlafengehen verbessern sich

Schlafqualität und periodische Beinbewegungen. Allerdings berichten manche Patienten unter höheren Levodopa-Dosen darüber, dass sich die Symptome verstärken oder früher am Tag auftreten (Augmentation). Dann sollte vorrangig mit Dopaminagonisten behandelt werden (z.B. Ropinirol, Pramipexol, Rotigotin). Als Medikamente zweiter Wahl gelten Benzodiazepine (Clonazepam, Temazepam) und Opioide (Oxycodon, Tramadol, Tilidin), daneben auch Carbamazepin, Clonidin, Baclofen und Gabapentin.

9.4.5 Tic und Tourette-Syndrom

Definition und Epidemiologie

Als Tics werden kurz andauernde und periodisch auftretende Bewegungen (motorische Tics) oder Lautäußerungen (vokale Tics) bezeichnet. Die Bewegungen erscheinen zwar koordiniert, finden aber unbewusst statt und erscheinen nicht zweckgebunden. Das Spektrum kann dabei von milden vorübergehenden (transienten) Tics, die vor allem im Kindes- und Jugendalter vorkommen, bis hin zur Chronifizierung schwerer und multipler Tics im Rahmen des Tourette-Syndroms reichen. Die oft zu beobachtende familiäre Häufung legt eine erbliche Komponente bei der Entstehung von Tics nahe. In den meisten Fällen beginnt die Störung zwischen dem 2. und 15. Lebensjahr und zeigt eine deutliche Tendenz zur Rückbildung mit zunehmendem Alter. Die geschätzte Prävalenz sinkt daher von 5/100.000 in der Jugend auf 0,5/100.000 bei Erwachsenen. Das männliche Geschlecht ist häufiger betroffen.

Ätiologie und Pathogenese

Die Pathophysiologie der Tics ist bislang wenig verstanden. Es werden Funktionsstörungen in Basalganglienschleifen vermutet. Eine rein psychogene Entstehung der Bewegungsstörungen wird heute nicht mehr angenommen. Eine genetische Komponente ist unverkennbar, möglicherweise handelt es sich um einen autosomal-dominanten Erbgang mit unvollständiger Penetranz und variabler Expressivität. Ätiologisch werden Tics in primäre (idiopathische, meist hereditäre) und sekundäre (symptomatische) Formen eingeteilt. Letztere treten im Rahmen anderer Grunderkrankungen (z.B. Chorea minor, Choreoakanthozytose, Chorea Huntington), als Nebenwirkung von Medikamenten (z.B. Levodopa, Neuroleptika, Antikonvulsiva) oder bei geistiger Entwicklungsverzögerung (mentaler Retardierung) auf.

Klinik

Man unterscheidet jeweils einfache und komplexe motorische bzw. vokale Tics. Die einfachen Formen betreffen nur wenige Muskeln. Typisch sind z.B. Blinzeln, Naserümpfen, Kopf- und Schulterzucken, Räuspern, Schniefen oder Husten. Komplexe Tics sind dagegen eher Handlungsfolgen (wie etwa Kopfschütteln, Herausstrecken der Zunge, Kauen, Grimassieren) oder auch das Imitieren der Bewegungen anderer Personen (Echopraxie). Das Wiederholen eigener bzw. fremder Lautäußerungen wird Palilalie bzw. Echolalie genannt. Unter Stress und bei Entspannung nimmt die Intensität der Tics oft zu, während sie bei konzentrierter Tätigkeit nachlässt. Den Tics gehen oft das Gefühl einer inneren Anspannung und subjektive Missempfindungen voraus (sensorische Tics). Ein wesentliches Merkmal der Tics ist, dass die Patienten diese für eine gewisse Zeit willentlich unterdrücken können. Dabei tritt meist ein unangenehmes Gefühl der Anspannung auf, das sich anschließend in einer umso stärkeren Attacke von Tics entlädt. Das **Tourette-Syndrom** stellt die klinische Maximalvariante der Tic-Störung dar: Es ist gekennzeichnet durch das chronische Auftreten multipler motorischer und vokaler Tics, die vor dem 21. Lebensjahr beginnen und deren Intensität wechselnd ausgeprägt ist. Ein viel beachtetes, aber für die Diagnose nicht zwingend notwendiges Merkmal ist das Ausstoßen obszöner Lautäußerungen, auch Koprolalie genannt. Beim Tourette-Syndrom kommt es häufig zu psychiatrischen Begleitsymptomen. Diese bestehen in Zwangshandlungen und -vorstellungen, Aufmerksamkeitsdefiziten, Hyperaktivität („attention deficit hyperactivity syndrome", ADHS), Angst, Verhaltensauffälligkeiten mit erhöhter Impulsivität und Tendenz zur Selbstverletzung sowie in Persönlichkeitsstörungen. Die Langzeitprognose wird vor allem durch diese psychischen Symptome und die daraus erwachsenden sozialen Beeinträchtigungen bestimmt.

Differenzialdiagnosen

Tics müssen von anderen extrapyramidalen Hyperkinesen wie Chorea (➤ Kap. 9.4.1), Myoklonus (➤ Kap. 9.6) und fokaler Dystonie (➤ Kap. 9.3.1) abgegrenzt werden. Zusätzlich sind die medikamentenbedingte Sitzunruhe (Akathisie) sowie das Restless-Legs-Syndrom (➤ Kap. 9.4.4) zu unterscheiden.

Therapie

Wichtig ist zunächst die Information von Patient und Angehörigen über die Art und den zu erwartenden günstigen Verlauf der Erkrankung. Bei ausgeprägten Tics mit hohem subjektivem Leidensdruck und deutlichen psychiatrischen Symptomen ist die kombinierte Behandlung mit verhaltensorientierter Psychotherapie und Medikamenten sinnvoll. Neuroleptika (Dopaminantagonisten) wie Haloperidol oder Pimozid sollten so niedrig wie möglich dosiert werden, um das Risiko zusätzlich erzeugter Bewegungsstörungen (medikamenteninduzierte Dyskinesien) so gering wie möglich zu halten. Mit diesbezüglich geringerem Risiko können atypische Neuroleptika (z.B. Risperidon) gegeben werden. Alternativ kommen Kalziumantagonisten (Flunarizin, Nifidepin) und der α_2-Rezeptor-Agonist Clonidin zum Einsatz. Bei Zwangsstörungen bieten sich Serotoninwiederaufnahmehemmer (z.B. Fluoxetin, Sertralin) und das trizyklische Antidepressivum Clomipramin an. Methylphenidat eignet sich als erste Wahl zur Behandlung von Hyperaktivität und Aufmerksamkeitsstörungen.

9.5 Ataxien

Ataxien sind erbliche und nichterbliche Krankheiten, deren Leitsymptom die Störung der Bewegungskoordination und der Gleichgewichtsregulation ist. Eine Ataxie (griech. „ataxia" = Unordnung) kann sich bei allen Bewegungen zeigen, die eine koordinierte und fein abgestimmte Muskelaktivität erfordern (z.B. Stehen, Gehen, Greifen, Sprechen). Meist handelt es sich um Erkrankungen des Kleinhirns und seiner Verbindungen. Aber auch Schädigungen des afferenten peripheren Nervensystems oder der fronto-ponto-zerebellären Fasersysteme können zu einer Ataxie führen oder wesentlich zu ihrer Entstehung beitragen.

9.5.1 Grundlagen

Typische Leitsymptome

Abhängig von der vorherrschenden Symptomatik werden die Stand-, Gang- und Extremitätenataxie unterschieden (➤ Kap. 1.5).

Standataxie Die Standataxie äußert sich als eine diffuse oder gerichtete Fallneigung im Romberg-Stehversuch. Sie ist häufig verbunden mit einer gestörten Rumpfkontrolle (Rumpfataxie), die es dem Patienten in ausgeprägten Fällen unmöglich machen kann, aufrecht zu stehen (Astasie) oder zu sitzen (Abasie).

Gangataxie Die Gangataxie ist durch ein breitbeinig-unsicheres Gangbild mit unregelmäßiger Schrittfolge und Schrittlänge gekennzeichnet. Bei den erschwerten Gangprüfungen (Seiltänzergang, Blindgang) verstärken sich die Symptome in der Regel. Patienten mit einer sog. sensorischen Gangataxie leiden an einem Verlust der propriozeptiven Information aus der Körperperipherie (z.B. Körper- und Gelenkstellung im Raum, Beschaffenheit des Untergrundes). Die sensorische Gangataxie kann – im Gegensatz zu den zerebellär bedingten Störungen – bis zu einem gewissen Grad durch visuelle Kontrolle kompensiert werden. Sie manifestiert sich daher insbesondere nach Augenschluss beim Romberg-Test oder bei Dunkelheit. Dieser Typ der Ataxie findet sich vor allem bei Patienten mit peripherer Neuropathie und Schädigungen der Hinterstränge im Rückenmark, ebenso bei vielen Formen der erblichen spinozerebellären Ataxien.

Extremitätenataxie Die Ataxie der Extremitäten wird klinisch über den Finger-Nase- bzw. den Knie-Hacke-Versuch geprüft und mit folgenden Begriffen beschrieben: Die **Dyssynergie** beschreibt allgemein das gestörte Zusammenspiel der Muskeln. Der **Intentionstremor** bezeichnet eine Zunahme der Amplitude des zerebellären Bewegungstremors bei Annäherung der Extremität an das zu erreichende Ziel. Das unpräzise Abmessen der Be- und Entschleunigung bei zielgerichteten Bewegungen wird **Dysmetrie** genannt. Als **Dysdiadochokinese** wird die Unfähigkeit bezeichnet, schnelle Wechselbewegungen mit antagonistischen Muskelgruppen auszuführen (z.B. Pro- und Supination in den Handgelenken, ➤ Kap. 1.5).

Ataxie der Sprechmotorik Die Ataxie der Sprechmotorik wird Dysarthrie genannt.

Systematik

Aufgrund der erheblichen molekulargenetischen Fortschritte der letzten Jahre wurden die früher verwendeten neuropathologisch orientierten Klassifikationen der Ataxien weitgehend verlassen und durch die Einteilung in erbliche und nichterbliche Formen ersetzt (➤ Tab. 9.4). Bei den **erblichen Formen** unterscheidet man Erkrankungen mit autosomal-rezessivem und autosomal-dominantem Erbgang. Die **nichterblichen Formen** umfassen degenerative Erkrankungen ohne bekannten Gendefekt (sporadische Ataxien unklarer Ursache) sowie symptomatische Ataxien toxischer, paraneoplastischer, metabolischer, entzündlicher und immunvermittelter sowie physikalischer Genese.

9.5.2 Erbliche Ataxien (Heredoataxien)

Friedreich-Ataxie

Die Friedreich-Ataxie (FRDA) ist die häufigste autosomal-rezessive erbliche Ataxie mit einer Prävalenz von 1–5/100.000. Das mittlere Erkrankungsalter liegt in der Pubertät bei etwa 15 Jahren. Der Verlauf ist langsam progredient mit Rollstuhlpflicht nach ca. 11 Jahren und einer geschätzten Lebenserwartung von etwa 40 Jahren nach Diagnosestellung.

Ätiologie und Pathogenese

Bei fast allen Betroffenen liegt eine homozygote Expansion eines Trinukleotid-Repeats GAA auf Chromosom 9q vor. Das

Tab. 9.4 Ätiologische Klassifikation der wichtigsten Ataxie-Formen.

Erbliche Ataxien		Nichterbliche Ataxien	
autosomal-rezessiv	autosomal-dominant	neurodegenerativ	symptomatisch
• Friedreich-Ataxie (FRDA) • Ataxie-Teleangiektasie (AT) • A-β-Lipoproteinämie (Bassen-Kornzweig-Syndrom) • Refsum-Krankheit	• spinozerebelläre Ataxien (SCA) • episodische Ataxien (EA)	• Multisystematrophie vom zerebellären Typ (MSA-C) • sporadische Ataxie unklarer Ursache	• alkoholtoxische Kleinhirndegeneration • sonstige toxische Genese • paraneoplastische Kleinhirndegeneration • entzündliche und immunvermittelte Ataxien • erworbener Vitaminmangel und metabolische Ataxie • Ataxie physikalischer Genese (Hyperthermie)

9

Gen codiert für ein mitochondriales Protein, das sog. Frataxin. Die abnormale Wiederholung der GAA-Sequenz führt zu einem Mangel an Frataxin mit der Folge einer Akkumulation von Eisen und Defekten der Atmungskette in den Mitochondrien. Letztlich ist also der Energiestoffwechsel der Zellen gestört (oxidativer Stress). Pathologisch findet sich eine axonale Degeneration sensibler Nervenfasern sowie spinaler Bahnen (Hinterstränge, spinozerebelläre Bahnen, Pyramidenbahn). Daneben zeigen sich auch ein Verlust von Purkinje-Zellen im Kleinhirn und eine Myokardhypertrophie.

Klinik

Die Krankheit beginnt als langsam progrediente Stand- und Gangataxie, die Arme sind erst später betroffen. Zusätzlich finden sich Symptome der peripheren Neuropathie mit Reflexverlust an den Beinen und Störungen der Tiefensensibilität, daneben auch eine Pyramidenbahnschädigung mit positivem Babinski-Zeichen. Die bei FRDA typischen Skelettveränderungen wie Hohlfußbildung und Skoliose resultieren aus der peripheren Neuropathie. Häufig finden sich eine Dysarthrie und Störungen der Okulomotorik. Eine hypertrophische Kardiomyopathie sowie seltener auch ein Diabetes mellitus und Hörminderung gehören ebenfalls zum Krankheitsbild.

Diagnostik

Die Diagnose einer FRDA wird molekulargenetisch durch den direkten Nachweis der homozygoten GAA-Repeat-Expansion gestellt. Elektroneurografisch können in den sensiblen Beinnerven oft keine Reizantworten mehr erhalten werden. Auch die somatosensibel evozierten Potenziale (SSEP) des N. tibialis sind pathologisch verändert. In der MRT des Gehirns findet sich eine ausgeprägte Atrophie des Zervikalmarks und in deutlich geringerem Ausmaß auch des Kleinhirns. Die Elektro und Echokardiografie zeigen Endstreckenveränderungen, Reizleitungsstörungen und eine Myokardhypertrophie.

Therapie

Bei der Therapie von FRDA-Patienten sind regelmäßige Physiotherapie, die Verordnung orthopädischer Hilfsmittel sowie die internistische Mitbehandlung der Kardiomyopathie und des Diabetes mellitus vorrangig. Antioxidanzien wie das Coenzym-Q10-Derivat Idebenon können zur Behandlung der Kardiomyopathie eingesetzt werden.

Andere autosomal-rezessive Ataxien

Ataxie-Teleangiektasie Die Ataxie-Teleangiektasie (Louis-Bar-Syndrom) wird durch Mutationen im ATM-Gen ausgelöst. Das zugehörige Protein spielt in der Regulation des Zellzyklus und der DNA-Reparatur eine Rolle. Neuropathologisch finden sich Degenerationen in Kleinhirn, Rückenmark und peripherem Nervensystem. Schon im Kleinkindalter entwickelt sich eine progrediente Stand- und Gangataxie, später kommen eine Dysarthrie und häufig dystone bzw. choreoathetotische Hyperkinesen hinzu. Die Kinder sind darüber hinaus unfähig, horizontale Blickbewegungen einzuleiten. Stattdessen führen sie schleudernde Kopfbewegungen aus, um den Blick zur Seite zu lenken (okulomotorische Apraxie). Es kommt zu einer mentalen Retardierung mit Beginn im Schulalter. Minderwuchs und sexuelle Entwicklungsstörungen sind weitere Symptome. Typische Hautveränderungen in Form von Teleangiektasien treten an lichtexponierten Stellen auf (v.a. Konjunktiven, Ohrmuscheln, Gelenkbeugen). Gehäuft kommt es zu bakteriellen Infektionen von Lungen und Atemwegen und zur Erkrankung an Malignomen. Meist besteht schon um das 10. Lebensjahr Rollstuhlpflicht, die mittlere Lebenserwartung beträgt etwa 20 Jahre. Diagnostisch sind eine Erhöhung des α-Fetoproteins und ein IgA-Mangel im Serum auffällig. Die definitive Diagnose wird gestellt, indem die Mutation im ATM-Gen nachgewiesen wird. Physiotherapie, Logopädie, Hilfsmittelversorgung, konsequente Infektbehandlung mit Breitbandantibiotika und ggf. Immunglobulinen sowie Tumortherapie stehen im Vordergrund.

Refsum-Krankheit Die Refsum-Krankheit entsteht durch Mutationen im Phytanoyl-CoA-Hydroxylase-codierenden Gen. Dadurch akkumuliert die Phytansäure im peripheren und zentralen Nervensystem. Neben Ataxie und Neuropathie leiden die Patienten an Retinadegeneration, Taubheit, kardialen Arrhythmien, Schwerhörigkeit und psychiatrischen Symptomen. Diagnostisch wegweisend ist die Erhöhung der Phytansäure im Serum. Die Therapie besteht in phytansäurearmer Diät.

A-β-Lipoproteinämie Die A-β-Lipoproteinämie (Bassen-Kornzweig-Syndrom) ist durch einen genetisch bedingten Mangel des mikrosomalen Triglycerid-Transferproteins gekennzeichnet. Aufgrund dieser Malabsorption fehlen die β-Lipoproteine im Serum, die zur Resorption der Vitamine A und E essenziell sind. Dadurch kommt es zur Demyelinisierung u.a. der peripheren Nerven und des Kleinhirns. Neben Steatorrhö, Ataxie, Neuropathie, Muskelatrophie und Pyramidenbahnzeichen ist eine Retinadegeneration typisch. Im Serum finden sich eine ausgeprägte Erniedrigung von β-Lipoproteinen, Cholesterin, Triglyzeriden und der Vitamine A/E. Die Therapie besteht in der Vitaminsubstitution.

Spinozerebelläre Ataxien (SCA)

Die SCA bilden eine uneinheitliche Gruppe von erblichen Ataxien, deren gemeinsames Merkmal der autosomal-dominante Vererbungsmodus ist. Mittlerweile wurden 17 Unterformen definiert und als SCA1–17 klassifiziert. Die Prävalenz der SCA liegt bei etwa 1–3/100.000.

Ätiologie und Pathogenese

Bei allen bisher bekannten SCA-Mutationen liegen Trinukleotid-Repeat-Verlängerungen der Sequenz CAG vor, die bei den meisten SCA zur Expression einer Polyglutaminkette im codierten Protein führt (➤ Tab. 9.5). Das neuropathologische Bild ist entsprechend der klinischen Variabilität heterogen und zeigt Nervenzelldegenerationen in spinozerebellären Bahnen, in der Hirnrinde sowie in den Basalganglien und im Hirnstamm. Die SCA6 weist ausnahmsweise eine isolierte Degeneration der Kleinhirnrinde auf.

Klinik

Gemeinsam ist den SCA eine Stand-, Gang- und Extremitätenataxie mit Dysarthrie.

SCA1 Außer der Ataxie weisen die Patienten Okulomotorikstörungen, Pyramidenbahnzeichen, eine periphere Neuropathie und Schluckstörungen auf.

SCA2 Typisch ist (neben der Ataxie) eine extreme Verlangsamung der Blicksakkaden. Zusätzlich finden sich Zeichen der peripheren Neuropathie und Faszikulationen der Gesichtsmuskulatur.

SCA3 Die SCA3 (früher Machado-Joseph-Krankheit) zeigt neben der Ataxie eine Dysphagie, bei einigen Patienten aber auch ein Restless-Legs-Syndrom, dystone Symptome sowie Pyramidenbahnzeichen und eine Polyneuropathie.

SCA6 Die Veränderungen im Kleinhirn rufen zusätzlich zur Ataxie einen horizontalen und vertikalen Blickrichtungsnystagmus hervor. Selten entwickeln sich nach langem Krankheitsverlauf auch Pyramidenbahnzeichen oder geringe Sensibilitätsstörungen.

Diagnostik

Direkte Gentests sind für die SCA-Formen verfügbar, deren Genorte und Mutationen eindeutig identifiziert wurden. Im klinischen Alltag haben aber nur die Tests für die häufigen Formen (SCA1–3 und 6) Relevanz.

Therapie

Sicher wirksame medikamentöse Therapien der SCA gibt es bisher nicht. Wichtigste Maßnahmen sind daher auch bei den SCA-Patienten regelmäßige Physiotherapie, Logopädie und Hilfsmittelversorgung. Dopaminerge Präparate können bei einzelnen Formen mit Parkinson- oder Restless-Legs-Syndrom eingesetzt werden.

Episodische Ataxien

Die episodischen Ataxien (EA) sind autosomal-dominant vererbte Krankheiten, deren klinische Hauptmerkmale anfallsartig auftretende Zustände mit vorübergehender Stand- und Gangataxie sowie Dysarthrie sind. Man unterscheidet 2 Typen der EA. Beide werden durch Mutationen in Genen ausgelöst, die für Untereinheiten spannungsabhängiger Kalium- (EA-1) und Kalziumkanäle (EA-2) codieren. Dadurch kommt es zu Veränderungen der elektrophysiologischen Eigenschaften dieser Ionenkanäle, die vor allem für die Funktion der Purkinje-Zellen im Kleinhirn eine wichtige Rolle spielen. Die EA werden daher auch als Kanalopathien bezeichnet.

Klinik und Verlauf

EA-1 Die EA-1 beginnt im Kindesalter. Als Auslöser der kurzen Attacken können oft Erschrecken und körperliche Aktivität identifiziert werden. Nach dem Abklingen der akuten Symptome ist der neurologische Befund, abgesehen von einem charakteristischen unwillkürlichen Muskelwogen (Myokymien) der Gesichts- und Handmuskulatur, unauffällig. Mit zunehmendem Lebensalter nimmt die Häufigkeit der Attacken meist ab, die Lebenserwartung ist normal.

9

Tab. 9.5 Charakteristika der häufigen SCA-Formen.

Kriterium	SCA1	SCA2	SCA3	SCA6
Häufigkeit	27% aller Patienten in Deutschland	15% der dominanten Ataxien	40% aller Patienten in Deutschland	
CAG-Trinukleotid-Repeat	mehr als 40 Repeats	mehr als 36 Repeats	mehr als 55 Repeats	mehr als 21 Repeats im CACNA1-A-Gen
Protein	Ataxin-1	Ataxin-2	Ataxin-3	Untereinheit eines spannungsabhängigen Kalziumkanals
Alter bei Beginn	ca. 35 Jahre	ca. 30 Jahre	ca. 40 Jahre	ca. 50 Jahre
Verlauf	ca. 21 Jahre	ca. 20 Jahre	ca. 25 Jahre	Lebenserwartung nur geringfügig eingeschränkt
neuropathologische Veränderungen	Einschlusskörperchen im Zellkern mit Degenerationen in Kleinhirn, Pons, Basalganglien, Thalamus, Kortex	Kleinhirn, Pons, Hinterstränge, spinozerebelläre Bahnen, Substantia nigra	Einschlusskörperchen im Zellkern mit Degenerationen in spinozerebellären Bahnen, in Kleinhirn- und Hirnstammkernen, in der Substantia nigra, im Ncl. subthalamicus und im Pallidum	nur im Kleinhirn

EA-2 Die EA-2 beginnt variabel zwischen dem 2. und 30. Lebensjahr. Auslöser der länger (manchmal Tage) andauernden Attacken sind Stress und körperliche Aktivität. Häufig leiden diese Patienten auch an einer Migräne. Im attackenfreien Intervall finden sich geringe Zeichen einer chronischen Stand- und Gangataxie mit Nystagmus.

Diagnostik

Das MRT des Gehirns ist bei der EA-1 unauffällig, bei EA-2-Patienten findet sich dagegen oft eine vermisbetonte Kleinhirnatrophie. Die definitive Diagnose einer EA kann molekulargenetisch gestellt werden.

Therapie

Bei beiden Formen der EA kann die Attackenfrequenz durch Acetazolamid reduziert werden. Auch bestimmte Antikonvulsiva sind zur Therapie geeignet, ebenso 4-Aminopyridin bei der EA-2 (➤ Kap. 3.6.2).

9.5.3 Nichterbliche Ataxien

Sporadische Ataxien unklarer Ursache

Bei vielen Patienten mit progredienter Ataxie im Erwachsenenalter können trotz intensiver Suche keine genetischen oder symptomatischen Ursachen der Krankheit aufgedeckt werden. Diese Fälle werden derzeit als sporadische Ataxien unklarer Ursache eingeordnet. Am häufigsten liegt dann eine Multisystematrophie vom zerebellären Ausprägungstyp (MSA-C) vor (➤ Kap. 9.2.2). Bei Patienten, die die diagnostischen Kriterien einer MSA nicht erfüllen, wird auch der Krankheitsbegriff „sporadic adult onset ataxia of unknown etiology" (SAOA) verwendet. Im Vordergrund des klinischen Bildes steht hier die langsam progrediente Kleinhirnsymptomatik, während das Versagen autonomer Funktionen (im Gegensatz zur MSA) nicht auftritt. Die Lebenserwartung dieser Patienten ist weitgehend normal.

Symptomatische Ataxien

Symptomatische Ataxien können eine Vielzahl unterschiedlicher Ursachen haben. Am häufigsten sind sie Folge des **chronischen Alkoholismus** und einer dadurch ausgelösten alkoholtoxischen Kleinhirnatrophie. Diese Patienten leiden unter einer relativ rasch über einige Wochen eintretenden Stand- und Gangataxie. Die typische Anamnese und eine vermisbetonte Kleinhirnatrophie im MRT weisen auf die Diagnose hin. Therapeutisch ist Vitamin B_1 zu geben. Unter strikter Alkoholabstinenz kann sich die Ataxie deutlich zurückbilden. Weitere **toxische Kleinhirnschädigungen** werden auch nach langfristiger Einnahme von Antiepileptika (Barbiturate, Phenytoin) und Lithium sowie unter einer Therapie mit Zytostatika beobachtet. Ebenso können Intoxikationen mit Schwermetallen und Lösungsmittel die Ursache sein. Wichtigste therapeutische Maßnahme ist in allen Fällen die sofortige Beendigung der Exposition des Patienten. Eine **paraneoplastisch bedingte Kleinhirndegeneration** tritt vor allem bei Karzinomen der Lunge (kleinzelliges Bronchialkarzinom), der Mamma und des Ovars sowie bei Lymphomen auf. Dabei handelt es sich um eine Kreuzreaktion tumorinduzierter Autoantikörper (z.B. anti-Yo, anti-Hu, anti-Ri) mit Strukturen von Purkinje-Zellen im Kleinhirn, die fälschlich als Antigene erkannt werden. Bei etwa 50% der Patienten mit paraneoplastischer Kleinhirndegeneration sind diese Antikörper im Serum nachzuweisen. Häufig tritt die Kleinhirnsymptomatik schon vor der Entdeckung des Primärtumors auf. Im Vordergrund der diagnostischen Bemühungen steht daher die ausführliche Tumorsuche. Eine Stabilisierung des Krankheitsbildes kann vor allem mit erfolgreicher Behandlung des auslösenden Malignoms erreicht werden. Die **entzündliche und immunvermittelte zerebelläre Enzephalitis** kann bei vielen viralen Infektionen auftreten. Im Kindesalter ist sie am häufigsten bei Infektionen mit dem Varicella-Zoster-Virus (VZV) zu finden, bei Erwachsenen ist das Epstein-Barr-Virus (EBV) der häufigste Erreger. Im Liquor findet sich dann oft eine lymphoplasmazelluläre Pleozytose, gelegentlich kann das Virusgenom auch direkt mittels Polymerasekettenreaktion (PCR) nachgewiesen werden. Die Therapie richtet sich nach dem auslösenden Erreger. Eine wichtige autoimmunvermittelte Ataxie ist das sog. **Miller-Fisher-Syndrom**. Es ist als Variante der akuten inflammatorischen demyelinisierenden Polyneuropathie (Guillain-Barré-Syndrom, ➤ Kap. 14.8.2) durch eine akute Ataxie mit peripherer Areflexie und Ophthalmoplegie gekennzeichnet. Neuropathologisch findet man Demyelinisierungen in Hirnstamm, Hirnnerven und Spinalganglien sowie einen Verlust von Purkinje-Zellen im Kleinhirn. Die Behandlung besteht in Immunglobulinen oder Plasmapherese. Die Prognose ist in der Regel gut. **Metabolische Ataxien** finden sich selten bei Hypothyreose sowie bei Vitamin-E-Mangel im Rahmen eines chronischen Malabsorptionssyndroms des Darms. Therapie der Wahl sind die Behandlung der Grundkrankheit sowie die Hormon- und Vitaminsubstitution. Schließlich kann eine stark erhöhte Körperkerntemperatur auf über 40 °C zur **physikalischen Kleinhirnschädigung** mit Ataxie führen. Dieser Pathomechanismus wurde z.B. bei Patienten mit Hitzschlag oder Sepsis beobachtet.

9.6 Myoklonien

9.6.1 Grundlagen

Ein Myoklonus ist eine plötzliche unwillkürliche, kurz anhaltende Muskelzuckung, die zu einem sichtbaren Bewegungseffekt führt. In der Regel ist der Ausgangspunkt eines Myoklonus zentralmotorisch. Klinische Merkmale und neurophysiologische Befunde helfen, den Ursprung eines Myoklonus auf kortikaler, subkortikaler, retikulärer oder spinaler Ebene näher zu bestimmen. Myoklonien können sich fokal, segmental, multifokal oder generalisiert manifestieren, wobei zeitliche Ausbreitungsmuster von diagnostischer Bedeutung sind. Myoklonien treten bei verschiedenen neurologischen Krankheitsbildern fakultativ oder obligat auf, finden sich aber auch im Rahmen primär internistischer Erkrankungen und bei Intoxikationen. Dies weist auf eine heterogene Pathophysiologie von Myoklonien hin, die bisher nur in Teilaspekten verstanden ist. Myoklonien sind im klinischen Alltag häufiger ein Symptom als eine eigenständige Krankheit.

Klassifikation, Epidemiologie

Myoklonien können unter den Gesichtspunkten Ätiologie, Phänomenologie und Pathophysiologie klassifiziert werden (➤ Tab. 9.6). Symptomatische Formen sind mit ca. 72% am häufigsten, gefolgt von Myoklonien bei Epilepsien (ca. 20%) und essenziellen Myoklonien (ca. 10%). Symptomatische Myoklonien sind am häufigsten posthypoxisch, entzündlich oder metabolisch bedingt, seltener durch Speichererkrankungen oder neurodegenerative Erkrankungen.

Diagnostik

Myoklonie Ein wichtiges Instrument zur Untersuchung myoklonischer Aktivität ist die Elektromyografie, mit der die Dauer der myoklonischen muskulären Entladungen bestimmt werden kann. Diese Entladungen sind meist kürzer als 200 ms und bei kortikalen Myoklonien kürzer als 100 ms.

Entstehungsort Ein kortikaler Generator kann mit der Technik der EMG-getriggerten Rückwärtsanalyse des EEG, aber auch mit (erhöhten) frühen und späten kortikalen Komponenten des somatosensorisch evozierten Potenzials oder mit dem transkortikalen C-Reflex nach Medianusreizung nachgewiesen werden (➤ Tab. 9.7). Schwieriger gestaltet sich die Untersuchung nichtkortikaler Myoklonien. Hinweise auf einen subkortikalen Generator können Untersuchungen mit der Magnetenzephalografie liefern, jedoch ist diese Untersuchungstechnik nur in wenigen spezialisierten Zentren verfügbar.

Tab. 9.6 Klassifikation von Myklonien.

Kriterium	Einteilung	Erkrankungen
Ätiologie	physiologisch	• Schlafmyoklonien • postsynkopal • Singultus (reflektorische myoklonische Aktivität des Zwerchfells) • Startle-Reaktion • nach motorischer Anstrengung
	essenziell	• sporadisch • hereditär
	epilepsieassoziiert	• juvenile Epilepsie • progressive Myoklonus-Epilepsien
	symptomatisch	• metabolisch • Intoxikationen • medikamenteninduziert • Speicherkrankheiten • posttraumatisch (-hypoxisch) • paraneoplastisch • infektiös bedingt • neurodegenerative Erkrankungen
Phänomenologie	Verteilung	• fokal • segmental • multifokal • generalisiert
	Auslöser	• Willküraktivität • stimulussensitiv • spontan in Ruhe
	Repetitionsmuster	• rhythmisch • irregulär • periodisch
Pathophysiologie	kortikal	• fokal • multifokal • generalisiert
	subkortikal	• thalamisch • pontin • retikulär • palatal • pathologische Startle-Reaktion
	spinal	• segmental • propriospinal
	peripher	

9.6.2 Spezielle Myoklonus-Syndrome

Kortikaler Myoklonus Der Generator kortikaler Myoklonien muss nicht unbedingt immer primär kortikal lokalisiert sein, es kann auch ein vorgeschalteter subkortikaler Generator eine Übererregbarkeit des sensomotorischen Kortex induzieren. Die Myoklonien können spontan auftreten, manifestieren sich aber meist bei Willkürbewegungen oder werden reflektorisch durch periphere Stimuli verschiedener Modalitäten ausgelöst. Dabei finden sich die Myoklonien am häufigsten in der kontralateralen distalen Extremität. Sind mehrere Muskelgruppen betroffen, werden kraniale Muskeln vor den proximalen und dann den distalen Extremitätenmuskeln aktiviert und die obere Extremität vor der unteren. Kortikale Myoklonien können fokal, multifokal und sekundär generalisiert auftreten.

Negatives Myoklonussyndrom „Negative Myoklonien" sind durch einen plötzlichen Tonusverlust der betroffenen Muskulatur ohne vorangehenden positiven Myoklonus in antagonistischen Muskeln gekennzeichnet. Der Ursprung negativer Myoklonien kann kortikal und subkortikal lokalisiert sein. Ein prominentes Beispiel für einen negativen Myoklonus ist die **Asterixis** oder auch der „flapping-tremor" bei metabolischer

Tab. 9.7 Neurophysiologische Befunde verschiedener Myoklonusgeneratoren.

Lokalisation des Generators	Routine-EEG	EMG	EEG, back-averaged	SSEP	C-Reflex
kortikal	evtl. fokale epileptiforme Graphoelemente	„bursts" < 75 ms	evtl. fokale „sharp-waves" 20–40 ms vor myoklonischer Aktivität	kortikale Komponenten amplitudenerhöht	± in Ruhe
kortikal-subkortikal	generalisierte „spikes and waves"	„bursts" < 100 ms	zeitgebundene Assoziation	mögliche Erhöhung kortikaler Komponenten	± in Ruhe
subkortikal-supraspinal	keine konsistenten Befunde	variable Dauer der „bursts"	kein Korrelat	normal	normal
spinal	normal	„bursts" > 100 ms ± rhythmisch evtl. Denervationszeichen	kein Korrelat	normal	normal
peripher	normal	variable Dauer der „bursts", evtl. Denervationszeichen	kein Korrelat	normal	normal

EEG = Elektroenzephalografie, EMG = Elektromyografie, SSEP = somatosensibel evozierte Potenziale

Enzephalopathie. Epileptische negative Myoklonien treten bei kryptogenen und symptomatischen **Epilepsien** auf und können zu astatischen Anfällen führen. Auch der plötzliche Tonusverlust posturaler Muskeln mit Stürzen, wie häufig bei Patienten mit posthypoxischem Aktionsmyoklonus beobachtet, ist einem negativen Myoklonus zuzuordnen. Dieses Phänomen ist auch bei anderen Erkrankungen wie der Chorea Huntington, einer Torsionsdystonie oder bei degenerativen Ataxien berichtet worden.

Retikuläres Myoklonussyndrom Die Myoklonien gehen von der Formatio reticularis aus. Klinisch besteht meist eine bilateral symmetrische myoklonische Symptomatik, die sich zuerst in den Schultermuskeln und erst später im Bereich der kranialen Muskeln zeigt.

Opsoklonus-Myoklonus-Syndrom Dieses klinische Bild ist durch vorwiegend horizontale sakkadische Augenbewegungen („ocular flutter") und myoklonische Aktivität bis hin zur Generalisierung mit Stand- und Gangunsicherheit gekennzeichnet. Die Augenbewegungen sind schnell, oszillierend, konjugiert, ohne intersakkadische Pause und können in alle Richtungen gehen (Opsoklonus). Ätiologisch liegt am häufigsten eine parainfektiöse Enzephalitis oder eine paraneoplastische Enzephalopathie mit zerebellärem Schwerpunkt zugrunde. Bronchialkarzinome und gynäkologische Karzinome sind die häufigsten assoziierten Tumorerkrankungen beim Opsoklonus-Myoklonus-Syndrom im Erwachsenenalter. Auch Intoxikationen mit Amitriptylin, Lithium, Haloperidol, Thallium oder Organophosphaten können zu einem Opsoklonus-Myoklonus-Syndrom führen.

Spinales Myoklonussyndrom Das **segmentale spinale Myoklonussyndrom** geht mit myoklonischen Aktivitäten von Muskeln einher, die einem oder mehreren benachbarten spinalen Myotomen zuzuordnen sind. Klinisch ist die Abgrenzung von supraspinalen Myoklonien nicht möglich. Beim **propriospinalen Myoklonus** finden sich ausgedehntere myoklonische Aktivitäten mit einer langsamen kaudalen und kranialen Ausbreitung, sodass mit erheblichem zeitlichem Abstand Rumpfmuskeln, Hals-Nacken-Muskeln und Muskeln des Hüft- und Kniegelenks erreicht werden. Das typische klinische Erscheinungsbild besteht in zeitlich versetzten nichtrhythmischen repetitiven Beugeaktivitäten der betroffenen Muskeln. Die EMG-Bursts sind oft deutlich länger als 200 ms. Bei beiden spinalen Myoklonusformen kann eine ausgeprägte fremdreflektorische Auslösbarkeit vorliegen. Beiden Formen liegt meist eine fokale spinale Läsion mit Funktionsstörung spinaler Interneurone zugrunde. Das propriospinale Myoklonussyndrom kommt auch als idiopathische Erkrankung, nach Medikamentenintoxikationen oder infektiös bedingt vor.

Periphere Myoklonien Bei diesem Syndrom treten periphere Myoklonien als Folge von Irritationen oder Verletzung peripher-motorischer nervaler Strukturen auf. Pathophysiologisch werden eine sekundäre spinale Dysfunktion, eine ektopische Exzitation und ephaptische Transmission (wie z.B. beim Hemispasmus facialis) der peripheren nervalen Strukturen als Ursache diskutiert. Nach Plexusläsionen kann ein myoklonisches Bild in der abhängigen Muskulatur auftreten, das phänomenologisch nicht von Myoklonien zentralen Ursprungs zu unterscheiden ist.

Schreckreaktion (Startle-Reaktion) Auf unerwartete Stimuli verschiedener Modalität kann es zu einer Schreckreaktion mit zuerst bilateraler myoklonischer Aktivierung der Augenmuskeln (Blinkreaktion, nach 30–40 ms), dann des M. sternocleidomastoideus kommen. Es folgt eine bilaterale rostrokaudale Ausdehnung mit Erreichen der proximalen Armmuskeln nach 80–100 ms und der proximalen Beinmuskeln nach 120 bis 140 ms und einer weiteren Ausbreitung auf die distalen Extremitätenmuskeln. Erst zu diesem späteren Zeitpunkt zeigt sich myoklonische Aktivität im Bereich der Gesichtsmuskulatur. Charakteristisch ist die Habituation der Startle-Reaktion, wobei der Blinkreflex erhalten bleiben kann. Eine pathologische Startle-Reaktion zeigt dagegen keine Gewöhnung und wird **Hyperekplexie** genannt. Schwierig kann dabei die Abgrenzung gegen ein retikuläres Myokloniesyndrom sein.

Postsynkopale Myoklonien Infolge einer vagovasalen Synkope kann es für wenige Sekunden zu Myoklonien im Schulter- und Beckengürtelbereich kommen. Diese können arrhythmisch oder rhythmisch sein und haben ballistischen Charakter. Die Kenntnis dieses myoklonischen Bildes ohne weiteren Krankheitswert ist von Bedeutung, um die Fehldiagnose einer Epilepsie zu vermeiden.

9.6.3 Erkrankungen mit Myoklonien

Essenzielle Myoklonien

Essenzielle Myoklonien sind im Wesentlichen hereditär mit autosomal-dominantem Erbgang. Sie beginnen im 1. oder 2. Lebensjahrzehnt und verlaufen gutartig ohne eingeschränkte Lebenserwartung. Sporadische Formen kommen ebenfalls vor, wobei das Erkrankungsalter höher sein kann. Andere neurologische Symptome fehlen. Die Myoklonien treten kontinuierlich im Wachzustand auf, werden bei Willküraktivität stärker und sistieren im Schlaf. Sie können fokal, segmental, multifokal oder generalisiert ausgeprägt sein.

Myoklonus-Dystonie-Syndrom

Beim autosomal-dominant vererbten Myoklonus-Dystonie-Syndrom manifestieren sich Myoklonien bereits in Kindheit und Jugend. Vorzugsweise sind Kopf, Nacken und Arme betroffen. Erst später treten fokale, dystone oder generalisierte dystone Symptome in geringerer Ausprägung hinzu. Der Verlauf ist zwar in der Regel gutartig und die Lebenserwartung nicht eingeschränkt; weil sich Myoklonien und Dystonien jedoch bei Alkoholkonsum bessern, wird ein Teil der Patienten alkoholabhängig. Zudem bestehen häufig psychiatrische Komorbiditäten wie Zwangs- oder Angststörungen.

In über der Hälfte der Erkrankungen lässt sich ein Defekt im Epsilon-Sarkoglykan-Gen nachweisen. Bei paternaler Vererbung ist das Krankheitsbild deutlich stärker ausgeprägt, bei maternaler Vererbung kann der Phänotyp symptomfrei bleiben.

Progressive Myoklonusepilepsien und Myoklonusataxien

Diese progressiven Myoklonuserkrankungen manifestieren sich in der Regel in der Adoleszenz oder im frühen Erwachsenenalter. Charakteristisch sind der Befall des Nervensystems an verschiedenen Stellen und extranervale Manifestationen. Klinisch entwickeln sich Myoklonien, Epilepsien und/oder Ataxien. Im Verlauf nehmen die Symptome deutlich zu, die Lebenserwartung ist bei einigen Patienten deutlich reduziert.

Häufig besteht ein genetischer Hintergrund mit mehreren Betroffenen in einer Familie. Dabei kann die klinische Ausprägung der Erkrankung innerhalb einer Familie sehr verschieden sein.

Zur Vertiefung

Formen der Myoklonusepilepsien und Myoklonusataxien

EPM-1 Die progressive Myoklonusepilepsie Typ 1 (früher: Unverricht-Lundborg-Syndrom, baltische Myoklonusepilepsie) ist eine autosomal-rezessiv vererbte Erkrankung, die sich zwischen dem 6. und dem 16. Lebensjahr zuerst mit Myoklonien – zunächst vor allem der proximalen Extremitätenmuskeln, später generalisiert – manifestiert. Diese Myoklonien sind ausgesprochen alkoholsensitiv. Epileptische Anfälle sind vor allem vom Grand-Mal-Typ. Mehrere Jahre nach Auftreten der Erkrankung entwickeln sich eine Ataxie, ein Zieltremor und eine Dysarthrie. In ca. 25% der Fälle können auch spastische Symptome hinzutreten. Eine schwere Demenz gehört nicht zum Krankheitsbild. Nach mehreren Jahren sind die Patienten rollstuhlpflichtig, kaum mehr fähig zu sprechen und zeigen ausgeprägte Schluckstörungen. Die meisten Patienten versterben 5–20 Jahre nach Ausbruch der Erkrankung.

EPM-2a Die Lafora-Einschlusskörperchen-Erkrankung wird heute auch als progressive Myoklonusepilepsie Typ 2a (EPM-2a) bezeichnet. Auch bei dieser Erkrankung besteht ein autosomal-rezessiver Erbgang. Der EPM-2a-Gen-Defekt codiert das Protein Laforin, dessen Funktion bislang noch nicht geklärt ist. PAS-positive Lafora-Körperchen finden sich in verschiedenen Neuronen des Nervensystems, aber auch in der Haut, im Muskel und in der Leber. Es kommt zwischen dem 10. und 18. Lebensjahr zu den ersten myoklonischen Symptomen und zu Grand-Mal-Anfällen. Nach 2–3 weiteren Jahren entwickelt sich eine rasch progrediente Demenz. In der EEG-Ableitung finden sich generalisierte Spike-Wave-Aktivitäten mit okzipitaler Dominanz. Die Lokalisation des Myoklonusgenerators ist noch ungeklärt. Lafora-Körperchen sollten durch Biopsie eines peripheren motorischen Nervs nachgewiesen werden.

Lipofuszinosen Bei den seltenen ebenfalls autosomal-rezessiv vererbten Lipofuszinosen kommt es zu Ablagerungen von Lipopigmenten in neuronalen und verschiedenen anderen Geweben. In der Regel beginnt die Erkrankung im frühen Kindesalter und führt nach wenigen Jahren zum Tod. Neben einer Optikusatrophie mit Amaurose kommt es in unterschiedlichem Ausmaß zu Myoklonien und epileptischen Anfällen und einer geistigen Retardierung. Der hautbioptische Nachweis von granulären osmiophilen Ablagerungen sichert die Diagnose.

Sialidosen Bei den autosomal-rezessiv vererbten Sialidosen kommt es durch einen Defekt einer Neuraminidase zur intrazellulären Ablagerung von neuraminsäurehaltigen Oligosacchariden. Es werden infantile, juvenile und adulte Formen unterschieden. Aktions- und Reflexmyoklonien im Sinne eines kortikalen Myoklonussyndroms treten besonders bei der juvenilen und adulten Form auf. Klinisches Leitsymptom dieser Erkrankungen ist ein kirschroter Fleck am Augenhintergrund („cherry-red spot myoclonus syndrome"). Die diagnostische Sicherung erfolgt durch den Nachweis einer erniedrigten lysosomalen Neuraminidaseaktivität in Leukozyten.

MERRF-Syndrom Die Myoklonusepilepsie mit „ragged red fibres" (MERRF-Syndrom), eine maternal vererbte Mitochondriopathie, weist als Leitsymptome eine Myopathie und eine Myoklonusepilepsie auf. In der Muskelbiopsie finden sich peripher gehäuft strukturell veränderte Mitochondrien, die als „ragged red fibres" imponieren. Es besteht eine Punktmutation in der mitochondrialen DNA für das Transskript Lysin, die sich im Blut oder Muskel nachweisen lässt. Der Erkrankungsbeginn ist in der Regel im 2. oder 3. Lebensjahrzehnt. Neurophysiologische Befund weisen auf ein kortikales Myoklonussyndrom hin, klinisch zeigen sich Aktions- und Reflexmyoklonien. Epileptische Anfälle sind meist vom Grand-Mal-Typ. Neben den Leitsymptomen können fakultative Symptome wie Ataxie, Taubheit, Demenz, Optikusatrophie, Katarakt, Neuropathie oder multiple Lipome vorkommen.

Myoklonien bei neurodegenerativen Erkrankungen

Myoklonien können bei einer Vielzahl von neurodegenerativen Erkrankungen auftreten, stehen aber meist nicht im Vordergrund des klinischen Bildes.

MSA Bei der Multisystematrophie (➤ Kap. 9.2.2) äußert sich der Myoklonus häufig als irreguläre unwillkürliche Zuckung einzelner Finger oder der Hände in ausgestreckter Armposition. Für dieses nicht krankheitsspezifische klinische Bild wurde der Begriff „Minipolymyoklonus" geprägt. Zwischen einem Drittel und der Hälfte der Patienten mit einer MSA weisen einen solchen Myoklonus auf, wobei Patienten mit einem Parkinson-Dominanztyp (MSA-P) häufiger betroffen sind. Reflexmyoklonien in Ruhe sind dagegen eher ein typisches Zeichen des zerebellären Dominanztyps (MSA-C).

CBD Bei der kortikobasalen Degeneration (➤ Kap. 9.2.4) ist der stimulussensitive Myoklonus ein mögliches klinisches Zeichen. Etwa bei der Hälfte der Patienten werden asymmetrische, distal betonte Reflexmyoklonien vor allem der Hände beobachtet. Typisch ist eine frequente Wiederholung der Myoklonien, die an einen Tremor erinnern.

iPS Unabhängig vom Stadium der Erkrankung kommen Myoklonien bei 5% der Patienten mit idiopathischem Parkinson-Syndrom vor. Das klinische Bild besteht in kleinamplitudigen, beidseitigen, nichtsynchronen Myoklonien der Finger und Hände in posturalen Situationen (sog. kleinamplitudiger kortikaler Myoklonus). Bei Patienten mit iPS, bei denen frühzeitig Myoklonien aufgetreten waren, wurden zahlreiche kortikale Lewy-Körperchen nachgewiesen, und diese Patienten entwickelten innerhalb weniger Jahre eine Demenz. Daher werden frühzeitige Myoklonien als Marker eines erhöhten Demenzrisikos gesehen.

Metabolisch/infektiös/toxisch bedingte Myoklonien

Vergiftungen und Medikamentenintoxikationen können zu fokalen, multifokalen und generalisierten Myoklonien führen, die kortikalen, subkortikalen und spinalen Ursprungs sein können. Bei **Vergiftungen** sind Kokain, Wismut, LSD, Cannabis, DDT, Organophosphate und Schwermetalle häufiger, bei **Medikamentenintoxikationen** Penicilline, Cephalosporine, L-Dopa-Präparate, MAO-B-Hemmer, Opiate, Lithium, trizyklische Antidepressiva und Etomidate.

Myoklonien sind bei **Virusinfektionen** häufig, die auch postinfektiös durch immunologische Vorgänge zu einer Enzephalitis führen können. Prominentes Beispiel dafür ist die SSPE nach Maserninfektion (➤ Kap. 6.4.6), in dessen Stadium II Myoklonien auftreten. Auch bei der **Creutzfeldt-Jakob-Erkrankung** (➤ Kap. 6.6.2) sind meist generalisierte Myoklonien typisch – neben rascher demenzieller Entwicklung einer Pseudobulbärparalyse und ataktischen Störung. Häufig besteht auch ein retikuläres Myoklonussyndrom mit ausgeprägten Reflexmyoklonien, insbesondere auf akustische Reize.

MERKE
Grundsätzlich sind Myoklonien bei allen Infektionen möglich, die durch Erreger einer Enzephalitis, Meningitis oder Myelitis verursacht werden.

Posthypoxische Myoklonien

Das erstmals von Lance und Adams 1963 beschriebene posthypoxische Myoklonussyndrom ist im Vergleich zu anderen chronischen Myoklonussyndromen im klinischen Alltag häufig. Ursachen einer hypoxischen Hirnschädigung sind besonders ein (überlebter) Herzstillstand, eine akute respiratorische Insuffizienz (z.B. bei einem Asthmaanfall), Schädel-Hirn-Traumata oder eine Medikamentenintoxikation. Da die Basalganglien besonders empfindlich auf eine Hypoxie reagieren, finden sich verschiedene extrapyramidalmotorische Symptome als Langzeitfolge einer zerebralen Hypoxie.

MERKE
Generalisierte Myoklonien kurz nach einer hypoxischen Hirnschädigung gelten als prognostisch ungünstig und weisen auf eine schwere Hirnschädigung hin.

Myoklonien kommen aber auch als Spätfolge einer zerebralen Hypoxie stimulussensitiv als Aktionsmyoklonien und als retikuläre Myoklonien vor. Typisch ist eine Zunahme der Myoklonien bei Änderung der Muskelrekrutierung, also beim Start und bei Beendigung einer Bewegung. Zudem kann es unmittelbar nach einem Myoklonus zu einer bis zu 400 ms langen Aktivierungspause kommen, die in der EMG-Untersuchung als „silent period" abgebildet werden kann. Auch negative Myoklonien treten bei posthypoxischen Myoklonien auf. Beide letztgenannten Mechanismen können klinisch zu einer posturalen Instabilität mit Stürzen führen.

9.6.4 Behandlung der Myoklonien

Die medikamentöse Behandlung von Myoklonien ist oft schwierig und die Datenlage unzureichend. Kortikale und epilepsieassoziierte Myoklonussyndrome sind etwas besser zu behandeln als nichtkortikale und nicht epilepsiebezogene Myoklonussyndrome. Gar keiner oder nur einer vorübergehenden Behandlung bedürfen leichtgradige oder symptomatische Myoklonien.

Kortikales Myoklonussyndrom In erster Linie werden Valproinsäure und/oder Clonazepam und/oder Piracetam eingesetzt (➤ Tab. 9.8). Piracetam zeigt zum Teil erhebliche therapeutische Effekte bei sehr hohen Dosen, bis 24 g/d – insbesondere bei Aktionsmyoklonien und stimulusinduzierten Myoklonien. In zweiter Linie kann auch ein Therapieversuch mit

Tab. 9.8 Dosierungen antimyoklonischer Medikamente.

Myoklonusform	Medikament	Erhaltungsdosis	Dosissteigerung
kortikal	Valproat	bis 2.400 mg	300 mg jeden 2. Tag
	Clonazepam	4–10 mg	1 mg jeden 2. Tag
	Piracetam	8–24 mg	unproblematisch
	Levetiracetam	bis 3.000 mg	250 mg jeden 2. Tag
subkortikal-supraspinal	Clonazepam	4–10 mg	1 mg jeden 2. Tag
spinal	Clonazepam	4–10 mg	1 mg jeden 2. Tag
	Levetiracetam	bis 3.000 mg	250 mg jeden 2. Tag
peripher	evtl. Botulinumtoxin in variablen Dosen		

Levetiracetam (oder Primidon) unternommen werden, wobei hohe Dosen, zum Teil in Kombination, erforderlich sind. Limitierender Faktor ist in den meisten Fällen eine starke Müdigkeit. Eine Abhängigkeit ist trotz der hohen Dosierungen nicht zu erwarten. Allerdings kann das abrupte Absetzen von Clonazepam und Piracetam nicht nur zum Entzug, sondern auch zu Rebound-Phänomenen der Myoklonien führen. Die **posthypoxische Enzephalopathie** als ein häufiges klinisches Syndrom kann mit 5-Hydroytryptophan (5-HTP), Levetiracetam oder Piracetam erfolgreich behandelt werden. 5-HTP sollte mit einem peripheren Decarboxylasehemmer wie Carbidopa oder Benserazid (Spezialanforderung beim Hersteller) kombiniert werden. Myoklonien bei der Unverricht-Lundborg-Erkrankung (**EPM-1**) sprechen auf Levetiracetam an. Myoklonien bei immunologisch vermittelten und/oder **parainfektiös bedingten Enzephalopathien,** z.B. mit resultierendem Myoklonus-Opsoklonus-Syndrom, können durch Kortikosteroide gebessert werden.

Nichtkortikale Myoklonien Auch wenn die Datenlage für nichtkortikale Myoklonien ungünstiger ist, ist ein Therapieversuch mit einzelnen antimyoklonisch wirksamen Medikamenten gerechtfertigt. Als Sonderfall kann ein anhaltender Singultus zum Teil mit Gabapentin erfolgreich behandelt werden (Tagesdosen bis 2.400 mg). Levetiracetam soll wie auch Ethosuximid oder Lamotrigin effektiv sein bei epileptischen negativen Myoklonien, z.B. im Rahmen von juvenilen Epilepsien, wohingegen Phenytoin negative Myoklonien induzieren kann.

9.7 Spastik

Spastik ist eine unwillkürliche muskuläre Tonuserhöhung, bedingt durch eine Schädigung der zentralen motorischen Bahnen irgendwo in ihrem Verlauf zwischen den motorischen Rindengebieten und dem 2. Motoneuron im Hirnstamm (Hirnnervenkerne) oder im Rückenmark (α-Motoneurone). Die Spastik entsteht unabhängig von der Ursache solcher „Pyramidenbahnschädigungen", sodass es sich um einen bei vielen neurologischen Krankheiten auftretenden Befund handelt, der auch mit einer Steigerung der Muskeleigenreflexe einhergeht (➤ Kap. 1.3.3, ➤ Kap. 13.2.1).

Ätiologie und Pathogenese

Ursachen Mögliche Ursachen sind.

- Infarkt, Blutung: Eine Läsion des Tractus corticospinalis führt meist zur halbseitig ausgeprägten Spastik (Hemispastik).
- Chronisch-entzündliche ZNS-Erkrankungen (z.B. multiple Sklerose): Läsionen im Hirnstamm und im zervikalen Myelon führen oft zur Tetraspastik, Läsionen unterhalb des oberen Thorakalmarks dagegen zur Paraspastik.
- Chronische ZNS-Infektionen, z.B. bei der Neurolues durch Treponema pallidum oder bei der HIV-bedingten Enzephalopathie bzw. Myelopathie.
- Neurodegenerative Erkrankungen: Eine langsam progrediente Tetraspastik findet sich bei vielen neurodegenerativen Erkrankungen, die von Beginn an oder im Verlauf auch die Pyramidenbahn betreffen, z.B. bei den atypischen Parkinson-Syndromen (MSA, PSP, CBD), bei der ALS, der spastischen Spinalparalyse und bei vielen Formen der erblich-bedingten Ataxien (Heredoataxien).
- Weitere Ursachen: Eine Spastik kann außerdem metabolisch bedingt sein (z.B. chronischer Vitamin-B_{12}-Mangel), bei Leukodystrophien auftreten (oft schon mit einer Tetraspastik im Kindesalter), durch Hirn- und Rückenmarktumoren sowie traumatische Läsionen v.a. des Rückenmarks (chronische Querschnittslähmung) bedingt sein oder bei älteren Menschen auf degenerative Veränderungen der oberen HWS mit Einengung des Spinalkanals zurückzuführen sein (Spinalkanalstenose).

MERKE

Die Ursachen einer Spastik sind vielfältig. Am häufigsten sind vaskuläre Läsionen des Tractus corticospinalis infolge einer Infarzierung oder Blutung.

Pathophysiologie Die Pathophysiologie der spastischen Muskeltonuserhöhung beruht auf einer Enthemmung der spinalen Reflexe, die die sensiblen Afferenzen über das Hinterhorn mit spinalen Interneuronen und α-Motoneuronen (Vorderhornzellen) als Efferenzen verbinden. Der Muskeltonus ist erhöht (Plussymptomatik), weil hemmende Einflüsse der Pyramidenbahn wegfallen. Gleichzeitig verursacht die zentrale Schädigung aber auch eine Kraftminderung (Parese) und eine gestörte Koordination der spastischen Extremitäten (Minussymptomatik).

Klinik

Plus- und Minussymptomatik kommen in der Regel gemeinsam vor, können jedoch auch isoliert vorliegen.

Plussymptome Die spastische Muskeltonuserhöhung ist häufig schon bei der Inspektion durch eine charakteristische Fehlhaltung der Extremitäten sichtbar: Ellenbogen, Handgelenk und Fingergelenke werden stärker gebeugt, Knie- und Sprunggelenk stärker gestreckt. Bei passiver Bewegung der spastischen Extremitäten ist die Tonuserhöhung umso größer, je rascher der betroffene Muskel gedehnt wird. Das **Taschenmesserphänomen** beschreibt dabei ein plötzliches Nachlassen der Spastik bei maximaler Muskeldehnung (s.a. ➤ Kap. 13.2.1). Diese Charakteristika grenzen die Spastik vom Rigor des Parkinson-Syndroms ab, der in Beugern und Streckern gleichermaßen auftritt und im Verlauf der passiven Bewegung weitgehend unverändert bleibt.

MERKE

Die spastische Hemiparese wird beim Gehen als Wernicke-Mann-Lähmungstyp sichtbar: Bei gebeugtem Arm zirkumduziert der Patient das überstreckte Bein (➤ Abb. 1.24).

Minussymptome Die Minussymptomatik umfasst vor allem die zentral bedingte Parese: Die Extremitäten sind (meist distal betont) gelähmt und die Koordination und Feinmotorik v.a. der Hände ist in der Regel schwer gestört. Als weitere Zeichen der Pyramidenbahnschädigung sind die monosynaptischen Muskeleigenreflexe gesteigert, die polysynaptischen Fremdreflexe (z.B. Bauchhaut-, Kremasterreflex) erloschen und pathologische Reflexe (z.B. Babinski-Zeichen) nachweisbar.

Komplikationen Sekundäre Schäden an den betroffenen Extremitäten sind vor allem massive Schmerzen und Gelenkeinsteifungen in Fehlstellung (Kontrakturen). Diese verursachen (weitere) funktionelle Behinderungen, z.B. den spastisch überstreckten und in Supinationsfehlstellung befindlichen Spitzfuß, der dem Patienten das physiologische Gehen und Stehen auf der Fußsohle unmöglich machen kann. An den Händen entwickelt sich bei manchen Patienten eine schwere und passiv nahezu unüberwindliche Beugespastik der Finger, die sich in die Handinnenfläche einkrallen und neben heftigen Schmerzen die Mazeration der Haut mit sekundären Infektionen verursachen können.

Auf den Punkt gebracht

Pyramidenbahn-Syndrom

Unter diesem Begriff werden die Auswirkungen einer Schädigung motorischer Rindengebiete und/oder ihrer Axone (Pyramidenbahn) zusammengefasst. Die **Ursachen** sind vielfältig und reichen von vaskulären Ereignissen mit schlagartigem Auftreten meist halbseitiger Symptome bis hin zu einer langsamen, über Jahre progredienten bilateralen Symptomentwicklung, z.B. durch Rückenmarkskompressionen infolge einer zunehmenden Enge des knöchernen Spinalkanals oder einer erblichen neurodegenerativen spastischen Spinalparalyse. Die Lokalisation der Störung innerhalb des ZNS bestimmt die klinische Ausprägung des Syndroms (am häufigsten Hemi-, Para- und Tetraspastik). Klinische **Leitsymptome** sind die spastische Muskeltonuserhöhung (Plussymptomatik) sowie die zentrale Parese mit Koordinationsstörung (Minussymptomatik). Zusätzlich finden sich meist weitere Pyramidenbahnzeichen (z.B. pathologische Reflexe). Eine Muskelatrophie ist im Gegensatz zur peripheren Parese meistens nur gering oder fehlt.

Die **Therapie** basiert vor allem auf den Verfahren der Neurorehabilitation. Begleitend können systemisch wirkende Antispastika und lokal injiziertes Botulinumtoxin den erhöhten Muskeltonus senken und Folgekomplikationen der Spastik vermeiden helfen.

Diagnostik

Die Ursachenklärung der Spastik beruht auf:

- der Anamnese: zeitlicher Verlauf der Symptomentwicklung? Weitere Beschwerden? Vorerkrankungen?
- der klinisch-neurologischen Untersuchung: topische Verteilung des spastischen Syndroms? Zusatzsymptome?
- technischen Zusatzuntersuchungen: u.a. bildgebende Verfahren von Hirn und Rückenmark, Liquor- und Labordiagnostik, elektrophysiologische Verfahren, Doppler- und Duplexsonografie der hirnversorgenden Gefäße.

Therapie

Die Spastik bedarf eines umfassenden Therapiekonzepts. Zunächst ist die adäquate Behandlung der zugrunde liegenden Erkrankung entscheidend, z.B. mittels einer immunmodulatorischen Schubprophylaxe bei multipler Sklerose.

Minussymptomatik Die Minussymptomatik (Parese, Koordinationsstörung) wird vor allem durch intensive Physiotherapie im Rahmen der Neurorehabilitation behandelt, ggf. in Kombination mit weiteren Behandlungen wie Ergo- und Sprech- bzw. Schlucktherapie. Daneben ist die Versorgung mit Hilfsmitteln zur Linderung der motorischen Funktionseinbußen vordringlich.

Plussymptomatik Medikamente (Antispastika, Myotonolytika) stehen vor allem zur Reduktion des spastischen Muskeltonus zur Verfügung. **Baclofen** als Medikament der 1. Wahl wirkt als GABA-B-Agonist und hemmt somit die übersteigerten Reflexe auf spinaler Ebene. Häufigste Nebenwirkung sind Müdigkeit und eine übermäßige Schwächung der verbliebenen Willkürkraft des Patienten. Als Alternativen können **Tizanidin,** ein α_2-Agonist mit vorwiegend supraspinalem Angriffspunkt, sowie **Tolperison,** ein Natriumkanalblocker mit hemmender Wirkung auf spinale Reflexbögen, eingesetzt werden. Alle Präparate können bei Bedarf auch in Kombination gegeben werden. Selten indiziert ist der Einsatz von **Dantrolen,** das eine direkte elektromechanische Entkopplung am Muskel bewirkt. Die kritische Indikationsstellung begründet sich vor allem durch eine potenziell leberschädigende Wirkung des Präparats. Sein Einsatz ist daher im Wesentlichen auf die maligne Hyperthermie beschränkt. Die umschriebene (fokale) Spastik kann mit Injektionen von **Botulinumtoxin** Typ A (BTX) erfolgreich behandelt werden. Entscheidend sind dabei eine exakte Festlegung des Behandlungsziels und eine entsprechende Absprache mit dem Patienten und den Pflegepersonen, um realistische Erwartungen an die Therapie zu erzeugen. Während die Extremitätenfunktion nur selten verbessert werden kann, sind die effektivere Physiotherapie, die Kontrakturprophylaxe durch verbesserte passive Beweglichkeit, die Schmerzreduktion und die Erleichterung der Pflege realistische Ziele der BTX-Behandlung. Eine zugelassene Indikation für BTX bei Erwachsenen ist die Beugespastik des Arms nach Schlaganfall. Aber auch der spastische Spitzfuß und die Adduktorenspastik, die häufig bei Patienten mit multipler Sklerose zu finden ist, können gute Indikationen für eine BTX-Therapie sein. Schließlich steht bei schwerster Ausprägung der Symptomatik die kontinuierliche intrathekale Gabe von Baclofen über ein Pumpensystem zur Verfügung („**Baclofen-Pumpe**"). Durch die unmittelbare Applikation in den Spinalraum wirkt das Medikament stärker als bei oraler Gabe – ganz besonders bei schwerster Spastik aufgrund einer Rückenmarkschädigung. Das Medikamentenreservoir wird in der Regel subkutan in die Bauchhaut implantiert und muss regelmäßig von außen befüllt werden. Seltene, aber potenziell lebensbedrohliche Komplikationen der Baclofen-Pumpe sind die Infektion des Fremdmaterials sowie die Überdosierung mit Atemdepression und Bewusstseinsstörung.

FALLBEISPIEL

Der 68-jährige Klaus L. erlitt vor 3 Monaten einen Territorialinfarkt im Stromgebiet der A. cerebri media rechts. Als Auslöser konnte eine hochgradige Abgangsstenose der gleichseitigen A. carotis interna mit einer Lumeneinengung von 80% identifiziert werden. Die mit dem Infarkt einhergehende hochgradige, armbetonte Hemiparese der linken Körperhälfte bildete sich während der Akutbehandlung auf der Stroke Unit nur wenig zurück. In der folgenden neurologischen Rehabilitation machte Klaus L. langsam Fortschritte und konnte bei Entlassung immerhin mit Hilfe stehen und wenige Schritte gehen. Im linken Arm entwickelte sich innerhalb einiger Wochen eine erhebliche Beugespastik im Ellenbogengelenk und in den Hand- und Fingergelenken, die neben der hochgradigen Parese mit Gebrauchsunfähigkeit der Hand starke Schmerzen im Arm und Probleme bei der Pflege der Handinnenflächen mit sich brachte. Trotz kombinierter antispastischer Therapie mit 3 × 15 mg Baclofen und 3 × 4 mg Tizanidin jeweils täglich per os konnte die Armspastik nicht ausreichend reduziert werden. Der behandelnde Neurologe injizierte daher lokal Botulinumtoxin A in die hauptbetroffene spastische Muskulatur am linken Arm (M. biceps brachii, M. flexor digitorum superficialis et profundus). Nach etwa 10 Tagen kam es zu einer deutlichen Lockerung und Schmerzreduktion, die auch der behandelnden Physiotherapeutin die Behandlung wesentlich erleichterte. Die Finger der linken Hand konnten nun nahezu vollständig gestreckt werden. Der lähmungsbedingte Funktionsverlust der Hand besserte sich jedoch nicht. Etwa 10 Wochen nach der ersten Injektion ließ die Wirkung des BTX-A nach.

9.8 Stiff-Person-Syndrom

Das Stiff-Person-Syndrom (SPS), früher auch Stiff-Man-Syndrom genannt, ist eine seltene autoimmunvermittelte Erkrankung, deren Leitsymptom eine generalisierte spastikartige Muskeltonuserhöhung ist. Als spezielle Varianten des SPS gelten je nach Symptomenkonstellation und betroffener Körperregion das Stiff-Leg-Syndrom (SLS) und die progrediente Enzephalomyelitis mit Rigidität und Myoklonien (PERM).

Ätiologie und Pathogenese

Das SPS kommt als idiopathische Autoimmunerkrankung sowie als paraneoplastisches Syndrom bei Malignomen vor.

Idiopathisches SPS Bei vielen Patienten sind Serumantikörper gegen das Enzym Glutamatdecarboxylase (anti-GAD) nachzuweisen. Die GAD ist das Schlüsselenzym bei der Synthese des hemmenden Neurotransmitters GABA. Pathogenetisch handelt es sich daher möglicherweise um eine autoimmunvermittelte Enthemmung spinaler Reflexe. Viele Patienten weisen zusätzlich einen Diabetes mellitus, andere Autoimmunerkrankungen (z.B. Thyreoiditis) und eine Epilepsie auf.

Paraneoplastisches SPS Die Serumantikörper dieser Variante (in Serum und Liquor) sind gegen Amphiphysin gerichtet. Häufig assoziierte Tumoren sind das kleinzellige Bronchialkarzinom, das Mammakarzinom sowie Thymome und Lymphome.

Klinik

Es kommt zu einer progredienten Tonuserhöhung zunächst am Rumpf mit extremer unwillkürlicher Anspannung der Bauch- und Rückenmuskeln. Sekundär tritt eine Hyperlordose der LWS auf. Später sind auch die proximalen Extremitäten betroffen, Gesicht und Finger bleiben in der Regel ausgespart. Bei Schreckreizen und Ausführung von Willkürbewegungen kommt es zum schmerzhaften Einschießen von Muskelspasmen. Die Tonuserhöhung verschwindet im Schlaf, nach peripherer Nervenblockade und unter Narkose.

Diagnostik

Mit der EMG kann auch in Ruhe eine Daueraktivität der motorischen Einheiten nachgewiesen werden („continuous muscle fiber activity"), die willkürlich nicht unterbrochen werden kann. Zum Ausschluss eines paraneoplastischen SPS muss nach dem Primärtumor gesucht werden. Differenzialdiagnostisch sind der Tetanus und die Neuromyotonie (Isaac-Syndrom) zu bedenken.

Therapie

Der erhöhte Muskeltonus des SPS kann mit Medikamenten wie Diazepam, Clonazepam, Baclofen oder Tizanidin gesenkt werden. Aufgrund der autoimmunvermittelten Pathogenese können Steroide, Immunglobuline, Plasmapherese oder auch Rituximab als monoklonaler B-Zell-Antikörper eingesetzt werden. Bei paraneoplastischem SPS ist die Behandlung des Primärtumors entscheidend. Begleitkrankheiten wie der Diabetes mellitus bedürfen der internistischen Behandlung nach den üblichen Kriterien.

KAPITEL

10

Frank Erbguth

Metabolische Erkrankungen

Zur Orientierung

Störungen des Wasser- und Elektrolythaushalts, des Glukosemetabolismus, des Hormon- und Vitaminstatus, der Funktion verschiedener Organe (z.B. Leber, Niere), des Proteinmetabolismus und der Perfusion sowie Entzündungsvorgänge und Intoxikationen können zu funktionellen und strukturellen Beeinträchtigungen des Gehirns (Enzephalopathie), des Rückenmarks (Myelopathie), des peripheren Nervensystems (Neuropathie) und der Muskulatur (Myopathie) führen. Die Störungen sind meistens erworben, können aber auch im Rahmen genetischer Stoffwechselerkrankungen auftreten. Als vulnerables Organ ist das Gehirn bei metabolischen Störungen häufig im Sinne einer Enzephalopathie betroffen.

Prüfungsschwerpunkte

+++ alkoholassoziierte Enzephalopathien, Wernicke-Korsakow-Syndrom

++ neurologische Symptome bei Vitamin-B_{12}-Mangel und Schilddrüsenkrankheiten

+ Enzephalopathien bei Leberversagen, Elektrolytentgleisungen, Urämie, Hypo- oder Hyperglykämie

10.1 Definition „Enzephalopathie"

Die wörtliche Bedeutung des Terminus „Enzephalopathie" (griech. = „Gehirnleiden") ist sehr breit und umfasst krankhafte Veränderungen des Gehirns unterschiedlicher Ursache und Ausprägung. In der Praxis wird der Begriff fast ausschließlich für sekundäre Störungen des Gehirns verwendet, die als Folge anderer Organfehlfunktionen des Körpers auftreten. Die Spanne reicht von der hepatischen, septischen oder hypoxischen Enzephalopathie über die subkortikale arteriosklerotische Enzephalopathie (SAE, Morbus Binswanger; ➤ Kap. 12.7.2) bis hin zu Prionenerkrankungen (bovine spongiforme Enzephalopathie = BSE, ➤ Kap. 6.6) oder Mitochondriopathien (➤ Kap. 10.9). Die Enzephalopathie kann als Erstmanifestation oder führendes Symptom einer akuten oder chronischen metabolischen Grunderkrankung auftreten.

Diffuse Hirnfunktionsstörung ...

Meist ist die Hirnfunktion diffus oder multifokal gestört mit den Leitsymptomen:

- Bewusstseinsstörung
- generalisierte und selten auch fokale epileptische Anfälle
- vegetative Störungen.

Die Schädigung des Gehirns durch die „metabolischen Noxen" wird gebahnt durch eine meist gleichzeitig auftretende Schädigung der schützenden Blut-Hirn-Schranke. Entwickeln sich die metabolischen Veränderungen langsam und chronisch, sind die Auswirkungen auf das Gehirn durch Adaptationen weniger drastisch als bei akuten Dekompensationen.

... und fokale Akzentuierung

Ausnahmen von der diffusen Hirnstörung finden sich bei den fokal begrenzten oder akzentuierten strukturellen Schädigungsmustern, etwa bei der Wernicke-Enzephalopathie, der zentralen pontinen oder extrapontinen Myelinolyse, dem posterioren Enzephalopathiesyndrom und der Schädigung der Basalganglien im Rahmen einer Kohlenmonoxid- oder Methanolvergiftung oder nach hypoxischer Enzephalopathie. Fokale Akzentuierungen kommen auch bei urämischer und hypoglykämischer Enzephalopathie vor, ohne dass es dabei zu strukturellen Läsionen kommen muss. Zudem können bei jeder Enzephalopathie vorbestehende subklinische fokale Hirnläsionen (z.B. ein älterer Hirninfarkt oder posttraumatischer Hirngewebsdefekt) mit einer fokalen Symptomakzentuierung (z.B. Hemiparese) einhergehen.

Diagnostik

Die metabolische Dysfunktion lässt sich meistens durch **Labor**untersuchungen (Basis: Glukose, Elektrolyte, Leber-, Nieren und Schilddrüsenparameter, Blutgasanalyse) erfassen. Im **EEG** zeigen sich abhängig vom Schweregrad der Enzephalopathie Verlangsamungen des α-Rhythmus mit triphasischer generalisierter δ-Aktivität (➤ Abb. 10.1) und bei epileptischen Anfällen eventuell epilepsietypische Muster. Die **Liquor**untersuchung dient dem Ausschluss entzündlicher Ursachen wie Meningitis und Enzephalitis. Die **Bildgebung** mittels CT und besser noch MRT kann zum einen konkurrierende Ursachen der enzephalopathieverdächtigen Symptomatik ausschließen (z.B. Schlaganfall, Hirntumor) oder spezifische Läsionsmuster der metabolischen Enzephalopathie (z.B. zentrale pontine Myelinolyse oder posteriores Enzephalopathiesyndrom) nachweisen.

MERKE

Die klinisch-neurologische Symptomatik metabolischer Enzephalopathien ist unspezifisch, sodass sie differenzialdiagnostisch nur schwer von Intoxikationen, entzündlichen oder vaskulären ZNS-Erkrankungen und anderen – vor allem bilateralen – strukturellen Hirnläsionen unterschieden werden können.

Für die grundsätzliche Differenzialdiagnose kann der englische Akronym-Merksatz „I WATCH DEATH" zu Hilfe genommen werden: **i**nfection, **w**ithdrawal, **a**cute metabolic, **t**rauma, **C**NS pathology, **h**ypoxia, **d**eficiencies, **e**ndocrinopathies, **a**cute vascular, **t**oxins/Drugs, **h**eavy metals. In der Regel ist die Assoziation des klinischen Bildes zu einer klinischen und labordiagnostischen Konstellation wegweisend für die Verdachtsdiagnose. Wenn die metabolische Ursache nicht eindeutig ist, muss durch Bildgebung eine andere Ursache ausgeschlossen werden.

10.2 Metabolische Enzephalopathien

10.2.1 Störungen des Glukosestoffwechsels

Enzephalopathie bei Hyperglykämie

Akute und subakute Störungen der Gehirnfunktion beim „Coma diabeticum" treten auf als

- **ketoazidotische Hyperglykämie:** Serumglukose > 300 mg; Azidose mit einem pH-Wert < 7,3; meistens beim Typ-1-Diabetes
- **hyperosmolare Hyperglykämie**: Serumglukose > 600 mg/dl; Erhöhung der Serumosmolarität auf > 320 mosmol/l; Flüssigkeitsdefizit von > 5 Litern, meistens beim Typ-2-Diabetes.

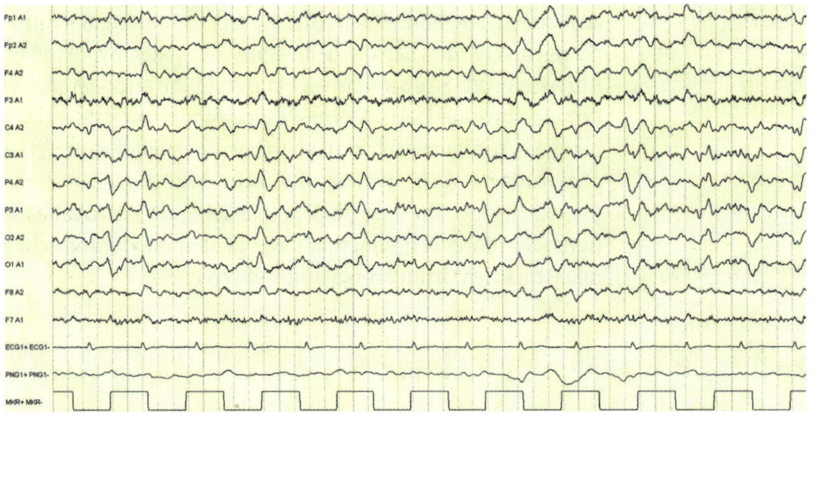

Abb. 10.1 EEG bei hepatischer Enzephalopathie mit triphasischen δ-Wellen über allen Hirnregionen.

Klinik und Prognose

Bei der **ketoazidotischen Hyperglykämie** kommt es bei 80% der Patienten zu enzephalopathischen Symptomen mit allen Stadien quantitativer Bewusstseinsstörungen – bei 10–15% bis hin zum Koma. Die Enzephalopathie wird primär durch die Azidose verursacht. Fokale neurologische Symptome sind selten. Meistens kommt es zur kompletten neurologischen Restitution.

Bei der **hyperosmolaren Hyperglykämie** kommt es ebenfalls zu akuten Bewusstseinsstörungen bis hin zum Koma, häufig jedoch auch zu fokalen Symptomen wie Aphasie, Halbseitensymptomen, Pyramidenbahnzeichen und fokalen Anfällen, ohne dass bildgebend strukturelle Hirnläsionen nachweisbar wären. Es besteht ein Flüssigkeitsdefizit von mehreren Litern. Die Sterblichkeit ist mit fast 30% hoch. Im Falle des Überlebens sind allerdings in der Regel keine dauerhaften neurologischen Folgen zu erwarten.

Therapie

Die Therapie umfasst 3 Stadien:
- **Rehydrierung:** Sie bessert die zerebrale, die renale und die zirkulatorische Funktion. Durch die Verbesserung der Insulinsensitivität sinken bereits die Blutzuckerspiegel.
- **Insulintherapie:** Anzustreben ist eine Senkung des Blutzuckerspiegels um ca. 50 mg/dl pro Stunde.
- **Langsame Anpassung:** Eine zu schnelle bzw. überschießende Korrektur muss vermieden werden. Anzustreben ist eine Stabilisierung des Blutzuckers bei ca. 200 mg/dl.

Enzephalopathie bei Hypoglykämie

Die Hypoglykämie (Blutglukose < 45–50 mg/dl) ist die häufigste Komplikation des Diabetes mellitus. 20–60% der Typ-1-Diabetiker erleiden pro Jahr eine schwerere Hypoglykämie, die z.B. durch zu strenge glykämische Kontrollen, eine akzidentelle oder suizidale Insulinzufuhr, eine inadäquate parenterale Ernährung oder aber bei Sepsis, Multiorganversagen oder endogenem Hyperinsulinismus bei Insulinom entsteht. Pathophysiologisch steht dabei zu wenig Substrat für die Produktion energiereicher Phosphate im Gehirn zur Verfügung. Dadurch akkumulieren exzitatorische Aminosäuren.

Klinik

Typisch sind zunächst Tachykardie, Blässe, Heißhunger, Schweißausbruch, Tremor, Angstgefühle, Unruhe und Sehstörungen. Es folgen Koordinationsstörungen, Bewusstseinsstörungen bis hin zum Koma mit Primitivreflexen und Pyramidenbahnzeichen, aber auch generalisierte und fokale Anfälle. Gelegentlich auftretende fokale motorische Symptome mit halbseitiger Akzentuierung oder Aphasie können an einen Schlaganfall denken lassen. Schwerste, länger anhaltende Hypoglykämien führen zu Defektzuständen mit persistierendem vegetativem Status („apallisches Syndrom"). Bei rezidivierenden Hypoglykämien kann es zu dauerhaften kognitiven Einbußen kommen. Besonders hypoglykämiesensitive zerebrale Areale sind der Hippokampus, der Kortex und das Striatum.

MERKE

Die zentralnervösen Symptome der Hypoglykämie können zerebrovaskuläre Erkrankungen imitieren. Obwohl eine Glukosebestimmung zur Routinediagnostik akuter neurologischer Symptome gehört, wird sie doch immer wieder bei suggestiven Konstellationen vermeintlich anderer Ursache vergessen.

Therapie

Leichte Hypoglykämien können von den Patienten durch schnell resorbierbare Kohlenhydrate, z.B. süße Limonade oder Traubenzucker, ausgeglichen werden. Bei schwerer Hypoglykämie werden rasch intravenös 50 ml Glukose 20% oder 50% gegeben, anschließend 500 ml Glukose 5–10%.

10.2.2 Hepatische Enzephalopathie

Hepatische Enzephalopathien können bei akuten und chronischen Lebererkrankungen auftreten. Das Ausmaß der – potenziell reversiblen – Enzephalopathie hängt davon ab, wie akut und wie stark die Leber geschädigt ist und wie ausgeprägt die Leberumgehungskreisläufe sind. Zum akuten Leberversagen kommt es z.B. bei Leberzirrhose, Virushepatitis, Reye-Syndrom, Schwangerschaft, Morbus Wilson, Lebervenenthrombose, Medikamentenintoxikation oder als Medikamentennebenwirkung. Wichtigste Auslösefaktoren der hepatischen Dekompensation sind gastrointestinale oder andere Blutungen, eiweißreiche Mahlzeiten, Infektionen, Operationen, Bluttransfusionen, Dehydratation z.B. durch Diuretikagabe und Gabe von Sedativa (z.B. Benzodiazepine).

Pathophysiologie

Insgesamt muss von einer multifaktoriellen Genese der hepatischen Enzephalopathie als Ergebnis komplexer Wirkungen auf den Hirnstoffwechsel ausgegangen werden, wobei 3 pathophysiologische Mechanismen zusammenwirken:
- **Ammoniakintoxikation:** Das erhöhte Ammoniak im Serum wirkt im Gehirn toxisch, in den Astrozyten bildet sich Glutamin. Die Astrozyten schwellen an und es entwickelt sich ein Hirnödem.
- **Bildung „falscher" dysfunktioneller Neurotransmitter:** Aromatische Aminosäuren werden vermehrt ins Gehirn aufgenommen, während verzweigtkettige Aminosäuren abnehmen. Durch diese Aminosäure-Imbalance werden anstelle der „normalen" exzitatorischen Neurotransmitter (Noradrenalin und Dopamin) vermehrt „falsche" Neuro-

transmitter aus aromatischen Aminosäuren gebildet (Tyramin, Octopamin und Phenylethanolamin).
- **GABA-Hypothese:** Eine Überaktivität des inhibitorischen GABAergen Systems führt zur synaptischen neuronalen Hemmung.

Klinik

Anhand der Symptome werden 5 Schweregrade unterschieden von der latenten Form (Grad 0) bis hin zum Koma (Grad IV). Bei schweren (Grad III) und schwersten (Grad IV) Formen der HE kommt es zu Bewusstseinsstörungen, Desorientiertheit, Delir und schließlich zum Koma. Begleitet werden diese Symptome meist von Koordinationsstörungen, Myoklonien, Asterixis (auch bezeichnet als „flapping tremor"), erhöhtem Muskeltonus und einer Hyperreflexie. Der typische „flapping tremor" ist neurophysiologisch ein „negativer" Myoklonus mit kurzer ruckartiger Hemmung der Handstreckung bei Vorhalten der Hände und seiner reflexartigen Kompensation. Bei der schweren Form kommt es zur Entwicklung eines Hirnödems mit Hirndrucksteigerung und „Einklemmung". Bei frühzeitiger Therapie sind die Symptome potenziell reversibel.

Diagnostik

In der Regel bestätigt eine Erhöhung des Serumammoniakspiegels die Verdachtsdiagnose. In der CT und MRT kann in schweren Fällen ein Hirnödem nachgewiesen werden. Das MRT kann in den T1-gewichteten Aufnahmen symmetrische Hyperintensitäten im Bereich der Stammganglien zeigen, die auf eine Manganakkumulation bei schwerer Leberzirrhose zurückzuführen sind.

Therapie

Bei akutem komplettem Leberversagen muss die Indikation für eine Lebertransplantation überprüft werden. Begleitende Gerinnungsstörungen sind durch Gabe von Gerinnungsfaktoren zu therapieren. Eine Reduktion der Ammoniakproduktion und -absorption erreicht man durch Proteinrestriktion und Hemmung der ureaseproduzierenden Bakterien im Darm:
- **Laktulose** entfernt Substrate aus dem Darm, die dort zu Ammoniak metabolisiert werden, und unterbricht über die Azidifizierung des Kolons die ureasebedingte Ammoniakbildung. Auch die Verabreichung von oralen **Antibiotika** (z.B. Neomycin, Metronidazol, Rifaximin) dient diesem Ziel.
- Eine Steigerung der Ammoniakmetabolisierung erreicht man durch **L-Ornithin-L-Aspartat.**

Die Bildung „falscher Neurotransmitter" soll durch Infusionslösungen verhindert werden, die reich an verzweigtkettigen und arm an aromatischen Aminosäuren sind. Durch Antagonisierung der GABAergen Benzodiazepinrezeptoren mit Flumazenil kann eine kurzfristige Symptombesserung erreicht werden.

10.2.3 Enzephalopathien bei Nierenerkrankungen und Dialyse

Urämische Enzephalopathie

Urämische Enzephalopathien treten akut oder subakut während der Entstehung eines Nierenversagens auf. Wenn gleichzeitig ein maligner Hypertonus vorliegt, kann es schwierig sein, zwischen urämischer und hypertensiver Enzephalopathie zu unterscheiden.

Pathophysiologie

Neben Harnstoff und Kreatinin sind eine Vielzahl harnpflichtiger neurotoxischer Substanzen im Blut erhöht, der Kalziumgehalt des Gehirns steigt durch die Parathormonerhöhung an, wodurch unterschiedliche Ionenpumpen, Neurotransmitter und die Proteinexpression gestört sind, was sich schädigend auf den Gehirnmetabolismus auswirkt.

Klinik

Neben Übelkeit, Erbrechen und evtl. einem Harngeruch der Atemluft (Foetor uraemicus) kommt es im Rahmen der Enzephalopathie zu Störungen der Affekte und des Verhaltens, zu Meningismus, Bewusstseinsstörungen bis hin zum Koma, epileptischen Anfällen, Myoklonien, Tremor, Muskeltonuserhöhung mit Hyperreflexie und Pyramidenbahnzeichen sowie zu Hemi-, Para- und Tetraparesen.

Diagnostik

Im Laborbefund lassen sich die Erhöhungen von Kreatinin, Harnstoff, Kalzium und Parathormon nachweisen.

Therapie

Die Therapie besteht primär in der Behandlung des Nierenversagens durch Dialyse bzw. bei irreversibler Schädigung langfristig durch eine Transplantation. Krampfanfälle werden symptomatisch mit Antikonvulsiva behandelt, wobei die Dosierung an die reduzierte Clearance angepasst wird.

Dialyseassoziierte Enzephalopathien

Im Zusammenhang mit der Dialyse kann es zu einem Dialyse-Dysäquilibrium-Syndrom (DDS) und einer Dialyseenzephalopathie kommen (➤ Tab. 10.1).

Tab. 10.1 Dialyse-Dysäquilibrium-Syndrom und Dialyseenzephalopathie.

Enzephalopathie	Pathogenese	Symptome	Prophylaxe/Therapie
Dialyse-Dysäquilibrium-Syndrom (DDS)	zu rascher osmotischer Gradient zwischen Plasma und Gehirn mit intrazellulärer Azidose und Hirnödem	am Ende oder nach der Dialyse: Unruhe, Übelkeit, Kopfschmerzen, Muskelkrämpfe, Myoklonien, Asterixis, Bewusstseinstrübungen bis hin zum Koma	Vermeidung einer zu raschen Dialyse
Dialyseenzephalopathie	• Aluminiumablagerungen bei aluminiumhaltigen Dialysaten • aluminiumhaltige Medikamenten • Begünstigung der Aluminiumresorption durch Hyperparathyreoidismus oder Zitrusfrüchte • verstärkter Aluminiumtransport in die Hirnzellen aufgrund eines Eisenmangels	subakut bis chronisch progredient: affektive und kognitive Störungen, demenzielles Syndrom, extrapyramidale Störungen, epileptische Anfälle	Vermeidung der genannten Aluminiumexpositionen

10.2.4 Enzephalopathien bei Schilddrüsenerkrankungen

Hypothyreose und Myxödem

Die zerebralen **Symptome** einer Hypothyreose sind variabel und umfassen:

- affektive und wahnhaft-halluzinatorische Symptome, z.B. Depression, „myxödematöse Verrücktheit“
- kognitive Symptome, z.B. Vergesslichkeit, Demenz
- Delirien und Bewusstseinsstörungen („Myxödemkoma“).

Auslöser ist oft ein Sedativum, ein Infekt oder eine Operation. Zusätzliche Allgemeinsymptome sind Bradykardie, Hypotonie, Hypothermie und Herzinsuffizienz. Die **Diagnose** wird anhand der Schilddrüsenwerte gestellt. In schweren Fällen wird **L-Thyroxin** hochdosiert (500 µg) als Bolus gegeben, gefolgt von 100 µg täglich. Bei leichten Fällen wird einschleichend substituiert mit dem Ziel, den TSH innerhalb von ca. 4 Wochen zu normalisieren.

Hyperthyreose

Trotz ihrer Häufigkeit bleiben Hyperthyreosen oft länger unentdeckt. An Allgemeinsymptomen entwickeln sich Temperaturerhöhung, Tachykardien, Durchfälle, vermehrtes Schwitzen und Exsikkose. Die neurologischen Komplikationen der Thyreotoxikose reichen von Nervosität, Reizbarkeit und Schlafstörungen bis hin zu deliranten Bewusstseinsstörungen einschließlich der Entwicklung eines Komas („Basedow-Koma“). Neben der Enzephalopathie kann auch eine Myopathie auftreten. Die Manifestationsform der „apathischen Hyperthyreose“ ist gekennzeichnet durch Lethargie, Depressivität und kognitive Beeinträchtigungen. Auslöser sind abruptes Absetzen von Thyreostatika, Infektionen, Traumata und jodhaltige Medikamente oder Röntgen-Kontrastmittel. Therapeutisch werden Thyreostatika verabreicht; symptomatisch werden Betablocker gegeben.

Hashimoto-Enzephalopathie

Die auch treffender als „steroidresponsive Enzephalopathie bei Autoimmunthyreoiditis“ (SR bei EAT) bezeichnete Erkrankung betrifft vorwiegend Frauen; ihr Pathomechanismus ist nicht abschließend geklärt.

Klinik

Die Enzephalopathie geht mit Verwirrtheit, Kopfschmerzen, ataktischen Störungen, Krampfanfällen, kognitiven Störungen und Myoklonien einher. Schwere Verläufe können klinisch der Creutzfeldt-Jakob-Erkrankung ähneln. Es existieren eine diffus-progressive und eine vaskulitische Verlaufsform. Bei 75% der Betroffenen besteht eine Euthyreose, bei 20% eine Hypothyreose und sehr selten eine Hyperthyreose.

Diagnostik

Bei 70% ist das basale TSH erhöht, bei 90% sind antimikrosomale Antikörper und Anti-Thyroid-Peroxidase-Antikörper nachzuweisen. Antithyroglobin ist nur bei 60% nachweisbar. In der MRT finden sich evtl. in den T2-gewichteten Aufnahmen bilaterale, meist symmetrische Signalanhebungen im Bereich des Temporallappens und Hippokampus oder fleckförmige Gewebeveränderungen. Im Liquor sind Proteinerhöhungen häufig.

Therapie

Parallel zur Substitutionstherapie sollte eine Immunsuppression durchgeführt werden – anfangs mit Kortikosteroiden, je nach Schwere zwischen 100 und 1.000 mg/d, und längerfristig mit anderen Immunsuppressiva wie z.B. Azathioprin. Unter der Immunsuppression ist eine langsame Rückbildung der Symptome möglich, aber nicht zwingend.

10.3 Störungen des Wasser- und Elektrolythaushalts

10.3.1 Enzephalopathie bei Hyponatriämie

Hyponatriämien – mit Werten < 135 mmol/l – sind die häufigsten Elektrolytstörungen und finden sich bei etwa 15% aller Krankenhauspatienten. Es können hypo-, iso- und hypervolämische sowie isoosmolare Hyponatriämien unterschieden werden.

Pathophysiologie

Hyponatriämien können in der Neurologie verschiedene Ursachen haben (➤ Tab. 10.2). Je nach Akuität kommt es zu einer Wasserverschiebung im Gehirn von extra- nach intrazellulär mit der Gefahr eines Hirnödems.

SIADH Beim Syndrom der inadäquaten ADH-Sekretion („Schwartz-Bartter-Syndrom") kommt es zur teilweise ektopischen Hypersekretion von ADH oder ADH-ähnlichen Polypeptiden. Meist sind dafür paraneoplastische Prozesse (v.a. kleinzelliges Bronchialkarzinom, Pankreaskarzinom, Lymphom), ZNS-Erkrankungen (z.B. Subarachnoidalblutung, Enzephalitis, Trauma oder Hirntumor) oder ein Guillain-Barré-Syndrom verantwortlich. In der Folge wird weniger Wasser ausgeschieden und es entwickelt sich eine iso- oder hypervolämische Verdünnungshyponatriämie.

CSWS Beim zerebralen Salzverlustsyndrom („cerebral salt waste syndrome", CSWS) entsteht die Hyponatriämie durch einen erhöhten Salzverlust (Natriumausscheidung > 50 mmol/l) mit Polyurie und Verminderung des Extrazellularvolumens und damit einem Volumenmangel. Ursachen sind unterschiedlichste intrakranielle Erkrankungen wie Subarachnoidalblutung, Schädel-Hirn-Trauma, Hirntumoren und Meningeosis carcinomatosa oder auch neurochirurgische Operationen. Sie bewirken eine Freisetzung des atrial-natriuretischen Faktors (ANF) aus dem Bereich des III. Ventrikels und dem Hypothalamus. Das CSWS ist insbesondere in der neurologischen Intensivmedizin häufig, zeigt aber manchmal Überlappungen mit dem SIADH.

Tab. 10.2 Ursachen der Hyponatriämie.

SIADH (Syndrom der inadäquaten ADH-Sekretion) z.B. bei Malignomen, akuten ZNS-Erkrankungen, Lungenerkrankungen, endokrinen Erkrankungen (z.B. Myxödem), Leberzirrhose, Herzinsuffizienz
zerebrales Salzverlustsyndrom (CSWS)
iatrogen z.B. Infusionsbehandlung, Medikamente (Diuretika, Zytostatika, Antidiabetika, Antidepressiva, Barbiturate, Antikonvulsiva [v.a. Carbamazepin/Oxcarbazepin])
Lebererkrankungen, z.B. Zirrhose, Morbus Wilson
Malnutrition, Kachexie
exzessive Zufuhr von Flüssigkeit („Wasserintoxikation", z.B. bei psychischer Erkrankung oder Marathonläufern)
adrenokortikale Insuffizienz

MERKE

Beim SIADH entsteht die Hyponatriämie durch Wasserretention, beim CSWS durch Natriurese.

Klinik

Chronische oder sich langsam entwickelnde Hyponatriämien mäßigen Ausmaßes werden meist problemlos toleriert. Bei raschem Abfall des Serumnatriums unter 125 mmol/l treten erste Symptome auf, bei < 110 mmol/l besteht Lebensgefahr. Es kommt zu Kopfschmerzen, Übelkeit, Erbrechen, generalisierten epileptischen Anfällen und zu unterschiedlichen Stadien und Formen quantitativer und qualitativer Bewusstseinsstörungen, die mit Muskelkrämpfen verbunden sein können. Im Extremfall entsteht bei massivem Hirnödem eine Einklemmung.

Diagnostik

Die Hyponatriämie ist im Routinelabor einfach festzustellen. Für das SIADH ist kennzeichnend, dass die Serumosmolarität niedriger ist (meist < 260 mosmol/l) als die Urinosmolalität (> 300 mosmol/kg). Das Natrium im Urin ist beim SIADH erhöht (Na^+-Ausscheidung > 25 mmol/l bei normaler Zufuhr), das Plasma-ADH dagegen meist normal bis erhöht. Die Unterschiede zum zerebralen Salzverlustsyndrom sind in ➤ Tab. 10.3 gezeigt.

Therapie

Natrium wird substituiert, wobei je nach Ursache, Akuität und Ausprägung der Hyponatriämie und ihrer Symptome vorgegangen wird. Nur wenn die Symptome bedrohlich sind, darf der Serumnatriumspiegel ausnahmsweise und auch nur anfangs um 1–2 mmol/l pro Stunde angehoben werden, um eine pontine oder extrapontine Myelinolyse (CPM/EPM) zu vermeiden. Sonst darf der Serumnatriumspiegel um nicht mehr als 0,5 mmol/l pro Stunde steigen.

SIADH Ziel ist eine Flüssigkeitsrestriktion auf ca. 800 ml/d; bei symptomatischen Patienten kann der Serumnatriumspiegel mit hypertonen Lösungen – langsam (!) – korrigiert werden, weil bei einer Änderung von mehr als 10 mmol/d die Gefahr eines osmotischen Demyelinisierungssyndroms besteht

Tab. 10.3 Idealtypische Unterschiede SIADH vs. CSWS.

Parameter	SIADH	CSWS
Extrazellularvolumen	↑	↓
Wasserbilanz	↑	↓
Hautturgor	↑ / →	↓
Gewicht	↑ / →	↓
ZVD	↑ / →	↓
Hämatokrit	↓	↑
Urin-Na^+-Konzentration	↑	↑↑

(➤ Kap. 10.4.3). Bei Therapieresistenz kann der Vasopressin-Rezeptor-Antagonist Tolvaptan gegeben werden.

CSWS Die Therapie besteht aus einer Substitution von Natrium und Wasser (hypertone Kochsalzlösung) und bei Therapieresistenz aus einer Gabe von Fludrocortison 0,2 mg/d.

10.3.2 Hypernatriämie

Hypernatriämien können sich entwickeln bei

- Wasserverlust (z.B. Diabetes insipidus, extrarenale Flüssigkeitsverluste)
- Wasserverlust kombiniert mit geringem Natriumverlust (z.B. exzessives Schwitzen, Fieber, osmotische Diurese)
- Natriumzufuhr (Infusionen, Cushing, Hyperaldosteronismus).

Der „zentrale" Diabetes insipidus entsteht, indem die hypothalamische Stimulation der ADH-Ausschüttung abnimmt. Das ist z.B. bei Hirntumoren oder -metastasen, granulomatösen Entzündungen (z.B. Tuberkulose, Sarkoidose) oder Hypophysenchirurgie, ZNS-Infektionen, Hirnblutungen und anderweitig verursachtem Hirndruck möglich. Inwieweit eine enzephalopathische Symptomatik auftritt, hängt generell von der Akuität und der absoluten Höhe der Hypernatriämie (Osmolalität > 320 mosmol, Serum-Na^+ > 160 mmol/l) ab. Die Enzephalopathie ist Ausdruck der osmotischen Dehydratation mit Schrumpfung des Intrazellularraums aufgrund der erhöhten Serumosmolarität und mikrovaskulärer Hyperviskositätsschäden mit kapillären Blutungen oder venösen Stauungen.

Klinik

Bewusstseinsstörungen sind meist das erste Zeichen einer Hypernatriämie. Sie treten bevorzugt in der Rehydrierungsphase auf und sind seltener als bei der Hyponatriämie von epileptischen Anfällen begleitet. Beim Diabetes insipidus kann die Polyurie mehr als 20 l/d betragen und mit entsprechender Polydipsie und Exsikkose – bis hin zum Volumenmangelschock – einhergehen. Komplikationen der Hypernatriämie sind intrazerebrale oder subarachnoidale Blutungen und Sinus-Venen-Thrombosen. Steigt die Osmolarität sehr schnell, kann eine pontine oder extrapontine Myelinolyse (CPM/EPM) entstehen (➤ Kap. 10.4.3). Die Prognose der hypernatriämischen Enzephalopathie ist abhängig von der Grunderkrankung und den Komplikationen.

Diagnostik

Die Hypernatriämie ist im Routinelabor einfach festzustellen. Beim Diabetes insipidus beträgt das spezifische Gewicht des Urins < 1.005 kg/m^2s^2 und seine Osmolalität < 300 mosmol/kgKG. Differenzialdiagnostisch ist der Durstversuch hilfreich (Prüfung der Konzentrationsfähigkeit der Niere während einer 12-stündigen Durstphase).

Therapie

Die Therapie besteht in der Rehydratation mit isotonischen oder halbisotonischen Kochsalzlösungen, wobei eine Korrektur um 1–2 mmol Natrium pro Stunde nicht überschritten werden sollte, da es andernfalls zu fatalen zerebralen Ödemen kommen kann. Auch die Zufuhr freien Wassers sollte wegen der möglichen Ausbildung eines Hirnödems vermieden werden. Beim Diabetes insipidus wird Desmopressin substituiert (2 × 10–20 µg/d intranasal oder Tabletten 3 × 0,2–1,2 mg/d oder 2–4 µg s.c. oder i.v.).

Zur Vertiefung

Hyperkalzämie und Hyperphosphatämie kommen meist bei Osteolysen vor. Symptomatisch werden Kalziumwerte ab 3 mmol/l. Symptome sind Müdigkeit, Kopfschmerzen, Übelkeit, Erbrechen, Bewusstseinsstörungen, Krampfanfälle, Durstgefühl, vermehrte Diurese. Die Therapie besteht in Flüssigkeitsersatz, Kaliumsubstitution und Medikamenten (Schleifendiuretika, Ionenaustauscher, Natriumbikarbonat, i.v. Biphosphonate). In schweren Fällen ist eine Dialyse erforderlich.

Hypokalzämie und Hypomagnesiämie: Symptome sind Bewusstseinsstörungen und Krampfanfälle. Eine Hypokalzämie geht mit Tetaniezeichen einher (Chvostek, Trousseau).

Hypermagnesiämien können ausgelöst werden durch exzessive Magnesiumzufuhr bei eingeschränkter Nierenfunktion. Symptome sind Bewusstseinsstörungen bis hin zum Koma.

Hypophosphatämien treten meist im Rahmen einer kompletten parenteralen Ernährung ohne ausreichende Phosphatsubtitution in komplexen intensivmedizinischen Behandlungssituationen auf. Sie äußern sich in Bewusstseinsstörungen, Rhabdomyolysen und subakuten bis akuten Tetraparesen mit Reflexverlust (Differenzialdiagnosen: Critical Illness Polyneuropathy, Guillain-Barré-Syndrom).

Hyper- und Hypoparathyreoidismus führen durch die begleitende Hyperkalzämie und Hypokalzämie zu zentralnervösen Symptomen. Beim chronischen Hypoparathyreoidismus bilden sich symmetrische Verkalkungen im Stammganglienbereich, eventuell auch im Kleinhirn (Morbus Fahr). Seltene Symptome sind extrapyramidale Bewegungsstörungen mit parkinsonoiden, choreatischen, dystonen und athetotischen Symptomen.

10.4 Alkoholassoziierte Enzephalopathien

10.4.1 Entzugsdelir

Das Alkoholentzugssyndrom einschließlich eines Entzugsdelirs („Delirium tremens") tritt als Komplikation eines chronischen Alkoholmissbrauchs auf und ist bei schwerer Ausprägung potenziell lebensbedrohlich. Es kommt zu

- psychopathologischen Störungen
- vegetativen Störungen
- epileptischen Anfällen.

5–10% der Alkoholkranken entwickeln ein Delir. Es tritt 8–72 Stunden nach Unterbrechung oder Reduktion der Alkoholzufuhr auf, kann aber auch bei konstantem Alkoholkonsum („Kontinuitätsdelir") auftreten. Auslöser sind dann oft exogene Faktoren wie z.B. fieberhafter Infekt, Dehydratation, Hypoglykämie, Pankreatitis, Leberzirrhose, gastrointestinale Blutung, Trauma oder Mangelernährung.

Pathogenese

Die an den Alkoholkonsum adaptierten und exzitatorisch hochregulierten Neurotransmittersysteme können sich beim Wegfall der suppressiven Noxe Alkohol nicht schnell genug herunterregulieren. Damit besteht eine Erhöhung der neuronalen Exzitabilität mit

- Inhibition des GABAergen Systems (psychomotorische Unruhe, Anfälle)
- Aktivierung des glutamatergen Systems (Anfälle)
- Inhibition der α_2-Rezeptoren („Noradrenalinsturm" mit Tachykardie, Hyperhidrose, Tremor usw.)
- Aktivierung des dopaminergen Systems (produktive Psychose)
- Inhibition des cholinergen Systems (kognitive Defizite)
- vermehrter ADH-Sekretion (Flüssigkeitsretention, Hirnödem).

Klinik

Zum Vollbild des Delirs gehören:

- **quantitative und qualitative Bewusstseinsstörungen:** Störungen von Gedächtnis, gedanklicher Kohärenz und Orientierung; psychomotorische Unruhe, Nesteln, Schreckhaftigkeit, Fahrigkeit, Schlafstörungen, illusionäre Verkennungen z.T. mit Alkoholbezug (z.B. Arzt = Wirt), optische (z.T. szenisch: z.B. Pfleger sitzen um ein Bierfass; sonst Würmer, Spinnen, Eierschalen usw.) und taktile (z.B. Tiere, Insekten auf der Haut) Halluzinationen, erhöhte Suggestibilität (Patient liest von leerem Blatt oder ergreift imaginären Faden usw.), Somnolenz, in schweren Fällen Sopor und Koma
- **affektive Störungen:** Reizbarkeit; ängstlich-depressiv, gelegentlich auch heiter bis manisch
- **epileptische Anfälle:** bei 20–40%; oft Initialsymptom der Entzugssymptomatik
- **vegetative Entgleisung:** Tachykardie, arterielle Hypertonie, Hyperthermie, Schwitzen, Tremor, Erbrechen, Diarrhö, Myoklonien.

Bei 5–10% aller Entzugsdelirien kommt es zu schweren lebensbedrohlichen Verläufen mit pulmonalen und kardialen Komplikationen. Neben dem Vollbild gibt es auch geringe oder mäßige Ausprägungen des Delirs.

Diagnostik

Ein Delir wird klinisch diagnostiziert, die ätiologische Zuordnung zum Alkoholentzug ist anamnestisch und durch Laborparameter (Zeichen der Alkohol- und Organfolgen, z.B. Alkohol i.S:, hyperchrome Anämie, Erhöhung von γ-GT, GOT, GPT, AP, Carbohydrase-defizientes Transferrin) möglich. Die Symptomatik des deliranten Alkoholentzugs ist zwar typisch, aber nicht spezifisch. Die wesentliche differenzialdiagnostische Aufgabe besteht im Ausschluss anderer konkurrierender Ursachen für die „Trias" des Alkoholentzugs „Bewusstseinsstörung, Krampfanfall und vegetative Symptomatik".

Therapie

Neben allgemeinen Stabilisierungsmaßnahmen sollte Thiamin wegen einer hohen Komorbidität mit einer Wernicke-Enzephalopathie (ca. 20%) substituiert werden (➤ Kap. 10.4.2). Die spezielle medikamentöse Therapie orientiert sich an den unterschiedlichen Wirkprofilen der Substanzen (➤ Tab. 10.4), bezogen auf die Zielsymptome des Alkoholentzugssyndroms. In leichten Fällen sind je nach Schwerpunkt der Symptomatik Monotherapien mit jeder der 4 Substanzen Clomethiazol, Benzodiazepine, Carbamazepin und Clonidin möglich. Bei schwererer bzw. fortgeschrittener Symptomatik sind Kombinationen erforderlich.

Die Gabe von Alkohol wird zwar von manchen Ärzten noch favorisiert, ist aber bestenfalls „präventiv" wirksam. Keinesfalls sollte Alkohol in fortgeschrittenen Phasen des Delirs („point of no return") gegeben werden.

Tab. 10.4 Therapeutisch relevante Wirkprinzipien beim Alkoholentzugssyndrom

Antidelirantes Wirkprinzip	Medikamente
antikonvulsiv, antipsychotisch	Benzodiazepine, Clomethiazol, Carbamazepin
antidopaminerg (antipsychotisch)	Neuroleptika
antinoradrenerg	Clonidin

10.4.2 Wernicke-Korsakow-Syndrom

Mit dem Begriff Wernicke-Korsakow-Syndrom werden 2 unterschiedliche Krankheitsausprägungen der Gehirnschädigung bei Thiamin-(Vitamin-B_1-)Mangel bezeichnet:

- Korsakow-Psychose
- Wernicke-Enzephalopathie.

Beide Krankheitsbilder können einzeln oder überlappend auftreten.

Pathophysiologie

Der Thiaminmangel führt zu Störungen im Kohlenhydratstoffwechsel mit ödematöser Schwellung und Einblutung im Gehirn. Typischerweise finden diese Veränderungen im Bereich der Corpora mamillaria, der hypothalamischen Kerngebiete um den III. Ventrikel, der Lamina tecti und des periaquäduktalen Graus mit Okulomotoriuskerngebieten statt.

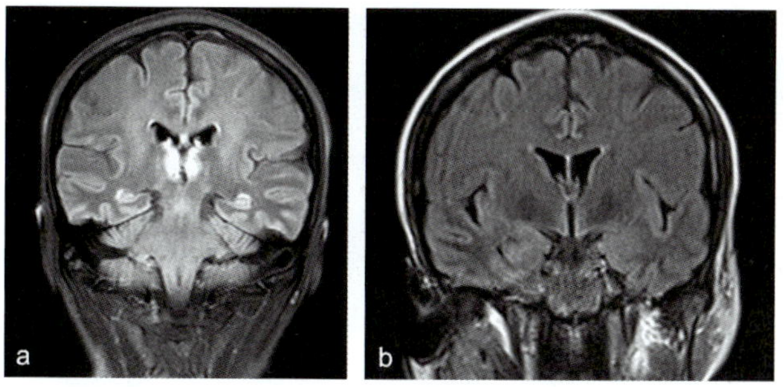

Abb. 10.2 Wernicke-Enzephalopathie in der MRT. a Typisches MRT einer 38-jährigen alkoholabhängigen Patientin, die nach einem Alkoholexzess desorientiert blieb und eine Okulomotorikstörung zeigte. **b** MRT nach erfolgreicher Substitution mit Thiamin.

Klinik

Bei der **Korsakow-Psychose** ist das Kurzzeitgedächtnis stark gestört. Die bei schwerer retrograder und anterograder Amnesie bestehenden Erinnerungslücken werden oft durch Konfabulationen ausgefüllt. Die Hauptsymptome der **Wernicke-Enzephalopathie** sind Ataxie, Dysarthrie, Okulomotorikstörung mit Nystagmus und ein begleitendes organisches Psychosyndrom.

Diagnostik

Aufgrund der typischen Symptomen- und Risikokonstellation mit Alkohol und/oder Mangelernährung kann die Diagnose klinisch gestellt werden. Das MRT kann die Läsionen an den Prädilektionsstellen zeigen (➤ Abb. 10.2).

Therapie, Prophylaxe und Prognose

Bereits bei Verdacht auf eine Wernicke-Enzephalopathie ist eine rasche, hochdosierte parenterale Thiamingabe (100 mg/d) notwendig. Nach 1 Woche und deutlicher Besserung der Symptome kann mit oralen Gaben von 50–100 mg weiterbehandelt werden, bis ein klinisch stabiler Zustand erreicht ist. Risikopatienten z.B. im Alkoholentzugsdelir sollten prophylaktisch Thiamin erhalten. Durch eine Glukosezufuhr vor Thiamingabe kann ein Vitamin-B_1-Mangel symptomatisch werden. Bei frühzeitiger Behandlung mit Thiamin kommt es in der Regel innerhalb von Stunden und Tagen zu einer deutlichen Besserung der Wernicke-Enzephalopathie. Die Mortalität beträgt 15–20%, überwiegend bedingt durch pulmonale oder hepatische Komplikationen. Die kognitiven Störungen bessern sich nur bei 20% vollständig.

10.4.3 Zentrale pontine Myelinolyse – osmotisches Demyelinisierungssyndrom

Die zentrale pontine Demyelinisierung ist der häufigste Lokalisationstyp einer mittlerweile allgemeiner als „osmotisches Demyelinisierungssyndrom" (ODS) bezeichneten Erkrankung, die im Zusammenhang mit Alkoholkonsum und/oder abrupten primär extrazellulären osmotischen Verschiebungen vor allem bei schnell korrigierter Hyponatriämie und bei Lebertransplantationen auftreten kann. Es kommt zu einer akuten fokal-symmetrischen Demyelinisierung in den zentralen Anteilen des Brückenfußes. Solche auf die Brücke begrenzten Manifestationen finden sich bei ca. 50% der ODS-Fälle; bei 20% treten ausschließlich extrapontine Manifestationen und bei 30% Kombinationen auf. Die Diagnose wurde erst durch die Einführung der MRT häufiger gestellt. Die Details des Pathomechanismus wie auch die Frage der Auswirkungen der Hyponatriämie als solcher z.B. durch Apoptosevorgänge ist noch unklar. Wahrscheinlich kommt es über eine osmotisch-toxische Schädigung von Gefäßendothelien zur Demyelinisierung des angrenzenden Hirngewebes.

FALLBEISPIEL

Eine 54-jährige alkoholabhängige Patientin wurde im Rahmen eines Entzugsdelirs mit mehreren epileptischen Anfällen stationär internistisch behandelt und erhielt nach neurologischer Konsiliaruntersuchung als Antiepileptikum das Medikament Oxcarbazepin in ansteigender Dosierung. Nach 4 Wochen wurde sie vom Ehemann wegen zunehmender Bewusstseinstrübung wieder in die Klinik gebracht. Die primäre Labordiagnostik zeigte eine Hyponatriämie von 112 mmol/l.
Innerhalb von 24 Stunden erhielt die Patientin 3 Liter 0,9%ige NaCl-Lösung, der mehrere Ampullen 20%ige NaCl-Lösung zugegeben wurde. Die Therapie war zunächst erfolgreich, die Patientin klarte auf und der Serumnatriumwert lag 24 Stunden später bei 141 mmol/l. Dieser Erfolg hielt jedoch nur weitere 24 Stunden an, dann wurde die Patientin soporös und zeigte Zeichen nach Babinski beidseits (bei einem Serumnatriumwert von 150 mmol/l). In der CT ergab sich kein auffälliger Befund, die MRT zeigte beidseits symmetrische hyperintense Signalauffälligkeiten (ohne Kontrastmittelanreicherung) im Pons. Das Serumnatrium wurde auf ca. 140 mmol/l justiert und die Bewusstseinslage der Patienten besserte sich im Lauf von 10 Tagen deutlich. Die Demyelinisierung zeigte sich zu diesem Zeitpunkt in der MRT ausgeprägter. 3 Wochen nach Symptombeginn war die Patientin noch leicht benommen, darüber hinaus jedoch unauffällig. In der MRT zeigten sich unverändert deutliche pontine Signalstörungen (➤ Abb. 10.3)

Klinik

Die Symptomatik kann sehr variabel sein und von leichten Dysarthrien oder Ataxien über Tetraparesen und Hirnstammfunktionsstörungen bis hin zum Koma mit Strecksynergismen reichen. Beim Befall extrapontiner Regionen – meist der Stammganglien, des Thalamus oder Zerebellums – finden sich vor allem extrapyramidale Symptome wie Rigor, Tremor, Hypo- und Akinese und Dystonie sowie ataktische Störungen.

Diagnostik

Die MRT ist gegenüber der CT sensitiver und zeigt symmetrisch angeordnete ovale pontine Demyelinisierungen (➤ Abb. 10.3). In allen Stadien der Erkrankung können deutliche Diskrepanzen zwischen dem Ausmaß der MRT-Läsionen und der klinischen Symptomatik auftreten: Oft bestehen selbst

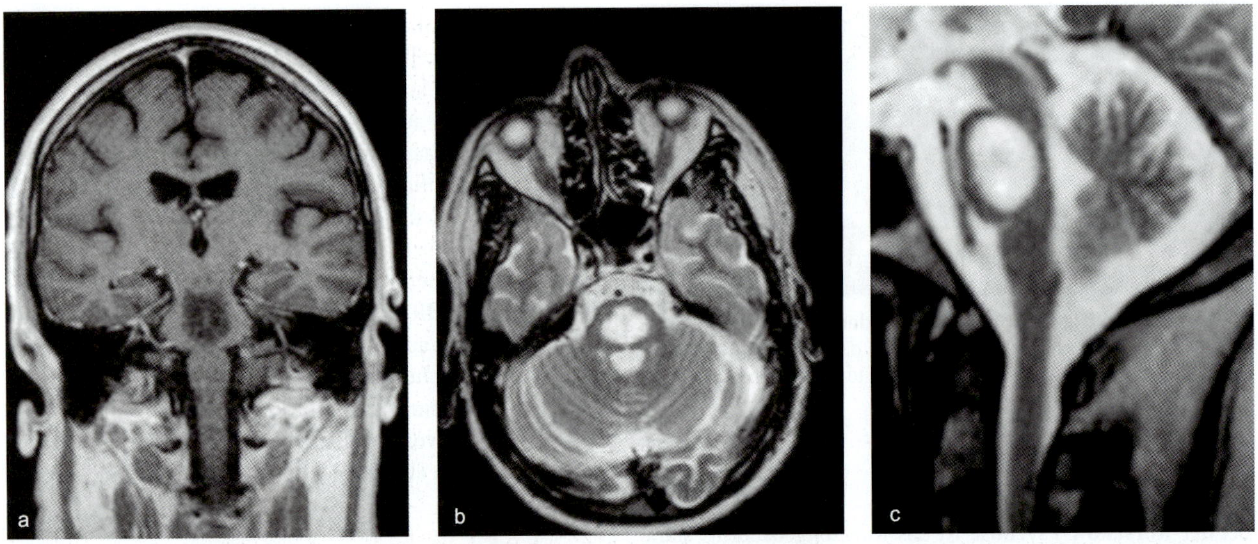

Abb. 10.3 Zentrale pontine Myelinolyse bei Hyponatriämie einer alkoholkranken Patientin 3 Wochen nach Symptombeginn in T1- und T2-gewichteten MRT-Aufnahmen: Zum Zeitpunkt der Kontroll-MRT-Aufnahmen war die Symptomatik weitgehend remittiert. **a** T1-gewichtetes MRT koronar. **b** T2-gewichtetes MRT transversal. **c** T2-gewichtetes MRT sagittal.

nach guter klinischer Besserung die MRT-Befunde über längere Zeit fort. Durch Messungen akustisch (AEP), somatosensibel (SEP) oder motorisch (MEP) evozierter Potenziale lassen sich passend zur Topografie der Schädigung Leitungsverzögerungen und Amplitudenminderungen nachweisen.

Therapie, Prävention und Prognose

Da eine gesicherte Therapie nicht existiert, müssen Hyponatriämien prophylaktisch vorsichtig und kontrolliert korrigiert werden. In den ersten 24 Stunden sollte der Natriumserumspiegel nicht mehr als 10 mmol/l angehoben werden (< 0,5 mmol/l pro h). Allerdings kann bei einer behandlungsbedürftigen symptomatischen Hyponatriämie (z.B. mit Hirnödem) in den ersten 3–4 Stunden eine stündliche Erhöhung um 1–2 mmol/l akzeptiert werden, da das Risiko von Schäden durch die Hyponatriämie als gewichtiger zu veranschlagen ist als das Risiko der zu schnellen Korrektur. Sobald leicht hyponatriämische Werte (125–130 mmol/l) erreicht sind, sollte die Natriumkorrektur wegen der Gefahr überschießender Werte beendet werden.

Prognose

Galt die Prognose früher als schlecht, so zeigte die zunehmende intravitale Diagnosestellung mittels MRT bei ca. 70% der Betroffenen einen gutartigen Verlauf.

10.5 Funikuläre Myelose

Ein längerfristiger Mangel an Vitamin B_{12} führt zur subakuten Degeneration der Hinter- und Pyramidenseitenstränge im Rückenmark. Meistens besteht eine megalozytäre hyperchrome Anämie. Ursache des Vitamin-B_{12}-Mangels sind mangelnde Zufuhr oder eine gestörte Resorption des Vitamins, z.B. durch einen Mangel an „intrinsic factor" nach Magenresektionen oder bei chronischer Gastritis.

Klinik

Zu den Allgemeinsymptomen gehört die „Hunter-Glossitis" als Atrophie der Zungenschleimhaut mit roter, brennender Zunge. Neurologisch bestehen Parästhesien und eine Störung der Tiefensensibilität mit Ataxie und Abschwächung der Muskeleigenreflexe. Daneben findet man Pyramidenbahnzeichen. Begleitend kann eine Polyneuropathie und Enzephalopathie mit Demenz auftreten.

Diagnostik

Die Syndromdiagnose kann mittels neurophysiologischer Methoden (z.B. Tibialis-SEP, MEP und Elektroneurografie) gestützt werden. In der spinalen MRT finden sich typischerweise symmetrische, meist scharf begrenzte Signalanhebungen im Bereich der Hinterstränge und evtl. Seitenstränge (➤ Abb. 10.4). Der Vitamin-B_{12}-Mangel kann zwar direkt im Serum nachgewiesen, bei Werten im niedrigen Referenzbereich zwischen 200 und 300 pmol/l aber nicht ausgeschlossen werden. Daher sollten als biochemische Marker Homozystein und Methylmalonsäure im Serum bestimmt werden, die beide bei Vitamin-B_{12}-Mangel ansteigen. Der Nachweis einer Erniedrigung des Holotranscobalamins („aktives B_{12}") gilt als frühester Laborparameter des B_{12}-Mangels. Der früher gebräuchliche Resorptionstest mit radioaktiv markiertem Vitamin B_{12} (Schilling-Test) wird heute kaum mehr verwendet.

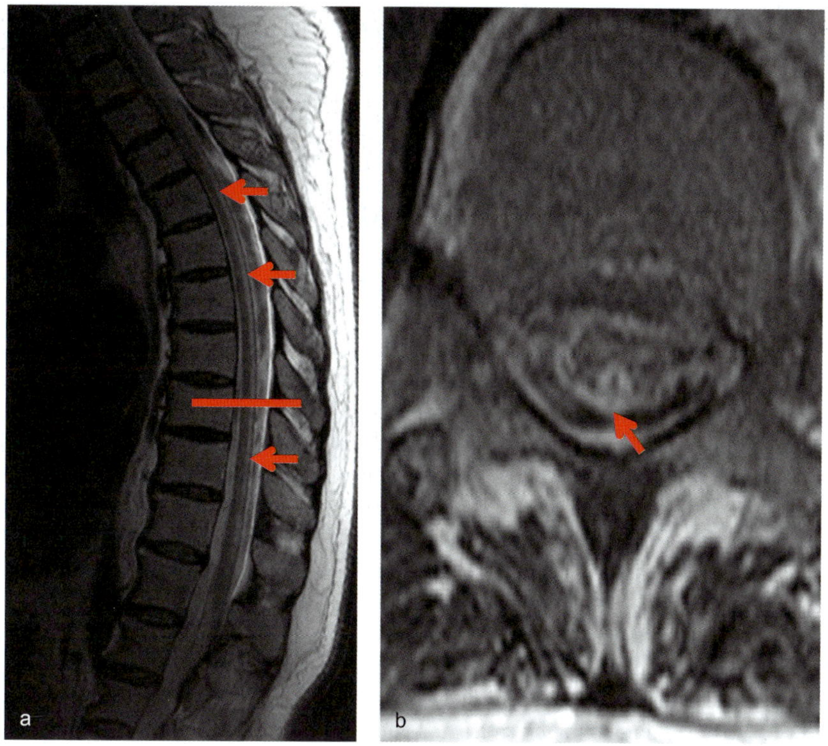

Abb. 10.4 Funikuläre Myelose des unteren Brustmarks mit typischem Schädigungsmuster im Rückenmarkslängs- und -querschnitt. Die Signalanhebungen in den Hintersträngen (rote Pfeile) sind in den T2-gewichteten Bildern deutlich sichtbar. Der rote Balken links markiert die Höhe der transversalen Darstellung rechts. Anmerkung: Im unteren Brustmark sind die Hinterstränge (Fasciculus gracilis) kleiner als im Halsmark.

Therapie

Vitamin B_{12} wird zunächst für mindestens 2 Wochen parenteral substituiert (1.000 µg/d, i.m. oder s.c. Injektion). Dann schließt sich eine Erhaltungstherapie an. Wurde die Diagnose früh gestellt und sind die Symptome gering ausgeprägt, ist eine Restitution möglich. In den meisten Fällen kann man jedoch nur verhindern, dass die Symptomatik voranschreitet.

10.6 Störungen der Blut-Hirn-Schranke

Bei einigen Enzephalopathien spielen die Störung der Blut-Hirn-Schranke und der damit verbundene Übertritt von intravasaler Flüssigkeit (vasogenes Ödem), von inflammatorisch und toxisch wirkenden systemischen Prozessen eine herausragende ätiopathogenetische Rolle. In der „Endstrecke" einer hypertensiven Krise (➤ Kap. 10.6.1), einer Eklampsie oder einer Sepsis kann es gleichermaßen über eine Endothelschädigung zur fokalen Ödembildung kommen, die sich häufig als „posteriores reversibles Leukenzephalopathie-Syndrom" (PRES) zeigt (➤ Kap. 10.6.3).

10.6.1 Hypertensive Enzephalopathie

Akute exzessive Blutdruckanstiege führen dazu, dass die Autoregulation der Hirngefäße und die Blut-Hirn-Schranke zusammenbrechen. Es entwickelt sich ein vasogenes Hirnödem mit petechialen Blutungen vorwiegend im Parietal- und Okzipitallappen.

Klinik und Diagnostik

Möglich sind Kopfschmerzen, Übelkeit, Erbrechen, Sehstörungen, Bewusstseinsstörungen, generalisierte oder fokale Krampfanfälle, Hemiparesen, Aphasien und Hemianopsien. Am Augenhintergrund können Netzhautexsudate und -blutungen und ein Papillenödem beobachtet werden. In leichten Fällen sind CT und MRT meist unauffällig, bei ausgeprägten Formen lassen sich ausgedehnte symmetrische Marklagerveränderungen vorwiegend im Okzipital- und Parietallappen nachweisen. Diese sind nach rechtzeitiger Kontrolle des Hypertonus komplett oder teilweise reversibel und entsprechen oft dem Läsionsmuster des PRES (➤ Kap. 10.6.3). Bei der Liquordiagnostik sind Eröffnungsdruck und Proteingehalt (bis ca. 100 mg/dl) oft erhöht.

Therapie

Der arterielle Mitteldruck wird um etwa 25% gesenkt und der diastolische Druck auf Werte um ca. 100 mmHg eingestellt.

10.6.2 Eklampsie

Die Eklampsie mit ihren Leitsymptomen Hypertonus, Proteinurie, Ödeme und tonisch-klonische Krampfanfälle tritt vor allem im letzten Drittel der Schwangerschaft oder kurz nach der Geburt auf. Im Rahmen der Hochdruckkrisen kommt es zu den gleichen pathophysiologischen Veränderungen und Symptomen wie bei der hypertensiven Krise.

10.6.3 Posteriores reversibles Leukenzephalopathiesyndrom (PRES)

Dieses Syndrom wurde erstmals 1996 im Zusammenhang mit hypertensiver Enzephalopathie bzw. Eklampsie beschrieben, da sich magnetresonanztomografisch symmetrische Marklagerveränderungen vorwiegend im Okzipital- und Parietallappen nachweisen ließen. Mittlerweile wurde es auch bei anderen Konstellationen wie beispielsweise der Therapie mit Ciclosporin oder Tacrolimus oder bei Sepsis beobachtet (➤ Abb. 10.5). Galten die Läsionen entsprechend der Namensgebung anfangs als stets reversibel sowie ausschließlich in der weißen Substanz („Leuk-") und posterior lokalisiert, zeigte sich zunehmend, dass auch irreversible maligne Verläufe und andere Lokalisationen auftreten können. Wenn nämlich in der Entwicklung des PRES ein bestimmter „point-of-no-return" der dominoartig voranschreitenden Störung der Blut-Hirn-Schranke überschritten ist, kann es zu massiven Hirnödemen mit tödlichem Verlauf kommen.

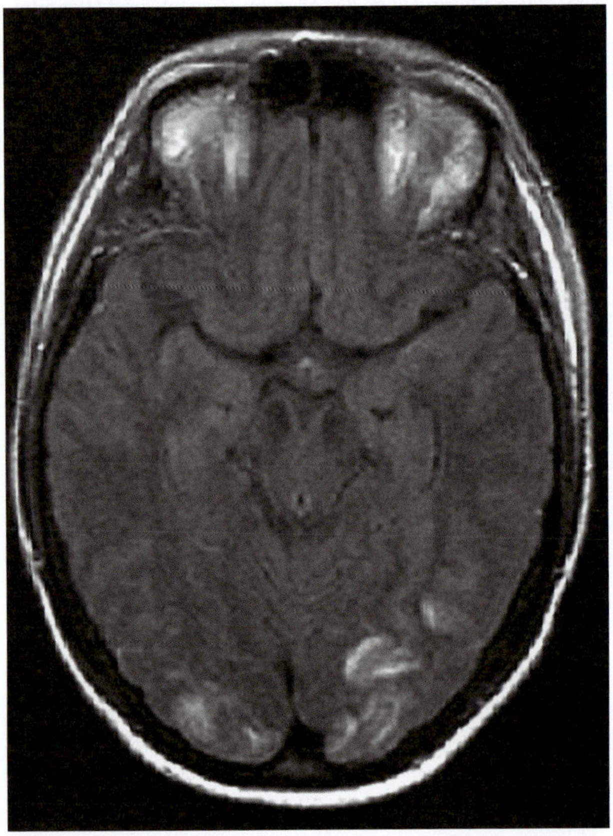

Abb. 10.5 Posteriore Leukenzephalopathie in der MRT (FLAIR-Wichtung) mit links betonten bilateralen Hyperintensitäten als Zeichen des vasogenen Hirnödems bei einer Patientin mit prolongierter hypertensiver Krise bei Lupus erythematodes unter Immunsuppression mit Ciclosporin.

10.7 Akute intermittierende Porphyrie

Bei den Porphyrien liegt eine erbliche Stoffwechselstörung der Hämbiosynthese in der Leber bzw. den Erythrozyten vor mit einer Anhäufung von Porphyrinen oder ihrer Vorstufen und deren vermehrter Ausscheidung. Bei der autosomal-dominant vererbten Form der „akuten intermittierenden Porphyrie" kommt es oft durch exogene Auslöser (z.B. Medikamente) zu den Attacken.

Klinik

Die Trias aus abdominellen Schmerzen, kardiologischen und enzephalopathischen Symptomen sollte an eine Porphyrie denken lassen. Das klinische Bild ist allerdings vielgestaltig und die Diagnose klinisch schwierig zu stellen:

- abdominelle Symptome: z.B. kolikartige Schmerzen, Darmmotilitätsstörungen (Erbrechen, Obstipation, auch Diarrhö)
- Enzephalopathie: Adynamie, Verwirrtheit, Kopfschmerzen, Krampfanfälle
- schwere, rasch progrediente motorisch akzentuierte Polyneuropathie.

Die chilenische Schriftstellerin Isabell Allende hat in ihrem Roman „Paula" den tödlichen enzephalopathischen Verlauf mit Koma einer akuten Porphyrie bei ihrer Tochter Paula beschrieben.

Diagnostik

Eine dunkelrote bis schwärzliche Verfärbung des Urins im Licht kann ein wichtiger Hinweis auf eine Porphyrie sein (➤ Abb. 10.6). Die akute Porphyrie wird anhand der exzessiv erhöhten Porphyrinvorläufer δ-Aminolävulinsäure und Porphobilinogen im Serum sowie der Erhöhung von Porphyrinen im Urin diagnostiziert.

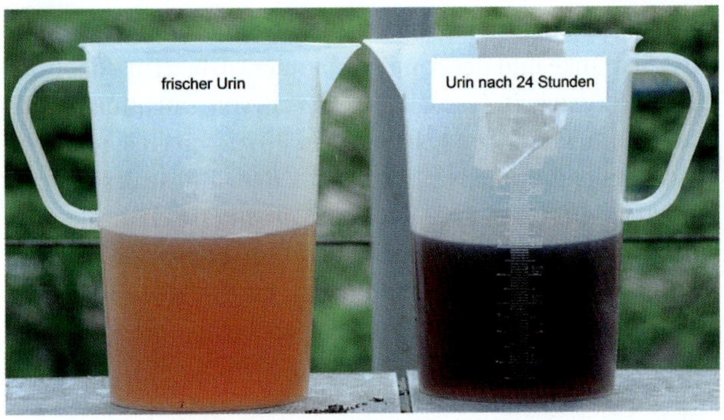

Abb. 10.6 Urin eines Patienten mit akuter intermittierender Porphyrie frisch und nach 24 Stunden Tageslicht. Aufgrund rasch aufsteigender peripherer Lähmungen war zunächst an ein Guillain-Barré-Syndrom gedacht worden. In der Vorgeschichte war jedoch 3 Wochen zuvor wegen abdomineller Beschwerden eine – ergebnislose – explorative Laparotomie durchgeführt worden. Mit diesem Hinweis und dem Urinbefund konnte die korrekte Diagnose gestellt werden.

Therapie

Alle porphyrinogenen Medikamente werden abgesetzt und durch „porphyriekompatible" ersetzt. Zur Suppression der Hämsynthese werden Glukose und Hämarginat i.v. gegeben. Symptomatisch werden Schmerzen mit Azetylsalizylsäure oder Opioiden behandelt und eine Hypertonie bzw. Tachykardie mit Propranolol. Bei Unruhe oder Erbrechen ist Chlorpromazin oder Chloraldehyd indiziert, Krampfanfälle werden mit Magnesium, Gabapentin oder Levetiracetam therapiert.

10.8 Andere Enzephalopathien

10.8.1 Kortison-Enzephalopathie

Beim Hyperkortisolismus durch ein Hypophysenadenom oder auch unter einer Kortisontherapie kann es zu psychopathologischen Störungen wie Konzentrations- und Merkfähigkeitsstörungen, Reizbarkeit, emotionaler Labilität, Depressivität und Psychosen kommen. Ziel der Therapie ist die Behandlung des Hyperkortisolismus bzw. eine Überprüfung der Indikation zur Kortisonmedikation oder eine Dosisreduktion.

10.8.2 Hypoxische Enzephalopathie nach kardiopulmonaler Reanimation

Im Zuge einer kardiopulmonalen Reanimation ist eine globale zerebrale Hypoxie häufig. Aus ihr entwickelt sich eine (post-) hypoxische Enzephalopathie. Pathophysiologisch kommt es zu unterschiedlichen Schädigungskaskaden der Hypoxie: ATP-Depletion, intrazelluläre Kalziumüberladung, Ausschüttung exzitatorischer Neurotransmitter mit weiterer Energiedepletion, Bildung freier Radikale, endotheliale Dysfunktion, Ausschüttung vasokonstriktorischer Substanzen mit Ischämieausbreitung, intrazellulärer laktatinduzierter Hydrops („zytotoxisches Ödem") mit mikrovaskulärer Kompression, inflammatorische Vorgänge und Apoptose.

Klinik und Diagnostik

Bei schwerer Ausprägung finden sich neben einem Koma spastische Tonuserhöhungen mit positiven Pyramidenbahnzeichen, Beuge- und Strecksynergismen, vegetative Entgleisungen mit Tachykardie, arterieller Hypertonie und Hyperthermie sowie fokale oder generalisierte Myoklonien und generalisierte tonisch-klonische Anfälle.

In der CT oder MRT (➤ Abb. 10.7) zeigen sich in schweren Fällen die meist raumfordernde hypoxisch-ischämische Hirnschwellung, die Auflösung der Mark-Rinden-Abgrenzung, Hypodensitäten der Stammganglien und Ischämien der Grenzzonen.

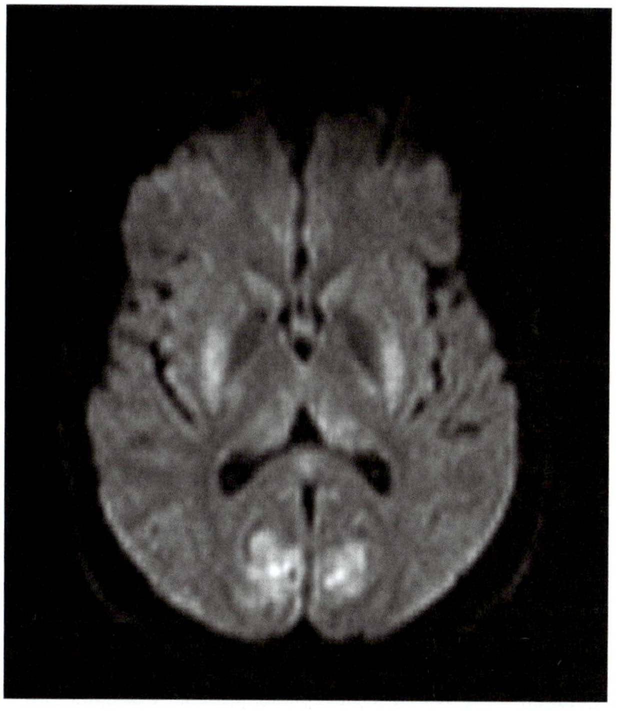

Abb. 10.7 Hypoxische Enzephalopathie nach kardiopulmonaler Reanimation. Diffusionsgewichtete cMRT mit symmetrischer Hyperintensität (selektiver neuronaler Schädigung) von Putamen, Nucleus caudatus, dorsalem Thalamus und okzipitalem Kortex (primäre Sehrinde).

Therapie und Prognose

Wird so schnell wie möglich eine physikalische Neuroprotektion durch Hypothermie begonnen, bessert das die Prognose deutlich. Für eine möglichst treffsichere Prognose sollten nicht nur die klinischen Befunde, sondern auch das EEG (schwere Allgemeinveränderungen?), die Bildgebung (Läsionen?), das Medianus-SEP (ausgefallen?) und erhöhte biochemische Marker des Hirnzelluntergangs (neuronenspezifische Enolase, Protein S-100) berücksichtigt werden.

10.8.3 Septische Enzephalopathie

Die septische Enzephalopathie ist die häufigste Enzephalopathie auf Intensivstationen. Je nach weiter oder enger Definition von „Sepsis" und je nach Phase einer systemischen Infektions- und/oder Entzündungserkrankung (SIRS, Sepsis, schwere Sepsis, Schock) findet man eine Beteiligung des Gehirns im Sinne einer Enzephalopathie bei 25–70% der Erkrankten. Die differenzialdiagnostische Zuordnung ist wegen mehrerer potenziell „enzephalopathischer" Konstellationen der Multiorgandysfunktion schwierig. Ätiologisch wird eine multifaktorielle „Neurotoxizität" durch Entzündungsmediatoren und Stoffwechsel- und Transmitterstörungen angeschuldigt.

Klinik

Die septische Enzephalopathie kann als Initialsymptom der Sepsis auftreten und besteht aus Bewusstseinsstörungen, epileptischen Anfällen, Myoklonien und evtl. Spastik und Rigor.

Diagnostik

Die Diagnose wird vor allem durch Ausschluss konkurrierender Störungen der Gehirnfunktion bei Sepsis etwa durch eine Meningoenzephalitis oder andere metabolische Enzephalopathien im Rahmen des Multiorganversagens (z.B. hepatisch, hypoxisch, urämisch) gestellt. Entsprechend kommen bildgebende Verfahren (MRT, CCT), neurophysiologische Verfahren (EEG, SEP) und die Liquordiagnostik zum Einsatz.

Therapie und Prognose

Eine spezifische Therapie existiert nicht; im Vordergrund steht die Beherrschung der Sepsis und der Multiorgankomplikationen. Eine septische Enzephalopathie ist mit einer Erhöhung der Sterblichkeit des septischen Multiorganversagens auf ca. 50% verbunden. Die Enzephalopathie selbst ist in schweren Fällen nach erfolgreicher Behandlung potenziell reversibel.

10.9 Mitochondriopathien

Die erblichen Erkrankungen der Mitochondrien beeinträchtigen die Energiegewinnung vor allem in energetisch hochaktiven Organen wie dem Gehirn, dem visuellen und akustischen System und dem Skelett- und Herzmuskel. Die Diagnose kann durch eine Muskelbiopsie gesichert werden, bei der sich bereits lichtmikroskopisch typische „ragged-red“ Muskelfasern zeigen. Kausale Therapien sind bislang nicht bekannt. Am Energiestoffwechsel der Mitochondrien sind mehr als 50 Enzyme beteiligt, die wiederum jeweils aus bis zu 40 Proteinen bestehen. Aus diesem Grund und wegen der unterschiedlichen Organspezifität einzelner mitochondrialer Enzyme kommt es bei den Mitochondriopathien zu sehr vielgestaltigen Syndromen (➤ Tab. 10.5; ➤ Abb. 10.8).

10.10 Leukodystrophien

Bei Leukodystrophien kommt es zu Entmarkungen im peripheren und zentralen Nervensystem durch genetische Defekte des Myelinstoffwechsels. Manifest werden die Erkrankungen meist schon in der Kindheit, gelegentlich aber auch erst im Erwachsenenalter. Die Prävalenz beträgt etwa 1:15.000 Einwohner. Am häufigsten ist die Adrenoleukodystrophie gefolgt von der metachromatischen Leukodystrophie.

Tab. 10.5 Unterschiedliche Mitochondriopathien.

Mitochondriopathie	Manifestation	Symptome
chronisch progrediente externe Ophthalmoplegie (CPEO)	15–40 Jahre	Lähmungen der äußeren Augenmuskeln
Kearns-Sayre-Syndrom	ca. 10. Lebensjahr	wie CPEO + degenerative Netzhautschädigung + Kardiomyopathie mit Reizleitungsstörungen
Leber'sche hereditäre Optikusneuroretinopathie (LHON)	überwiegend Männer; 15–35 Jahre	Netzhaut- und Sehnervschädigung mit Sehverlust
Myklonus-Epilepsie mit „ragged red fibres" (MERRF)	5–30 Jahre	Epilepsie, schwere fortschreitende Demenz, Muskelparesen
MELAS-Syndrom (= mitochondriale Enzephalomyopathie, Laktatazidose und schlaganfallähnliche Episoden; ➤ Abb. 10.8)	5–15 Jahre	sehr variable Ausprägung: Kleinwuchs, Hypakusis, Migräne, Diabetes mellitus, schlaganfallähnliche Ereignisse im jungen Erwachsenenalter
Leigh-Syndrom (subakute nekrotisierende Enzephalomyopathie)	1–2 Jahre	psychomotorische Entwicklungsverzögerung, allgemeine Muskelschwäche, Ataxie, Augenbewegungs- und Schluckstörungen, Verschlechterung nach Infekten

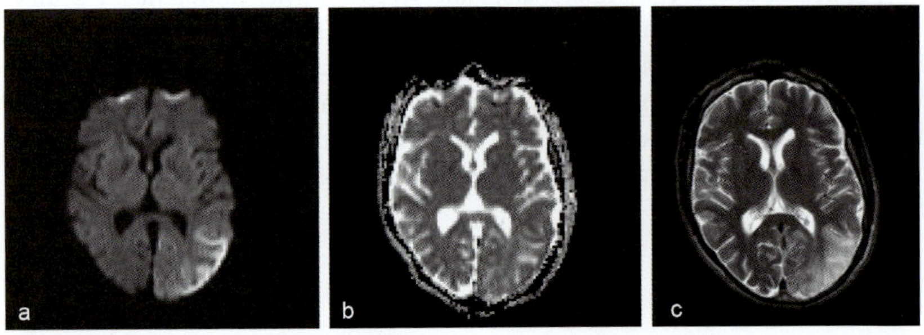

Abb. 10.8 MRT bei MELAS-Syndrom. 32-jähriger Mann mit subakuter Hemianopsie nach rechts und einer Aphasie (a = Diffusionswichtung, b = ADC-Map, c = T2-Wichtung). Auffallend ist eine Diffusionsstörung (a), die sowohl das Territorium der A. cerebri posterior als auch Teile des Territoriums der A. cerebri media betrifft. Zudem findet sich anders als bei einem Hirninfarkt im ADC-Map eine Signalanhebung (b). Bei dem Patienten bestehen zudem seit Jahren eine Schwerhörigkeit, eine Minderbegabung und eine Migräne mit Aura.

10.10.1 Adrenoleukodystrophie

Bei der meist im Kindesalter auftretenden X-chromosomal-rezessiv vererbten Adrenoleukodystrophie ist der Abbau überlangkettiger Fettsäuren („very long chain fatty acids" = VLCFA) gestört, wodurch es zu einer vermehrten „neurotoxischen" Ablagerung von Myelin kommt.

Klinik und Diagnostik

Bei erkrankten Jungen entwickelt sich eine Demenz. Mädchen können als Konduktorinnen selten leichte Symptome zeigen. Ist das Rückenmark beteiligt (Adrenomyeloleukodystrophie), können die Symptome auch erst im Erwachsenenalter auftreten. Labordiagnostisch findet man im Serum eine Erhöhung der überlangkettigen Fettsäuren.

Therapie

Prioritär sind symptomatische Therapien z.B. der Spastik. Umstritten ist die Gabe von „Lorenzos Öl", einer Mischung aus Oleinsäure und Erukasäure. Es wird diskutiert, dass die Zufuhr dieser langkettigen, einfach ungesättigten Fettsäuren die enzymatische Produktion überlangkettiger Fettsäuren hemmt. Der Vater des an X-ALD betroffenen Lorenzo hatte zusammen mit einem Mediziner diese Therapie propagiert. Die Geschichte wurde 1992 im oscarnominierten Film „Lorenzos Oil" behandelt.

10.10.2 Metachromatische Leukodystrophien (Sulfatidose)

Aufgrund eines autosomal-rezessiv vererbten Mangels an Arylsulfatase-A ist der Abbau von Sulfatiden gestört. Diese lagern sich im peripheren und zentralen Nervensystem ab. Die Erkrankung wird durch den Nachweis des Arylsulfatase-A-Mangels in Leukozyten diagnostiziert. Es gibt unterschiedliche Subtypen der Erkrankung mit Symptommanifestation meistens im frühen und späteren Kindesalter, aber auch im Jugend- und Erwachsenenalter. Zunächst kommt es zu ataktischen Gangstörungen, Dysarthrie, kognitivem Abbau sowie spastischen und peripheren Paresen.

KAPITEL

11

Andreas Raabe, Helmuth Steinmetz

Erkrankungen des Liquorkreislaufs

Zur Orientierung

Gehirn und Rückenmark sind vollständig vom Liquor cerebrospinalis umgeben. Hauptfunktion des Liquors ist der Schutz des Gehirns vor Erschütterungen, indem er die Gewichtskraft des ca. 1,5 kg schweren zentralen Nervensystems verringert (Archimedes-Prinzip).

Prüfungsschwerpunkte

+++ Hydrocephalus occlusus, Normaldruckhydrozephalus (NPH)
++ Liquorunterdrucksyndrom, Hydrocephalus malresorptivus, benigne intrakranielle Hypertension
+ ursachenbezogene Behandlung

11.1 Physiologie

Die inneren Liquorräume werden von den 4 Ventrikeln des Gehirns und ihren Verbindungen untereinander gebildet. Der äußere Liquorraum entspricht dem Subarachnoidalraum. Er umgibt das gesamte kraniale und spinale zentrale Nervensystem sowie die Hirnnerven und Nervenwurzeln proximal ihres Durchtritts durch die Dura mater.

Produktion Der Liquor cerebrospinalis wird konstant mit einer Rate von ca. 0,3 ml pro Minute produziert (= 500 ml/d). Der größte Teil stammt aus der aktiven, energieabhängigen Produktion im Plexus choroideus, ein kleinerer Teil aus der interstitiellen Flüssigkeit des Gehirns. Die Produktion ist *unabhängig vom Liquordruck* und sinkt nur, wenn die Durchblutung des Plexus choroideus abfällt.

Zirkulation Der Liquor fließt durch die Ventrikel in den Subarachnoidalraum: Seitenventrikel → Foramen Monroi → III. Ventrikel → Aquädukt → IV. Ventrikel → Foramina Luschkae/Magendii → Cisterna magna → Subarachnoidalräume (➤ Abb. 11.1).

Resorption Nach der Zirkulation wird der Liquor in den Granulationes arachnoidales an der Gehirnkonvexität resorbiert, in kleinerer Menge auch von den spinalen Wurzelscheiden. Da es bis auf sehr seltene Ausnahmen (Plexuspapillom) keine erhöhte Liquorproduktion gibt (und eine solche bei intakter Liquorresorption symptomlos bleibt), beschränken sich die Erkrankungen des Liquorkreislaufs auf Blockaden der Liquorwege oder Resorptionsstörungen.

11.2 Hydrozephalus

11.2.1 Hydrocephalus occlusus (Verschlusshydrozephalus)

Klinik und Diagnostik

Symptome Typisch ist die Symptomatik eines gesteigerten intrakraniellen Drucks (➤ Tab. 11.1, ➤ Kap. 1.11). Diese Symptomatik ist oft dramatisch!

Bildgebung Die CT (meist als Notfalluntersuchung) oder die MRT zeigen gestaute Ventrikel mit periventrikulärer Liquordiapedese (CT: subependymale Hypodensitäten; MRT: subependymale T2-gewichtete Hyperintensitäten). Distal des Verschlussortes sind die Ventrikel enggestellt. Die äußeren Liquorräume sind verengt, oft kaum sichtbar und zusammengepresst (➤ Abb. 11.2).

Weitere Diagnostik Eine Lumbalpunktion ist kontraindiziert, wenn ein Hydrocephalus occlusus möglich ist. Grund ist die Gefahr der transtentoriellen Herniation.

MERKE
Es gibt immer eine Ursache. Zur Abklärung ist nach notfallmäßiger Ableitung des Liquors eine MRT indiziert.

Therapie

Der gestaute Liquor wird notfallmäßig abgeleitet. Dies ist möglich durch
- eine externe Liquordrainage vom rechten Seitenventrikel nach außen
- einen internen ventrikuloperitonealen Shunt mit eingebautem Ventil
- eine innere Ableitung durch eine endoskopische Ventrikulozisternostomie (der III. Ventrikel wird mit den basalen subarachnoidalen Zisternen verbunden; ist Therapie der Wahl bei Ursache distal des III. Ventrikels).

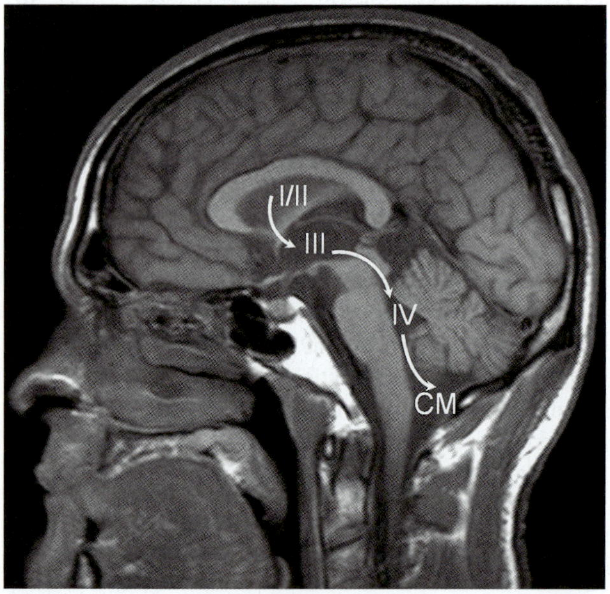

Abb. 11.1 Liquorfluss vom Plexus choroideus bis in den Subarachnoidalraum. Von der Cisterna magna aus (CM) verteilt sich der Liquor in den Subarachnoidalraum nach spinal, entlang der Schädelbasis und der Konvexität, wo er in die Granulationes arachnoidales und den Sinus sagittalis übertritt.

Ätiopathogenese

Jede Verlegung des Liquors auf seinem Weg, der bis zum IV. Ventrikel eine Einbahnstraße ist, führt durch die konstante Produktion von Liquor zu einem Stau vor dem Hindernis. Dementsprechend sind die Ventrikel vor dem Abflusshindernis erweitert und dahinter enggestellt. Häufige Ursachen einer solchen Verlegung sind:
- Tumoren (intraventrikuläre Tumoren wie z.B. Ependymome und alle Tumoren, die den Aquädukt verlegen, z.B. Pinealistumoren oder Hirnstammgliome)
- intraventrikuläre Blutung oder Hirnstammblutung mit Aquäduktverlegung
- Aquäduktstenose durch Membranen
- Kolloidzyste im III. Ventrikel mit Verlegung der Foramina Monroi.

11.2.2 Hydrocephalus malresorptivus

Klinik und Diagnostik

Symptome Typische Symptome sind Kopfschmerzen, Verlangsamung, Somnolenz, Sopor, Doppelbilder und Inkontinenz (➤ Tab. 11.1).

Bildgebung In der CT oder MRT sind anders als beim Hydrocephalus occlusus alle Ventrikel und die inneren Liquorräume sichtbar erweitert. Die Ventrikel weisen ebenfalls oft Zeichen periventrikulärer Liquordiapedese auf (CT: subependymale Hypodensitäten; MRT: subependymale T2-gewichtete Hyperintensitäten). Die äußeren Liquorräume sind wie beim Hydrocephalus occlusus verengt, oft kaum sichtbar und zusammengepresst.

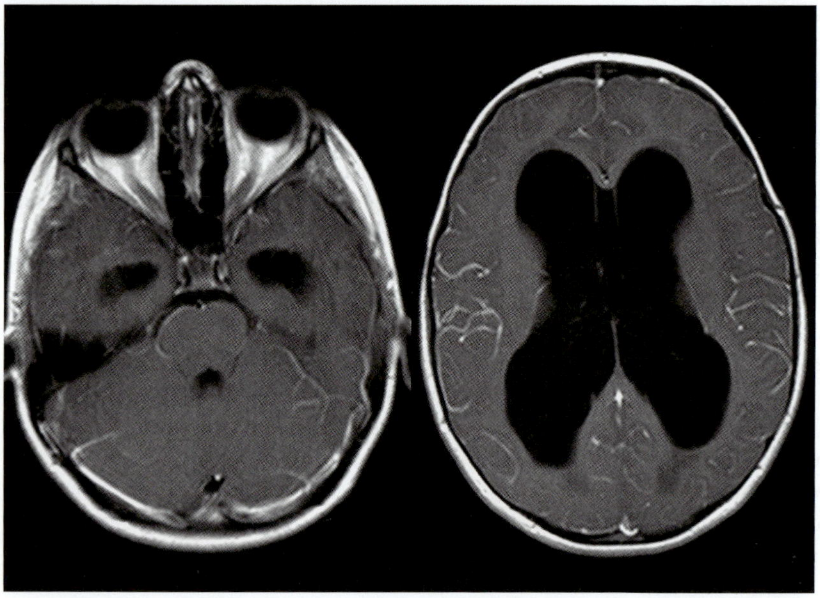

Abb. 11.2 Hydrocephalus occlusus. Deutlich erweiterte Seitenventrikel mit typischen verbreiterten Temporalhörnern, aber normaler IV. Ventrikel. Die externen Liquorräume sind komprimiert und kaum abgrenzbar. Je nach Höhe des Liquorstopps ist der III. Ventrikel eng (Block auf Höhe des Foramen interventriculare) oder weit (Block auf Höhe des Aquädukts).

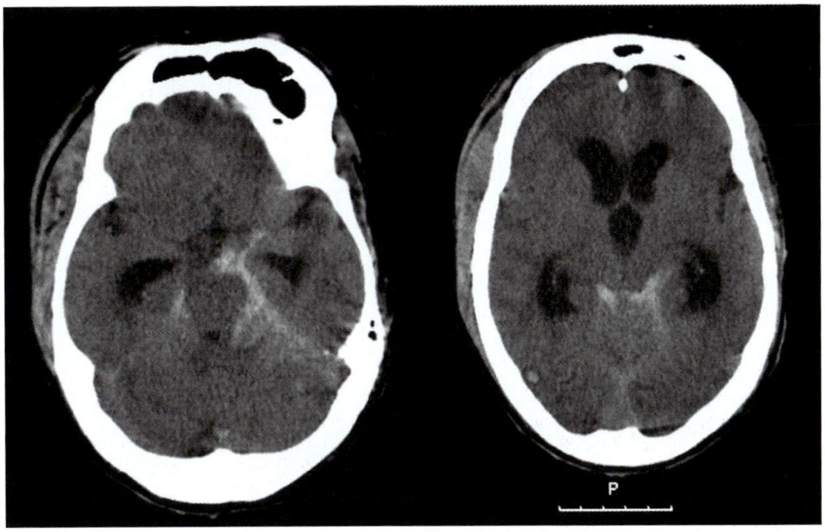

Abb. 11.3 Hydrocephalus malresorptivus mit Erweiterung der inneren Liquorräume und einem ballonierten III. Ventrikel. In der Regel ist auch der IV. Ventrikel erweitert. Die äußeren Liquorräume sind ebenfalls eng. Durch die beiden letzteren Punkte kann eine Abgrenzung zum Hydrocephalus occlusus schwer sein, bei dem in der MRT die definitive Diagnose eines Hindernisses (Verschluss) nachgewiesen wird.

Tab. 11.1 Synopsis der Liquorzirkulationsstörungen.

Störung	CT	Druck	Symptome	Bild
Hydrocephalus occlusus	Ventrikel vor dem Hindernis erweitert, hinter dem Hindernis eng, Sulci eng	↑↑	Kopfschmerzen, Übelkeit, Erbrechen, Bradykardie, Bewusstseinstrübung bis Koma	➤ Abb. 11.2
Hydrocephalus malresorptivus	alle Ventrikel erweitert, oft auch Aquädukt, Sulci aber eng	↑	Kopfschmerzen, Müdigkeit, Inkontinenz	➤ Abb. 11.3
Normaldruckhydrozephalus	alle Ventrikel erweitert, externe Liquorräume basal weit, Sulci über der Großhirnkonvexität dagegen verstrichen	=	Trias: Gangstörung, Inkontinenz, Demenz	➤ Abb. 11.4
Pseudotumor cerebri	Liquorräume normal weit	↑	Visusminderung und Gesichtsfelddefekte, Kopfschmerz	➤ Abb. 11.5
Liquorverlust-syndrom	alle Ventrikel eng, subdurale Hygrome oder Hämatome möglich, durales Enhancement nach Kontrastmittelgabe, Sulci auch eng	↓↓	im Liegen beschwerdefrei, starke Kopfschmerzen beim Aufsetzen, Übelkeit, Abduzensparese	➤ Abb. 11.6

MERKE

Der Hydrocephalus malresorptivus führt zu einer in der CT und MRT sichtbaren Erweiterung aller Ventrikel bei gleichzeitiger Volumenabnahme des äußeren Liquorraums vor allem über den Großhirnhemisphären (verstrichene Sulci).

Weitere Diagnostik Bei der Lumbalpunktion ist der Druck erhöht (> 15 mmHg; > 20 cm H_2O). Vor einer Lumbalpunktion ist jedoch immer eine Bildgebung erforderlich, um einen Verschlusshydrozephalus auszuschließen.

Therapie

Die dauerhafte Therapie besteht aus einer inneren Liquorableitung über einen ventrikuloperitonealen Shunt.

Ätiopathogenese

Durch Blutungen oder Entzündungen können die Granulationes arachnoidales verkleben und der Abflusswiderstand zunehmen. Deshalb muss der Liquordruck zunehmen, damit die gleiche Menge abfließt. Da die Liquormenge täglich konstant produziert wird (s.o.), erhöht sich der intrakranielle und intraspinale Liquordruck dauerhaft auf Werte > 15 bis ca. 30 mmHg (Normalwert = < 15 mmHg oder ≤ 20 cm H_2O). Häufigste Krankheitsbilder sind das Schädel-Hirn-Trauma (➤ Kap. 17.1), die Subarachnoidalblutung (➤ Kap. 5.1.2) und die Meningitis (➤ Kap. 6.3.1).

11.2.3 Normaldruckhydrozephalus

Klinik und Diagnostik

Symptome Die betroffenen Patienten sind meistens älter und entwickeln im Unterschied zum akuten Hydrocephalus malresorptivus eine schleichend progrediente Gangstörung, Inkontinenz und schließlich Demenz (➤ Tab. 11.1, Hakim-Adams-Trias, Erstbeschreibung 1965):

- Gangstörung: breitbasig-ataktisches („frontales", „dysbasisches") Gangbild
- Inkontinenz: häufiger imperativer Harndrang, später Harninkontinenz

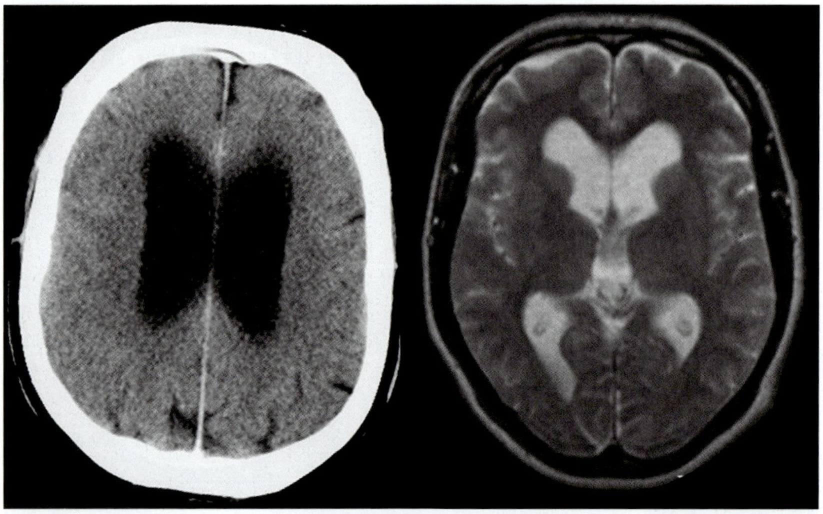

Abb. 11.4 Normaldruckhydrozephalus.

- Demenz: Es dominieren Antriebsarmut, Aufmerksamkeitsstörungen, Störungen bei der Planung und Ausführung komplexer Handlungsfolgen und Gedächtnisstörungen („dysexekutives Syndrom", „subkortikale Demenz").

Auf den Punkt gebracht

Gangbild bei Normaldruckhydrozephalus

Kennzeichnend ist ein breitbasig-ataktisches („frontales", „dysbasisches") Gangbild. Es ist im Vergleich zum Gangbild beim Morbus Parkinson breitbasiger (Parkinson: engbasig) und wird nicht von Rigor und Tremor begleitet.

Diagnostik Typisch ist die Symptomenkonstellation von Gangstörung, Inkontinenz und Demenz in Kombination mit einem typischen CT- oder MRT-Bildbefund von erweiterten inneren und normalen äußeren Liquorräumen (➤ Abb. 11.4). Vor der Lumbalpunktion werden eine standardisierte Gangprüfung (Schrittzahl für Drehung und 30 m Gehstrecke) und ein Mini-Mental-Status-Test (MMST) durchgeführt. Bei der Lumbalpunktion liegt der Liquordruck im oberen Normbereich (also unter 15 mmHg); erhöhte Werte treten vermutlich nur kurzzeitig auf. Der sich anschließende Liquorablassversuch bedeutet die Entnahme von 30–50 ml oder 3-tägige lumbale Drainage von 120–240 ml Liquor pro Tag (Letzteres ist sensitiver). Nach dieser Liquorentnahme werden die Gangprüfung und der MMST wiederholt.

MERKE
Der Normaldruckhydrozephalus zählt zu den ursächlich behandelbaren Demenzursachen und sollte nicht übersehen werden.

Therapie

Bessern sich Gangstörung und Demenz unter dem Liquorablassversuch, sprechen die Patienten in der Regel therapeutisch gut auf eine dauerhafte innere künstliche Liquorableitung an. Dazu wird ein Silikonschlauch mit eingebautem festem oder verstellbarem Druckstufenventil vom rechten Seitenventrikel subkutan bis in das Peritoneum verlegt (ventrikuloperitonealer Shunt).

Ätiopathogenese

Es handelt sich hierbei um eine Unterform des Hydrocephalus malresorptivus, die klinisch und radiologisch definiert wird. Ursachen einer Liquorresorptionsstörung wie beim Hydrocephalus malresorptivus finden sich meistens nicht. Durch die Erweiterung der Seitenventrikel werden frontale Marklagerbahnen gedehnt, was die Gangstörung und die Inkontinenz hervorruft.

11.3 Pseudotumor cerebri

Klinik und Diagnostik

Symptome Am häufigsten sind junge und übergewichtige Frauen betroffen, häufig nach einem deutlichen Gewichtsanstieg in den Monaten vor dem Beginn der Symptomatik. Zur Symptomatik gehören (➤ Tab. 11.1):

- Sehstörungen, meistens infolge einer Stauungspapille beidseits
- Kopfschmerzen
- in der Regel keine anderen neurologischen Ausfälle (N.-abducens-Parese als Folge der intrakraniellen Drucksteigerung möglich).

Bildgebung Die äußeren und inneren Liquorräume sind in der CT oder MRT normal weit (➤ Abb. 11.5). Ausnahme ist ein „empty sella"-Zeichen durch druckbedingte Vorwölbung des basalen Liquorraums in die Sella turcica. In der CT oder MRT müssen intrakranielle Tumoren als Ursache der Liquordrucksteigerung ausgeschlossen werden. Eine Sinus-Venen-Thrombose wird mit der MRT oder DSA ausgeschlossen.
Lumbalpunktion Der Liquordruck liegt über 15 mmHg, der sonstige Liquorbefund ist normal.

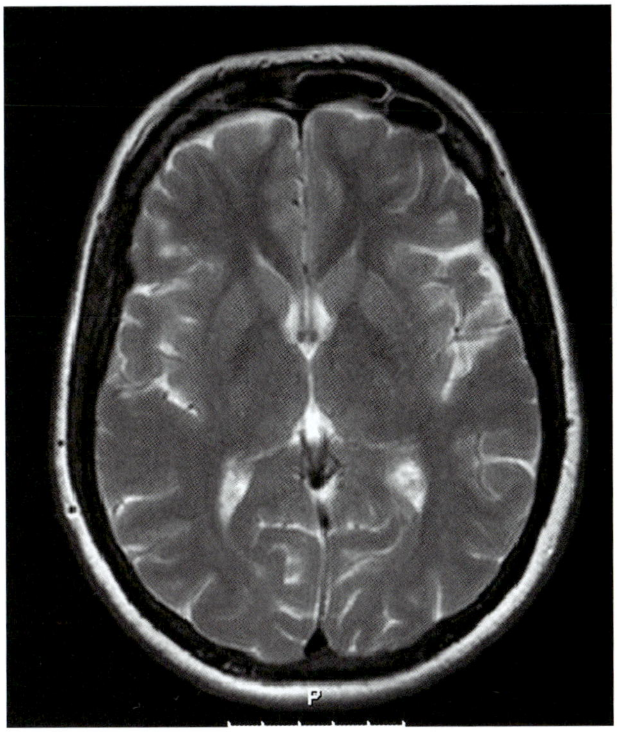

Abb. 11.5 Pseudotumor cerebri.

Ophthalmologische Untersuchung Bei 90% der Patienten ist eine Stauungspapille nachzuweisen. Sie geht mit einer Visusminderung und/oder einem Gesichtsfelddefekt einher (vergrößerte blinde Flecke).

Zur Vertiefung

Weitere Diagnostik beim Pseudotumor cerebri

Das zerebrale Blutvolumen, der Liquorresorptionswiderstand und der Wassergehalt des Gehirns sind oft erhöht. Diese Untersuchungen sind jedoch eher für das Verständnis der Erkrankung wichtig, sie spielen für die Diagnostik (noch) keine Rolle.

MERKE

Der Pseudotumor cerebri ist eine intrakranielle und intraspinale Hypertension ohne in der CT und MRT sichtbare Veränderung der inneren oder äußeren Liquorräume. Die Diagnose erfordert den Nachweis eines erhöhten Liquordrucks – bei sonst normalem Liquorbefund – und den Ausschluss intrakranieller Tumoren (CT, MRT) und einer Sinus-Venen-Thrombose (MRT oder DSA).

Therapie

Da die Erkrankung oft von alleine ausheilt und meist nicht länger als 3–12 Monate dauert, hängt die Aggressivität der Behandlung von der Stärke der ophthalmologischen Symptome ab. Eine engmaschige augenärztliche Kontrolle ist notwendig. Therapeutische Maßnahmen sind:

- Gewichtsabnahme
- Acetazolamid oder Topiramat zur Senkung des Liquordrucks
- wiederholte Lumbalpunktion (als Krisenmanagement)
- ventrikuloperitonealer Shunt.

Ätiopathogenese

Diese auch „benigne intrakranielle Hypertension“ genannte Erkrankung beruht auf einer Erhöhung des Drucks im gesamten liquorführenden System, ohne dass die inneren oder äußeren Liquorräume eingeengt oder erweitert wären. Die Ätiologie und Pathophysiologie der Erkrankung ist nicht geklärt, möglicherweise spielt eine venöse Hypertension eine Rolle.

11.4 Liquorunterdrucksyndrom

Klinik und Diagnostik

Symptome Schlüsselsymptom sind lageabhängige Kopfschmerzen, die sich im Liegen bessern und im Sitzen oder Stehen verschlimmern (> Tab. 11.1). Die Patienten klagen außerdem gelegentlich über Doppelbilder (durch Zugwirkung auf Augenmuskelnerven, vor allem N. abducens).

Bildgebung In der MRT zeigt sich ein durales Kontrastmittel-Enhancement, subdural sind evtl. Flüssigkeitskollektionen (Hygrom oder chronisch subdurales Hämatom) nachweisbar (> Abb. 11.6). Der Pons ist abgeplattet und liegt dem Klivus auf. Die basalen Zisternen sind aufgebraucht („sagging“).

Lumbalpunktion Eine Liquorpunktion ist nur hilfreich, wenn die klinischen Symptome und die Bildbefunde untypisch sind. In der typischen Konstellation von lageabhängigen Kopfschmerzen und duralem Kontrastmittel-Enhancement im MRT und/oder subduralen Hygromen ist das Liquorunterdrucksyndrom eine Blickdiagnose. Ist eine Liquorpunktion erforderlich, dann liegt der Öffnungsdruck unter 5 cm Wassersäule.

Ätiopathogenese

Ursache ist ein Liquorverlust infolge traumatischer (z.B. Lumbalpunktion) oder spontan entstandener Lecks in der Dura mater, durch die größere Mengen Liquor in das umgebende Fett- oder Muskelgewebe abfließen. Dadurch ist der intraspinale und intrakranielle Druck niedrig und fällt noch einmal weiter ab bei einem Lagewechsel vom Liegen zum Stehen oder Sitzen. Durch den niedrigen Druck kommt es zur intrakraniellen Kaudalverlagerung („sagging“) des Gehirns mit Zugwirkung auf die Arachnoidalfasern. Außerdem nehmen das kapilläre und venöse Blutvolumen als Kompensation des Liquorverlusts zu.

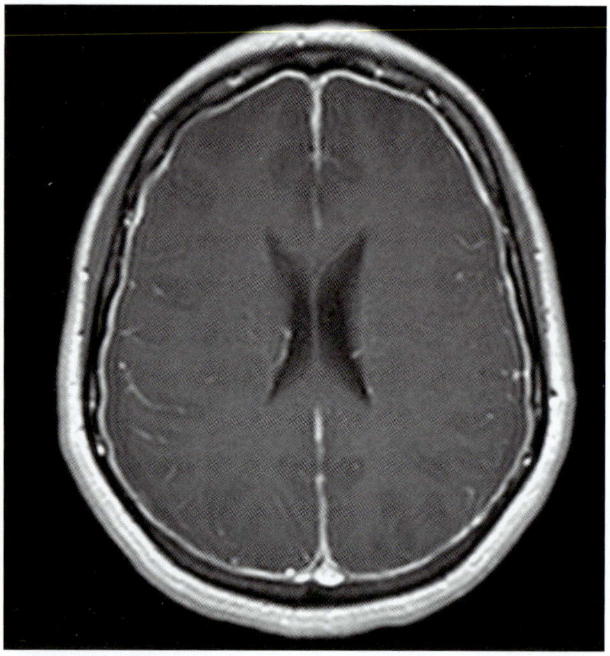

Abb. 11.6 Liquorverlustsyndrom. Das durale Kontrastmittel-Enhancement ist charakteristisch.

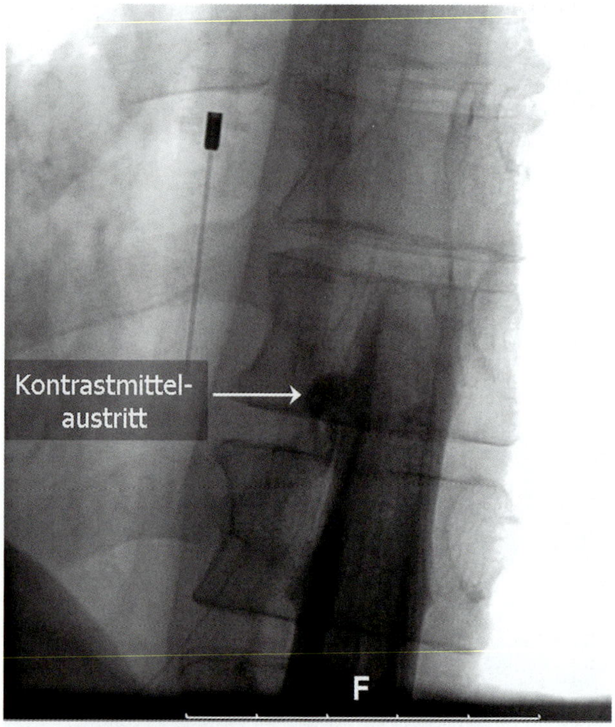

Abb. 11.7 Spontanes Liquorleck über einen Defekt der Dura mater in Höhe BWK 9/10. Die Myelografie im Sitzen unter Durchleuchtung zeigt die aufsteigende Kontrastmittelsäule und erlaubt eine genaue Höhenlokalisation des Austrittspunktes. Links die Kanüle dient der Höhenlokalisation im Rahmen der Therapieplanung.

MERKE

Liquorunterdruck verursacht entsprechend der Hydrostatik körperlageabhängige Kopfschmerzen: Schmerzzunahme im Stehen und Sitzen, deutliche Besserung im Liegen.

11.4.1 Postpunktionelles Syndrom

Charakteristika Unterdrucksymptome nach einer Lumbalpunktion treten je nach Nadelkaliber und -spitze mit einer Häufigkeit von 5 25% auf. Hier kann zusätzlich ein Schmerz im Gesäß oder in den Beinen nach Lumbalpunktion auftreten, der entweder durch die Irritation von Nervenwurzeln oder den lumbalen Liquorverlust bedingt ist. Spezielle dünne Lumbalnadeln ohne schneidende Spitze können die Häufigkeit und Schwere postpunktioneller Syndrome deutlich senken.

Therapie Der Patient wird aufgefordert, flach zu liegen und viel zu trinken. Die Kopfschmerzen werden symptomatisch (u.a. mit Koffein) behandelt. Haben sich die Symptome nach einer Woche noch nicht gebessert, kann ein *lumbaler Blutpatch* CT-gestützt gelegt werden. Dazu werden 10–30 ml autologes, frisch abgenommenes Blut mit Kontrastmittel vermengt und in der Höhe der Liquorpunktion epidural appliziert. Das Blut verschließt in vielen Fällen das Liquorleck. Der Vorgang kann ein- bis dreimal wiederholt werden.

11.4.2 Spontanes Liquorunterdrucksyndrom

An einer abgehenden Nervenwurzel reißt entweder die Dura oder eine vorbestehende Wurzeltaschenzyste.

Diagnostik Die Suche nach der genauen Lokalisation des Lecks ist oft mühsam und umfasst:

- die MRT der HWS, BWS und LWS → T2-Bilder zeigen Flüssigkeitsansammlung (oft thorakal oder HWK 1/2)
- Szintigrafie (oft negativ)
- intrathekales Gadolinium → hohe Sensitivität und Spezifität
- Video-Myelografie biplanar a.p. und seitlich im Sitzen; die Kontrastmittelsäule steigt an und zeigt dann den Austritt.

Die Myelografie ist die genaueste Methode zur Bestimmung der Höhe des Lecks (> Abb. 11.7)

Therapie Wie beim postpunktionellen Syndrom ist die Therapie zunächst konservativ. Bessert sich die Symptomatik nicht, kann ebenfalls der Blutpatch versucht werden. Hilft auch das nicht weiter, ist der operative Verschluss des Lecks durch einen Durapatch oder eine eingenähte Fettplombe die Therapie der Wahl.

11

KAPITEL

12 Demenz

Klaus Schmidtke

Zur Orientierung

Im Kern bedeutet „Demenz" eine erworbene Störung der geistigen Leistungsfähigkeit, die so ausgeprägt ist, dass der Betroffene in seinen Alltagsaktivitäten beeinträchtigt ist. Demenz ist keine spezielle Krankheit, sondern ein klinisches Syndrom mit einem großen Spektrum möglicher Symptome und Ursachen. Demenzen treten meist, aber nicht nur bei älteren Menschen auf.

In Deutschland leiden ca. eine Million Menschen unter einer Demenz. Durch die stetige Zunahme der Lebenserwartung und die Alterung der geburtenstarken Jahrgänge (ca. 1955–1965) wird sich diese Zahl in den kommenden Jahrzehnten etwa verdoppeln. Ärzte aller Fachrichtungen in Klinik und Praxis sind regelmäßig und zunehmend mit Demenzpatienten konfrontiert. Demenzerkrankungen und ihre Vorstadien sind die wichtigsten Risikofaktoren für die im Krankenhaus häufigen und problematischen „Verwirrtheitszustände".

Prüfungsschwerpunkte

+++ Definition von „Demenz", klinische Syndromatologie, degenerative und nicht degenerative Krankheiten, die zur Demenz führen, Erkennung behandelbarer Ursachen
++ testpsychologische und apparative Basisdiagnostik
+ medikamentöse und nichtmedikamentöse Behandlung

12.1 Formen der Demenz

Definition

Demenz ist eine erworbene Störung der geistigen Leistungsfähigkeit, die so ausgeprägt ist, dass der Betroffene bei einfachen Alltagsaktivitäten beeinträchtigt ist. Dazu muss diese Störung allerdings länger anhaltend oder dauerhaft sein – die ICD-10-Kriterien definieren 6 Monate. Wesentlich ist, dass vorübergehende Störungen, z.B. delirante Zustände, nicht mit einer Demenz gleichgesetzt werden.

Gedächtnisstörung Nach ICD-10 müssen das Gedächtnis und mindestens ein weiterer kognitiver Leistungsbereich (z.B. Sprache, Praxis, räumliche Orientierung) gestört sein. Die Gedächtnisstörung ist nach dieser Definition also das Kernkriterium der Demenz. Dies entspricht vor allem bei der Alzheimer-Krankheit auch der Realität. Es gibt jedoch auch Demenzerkrankungen, bei denen die Gedächtnisstörung im Hintergrund steht, z.B. Fälle von frontotemporaler Demenz.

MCI Der Übergang zwischen Vor-, Früh- und gering ausgeprägten Formen zum Vollbild einer Demenz ist fließend. Vorformen werden als „leichte kognitive Störung" („mild cognitive impairment", MCI) bezeichnet. MCI-Patienten haben eine Gedächtnisstörung und/oder andere kognitive Störungen, sie können ihr Alltagsleben jedoch noch weitgehend ohne Hilfe bewältigen.

Erscheinungsformen

Demenzkrankheiten im engeren Sinn Viele Demenzformen sind degenerativ, d.h., sie entstehen durch Funktionsstörung und Absterben von Nervenzellen aus „innerer" Ursache. Diese Krankheiten verlaufen prozesshaft, also stetig progredient. Sie sind bis heute kaum zu beeinflussen und enden in der Regel letal. Sie werden als Demenzkrankheiten im engeren Sinn bezeichnet (u.a. Alzheimer-Demenz, frontotemporale Demenz, Lewy-Körperchen-Demenz). Bei degenerativen (und auch anderen) Demenzen ist die Störung der geistigen Leistungsfähigkeit aber nicht das einzige Symptom – schließlich ist das Gehirn nicht nur Sitz des Intellekts, sondern auch der Emotionen, der Steuerung der Motorik und vegetativer Funktionen. Es treten auch Wesensänderung, Verhaltensauffälligkeiten und Störungen der vegetativen Funktionen auf, die für Angehörige oft besonders belastend sind, z.B. Angst, Reizbarkeit, Wahnsymptome, Apathie, Inkontinenz oder Störung des Schlaf-wach-Rhythmus.

Erkrankungen mit Demenz Viele Erkrankungen mit Demenz führen auch zu gravierenden Änderungen der Persönlichkeit, zu Bewegungsstörungen und zu vegetativen Störungen. Bei manchen Erkrankungen stehen solche Symptome im Vordergrund, sodass nicht von Demenzerkrankungen im engeren Sinne gesprochen wird, z.B. Chorea Huntington (Demenz und Wesensänderung im späteren Stadium) oder Morbus Parkinson (Demenz häufig im späten Stadium). Auch psychiatrische Erkrankungen können zu kognitiven Störungen und sogar zu Demenz führen. Bei schwerer Depression kann es zu einer „Pseudodemenz" kommen, die in der Regel reversibel ist. Die Schizophrenie wurde früher als „dementia praecox" bezeichnet, weil sie in vielen Fällen in ein Residualsyndrom einmündet, in dem die Kranken intellektuell stark beeinträchtigt und nicht mehr selbstständig lebensfähig sind.

Symptomatische Demenz Jedwede Schädigung des Gehirns kann zu einer Demenz führen, wenn sie nur ausgeprägt genug ist. „Symptomatische" Demenzen können auch progredient verlaufen, z.B. bei Normaldruckhydrozephalus, Hirntumoren, zerebraler Lues oder Gefäßerkrankungen. Der frühzeitige Nachweis oder Ausschluss einer solchen symptomatischen Ursache bei Patienten mit kognitiven Störungen ist eine wichtige diagnostische Aufgabe.

Defektsyndrom Eine Demenz kann auch aus einer einmaligen Schädigung resultieren, also ein Defektsyndrom darstellen, z.B. nach Schlaganfall, Hirnverletzung oder Enzephalitis. Auch junge Menschen können eine Demenz erleiden.

> **Auf den Punkt gebracht**
>
> **Demenzrisiko**
>
> Die Auswirkungen degenerativer und anderer Erkrankungen hängen stark von der intellektuellen Ausgangslage ab. Begabte und geistig aktive Menschen haben eine bedeutende „kognitive Reserve". Unter anderem aus diesem Grund zeigen sie in epidemiologischen Studien ein deutlich geringeres Demenzrisiko. Menschen mit Vorschädigungen, z.B. Hirnverletzungen, Epilepsie, Alkoholabusus oder Grenzbegabung, haben ein deutlich erhöhtes Demenzrisiko.

12.2 Klinik und Diagnostik

Die Diagnostik von Demenzen ist eine interdisziplinäre und nicht immer einfache Aufgabe. Die vertiefte Diagnostik erfordert spezielle Kenntnisse, unter anderem der klinischen Neuropsychologie. Sie ist in der Regel ambulant möglich. An vielen Kliniken, zum geringen Teil auch in spezialisierten Praxen sind dazu in den letzten Jahren Gedächtnissprechstunden (Memory-Ambulanzen) gegründet worden. Ihre personelle Mindestausstattung besteht aus einem Nervenarzt bzw. einer Nervenärztin (Psychiater und/oder Neurologe) und einem Psychologen bzw. einer Psychologin. Wesentlich ist darüber hinaus die Zusammenarbeit mit einem neuroradiologisch fortgebildeten Radiologen zur Beurteilung von CT- und MRT-Aufnahmen des Gehirns. Eventuell erforderliche Liquorpunktionen werden stationär oder ambulant durchgeführt. Ziel der Diagnostik ist es, Demenzerkrankung frühzeitig zu erkennen oder auszuschließen und belastende und teure Untersuchungen so sparsam wie möglich einzusetzen. Dafür empfiehlt sich ein Vorgehen in 3 Schritten:

- Eine kognitive Störung muss zunächst erkannt, ernst genommen und objektiviert werden.
- Eventuelle „symptomatische" Ursachen müssen überprüft werden, unter anderem solche internistischer, medikamentöser und psychiatrischer Natur.
- Wenn eine degenerative Demenzerkrankung zu vermuten ist, z.B. die Alzheimer-Krankheit, erfolgt die nähere Diagnostik. Sie beruht auf dem Profil aus neurologischen, psychiatrischen, neuropsychologischen, bildgebenden und ggf. Liquorbefunden.

Erster Schritt: Liegt eine Demenz vor?

Die Stellung der syndromalen Diagnose „Demenz" nimmt ihren Ausgang meist vom Bericht Angehöriger oder von Auffälligkeiten eines Patienten während einer Krankenhausbehandlung (z.B. Verwirrtheit, Orientierungsstörung). Angehörige können in der Regel wesentlich genauere Aussagen über kognitive Defizite machen als die Betroffenen selbst, die Fremdanamnese ist daher unverzichtbar. Selbstverständlich richten sich die ersten Fragen aber an den Betroffenen. Angehörige dürfen – wie immer – nur befragt werden, wenn sich der Betroffene einverstanden erklärt oder wenn er zu einer eigenen Willensbildung nicht mehr in der Lage ist.

Anamnese

Wichtige Punkte zur Anamnese sind:

- Zeitpunkt und Art der ersten und der späteren Defizite
- Kompetenz für einfache und anspruchsvollere Alltagsaktivitäten
- Gedächtnis für Gesprächsinhalte und Ereignisse
- Orientierung zu Zeit und Ort
- räumliches Denken (Orientierung, Ankleiden, Ablesen von Karten und Uhren, Zusammensetzen, Einräumen)
- Sprache (Sprachantrieb, Wortfindung, Fehler)
- Praxis (Handlungsplanung und -ausführung manueller Tätigkeiten)
- Geschwindigkeit des Denkens, Handelns und Sprechens
- Gemütsverfassung (Grundstimmung und Modulation)
- Antrieb und Sprachantrieb
- Zeichen einer Wesens- und Verhaltensänderung
- andere psychiatrische Symptome

- körperlich-neurologische Symptome (z.B. Störung des Gehens, der Kontinenz, des Riechvermögens, der Motorik)
- andere körperliche Symptome (z.B. Schwindel, Gewichtsabnahme, Schwäche, Schmerzen, Hautausschläge)
- Medikamenteinnahme und -wirkungen
- Wohnsituation, familiäre und sonstige Unterstützung
- frühere nervenärztliche Erkrankungen und Behandlungen
- Familienanamnese.

Neuropsychologischer Suchtest

Während und nach der Anamnese wird der psychische Befund erhoben, anschließend der neurologische Befund. Wenn sich die Vermutung einer Demenz oder leichten kognitiven Störung verdichtet, wird ein neuropsychologischer Suchtest angewendet. Suchtests (Screening-Tests) dienen der ersten Objektivierung kognitiver Defizite und der Einschätzung ihres Schweregrades:

Mini-Mental-Status-Test Der Mini-Mental-Status-Test (MMST) wird seit vielen Jahren weltweit angewendet. Es können bis 30 Punkte erzielt werden, von 27 Punkten abwärts kann das Ergebnis als auffällig gewertet werden. Ab etwa 24 Punkten besteht konkreter Verdacht auf eine Demenz, ab ca. 19 Punkten ist eine mittelschwere Demenz festzustellen, ab ca. 10 Punkten eine schwere Demenz. Der MMST ist ein universell angewendeter Vergleichs- und Verlaufsmaßstab für den Schweregrad einer Demenzerkrankung. Er ist für leichte Störungen allerdings nicht ausreichend sensitiv, d.h., er ist „einfach".

DemTect Der „DemTect" ist für die Frühdiagnostik gut geeignet, da er anspruchsvollere Teilaufgaben wie „Zahlenumwandeln" sowie einen strukturierten Gedächtnistest umfasst.

Uhrentest Der Uhrentest ist vor allem für Defizite des visuell-räumlichen und planerischen Denkens sensitiv, wie sie bei vielen Demenzen schon im frühen Stadium auftreten (➤ Abb. 12.1). In einen leeren Kreis sollen zunächst die Ziffern eingezeichnet werden, wie man sie auf einer normalen Uhr vorfindet. Dann sollen die Zeiger eingezeichnet werden, sodass sie 10 Minuten nach 11 Uhr anzeigen. Demenzverdacht besteht vor allem, wenn die Ziffern falsch eingezeichnet werden. Fehler bei der Platzierung des Minutenzeigers können auch bei gesunden älteren Menschen auftreten.

MERKE

Wenn keine pathologischen neuropsychologischen Befunde nachzuweisen sind, liegt in der Regel auch keine Demenz vor. Ausnahmen bestehen bei der frontotemporalen Demenz, bei der die Patienten – trotz wesentlicher Defizite im Alltagsleben – anfangs annähernd normale Testleistungen zeigen können.

Funktionelle kognitive Störung Wenn keine Hinweise auf eine objektive kognitive Störung oder organische Wesensänderung vorliegen, muss an eine nichtorganische (funktionelle) Störung gedacht werden. Tatsächlich klagen viele Patienten von Gedächtnissprechstunden über Defizite, die sich durch Tests nicht objektivieren lassen. Ursache ist in den meisten Fällen eine funktionelle kognitive Störung im Rahmen einer Depression, einer anderen psychischen Erkrankung oder einer chronischen Stressbelastung. In diesen Situationen führt die vermehrte innere Abgelenktheit zu einer Aufmerksamkeits- und damit auch Merkfähigkeitsstörung.

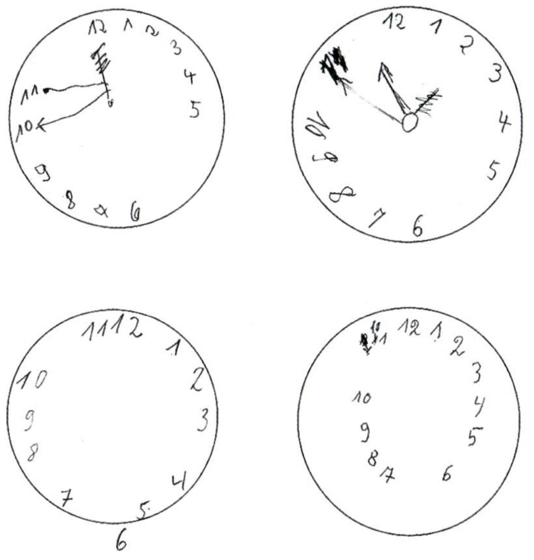

Abb. 12.1 Uhrentest, 4 Beispiele für pathologische Leistungen. Die Anordnung der Ziffern und Zeiger ist ungenau bzw. unkorrekt, bei 2 Uhren fehlt der Zeigereintrag.

Zweiter Schritt: Besteht eine „symptomatische" Demenzursache?

Apparative Basisdiagnostik

Indikation Wenn sich die Verdachtsdiagnose einer organischen Störung verdichtet hat (Demenz oder leichte kognitive Störung), folgt eine apparative Basisdiagnostik.

Bildgebung Bei jüngeren Patienten sollte eine MRT durchgeführt werden, da keine Strahlenbelastung anfällt und die Untersuchung sensitiver für entzündliche, neoplastische und vaskuläre Schädigungen ist. Im höheren Alter ist eine kraniale CT ebenso akzeptabel, da die Strahlenbelastung weniger ins Gewicht fällt, die häufigsten symptomatischen Demenzursachen dieser Altersgruppe in der CT gut zu erkennen sind (vaskuläre Enzephalopathie, Normaldruckhydrozephalus) und die Kosten niedriger liegen.

Labor Zur Basislabordiagnostik gehören das Differenzial-Blutbild, die BSG oder der CRP-Wert (Hinweise auf entzündliche/vaskulitische Erkrankungen), des Weiteren GOT, CK, Harnstoff, Blutzucker (schwere Organerkrankungen), TSH (Hinweis auf Hypothyreose) sowie Vitamin B_{12} im Serum und – nach Ermessen – ein Lues-Suchtest.

Vertiefte apparative Diagnostik

Indikation Eine vertiefte apparative Diagnostik ist erforderlich, wenn konkrete Hinweise auf eine symptomatische Ursache bestehen, d.h, wenn

- der Verlauf für eine degenerative Erkrankung zu rasch erscheint
- der Patient relativ jung ist („präsenile" Demenz < 65 Jahren)
- das Gesamtprofil nicht zu einer degenerativen Erkrankung passt
- Bildgebung oder Labor unklare Befunde liefert
- unerklärte körperliche oder psychiatrische Symptome bestehen (z.B. Krampfanfälle, fokale neurologische Defizite, Muskelsymptome, Bewusstseinsstörungen, Apathie oder erstmals aufgetretene höhergradige psychiatrische Störungen im mittleren Lebensalter).

Maßnahmen Maßnahmen der vertieften apparativen Diagnostik sind:

- MRT, soweit noch nicht durchgeführt
- Liquorpunktion (Frage nach Entzündungszeichen und speziellen neurochemischen Parametern wie z.B. Tau- und Amyloid-Protein)
- erweitertes Labor (z.B. HIV-Test, Lues-Suchtest, Parathormon und Phosphat, Schilddrüsenhormone und -antikörper, Drogen und Medikamente, Kupferclearance, CRP und Vaskulitismarker, antineuronale Antikörper im Liquor und Serum)
- Elektroenzephalografie (EEG).

Dritter Schritt: Welche degenerative Demenzerkrankung liegt vor?

Wenn kein Anhalt für eine „symptomatische" Ursache erkennbar ist, liegt wahrscheinlich eine degenerative Erkrankung vor. Die wichtigsten diagnostischen Hinweise dafür ergeben sich aus dem klinischen Profil, d.h. der genauen Anamnese, dem psychischen Befund und dem neuropsychologischen und neurologischen Untersuchungsbefund. Die zerebrale Bildgebung gibt eine Information über das Muster einer eventuellen Hirnatrophie (s. Beispiele unten).

Apparative Spezialuntersuchungen, vor allem spezielle Liquoruntersuchungen und nuklearmedizinische Verfahren, spielen in der Praxis bisher nur eine untergeordnete Rolle. Zwar zeigen sie in Studien eine gute diagnostische Treffsicherheit, vor allem gegenüber gesunden Personen, ihr Zusatznutzen über die klinischen Befunde hinaus („add-on value") ist in klinischen Routinesituationen jedoch wenig belegt und vermutlich gering.

MERKE
Die genaue Anamnese, der psychische Befund und der neuropsychologische Untersuchungsbefund ergeben die wichtigsten Hinweise auf eine degenerative Demenzerkrankung.

Es gibt zwar keine Tests, die für bestimmte Demenzkrankheiten spezifisch sind, aus dem Profil von Testleistungen und aus der Verhaltensbeobachtung lassen sich aber Hinweise auf bestimmte Demenzerkrankungen lesen. Verschiedene Demenzformen schädigen das Gehirn in unterschiedlicher Weise und führen daher auch zu unterschiedlichen Defiziten.

Neuropsychologischer Befund

Eine vertiefte neuropsychologische Untersuchung sollte kognitive Leistungen einzeln prüfen.

Gedächtnis Das Gedächtnis wird u.a. geprüft, indem man die Patienten Wortlisten lernen lässt (z.B. 10 Begriffe). Die Listen werden mehrmals präsentiert und abgefragt. Nach 20 bis 30 Minuten schließt sich ein freier Spätabruf und ein Wiedererkennen der Begriffe in einer Auswahlliste an.

Bei einer *„primären" oder genuinen Störung* des Gedächtnisses ist das hippokampale System geschädigt. Das ist z.B. bei der Alzheimer-Krankheit der Fall, weil dort der Hippokampus und die vorgeschalteten entorhinalen Kortexareale frühzeitig degenerieren. Dementsprechend ist die Gedächtnisstörung das Leitsymptom der Alzheimer-Krankheit. Auch das Wiedererkennen der Begriffe und vor allem der freie Spätabruf sind gestört. *„Sekundäre" Gedächtnisstörungen* treten bei allen organischen und psychischen Erkrankungen auf, die mit Konzentrationsstörungen einhergehen, denn Lernen und Erinnern erfordern aufmerksame Hinwendung auf neue Inhalte, assoziative Verknüpfung mit vorhandenem Wissen, Repetieren, und in der Phase des Abrufs eine strategische, angestrengte Suche nach Inhalten sowie die Überprüfung der Erinnerungen auf Korrektheit. Bei sekundären Störungen ist das Wiedererkennen der Lernbegriffe in einer Auswahlliste oft wenig beeinträchtigt.

Sprache Die Sprache hat viele Teilleistungen, einschließlich Sprechen und Verstehen, Lesen und Schreiben. Basis der Sprache sind die einzelnen Wörter. Formale Tests prüfen das Wortwissen durch Vorlage von Bildern („Objektbenennen"), z.B. mit dem Boston-Kurztest. Das Verständnis von Sprache kann mit dem Token-Test geprüft werden. Auch formlose „bedside"-Tests sind nützlich, um aphasische Defizite zu erfassen. Sprachstörungen treten früh bei manchen Fällen der frontotemporalen Demenz auf (progressive Aphasie bei links-temporaler Degeneration). Im mittleren und schweren Stadium der Alzheimer-Krankheit kommt es zu einem zunehmenden Sprachzerfall.

Visuell-räumliches Denken Die Fähigkeit, Gegenstände und Symbole zu manipulieren, hat im Alltagsleben große Bedeutung, z.B. beim Lesen, Schreiben, Rechnen, Zeichnen, Ablesen von Karten und Instrumenten, Ankleiden, Einräumen oder Reparieren. Geprüft wird diese Fähigkeit, indem man einen Patienten Figuren abzeichnen, Uhren zeichnen oder Uhren lesen lässt. Visuell-räumliche Störungen treten bei Erkrankungen des linken und rechten Parietallappens auf, vor allem bei der Alzheimer- und der Lewy-Körperchen-Krankheit.

Wortflüssigkeit Die Produktion von Begriffen unter Zeitdruck (Tiere oder Wörter mit S innerhalb einer Minute) ist ein unspezifisches Testverfahren. Es kann Hinweise auf eine „exekutive" Störung bei Frontalhirnläsionen, auf „lexikalisch-semantische" Störungen bei Erkrankungen der temporoparietalen Hirnrinde (Morbus Alzheimer) oder auf eine unspezifische Verlangsamung und Konzentrationsschwäche bei „subkortikalen" und frontalen Schädigungen liefern.

Auswertung Einige der hier aufgeführten Testverfahren sind in der CERAD-Testserie zusammengefasst, die international angewendet wird und über die Aussagefähigkeit der o.g. Screening-Tests hinausgeht. Sie verfügt über eine nach Alter, Geschlecht und Bildung normierte Datenbasis und kann daher standardisierte Testresultate (z-Werte) liefern.

Verhaltensbeobachtung

Die Verhaltensbeobachtung während der Tests kann – neben dem psychischen Befund – wichtige Hinweise auf bestimmte Erkrankungen geben. So sind z.B. für Alzheimer-Patienten im frühen bis mittleren Stadium eine gut erhaltene Wachheit und eine ebensolche psychomotorische Geschwindigkeit typisch. Im Verlauf der Erkrankung entwickelt sich eine „inhaltsarme Sprache" mit Wortfindungsstörung, Umschreibungen und Floskeln. Bei der frontotemporalen Demenz kann eine Tendenz zur Ignorierung von Testanweisungen und eine Unfähigkeit, eigene Defizite zu erkennen, bestehen. Es treten charakteristische „Intrusionen" und „Perseverationen" auf, d.h. Äußerungen oder Zeichnungen, die nicht mit der Aufgabe zusammenhängen oder aus früheren Aufgaben entlehnt sind. Patienten mit Lewy-Körperchen-Erkrankung und mit symptomatischen Demenzformen sind oft auffällig verlangsamt, unspontan und antriebsarm.

FALLBEISPIEL

Eine 74-jährige Patientin wird von ihrem Hausarzt zur Abklärung einer vermuteten Demenz vorgestellt. Sie selbst gibt an, ihr Gedächtnis sei nicht besonders gut, sonst habe sie keine Beschwerden. Der Ehemann berichtet, sie wisse oft nicht den Wochentag oder ihr Alter. Die Auffassung sei gestört, manchmal rede sie wirr. Sie könne nicht mehr kochen.

Der **psychische Befund** ist weitgehend unauffällig, die Patientin ist ruhig, geordnet, adäquat, nicht depressiv, nicht klagsam oder auffällig verlangsamt. Es besteht kein fokales neurologisches Defizit. In der **neuropsychologischen Testuntersuchung** kooperiert sie problemlos und kann von 10 Wörtern in 3 Durchgängen 4–5–7 aus dem Gedächtnis wiedergeben (subnormal), im freien Spätabruf noch 3 richtige (leicht subnormal). Beim verzögerten Wiedererkennen in einer Auswahlliste aus 20 erkennt sie 7 richtig wieder (subnormal). Somit ist eine objektive **Gedächtnisstörung** belegt. Diese wird durch eine gestörte Orientierung zu Tag und Jahr unterstützt. Im Uhrentest kann sie die Zeiger nicht einzeichnen, beim Uhrenlesen erzielt sie nur 7,5 von 12 Punkten. Das **CCT** ist normal. Aufgrund der glaubhaften anamnestischen Angaben und der neuropsychologischen Befunde wird eine organische „leichte kognitive Störung" an der Grenze zu einer leichten Demenz festgestellt. Ätiopathogenetisch ist ein Vor- bzw. Frühstadium der Alzheimer-Krankheit naheliegend, weil alle Befunde mit dieser Annahme vereinbar sind und es keine Hinweise auf eine andere Ursache gibt, insbesondere keine körperlich-neurologischen Symptome, keine Wesensänderung und keine in der CCT erkennbare vaskuläre oder sonstige zerebrale Schädigung.

12.3 Behandlung von Demenzerkrankungen

Fachärztliche Betreuung Das Syndrom Demenz liegt an der Grenze der Fächer Neurologie und Psychiatrie. Diagnostik und Therapie sind eine interdisziplinäre Aufgabe. In der klinischen Realität werden bis heute viele vor allem ältere Patienten und Pflegeheimbewohner nicht nervenärztlich betreut. Jeder Patient mit Demenz und kognitiven Störungen sollte mindestens einmal von einem Neurologen oder Psychiater untersucht werden.

Diagnosestellung Weil der Übergang zwischen gering ausgeprägten Formen zum Vollbild einer Demenz fließend ist, ist eine Demenz nicht immer leicht zu erkennen:

- Das individuelle klinische Bild einer Demenz ist sehr variabel und hängt vom Schädigungsmuster, aber auch von der Ausgangspersönlichkeit und der konkreten Lebenssituation des Betroffenen ab.
- Demenzsymptome können im hohen Maße durch eine Reduktion des Aktivitätsradius und durch äußere Hilfen kaschiert werden, sodass sie manchmal erst spät erkannt werden.
- Patienten mit manifesten Demenzerkrankungen haben ihre „kognitive Reserve" aufgebraucht und leben stets an einer Kompensationsgrenze. Die Erkrankung wird oft erst offenkundig, wenn die Patienten wegen einer akuten schweren Erkrankung im Krankenhaus behandelt werden, z.B. wegen Fraktur, Pneumonie oder Herzinfarkt. Durch Narkosen, Medikamente, Fieber, vermindertes Essen und Trinken, Umgebungswechsel u.a. wird die Kompensationsgrenze überschritten, und es treten „Verwirrtheitszustände" auf („Delir" nach ICD-10; veralteter Begriff: „Durchgangssyndrom").

Demenzen sind sehr schwerwiegende, oft letale Erkrankungen. Entsprechend hoch sollte der Aufwand sein, um zu einer ausreichend genauen und frühzeitigen Diagnosestellung zu gelangen und eine adäquate Behandlung zu gewährleisten. Die genaue Diagnose ist auch bei unheilbaren degenerativen Krankheiten wichtig, weil sie die Grundlage für Prognosestellung, Beratung und symptomatische Therapie ist.

Medikamente Bei der Behandlung von Demenzpatienten mit Medikamenten machen Ärzte nicht selten Fehler, die ernste Konsequenzen nach sich ziehen können. Psychopharmaka und andere ZNS-wirksame Medikamente dürfen nur verordnet werden, wenn der Arzt das Wirkungs- und Nebenwirkungsprofil und die speziellen Indikationen und Kontraindikationen bei Demenzpatienten kennt.

Aus Patientensicht

Leicht und mittelschwer Erkrankte können in der Regel zu Hause wohnen, wenn sie von Angehörigen und/oder anderen Hilfspersonen versorgt werden. Besonders wichtig ist für Angehörige, dass die Kranken keine belastenden Verhaltensstörungen aufweisen und nachts ruhig schlafen. Hier besteht ggf. Handlungsspielraum für eine symptomatische Behandlung mit Psychopharmaka, die sich z.B. gegen innere Unruhe, Depression, Wahnsymptome, übersteigerte Gereiztheit oder Schlafstörung richten. Sehr empfehlenswert ist die Teilnahme der Angehörigen an Gesprächs- und Beratungsgruppen, z.B. von Alzheimer-Gesellschaft, kirchlichen Trägern oder Pflegeeinrichtungen. Die finanzielle Unterstützung durch die Pflegeversicherung ermöglicht eine professionelle ambulante Mitbetreuung. Die Stufe 1 setzt eine mindestens 45-minütige Körperpflege und eine ebenso lange Hilfe im Haushalt pro Tag voraus. Eine geringe Unterstützung wird schon bei Stufe „0" geleistet, z.B. für die Teilnahme an ambulanten Betreuungsgruppen. Eine Übersiedlung in ein Pflegeheim erfordert schon aus finanziellen Gründen meist die Eingruppierung in Stufe 2. Angehörige können für die Erkrankten Entscheidungen treffen, wenn eine Vorsorgevollmacht vorliegt. Sonst kann, vor allem vor medizinischen Eingriffen, Vertragsabschlüssen etc., vom Amtsgericht (auf Antrag) eine Betreuung eingerichtet werden.

Auf den Punkt gebracht

Behandlung von Demenzerkrankungen

Eckpfeiler der Behandlung sind:

- Psychoedukation und Soziotherapie, d.h. kontinuierliche und einfühlsame Aufklärung und Beratung für Patienten und Angehörige, Vermittlung von anderen regionalen Beratungs-, Hilfs- und Betreuungsangeboten
- Indikationsstellung für Antidementiva und Überwachung ihrer Wirksamkeit und Verträglichkeit (zurzeit nur bei Morbus Alzheimer, Lewy-Körperchen- und Parkinson-Demenz)
- symptomatische Behandlung eventuell bestehender Begleitsymptome mit Psychopharmaka unter genauer Beachtung von Wirkungen und Nebenwirkungen
- Minimierung von Faktoren, die Demenz und Verwirrtheit verstärken, z.B. Flüssigkeits-, Nährstoff- und Vitamindefizite, Medikamente mit ZNS-Nebenwirkungen, Infekte, schlecht eingestellter Bluthochdruck oder Diabetes, Immobilisierung, soziale Deprivation, Depression

12.4 Alzheimer-Demenz

Die Alzheimer-Demenz (AD) ist eine kontinuierlich progrediente, stets letale degenerative Systemerkrankung der Hirnrinde und, in geringerem Maße, des Zwischenhirns und des Hirnstamms. Das Kleinhirn ist nicht betroffen.

Klinik

Ganz im Vordergrund stehen die Störungen der geistigen Leistungsfähigkeit (kognitive Kernsymptomatik). Hieraus ergeben sich Störungen der Aktivitäten des täglichen Lebens (ATL). Neben diesen konstanten Symptomen können, in sehr wechselndem Ausmaß, auch psychiatrische Symptome hinzukommen. Körperliche Symptome sind anfangs nicht vorhanden, mit Ausnahme einer möglichen Hyposmie.

Verlauf

Die Krankheit ist zunächst eher als „Behinderung" einzuschätzen, und Defizite können durch externe Hilfen oft gut kompensiert werden. Weil Wachheit, Antrieb und Sprachantrieb, Persönlichkeit und emotionale Verfassung im frühen bis mittleren Krankheitsstadium weitgehend unauffällig sind, wird eine AD oft lange nicht erkannt („gute Fassade"). In der Regel ist es möglich, dass die Patienten mit Unterstützung von Angehörigen und Pflegediensten noch lange zu Hause leben und am Alltag teilnehmen. Das mittlere Stadium der AD ist erreicht, wenn nicht mehr nur komplexe, sondern auch einfache ATL beeinträchtigt sind (MMST-Werte meist um 19). Wenn fast keine ATL mehr selbstständig erledigt werden können, spricht man vom schweren Stadium (MMST-Werte unter 10). Erst dann ist der Zerfall des Netzwerks so weit vorangeschritten, dass Zeichen der diffusen Funktionsstörung deutlich werden: Die Denkabläufe sind verlangsamt, der Antrieb gestört und die Sprache ist inhaltsarm, unpräzise und von Wortfindungsstörungen unterbrochen. Im letzten Stadium versterben die Patienten an Komplikationen der Immobilität und Auszehrung, unter anderem an Infekten, oft aber auch an alterstypischen Begleiterkrankungen.

Geistige Leistungsstörung

Die AD als Prototyp der „kortikalen Demenz" geht vor allem mit „kortikalen Werkzeugstörungen" einher. Dies sind Defizite kognitiver Leistungen, die mehr oder weniger umschriebenen Bezirken der Hirnrinde zugeordnet werden können: Gedächtnis, Sprache, visuell-räumliches Denken, Praxis, optisches Erkennen (visuelle Gnosis).

Gedächtnisstörung Erste Symptome einer Gedächtnisstörung können wiederholtes Fragen und Erzählen derselben Dinge sein, Vergessen von Terminen und Gesprächsinhalten, aber auch Probleme, sich die Topografie eines neuen Ortes einzuprägen, etwa im Hotel oder an einem Ferienort.

Störung des visuell-räumlichen Denkens Das nächste Symptom ist meist die Störung des visuell-räumlichen Denkens, was starke Auswirkungen auf das Alltagsleben hat: Orientierung im nahen und fernen Raum, Schreiben, Lesen, Rechnen, Zeichnen, Uhrenlesen, Zusammenfügen und Einräumen von Gegenständen, Entschlüsseln von Karten, Zeichen, Instrumenten und die Orientierung auf Formularen können gestört sein. Visuell-räumliche Störungen resultieren aus der Degeneration des parietalen Assoziationskortex.

MERKE

Ein Früh- und Verlaufsindikator für visuell-räumliche Störungen ist die Fähigkeit, Uhren zu lesen und zu zeichnen.

Sprachstörung Die Störung der Sprache äußert sich zunächst vor allem durch Wortfindungs- und Benennstörungen. Da es jedoch für viele Wörter Synonyme gibt und man Dinge auf viele Weise umschreiben kann, fällt die Sprachstörung im Alltag anfangs nicht auf.

Aktivitäten des täglichen Lebens (ATL)

Die ATL können in „basale", wie z.B. essen, anziehen, sich fortbewegen, und „komplexe", wie z.B. telefonieren, kochen, Handarbeiten, Reparaturen, unterschieden werden. Die ersten Probleme in den komplexen ATL treten typischerweise bei schriftlichen Erledigungen auf.

Psychiatrische Begleitsymptome

Wahnsymptome Sie treten vor allem im mittleren und späten Krankheitsstadium auf. Aus dem für die Kranken immer unverständlicheren Geschehen in der Außen- und Innenwelt können Ängste resultieren, manchmal paranoider Natur (Bestehlungs-, Vergiftungs-, Eifersuchtswahn), sowie situative Erregtheit oder sogar aggressives Verhalten. Andere Formen wahnhaften Erlebens resultieren aus der Störung der Sinnesverarbeitung, z.B. als visuelle Trugwahrnehmungen oder als Verkennung von Personen im Fernsehgerät als reale Personen. Die Aufhebung von Gedächtnis und Realitätskontrolle kann dazu führen, dass längst verstorbene Personen gesucht werden oder dass die Patienten überzeugt sind, reale Personen oder Orte seien nicht „echt" (Capgrass-Syndrom). Störungen des Tag-Nacht-Rhythmus führen zu nächtlicher Verwirrtheit und Umtriebigkeit („sundowning").

Depression Eine begleitende Depression ist eher ein Symptom des frühen bis mittleren Stadiums. Sie kann reaktiv bedingt sein, aber als Früh- oder Vorläufersymptom einer AD auch eindeutig organische Züge tragen. In diesen Fällen liegt die Ursache vermutlich in der Beteiligung von Funktionskreisen des Hirnstamms und des Zwischenhirns, die für die emotionale Homöostase bedeutend sind, insbesondere serotonerge Kerngebiete.

Verwirrtheit Ein häufiges und problematisches Symptom bei AD-Patienten sind delirante Zustände bei akuten Erkrankungen, metabolischen Störungen oder nach Gabe ungeeigneter Medikamente. Sie zeigen, wie sensibel die grenzkompensierte integrative Funktion des Gehirns auf jede zusätzliche Störung reagiert. Solche Zustände nach Operationen, bei Infekten oder anderen Akuterkrankungen sind ein Problem, mit dem diensthabende Ärzte im Krankenhaus regelmäßig konfrontiert sind. Die Gabe von Psychopharmaka setzt in dieser Situation Kenntnisse über das Wirkungs- und Nebenwirkungsspektrum der Medikamente voraus. An erster Stelle stehen eine sorgfältige Prüfung und, soweit möglich, die Behandlung auslösender Faktoren.

Körperlich-neurologische Symptome

Körperlich-neurologische Symptome bei der AD beschränken sich im Frühstadium auf die Hyposmie, die jedoch wenig sensitiv und spezifisch ist. Erst im späten Stadium treten Gangunsicherheit und Inkontinenz hinzu. Weitere häufige, aber nicht obligate Symptome der späteren AD-Stadien sind Krampfanfälle und Myoklonien.

Bildgebende Diagnostik

Für die frühe Alzheimer-Demenz ist eine Erweiterung der Seitenventrikel-Unterhörner infolge der Atrophie von Hippokampus und Gyrus parahippocampalis typisch, jedoch nicht hochgradig spezifisch und sensitiv (➤ Abb. 12.2).

Therapie

Die Therapie hat folgende wesentliche Elemente:

- Antidementiva
- psychoedukative und soziotherapeutische Maßnahmen
- symptomatische Psychopharmakotherapie eventueller psychiatrischer Begleitsymptome.

Antidementiva Es gibt bisher keine Medikamente, die die Progression der AD verlangsamen können. Zahlreiche Substanzen sind in Entwicklung oder klinischer Prüfung, u.a. solche, die in den Amyloidstoffwechsel eingreifen. Zugelassen sind 2 Medikamentengruppen: Acetylcholinesterasehemmer (AChEH) und Memantine. AChEH hemmen den Abbau des Neurotransmitters Azetylcholin im synaptischen Spalt. Dies ist von Bedeutung, da der Ncl. basalis Meynert, der die wesentliche Quelle cholinerger Afferenzen der Hirnrinde darstellt, von der Degeneration betroffen ist. Memantine reguliert die glu-

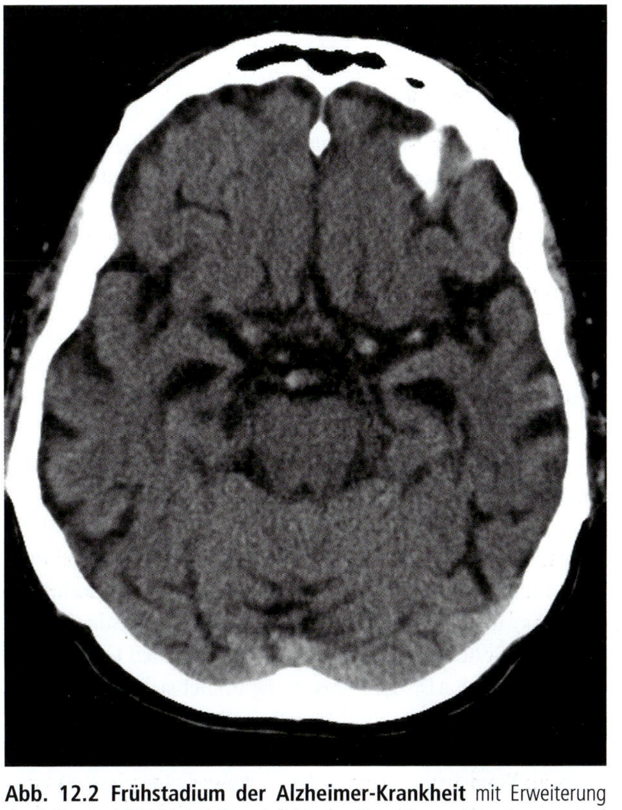

Abb. 12.2 Frühstadium der Alzheimer-Krankheit mit Erweiterung der Seitenventrikel-Unterhörner infolge der Atrophie von Hippokampus und Gyrus parahippocampalis (CCT).

tamaterge Neurotransmission. Die 3 AChEH (Donepezil, Galantamin und Rivastigmin) sowie Memantin haben ähnliche, allerdings insgesamt nur eher geringe und im Einzelfall klinisch nicht immer evidente Effekte auf Kognition und Alltagsbewältigung.

MERKE
Eine medikamentöse Behandlung, die dem Entstehen der AD entgegenwirkt oder die Progression verlangsamt, existiert bisher nicht. Zurzeit befinden sich zahlreiche neue Therapieprinzipien und Substanzen in Entwicklung und klinischen Prüfungen.

Psychoedukative und soziotherapeutische Maßnahmen Sie setzen am Patienten, an seinen Angehörigen und seiner Lebensumgebung an. Dazu zählen eine angemessene Aufklärung und Beratung in den verschiedenen Krankheitsphasen, psychoedukative und soziotherapeutische Maßnahmen, Hilfe bei der seelischen Bewältigung und Unterstützung in Bezug auf soziale, pflegerische und betreuende Maßnahmen.
Psychopharmaka Die symptomatische Behandlung mit Psychopharmaka zielt, wo erforderlich, auf Symptome wie Schlafstörung, Depression, Unruhe, Angst oder Agitiertheit. Dabei dürfen keine zentral-anticholinergen Medikamente gegeben werden (wie z.B. Promethazin, Chorprothixen, trizyklische Antidepressiva, sedierende Antihistaminika). Benzodiazepine sind ebenfalls problematisch, da sie die Kognition verschlechtern können. Geeignet und zugelassen sind unter anderem einige hoch- und niederpotente Neuroleptika (Haloperidol, Risperidon, Melperon) und moderne Antidepressiva (Citalopram, Mirtazapin). Die Dosierungen liegen in der Regel wesentlich niedriger als bei organisch gesunden jungen Patienten. Auf Nebenwirkungen muss sorgfältig geachtet werden. Alle hochpotenten Neuroleptika bringen bei Demenzpatienten ein erhöhtes kardiovaskuläres Mortalitätsrisiko mit sich und dürfen deshalb nur zurückhaltend und nach Aufklärung gegeben werden.

Pathologie und Pathophysiologie

Die wichtigsten histopathologischen Merkmale sind viele Amyloidplaques und Neurofibrillenbündel, eine Verödung der Dendritenbäume sowie Schädigung und massenhafter Verlust von Synapsen.
Verlauf Im Gefolge dieser Schädigungen kommt es zu einer äußeren und inneren Atrophie des Gehirns. Die Neurofibrillenpathologie beginnt im Hippokampus und im benachbarten ento- und transentorhinalen Kortex (u.a. Gyrus parahippocampalis) und in der Amygdala. Der frühe Befall des hippokampalen Systems führt zu der charakteristischen Gedächtnisstörung bei der AD. Die Erkrankung breitet sich vor allem im Assoziationskortex aus und erreicht erst spät die sensorischen und motorischen Primärareale (mit Ausnahme des Riechhirns, das wiederum früh betroffen ist, mit der Folge einer Hyposmie). Auch die cholinergen Neurone des basalen Vorderhirns (Ncl. basalis Meynert) und des Septums und, in geringem Maße, die aminergen Projektionskerne des Hirnstamms (Locus coeruleus, Raphekerne) sind betroffen. Hieraus resultiert eine cholinerge und aminerge Deafferenzierung des Kortex, die zur Störung von Aufmerksamkeits- und Gedächtnisleistungen beiträgt.
Amyloidhypothese Die Amyloidhypothese der Alzheimer-Krankheit besagt, dass die Erkrankung durch eine relative Überproduktion von β-Amyloid entsteht, einem Peptid mit 42 Aminosäuren. Dieses $A\beta_{1-42}$ ist ein Spaltprodukt des Amyloid-Vorläufer-Proteins (APP), eines in der Membran der Nervenzellen liegenden Proteins. Je nachdem, wo und wie APP durch die Wirkung von Alpha-, Beta- und Gammasekretase gespalten wird, entsteht ein unschädliches Produkt mit 40 Aminosäuren ($A\beta_{1-40}$) oder aber $A\beta_{1-42}$, das dazu neigt, zu Plaques zu aggregieren, und das auf verschiedene Weise toxisch wirkt. Viele bekannte Risikofaktoren der AD, unter anderem Mutationen von APP und Präsenilin, vermutlich auch Hypercholesterinämie und Diabetes, haben Effekte auf den Amyloidstoffwechsel und führen dazu, dass in höherem Maße das schädliche $A\beta_{1-42}$ entsteht. Der Zusammenhang mit dem zweiten Hauptmerkmal der Alzheimer-Demenz, der Bildung von Neurofibrillen, ist unzureichend geklärt. Neurofibrillen sind lange Bündel aus Ketten von Tau-Protein. Tau ist ein Molekül, das die Mikrotubuli stabilisiert und in der Zelle intensiv umgesetzt wird. In den Neurofibrillenbündeln tritt es in aggregierter und „hyperphosphorylierter“ Form auf.

Zur Vertiefung

Epidemiologie und Risikofaktoren bei Alzheimer-Demenz

Epidemiologie
Die Alzheimer-Krankheit oder Alzheimer-Demenz (AD) ist die häufigste Demenzerkrankung, vor allem bei Patienten im Senium (> 65 Jahre). Das mittlere Erkrankungsalter liegt bei ca. 78 Jahren, Frühfälle beginnen ab etwa 50 Jahren. Bis in das hohe Alter nimmt die Inzidenz zu, sodass bei den 90-Jährigen schon etwa ein Drittel, bei den 100-Jährigen mehr als die Hälfte betroffen sind. Frauen sind vor allem aufgrund ihrer höheren Lebenserwartung häufiger betroffen. Die Erkrankung ist eine hohe Belastung sowohl für die Betroffenen (Patient und Bezugspersonen) als auch für die Sozialsysteme (Pflegeversicherung) und die Pflegeeinrichtungen. Etwa jeder fünfte Westeuropäer über 65 Jahre wird eine AD erleiden.

Risiko- und Schutzfaktoren
Die AD ist eine sporadische Erkrankung. Allerdings spielt eine familiäre Disposition aufgrund des Apoε-Polymorphismus (s.u.) und anderer, noch ungenügend aufgeklärter Risikogene eine Rolle. Es existiert darüber hinaus eine sehr kleine Gruppe (weniger als ein Promille) von autosomal-dominant vererbten AD-Fällen bei bestimmten Mutationen von Amyloid-Vorläufer-Protein (APP) oder von Bestandteilen der Enzyme, die dieses Protein spalten (Präsenilin 1 und 2).
Risikofaktoren Der wichtigste Risikofaktor ist das Alter. Der zweitwichtigste Risikofaktor, das Apolipoprotein ε, kommt in 3 Varianten vor („2, 3, und 4“). Menschen, die ein Allel der Variante „4“ tragen, haben ein etwa dreifach erhöhtes Erkrankungsrisiko (ca. ein Viertel der Bevölkerung). Bei Menschen mit 2 ε4-Allelen ist das Risiko nochmals erhöht. Auch Diabetes mellitus und Hypercholesterinämie sind schwache Risikofaktoren. Weiterhin scheinen Faktoren, die die

12

„kognitive Reserve" mindern, die Schwelle zu senken, ab derer sich eine AD manifestiert, und damit das individuelle Risiko zu erhöhen: niedrige Bildung, geringe geistige Aktivität, frühere Hirnverletzung.

Schutzfaktoren scheinen eine langjährige Einnahme von klassischen nichtsteroidalen Antirheumatika, möglicherweise auch von bestimmten Statinen zu sein. Diese Befunde sind jedoch noch nicht genügend abgesichert und lassen sich bislang nicht in eine Empfehlung zur Vorbeugung der AD übersetzen.

Auf den Punkt gebracht

Alzheimer-Demenz

- kontinuierlich progrediente, stets letale degenerative Systemerkrankung vorwiegend der Hirnrinde
- Amyloidplaques und Neurofibrillenbündel, Verödung der Dendritenbäume und massenhafter Verlust von Synapsen
- kognitive Kernsymptomatik, dadurch Beeinträchtigung des täglichen Lebens
- zusätzliche psychiatrische Symptome sind möglich; körperliche Symptome sind anfangs selten
- Therapie mit Antidementiva, psychoedukativen Maßnahmen und ggf. Psychopharmaka

12.5 Frontotemporale Demenz

Die frontotemporale Demenz (FTD; Syn.: Stirnhirndemenz, Morbus Pick) ist wie die AD eine kontinuierlich progrediente, letale, degenerative Erkrankung des Gehirns. Sie tritt oft bereits in mittleren Jahren auf.

Klinik und Diagnostik

Frontale Leitsymptome

Meist verläuft die FTD mit vornehmlich frontaler oder mit gemischt frontaler und temporaler Atrophie. „Frontale" Leitsymptome sind Wesensänderung, Veränderung der Gestimmtheit, Antriebs- und Sprachantriebsstörung und Störung „exekutiver" kognitiver Leistungen. Da Teilabschnitte des Stirnhirns unterschiedlichen Funktionen zugeordnet und sie in unterschiedlicher Stärke und Folge betroffen sind, kann das individuelle neuropsychiatrische Profil sehr variieren. Nur wenige FTD-Patienten zeigt ein klassisches orbitofrontales Stirnhirnsyndrom mit gehobener Stimmung und sozialer Enthemmung („Soziopathie").

Störung exekutiver Leistungen Die Störung exekutiver Leistungen resultiert aus der Degeneration der dorsolateralen Stirnhirnrinde. Exekutive Störungen betreffen das vorausschauende, planende und zielgerichtete, abstrakte und urteilende, selbstkritische und überprüfende Denken. Im Ergebnis bleiben Denken und Verhalten unkoordiniert. Die Krankheitseinsicht ist gestört. Im Gespräch können die Patienten assoziativ gelockert sein oder hohe Antwortlatenzen zeigen. Die Wortflüssigkeit kann extrem reduziert sein. Manche Patienten zeigen stereotype Verhaltensweisen, z.B. ständiges Summen.

Störung der emotionalen Sphäre Die emotionale Sphäre ist gestört, weil die limbischen Areale (basaler frontaler Kortex, Insula, Amygdala) degenerieren. Dadurch ist der Grundaffekt verschoben und inadäquat, z.B. heiter oder mürrisch, mit wesentlich reduzierter Schwingungsbreite. Oft sind die Patienten gegenüber ihrer Situation und der Meinung anderer indifferent. Es ist auch ein disinhibiertes Verhalten möglich, z.B. Logorrhö, Impulsivität und Distanzminderung. Auch eine Hyperphagie, Hyperoralität (zu viel oder nicht Essbares in den Mund nehmen) oder Hypersexualität kommen vor.

Antriebsstörung Die Reduktion des Antriebs im Denken, Handeln und Sprechen geht auf die Degeneration der medialen Fläche des Stirnhirns zurück (vor allem anteriorer Gyrus cinguli). Die Patienten wirken zurückgezogen, indifferent, wortkarg, phlegmatisch, schließlich mutistisch. Die Körperpflege wird schon früh vernachlässigt. Es kann passager auch zu einer Antriebssteigerung mit hypomanem Verhalten kommen.

Körperliche Symptome Körperliche Symptome können, wie bei der AD, lange ganz fehlen. Eine Urininkontinenz kann relativ früh auftreten, da die Zentren der willentlichen Kontrolle der Blasenentleerung im prämotorischen Kortex betroffen sind. Nur eine Untergruppe der FTD-Patienten zeigt ein begleitendes Parkinson-Syndrom.

MERKE

Die FTD ist eine über die Klinik und die vornehmlich frontale und temporale Degeneration definierte Erkrankung. Ein Rückschluss vom klinischen Bild oder Atrophieschwerpunkt auf den zugrunde liegenden histopathologischen oder genetischen Subtyp ist nicht möglich.

Sonderformen der FTD mit führender Atrophie der Temporallappen

Eine Untergruppe der FTD-Patienten verläuft klinisch völlig verschieden von der „frontalen" Hauptgruppe, nämlich mit anfangs führender Aphasie. Ihr liegt eine Atrophie der Temporallappen zugrunde, die entweder stark asymmetrisch linksbetont oder beidseits nachzuweisen ist. Eine stark rechtsbetonte Atrophie ohne Aphasie kommt nur selten vor. Wesen, Antrieb, Alltagsbewältigung und allgemeine Intelligenz bleiben lange gar nicht oder nur wenig gestört. Nach Jahren greift der Prozess auf den Frontallappen beidseits über, und die anfängliche Aphasie entwickelt sich zum Vollbild einer Demenz. Klinisch lassen sich 2 Subtypen der FTD mit Temporallappenatrophie unterscheiden:

- **Primär progressive Aphasie:** Sie resultiert aus einer Atrophie des linken Temporallappens, die bevorzugt die lateralen, neokortikalen Areale im Umfeld der Wernicke-Area betrifft. Die Atrophie ist stark, aber nicht vollständig linkslateralisiert. Die Aphasie kann „flüssig" oder „unflüssig" sein, also einer Wernicke- oder Broca-Aphasie ähneln. Sie geht weit über die Wortfindungs- und Benennstörung der frühen AD hinaus und führt schon früh auch zu Störungen der Wortwahl (semantische Paraphasien), der Wortbildung

12

(phonematische Paraphasien) und der Syntax (Dysgrammatismus).

- **Semantische** Demenz: Bei ihr sind die basalen Abschnitte des temporalen Kortex auf beiden Seiten atrophiert. Es kommt zu einer flüssigen Aphasie mit ausgeprägter Wortfindungs- und Benennstörung, und zusätzlich zu einem progredienten Verlust von „Weltwissen" über die Bedeutung von Wörtern und allgemeinen Fakten, z.B. Personen, Dingen und Sachverhalten. Die Patienten können beispielsweise nicht sagen, in welchem Land eine bekannte Stadt liegt, welche Tiere Milch und Eier geben, wer ein bestimmter Prominenter war oder welche Farbe Himbeeren haben. Eine Störung des visuellen Erkennens von Personen und Gegenständen kann hinzutreten.

Diagnostik

Die Diagnose wird in der Regel klinisch aus Anamnese, psychiatrischem und neuropsychologischem Befund sowie Bildgebung gestellt. CCT und MRT zeigen oft eine fokale Hirnatrophie; besonders aussagekräftige bildgebende Befund können SPECT (fokale Hypoperfusion) oder PET (fokaler Hypometabolismus) liefern. Spezifische Laborbefunde existieren nicht, mit Ausnahme der Fälle mit positiver Familienanamnese, in denen eine Mutation nachgewiesen werden kann.

MERKE

Obwohl die FTD bisher nicht kausal therapierbar ist, ergeben sich aus der genauen Diagnose Konsequenzen für die Aufklärung, Beratung und symptomatische Behandlung.

Für die FTD typisch, aber im frühen Stadium nur eingeschränkt sensitiv ist eine polare und mediale Stirnhirnatrophie in der bildgebenden Diagnostik (➤ Abb. 12.3).

Therapie

Die FTD kann bisher nicht behandelt werden. Die einzige Option für eine medikamentöse Therapie ist die symptomatische Gabe von Psychopharmaka bei begleitenden psychiatrischen Symptomen wie Depression, stereotypen Verhaltensweisen oder Gereiztheit. Sonst liegt der Schwerpunkt, wie bei der AD, auf der supportiven psychosozialen Behandlung.

Pathologie und Genetik

Pathologie Die Atrophie betrifft vor allem den präfrontalen (vor den motorischen und prämotorischen Gebieten gelegenen) Abschnitt der Hirnrinde. In variablem Ausmaß, manchmal führend, ist auch der Schläfenlappen betroffen. Der Prozess macht vor der motorischen Zentralwindung halt. Vor allem anfangs kann die FTD ohne markante Atrophie verlaufen. Nur wenige Fälle weisen in der Histologie Pick-Kugeln (Tau-positive Einschlüsse im Zytoplasma) und ballonierte, chromatolytische Neurone auf. Viele andere Fälle zeigen neuronale Einschlusskörperchen, die aus dem Protein TDP-43 bestehen.

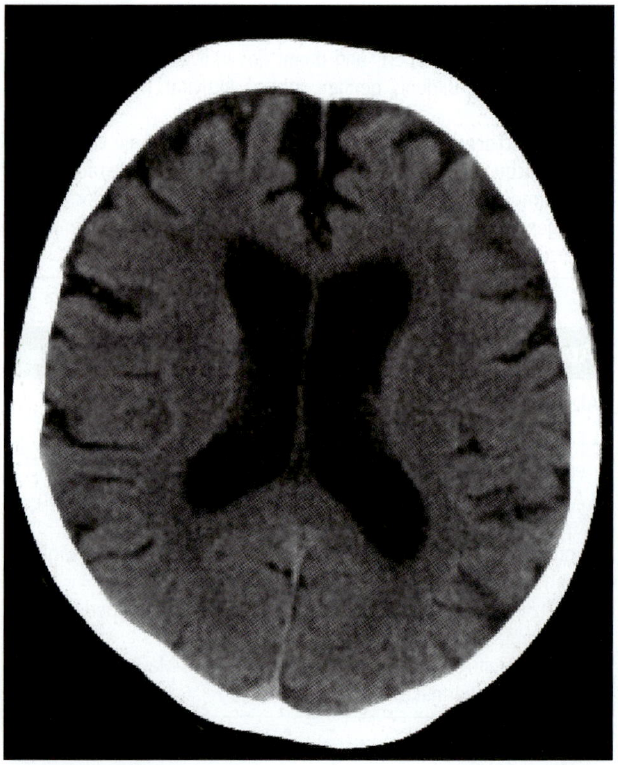

Abb. 12.3 Frontotemporale Demenz mit symmetrischer frontopolarer Hirnatrophie (CCT).

Die übrigen Fälle zeigen reaktionsarme Nervenzellausfälle ohne besondere histologische Merkmale. In wechselndem Ausmaß sind auch Substantia nigra, Ncl. caudatus und Thalamus betroffen.

MERKE

Die FTD ist ätiologisch und pathologisch wesentlich heterogener und variantenreicher als die AD. Unterschiedliche Mutationen und histopathologische Subtypen können zu ähnlichen klinischen Bildern führen. Die Erkrankung verläuft, wie die AD, über 5–10 Jahre.

Genetik In etwa der Hälfte der Fälle tritt die Erkrankung familiär gehäuft auf, hiervon etwa bei 20% mit autosomal-dominantem Vererbungsmuster. Von diesen wiederum sind bei einer Untergruppe verschiedene Mutationen des Tau-Gens auf Chromosom 17 (FTD mit Parkinson-Syndrom; FTDP-17) nachzuweisen. Das Tau-Protein stabilisiert die Mikrotubuli, die entlang der Axone verlaufen. In einer weiteren Gruppe bestehen Mutationen des Progranulin-Gens mit TDP-43-positiven Einschlusskörperchen. Die Pathophysiologie der Progranulin-Mutation ist ungeklärt. Bei den übrigen FTD-Fällen liegen weder bekannte Gendefekte vor noch weiß man besonders viel über die formale Pathogenese. Interessanterweise ist die FTD mit der amyotrophen Lateralsklerose (ALS) assoziiert (➤ Kap. 13.6.1): In jeweils einigen Prozent der Fälle (< 10) überlappen sich die beiden Erkrankungen. Die ALS ist in fast allen Fällen eine TDP-43-Proteinopathie, sie ist jedoch nicht mit einer Progranulin-Mutation assoziiert.

12

Zur Vertiefung

Epidemiologie der frontotemporalen Demenz

Das mittlere Erkrankungsalter liegt um ca. 2 Jahrzehnte unter dem der AD, d.h. bei ca. 58 Jahren. Die FTD beginnt daher meist vor dem 65. und nur ausnahmsweise nach dem 75. Lebensjahr. Damit ist die FTD unter den „präsenilen" Demenzfällen (< 65 Jahre) ähnlich häufig wie die AD. Sie ist aber auch bei älteren Patienten stets in die Differenzialdiagnose einzubeziehen.

Auf den Punkt gebracht

Frontotemporale Demenz

- kontinuierlich progrediente, letale, degenerative, oft früh einsetzende Erkrankung des Gehirns
- präfrontale (und temporale) Atrophie, Pick-Kugeln sind eher selten
- familiäre Häufung in ca. 50%, hiervon etwa bei 20% mit autosomal-dominantem Vererbungsmuster
- frontale Leitsymptome: Wesensänderung, Veränderung der Gestimmtheit, Antriebs- und Sprachantriebsstörung und Störung „exekutiver" kognitiver Leistungen
- keine kausale Therapie möglich, symptomatische Gabe von Psychopharmaka, supportive psychosoziale Behandlung

12.6 Lewy-Körperchen-Demenz

Die Lewy-Körperchen-Demenz („Lewy body dementia", LBD) ist eine progrediente, degenerative, letale Demenzerkrankung des höheren Alters.

Klinik und Diagnostik

Hauptkriterien

Das wesentliche Kriterium der LBD ist ein zeitlich verbundenes Auftreten von Demenz mit 2 oder 3 der folgenden Kernsymptome:

- Parkinson-Syndrom (> Kap. 9.2)
- visuelle Halluzinationen
- spontane starke Fluktuationen der mentalen Verfassung.

Andere, „stark hinweisende" Kriterien sind: REM-Schlaf-Verhaltensstörungen mit Bewegungen oder Sprechen während des Traums (> Kap. 3.5.1), ausgeprägte Neuroleptika-Hypersensitivität, verminderte dopaminerge Aktivität in den Basalganglien in SPECT oder PET. „Unterstützende" Merkmale sind u.a. eine früh auftretende Urininkontinenz und Orthostase-Symptome.

Kortikal-subkortikale Demenz Die gemischt kortikal-subkortikale Demenz der LBD umfasst eine Störung des Gedächtnisses und des visuell-räumlichen Denkens und eine Störung basaler Funktionen wie Aufmerksamkeit, Konzentration und Antrieb. Die Letztgenannten sind im frühen Stadium stärker, die Gedächtnisstörung ist geringer als bei der AD.

Parkinson-Syndrom Das Parkinson-Syndrom der LBD ist, anders als beim Morbus Parkinson, weitgehend symmetrisch und wenig Dopa-responsiv. Ein typischer Ruhetremor ist die Ausnahme. Dopaminagonisten werden schlecht toleriert (s.u.).

Visuelle Halluzinationen sind oft plastisch oder sogar szenisch und werden gut erinnert. Sie können tags oder nachts auftreten. Es werden z.B. Personen, Tiere oder auch ungeformte Objekte in Räumen oder im Freien wahrgenommen. L-Dopa oder andere dopaminerge Medikamente können Halluzinationen provozieren, wie auch beim Morbus Parkinson, bei der LBD jedoch schon in wesentlich geringeren Dosen.

Fluktuationen Die Fluktuationen von Wachheit und geistiger Leistung sind schwierig einzuschätzen, weil sie unspezifisch und schwer objektivierbar sind. Manchmal treten jedoch unzweideutige Fluktuationen mit Wechsel von Somnolenz und guter Verfassung oder sogar Episoden von „Abschalten" und reduzierter Ansprechbarkeit auf.

Diagnostik

Die Diagnose stützt sich auf die Erfüllung der Hauptkriterien und wird durch hinweisende und unterstützende Kriterien untermauert (s.o.). Wenn ein klares Parkinson-Syndrom und visuelle Halluzinationen fehlen, bleibt oft nur, den Verlauf abzuwarten.

Abgrenzung zum Morbus Parkinson Wenn die Demenz vor oder spätestens ein Jahr nach der Parkinson-Symptomatik auftritt, wird eine LBD diagnostiziert, sonst ein „Morbus Parkinson mit Demenz" (PDD). Diese beiden Demenzformen sind klinisch und pathologisch ähnlich, aber nicht gleich, insofern als bei der LBD Demenzsymptome vonseiten der Hirnrinde stärker im Vordergrund stehen (Halluzinationen und kortikale Werkzeugstörungen).

Apparative Diagnostik Die Hirnatrophie, wie sie in der CT oder MRT dargestellt wird, ist bei der LBD deutlich geringer als bei der AD. In der Positronenemissionstomografie (PET) zeigt sich bei der LBD im Gegensatz zur AD ein ausgeprägter okzipitaler Glukose-Hypometabolismus. Im Dopa-Rezeptor-SPECT (DAT-Scan) ist die AD normal, die LBD stark auffällig. Spezifische Laborbefunde existieren nicht.

MERKE

Die LBD wird erst seit ca. 15 Jahren pathologisch und klinisch als eigene Erkrankung aufgefasst und geht mit einer gemischt kortikal-subkortikalen Demenz und (meist) einem Parkinson-Syndrom einher.

Therapie

Eine kausale oder progressionsverzögernde Therapie ist nicht bekannt. Acetylcholinesterasehemmer (AChEH) sind in geringem Maß wirksam, erfahrungsgemäß auch gegen visuelle Halluzinationen. Rivastigmin ist für die Demenz bei Morbus Parkinson (PDD) zugelassen. Angesichts der unscharfen Abgrenzung der PDD von der LBD ist die Indikationsstellung für Rivastigmin und andere AChEH bei LBD unproblematisch und muss nicht als „off label use" angesehen werden.

Die Parkinson-Symptomatik bei der LBD wird, soweit notwendig, mit einer L-Dopa-Monotherapie behandelt. Die Responsivität ist geringer als beim idiopathischen Morbus Parkinson. Schon bei niedrigen Dosen kann es zu verstärkten Halluzinationen und lebhaften Träumen kommen. Dopaminagonisten und Amantadin zeigen diesbezüglich ein noch stärkeres Nebenwirkungspotenzial und werden nicht empfohlen. Eine medikamentöse Behandlung der Urininkontinenz ist wenig erfolgversprechend.

Pathologie

Lewy-Körperchen Das histopathologische Hauptmerkmal einer Lewy-Körperchen-Demenz sind zahlreiche Lewy-Körperchen in Neuronen des Neokortex, des limbischen Kortex und subkortikaler Kerne. Lewy-Körperchen sind zytoplasmatische neuronale Einschlusskörperchen, die vor allem α-Synuklein enthalten. Die genaue Ursache der Ablagerungen ist unbekannt. Die Demenz bei LBD resultiert aus der direkten Schädigung der Hirnrinde und aus ihrer Deafferenzierung infolge der Schädigung cholinerger und aminerger subkortikaler Projektionskerne (Ncl. basalis Meynert, Ncl. coeruleus, Substantia nigra und weitere).

AD-Pathologie Zusätzlich besteht meist auch eine alzheimertypische Pathologie, d.h. Fibrillenbündel und Amyloidplaques in einem Umfang, der für sich genommen die Diagnose AD rechtfertigen würde. Auch bei der „reinen" Form der LBD können diffuse Amyloidplaques, wenige neuritische Plaques und wenige Fibrillenbündel vorliegen, deren Ausmaß die Diagnose AD jedoch nicht rechtfertigt. Klinisch können die „Mischform" und die „reine" LBD nicht unterschieden werden.

Zur Vertiefung

Epidemiologie

Die LBD tritt in der Regel ohne familiäre Häufung auf („sporadisch") und ist die zweithäufigste degenerative Demenzform im Alter.

Auf den Punkt gebracht

Lewy-Körperchen-Demenz

- progrediente, degenerative, letale Demenzerkrankung des höheren Alters
- Lewy-Körperchen in Neuronen des Neokortex, des limbischen Kortex und subkortikaler Kerne, meist auch alzheimertypische Pathologie
- Demenz mit Parkinson-Syndrom, visuellen Halluzinationen und spontan starker Fluktuation der mentalen Verfassung
- keine kausale Therapie möglich; ggf. Acetylcholinesterasehemmer, ggf. L-Dopa (gegen Parkinson-Symptomatik)

12

12.7 Vaskuläre Demenzformen

„Vaskuläre Demenz" (VD) ist keine eigenständige Erkrankung, sondern ein Oberbegriff für Demenzen aufgrund ganz unterschiedlicher vaskulärer Schädigungen des Gehirns. Die beiden häufigsten Subtypen sind die Multiinfarktdemenz nach mehreren territorialen Hirninfarkten (MID) und die Demenz bei subkortikaler arteriosklerotischer Enzephalopathie (SAE). Überlagerungen und Varianten dieser Subtypen kommen vor. Seltene, vaskuläre Demenzursachen sind zerebrale Vaskulitiden, die zerebrale Amyloidangiopathie (CAA) und die CADASIL-Krankheit (zerebrale autosomal-dominante Arteriopathie mit subkortikalen Infarkten und Leukenzephalopathie, ➤ Kap. 5.5).

12.7.1 Multiinfarktdemenz und strategische Infarkte

Eine Multiinfarktdemenz (MID) resultiert aus der Summe mehrerer territorialer Infarkte der Hirnrinde und/oder subkortikaler Regionen (Marklager, tiefe Kerne).

Klinik und Diagnostik

Kortikale Werkzeugstörungen Je nach Schädigungsmuster können die kognitiven Defizite sehr variabel sein. Möglich sind eine oder mehrere kortikale Werkzeugstörungen (z.B. Aphasie, Apraxie oder visuell-räumliche Denkstörung). Bilaterale Läsionen in homologen Arealen der rechten und linken Hemisphäre führen zu überproportionalen Defiziten, vor allem in den tiefen Assoziationskernen (Thalamus und Ncl. caudatus) und im präfrontalen Assoziationskortex.

Fokale neurologische Defizite Hinzu treten oft ebenfalls infarktbedingte fokale neurologische Defizite (z.B. Hemiparesen und Gesichtsfeldausfälle bei Infarkten in motorisch oder visuell relevanten Systemen).

MERKE

Wenn keine fokalen neurologischen Defizite und vorwiegend kortikale Werkzeugstörungen bestehen, kann eine MID eine AD imitieren. Dies ist einer von mehreren Gründen, bei vermuteter AD stets eine zerebrale Bildgebung durchzuführen.

Ältere Infarkte Bemerkenswerterweise finden sich in CCT-Aufnahmen nicht selten ein oder mehrere ältere Infarkte als Zufallsbefund, ohne dass Patient oder Angehörige von einem Schlaganfall aus der Anamnese berichten. Beispiele sind kleine territoriale A.-cerebri-media- und A.-cerebri-anterior-Teilinfarkte außerhalb der Sprachzentren oder der motorischen Rinde. Solche Einzelereignisse in „stummen", „nichteloquenten" Arealen können tatsächlich für sich genommen wenig auffällig sein oder als Befindlichkeitsstörung anderer Ursache verkannt werden. Dies gilt vor allem, wenn ein solcher Infarkt im Zusammenhang mit einer anderen Erkrankung oder einer Operation auftritt und seine Symptome fehlgedeutet werden. In der

Summe können mehrere Ereignisse dieser Art aber durchaus zu einer (vaskulären) Demenz führen. ➤ Abb. 12.4 zeigt beispielhaft eine Kette von kleinen hemisphärischen Infarkten.

Therapie

Neurologische und kognitive Defizite nach Schlaganfällen werden im Rahmen der Neurorehabilitation behandelt. Grundsätzlich ist die Prognose bei weniger ausgedehnten Infarkten nicht ungünstig. Zum Teil setzt eine Spontanerholung ein, zum Teil wird die Besserung durch gezielte Übungsbehandlungen unterstützt. Ganz wesentlich ist die ursachengerechte vaskuläre Sekundärprophylaxe zur Verhinderung weiterer Schäden (s.a. ➤ Kap. 5.7).

Pathologie

Embolien Rezidivierende territoriale Hirninfarkte entstehen häufig durch Embolien, die – vor allem bei Vorhofflimmern – vom Herzen ausgehen, oder durch arterioarterielle Embolien bei schwerer atherosklerotischer Makroangiopathie der Aorta ascendens oder der supraaortalen hirnversorgenden Arterien.
Strategischer Infarkt Eine Sonderform der VD ist der singuläre strategische Infarkt, bei dem eine einzelne, u.U. sogar relativ kleine Läsion zu einem ausgeprägten kognitiven Defizit führt. Hierfür kritische Areale sind der Thalamus (vor allem links), der Kopf des Ncl. caudatus, der linke Gyrus angularis und das Knie der Capsula interna links.

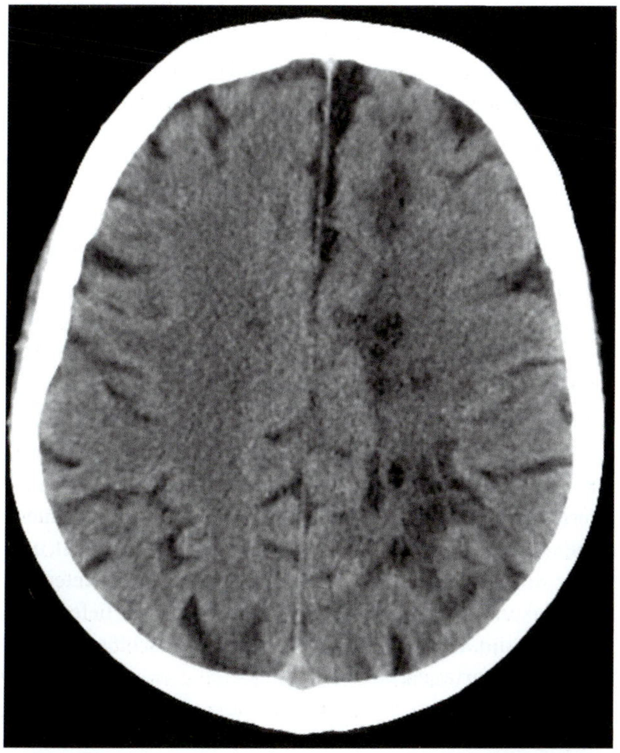

Abb. 12.4 Kette von kleinen Infarkten in der Grenzzone der Versorgungsgebiete der A. cerebri media und A. cerebri anterior links (CCT).

12.7.2 Subkortikale arteriosklerotische Enzephalopathie (SAE)

Von der MID als einem multifokalen, die Hirnrinde einbeziehenden Schädigungstyp wird der diffusere, subkortikale und mikroangiopathisch bedingte Krankheitsprozess der SAE abgegrenzt. Eine SAE führt meist zu kognitiven Defiziten, aber nur dann zu einer Demenz, wenn sie schwer ausgeprägt ist.

Klinik und Diagnostik

Symptome
Kognitive Symptome Die kognitiven Symptome der SAE entstehen in der Regel schleichend und sind über lange Zeit wenig ausgeprägt. Nur bei starker Ausprägung kann eine SAE zum Vollbild einer Demenz führen, zumal wenn lakunäre Infarkte des Thalamus, des Kapselknies und des Caudatus-Kopfs hinzutreten („subcortical vascular ischemic dementia“, SIVD; oder nach dem Erstbeschreiber „Morbus Binswanger“, ➤ Kap. 5.5.1). Infolge der ausgeprägten Marklagerschädigung und multipler lakunärer Infarkte kommt es bei der SAE quasi zu einer „Diskonnektierung“ der Hirnrinde und zu einer Deafferenzierung von stimulierenden Projektionen aus dem cholinergen Ncl. basalis Meynert und aus aminergen Kernen des Hirnstamms. Es resultiert eine prototypische subkortikale Demenz: Die Patienten wirken verlangsamt, ihre Auffassung ist erschwert, ihre Konzentrationsfähigkeit schwach; sie sind ermüdbar, unflexibel und antriebsarm. Viele geistige Leistungen bleiben trotzdem, in erschwerter und verlangsamter Form, noch lange möglich. In einer stabilen Umgebung mit nur geringer geistiger Beanspruchung können Patienten mit einer SAE-Demenz lange kompensiert bleiben.
Neuropsychologische Symptome Neuropsychologisch sind das Wiedererkennen von Gedächtnisinhalten sowie visuell-räumliche Leistungen (Abzeichnen, Uhrenlesen) weniger beeinträchtigt als bei AD-Patienten mit vergleichbarem Demenzschweregrad. Die SAE-Demenz ist somit auch in dieser Hinsicht ein Gegenpol zur AD. Im schweren Stadium sind die Patienten apathisch, antriebslos, sprechen wenig und verlieren Alltagskompetenzen. Der Zustand verschlechtert sich in der Regel allmählich, nicht – wie bei der Multiinfarktdemenz – stufenweise.
Körperliche Symptome Anders als bei AD und FTD gehen eine ausgeprägte SAE und eine SAE-Demenz in der Regel mit körperlich-neurologischen Symptomen einher. Wichtige Symptome sind die Gang- und die Miktionsstörung. Sie resultieren aus einer Unterbrechung von Bahnen aus dem prämotorischen Kortex und dem Blasenkontrollzentrum des Stirnhirns, ähnlich wie es beim Normaldruckhydrozephalus der Fall ist.

- **Gangstörung:** Diese Form der Gangstörung wird als Gangapraxie, Dysbasie oder frontale Gangstörung bezeichnet: Die Patienten gehen vor allem unsicher, suchen nach Halt, gehen breitbasig, aber nicht besonders kleinschrittig. Je nach der Lage zusätzlicher Lakunen kann die Gangstörung auch hypokinetische oder paretische Elemente aufweisen.

Mit einem Rollator können die Patienten oft wesentlich flüssiger gehen. Sie sind sturzgefährdet, vor allem wenn sie sich umdrehen oder wenn kleine Hindernisse im Weg sind.
- **Miktionsstörung:** Die Miktionsstörung manifestiert sich zunächst als imperativer Harndrang, später als Urininkontinenz.

Lakunäre Syndrome Lakunäre Infarkte der Capsula interna oder der Pyramidenstrahlung können Halbseitensyndrome hervorrufen (➤ Kap. 5.2.3). Wenn die kortikobulbären Bahnen bis zum oberen Hirnstamm von mehreren Lakunen betroffen sind, kann das Bild der *Pseudobulbärparese* mit Dysarthrie und Dysphagie entstehen.

Verlauf Die SAE-Demenz ist nicht degenerativ und verläuft, auch wegen der Behandelbarkeit der vaskulären Risikofaktoren, anders als die AD nicht zwingend monoton und prozesshaft bis zum Tode. Oft versterben die Patienten an anderen Organfolgen ihrer meist generalisierten Gefäßkrankheit.

Differenzialdiagnostik

Eine zusätzliche AD oder eine andere Demenzursache muss stets in Betracht gezogen werden. Differenzialdiagnostisch stellt sich nicht selten die Frage nach einem alternativ oder zusätzlich bestehenden Normaldruckhydrozephalus, der ebenfalls mit einer Marklagerschädigung und einer Dilatation der Ventrikel (aus allerdings anderer Ursache) einhergeht, und klinisch dieselbe Trias von subkortikaler Demenz, Gang- und Miktionsstörung zeigt (➤ Kap. 11.2.3).

Diagnostik

Wesentliche Kriterien für die SAE-Demenz sind, neben der Bildgebung, das „subkortikale“ klinische Profil und das Vorliegen weiterer neurologischer Defizite.

Bildgebung In der kranialen CT und MRT sind die Marklagerläsionen bilateral, oft irregulär, asymmetrisch und betont im Umfeld der Pole der Seitenventrikel („Leukoaraiose“). Im Anfangsstadium sind sie fleckförmig-disseminiert, später großflächig-konfluierend. Bei starker Schädigung sind die Ventrikel erweitert (Atrophie „e vacuo“). Lakunäre Infarkte zeigen sich als runde oder irregulär konfigurierte Defekte in Thalamus, Basalganglien und Marklager (➤ Abb. 12.5).

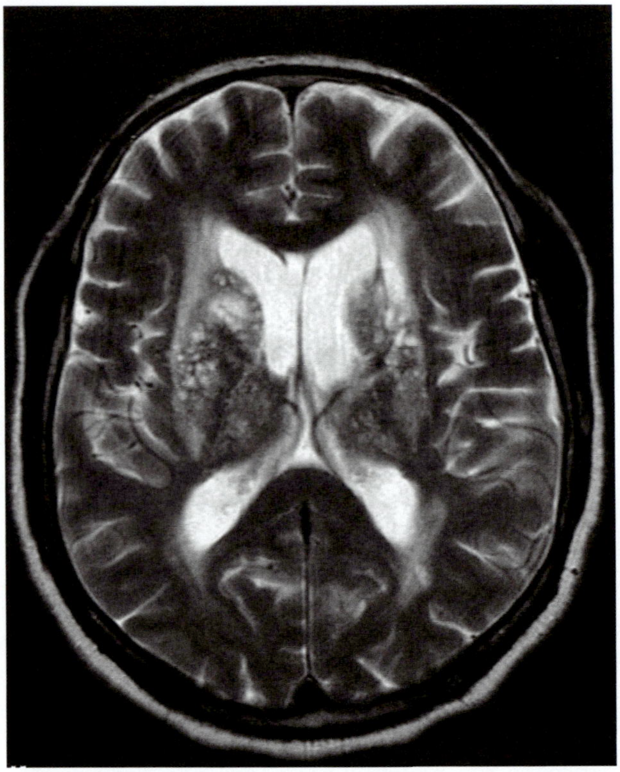

Abb. 12.5 SAE mit multiplen lakunären Defekten der tiefen Kerne, vor allem des Striatums, und konfluierender Hyperintensität („Leukoaraiose“) des zerebralen Marklagers (MRT, T2-Wichtung).

MERKE

Der Zusammenhang zwischen dem Ausmaß von SAE-Läsionen und kognitiven Störungen ist schwach. Nur eine schwere SAE kann als alleinige Ursache einer Demenz angenommen werden. Schwer bedeutet, dass ein bedeutender Teil des Marklagers (> 25%) betroffen ist und/oder multiple Lakunen des Thalamus und/oder eine wesentliche innere Atrophie vorliegt. Sonst muss eine zusätzliche AD in Erwägung gezogen werden.

Therapie

Eine spezielle medikamentöse Therapie für die SAE gibt es nicht. Prophylaktisch sollten der Blutdruck und andere Gefäßrisikofaktoren gut eingestellt werden, insbesondere auch, bevor sich bei bestehender SAE eine manifeste Demenz entwickelt. Die übrige Therapie ist vorwiegend symptomatisch: Rollatortraining, Übungsbehandlung bei Schluckstörung, Versuch mit Trospiumchlorid bei imperativem Harndrang, allgemeine unterstützende und kompensierende Maßnahmen.

Pathologie

Das „A“ in der Abkürzung „SAE“ steht zwar für „arteriosklerotisch“ – dies hat aber lediglich historische Gründe. Histopathologisch handelt es sich vielmehr um eine Arteriolohyalinose, d.h. eine Mikroangiopathie. Ihre Risikofaktoren überlappen sich mit denen der atherosklerotischen Makroangiopathie, führend sind arterielle Hypertonie und Alter. Die arterioläre Pathologie führt bei der SAE vermutlich über eine Verdickung der Gefäßwände und Autoregulationsstörung zu einer chronischen Minderperfusion im Endstromgebiet der sog. Perforansarterien und damit zu einer eher chronisch-progredienten, diffusen Schädigung mit Demyelinisierung, Axonverlust und Gliose der weißen Substanz („subkortikal“). Hinzu treten oft kleine lakunäre Infarkte im Marklager und in den tiefen Kernen (Striatum, Pallidum, Thalamus) durch Verschlüsse einzelner Perforansarterien.

KAPITEL

13

Ulf Ziemann

Motoneuronale Erkrankungen

Zur Orientierung

Motoneuronale Erkrankungen sind eine heterogene Gruppe progredienter neurodegenerativer Erkrankungen, bei denen das erste und/oder zweite Motoneuron zugrunde geht, also die Nervenzellen, die die Willkürmotorik im Kortex und Rückenmarksvorderhorn kontrollieren. Die meisten Erkrankungen treten sporadisch auf, aber vererbbare Formen kommen ebenfalls vor. Motoneuronale Erkrankungen können in jedem Lebensalter auftreten.

Prüfungsschwerpunkte

+++ Systematik der Erkrankungen des 1. Motoneurons, 2. Motoneurons und der kombinierten Motoneuronerkrankungen
++ klinische und zusatzdiagnostische Befunde bei Schädigung des 1. versus 2. Motoneurons
+ Anatomie und Physiologie des motorischen Systems

13.1 Anatomie und Physiologie des motorischen Systems

13.1.1 Anatomie

Das motorische System ist zuständig für die Planung, Ausführung und Kontrolle willkürmotorischer Bewegungen. Dabei werden das zentral-motorische und das peripher-motorische System unterschieden.

Zentral-motorisches System

Das zentral-motorische System im engeren Sinn ist das kortikospinale System (Pyramidenbahnsystem). Es ist die direkte Verbindung vom im Gyrus precentralis gelegenen primären Motorkortex (Area 4 nach Brodmann) zu Motoneuronen im Rückenmark (➤ Abb. 1.14). Ebenfalls zum zentral-motorischen System gehört das extrapyramidale System, das anatomisch schlicht dadurch definiert ist, dass es nicht Teil des pyramidalen Systems ist. Es hat seinen Ursprung in Neuronen der Basalganglien und in kortikalen Arealen außerhalb des primären Motorkortex (z.B. prämotorischer Kortex) und nimmt über verschiedene extrapyramidale Bahnen modulierenden erregenden und hemmenden Einfluss auf das 2. Motoneuron im Hirnstamm und Rückenmark (➤ Kap. 9).

Kortikospinaler Trakt Etwa eine Million kortikospinale Neurone (1. Motoneuron, Pyramidenzelle; „upper motor neuron") in Lamina V des Gyrus precentralis bilden mit ihren Axonen die Pyramidenbahn (Tractus corticospinalis, kortikospinaler Trakt). Die Axone können eine Länge von mehr als einem Meter erreichen. Besonders große und schnellleitende Pyramidenzellen werden als **Betz-Riesenzellen** bezeichnet. Die Pyramidenbahn zieht fächerförmig durch die subkortikale weiße Substanz und bündelt sich im hinteren Schenkel (Crus posterius) der inneren Kapsel (Capsula interna).

Kortikobulbärer Trakt Auf Höhe des Mittelhirns (Mesenzephalon) verlässt ein Teil der Axone die Pyramidenbahn, kreuzt zu ca. 50% auf die Gegenseite und versorgt auf beiden Seiten die motorischen Hirnnervenkerne in Pons und Medulla oblongata (bilaterale Innervation). Dieses System wird als kortikobulbärer Trakt (Tractus corticonuclearis) bezeichnet und kennt 2 Ausnahmen:

- Kortikobulbäre Fasern zum unteren Fazialiskern kreuzen fast vollständig zur Gegenseite (überwiegend kontralaterale Innervation).
- Kortikobulbäre Fasern zur Innervation der äußeren Augenmuskelkerne sind nicht im primären Motorkortex, sondern im sog. frontalen Augenfeld (Area 8 nach Brodmann) lokalisiert.

Kreuzung auf die Gegenseite Der kortikospinale Trakt läuft vom Mittelhirn weiter durch die ventralen Anteile des Pons und der Medulla oblongata, wo in der **Pyramidenbahnkreuzung** (Decussatio pyramidum) ca. 90% der Axone zur Gegenseite kreuzen. Sie verlaufen intraspinal im Seitenstrang (Tractus corticospinalis lateralis) weiter abwärts. Die übrigen, nicht kreuzenden Axone bilden den Vorderstrang (Tractus corticospinalis anterior) und kreuzen überwiegend auf segmentaler Ebene zur Gegenseite.

Verbindung zum 2. Motoneuron Die kortikospinalen Axone enden z.T. direkt an spinalen α-Motoneuronen (2. Motoneuron, Vorderhornzelle, „lower motor neuron"). Diese monosynaptische Verbindung vom Motorkortex zum 2. Motoneuron wird auch als kortikomotoneuronales System bezeichnet und ist phylogenetisch vor allem beim Menschen und dort insbesondere für die Steuerung der Handmotorik ausgebildet. Viele andere kortikospinale Axone enden an erregenden oder hemmenden Interneuronen des Rückenmarks und vermitteln ihre Aktivität indirekt an die α-Motoneurone.

Somatotope Organisation Das kortikospinale System ist somatotop organisiert. Im primären Motorkortex ist die Gesichtsmuskulatur am weitesten anterior-lateral repräsentiert, die untere Extremität am weitesten posterior-medial (an der sog. Mantelkante des Interhemisphärenspalts) und die obere Extremität dazwischen (➤ Abb. 1.14). Die Arm-Hand-Repräsentation kann bei den meisten Menschen einer makroskopischen anatomischen Struktur, dem Handknauf („hand knob"), zugeordnet werden. Hierbei handelt es sich um eine omega- oder epsilonförmige Vorwölbung des Gyrus precentralis nach posterior, die meistens auf axialen Schnittbildern in der CT oder MRT gut identifiziert werden kann. In der inneren Kapsel liegen die Fasern der Fuß-Bein-Repräsentation am weitesten posterior, diejenigen der Gesichtsrepräsentation am weitesten anterior (nahe dem Knie der inneren Kapsel) und die Fasern der Arm-Hand-Repräsentation dazwischen.

Konvergenz und Divergenz Das kortikospinale System ist durch Konvergenz und Divergenz gekennzeichnet. Konvergenz bedeutet, dass ein 2. Motoneuron synaptische Eingänge von zahlreichen 1. Motoneuronen erhält. Divergenz bedeutet, dass ein 1. Motoneuron gleichzeitig verschiedene 2. Motoneurone innerviert, die zudem unterschiedlichen motorischen Repräsentationen (z.B. zur Innervation verschiedener Arm- und Handmuskeln) angehören können. Konvergenz ist vor allem für Erregungssummation am 2. Motoneuron wichtig (s.u.), Divergenz unterstützt die Steuerung komplexer Bewegungen, bei denen es auf die Ko-Aktivierung mehrerer Muskeln ankommt.

Peripher-motorisches System

Das peripher-motorische System besteht aus dem 2. Motoneuron im Rückenmark und Hirnstamm (➤ Abb. 14.1), seinem Axon und der motorischen Endplatte (neuromuskuläre Synapse). Aktionspotenziale des 2. Motoneurons werden auf den Muskel übertragen und führen dort zu einer Kontraktion. Ein Motoneuron innerviert oft mehrere (bis zu tausende) Muskelfasern, die als **motorische Einheit** zusammengefasst werden.

13.1.2 Physiologie

Das pyramidale System dient der willkürmotorischen Bewegungssteuerung. Etwa 100 ms vor einer Bewegung beginnen kortikospinale Neurone durch bewegungsvorbereitende Zuflüsse aus prämotorischen Kortexarealen (z.B. prämotorischer Kortex, supplementär-motorisches Areal) zu feuern, d.h., Aktionspotenziale werden ausgelöst und entlang des kortikospinalen Trakts bis zum 2. Motoneuron geleitet. Das geschieht sehr schnell (bis zu 60–80 m/s), weil die kortikospinalen Neurone stark myelinisiert sind. Die Potenziale werden über erregende glutamaterge Synapsen auf das 2. Motoneuron übertragen und lösen ein exzitatorisches postsynaptisches Potenzial (EPSP) aus.

Zeitliche und räumliche Integration Ein EPSP allein genügt jedoch in aller Regel nicht, um im 2. Motoneuron ein Aktionspotenzial auszulösen. Dazu müssen weitere EPSP entstehen, entweder dadurch, dass mehrere Aktionspotenziale desselben kortikospinalen Neurons kurz hintereinander eintreffen (zeitliche Integration) oder dass weitere kortikospinale Neurone am gleichen 2. Motoneuron enden und dadurch mehrere EPSP entstehen (räumliche Integration).

Henneman-Prinzip Mit wachsender Kontraktionsstärke eines Muskels werden immer mehr Motoneurone, die diesen Muskel innervieren, rekrutiert. Bei schwacher Kontraktion werden zuerst die kleinsten Motoneurone herangezogen und dann mit stärker werdender Kontraktion immer größere. Dieser Zusammenhang wird nach dem Erstbeschreiber als das Henneman-Prinzip bezeichnet. Die kleinen Motoneurone haben eine niedrige Reizschwelle und innervieren langsam ermüdende sog. **Typ-1-Muskelfasern** („slow-twitch"-Typ), wohingegen große Motoneurone eine höhere Reizschwelle haben und rasch ermüdende sog. **Typ-2-Muskelfasern** („fast-twitch"-Typ) innervieren.

2. Motoneuron Ein im 2. Motoneuron ausgelöstes Aktionspotenzial wird über das Axon bis zu seiner motorischen Endplatte weitergeleitet und dort auf die Muskelfaser übertragen. Der Neurotransmitter ist dabei Azetylcholin.

13.2 Leitsymptome

Die typischen Leitsymptome einer neurodegenerativen Schädigung des 1. Motoneurons unterscheiden sich deutlich von denen einer Schädigung des 2. Motoneurons. Sie können durch Anamnese und klinische Untersuchung bereits gut identifiziert werden.

13.2.1 Leitsymptome des 1. Motoneurons

Typische Leitsymptome sind spastische Parese, gesteigerte Muskeleigenreflexe und Pyramidenbahnzeichen.

Spastische Parese

Bei einer spastischen Parese ist der Muskeltonus spastisch erhöht und die Kraft gemindert.

Spastik Bei passiver Muskeldehnung (z.B. durch Streckung oder Beugung eines Gelenks) spürt man einen erhöhten muskulären Widerstand, der mit der Geschwindigkeit der Muskeldehnung zunimmt und von kurzer Dauer ist. Wenn der anfänglich erhöhte Widerstand aufgrund der spastischen Tonusvermehrung plötzlich nachlässt und die Extremität passiv gebeugt werden kann, spricht man vom **Taschenmesserphänomen.** Bei der Gangprüfung ist relativ häufig eine **spastische Paraparese** zu beobachten. Dabei ist der Tonus insbesondere der Oberschenkeladduktoren erhöht. Im Extremfall führt das zum **Scherengang,** bei dem die Beine beim Gehen überkreuzt werden. Die Schrittlänge ist dadurch verkürzt und der Oberkörper rotiert über dem Standbein. Die genauen Ursachen der Spastik sind bislang nur unvollständig verstanden. Voraussetzung ist i.d.R. eine kombinierte Schädigung des pyramidalen und extrapyramidalen Systems, die auf der Ebene des 2. Motoneurons im Ergebnis zu einer Enthemmung führt. Je nach topografischer Verteilung kann es sich um eine Monospastik (eine Extremität), Paraspastik (zwei gegenüberliegende Extremitäten, meistens die Beine), Hemispastik (eine Körperhälfte) oder Tetraspastik (alle 4 Extremitäten) handeln. Das Ausmaß der Spastik kann nach der modifizierten Ashworth-Skala eingestuft werden (➤ Tab. 13.1).

Zentrale Parese Die zentrale Parese ist Folge des Untergangs von kortikospinalen Neuronen, sodass für eine Maximalinnervation weniger Neuronen zur Verfügung stehen. Die Parese kann klinisch wie eine „atrophe Parese“ in Schweregrade eingeteilt werden (➤ Tab. 1.18).

Gesteigerte Muskeleigenreflexe

Muskeleigenreflexe werden immer im Seitenvergleich beurteilt. Ist ein Reflex dabei stärker auslösbar, muss noch geklärt werden, ob dieser Reflex wirklich gesteigert oder aber die andere Seite abgeschwächt ist. Mehrere Kriterien sprechen auch absolut gesehen für einen gesteigerten Muskeleigenreflex:

Tab. 13.1 Schweregrade der Spastik nach der modifizierten Ashworth-Skala.

Grad	Beurteilung
0	kein erhöhter Tonus
1	leichte Tonuserhöhung, die an einem „catch and release" erkennbar wird oder an einem minimalen Widerstand am Ende des Bewegungsausmaßes, wenn die betroffene Gliedmaße in Flexion oder Extension bewegt wird
2	leichte Tonuserhöhung, die an einem „catch" erkennbar wird, der gefolgt wird von einem minimalen Widerstand durch den gesamten restlichen (weniger als die Hälfte des) Bewegungsweg
3	stärker ausgeprägte Tonuserhöhung durch die meisten Anteile des Bewegungswegs, die betroffene Gliedmaße ist aber leicht beweglich
4	erhebliche Erhöhung des Muskeltonus, passive Bewegung ist schwierig

- verbreiterte Reflexzone (wenn z.B. der Patellarsehnenreflex nicht nur durch Beklopfen der Patellarsehne, sondern auch noch der Schienbeinkante ausgelöst werden kann)
- Irradiation des Reflexes (wenn auch Muskeln reagieren, die bei Auslösen des Reflexes gar nicht gedehnt werden, z.B. beim Überspringen des Adduktorenreflexes auf die Gegenseite)
- Klonus (wenn nach einem einzelnen Dehnungsreiz rhythmisch wiederholte Reflexantworten auftreten, s.a. ➤ Abb. 1.23).

Pyramidenbahnzeichen (pathologische Reflexe)

Als Hinweis auf eine Schädigung der Pyramidenbahn gelten an der unteren Extremität die Zeichen nach Babinski (➤ Abb. 1.22), Gordon, Oppenheim, Chaddock und Strümpell (➤ Kap. 1.3.2).

13.2.2 Leitsymptome des 2. Motoneurons

Typische Leitsymptome sind Muskelatrophie, schlaffe Parese, verminderte oder erloschene Muskeleigenreflexe und Faszikulationen.

Muskelatrophie

Hierbei handelt es sich um einen Muskelschwund, der bei Erkrankungen des 2. Motoneurons durch den Untergang und Abbau von denervierten Muskelfasern zustande kommt. Die Muskelatrophie kann im fortgeschrittenen Stadium durch den Rückgang des Muskelreliefs und (vor allem in der Zungenmuskulatur, ➤ Abb. 13.1a) durch Einbuchtungen des Muskels leicht identifiziert werden. Bei der amyotrophen Lateralsklerose beginnt die Muskelatrophie häufig in der Thenarmuskulatur. Dieses Phänomen wird als Split-Hand-Syndrom (➤ Abb. 13.1b–c) bezeichnet, da andere Handmuskeln zunächst noch nicht betroffen sind.

Schlaffe Parese

Bei einer schlaffen Parese sind – im Gegensatz zur spastischen Parese – sowohl der Muskeltonus als auch die Kraft vermindert. Der herabgesetzte Muskeltonus ist dabei Folge der verminderten Muskelmasse. Das Ausmaß der Lähmung korreliert mit der Ausprägung der Muskelatrophie und ist Ausdruck einer verminderten Zahl der für die Kontraktion verfügbaren Muskelfasern. Der Paresegrad wird nach der Skala des British Medical Research Council eingeteilt (➤ Tab. 1.18).

Faszikulationen

Faszikulationen sind unwillkürliche Entladungen einzelner motorischer Einheiten. Sie sind von außen als Zuckung sichtbar, führen aber i.d.R. nicht oder nur bei Muskeln mit geringer Masse und Trägheit (z.B. Muskeln der Hand oder des Augenlids) zu einem Bewegungseffekt. Pathologische Faszikulationen sind unspezifischer Ausdruck einer Schädigung des 2. Motoneurons oder des peripheren Nervs. Sie müssen von sog. benignen Faszikulationen ohne Krankheitswert abgegrenzt werden, die bei Gesunden häufig vorkommen, definitionsgemäß nicht mit anderen Schädigungszeichen des 2. Motoneurons einhergehen und sich als gelegentliche, oft repetitive Entladungen einer einzelnen motorischen Einheit äußern.

Auf den Punkt gebracht

Klinische Zeichen der Motoneuronschädigung

Typisch für die Schädigung des 1. Motoneurons sind spastische Parese, gesteigerte Muskeleigenreflexe und Pyramidenbahnzeichen, typisch für die Schädigung des 2. Motoneurons sind Muskelatrophie, schlaffe (atrophische) Parese und Faszikulationen. Bei kombinierten Motoneuronerkrankungen kommt es häufig zu einem Nebeneinander dieser klinischen Zeichen, z.B. gesteigerten Muskeleigenreflexen in einer Extremität mit atrophischer schlaffer Parese.

13.3 Zusatzdiagnostik

13.3.1 Laboruntersuchungen

Spezifische Laboruntersuchungen, mit denen man eine motoneuronale Erkrankung nachweisen oder beweisen könnte, gibt es nicht. Allerdings wird in verschiedenen Leitlinien (z.B. europäische Leitlinie zur Diagnosestellung der amyotrophen Lateralsklerose) die Bestimmung folgender Laborwerte empfohlen:

- Kreatinkinase (CK): leichte CK-Erhöhungen (bis 500 U/l) können bei Degeneration des 2. Motoneurons vorkommen
- Blutbild, Differenzialblutbild, BSG, CRP, Elektrolyte, Glukose, Transaminasen, Schilddrüsenhormone, Serumelektrophorese und Immunfixation: Klärung einer entzündlichen, tumorösen oder endokrinen Grunderkrankung, die ähnliche Symptome wie bei einer Motoneuronerkrankung hervorrufen oder mit dieser assoziiert sein kann
- Vitamin B_{12} und Folsäure: Ausschluss einer funikulären Myelose
- überlangkettige Fettsäuren: Ausschluss einer Adrenomyeloneuropathie

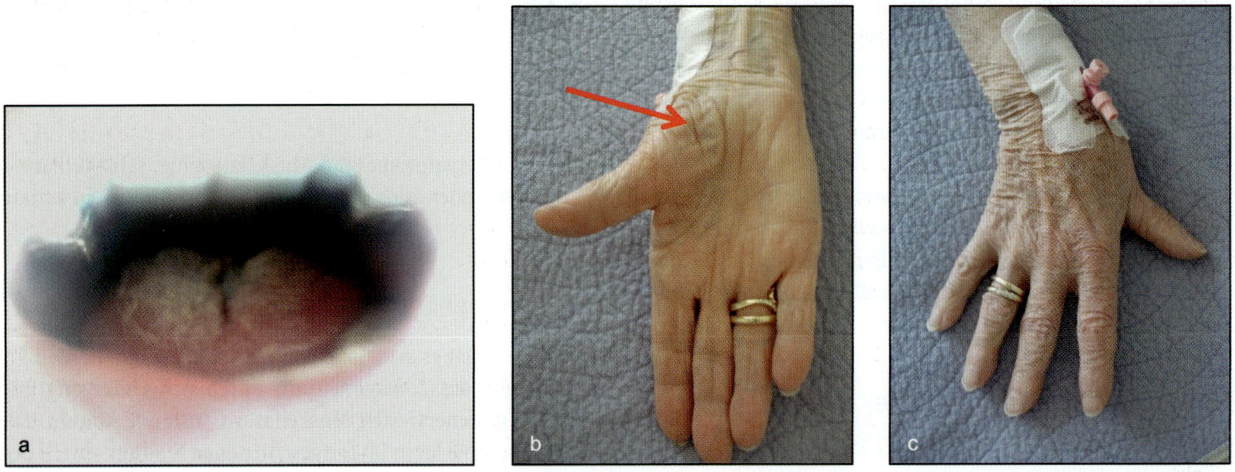

Abb. 13.1 Muskelatrophie. a Fortgeschrittene bilaterale Zungenatrophie bei einer 82-jährigen Patientin mit zunächst diagnostizierter progressiver Bulbärparalyse. Die Patientin ist nicht in der Lage, die Zunge aktiv herauszustrecken. **b–c** Im 12-monatigen Verlauf jedoch Entwicklung einer atrophischen Parese der Thenarmuskulatur der rechten Hand (roter Pfeil) bei noch fehlenden Atrophien anderer Handmuskeln (sog. Split-Hand-Syndrom). Nach den El-Escorial-Kriterien wurde die Diagnose einer wahrscheinlichen amyotrophen Lateralsklerose mit Zeichen des 1. und 2. Motoneurons in jeweils 2 Körperregionen gestellt.

- Arylsulfatase A: Ausschluss einer metachromatischen Leukodystrophie
- Borrelienserologie, HIV-Test: Ausschluss einer erregerbedingten Myeloneuropathie
- GM1-Antikörper: multifokale motorische Neuropathie.

Schließlich sollte einmalig eine Liquordiagnostik per Lumbalpunktion durchgeführt werden, insbesondere wenn klinische Zeichen des 2. Motoneurons vorliegen, um z.B. behandelbare erregerbedingte oder autoimmunentzündliche Erkrankungen desselben auszuschließen.

13.3.2 Elektrophysiologie

Neben der klinischen Untersuchung kann die neurophysiologische Zusatzdiagnostik am meisten zur diagnostischen Einordnung von Motoneuronerkrankungen beitragen.

Elektromyografie (EMG)

Schädigung des 2. Motoneurons Bei einer Schädigung des 2. Motoneurons kommt es zur Denervation von Muskelfasern und im chronischen Verlauf zur Reinnervation dieser Muskelfasern durch axonale Aussprossung von benachbarten intakten Motoneuronen. Die Zeichen dieser Vorgänge im Nadel-EMG sind:

- pathologische Spontanaktivität (positive scharfe Wellen, Fibrillationspotenziale und Faszikulationen) als Ausdruck der floriden Denervation
- Muskelaktionspotenziale mit erhöhter Amplitude, verlängerter Dauer und erhöhter Polyphasierate als Ausdruck der Reinnervation.

Bei bestimmten Motoneuronerkrankungen werden charakteristische EMG-Veränderungen gefunden:

- extrem amplitudenüberhöhte Muskelaktionspotenziale (> 5–10 mV) bei spinalen Muskelatrophien und Post-Polio-Syndrom als Ausdruck von Chronizität und langsamer Progressionsdynamik
- instabile Muskelaktionspotenziale, deren Form von Entladung zu Entladung leicht variiert, als Ausdruck akuter Denervation bei der amyotrophen Lateralsklerose.

Schädigung des 1. Motoneurons Degenerative Erkrankungen des 1. Motoneurons führen im EMG nicht zu typischen Veränderungen. Bei klinisch manifesten Paresen zeigt sich allerdings oft ein gelichtetes Interferenzmuster bei maximaler Innervation als Ausdruck einer verminderten Rekrutierung des 2. Motoneurons aufgrund der Degeneration des 1. Motoneurons.

Zur Vertiefung

Elektromyografie

Mit der konzentrischen Nadelelektromyografie können elektrische Potenzialschwankungen einzelner motorischer Einheiten direkt aus dem Muskel abgeleitet werden. Folgende Untersuchungsschritte sind üblich:

Ruhender Muskel Im gesunden, entspannten Muskel ist keine Aktivität messbar. Sind jedoch rhythmisch auftretende positive scharfe Wellen oder Fibrillationspotenziale sichtbar (pathologische Spontanaktivität), spricht dies für die Denervation des Muskels, wie sie bei degenerativen Erkrankungen des 2. Motoneurons, aber auch bei Neuropathien vorkommt. Auch Faszikulationen gehören zur pathologischen Spontanaktivität, wenn sie zusammen mit positiven scharfen Wellen oder Fibrillationspotenzialen auftreten.

Leichte Kontraktion Die normalen Muskelaktionspotenziale – hinsichtlich Amplitude, Dauer und Form (Anzahl der Phasen und Nulliniendurchgänge) – sind für die verschiedenen Muskeln unterschiedlich. Ihre Normwerte sind bekannt und werden mit bis zu 20 Muskelaktionspotenzialen unterschiedlicher motorischer Einheiten in einem Muskel verglichen. Bei einer Myopathie zeigen die Potenziale eine verminderte Amplitude und verkürzte Dauer, bei einem neurogenen Schaden eine erhöhte Amplitude, verlängerte Dauer und häufig eine erhöhte Polyphasierate. Die Veränderungen bei neurogener Schädigung kommen durch Reinnervation denervierter Muskelfasern durch axonale Aussprossung („sprouting") von benachbarten intakten motorischen Einheiten zustande. Hierdurch werden die motorischen Einheiten und ihre zugehörigen Muskelaktionspotenziale größer. Zudem leiten die neu gebildeten Axonendigungen die Aktionspotenziale langsamer fort, sodass die Muskelaktionspotenzialdauer zunimmt.

Zunehmende Anspannung Kontrahiert sich der Muskel innerhalb weniger Sekunden von Ruhe zu maximaler Kraft, können das Rekrutierungsmuster bei zunehmender und das Interferenzmuster bei maximaler Innervation beurteilt werden. Im gesunden Muskel nimmt die Muskelkraft zu, indem immer mehr motorische Einheiten rekrutiert werden. Bei einer neurogenen Schädigung ist die Anzahl motorischer Einheiten jedoch vermindert und die Zunahme der Muskelkraft wird vor allem dadurch erreicht, dass die Entladungsfrequenz der übrig gebliebenen motorischen Einheiten erhöht ist. Die Folge ist ein gelichtetes Interferenzmuster (Übergangsmuster) oder im Extremfall ein Einzelentladungsmuster.

Neurografie

Bei der motorischen Neurografie werden motorische Nerven elektrisch gereizt und damit ihre Funktion geprüft. Beurteilt werden die distal-motorische Latenz, die motorische Nervenleitgeschwindigkeit und die Amplitude des Muskelsummenaktionspotenzials.

Motoneuronale Erkrankungen Die Neurografie ist bei motoneuronalen Erkrankungen oft selbst dann noch wenig auffällig, wenn die klinischen Symptome bereits deutlich ausgeprägt sind. Weil besonders die großen, schnellleitenden 2. Motoneurone betroffen sind, ist die distal-motorische Latenz geringfügig verlängert und die motorische Nervenleitgeschwindigkeit etwas verlangsamt. Durch die axonale Schädigung kann bei Erkrankungen des 2. Motoneurons, insbesondere in der Spätphase und bei rasch progredienten Verläufen, zudem die Amplitude des Muskelsummenaktionspotenzials abnehmen, weil die Muskelmasse denervierungsbedingt abgenommen hat (Atrophie).

Ausschluss anderer Erkrankungen Die Neurografie dient daher vor allem dem Ausschluss anderer Erkrankungen, die motoneuronale Erkrankungen imitieren können. Das gilt insbesondere für motorische periphere Polyneuropathien, bei denen sich über eine Abnahme des Muskelsummenaktionspotenzials hinausgehende neurografische Auffälligkeiten nachweisen lassen können. Ein wichtiges Beispiel ist die multifokale motorische Neuropathie, bei der sich sog. Leitungsblöcke im zumeist proximalen Verlauf motorischer Nerven nachweisen lassen. Hierbei handelt es sich um einen pathologischen Amplitudenabfall des Muskelsummenaktionspotenzials um > 50% bei Reizung proximal, verglichen mit Reizung distal des Leitungsblocks, bedingt durch eine lokale autoimmun vermittelte Demyelinisierung.

Transkranielle Magnetstimulation

Bei Erkrankungen des 1. Motoneurons ist die zentralmotorische Leitungszeit häufig – eher geringfügig – verlängert. Bei fortgeschrittener Erkrankung nimmt die Amplitude des motorisch evozierten Potenzials nach Reizung des Motorkortex ab.

Zur Vertiefung

Transkranielle Magnetstimulation

Die transkranielle Magnetstimulation ist eine schmerzfreie nichtinvasive Reizmethode des primären Motorkortex zur Beurteilung der funktionellen Integrität der Pyramidenbahn. Der Reizerfolg wird mittels Oberflächen-EMG als motorisch evoziertes Potenzial (Muskelzuckung) vom Zielmuskel abgeleitet. Die transkranielle Magnetstimulation ermöglicht es insbesondere, die zentralmotorische Leitungszeit und die Potenzialamplituden zu vergleichen:

- **Zentralmotorische Leitungszeit:** Sie entspricht der Reizleitungszeit vom primären Motorkortex bis zum 2. Motoneuron und wird berechnet, indem man die Differenz der Latenzzeiten des motorisch evozierten Potenzials nach Reizung des primären Motorkortex und des Muskelsummenaktionspotenzials nach magnetischer Reizung des proximalen Spinalnervs an seinem Austrittspunkt aus dem Spinalkanal bildet.
- **Potenzialvergleich:** Dazu vergleicht man die Amplitude des motorisch evozierten Potenzials, das durch Reizung des Motorkortex ausgelöst wird, mit der Amplitude des Muskelsummenaktionspotenzials, das durch supramaximale elektrische Reizung des peripheren motorischen Nervs ausgelöst wird.

Andere evozierte Potenziale

Andere evozierte Potenziale (somatosensorisch, visuell und akustisch evozierte Potenziale) dienen dem Ausschluss anderer Erkrankungen, weil sie bei Motoneuronerkrankungen nicht signifikant verändert sind. Sollten pathologische Veränderungen nachgewiesen werden, spricht das eher für andere Erkrankungen: Sind z.B. die zentral-somatosensorischen und die zentral-motorischen Leitungszeiten gleichzeitig verlängert, liegt eine kombinierte Pathologie der Hinterstrang- und Seitenstrangbahnen nahe, wie sie bei funikulärer Myelose, multipler Sklerose oder kompressiver Myelopathie vorkommt.

13.3.3 Bildgebung

Die Bildgebung dient in erster Linie dem Ausschluss anderer Erkrankungen, insbesondere wenn klinisch eine Schädigung des 1. Motoneurons wahrscheinlich ist.

Zerebrale MRT Mit der zerebralen MRT können strukturelle Veränderungen im Verlauf der Pyramidenbahn nachgewiesen werden, insbesondere Raumforderungen wie Hirnstammtumoren und entzündliche Läsionen. Neben dieser Ausschlussdiagnostik ist jedoch manchmal auch der positive Nachweis einer Degeneration des kortikospinalen Trakts möglich. In Einzelfällen kommt es bei Waller-Degeneration des kortikospinalen Trakts zu einer Hyperintensität in der T2-Wichtung der MRT (> Abb. 13.2).

MRT des Rückenmarks Eine MRT des Rückenmarks ist insbesondere dann indiziert, wenn klinische Zeichen des 1. Motoneurons vorliegen, das kortikobulbäre System jedoch ausgespart ist. Hierbei geht es insbesondere um den Ausschluss kompressiver Myelopathien durch z.B. einen engen Spinalkanal, Bandscheibenvorfälle oder Raumforderungen im Spinalkanal sowie um den Ausschluss intramedullärer entzündlicher Veränderungen.

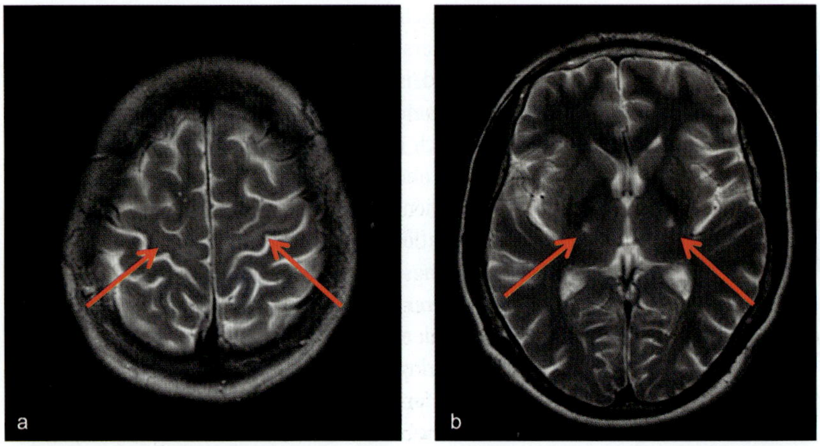

Abb. 13.2 Signalhyperintensität als Ausdruck einer Waller-Degeneration des kortikospinalen Trakts bei einem Patienten mit amyotropher Lateralsklerose auf axialen T2-gewichteten MRT-Schnittbildern. **a** Aufnahme auf Höhe des primären Motorkortex mit bilateraler Signalintensität (Pfeile) im Motorkortex. **b** Aufnahme auf Höhe der inneren Kapsel mit ebenfalls bilateraler Signalintensität (Pfeile) im Bereich der Pyramidenbahn im hinteren Schenkel der inneren Kapsel (mit freundlicher Genehmigung: PD Dr. Dr. med. habil. R. du Mesnil de Rochemont, Institut für Neuroradiologie, Klinikum der Goethe-Universität Frankfurt).

13.3.4 Neurogenetik

Die neurogenetische Diagnostik spielt derzeit insbesondere bei bestimmten Formen der hereditären spastischen Spinalparalyse (SPG3 und SPG4), den proximalen spinalen Muskelatrophien (Deletion im SMN1-Gen), der spinobulbären Muskelatrophie (Kennedy-Syndrom, CAG-Trinukleotidexpansion im Androgenrezeptor-Gen) und bei familiärer amyotropher Lateralsklerose (Mutation im SOD1-Gen) eine Rolle (s.u.).

13.4 Erkrankungen des 1. Motoneurons

13.4.1 Spastische Spinalparalyse

Die (hereditäre) spastische Spinalparalyse (HSP) ist eine klinisch und genetisch heterogene Gruppe von Erkrankungen, die aber immerhin ein klinisches Kernsymptom hat: die progrediente spastische Paraparese. Die Prävalenz wird in Europa auf 3–10/100.000 Personen geschätzt. Männer sind etwa doppelt so häufig betroffen wie Frauen. Der Krankheitsbeginn kann je nach genetischer Entität zwischen früher Kindheit und dem 70. Lebensjahr liegen.

Klinik und Diagnostik

Symptome Normalerweise nimmt die spastische Paraparese sehr langsam über Jahre oder Jahrzehnte zu. Initial und auch im Verlauf sind oft nur die Beine betroffen. Die spastische Tonuserhöhung dominiert das klinische Bild, wohingegen die Paresen meist eher im Hintergrund stehen. Weitere mögliche Symptome sind leichtgradige Sensibilitätsstörungen an den unteren Extremitäten (verminderter Vibrationssinn), Blasenentleerungsstörungen (imperativer Harndrang, Urge-Inkontinenz) und gelegentlich leichte kognitive Störungen. An den oberen Extremitäten können die Muskeleigenreflexe gesteigert sein. Bulbäre Symptome treten nicht auf.

Diagnostik Bei typischem klinischem Erscheinungsbild und positiver Familienanamnese ist die Diagnose rasch eindeutig. Sie kann mittlerweile in mehr als 50% der HSPs mit autosomal-dominantem Erbgang molekulargenetisch gesichert werden. Bei autosomal-dominanten HSPs sind EMG und Neurografie sowie Liquor i.d.R. normal, die zentralmotorischen Leitungszeiten dagegen oft deutlich verlängert oder motorisch evozierte Potenziale zu den Beinmuskeln nicht mehr auslösbar. Die spinale MRT zeigt häufig eine Volumenabnahme des zervikalen und thorakalen Myelons.

Differenzialdiagnostik Deutlich komplexer ist die Differenzialdiagnose bei *sporadischen* Formen einer langsam progredienten spastischen Paraparese (➤ Tab. 13.2). Bei akutem oder subakutem Verlauf sind vaskuläre oder entzündliche Ursachen sehr viel wahrscheinlicher. Auch eine Myelonkompression verläuft meist rascher progredient und ist oft mit signifikanten sensiblen Defiziten und Schmerzen assoziiert.

Tab. 13.2 Differenzialdiagnose der sporadischen adulten spastischen Paraparese.

Erkrankung	Zusatzdiagnostik
multiple Sklerose	zerebrale und spinale MRT, Liquor (intrathekale IgG-Synthese, oligoklonale IgG-Banden), multimodale evozierte Potenziale
Myelonkompression	spinale MRT, Liquor (Zytologie, erhöhtes Eiweiß)
amyotrophe Lateralsklerose	Nadel-EMG (Nachweis Affektion des 2. Motoneurons)
parasagittales Meningeom	zerebrale CT oder MRT
durale arteriovenöse Fistel	spinales MRT (gestaute Venen, Myelonödem)
Myelitis	spinales MRT, Liquor (Pleozytose, Erregernachweis)
Arnold-Chiari-Malformation	MRT des kraniozervikalen Übergangs
Adrenoleukodystrophie	erhöhte überlangkettige Fettsäuren (VLCFA)
funikuläre Myelose	erniedrigter Vitamin-B_{12}-Spiegel, spinales MRT (schmächtiges Myelon, Hinterstränge T2-hyperintens), Neurografie (sensible distal-symmetrische Neuropathie)
Lathyrismus	exotoxisch bedingte Degeneration der Betz-Riesenzellen; Anamnese dauerhaften Genusses von Mehl der Saat-Platterbse *(Lathyrus sativus)*
Infektionen	Syphilis, humanes T-Zell-Leukämie-Virus I (HTLV-I), HIV

IgG = Immunglobuline der Klasse G

Therapie

Derzeit kann die HSP nur symptomatisch, nicht kausal behandelt werden. Wichtiges Ziel ist es, die Gehfähigkeit zu erhalten. Hierzu dienen die Physiotherapie und oral verfügbare Antispastika (z.B. Baclofen, Tizanidin, Tolperison) oder bei Bedarf die Implantation einer Baclofenpumpe zur intrathekalen Applikation.

Ätiopathogenese

Etwa 75% der Fälle sind erblich, der Rest sporadisch. Bislang (Stand Januar 2011) wurden 46 Spastische-Spinalparalyse-Genloci (SPG) und 20 Gene identifiziert. Etwa 70% der HSP werden autosomal-dominant vererbt, der Rest autosomal-rezessiv oder X-chromosomal-rezessiv. Die allen Formen der spastischen Spinalparalyse gemeinsame histopathologische Auffälligkeit ist eine retrograde Degeneration der längsten Axone des menschlichen Organismus im kortikospinalen Trakt und in den Hintersträngen zu und von den unteren Extremitäten. Pathogenetisch ist somit eine Störung der Funktionen von axonalem Transport und mitochondrialem Energiehaushalt anzunehmen, die besonders lange Axone zuerst betrifft. Für bestimmte HSPs (z.B. die *SPAST*-assoziierte HSP, Erbgang: autosomal-dominant, Genlocus: 2p22, Protein: *Spastin*) konnte eine Störung des für den axonalen Transport wesentlichen Mikrotubulussystems bereits nachgewiesen werden.

FALLBEISPIEL

Herr M. ist ein 42-jähriger Patient, der über eine zunehmende Steifigkeit in den Beinen berichtet. Ihm sei auch aufgefallen, dass die Schuhsohlen sich an den Innenseiten rasch abnutzten. Auf genaue Nachfrage gibt er an, dass er bereits als Jugendlicher beim Schulsport zu den leistungsschwächsten gehört habe, insbesondere Laufsport sei ein Problem gewesen. Weiterhin ergibt die Familienanamnese, dass der Vater und Großvater sowie ein Bruder unter ähnlichen Problemen leiden würden bzw. gelitten hätten. Der Vater sei mit ca. 60 Jahren rollstuhlpflichtig gewesen.

Die klinische Untersuchung ergibt eine deutliche spastische Tonussteigerung (Ashworth 4) und eine leichte Paraparese (BMRC-Kraftgrad 4+) an den unteren Extremitäten. Die Adduktorenreflexe sind gesteigert (Überspringen zur Gegenseite), bei den Patellarsehnenreflexen lässt sich bei verbreiterter Reflexzone ein Klonus auslösen und die Prüfung der Achillessehnenreflexe führt zum unerschöpflichen Klonus. Beidseits ist der Babinski-Reflex positiv. Das Gangbild ist erheblich paraspastisch verändert (Scherengang).

Aufgrund der positiven Familienanamnese wird eine autosomal-dominante HSP vermutet. Die genetische Diagnostik weist eine *SPAST*-assoziierte HSP (SPG4) nach.

13.4.2 Primäre Lateralsklerose (PLS)

Die seltene primäre Lateralsklerose (geschätzte Prävalenz < 1/100.000 Personen) betrifft (vorwiegend) das 1. Motoneuron. Das mittlere Manifestationsalter liegt bei 50–55 Jahren.

Klinik und Diagnostik

Symptome Sehr langsam entwickelt sich ein progredientes spastisches spinobulbäres Syndrom mit Pseudobulbärparalyse und spastischer Tetraparese. Die pseudobulbären Symptome sind typischerweise eine spastische Dysarthrie und Dysphagie, wobei die Zunge inspektorisch unauffällig ist. An den Extremitäten stehen die Spastik, gesteigerte Muskeleigenreflexe und Pyramidenbahnzeichen im Vordergrund, Paresen sind dagegen i.d.R. eher gering ausgeprägt. Häufig werden Störungen der Blasenmotorik (imperativer Harndrang, Urge-Inkontinenz) und affektive Labilität (z.B. mit Neigung zu pathologischem Lachen oder Weinen) beobachtet.

Diagnostik Die PLS ist eine Ausschlussdiagnose. Obligat ist die (wiederholte) sorgfältige nadelelektromyografische Untersuchung nach den El-Escorial-Kriterien, um eine amyotrophe Lateralsklerose auszuschließen. Bei der PLS können sich im EMG Zeichen eines leichten chronisch-neurogenen Umbaus finden. Werden jedoch Faszikulationen, Fibrillationspotenziale und positive scharfe Wellen (pathologische Spontanaktivität) nachgewiesen, spricht das bereits für eine ALS.

Differenzialdiagnostik Die Differenzialdiagnose umfasst die in ➤ Tab. 13.2 genannten Erkrankungen.

Therapie

Es ist keine kausale Therapie der PLS bekannt. Im Vordergrund stehen Physiotherapie, Logopädie (Sprech- und Schlucktraining) und die Pharmakotherapie der Spastik.

Ätiopathogenese

Das Auftreten der PLS ist sporadisch und die Pathogenese unbekannt. Seit über 100 Jahren wird darüber debattiert, ob die PLS eine eigenständige Krankheitsentität oder eine Variante der amyotrophen Lateralsklerose ist. Longitudinale Untersuchungen zeigen, dass viele Patienten im Verlauf (milde) Schädigungszeichen des 2. Motoneurons entwickeln, sodass derzeit davon ausgegangen wird, dass die PLS eine Variante der ALS mit vorherrschender Affektion des 1. Motoneurons und vergleichsweise gutartigem Verlauf ist.

13.5 Erkrankungen des 2. Motoneurons

13.5.1 Spinale Muskelatrophien (SMA)

Die spinalen Muskelatrophien sind hereditäre Erkrankungen mit autosomal-rezessivem Erbgang, die selektiv zu einer Neurodegeneration der Vorderhornzellen des Rückenmarks (2. Motoneuron) führen. Eine SMA entwickelt sich bei ca. 1:10.000 Personen, die Konduktorhäufigkeit beträgt dagegen 1:50.

Klinik und Diagnostik

Symptome und Typen Die Symptomatik wird durch schlaffe, atrophe Paresen der axialen Muskulatur und der proximalen Extremitätenmuskulatur bestimmt. Je nach Manifestationsalter und Krankheitsverlauf werden 4 Typen unterschieden (➤ Tab. 13.3).

MERKE

Die infantile SMA (SMA Typ I Werdnig-Hoffmann) ist nach der Mukoviszidose die häufigste tödliche autosomal-rezessive Erbkrankheit.

Diagnostik Patienten mit dem Verdacht auf eine SMA vom proximalen Typ sollten molekulargenetisch auf eine Deletion im SMN1-Gen („survival motor neuron 1 gene") getestet werden (95% Sensitivität, 100% Spezifität). Die Affektion des 2. Motoneurons kann zudem durch die Nadelelektromyografie verifiziert werden. Bei der juvenilen und adulten SMA sind dabei oft ausgeprägte Zeichen des chronisch-neurogenen Umbaus mit z.T. extrem hochamplitudigen Muskelaktionspotenzialen (> 5–10 mV) zu sehen. Zudem wird serologisch oft eine moderate Erhöhung der Kreatinkinase infolge des neurogenen Muskelfaseruntergangs gefunden.

Tab. 13.3 Einteilung der proximalen SMA. Die infantile SMA ist mit etwa 50% aller SMA der häufigste Typ.

Typ	Name	Manifestation	Lebenserwartung	Klinik
I	infantile SMA (Werdnig-Hoffmann)	vor dem 6. Lebensmonat	Tod vor dem 3. Lebensjahr	ausgeprägte muskuläre Hypotonie („floppy infant"), Sitzen ohne Unterstützung wird nicht erreicht, keine muskuläre Kopfkontrolle
II	intermediäre SMA	zwischen 7. und 18. Lebensmonat	durch interkurrente pulmonale Infekte eingeschränkt	freies Sitzen wird erlernt, freies Gehen ist nicht möglich; oft Entwicklung einer ausgeprägten Kyphoskoliose mit Erfordernis der operativen oder orthotischen Korrektur
III	juvenile SMA (Kugelberg-Welander)	nach dem 18. Lebensmonat	nicht eingeschränkt	freies Gehen wird erlernt; ausgesprochen heterogene Gruppe mit z.T. sehr milden Krankheitsverläufen; oft Entwicklung einer Skoliose
IV	adulte SMA	nach dem 20. Lebensjahr	nicht eingeschränkt	meist benigner Verlauf; rumpfnahe Paresen

Therapie

Bislang sind keine kausalen Therapien verfügbar. Genetische Beratung und eventuell pränatale Diagnostik sind für Paare mit positiver Familienanamnese oder bekanntem Konduktorstatus zu empfehlen. Im Vordergrund der symptomatischen Behandlung stehen physiotherapeutische Maßnahmen zur Verhinderung von Kontrakturen. Kyphoskoliosen bedürfen oft der operativen oder orthotischen Korrektur. Bei fortgeschrittenen Erkrankungen können auch die bei amyotropher Lateralsklerose empfohlenen Therapien zum Einsatz kommen (s.u.).

Ätiopathogenese

Mehr als 98% aller SMA-Patienten haben einen homozygoten Defekt im telomerischen SMN1-Gen. Warum bei ubiquitärer Expression des SMN-Proteins im Zytoplasma aller somatischen Zellen des Körpers eine selektive Vulnerabilität der Vorderhornzellen für diese Mutation besteht und welche genauen molekular-pathogenetischen Schritte zu deren Untergang führen, ist unklar. Welchen Schweregrad und Verlaufstyp eine SMA nimmt (SMA Typen I–IV, ➤ Tab. 13.3), wird vermutlich durch die Zahl funktionstüchtiger zentromerischer SMN2-Gen-Kopien und durch bislang unbekannte phänotypmodifizierende Gene reguliert.

13.5.2 SMA-Varianten

Spinobulbäre Muskelatrophie

Die spinobulbäre Muskelatrophie (SBMA, Kennedy-Syndrom) wird X-chromosomal-rezessiv vererbt und betrifft ausschließlich Männer.

Klinik und Diagnostik Schlaffe, atrophe Paresen finden sich an der Beckengürtel-, der Schultergürtel-, der mimischen, der Zungen- und der Schlundmuskulatur. Die Faszikulationen der mimischen Muskulatur sind charakteristisch und erlauben oft eine Blickdiagnose. Weil das Gen für den Androgenrezeptor betroffen ist, sind auch eine Gynäkomastie und eine Hodenatrophie typisch. Meist liegt Infertilität vor.

Ätiopathogenese Bei dieser X-chromosomal-rezessiv vererbten Trinukleotid-Repeat-Erkrankung tritt eine CAG-Expansion im Androgenrezeptor-Gen auf (bei Gesunden 10–36 Repeats, bei SBMA 38–62 Repeats).

SMA vom distalen Typ

Die SMAs vom distalen Typ (ca. 10% aller SMA-Erkrankungen) bilden eine heterogene Gruppe seltener Erkrankungen. Zu ihnen gehört die sich bereits im Säuglingsalter manifestierende **distale spinale Muskelatrophie 1** (DSMA1), die autosomal-rezessiv vererbt wird und durch eine Mutation im Immunoglobulin Mikro-Bindungsprotein 2 hervorgerufen wird. Im Gegensatz zur SMA Typ I (Werdnig-Hoffmann) stehen bei der DSMA1 schlaffe Paresen der distalen Extremitätenmuskulatur, Fußdeformitäten und die plötzliche respiratorische Insuffizienz durch Paresen des Diaphragmas im Vordergrund.

Monomele Atrophie

Bei der monomelen Atrophie entwickelt sich eine zunächst meist über wenige Jahre progrediente, dann stabile atrophische Parese einer Extremität. Oft sind junge Erwachsene betroffen. Ein spezieller Fall der monomelen Atrophien ist die **Hirayama-Erkrankung,** bei der es sich um eine juvenile segmentale SMA der oberen Extremität handelt, die typischerweise in der MRT des zervikalen Myelons mit einer segmentalen Hyperintensität in der T2-Wichtung assoziiert ist.

13.5.3 Post-Polio-Syndrom (PPS)

Die akute Poliomyelitis (Kinderlähmung) ist weltweit mittlerweile selten, kommt in einigen Staaten Afrikas jedoch noch endemisch vor und geht manchmal mit einer viel später einsetzenden sekundären progressiven Verschlechterung einher, dem Post-Polio-Syndrom.

Klinik und Diagnostik

Poliomyelitis Meist verläuft die Poliomyelitis ohne Symptome. In symptomatischen Fällen sind Fieber, Halsschmerzen, Durchfall und Erbrechen typisch. Bei einem geringen Anteil der symptomatischen Patienten kommt es zu einem fieberhaft-meningitischen Stadium und bei wiederum einem geringen Anteil dieser Patienten zu einem paralytischen Stadium mit rasch auftretenden schlaffen Lähmungen, die oft z.B. schwerpunktmäßig eine Extremität oder axiale Muskeln betreffen. 25% dieser Patienten behalten bleibende Schäden wie Lähmungen oder Gelenkschäden. Auch kann das Längenwachstum der betroffenen Extremitäten zurückbleiben. Hierdurch und paresebedingt entstehen langfristig Skoliosen und frühzeitige Arthrosen.
Post-Polio-Syndrom Beim Post-Polio-Syndrom verschlechtern sich über Jahre oder Jahrzehnte stabil gewesene Paresen nach früher durchgemachter akuter Poliomyelitis.

Therapie

Eine antivirale Therapie der Poliomyelitis gibt es nicht, sodass die Behandlung symptomatisch ist. Die Behandlung des PPS ist (ebenfalls) symptomatisch physiotherapeutisch, die Prognose günstig.

Ätiopathogenese

Poliomyelitis Die Poliomyelitis wird durch Infektion mit dem Poliovirus, das zur Gruppe der Enteroviren gehört, ausgelöst. Es befällt bei einem geringen Anteil der Patienten die Vorderhornzellen (2. Motoneuron).
Post-Polio-Syndrom Die Ursachen des PPS sind umstritten. Am wahrscheinlichsten ist, dass die spinalen Motoneurone, die die akute Poliomyelitis überlebt haben, durch lang dauernde Hyperaktivität (unphysiologische Größenzunahme durch Reinnervation denervierter Muskelfasern) frühzeitig altern und sekundär degenerieren. Für die alternative Hypothese einer Reaktivierung des Poliovirus in den Vorderhornzellen gibt es keine überzeugende Evidenz.

13.5.4 Progressive Muskelatrophie (PMA)

Es ist derzeit nicht abschließend geklärt, ob es sich bei der typischerweise im Erwachsenenalter auftretenden progressiven Muskelatrophie (PMA) um eine eigenständige Erkrankung oder eine Variante der amyotrophen Lateralsklerose mit klinisch ausschließlicher Beteiligung des 2. Motoneurons handelt. Untersuchungen mittels transkranieller Magnetstimulation legen zumindest bei einigen PMA-Patienten eine subklinische axonale Schädigung des kortikospinalen Trakts nahe. Die Erkrankung lässt sich von der adulten SMA Typ IV durch den sehr viel rascher progredienten Verlauf abgrenzen.

13.6 Kombinierte Motoneuronerkrankungen

13.6.1 Amyotrophe Lateralsklerose (ALS)

Die amyotrophe Lateralsklerose (amyotrophische Lateralsklerose, myatrophe Lateralsklerose) ist eine kombinierte Neurodegeneration des 1. und 2. Motoneurons, wobei initial zunächst die Affektion des 1. Motoneurons oder des 2. Motoneurons überwiegen kann. Die Inzidenz der ALS liegt in den westlichen Industrienationen bei jährlich 2,5:100.000 Personen. Die ALS wird im amerikanischen Sprachraum häufig als Lou-Gehrig-Disease bezeichnet. Lou Gehrig (1903–1941) war einer der erfolgreichsten Baseballspieler aller Zeiten, der bei den New York Yankees über 13 Jahre 2.130 Spiele in Folge spielte. In der 1938er Saison fiel bei ihm eine ungewöhnliche körperliche Schwäche auf, und ein Jahr später wurde bei ihm eine amyotrophe Lateralsklerose diagnostiziert.

Klinik und Diagnostik

Schädigung des 1. und 2. Motoneurons Klinische Zeichen für die Schädigung des 1. und 2. Motoneurons kommen parallel vor. Dies sind einerseits spastische Paresen, Eigenreflexsteigerungen und Pyramidenbahnzeichen (1. Motoneuron) und andererseits Muskelatrophien, schlaffe Paresen und Faszikulationen (2. Motoneuron). Zu Beginn sind oft das 2. Motoneuron und oft nur eine Extremität betroffen. Die ALS kann an den Extremitäten (oft an den Händen) oder seltener (20–30% aller Fälle) bulbär beginnen. Sogenannte pseudobulbäre Affektstörungen in Form von pathologischem Lachen oder Weinen sind häufig.
Flail-Arm-Syndrom Eine prognostisch weniger ungünstige Sonderform der klassischen ALS ist das Flail-Arm-Syndrom, bei dem es zu weitgehend symmetrischen, proximal betonten atrophischen Armparesen bei lange erhaltener Kraft an den Beinen und geringer oder fehlender Beteiligung des 1. Motoneurons kommt.
Respiratorische Insuffizienz Fast alle ALS-Patienten entwickeln im Verlauf eine progrediente respiratorische Insuffizienz durch die zunehmende Parese der Atemhilfsmuskulatur. Folgen der chronischen respiratorischen Insuffizienz mit nächtlicher Hyperkapnie sind vermehrte Tagesmüdigkeit und kognitive Beeinträchtigungen. Interkurrente pulmonale Infekte sind häufig und werden durch Dysphagie und verminderte Fähigkeit zum Abhusten begünstigt. Im Verlauf kommt es fast regelhaft zur manifesten Ateminsuffizienz mit Dyspnoe, erhöhter Atemfrequenz, verminderten Atemzugvolumina, Einsatz der Atemhilfsmuskulatur und paradoxer Atmung (Einziehen des Bauches während der Inspiration).
Weitere Symptome Fast alle ALS-Patienten nehmen im Verlauf der Erkrankung deutlich ab, einerseits, weil die Muskelatrophie voranschreitet, andererseits, weil die Dysphagie die Nahrungsaufnahme erschwert. Milde kognitive Beeinträchtigungen werden bei > 50% der ALS-Patienten gefunden, etwa 15% erfüllen die Kriterien einer manifesten frontotemporalen Demenz

mit im Vordergrund stehenden Störungen der Exekutivfunktionen und Änderungen der Persönlichkeit (➤ Kap. 12.5).

MERKE

Der Verlauf ist rasch progredient. Die mediane Überlebenszeit nach Diagnosestellung liegt bei nur 3 Jahren.

Diagnostik

Basis der Diagnostik Die Basis der Diagnostik bilden die Anamnese, klinisch-neurologische Untersuchung und die neurophysiologische Zusatzdiagnostik (Nadelelektromyografie und Neurografie). Zum Ausschluss anderer Erkrankungen können individuell weitere Untersuchungen nötig werden.

El-Escorial-Kriterien Grundlage für die Diagnosestellung sind die El-Escorial-Kriterien der World Federation of Neurology in ihrer überarbeiteten Form von 1998. Sie fordern für die Diagnose einer ALS den Nachweis von:

- Zeichen der Degeneration des 2. Motoneurons (klinisch, elektrophysiologisch oder neuropathologisch)
- Zeichen der Degeneration des 1. Motoneurons (klinisch)
- Progredienz der Symptome in einer Region oder Ausweitung auf andere Regionen.

Anmerkung: Nach El-Escorial wird der Körper dabei in 4 **Regionen** (bulbär, zervikal, thorakal, lumbal) eingeteilt, d.h., dass z.B. die beiden oberen Extremitäten zu einer Region (zervikal) gehören.

Nicht nachweisbar dürfen sein:

- elektrophysiologische bzw. pathologische Hinweise anderer Erkrankungen, die die Zeichen des 1. bzw. 2. Motoneurons erklären könnten
- Nachweise anderer Erkrankungen in der Bildgebung, die die beobachteten Symptome erklären könnten.

Die diagnostische Sicherheit wächst mit der Zahl der Regionen, die Zeichen des 1. und/oder 2. Motoneurons zeigen (➤ Abb. 13.3).

FALLBEISPIEL

Herr W. ist ein 48-jähriger Schlossermeister. Vor 2 Jahren hatte er sich erstmals in der ambulanten Sprechstunde für neuromuskuläre Erkrankungen vorgestellt und über eine Schwäche der rechten Hand, z.B. beim Hantieren mit dem Schraubenzieher, und einen Muskelschwund im Zwischenraum von Daumen und Zeigefinger berichtet. Schmerzen oder Sensibilitätsstörungen habe er nicht. Die damaligen Untersuchungen hatten die folgenden Befunde ergeben:

- eine atrophische Parese des M. interosseus dorsalis I und des M. abductor pollicis brevis der rechten Hand
- einzelne Faszikulationen im Bereich der atrophischen Muskulatur

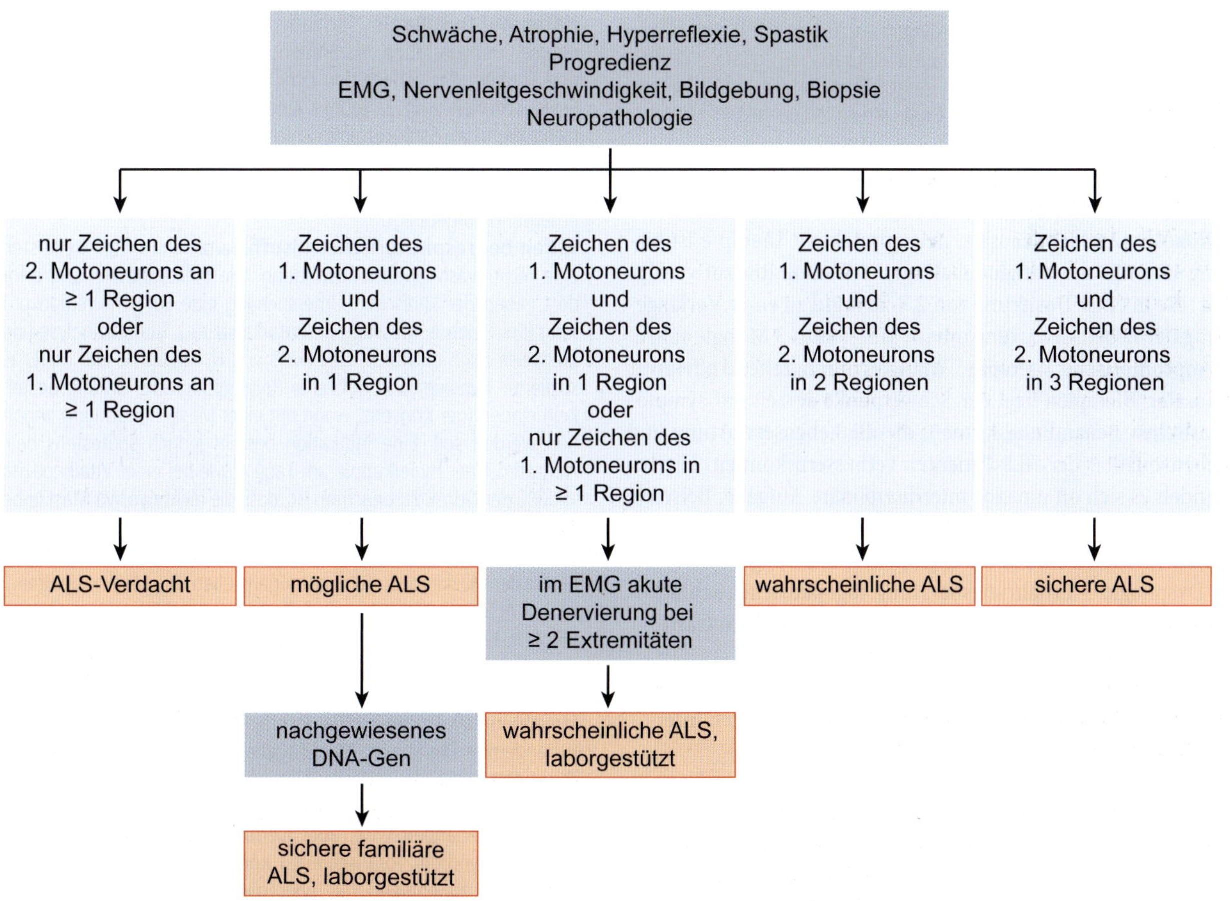

Abb. 13.3 Wahrscheinlichkeit der Diagnose einer ALS nach revidierten El-Escorial-Kriterien 1998.

- im Seitenvergleich lebhaftere Muskeleigenreflexe am rechten Arm, insbesondere einen gesteigerten Bizepssehnenreflex rechts mit Überspringen auf die Fingerflexoren
- im EMG deutliche pathologische Spontanaktivität und ein Übergangsmuster bei maximaler Innervation in den genannten Muskeln der rechten Hand und vereinzelt pathologische Spontanaktivität im M. interosseus dorsalis I der linken Hand, aber nicht in Muskeln anderer Regionen
- in der transkraniellen Magnetstimulation eine Verlängerung der zentralmotorischen Leitungszeit zur rechten Hand
- eine unauffällige Neurografie, mit der vor allem proximale Leitungsblöcke als Hinweis auf eine multifokale motorische Neuropathie ausgeschlossen werden konnten
- eine sonst unauffällige weitere Diagnostik (zerebrale und zervikalspinale MRT, Liquor, umfangreiche Laboruntersuchungen).

Entsprechend den El-Escorial-Kriterien war die Diagnose einer möglichen ALS gestellt und eine medikamentöse Therapie mit Riluzol (2 × 50 mg/d) begonnen worden.

Aktuell berichtet Herr W. über eine allgemeine Schwäche, in den letzten Wochen zunehmende Atemnot, morgendliche Kopfschmerzen und ausgeprägte Tagesmüdigkeit. Er verschlucke sich häufig und habe in den letzten 2 Jahren 15 kg an Gewicht verloren. Bei der Untersuchung sind eine fortgeschrittene Muskelatrophie und Schwäche an allen Extremitäten nachzuweisen. Die Gehfähigkeit ist auf wenige Schritte herabgesetzt, Herr W. ist ausgeprägt dysarthrisch und dysphagisch. Ubiquitär sind Faszikulationen zu sehen, die Zunge ist atrophisch und fibrilliert, die Muskeleigenreflexe sind allseits gesteigert, und bilateral sind die Babinski-Reflexe positiv. Die Vitalkapazität liegt bei 1,2 Liter. Herr W. wird stationär aufgenommen, um mit einer polysomnografischen Schlaflabordiagnostik zu klären, ob eine häusliche nichtinvasive Maskenbeatmung indiziert ist. Zudem soll der Schweregrad der Schluckstörung eingeordnet und die Indikation einer perkutanen endoskopischen Gastrostomie (PEG) geklärt werden.

Therapie

Riluzol Eine semikausale, neuroprotektive Therapie ist bislang nur mit der antiglutamatergen Substanz Riluzol verfügbar, die in einer Dosierung von 2 × 50 mg/d zu einer Verlängerung der Lebenserwartung um im Mittel etwa 3 Monate führt.

Symptomatische Therapie Mangels durchgreifend effektiver kausaler Therapien liegt der Schwerpunkt derzeit auf symptomatischen Behandlungsformen, die die Lebenserwartung und Lebensqualität der ALS-Patienten verbessern können. Hierbei handelt es sich oft um eine interdisziplinäre Aufgabe. Beispiele für häufige Beschwerden und die zugehörigen symptomatischen Therapien sind in der folgenden Aufzählung gelistet:

- Dysphagie → Ernährungsberatung, logopädisches Schlucktraining, Anlage einer perkutanen endoskopischen Gastrostomie (PEG)
- Dysarthrie → Logopädie, Kommunikationshilfssysteme (z.B. Bildtafeln, Sprachcomputer), Brain-Computer-Interfaces (BCI)
- respiratorische Insuffizienz → nichtinvasive Maskenbeatmung, ggf. auch invasive Heimbeatmung
- Pseudosialorrhö → anticholinerg wirksame Medikamente (Amitriptylin, sublinguale Gabe von Atropintropfen, Scopolamin), bei nicht ausreichendem Effekt Botulinumtoxin- oder Strahlenbehandlung der Speicheldrüsen
- pseudobulbäre Affektinstabilität → Serotoninwiederaufnahmehemmer
- Muskelkrämpfe → Magnesium, Vitamin E, Chininsulfat, Carbamazepin.

Aus Patientensicht

Amyotrophe Lateralsklerose

Die symptomatische Therapie von ALS-Patienten ist vielfältig und ändert sich im Verlauf der Erkrankung ständig. Sie kann die Lebensqualität der ALS-Patienten entscheidend verbessern und die Überlebenszeit verlängern. Beachtet werden sollte auch der Pflegeaufwand der Angehörigen, der mit der Funktionseinschränkung der Patienten kontinuierlich zunimmt. Umfangreiche Hilfe bei den vielfältigen Problemen der ALS-Patienten und ihrer Angehörigen bietet die Deutsche Gesellschaft für Muskelkranke (DGM) mit ihren zahlreichen regionalen Muskelzentren (www.dgm.org) und Angaben zu lokalen Selbsthilfegruppen. Eine schriftliche Patientenverfügung (s.u.) sollte nach aller Möglichkeit abgefasst werden und Auskunft über den vom Patienten gewünschten weiteren Therapieweg unter Ein- bzw. Ausschluss invasiver Therapiehilfen geben.

Hilfen

Kommunikationshilfen Bei „Brain-Computer-Interfaces" lernen die Patienten, langsame EEG-Potenziale zur Buchstabenauswahl auf einer Tastatur zu nutzen. Das Verfahren ist noch experimentell und kommt vor allem bei Patienten im Locked-in-Syndrom ohne andere Kommunikationsmöglichkeit in Betracht.

Hilfen bei Dysphagie Schluckstörungen führen zu Gewichtsabnahme, Dehydratation, Aspirationsneigung und quälendem Essen und Trinken, das zeitlich den Großteil des Tages einnehmen kann. Feste Kriterien zum Zeitpunkt einer PEG-Sondenanlage existieren nicht. Wenn ein Schlucktraining nicht mehr ausreicht, vermindert die rechtzeitige PEG-Anlage die Mortalität von ALS-Patienten, insbesondere wird einer massiven Gewichtsabnahme aufgrund von Mangelernährung vorgebeugt.

Hilfen bei respiratorischer Insuffizienz An erster Stelle steht eine nichtinvasive Maskenbeatmung. Die Indikationsstellung erfordert neben der klinischen Untersuchung eine Lungenfunktionsprüfung (Spirometrie, Messung der Vitalkapazität), Blutgasanalyse (idealerweise auch nächtlich, Nachweis von Hyperkapnie und i.d.R. assoziierter Hypoxie) und ggf. eine Polysomnografie. Bislang besteht kein eindeutiger Konsens, wann mit einer Maskenbeatmung begonnen werden soll. Eine Indikation besteht jedoch spätestens beim Auftreten einer Hyperkapnie am Tage sowie bei einer Vitalkapazität < 50% der Norm. Zu beachten ist, dass die nichtinvasive Maskenbeatmung nur für einen Teil der ALS-Patienten sinnvoll ist, da Bulbärparalyse, Dysphagie und Pseudosialorrhö einer erfolgreichen Applikation der Maskenbeatmung entgegenstehen. Die Maskenbeatmung ist bei ALS-Patienten ohne Bulbärparalyse im Mittel für 1–2 Jahre möglich. Falls die nichtinvasive Maskenbeatmung keine ausreichende Oxygenierung des Blutes mehr gewährleistet, sollte mit dem Patienten und den pflegenden Angehörigen über eine invasive Heimbeatmung mittels Tracheostoma gesprochen werden. Für diese lebensverlängernde Therapie ist eine eingehende Aufklärung erforderlich. Wichtigste Bestandteile der Aufklärung sind, dass (1) eine Respiratorentwöhnung in aller Regel nicht möglich ist und (2) die Überlebenszeit i.d.R. verlängert wird, aber hierunter die Paresen bis hin zum Locked-in-Syndrom voranschreiten können, sodass eine Verständigung dann zunehmend nur über die o.g. Kommunikationshilfen möglich ist. Der weitere Behandlungsweg sollte möglichst frühzeitig schriftlich in Form einer Patientenverfügung festgelegt werden, wobei grundsätzlich zwischen einer Maximaltherapie (nichtinvasive Maskentherapie, gefolgt von Heimbeatmung mittels Tracheostoma), einer intermediären Strategie (nichtinvasiver Maskenbeatmung wird zugestimmt, Intubation oder Tracheostoma werden abgelehnt) und reiner Palliativtherapie (Ablehnung jedweder Form der Beatmung) unterschieden werden kann. Bei Entscheidung für eine Heimbeatmung sind zudem die Sicherstellung einer technischen Unterstützung, Schulung von Angehörigen und Pflegepersonen, Sicherstellung einer professionellen Pflege, Klärung der entstehenden Kosten, Planung der Finanzierung der Heimbeatmung und eine Überprüfung der häuslichen (Wohn-)Verhältnisse wichtige Voraussetzungen.

Ätiopathogenese

Familiäre ALS Die ALS tritt bei > 90% der Betroffenen sporadisch auf. Bei den übrigen Erkrankten liegt eine familiäre ALS (FALS) vor, überwiegend mit autosomal-dominantem Erbgang. Die häufigste Mutation (etwa 20% aller FALS-Patienten) betrifft das Superoxid-Dismutase-1(SOD-1)-Gen.

Sporadische ALS Trotz intensiver Forschung ist die Pathogenese der sporadischen ALS weiterhin nicht vollständig verstanden. Mögliche Mechanismen sind:

- Exzitotoxizität durch erhöhte intrazelluläre Kalziumkonzentration als Folge einer vermehrten Aktivierung von Glutamatrezeptoren
- Mikrogliaaktivierung mit vermehrter Sekretion proinflammatorischer Zytokine
- Dysfunktion der mitochondrialen Atmungskette mit konsekutiver Zellschädigung durch vermehrte Bildung von Sauerstoff- und Stickstoffradikalen
- Störung des axonalen Transports
- Mangel an Wachstumsfaktoren.

13.6.2 Progressive Bulbärparalyse (PBP)

Die progressive Bulbärparalyse wird als Variante der ALS mit besonders ungünstigem Verlauf angesehen. Initial und im Verlauf steht eine Affektion der kaudalen Hirnnervenkerne mit Dysarthrie und Dysphagie im Vordergrund. Eine Begrenzung auf die bulbäre Region ist aber eine Rarität und im Verlauf treten i.d.R. auch Zeichen des 1. und 2. Motoneurons in anderen Körperregionen im Sinne einer klassischen ALS hinzu. Zudem finden sich häufig in ausgeprägter Form Zeichen der pseudobulbären Affektstörung.

KAPITEL

14

Oliver Hanemann, Matthias Sitzer

Erkrankungen des peripheren Nervensystems

Zur Orientierung

Definitionsgemäß umfasst das periphere Nervensystem das motorische Vorderhorn, die spinalen Nervenwurzeln, die Nervenplexus, die peripheren Nerven sowie die Muskeln und den sensorischen Apparat. Erkrankungen der Muskulatur werden im ➢ Kap. 15 beschrieben.

Prüfungsschwerpunkte

+++ klinische Syndromatologie (Mononeuropathie, Polyneuropathie, Radikulopathie, Polyradikulopathie), häufigste Ursachen von Polyneuropathien, akute entzündliche Polyneuropathien
++ anatomischer Aufbau des peripheren Nervensystems, Pathophysiologie der Nervenschädigung
+ seltenere Ursachen von Polyneuropathien, (patho)physiologische Grundlagen der Elektrophysiologie

14.1 Anatomie und Physiologie

Das periphere Nervensystem umfasst 31–32 paarige Spinalnerven und 12 ebenfalls paarige Hirnnerven. Funktionell gesehen sammelt das periphere Nervensystem auf der einen Seite Informationen aus der Peripherie und leitet sie an das ZNS weiter, ist aber auf der anderen Seite auch ausführendes Organ, indem es die vom ZNS kommenden Impulse in die Peripherie trägt.

14.1.1 Anatomie

Vom Neuron …

Aufbau eines Neurons Ein Neuron besteht aus einem Zellkörper (Perikaryon) mit Zellkern und meist mehreren Fortsätzen, die entweder Dendriten sind und Erregungen empfangen oder Axone sind und Erregungen weiterleiten. Meist besitzt ein Neuron ein Axon, aber mehrere Dendriten. Axone stellen also die Verbindung zu anderen Nervenzellen – oder zur Muskulatur – her. Sie sind von Hüllzellen umgeben, die für die Myelinisierung der Axone verantwortlich sind. Diese Myelinscheide ist bei den peripheren Nerven essenziell für die schnelle saltatorische Erregungsleitung der Nervenaktionspotenziale. Im Nervenaxon selbst gibt es einen anterograden (vom Zellkörper zur Peripherie) und einen retrograden axonalen Transport. Metabolisch ist das periphere Axon abhängig vom axonalen Transport.

… zum Nerv

Aufbau eines Nervs In Nervenwurzeln, Plexus und peripheren Nerven sind myelinisierte und nichtmyelinisierte Nervenfasern in Faszikeln durch das Perineurium (bestehend aus Perineuralzellen und Bindegewebe) zusammengefasst. Innerhalb der Faszikel im Endoneurium befinden sich auch Kapillaren und Venolen sowie Fibroblasten und Makrophagen. Mehrere Faszikel werden durch Bindegewebe, das Epineurium, zu einem Nerv zusammengehalten.

Fasertypen Es werden folgende Fasertypen nach Durchmesser unterschieden: myelinisierte (Aα, Aβ, Aδ) und nichtmyelinisierte C-Fasern. Die meisten peripheren Nerven sind gemischt sensible und motorische Nerven, es gibt aber auch rein motorische und rein sensible Nerven (z.B. N. cutaneus femoris lateralis). Die sensiblen Fasern sind dünner als die motorischen Fasern.

Faserqualitäten Je nach Information, die die Spinal- und Hirnnerven aus oder in die Peripherie tragen, lassen sich 7 verschiedene Faserqualitäten unterscheiden (➤ Tab. 14.1).

Tab. 14.1 Faserqualitäten der Spinal- und Hirnnerven.

Faserqualität	Vorkommen	Kennzeichen
somatomotorisch	Spinalnerv, Hirnnerv	Fasern zur Skelettmuskulatur, willkürlich innervierbar
allgemein somatosensibel	Spinalnerv, Hirnnerv	Fasern von der Haut, den Gelenken, den Muskelspindeln und den Sehnen
speziell somatosensibel	Hirnnerv	Fasern von der Retina und aus dem Innenohr
allgemein viszeromotorisch	Spinalnerv, Hirnnerv	Fasern zur glatten Gefäß- und Eingeweidemuskulatur, zu Herz und Drüsen, sind nicht willkürlich innervierbar
speziell viszeromotorisch	Hirnnerv	Fasern zur Kiemenbogenmuskulatur (u.a. Gesichts-, Kau-, Kehlkopf-, Schlundmuskulatur), die beim Menschen quergestreift ist
allgemein viszerosensibel	Spinalnerv, Hirnnerv	Fasern für Informationen aus den Eingeweiden und Blutgefäßen
speziell viszerosensible	Hirnnerv	Fasern für Informationen der Riechschleimhaut und der Geschmacksknospen der Zunge

Spinalnerven

Die efferenten und die (im Bereich des Thorakal- und Sakralmarks) vegetativen Nervenfasern verlassen das Rückenmark über die Vorderwurzel, die afferenten Nervenfasern treten über die Hinterwurzel in das Rückenmark ein. Sobald sich die Afferenzen und Efferenzen zum Spinalnerv zusammengeschlossen haben, teilt dieser sich in 5 Äste (➤ Abb. 14.1):

- R. dorsalis: Er versorgt am Rumpf motorisch die paravertebrale (autochthone) Rückenmuskulatur und sensorisch die Haut.
- R. ventralis: Er versorgt motorisch und sensibel die Extremitäten und den ventrolateralen Rumpf.
- R. meningeus: Er läuft zum Wirbelkanal zurück, wo er die Rückenmarkhäute sensibel innerviert.
- R. communicans albus (nur C8 bis L1–2): Er zieht zu den Grenzstrangganglien des sympathischen Nervensystems, wo er auf das 2. Neuron umgeschaltet wird.
- R. communicans griseus: In ihm laufen die sympathischen Efferenzen zurück zum Spinalnerv, wo sie sich auf die übrigen Äste verteilen.

Die Spinalnerven lassen sich nach ihrem Austritt aus dem entsprechenden Rückenmarksabschnitt untergliedern in:

- 8 Zervikalnerven (C1–C8),
- 12 Thorakalnerven (Th1–Th12),
- 5 Lumbalnerven (L1–L5),
- 5 Sakralnerven (S1–S5),
- 1–2 Kokzygealnerven.

Segmentale und periphere Innervation

Die Rückenmarksnerven treten in segmentaler Anordnung durch das Foramen intervertebrale aus dem Spinalkanal aus. Am Rumpf behalten die Spinalnerven die segmentale Anordnung bei und verlaufen in entsprechend getrennten Nerven in die Periphere (s.o.). Das bedeutet, dass einem bestimmten Abschnitt der Rumpfwand ein bestimmter versorgender Nerv zugeordnet werden kann. Diese segmentalen Regionen werden Dermatome genannt, wenn man sich auf die somatosensible Innervation bezieht, und Myotome, wenn die muskuläre Innervation gemeint ist. An den Extremitäten funktioniert dieses einfache Prinzip nicht mehr, weil die Nerven aus den Rückenmarkssegmenten, die für die Extremitäten zuständig sind, zuerst Plexus bilden. Innerhalb dieser Plexus tauschen sie Fasern aus und werden neu angeordnet. Dabei können aus einem Plexus durchaus mehr Nerven heraustreten, als vorher in ihn hineingelaufen sind. Die Nerven der Extremitäten führen damit Fasern aus verschiedenen Segmenten mit, gleichzeitig enden jedoch alle Fasern eines Segments – obwohl sie über verschiedene Nerven verlaufen – so in der Peripherie, dass dort wieder eine segmentale Anordnung zu erkennen ist. Dieses Prinzip gilt für die sensiblen und motorischen Anteile des peripheren Nervensystems gleichermaßen, sodass es einerseits Dermatome an den Extremitäten gibt (➤ Kap. 1.4.6) und andererseits einem Muskel mehrere Segmente zugeordnet werden können. Muskeln, die (fast) ausschließlich durch ein Segment versorgt werden, sind Kennmuskeln dieses Segments (➤ Kap. 1.3.2). Um Läsionen des peripheren Nervensystems zu diagnostizieren, ist die Kenntnis der kutanen Versorgungsareale einzelner peripherer Nerven (➤ Abb. 14.2, ➤ Abb. 14.3) und der Nervenwurzeln Voraussetzung (➤ Abb. 14.4). Ebenso ist die Kenntnis von Kennmuskeln für Nervenwurzeln hilfreich bei der anatomischen Zuordnung von motorischen Ausfällen (➤ Kap. 1.3.2).

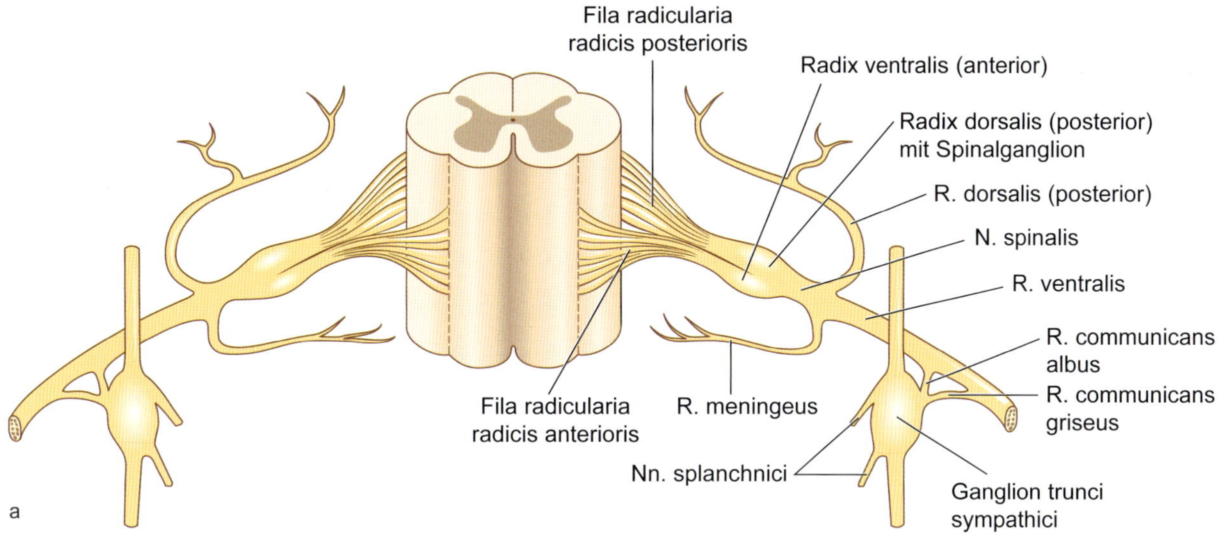

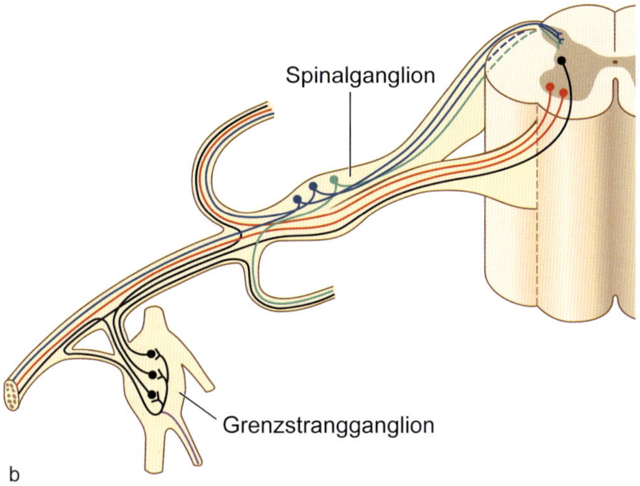

Abb. 14.1 Spinalnerven. a Aufteilung des Spinalnervs in 5 Äste. **b** Allgemein somatosensible Fasern von Haut, Muskeln und Gelenken (blau) und allgemein viszerosensible Fasern von den Eingeweiden (grün) ziehen über die Hinterwurzel ins Rückenmark und enden im Hinterhorn. Beide Fasern gehen von pseudounipolaren Spinalganglienzellen aus. Somatomotorische Fasern (aus dem Vorderhorn) für die Skelettmuskulatur (rot) und viszeromotorische Fasern (aus dem Seitenhorn) für die Eingeweide (schwarz) verlassen das Rückenmark an der Vorderwurzel und ziehen zu den jeweiligen Erfolgsorganen (Skelettmuskeln, glatte Muskulatur der Gefäße und inneren Organe).

Periphere Nerven

Die Anatomie der Hirnnerven wird in ➤ Kap. 1.2 dargestellt, die der Extremitätennerven bei ihren Verletzungen (➤ Kap. 14.7).

14.1.2 Pathophysiologie

Prinzipiell kann man Läsionen des Neurons, also des Zellkörpers, des Axons und der Myelinscheiden, unterscheiden:

Schädigung des Neurons

Dabei können Motoneurone (z.B. bei Motoneuronerkrankungen, ➤ Kap. 13) oder Spinalganglienzellen (z.B. bei paraneoplastischen sensiblen Neuropathien) betroffen sein.

Schädigung des Axons

Bei axonalen Schäden unterscheidet man die mechanische Durchtrennung des Axons mit (Neurotmesis) oder ohne (Axonotmesis) Verletzung der bindegewebigen Nervenhülle. Distal des durchtrennten Axons kommt es zur Waller-Degeneration (➤ Abb. 14.5). Wenn die Nervenhülle erhalten bleibt, ist eine axonale Nervenregeneration prinzipiell möglich. Bei den meisten axonalen Polyneuropathien (z.B. der im Rahmen einer Alkoholkrankheit) kommt es jedoch aufgrund des veränderten Metabolismus im Axon zur distalen Degeneration der Axone.

Schädigungen der Myelinscheide

Schädigungen der Myelinscheide können symmetrisch uniform sein, d.h. alle Nerven betreffen oder fokal auftreten. Da-

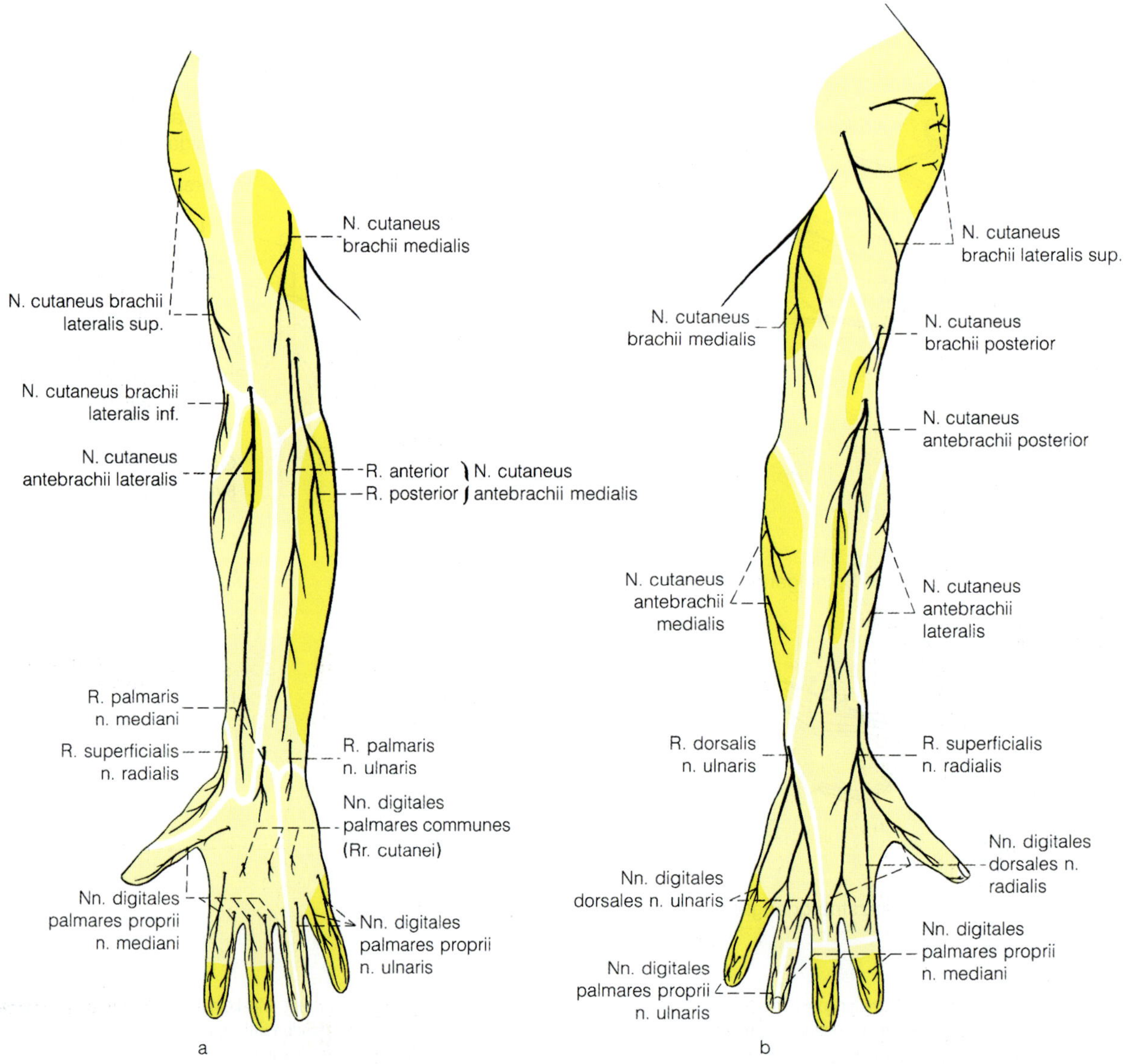

Abb. 14.2 Innervationsgebiete der Hautnerven an der oberen Extremität; die autonomen Gebiete der jeweiligen Nerven sind dunkler dargestellt. **a** Ventralansicht. **b** Dorsalansicht. [1]

bei können sie so fokal sein, dass nur ein Abschnitt des Nervs betroffen ist und die Demyelinisierung an dieser Stelle die saltatorische Erregungsleitung (Leitungsblock) blockiert. Myelinschäden sind meist immunologisch bedingt (z.B. Guillain-Barré-Syndrom), können aber auch hereditär, toxisch oder metabolisch verursacht werden. Da die Myelinscheide nicht nur für die schnelle saltatorische Erregungsleitung sorgt, sondern auch trophischen Support für das Axon liefert, folgt einer chronischen Demyelinisierung eine sekundäre Axonatrophie.

14.2 Typische Leitsymptome

Parese und Atrophie Läsionen des motorischen Neurons oder peripherer motorischer Nerven führen zu Parese und Atrophie (s.a. ➤ Kap. 13.2.2) in abhängigen Muskeln und nachfolgender Abschwächung der Muskeleigenreflexe. Der Atrophie liegt meist eine axonale Schädigung zugrunde.

MERKE

Da häufig der Reflexbogen geschädigt ist, führen Läsionen des peripheren Nervensystems zu Ausfall oder Abschwächung der Muskeleigenreflexe.

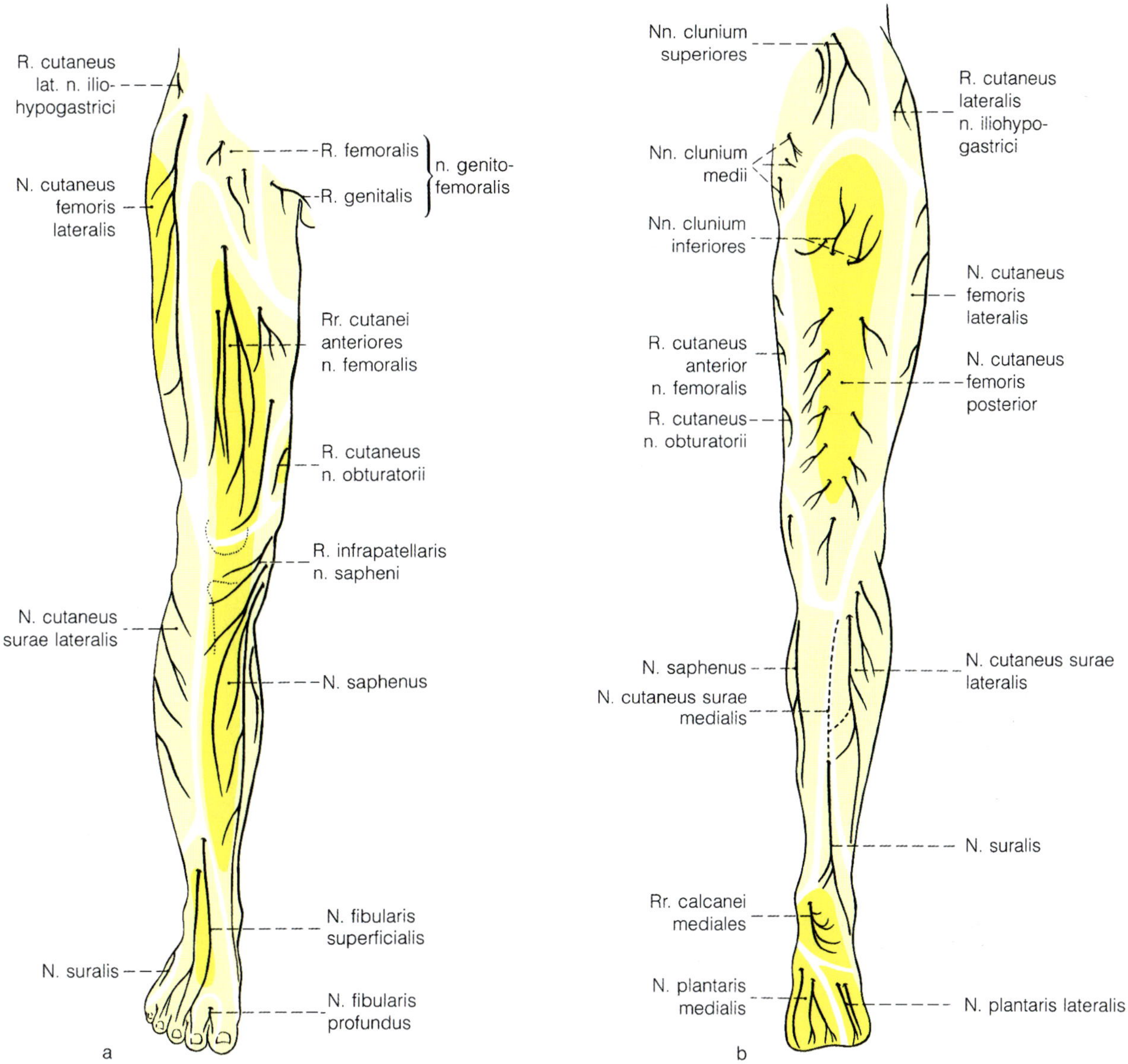

Abb. 14.3 Innervationsgebiete der Hautnerven an der unteren Extremität; die autonomen Gebiete der jeweiligen Nerven sind dunkler dargestellt. **a** Ventralansicht. **b** Dorsalansicht. [1]

Faszikulationen Läsionen des motorischen Neurons oder peripherer motorischer Nerven können auch zu Faszikulationen (Kontraktion einzelner Muskelfasern) führen. Faszikulationen werden vom Patienten selbst bemerkt, sind aber meist auch sichtbar oder zumindest fühlbar.

Sensible Ausfälle Läsionen sensibler Nerven führen zur sensiblen Ausfallssymptomatik, die in der Regel alle Modalitäten betrifft. Wichtige Leitsymptome bei Schädigung sensibler Nerven sind jedoch auch sensible Reizsymptome wie Dysästhesien, Parästhesien, Hyperalgesien, Hyperpathien oder Allodynien (➤ Kap. 1.4.1).

MERKE

Läsionen peripherer Nerven können einzelne Nerven betreffen (Mononeuropathie), aber auch mehrere Nerven (Mononeuropathia multiplex) oder uniform fast alle Nerven (Polyneuropathie).

14.3 Diagnostik

14.3.1 Anamnese, klinische Untersuchung

Auch wenn die Zusatzdiagnostik und insbesondere die Elektrophysiologie wichtiger Bestandteil der Untersuchung von Erkrankungen des peripheren Nervensystems ist, haben die Anamnese und klinische Untersuchung einen wichtigen Stellenwert.

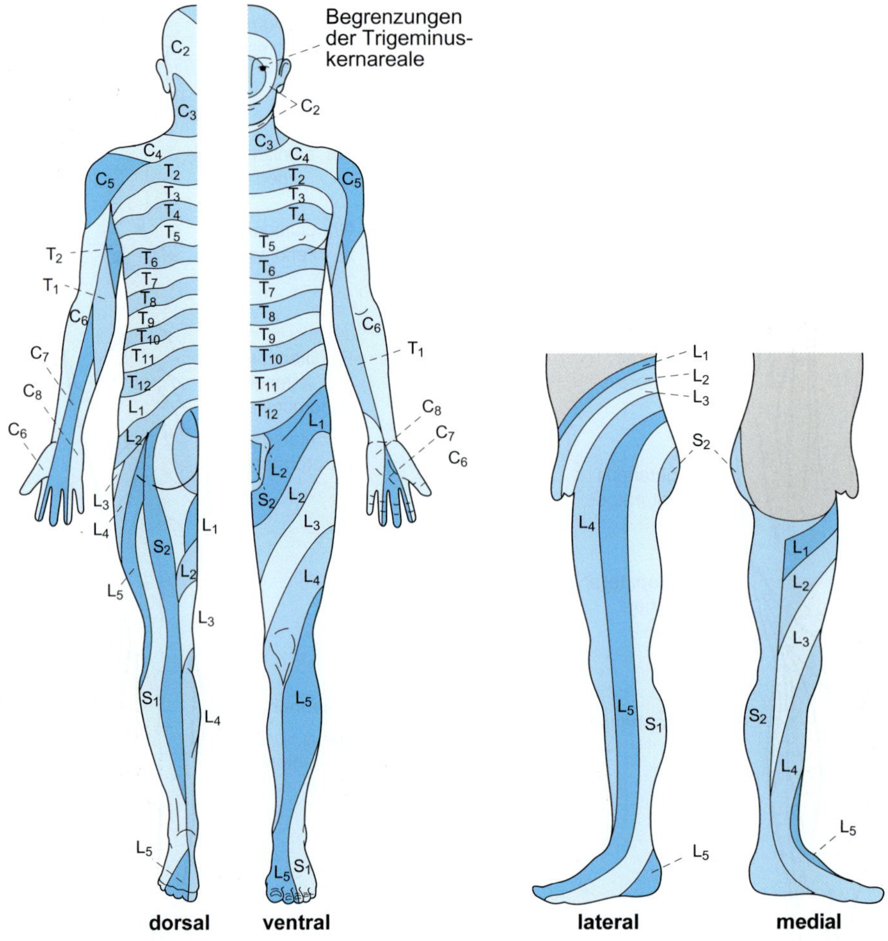

Abb. 14.4 Innervationsgebiete der Nervenwurzeln. Die Dermatome zweier benachbarter Segmente können sich an den Randzonen überlappen, sodass bei Schädigung eines Rückenmarkssegments oder eines Spinalnervs im betroffenen Dermatom eine (wenn auch stark eingeschränkte) Restsensibilität erhalten bleiben kann (s.a. ➤ Abb. 1.10). [7]

Anamnese In der Anamnese sollte insbesondere nach möglichen Ursachen, z.B. systemischen Erkrankungen wie Vaskulitiden oder Diabetes gesucht werden. Die Unterscheidung von akuten und chronischen Polyneuropathien auf der einen Seite und rein sensiblen, motorischen und autonomen Polyneuropathien andererseits ist wichtig, da diese verschiedene Ursachen haben.

Klinische Untersuchung Bei der klinischen Untersuchung sollten die kutanen Innervationsareale berücksichtigt werden, um zu bestimmen, welche Nerven oder welche Wurzeln geschädigt sind. Die Untersuchung der Muskelkraft ist in ➤ Kap. 1.3.5 dargestellt.

14.3.2 Elektrophysiologie

Die Elektrophysiologie ist die wichtigste Zusatzuntersuchung bei den Erkrankungen des peripheren Nervensystems. Die beiden wichtigsten elektrophysiologischen Untersuchungen sind dabei die Nervenleitgeschwindigkeitsmessung und die Elektromyografie (EMG).

Neurografie

Bei der Neurografie werden Nerven elektrisch stimuliert und die Reizantwort gemessen (➤ Abb. 14.6). Dabei können die motorische und die sensible Leitgeschwindigkeit, aber auch die Amplitude der Reizantwort gemessen werden. Läsionen der Myelinscheide führen primär dazu, dass die Nervenleitgeschwindigkeit verändert ist, bei Läsionen des Axons ist primär die Amplitude vermindert. Die Unterscheidung in Läsionen des Axons und/oder Läsionen der Myelinscheide ist ätiologisch relevant.

Elektromyografie (EMG)

Mit dem EMG können die Ruhe- und die Willküraktivität in den mit einer dünnen Nadel punktierbaren Muskel untersucht werden (➤ Kap. 13.3.2). Im EMG kann zwischen myopathi-

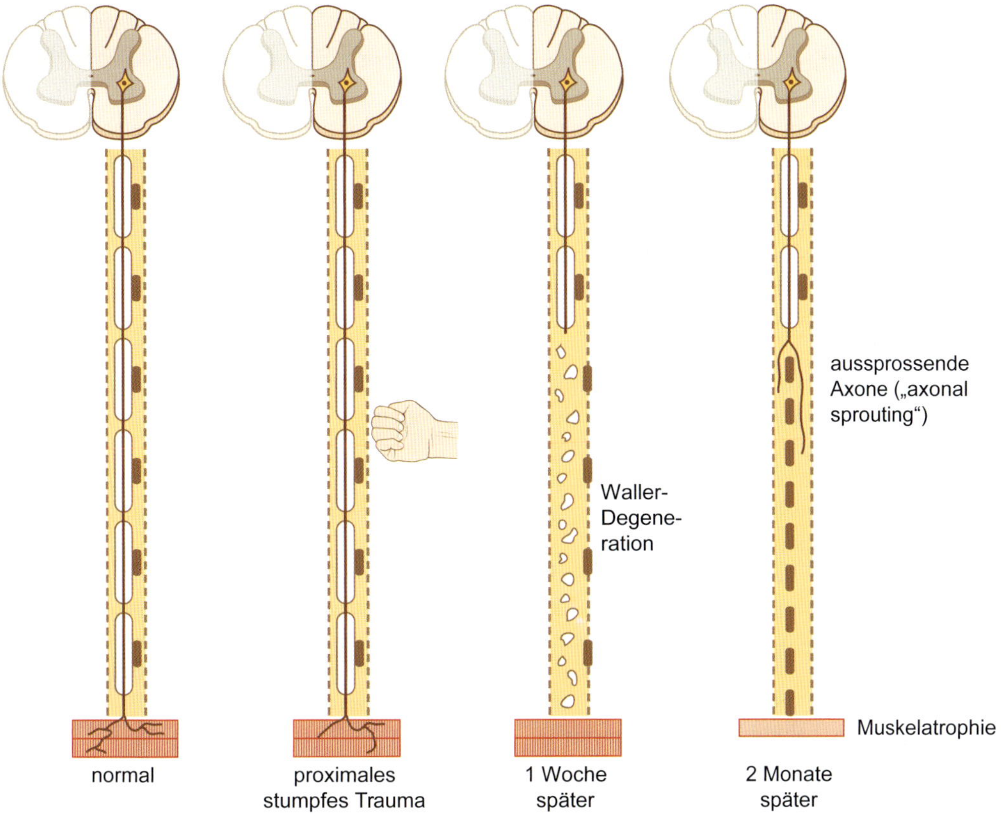

Abb. 14.5 Waller-Degeneration nach axonaler Läsion von Nervenfasern.

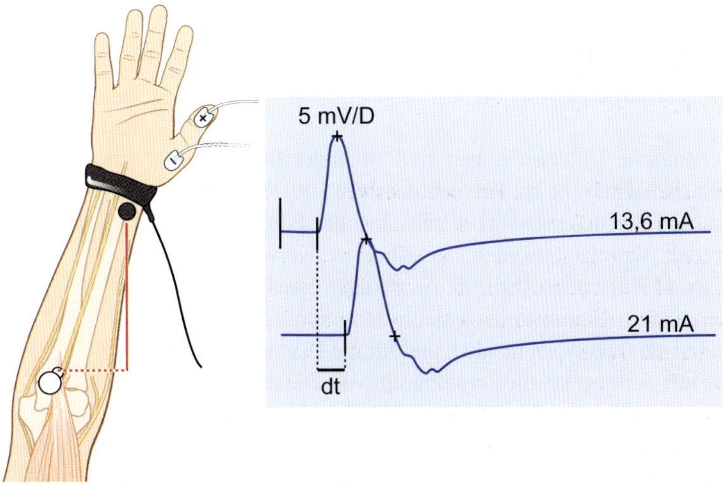

Abb. 14.6 Bestimmung der motorischen Nervenleitgeschwindigkeit am Beispiel des N. medianus. Stimuliert wird entlang dem Nerv und abgeleitet über dem M. opponens pollicis. Dabei wird zunächst die Latenz gemessen, also die Zeit zwischen dem Reiz und dem Beginn des Potenzials. Um die Nervenleitgeschwindigkeit zu ermitteln, muss der Nerv an mindestens 2 Stellen gereizt werden (schwarze Punkte). Die Geschwindigkeit errechnet sich dann aus $v = ds/dt$.

schen, akut neurogenen und chronisch neurogenen Läsionen unterschieden werden.

Untersuchung des autonomen Nervensystems

Darüber hinaus gibt es spezielle Verfahren, mit denen z.B. das autonome Nervensystem untersucht wird. Zum Beispiel kann mit der Analyse der Herzfrequenzvariation unter vertiefter Atmung das parasympathische Nervensystem und mit der Messung der Schweißsekretion an Händen und Füßen nach Stimulation eines Nervs (sympathische Hautantwort) das sympathische Nervensystem gemessen werden.

MERKE

Meistens sind klinische und elektrophysiologische Untersuchung hinreichend für die Diagnose.

14.3.3 Bildgebung

Magnetresonanztomografie

Obwohl die Bildgebung generell in der Diagnostik peripherer Nervenläsionen eine untergeordnete Rolle spielt, gibt es doch einige Indikationen für die MRT:

- Diagnostik von Wurzelläsionen (s.a. ➤ Kap. 16.3): Die MRT hilft dabei, eine Wurzelläsion z.B. bei Bandscheibenvorfall zu lokalisieren und die Entscheidung zu treffen, ob eine konservative Behandlung ausreicht oder eine Operation erforderlich ist.
- Traumatische Läsionen von Nervenwurzeln, Plexus brachialis bzw. lumbosacralis: Mit der MRT kann eindeutiger als mit der klinischen oder elektrophysiologischen Untersuchung festgelegt werden, ob es sich um einen kompletten Nerven(wurzel)-riss mit Kontinuitätsverlust handelt oder um eine Nerven(wurzel)läsion, bei der die Kontinuität erhalten ist.
- Plexusdiagnostik: Mit der MRT kann zwischen intrinsischen (z.B. nerveneigenen Tumoren) und extrinsischen Läsionen des Plexus unterschieden werden. Extrinsische Läsionen sind häufiger (z.B. durch einen Pancoast-Tumor). Im Bereich der Plexus kann die MRT die Art der Läsion zwar mit hoher Spezifität nachweisen (nahezu 100%), die Sensitivität beträgt jedoch nur ca. 60%.
- Läsion peripherer Nerven: Sie werden eher selten mittels Bildgebung diagnostiziert. Zur Diagnose von Nervenscheidentumoren kann die MRT jedoch hilfreich sein, genauso wie bei der Diagnose einer Kompression des N. ischiadicus im Becken.

14.3.4 Laborchemie

Laborchemische Untersuchungen sind wichtiger Bestandteil der Ursachenabklärung bei Polyneuropathien (➤ Kap. 14.8). Eine Laboruntersuchung sollte je nach Typ der Polyneuropathie gezielt veranlasst werden. Sie ist einer Nervenbiopsie (➤ Kap. 14.3.5) vorzuziehen, da sie weniger invasiv ist. Bei den hereditären Neuropathien ist eine Mutationsanalyse für die häufigsten Genotypen möglich und für die Diagnose sowie für eine mögliche genetische Beratung sinnvoll. Die molekulargenetischen Tests haben hier die Nervenbiopsie ersetzt.

14.3.5 Biopsie, Histologie

Nervenbiopsie Wenn durch klinische Anamnese, Untersuchung und Laboruntersuchungen keine Ursachen der Neuropathie identifiziert werden können, ist eine Nervenbiopsie indiziert (➤ Abb. 14.7). Besteht der Verdacht auf eine Amyloidose, Vaskulitis oder Paraproteinämie als Ursache einer Polyneuropathie, kann die histologische Untersuchung wichtige ätiologische Hinweise bringen.

MERKE

Biopsiert werden kann der N. peroneus superficialis oder der N. suralis. Zur Muskelbiopsie eignet sich jeder benachbarte Muskel.

Nach der Biopsie findet sich im Versorgungsgebiet der biopsierten Nerven ein Sensibilitätsausfall. Viele Patienten klagen auch über postoperative Schmerzen und Dysästhesien.

Hautbiopsien und die Darstellung der kutanen Innervation können bei der Diagnose sensibler (sog. „small fiber“ Neuropathien) und autonomer Neuropathien hilfreich sein. Hautbiopsien haben zwar weniger Nebenwirkungen als Nervenbiopsien und können wiederholt werden, sind aber nicht sehr gut geeignet, um die spezifischen Ursachen einer Neuropathie zu bestimmen.

14.4 Lähmungen der Hirnnerven

Die Anatomie der Hirnnerven ist in ➤ Kap. 1.2 dargestellt. Dort sind auch typische Untersuchungsbefunde, Symptome und Syndrome aufgeführt. Der Schwindel und seine Differenzialdiagnosen werden in ➤ Kap. 4 besprochen, die Neuralgien der Hirnnerven in ➤ Kap. 2.6.2.

14.4.1 Periphere Lähmung des N. oculomotorius

Ätiologie

Ursachen einer Lähmung des N. oculomotorius (Hirnnerv III) können Gefäßveränderungen durch einen Diabetes mellitus (a.e. in der Folge einer Ischämie des Nervs), Druckschädigungen z.B. durch ein Hirnödem oder ein epidurales Hämatom, ein Aneurysma (z.B. der A. communicans posterior), Tumo-

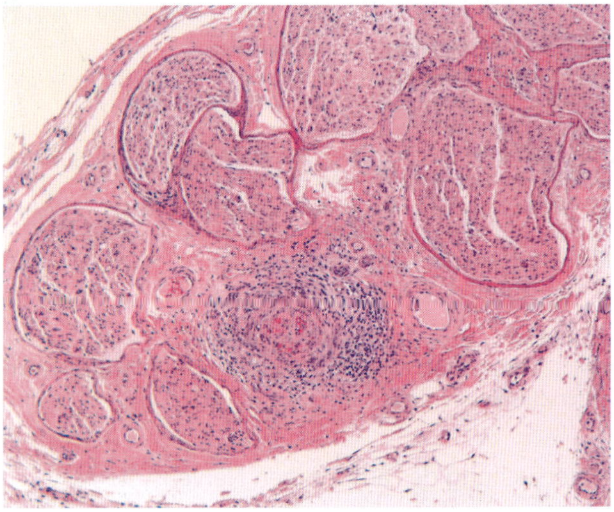

Abb. 14.7 Nervenbiopsie. HE-Färbung einer Nervenbiopsie eines Patienten mit einer Polyneuropathie im Rahmen einer Vaskulitis. Zu sehen sind mehrere Nervenfaszikel und Infiltrate entzündlicher Zellen.

ren, Thrombosen im Sinus cavernosus oder eine basale Meningitis sein.

Klinik

Der Nerv innerviert die meisten Augenmuskeln (➤ Kap. 1.2.4) und den M. levator palpebrae superioris und führt zusätzlich parasympathische Fasern für die Mm. sphincter pupillae und ciliaris. Er kann vollständig (komplette Ophthalmoplegie) oder nur teilweise gelähmt sein (äußere bzw. innere Ophthalmoplegie, ➤ Kap. 1.2.4). Bei einer Ophthalmoplegia interna fallen eine Mydriasis (weite, lichtstarre Pupille durch Ausfall des M. sphincter pupillae) und eine Akkommodationsstörung auf (Ausfall des M. ciliaris). Sind bei einer Ophthalmoplegia externa alle vom N. oculomotorius innervierten Augenmuskeln gleichermaßen stark betroffen, weicht das Auge nach außen und unten ab. Durch die Abweichung der Sehachsen entstehen Doppelbilder, die am stärksten ausgeprägt sind, wenn der Patient nach oben-innen schaut. Eine Parese des M. levator palpebrae superioris führt zur Ptose.

MERKE
Druckschäden führen meist zu Augenmuskelparesen und Pupillenstörung. Ischämische Läsionen lassen häufig die Pupillomotorik intakt.

14.4.2 Periphere Lähmung des N. trochlearis

Ätiologie

Der N. trochlearis (Hirnnerv IV) ist besonders häufig bei einem Schädel-Hirn-Trauma (beidseitig durch das entstehende Hirnödem, das die Nerven am Tentoriumrand komprimiert), vaskulär bedingt (z.B. Diabetes mellitus) und bei Tumoren der hinteren Schädelgrube betroffen.

Klinik und Diagnostik

Der N. trochlearis innerviert den M. obliquus superior. Das betroffene Auge steht höher als das gesunde, wenn der Kopf in der Mittelstellung gehalten wird, und weicht bei einer Kopfneigung auf die kranke Seite u.U. noch weiter nach oben ab (Bielschowsky-Phänomen), was dann zu vertikalen Doppelbildern führt. Kompensatorisch neigt (und dreht) der Patient den Kopf zur gesunden Seite.

14.4.3 Periphere Lähmung des N. abducens

Ätiologie

Von allen Hirnnerven, die Augenmuskeln innervieren, ist der N. abducens (Hirnnerv VI) am häufigsten von einer Lähmung betroffen. Er liegt über eine längere Strecke der Schädelbasis an und kann dort bei Schädelbasisfrakturen verletzt werden. Häufige Ursachen einer Lähmung sind Gefäßveränderungen, z.B. bei Diabetes mellitus, Tumoren oder eine Hirndrucksteigerung (mit Verlagerung des Hirnstamms nach kaudal).

Klinik und Diagnostik

Der N. abducens innerviert den M. rectus lateralis. Fällt dieser aus, überwiegt der M. rectus medialis, sodass ein Einwärtsschielen des betroffenen Auges auffällt. Oft wird der Kopf kompensatorisch in Richtung des betroffenen Auges gedreht. Der Patient sieht horizontale Doppelbilder, deren Abstand beim Blick nach lateral zunimmt.

14.4.4 Periphere Lähmung des N. facialis

Einteilung und Ätiologie

Eine Parese des N. facialis (Hirnnerv VII) kann einseitig (Inzidenz 20–30/100.000) oder beidseitig auftreten. Einseitig ist sie in etwa 80% der Fälle idiopathisch, wobei sehr oft ein Virusinfekt vorausgeht. Beidseitige Paresen der Nn. faciales sind niemals idiopathisch. Eine symptomatische einseitige Parese des N. facialis kann eine Mastoiditis, Otitis, Parotitis oder auch basale Meningitis als Ursache haben, kommt aber auch bei einer Neuroborreliose, bei Zoster oticus, bei der MS, bei Traumen oder Tumoren vor.

Klinik

Typischerweise geht die einseitige Parese des N. facialis mit einer Gesichtsasymmetrie einher (➤ Kap. 1.2.6). Wichtig ist die Unterscheidung einer peripheren von einer zentralen Parese: Bei der peripheren Parese ist sowohl die untere als auch die obere Gesichtshälfte betroffen, also z.B. auch ein Stirnrunzeln auf der betroffenen Seite nicht möglich (➤ Abb. 14.8). Je nach

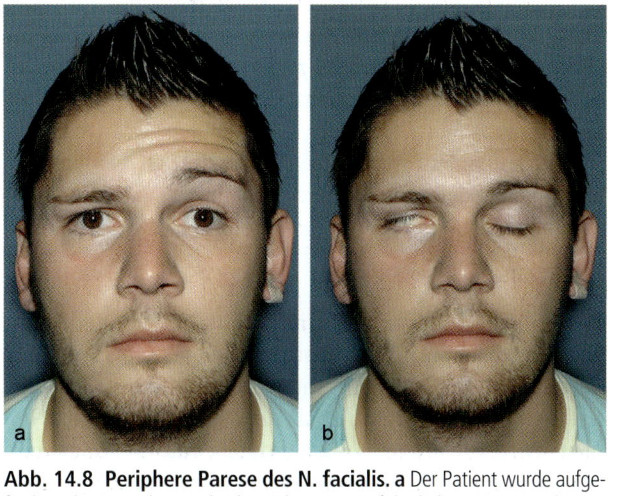

Abb. 14.8 Periphere Parese des N. facialis. a Der Patient wurde aufgefordert, die Augenbrauen hochzuziehen. Nur auf der linken Stirnseite des Patienten sind daraufhin Falten zu sehen, d.h., auf der rechten Seite ist der M. occipitofrontalis paretisch. **b** Der Patient wurde aufgefordert, beide Augen fest zu schließen. Auf seiner rechten Seite ist ihm dies nicht möglich, der Augenbulbus dreht sich nach oben, das Weiß der Sklera ist sichtbar (Bell-Phänomen). [5]

Ort der Schädigung sind verschiedene Begleitsymptome möglich (➤ Kap. 1.2.6).

Diagnostik

Die klinische Untersuchung umfasst die Prüfung verschiedener vom N. facialis innervierter Muskeln (➤ Tab. 1.6). Darüber hinaus kann der Geschmack getestet (Beteiligung der Chorda tympani) bzw. ein Schirmer-Test durchgeführt werden (Nachweis einer Tränensekretionsstörung). Prozesse im Kleinhirnbrückenwinkel werden mit der MRT ausgeschlossen, mithilfe einer Liquoranalyse ist der Ausschluss bzw. der Nachweis z.B. einer Neuroborreliose möglich.

Therapie und Prognose

Die idiopathische periphere Parese des N. facialis wird mit Glukokortikoiden behandelt. Bei nachgewiesenem Zoster oticus sind Virostatika indiziert. Ein inkompletter Lidschluss erfordert oft eine symptomatische Therapie mit künstlichen Tränen und Augensalbe.

Solange die Parese inkomplett ist, ist die Prognose gut und eine vollständige Rückbildung in über 80% der Fälle zu erwarten. Im Fall einer vollständigen Parese ist die Wahrscheinlichkeit der Restitutio ad integrum deutlich kleiner, je länger die Parese anhält.

14.4.5 Periphere Lähmung des N. accessorius

Der N. accessorius (Hirnnerv XI) versorgt die Mm. sternocleidomastoideus und trapezius.

Ätiologie

Der N. accessorius (Hirnnerv XI) kann extrakraniell z.B. durch ein Trauma oder eine Druckläsion geschädigt werden. Zu den extrakraniellen Schädigungen zählen aber auch iatrogene Läsionen, z.B. bei einer Karotisdissektion, bei Lymphknotenbiopsien im seitlichen Halsdreieck oder bei der Neck-Dissection (Ausräumung der Lymphknoten des Halses, z.B. bei Pharynxkarzinomen oder Tumoren der Mundhöhle).

Klinik und Diagnostik

Die klinische Untersuchung umfasst die Prüfung der beiden vom N. accessorius innervierten Muskeln (➤ Kap. 1.2.10). Die Drehung des Kopfes zur Gegenseite ist geschwächt, die Schulter hängt deutlich herab, die Schulterkontur ist deutlich asymmetrisch, der Arm kann seitlich nicht über die Horizontale angehoben werden, die Atrophie beider Muskeln kann u.U. deutlich sichtbar sein. Das genaue diagnostische Vorgehen hängt von der anamnestisch in Erfahrung zu bringenden wahrscheinlichsten Schädigung ab. Elektromyografisch kann die periphere Läsion des Nervs nachgewiesen werden. Sie ermöglicht u.U. auch eine prognostische Aussage durch die Beurteilung von Reinnervationszeichen.

Therapie

Bei iatrogener Schädigung des Nervs sind die operative Rekonstruktion und Nervennaht indiziert, die allerdings so früh wie möglich durchgeführt werden sollten.

14.5 Nervenwurzelläsionen

Klinik und Diagnostik

Symptome Typisch sind Rückenschmerzen, die oft ins betroffene Dermatom ausstrahlen, sensible Ausfälle im Dermatom der lädierten Nervenwurzel und Paresen in den Muskeln, die durch die geschädigte Nervenwurzel versorgt werden. Bei der Zuordnung der Segmente zu den Wirbelkörpern ist zu berücksichtigen, dass es 8 zervikale Nervenwurzeln gibt, aber nur 7 zervikale Wirbelkörper (➤ Abb. 14.9). Die C1-Wurzel tritt über dem ersten zervikalen Wirbelkörper aus, die C8-Wurzel jedoch *unter* dem Wirbelkörper HWK7. Weiter nach kaudal treten die Wurzeln dann jeweils unter dem zugehörigen Wirbelkörper aus, d.h. die Th1-Wurzel unter dem 1. thorakalen Wirbelkörper, die Th2-Wurzel unter dem 2. thorakalen Wirbelkörper usw.

Nicht jeder ausstrahlende Rückenschmerz wird jedoch durch eine Wurzelläsion hervorgerufen und bei den Paresen ist zu berücksichtigen, dass – obwohl es Kennmuskeln für Nervenwurzeln gibt – die meisten Muskeln Nervenfasern von mehr als einer Nervenwurzel erhalten. Zusätzliche Hilfe bei der Lokalisation von Nervenwurzelläsionen kommt von der Abschwächung bzw. dem Ausfall der Muskeleigenreflexe (s.a. ➤ Tab. 1.17). Zervikale Radikulopathien sind aus anatomischen Gründen häufig von Symptomen begleitet, die durch Schädigung des Myelons hervorgerufen werden.

FALLBEISPIEL

Zervikaler Bandscheibenvorfall

Eine 67-jährige rüstige rechtshändige Patientin klagt seit Jahren über Nackenschmerzen mit Ausstrahlung in den rechten Arm. Seit dem letzten Monat war ihr eine Taubheit in der Hand aufgefallen und dass ihr häufiger Gegenstände aus der Hand gefallen seien.

Bei der Untersuchung ist die Beweglichkeit der Halswirbelsäule eingeschränkt. An den Fingern IV und V, der ulnaren Handhälfte und ulnar proximal des Handgelenks ist eine Hypästhesie nachweisbar. Die Kraft der kleine Handmuskeln ist rechts schwächer als links. Außerdem ist das Babinski-Zeichen positiv. Eine MRT der Halswirbelsäule zeigt einen lateralen Bandscheibenvorfall HWK7/BWK1 rechts. In der Neurografie (N. medianus und N. ulnaris) findet sich ein Normalbefund. Bei der Messung der sensiblen Leitungszeiten hingegen sind die motorischen Amplituden leicht herabgesetzt. Die Elektromyografie zeigt akut und chronisch neurogene Schädigungszeichen in den kleinen Handmuskeln.

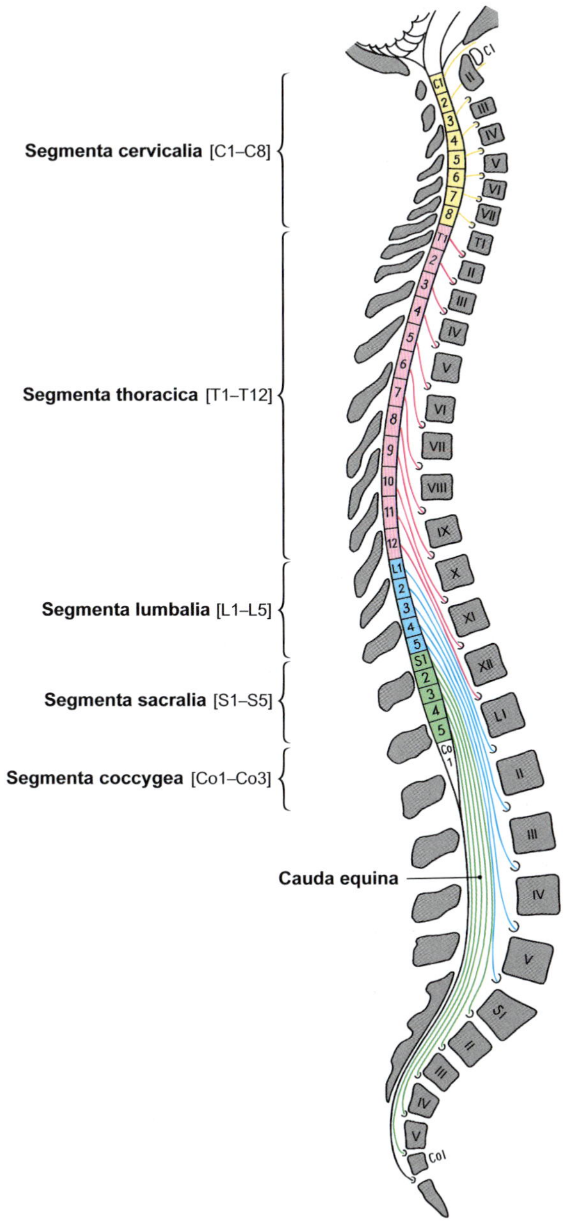

Abb. 14.9 Lage des Rückenmarks im Wirbelkanal. Topografische Beziehung der Rückenmarkssegmente zu den Wirbelsäulensegmenten. [5]

Diagnostik Elektrophysiologie (EMG der Kennmuskeln) und Bildgebung (MRT) sind der Goldstandard zur Lokalisation der Nervenwurzelläsion. Besteht aufgrund der Anamnese der Verdacht auf eine infektiöse Ursache, sollte eine Lumbalpunktion durchgeführt werden.

Differenzialdiagnose Die Wurzelläsionen sind immer von der Läsion eines (oder mehrerer) peripherer Nerven abzugrenzen (➤ Tab. 14.2). Rückenschmerzen sind dabei in der Regel ein verlässlicher Hinweis auf ein radikuläres Syndrom.

Tab. 14.2 Differenzialdiagnosen von Wurzelläsionen.

Wurzel	Läsion eines peripheren Nervs	Unterscheidungsmöglichkeiten
C5	N. axillaris	• Läsion der Nervenwurzel C5 → Parese mehrerer Muskeln • Läsion des N. axillaris → Parese nur des M. deltoideus
C6	N. radialis	• Läsion der Nervenwurzel C6 → Verminderung des Bizepssehnenreflexes • autochthone Hypästhesie bei N.-radialis-Läsion in der Tabatière (➤ Abb. 14.11)
C7	N. medianus	Läsion der Nervenwurzel C7 → Trizepsreflex abgeschwächt und Parese des M. triceps
C8	N. ulnaris	• Läsion des N. ulnaris → Hypästhesie beschränkt sich auf die Hand (➤ Abb. 14.14) • Läsion der Nervenwurzel C8 → Hypästhesie bezieht Unterarm ein (➤ Abb. 14.4), häufig Parese der gesamten kleinen Handmuskulatur
L4	N. femoralis	Läsion der Nervenwurzel L4 → häufig Adduktoren mit beeinträchtigt
L5	N. peroneus	• Läsion der Nervenwurzel L5 → Inversion des Fußes beeinträchtigt • Läsion der Nervenwurzel L5 → Inversion des Fußes beeinträchtigt • weitere Unterscheidung über Elektromyografie proximaler L5-innervierter Muskeln (M. gluteus medius)
S1	N. tibialis	• unterschiedliche Dermatome (➤ Abb. 14.4, ➤ Abb. 14.17) • Läsion des N. tibialis → Inversion des Fußes beeinträchtigt

Auf den Punkt gebracht

Cauda-equina-Syndrom

Läsionen der im lumbosakralen Spinalkanal verlaufenden Cauda equina verursachen das Cauda-equina-Syndrom. Die Symptomatik hängt von der Höhe der Läsion ab. Nicht selten kommt es zu Blasen-Mastdarm-Störungen und zur Sensibilitätsstörung sämtlicher sakraler Wurzeln. Bei Verdacht auf eine Läsion der Cauda equina müssen also die sakralen Dermatome, der Analtonus und der Kremasterreflex untersucht werden. Ein kompressives Cauda-equina-Syndrom ist eine dringliche Operationsindikation.

Therapie

Infektiöse Radikulopathien werden mit antiviralen bzw. antibakteriellen Medikamenten systemisch behandelt (➤ Kap. 6.3). Nervenscheidentumoren sind benigne und werden in der Regel nur operiert, wenn sie klare radikuläre Ausfälle verursachen. Metastasen behandelt man im Rahmen eines onkologischen Gesamtkonzepts. Bei Wurzelläsionen durch Bandscheibenvorfälle und knöcherne Veränderungen kann ein konservativer Behandlungsversuch durchgeführt werden, solange keine relevante Parese vorliegt (> Kap. 16.3.2). Die konservative Therapie beinhaltet die Analgesie, Myotonolyse, Antiphlogistika (> Kap. 16.3.1) und nach Abklingen der akuten Phase Physiotherapie.

Ätiopathogenese

Jede Raumforderung im Verlauf der Nervenwurzel kann die Wurzel schädigen. Auch im Rahmen einer Infektion mit Varizella-Zoster-Virus oder einer Borreliose kann die Wurzel betroffen sein. Häufigste Ursachen sind jedoch Bandscheibenvorfälle (> Kap. 16.2) und knöcherne Veränderungen (degenerativ oder nach Traumen). Ein lateraler Bandscheibenvorfall zwischen LWK 4/5 trifft in der Regel die Wurzel L4, ein medialer Bandscheibenvorfall meist mehr die distale Wurzel L5 (> Abb. 14.10). Eine Seltenheit sind dagegen Tumoren als Ursache der Nervenwurzelläsion, insbesondere Metastasen oder Nervenscheidentumoren (Neurofibrome oder Schwannome).

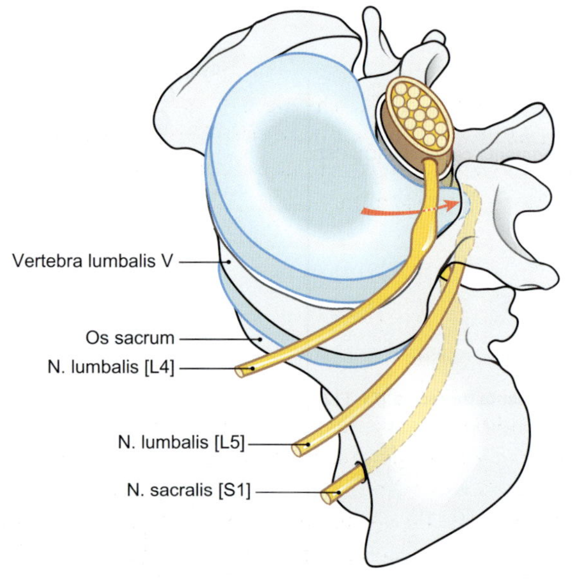

Abb. 14.10 Mediolateraler Bandscheibenvorfall in Höhe des 4./5. Lendenwirbelkörpers. Die über dem 5. Lendenwirbelkörper austretende Wurzel L4 bleibt unbehelligt, die Wurzel L5 wird durch den Bandscheibenvorfall komprimiert. [5]

14.6 Läsionen des Plexus cervicobrachialis

Plexusläsionen sind am Plexus cervicobrachialis wesentlich häufiger als am Plexus lumbosacralis.

Ätiologie

Häufige Ursache einer Plexusläsion sind Motorradunfälle. Weitere mögliche Ursachen sind:
- Zugverletzung durch falsche Lagerung während Operationen
- Verletzung durch Tragen eines schweren Rucksacks
- Läsion durch Lungenkarzinome (Pancoast-Tumor)
- Bestrahlung (Symptomatik mit Verzögerung nach Bestrahlung)
- die vermutlich entzündlich-neuralgische Schulteramyotrophie
- die autosomal-dominant vererbte neuralgische Schulteramyotrophie.

Beide Formen der Schulteramyotrophie gehen mit Schmerzen einher und sind meist selbstlimitierend. Rezidive können auftreten, insbesondere bei der hereditären Form.

Zur Vertiefung

Syndrom der oberen Thoraxapertur

Eine untere Armplexusläsion kann beim Syndrom der oberen Thoraxapertur entstehen: Eine Halsrippe, eine Hypertrophie oder der anomale Ansatz der Mm. scaleni oder eine relative Enge zwischen Klavikula und oberer Rippe führen zur Kompression des Gefäß-Nerven-Bündels, das durch diese Engen zieht. Therapeutisch ist in ausgeprägten Fällen eine operative Beseitigung der Enge zu erwägen.

Klinik und Diagnostik

Meist ist der Plexus brachialis nicht vollständig geschädigt und der Kliniker muss herausfinden, welche Teile des Plexus wie betroffen sind. Grob werden eine obere und eine untere Armplexusläsion unterschieden:
- **Obere Armplexusläsion:** Nervenfasern, die indirekt aus den Wurzeln C5–C6 hervorgehen, sind betroffen. Es entstehen sensible Störungen in den Segmenten C5 und C6 und Paresen der Schulterabduktion, -außenrotation, Oberarmbeugung und partiell der Dorsalextension der Hand.
- **Untere Armplexusläsion:** Nervenfasern aus den Wurzeln C8–Th1 sind betroffen. Die Sensibilitätsstörungen sind typischerweise ulnar am Unterarm und am 4. und 5. Finger lokalisiert. Die Muskulatur des Daumen- und Kleinfingerballens ist paretisch.

Bei mechanischen Verletzungen des Plexus cervicobrachialis kommt es auch zu Nervenwurzelläsionen bis hin zu Nervenausrissen. Es ist wichtig, diese klinisch (Horner-Syndrom oder Pyramidenbahnzeichen), ggf. mittels EMG (der Muskeln, die durch Äste aus den Nervenwurzeln versorgt werden – Mm. serratus anterior, rhomboidei) und MRT zu diagnostizieren, da dies therapeutisch relevant ist.

Therapie

Die Therapie der Armplexusläsion ist symptomatisch. Bei traumatischen Schädigungen kann ein operatives Vorgehen indiziert sein.

14.7 Läsionen einzelner peripherer Nerven

Läsionen peripherer Nerven, wie z.B. das Karpaltunnelsyndrom, sind relativ häufig. Um den Ort ihrer Läsion diagnostizieren zu können, muss man den anatomischen Verlauf der peripheren Nerven kennen.

14.7.1 Nervus radialis

Anatomie

Der N. radialis (3 in ➤ Abb. 14.11) entspringt dem Fasciculus posterior des Plexus brachialis. Am Oberarm innerviert er den M. triceps, bevor er sich an den Humerus anlegt. Kurz über dem Ellenbogen – am Ende seines Weges um den Humerus – gibt er den N. cutaneus antebrachii posterior und Äste zum M. brachioradialis und M. extensor carpi radialis ab. In der distalen Ellenbeuge teilt er sich in einen oberflächlichen Ast, den R. superficialis n. radialis, der sensibel das Hautareal der Tabatière versorgt, und einen tiefen, rein motorischen Ast, den R. profundus n. radialis mit seinem Endast (N. interosseus posterior), der im Wesentlichen die Extensoren im Unterarm versorgt.

Ätiologie und Klinik

In der Axilla kann der Nerv z.B. durch den Druck einer Achselstütze geschädigt werden, der M. triceps ist dann mitbetroffen und die Armstreckung dadurch paretisch. Durch die Parese der vom N. radialis versorgten distaleren Muskulatur sind die Handextensoren und Fingerstrecker beeinträchtigt, was zum typischen Bild der Fallhand (➤ Abb. 14.11d) und der Fallfinger führt. Im Verlauf um den Humerus wird der Nerv geschädigt, wenn z.B. im Schlaf oder im Alkoholrausch Druck auf die Oberarmmitte ausgeübt wird – oder bei einer Oberarmschaftfraktur. Der M. triceps und damit die Armstreckung sind in diesen Fällen nicht betroffen, die Fallhand ist aber nachweisbar. Wird der R. profundus n. radialis in seinem Verlauf durch den M. supinator komprimiert, entsteht das sog. Supinatorlogensyndrom. Dabei ist die Sensibilität auf der Rückseite des Unterarms und im Spatium interosseum erhalten, aber die Fingerstreckung ist paretisch (Fallfinger).

Therapie und Prognose

Die Prognose bei Drucklähmungen ist meist günstig und man kann therapeutisch die Reinnervation abwarten. Das bedeutet eine konservative Behandlung bis zu 6 Monaten. Bei Oberarmschaftbrüchen allerdings, bei denen der Nerv häufig geschädigt ist, muss ggf. operiert werden.

MERKE
Läsion des N. radialis: Fallhand.

14.7.2 Nervus axillaris

Anatomie

Der N. axillaris entspringt ebenfalls dem posteriorem Anteil des Plexus brachialis. Er verläuft oberhalb des M. teres major und um das Collum chirurgicum (2 in ➤ Abb. 14.11), versorgt den M. deltoideus und den M. teres minor und sendet einen Hautast (N. cutaneus brachii lateralis superior, ➤ Abb. 14.11b) in die seitliche Schulterregion.

Ätiologie und Klinik

Der N. axillaris ist häufig bei Schulterverletzungen lädiert und meist mitbetroffen bei der neuralgischen Schulteramyotrophie. In der Folge kann der Arm nicht in der Schulter angehoben werden. Im Hautareal über dem M. deltoideus ist eine Hypästhesie nachzuweisen.

Therapie und Prognose

Die Prognose ist meist gut und man kann 3–4 Monate abwarten.

14.7.3 Nervus medianus

Anatomie

Am Oberarm läuft der N. medianus parallel zur A. brachialis. Er versorgt im Wesentlichen die Flexoren und Pronatoren des Unterarms sowie in der Hand die Thenarmuskulatur und die 1. und 2. Lumbrikalmuskeln. Unterhalb des Ellenbogens spaltet sich vom Hauptast der N. interosseus antebrachii anterior ab (➤ Abb. 14.12a), der die Mm. flexor pollicis longus, flexor digitorum profundus (lateral) und pronator quadratus versorgt. Am Handgelenk zieht der N. medianus volar durch den Karpaltunnel.

Ätiologie und Klinik

Auch der N. medianus kann durch Achselstützen in der Axilla geschädigt werden. Hauptläsionsort ist jedoch der Karpaltunnel. Am zweithäufigsten kommt es zur Schädigung des N. interosseus antebrachii anterior bei Frakturen des Unterarms mit Paresen der oben erwähnten Muskeln. Das typische Bild der Läsion des N. medianus ist die Schwurhand beim Versuch, eine Faust zu machen (➤ Abb. 14.12c). Die Schwäche der Daumenabduktion wird beim sog. Flaschenzeichen deutlich (➤ Abb. 14.13). Läsionen über dem Ellenbogen beeinträchtigen die Pronation und Handgelenksflexion.

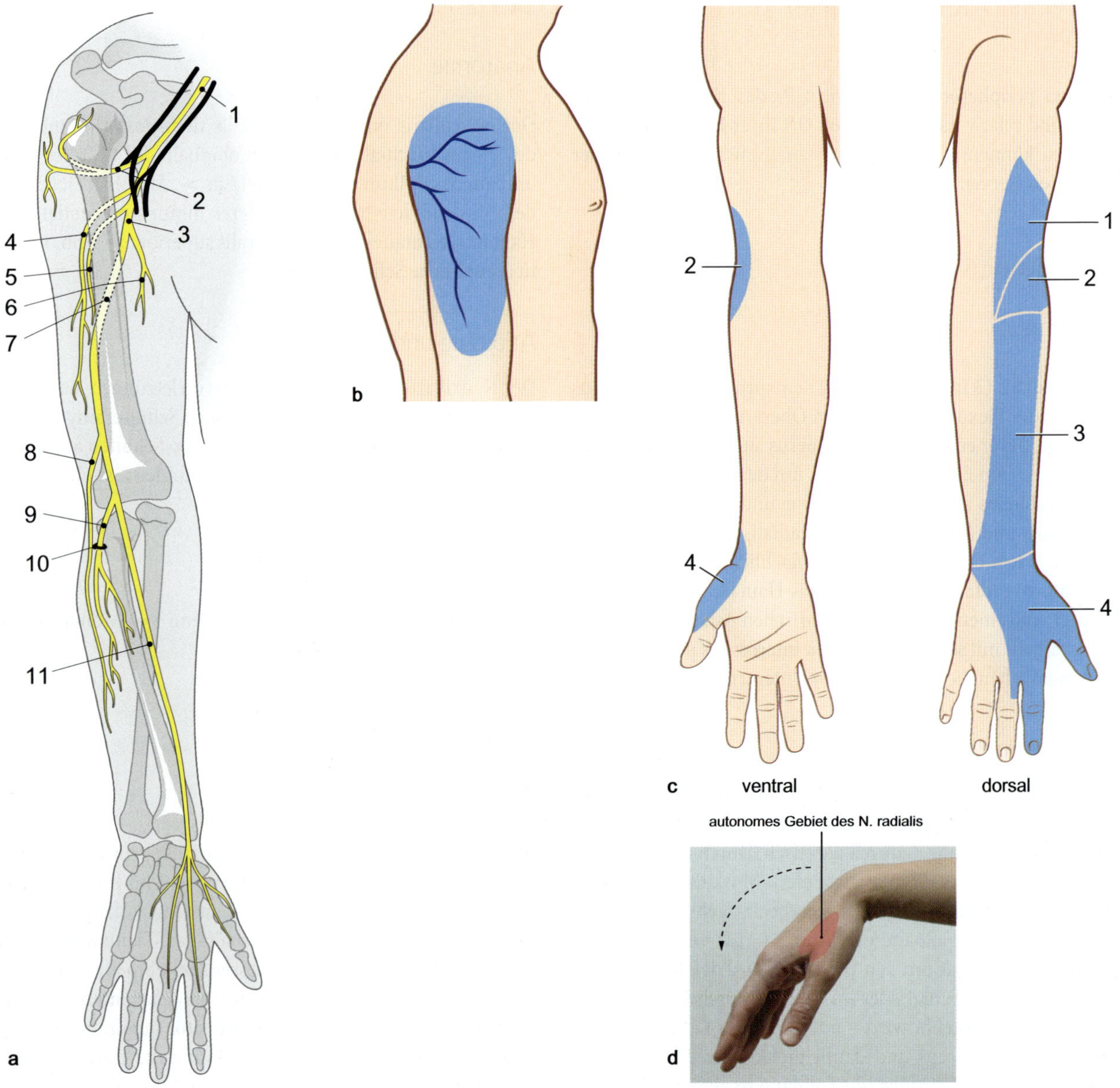

Abb. 14.11 Nerven des Fasciculus posterior (N. axillaris und N. radialis). a Verlauf (Ansicht von ventral, Unterarm in Pronationsstellung); 1 = Fasciculus posterior, 2 = N. axillaris mit Verlauf um das Collum chirurgicum des Humerus, Durchtritt durch die laterale Achsellücke und Aufteilung in einen motorischen und einen sensiblen Ast. 3 = N. radialis, 4 = N. cutaneus brachii lateralis inferior, 5 = N. cutaneus brachii posterior, 6 = motorische Äste zum M. triceps brachii, 7 = Verlauf des Nervs im Sulcus n. radialis, 8 = N. cutaneus antebrachii posterior, 9 = R. profundus (rein motorisch) mit 10 Durchtritt durch den M. supinator, 11 = R. superficialis (rein sensibel). [8] **b** Sensibles Innervationsgebiet des N. axillaris (Lateralansicht des Arms). [8] **c** Sensibles Innervationsgebiet des N. radialis; 1 = N. cutaneus brachii lateralis inferior, 2 = N. cutaneus brachii posterior, 3 = N. cutaneus antebrachii posterior, 4 = terminale Hautäste aus dem R. superficialis des N. radialis. [8] **d** Fallhand bei proximaler Läsion des N. radialis. [5]

Auf den Punkt gebracht

Karpaltunnelsyndrom

- Bedeutung: häufigstes Nervenkompressionssyndrom
- Ursachen: häufig im Rahmen von Polyneuropathien, sonst bei tuberkulöser Tendosynovitis, rheumatoider Arthritis, Myxödem, Akromegalie, Osteoarthritis im Handgelenk, Amyloidose und Hämodialyse; häufig während der Schwangerschaft
- Klinik: Paresen und Atrophie der Thenarmuskulatur, Sensibilitätsstörungen, nicht genau lokalisierte Schmerzen und Dysästhesien; nachts oft stärkere Beschwerden, die dann durch Schütteln der Hände besser werden
- Diagnostik: Auslösen der Symptome durch Überdehnung des Handgelenks (Phalen-Test) und Hochhalten des Arms
- Hauptdifferenzialdiagnose: degenerative Erkrankungen bzw. Bandscheibenvorfälle der unteren HWS
- Therapie: Behandlung der Grundkrankheit, wenn möglich; symptomatisch mit Ruhigstellung auf einer Handgelenkschiene und nichtsteroidale Antiphlogistika; häufig operative Entlastung erforderlich

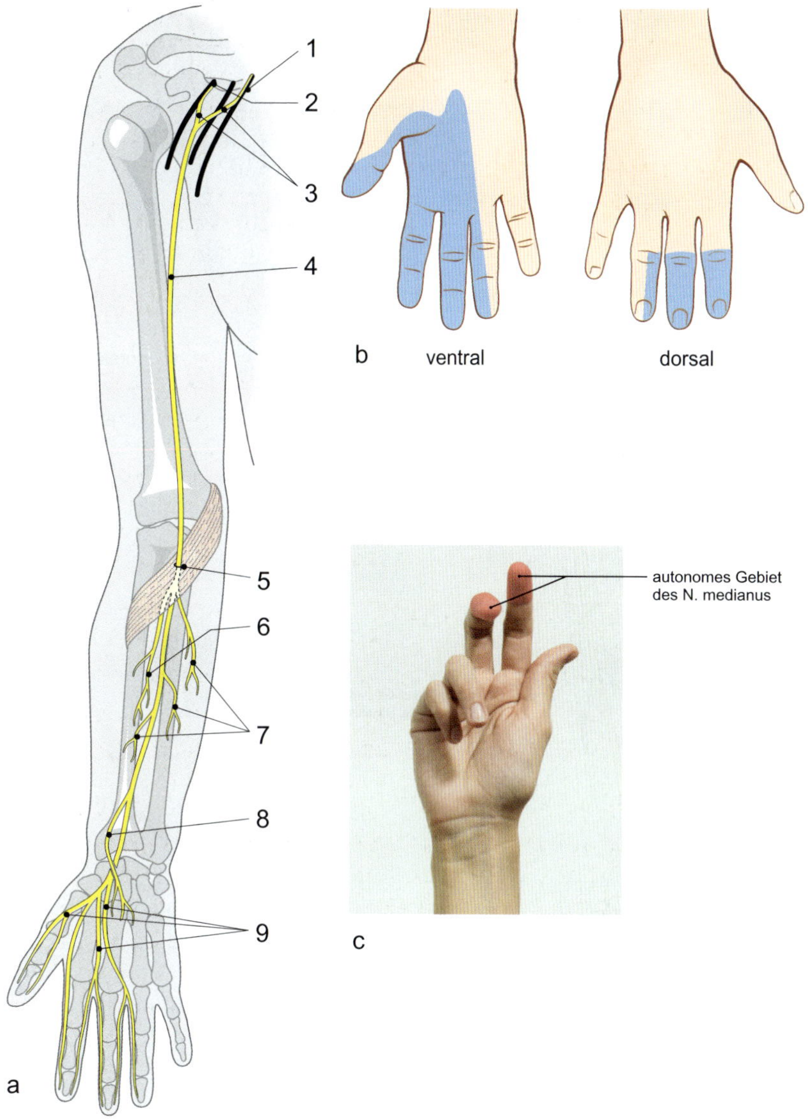

Abb. 14.12 N. medianus. a Verlauf (Ventralansicht des Arms); 1 = Fasciculus medialis, 2 = Fasciculus lateralis, 3 = Medianusschlinge, 4 = Verlauf des Nervs im Sulcus bicipitalis medialis, 5 = Durchtritt des Nervs durch den M. pronator teres, 6 = N. interosseus antebrachii anterior (mit Ästen zu den tiefen Unterarmbeugern und zum M. pronator quadratus), 7 = Äste zu den oberflächlichen Unterarmbeugern, 8 = R. palmaris n. mediani (rein sensibel), 9 = Endaufzweigung des Nervs. [8] **b** Sensibles Innervationsgebiet. [8] **c** Schwurhand bei Läsion des N. medianus beim Versuch, eine Faust zu ballen. [5]

MERKE
Beim Karpaltunnelsyndrom entsteht nicht das klinische Bild der Schwurhand bei proximalen Läsionen, weil die Nerven für die Fingerbeuger den N. medianus bereits proximal des Karpaltunnels verlassen.

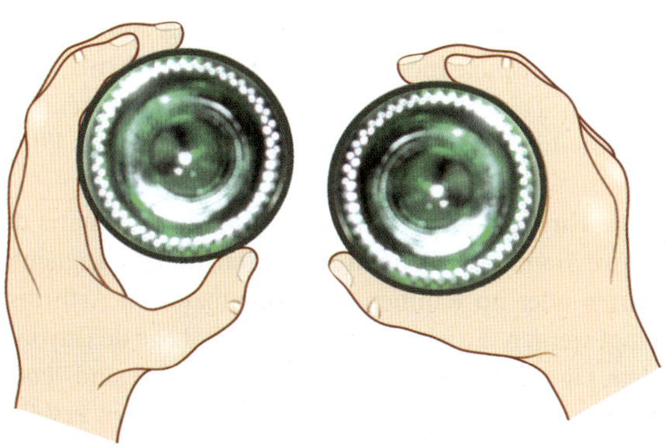

Abb. 14.13 Positives Flaschenzeichen bei einer Läsion des N. medianus links, Grund ist eine Schwäche der Daumenabduktion.

14.7.4 Nervus ulnaris

Anatomie

Der N. ulnaris gibt am Oberarm keine Äste ab, schlingt sich am Epicondylus medialis um den Ellenbogen (im Sulcus ulnaris) und gelangt unter dem M. flexor carpi ulnaris auf die ulnare Seite des Unterarms. Meist gibt er kurz vor dem Handgelenk einen sensiblen Ast für die ulnare Handhälfte ab (➤ Abb. 14.14). Kurz vor dem sog. Guyon-Kanal am Handgelenk teilt er sich in einen oberflächlichen Ast, der die Hypo-

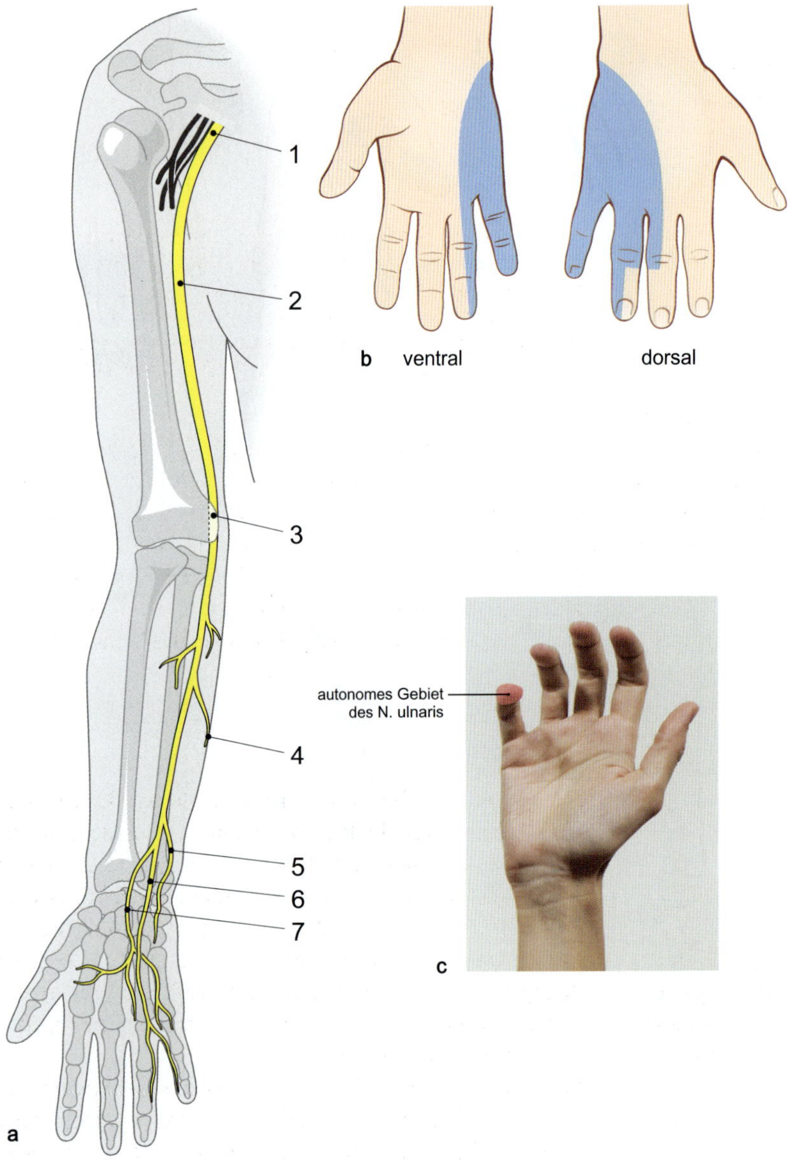

Abb. 14.14 N. ulnaris. a Verlauf (Ventralansicht des Arms); 1 = Fasciculus medialis (Ursprung des N. ulnaris), 2 = Verlauf des N. ulnaris im Sulcus bicipitalis medialis, 3 = Verlauf im Sulcus ulnaris um den Epicondylus medialis herum, 4 = R. dorsalis (rein sensibel für den Handrücken), 5 = R. palmaris (rein sensibel für den Kleinfingerballen), 6 = R. superficialis (rein sensibel), 7 = R. profundus (rein motorisch). [8] **b** Sensibles Innervationsgebiet. [8] **c** Krallenhand bei Läsion des N. ulnaris. [5]

thenarmuskulatur versorgt, und einen tiefen Ast mit Ästen für die Mm. flexor pollicis brevis und adductor pollicis. Der N. ulnaris innerviert außerdem die Handgelenksflexoren.

Ätiologie und Klinik

Läsionen des N. ulnaris sind fast genauso häufig wie die des N. medianus. Typisch sind relativ distale Paresen mit einer sog. Krallenhand und Parese der Fingerabduktoren.

MERKE

Sensible Ausfälle bei Läsion des N. ulnaris finden sich nicht proximal des Handgelenks.

Sulcus ulnaris Am häufigsten wird der N. ulnaris im Sulcus ulnaris am Epicondylus medialis geschädigt. Alles, was hier zu einer Verdickung des Nervs oder einer Verengung des Kanals führen kann, ruft diese chronische Neuropathie des N. ulnaris am Ellenbogen hervor (sog. Sulcus-ulnaris-Syndrom). Beispiele hierfür sind eine Osteoarthritis, Spätparesen nach Traumen oder eine Schädigung während einer Operation durch nicht ausreichende Polsterung des Ellenbogens.

Loge de Guyon Am Handgelenk kann der N. ulnaris durch repetitive Traumen, z.B. beim Radfahren, durch Ganglien oder Frakturen oder im Rahmen einer rheumatoiden Arthritis geschädigt werden. Er wird dabei in der sog. Loge de Guyon, unter dem Lig. carpi palmare, komprimiert. Dabei sind verschiedene Kombinationen von Schädigungen der oben erwähnten Äste möglich, meist bleibt die Sensibilität dorsal auf der Hand erhalten.

Diagnostik

Die Verlangsamung der Nervenleitgeschwindigkeit im Sulcus ulnaris lässt sich mittels Nervenleitgeschwindigkeitsmessung nachweisen. Der Ausfall des M. adductor pollicis als Zeichen für die distale Lähmung des N. ulnaris lässt sich klinisch durch den sog. Papierstreifentest nachweisen (➤ Abb. 14.15).

Die Hauptdifferenzialdiagnose einer Schädigung des N. ulnaris ist die C8-Wurzelläsion und untere Läsion des Plexus cervicobrachialis.

Therapie

Eine jeweils nur mäßig ausgeprägte Kompression in den Ulnarislogen kann konservativ behandelt werden, wobei dann die Vermeidung auslösender Bewegungen und die Ruhigstellung auf Schienen erwogen werden. Bei ausgeprägtem Befund oder fehlendem Ansprechen auf eine konservative Therapie wird der Nerv operativ entlastet.

Auf den Punkt gebracht

- Medianusläsion: Schwurhand
- Ulnarisläsion: Krallenhand
- Radialisläsion: Fallhand

14.7.5 Nervus thoracicus longus

Der N. thoracicus longus ist ein rein motorischer Ast und innerviert den M. serratus anterior. Er wird beim Tragen schwerer Lasten und manchmal bei der neuralgischen Schulteramyotrophie geschädigt. Eine Schädigung führt zur Scapula alata.

14.7.6 Nervus ischiadicus, Nervus peroneus (fibularis), Nervus tibialis

Anatomie

N. ischiadicus Der N. ischiadicus tritt durch das Foramen infrapiriforme, verläuft unter dem M. gluteus maximus und versorgt am Oberschenkel die ischiokrurale Muskulatur. Kurz über der Kniekehle, manchmal aber auch schon höher teilt er sich in den N. tibialis und N. fibularis (N. peroneus). Diese Aufteilung ist bereits sehr früh im Verlauf des N. ischiadicus angelegt, beide Nerven werden jedoch von einer gemeinsamen Bindegewebshülle umgeben.

N. tibialis Der N. tibialis verläuft in der Kniekehle nahe der A. poplitea. Er versorgt im Wesentlichen die posteriore Muskulatur der Unterschenkel und die kleine Fußmuskulatur, gibt einen Ast an den N. suralis ab und versorgt sensibel die Fußsohle.

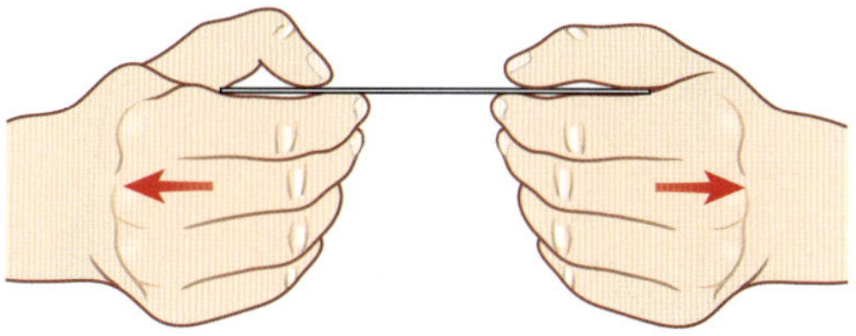

Abb. 14.15 Positives Froment-Zeichen bei Läsion des N. ulnaris links. Der Patient wird aufgefordert, das Blatt Papier zwischen Daumen und Zeigefinger festzuhalten und die Hände auseinanderzubewegen, sodass sich das Papier anspannt. Weil der linke M. adductor pollicis durch die Ulnarisläsion paretisch ist, wird kompensatorisch der vom N. medianus innervierte M. flexor pollicis longus aktiviert, wodurch das gezeigte Bild entsteht.

N. fibularis (N. peroneus) Der N. fibularis schlingt sich lateral um das Fibulaköpfchen und teilt sich danach in einen oberflächlichen und einen tiefen Ast. Der oberflächliche Ast versorgt die Mm. peronei und versorgt sensibel den Fußrücken. Der tiefe Ast versorgt die Mm. tibialis anterior, extensor digitorum longus und brevis und extensor hallucis longus und sensibel die Region zwischen Großzehe und zweiter Zehe (➤ Abb. 14.16).

Ätiologie und Klinik

N. ischiadicus Der N. ischiadicus kann im Becken durch Raumforderungen, Frakturen und im M. gluteus medius durch unsachgemäße gluteale Injektionen geschädigt werden. Je nach Ausmaß der Schädigung sind die dorsale Oberschenkelmuskulatur, die gesamte Unterschenkelmuskulatur und sensibel die dorsale und laterale Unterschenkelseite betroffen. Häufig ist der fibulare Anteil stärker betroffen und die Äste zur ischiokruralen Muskulatur entspringen relativ weit proximal, sodass diese verschont bleibt.

N. tibialis Wenn der N. tibialis unter dem Retinaculum flexorum am Malleolus medialis komprimiert wird, spricht man vom Tarsaltunnelsyndrom. Es wird durch posttraumatische Veränderungen, Osteoarthritis, Tenosynovitis oder auch nur zu enge Schuhe verursacht. Klinisch stehen brennende Dysästhesien und Parästhesien der Fußsohle insbesondere beim langen Stehen und Gehen im Vordergrund. In ausgeprägten Fällen kommt es zu Sensibilitätsverlust und Paresen.

N. fibularis (N. peroneus) Eine Schädigung des N. fibularis führt zur Parese der Fuß- und Zehenheber (Fallfuß) und zur Parese der Eversion des Fußes. Dies äußert sich im Steppergang: Wegen der Schwäche der Fußheber wird das Bein übermäßig stark angehoben und der Fuß schlägt dann beim Abrollen auf den Boden auf. Durch seine oberflächliche Lage am Fibulaköpfchen ist dies einer der Hauptschädigungsorte des N. fibularis, z.B. durch schlecht angelegte Gipsverbände, langes Arbeiten in der Hocke oder falsche Lagerung von Patienten.

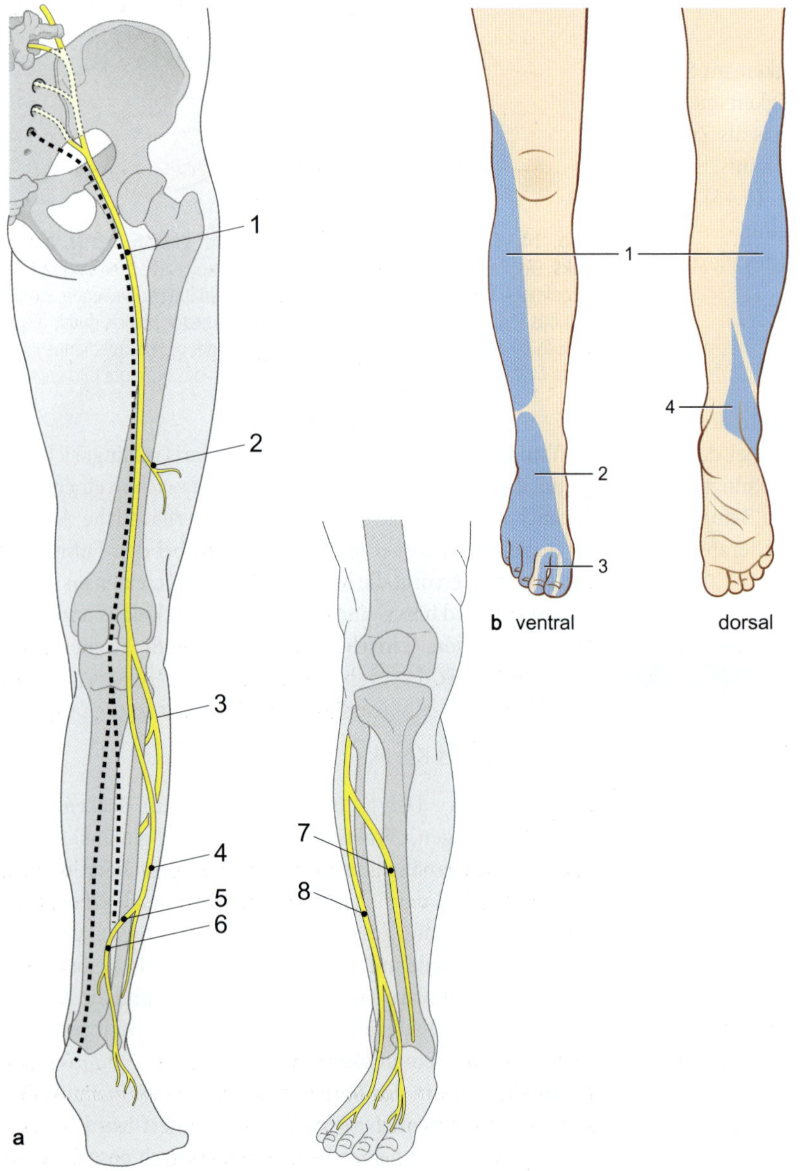

Abb. 14.16 N. fibularis (N. peroneus). a Verlauf (gestrichelte Linie = N. tibialis); 1 = N. fibularis communis am Oberschenkel (im N. ischiadicus), 2 = Ast zum Caput breve des M. biceps femoris, 3 = Verlauf des N. fibularis communis um das Fibulaköpfchen, 4 = N. cutaneus surae lateralis, 5 = R. communicans zum N. cutaneus surae medialis (geht oft auch weiter oben aus dem N. fibularis communis ab), mit dem er zusammen den 6 N. suralis bildet. 7 = N. fibularis profundus, 8 = N. fibularis superficialis. [8] **b** Sensibles Innervationsgebiet; 1 = N. cutaneus surae lateralis (aus N. fibularis communis), 2 = N. fibularis superficialis, 3 = N. fibularis profundus, 4 = N. suralis (aus N. fibularis und N. tibialis). [8]

MERKE

Sowohl bei der N.-peroneus-Läsion als auch bei der L5-Wurzelläsion sind die Fuß- und Zehenheber paretisch. Bei der N.-peroneus-Läsion fällt jedoch die Eversion aus, bei der L5-Wurzelläsion dagegen die Inversion.

Diagnostik

Dysästhesien in der Fußsohle können auch entstehen (meist etwas mehr im Vorderfuß), wenn sich an den sensiblen Ästen des N. tibialis in der Fußsohle Neurome bilden. Diese sog. Morton-Metarsalgie muss differenzialdiagnostisch vom **Tarsaltunnelsyndrom** abgegrenzt werden. Wie beim Karpaltunnelsyndrom ist die Elektrophysiologie hilfreich, weil mit ihr die fokale Verlangsamung der Nervenleitgeschwindigkeit im Tarsaltunnel nachgewiesen werden kann.

Die **Peroneusläsion** ist klinisch durch den Fallfuß und den Steppergang zu erkennen. Auch hier kann eine fokale Verlangsamung der Nervenleitgeschwindigkeit häufig gezeigt werden. In der Abgrenzung der Peroneusläsion gegen die L5-Wurzelläsion hilft ein EMG anderer L5-innervierter Muskeln.

Therapie und Prognose

Das **Tarsaltunnelsyndrom** wird operiert und der N. tibialis freigelegt. Die **Druckläsion am Fibulaköpfchen** wird konservativ behandelt, da die Prognose meist gut ist. Für die Fußheberparese kann eine Peroneusschiene verschrieben werden.

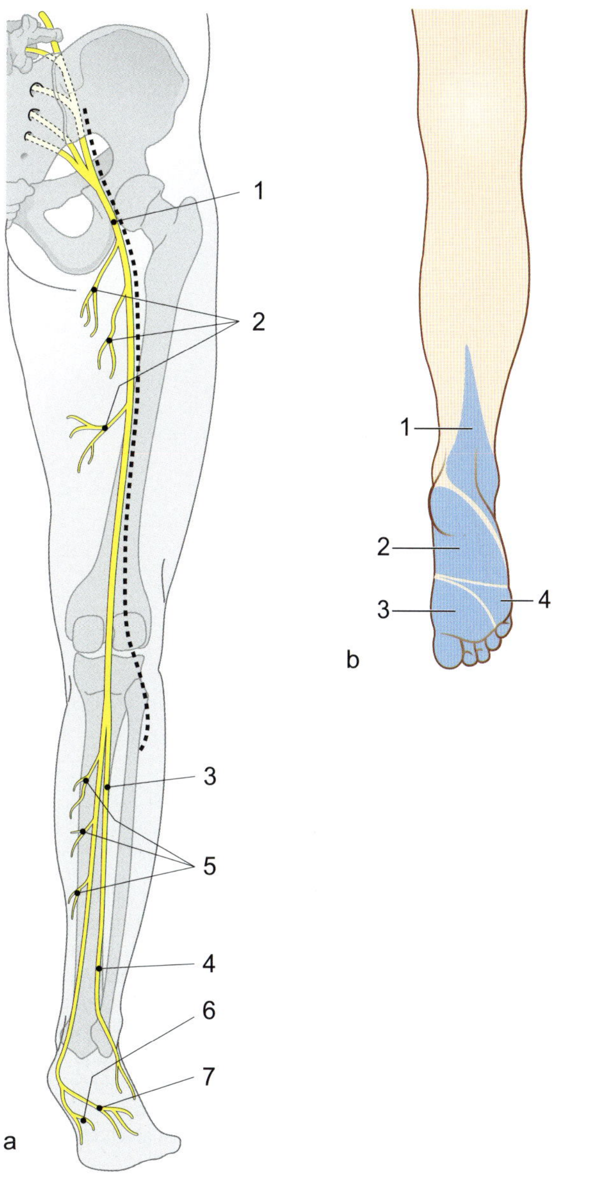

Abb. 14.17 N. tibialis. a Verlauf (gestrichelte Linie = N. fibularis); 1 = N. tibialis (im N. ischiadicus), 2 = motorische Äste zur ischiokruralen Muskulatur, 3 = N. cutaneus surae medialis, der zusammen mit dem R. communicans des N. fibularis den 4 N. suralis bildet. 5 = motorische Äste zu den oberflächlichen und tiefen Flexoren des Unterschenkels, 6 = N. plantaris medialis, 7 = N. plantaris lateralis. [8] **b** Sensibles Innervationsgebiet (Dorsalansicht des Beins); 1 = N. suralis (aus N. fibularis und N. tibialis), 2 = Rr. calcanei, 3 = N. plantaris medialis, 4 = N. plantaris lateralis. [8]

14.7.7 Nervus femoralis

Anatomie

Der N. femoralis entspringt aus den Wurzeln L2–L4, verläuft zwischen M. iliacus und M. psoas und tritt dann unter dem Leistenband durch. Motorisch versorgt er im Wesentlichen den M. iliopsoas und den M. quadriceps, sensibel die Oberschenkelvorderseite und über den Hautast, N. saphenus, die Innenseite des Unterschenkels bis zum Knöchel (➤ Abb. 14.18). Die Adduktoren werden nicht vom N. femoralis innerviert.

Ätiologie und Klinik

Psoashämatome (spontan oder nach Operation), retroperitoneale Tumoren oder selten Angiografien, die über die Leiste durchgeführt wurden, sind mögliche Ursachen für die Schädigung des Nervs. Der Hautast (N. saphenus) kann bei Operationen von Varizen geschädigt werden. Klinisch entsteht eine Parese der Kniestreckung und in geringerem Ausmaß der Hüftbeugung. Meist ist auch der Patellarsehnenreflex abgeschwächt oder ausgefallen. Im Versorgungsgebiet des N. saphenus ist eine Hypästhesie nachzuweisen.

Diagnostik

Psoashämatome oder andere Raumforderungen lassen sich mit Ultraschall oder CT bzw. MRT nachweisen. Bei der differenzialdiagnostischen Abgrenzung gegenüber einer Läsion der Wurzel L3/L4 oder einer proximalen diabetischen Amyotrophie (s.u.) ist die Neurophysiologie hilfreich: Die distal motorische Nervenleitgeschwindigkeit des N. femoralis kann gemessen werden.

Therapie

Therapeutisch müssen Raumforderungen im Becken meist operativ angegangen werden, sonst kann man konservativ behandeln.

14.7.8 Nervus cutaneus femoris lateralis

Der N. cutaneus femoris lateralis ist ein rein sensibler Nerv, der durch das Leistenband hindurchtritt und sensibel die Außenseite des Oberschenkels versorgt. Eine – meist idiopathische – Schädigung führt zu einem relativ eindeutigen Krankheitsbild (Meralgia paraesthetica): An der Außenseite des Oberschenkels entstehen eine Parästhesie und Hypästhesie, insbesondere bei Streckung und Rotation im Hüftgelenk. Therapeutisch ist in ausgeprägten Fällen eine operative Revision des Nervendurchtritts durch das Leistenband zu erwägen.

14.8 Polyneuropathien

14.8.1 Grundlagen

Einteilung

Eine Polyneuropathie ist kein definiertes Krankheitsbild, sondern zunächst nur ein Oberbegriff für eine Störung, die mehrere periphere Nerven befällt und meist eine systemische Ursache hat. Polyneuropathien können durch klinische Untersuchung und Zusatzdiagnostik nach verschiedenen Kriterien eingeteilt werden:

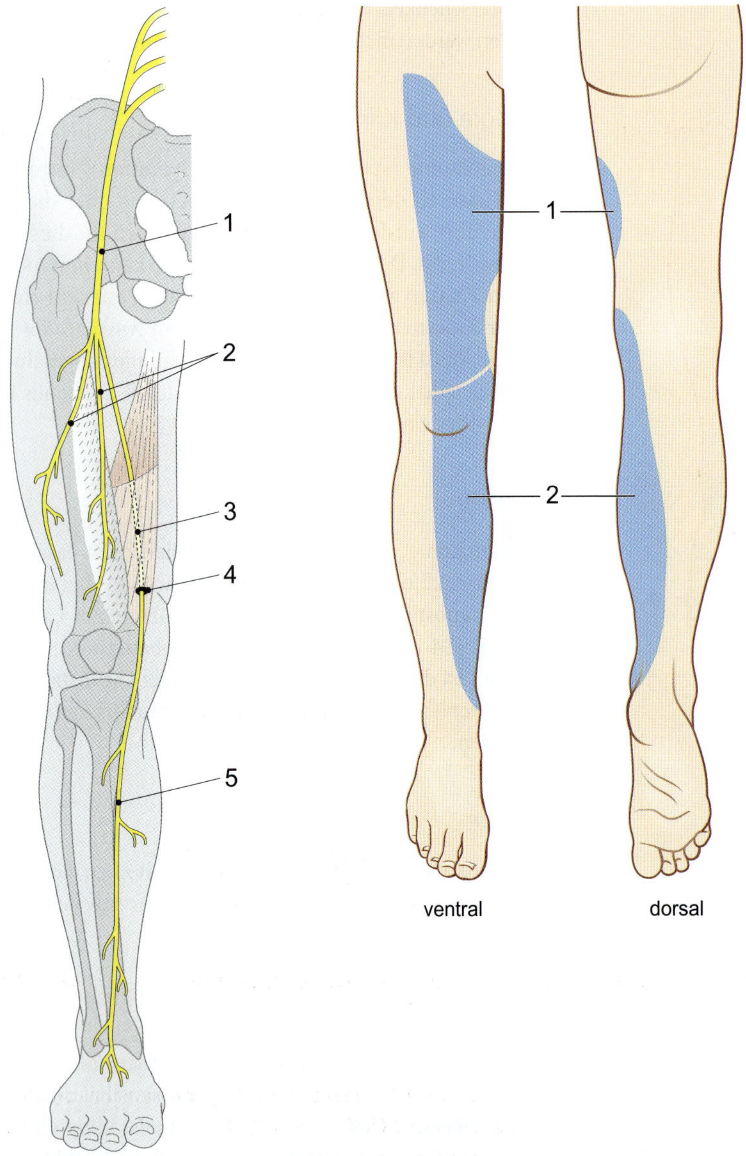

Abb. 14.18 N. femoralis. a Verlauf (Ventralansicht des Beins); 1 = Hauptstamm des N. femoralis, 2 = Abgabe von Muskelästen (Rr. musculares) und Hautästen (Rr. cutanei anteriores) am Oberschenkel, 3 = Verlauf des N. saphenus im Adduktorenkanal mit anschließendem 4 Durchtritt durch Septum intermusculare vastoadductorium, 5 = weiterer Verlauf des N. saphenus an der medialen Seite des Unterschenkels. [8] **b** Sensibles Innervationsgebiet; 1 = Rr. cutanei anteriores des N. femoralis, 2 = N. saphenus. [8]

- Mononeuropathie (nur das Versorgungsgebiet eines Nervs ist betroffen)
- Mononeuropathia multiplex (die Versorgungsgebiete mehrerer einzelner Nerven sind betroffen, ➤ Abb. 14.19)
- Polyneuropathien (keine eindeutige Zuordnung zu Einzelnerven)
- Art der Störung
  - sensible P. (➤ Abb. 14.20)
  - motorische P.
  - sensomotorische P.
  - autonome P.
- Art der Schädigung
  - axonale P.
  - demyelinisierende P.
- Verlauf
  - akute P.
  - subakute P.
  - chronische P.
- Entstehung
  - erworbene P.
  - hereditäre P. (autosomal, X-chromosomal, dominant, rezessiv)

Diese Einteilung erlaubt eine geordnete Suche nach Ursachen der Polyneuropathie (➤ Abb. 14.21). Dies ist Voraussetzung für eine etwaige kausale Behandlung.

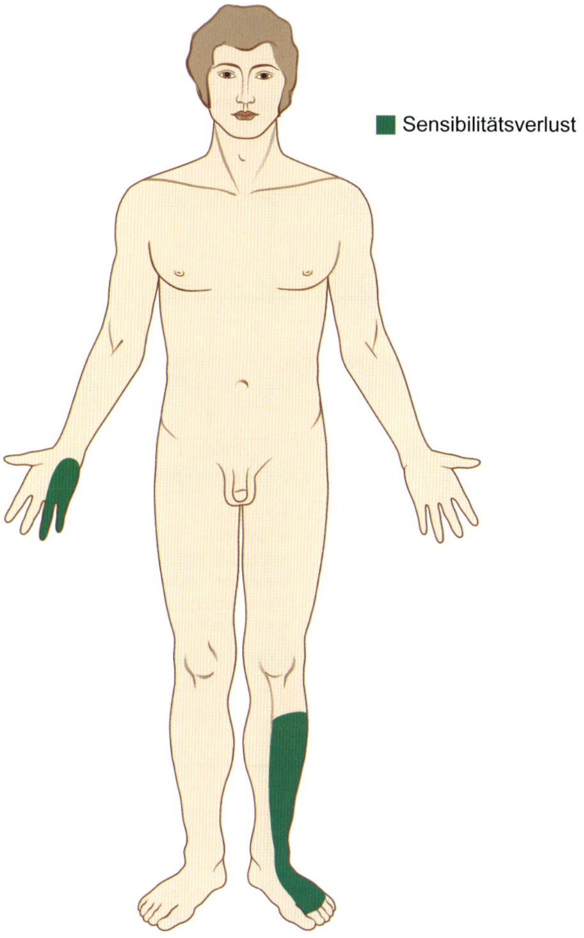

Abb. 14.19 Mononeuropathia multiplex mit möglicher Verteilung der sensiblen Symptomatik.

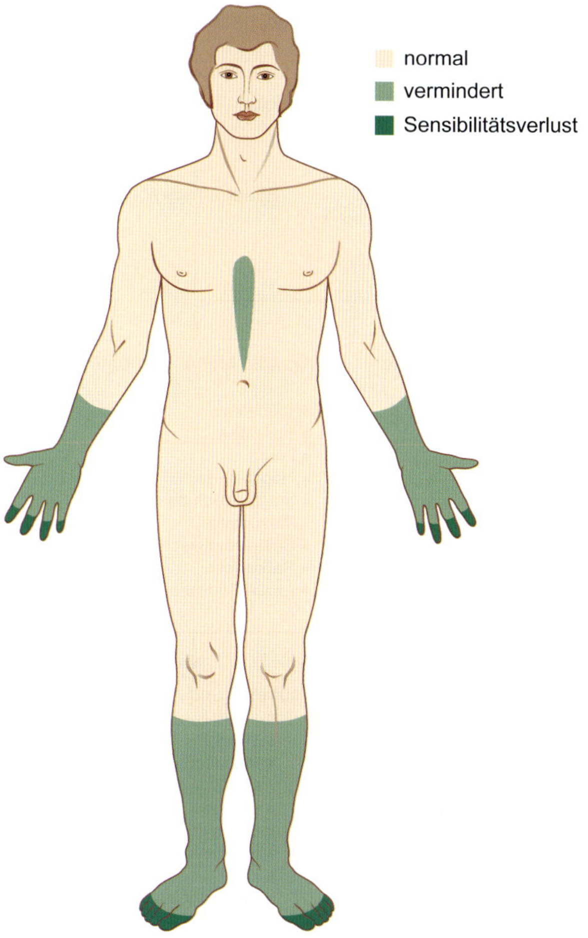

Abb. 14.20 Symmetrische Polyneuropathie mit typischer Verteilung der sensiblen Symptomatik.

Ätiologie und Zuordnung

MERKE

Am häufigsten geht eine Polyneuropathie in Europa auf den Diabetes mellitus oder eine Alkoholkrankheit (meist verursacht durch Vitaminmangel) zurück. Beide zusammen machen bereits über die Hälfte aller Polyneuropathien aus.

Eine definierte Ursache einer Polyneuropathie führt keineswegs immer zur gleichen Polyneuropathie, beim Diabetes mellitus kann es z.B. zu rein motorischen, aber auch zu rein autonomen Polyneuropathien kommen. Umgekehrt hat der gleiche Typ einer Polyneuropathie keineswegs immer die gleiche Ursache, z.B. gibt es

- rein motorische Neuropathien als Variante des Guillain-Barré-Syndroms (AMAN = akute motorische axonale Neuropathie), im Rahmen von Porphyrien, beim Diabetes mellitus, bei Borreliose, bei Intoxikation mit Blei oder Dapson und hereditär (HMN)
- sehr ähnlich sind motoneuronale Erkrankungen, bei denen das untere Motoneuron betroffen ist, z.B. bei hereditären motorischen Neuropathien (HMN) und bei der spinalen Muskelatrophie (SMA, ➤ Kap. 13.5.1)
- vorwiegend sensible Neuropathien, die sich meist in einer sensiblen Ataxie äußern, z.B. paraneoplastisch, im Rahmen eines Sjögren-Syndroms, bei Vitamin-B_6-Intoxikation, bei Vitamin-B_{12}- oder Vitamin-E-Mangel, hereditär oder als Nebenwirkung einer Cisplatin- oder Taxoltherapie
- rein autonome Neuropathien im Rahmen einer HIV-Erkrankung, bei Diabetes mellitus oder bei einer Amyloidose.

Leitsymptome

Das klassische Bild einer Polyneuropathie ist eine distal betonte, symmetrisch ausgeprägte, langsam progrediente Symptomatik. Dabei sind Plussymptome, die von den Patienten primär geschildert werden, von Negativsymptomen, die sich bei der Untersuchung ergeben, zu unterscheiden. Zu den Plussymptomen gehören z.B. Parästhesien, Schmerzen oder Muskelkrämpfe, zu den Negativsymptomen sensible Ausfälle, Störungen des Vibrationssinns (häufig ein Frühzeichen!), Paresen oder vegetative Störungen.

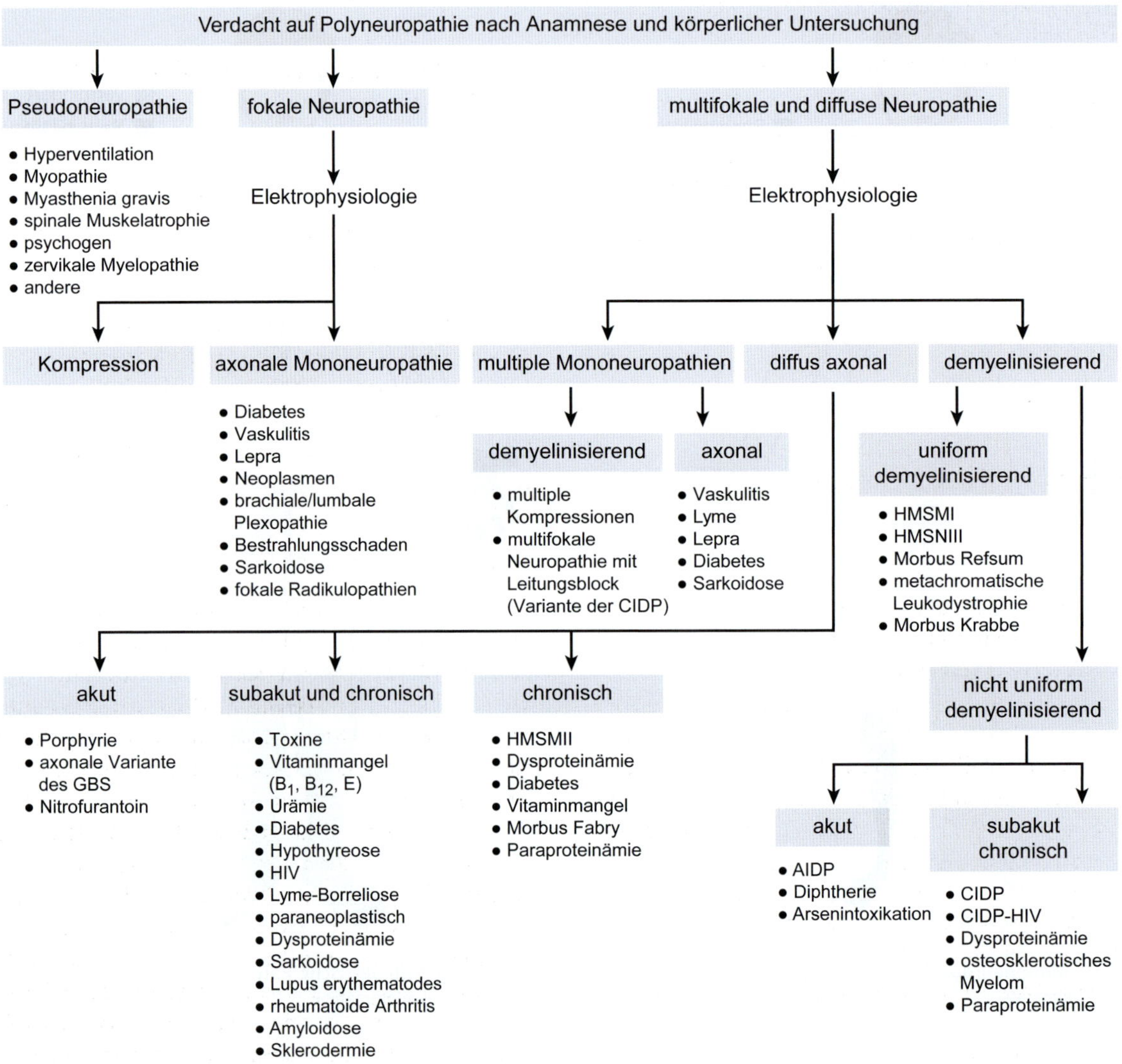

Abb. 14.21 Differenzialdiagnostisches Vorgehen bei Verdacht auf eine Polyneuropathie.

FALLBEISPIEL

Sensible Neuropathie

Ein 68-jähriger Patient stellt sich in der Neurologischen Klinik vor. Er klagt über starke Gangstörungen. Vor einem halben Jahr sei bei ihm ein kleinzelliger Lungenkrebs diagnostiziert worden, der als nicht mehr heilbar eingestuft worden sei.

Aktuell hätten seine Schwierigkeiten beim Laufen zugenommen, d.h., sein Gehen sei immer unsicherer geworden, insbesondere im Dunkeln. Die Nachbarn hätten ihn schon gefragt, ob er getrunken habe. Bei der klinischen Untersuchung sind keine Paresen nachweisbar, aber strumpf- bzw. handschuhförmige Hypästhesien an den Extremitäten und ein nahezu aufgehobener Positionssinn in Händen und Füßen. Der Gang ist deutlich ataktisch, die Zeigeversuche ergeben eine deutliche Dysmetrie. Die Elektrophysiologie zeigt nahezu normale motorische, aber fehlende sensible Reizantworten.

Kommentar Polyneuropathien im Rahmen eines paraneoplastischen Syndroms sind häufig deshalb schwer zu diagnostizieren, weil sie – wie auch im vorliegenden Fall – auftreten können, bevor die zugrunde liegende Erkrankung erkannt wird.

Therapie

Bei der Behandlung der Neuropathien steht die Grundkrankheit im Vordergrund. Bei Polyneuropathien, bei denen eine autoimmune Pathogenese eine Rolle spielt, wird immunmodulatorisch bzw. immunsuppressiv therapiert. Neben der kausalen Therapie ist die symptomatische Therapie wichtig. Sie besteht in krankengymnastischer Behandlung bei Paresen, um Kontrakturen und Muskelatrophien zu verhindern, und pharmakologischer Therapie von sensiblen Symptomen wie z.B. der Dysästhesie. Zur pharmakologischen Behandlung einer sensiblen Reizsymptomatik werden meist die Antiepileptika Pregabalin oder Gabapentin oder das trizyklische Antidepressivum Amitriptylin verwendet.

Zur Vertiefung

Behandlung der sensiblen Reizsymptomatik

Sowohl Gabapentin und Pregabalin als auch Amitriptylin müssen einschleichend dosiert werden. Amitriptylin sollte abends gegeben werden, da es müde macht. Die wenigsten Nebenwirkungen hat wahrscheinlich Pregabalin. Bei Gabapentin beginnt man mit 300 mg, die maximale Dosis ist 1.800 mg/d, verteilt auf 3 Dosen. Bei Pregabalin beginnt man mit 150 mg, die maximale Dosis ist 600 mg/d, ebenfalls verteilt auf 3 Dosen. Bei Amitriptylin beginnt man mit 25 mg abends und kann bis 75 mg steigern.

14.8.2 Krankheitsbilder

Diabetische Polyneuropathie

Klinik

Die Neuropathie im Rahmen eines Diabetes mellitus ist die wahrscheinlich häufigste Polyneuropathie. Dabei sind viele verschiedene Typen möglich, symmetrische sensible Polyneuropathien, autonome Neuropathien, Mononeuropathien, multiple Mononeuropathien oder die sog. diabetische Amyotrophie:

- Am häufigsten ist die **symmetrische sensible Polyneuropathie.** Klinisch kommt es zu strumpfförmigen Sensibilitätsstörungen an den Beinen, die zunächst kaum nachweisbar sind und allmählich stärker werden. Die Achillessehnenreflexe sind frühzeitig abgeschwächt, das Vibrationsempfinden geht ebenfalls früh verloren. Schmerzen und Parästhesien treten auf, die nächtlichen brennenden Missempfindungen werden als Burning-Feet-Syndrom bezeichnet.
- Die **diabetische Amyotrophie** ist eine proximale, ganz überwiegend motorische Radikulopolyneuropathie der Beine. Meist kommt es initial zu Schmerzen (auch in Ruhe), später zu Paresen meist mehrerer proximaler Muskeln (Mm. quadriceps, iliopsoas oder die Adduktorengruppe). Dieses Verteilungsmuster erlaubt die Differenzialdiagnose gegenüber rein radikulären Läsionen im Rahmen von Bandscheibenvorfällen oder von isolierten Läsionen des N. femoralis. Die diabetische Amyotrophie kann langsam symmetrisch oder rasch asymmetrisch auftreten.
- Die **autonome Neuropathie** im Rahmen einer Diabetes mellitus kann im Rahmen einer symmetrischen sensiblen Polyneuropathie oder isoliert auftreten. Sie kann sich verschieden äußern: Pupillenstörung (meist Verlust des Pupillenreflexes), Störung der Schweißsekretion (meist Anhidrose), Orthostase, Störung der gastrointestinalen Motilität mit Magenatonie und Diarrhö wechselnd mit Obstipation sowie Potenzstörung.

MERKE
Der Verlust der Sensibilität trägt zusammen mit der vaskulären trophischen Störung bei Diabetes mellitus zur Ausbildung des diabetischen Fußes und der diabetischen Osteoarthropathie bei.

Therapie

Die diabetische Polyneuropathie wird über die Behandlung der Grundkrankheit und symptomatisch therapiert.

Akut inflammatorische demyelinisierende Polyneuropathie (AIDP), Guillain-Barré-Syndrom (GBS)

Das Guillain-Barré-Syndrom ist ein akutes Krankheitsbild, das dramatisch verlaufen kann. Es kann erfolgreich therapiert und muss daher erkannt werden. Das GBS ist eine akute demyelinisierende, meist symmetrische Polyneuropathie, der häufig eine Infektion der oberen Luftwege oder des Magen-Darm-Trakts vorausgeht.

Klinik und Diagnostik

Meist kommt es zu distalen Parästhesien und dann rasch zu erst distalen Paresen, die sich in der Folge auf die gesamte Muskulatur ausbreiten können. Sensible Ausfälle treten gegenüber den motorischen Ausfällen in den Hintergrund. Die Atemmuskulatur kann betroffen sein, was dann eine künstliche Beatmung erfordert. Früh sind die Muskeleigenreflexe ausgefallen. Störungen des autonomen Nervensystems finden sich beim GBS ebenfalls. Sie sind die Ursache gefährlicher Herzrhythmusstörungen und von Störungen der Blutdruckregulation. Definitionsgemäß sollte nach 2–4 Wochen das Maximum der Symptome erreicht sein. Diagnostisch wegweisend ist der Liquorbefund mit erhöhtem Eiweiß und normaler oder minimal erhöhter Zellzahl. Die Neurophysiologie zeigt eine demyelinisierende Neuropathie. Eine besondere Variante ist das Miller-Fischer-Syndrom mit Ophthalmoplegie, Areflexie und Ataxie.

Therapie und Prognose

Therapeutisch wird immunmodulatorisch mit der Infusion intravenöser Immunglobuline (0,4 g/kgKG/d für 5 Tage) oder mit einer Plasmapherese (meist 5 Zyklen) behandelt. Meist ist das GBS monophasisch. In 5% der Fälle kann ein Rezidiv auftreten. Etwa 5% haben eine bleibende signifikante Behinderung.

Chronisch inflammatorische demyelinisierende Polyneuropathie (CIDP)

Eine inflammatorische demyelinisierende Polyneuropathie, die sich chronisch über mehr als 4 Wochen entwickelt, wird als CIDP bezeichnet.

Klinik und Diagnostik

Die CIDP ist meist sensomotorisch, d.h., typischerweise finden sich sensible und motorische Defizite an mehr als einer Extremität. Im Vergleich zum GBS entwickelt sich die Symptomatik langsamer. Die Muskeleigenreflexe sind abgeschwächt oder fehlen. Im Liquor ist das Eiweiß erhöht, die Zellzahl unauffällig oder allenfalls geringfügig erhöht. Der Verlauf kann polyphasisch sein.

Therapie

Die Behandlung erfolgt mit Steroiden (1,5 mg/kgKG für ca. 6–8 Wochen und dann langsam ausschleichend) oder Immunglobulininfusionen wie beim Guillain-Barré-Syndrom.

Zur Vertiefung

In dieser Gruppe der inflammatorischen Polyneuropathie gibt es noch eine Reihe seltenerer Varianten. Die wahrscheinlich häufigste ist die multifokale motorische Neuropathie mit Leitungsblock. Sie ist meist asymmetrisch, rein motorisch und neurophysiologisch gekennzeichnet durch einen Leitungsblock. Sie spricht gut auf Immunglobulininfusion wie beim Guillain-Barré-Syndrom an. Die multifokale motorische Neuropathie mit Leitungsblock ist eine wesentliche Differenzialdiagnose der Motoneuronerkrankungen.

Polyneuropathie im Rahmen einer Vaskulitis

Polyneuropathien im Rahmen von vaskulitischen Erkrankungen sind häufig Mononeuropathien vom Multiplextyp. Bei diesem Verteilungsmuster sollte unbedingt an eine Neuropathie im Rahmen einer Vaskulitis gedacht werden. Beschrieben sind solche Polyneuropathien im Rahmen einer Panarteriitis nodosa, Wegener-Granulomatose, Churg-Strauss-Syndrom, rheumatoider Arthritis, Lupus erythematodes, Sjögren-Syndrom oder Sarkoidose. Es gibt auch eine nichtsystemische, isolierte Angiitis des peripheren Nervensystems. Manchmal sind sie Hauptsymptome einer vaskulitischen Erkrankung. Die Diagnose erfolgt mittels Nachweis einer systemischen Erkrankung, Labordiagnostik spezifischer Marker und ggf. einer Nerv- oder Muskelbiopsie. Therapiert wird die Grundkrankheit.

Hereditäre Neuropathien

Hereditäre Neuropathien sind meist symmetrisch. Sie können eingeteilt werden nach Art der Schädigung (demyelinisierend, axonal), Art der Störung (motorisch, sensomotorisch, sensibel) und nach Erbgang (autosomal, X-chromosomal, dominant, rezessiv). Motorische hereditäre Neuropathien sind häufiger als sensible, demyelinisierende hereditäre Neuropathien häufiger als axonale. Demyelinisierende hereditäre Neuropathien haben eine Inzidenz von ca. 1:2.500.

HSMN, CMT

In der Klinik spricht man häufig von den hereditären sensiblen und motorischen Neuropathien (HSMN), in der Genetik dagegen öfter von den Typen nach Charcot-Marie-Tooth (CMT). Einige dieser Typen sind:

- **HSMN1 (CMT1):** Sie ist die demyelinisierende Form der HSMN und geht sehr oft (ca. 70% der hereditären demyelinisierenden Neuropathien) auf eine Duplikation des Gens für das Myelinprotein PMP22 zurück (autosomal-dominant vererbte demyelinisierende CMT1A). Am zweithäufigsten sind Punktmutationen im Connexin-32-Gen bei der gemischt demyelinisierenden/axonalen X-chromosomal vererbten CMTX und am dritthäufigsten Punkmutationen im Myelinprotein P0 bei der autosomal-dominant vererbten demyelinisierenden CMT1B. Die Patienten erkranken meist bereits im Kindesalter, die Erkrankung verläuft chronisch progredient.
- **HSMN2 (CMT2):** Bei dieser axonalen Form der HSMN sind Mutationen im Mitofusingen am häufigsten. Der Erkrankungsbeginn liegt zwischen dem 20. und 40. Lebensjahr.
- **HNPP:** Die hereditäre Neuropathie mit Neigung zu Druckläsionen („hereditary neuropathy with liability to pressure palsy") geht auf eine Deletion des PMP22-Gens zurück, die sich molekulargenetisch relativ einfach diagnostizieren lässt. Klinisch entstehen durch Bagatelltraumen wie das Übereinanderschlagen der Beine meist vorübergehende Druckschädigungen von Nerven mit entsprechenden motorischen oder sensiblen Ausfällen. Auch Engpasssyndrome wie das Karpaltunnelsyndrom oder die Kompression des N. ulnaris am Ellenbogen sind häufig. Diese Ausfälle sind meist gut reversibel.

Diagnostik

Eine genetische Diagnostik der häufigsten Mutationen ist möglich und hilfreich. Vor der Mutationsanalyse sollte man mittels der Familienanamnese versuchen zu eruieren, ob es sich um einen dominanten, rezessiven, autosomalen oder X-chromosomalen Erbgang handelt. Es sind bisher Mutationen in 36 verschiedenen Genen beschrieben.

KAPITEL

15

Frank Hanisch, Stephan Zierz

Erkrankungen der Muskulatur

Zur Orientierung

Myopathien beruhen auf einem primären Defekt der Muskulatur. Sie können genetisch determiniert sein oder erworben auftreten. Klinisch sind Myopathien gelegentlich schwierig von anderen neuromuskulären Erkrankungen zu unterscheiden. Dazu gehören neurogene Muskelatrophien (z.B. spinale Muskelatrophien, ➤ Kap. 13.5.1) und Störungen der neuromuskulären Übertragung (z.B. Myasthenia gravis und Lambert-Eaton-Syndrom, ➤ Kap. 15.6). Die Diagnostik umfasst neben der klinischen Analyse, der Bestimmung von Laborwerten und Belastungstests in den meisten Fällen eine Muskelbiopsie sowie biochemische und molekulargenetische Untersuchungen.

Prüfungsschwerpunkte

+++ klinisches Erscheinungsbild, Nachweisverfahren und Therapie der erworbenen Myositiden (PM, DM, IBM) sowie der Myasthenia gravis
++ Erscheinungsbild und Erbgänge der häufigsten Muskeldystrophien (DM1, DM2, FSHD, LGMD)
+ neurologische Manifestationsmöglichkeiten von Mitochondriopathien

15.1 Anatomie und Physiologie

Entwicklung

Unter dem Einfluss von Adhäsionsmolekülen verschmelzen die postmitotischen embryonalen Vorläuferzellen (Myoblasten) zu vielkernigen Synzytien, den **Myotuben.** Daraus werden später die Muskelfasern. In den Myotuben formieren sich die Myofibrillen innerhalb eines komplizierten Zytoskeletts. Die zunächst zentralständigen Kerne wandern in die Peripherie. Das Kaliber einer Muskelfaser nimmt etwa bis zum 14. Lebensjahr zu (Mann: 40–80 µm, Frau 30–70 µm).

In der reifen Muskelfaser existieren innerhalb der Basalmembran monozytäre **Satellitenzellen** (= Myoblasten), die von der Muskelfaser durch das Sarkolemm abgegrenzt werden. Wird die Muskelfaser geschädigt, kann die mitotische Aktivität der Myoblasten angeregt werden, sie beginnen zu proliferieren. Ein Teil der Myoblasten kann sich im Rahmen eines Reparaturmechanismus in die fokal geschädigte Muskelfaser integrieren, andere vereinigen sich zu neuen Myotuben.

Aufbau

Muskelfasern und Myofilamente

Die Muskelfasern sind die Zellen der Skelettmuskulatur. Sie sind schlauchförmig, vorwiegend parallel angeordnet und können bis zu 20 cm lang werden. **Muskelfasern** sind zum größten Teil von parallel in Längsrichtung verlaufenden Myofibrillen gefüllt. Jede Myofibrille besteht aus parallel zueinander, über die gesamte Länge der Myofibrillen angeordneten Bündel verschiedener – dünner und dicker – Myofilamente, deren funktionelle Einheit als **Sarkomer** bezeichnet wird. Das Sarkomer ist indirekt an der Muskelkontraktion beteiligt, da es sich durch das Ineinandergleiten von Aktin und Myosin verkürzt. Die dünnen Filamente oder **Aktinfilamente** sind über das Verankerungsprotein Aktinin mit den Z-Scheiben verbunden und verzahnen sich mit den zwischen ihnen liegenden dicken Filamenten. Sie bestehen im Wesentlichen aus Aktin, Tropomyosin, Troponin und Nebulin. Die dicken Filamente oder **Myosinfilamente** bestehen hauptsächlich aus Myosin, das durch die C-Proteine zu Bündeln zusammengefasst wird. Das Verankerungsprotein Titin stellt am Ende der dicken Filamente eine „elastische" Verbindung zur nächsten Z-Scheibe her (➤ Abb. 15.1).

Skelettmuskelfasern können aufgrund morphologischer, biochemischer und funktioneller Eigenschaften in 2 Haupttypen, die roten Typ-1-Fasern und die weißen Typ-2-Fasern, unterteilt werden. Die myoglobinreichen **Typ-1-Fasern** besitzen eine hohe oxidative (Mitochondrien) und eine relativ geringe glykolytische Kapazität – bei **Typ-2-Fasern** ist dies eher umgekehrt. Typ-1-Fasern kontrahieren sich langsamer, können jedoch lange währende Muskelarbeit leisten, während die Typ-2-Fasern schnelle Kontraktionen ausführen, aber weniger zu Ausdauerleistungen befähigt sind. Durch Änderung des Innervationsmusters können Muskelfasern jedoch die Eigenschaften eines anderen Fasertyps annehmen. Die Muskelfasern verschiedener Fasertypen sind beim Menschen in Form eines charakteristischen Mosaik- oder Schachbrettmusters relativ gleichmäßig verteilt.

Zur Vertiefung

Training

Durch körperliche Betätigung können Myofibrillen neu entstehen und sich dadurch die einzelnen Muskelfasern im Sinne einer Hypertrophie vergrößern. Außerdem nimmt durch Training das Mitochondrienvolumen zu.

Sarkolemm

Als Sarkolemm bezeichnet man die Zellmembran einer Muskelzelle. Die Zellkerne befinden sich subsarkolemmal.

Dystrophin-Glykoprotein-Komplex Der Dystrophin-Glykoprotein-Komplex (Dystroglykankomplex) ist ein integraler Bestandteil des Sarkolemms (➤ Abb. 15.2). Dystrophin verankert die Sarkomere über eine Bindung an α-Aktin am Sarkolemm und sorgt funktionell für Stabilität. Auf der dem Extrazellularraum zugewandten Seite ist über α-Dystroglykan Laminin (Laminin-α_2-Untereinheit = Merosin), das den Kontakt zur extrazellulären Matrix herstellt, im Sarkolemm verankert. Mutationen für Proteine, die Bestandteile des Dystrophin-Glykoprotein-Komplexes sind, sind die Ursache für viele Muskeldystrophien vom Gliedergürteltyp (s.a. ➤ Tab. 15.2).

T-Tubuli Im Sarkolemm findet man senkrecht zur Richtung der Muskelfaser verlaufende röhrenförmige Einfaltungen, die tief ins Sarkoplasma der Zelle reichen und in die zahlreiche Kalziumkanäle eingelagert sind. Diese Einfaltungen werden als Transversaltubuli (T-Tubuli) bezeichnet. Sie liegen im relaxierten Zustand der Grenze zwischen A- und I-Bande an. T-Tubuli leiten das Aktionspotenzial von der Oberfläche in das Faserinnere und gewährleisten eine einheitliche Kontraktion der Muskelfaser (➤ Abb. 15.1).

Triade Je ein transversaler Tubulus bildet durch seitlichen Kontakt mit 2 terminalen Zisternen des sarkoplasmatischen Retikulums eine sandwichartige membranöse Struktur, die als Triade bezeichnet wird. Wenn es durch den nervösen Impuls an der motorischen Endplatte, vermittelt durch Azetylcholin, zur Depolarisation der Plasmamembran gekommen ist, erfolgt die Signaltransduktion zwischen T-Tubulus und sarkoplasmatischem Retikulum unter Beteiligung des Dihydropyridinrezeptors (DHPR) am T-Tubulus und des sarkoplasmatischen Ryanodinrezeptors (RYR1). Dadurch erhöht sich die Permeabilität der Membranen des sarkoplasmatischen Retikulums und Kalzium wird aus den Zisternen freigesetzt.

Motorische Endplatte Wenn das terminale Axon Kontakt mit dem Sarkolemm bekommt, ändert sich dessen Struktur in diesem Areal. Es wird an dieser Stelle zum stark aufgefälteten postsynaptischen Sarkolemm (Reservoir für freigesetztes Azetylcholin). Vermittelt durch Proteine wie Agrin und die muskelspezifische Rezeptortyrosinkinase (MusK) kommt es zu einer Anreicherung von Azetylcholinrezeptoren in diesem Bereich.

15.2 Leitsymptome und Diagnostik

15.2.1 Typische Leitsymptome

Häufige Symptome von Myopathien sind Muskelschwäche (Paresen), Atrophien, Muskelschmerzen (Myalgien), Krampi und Myotonie, die in unterschiedlicher Konstellation oder einzeln auftreten können. Sensibilitätsstörungen gehören nicht dazu. Paresen und Atrophien können symmetrisch oder asymmetrisch vorkommen.

Paresen

Auftreten Paresen können

- persistent und progredient vorhanden sein (Muskeldystrophien, Myositiden),
- nur belastungsinduziert auftreten (metabolische Myopathien, Erkrankungen der neuromuskulären Übertragung) oder
- ein episodisches Problem sein (Kanalerkrankungen).

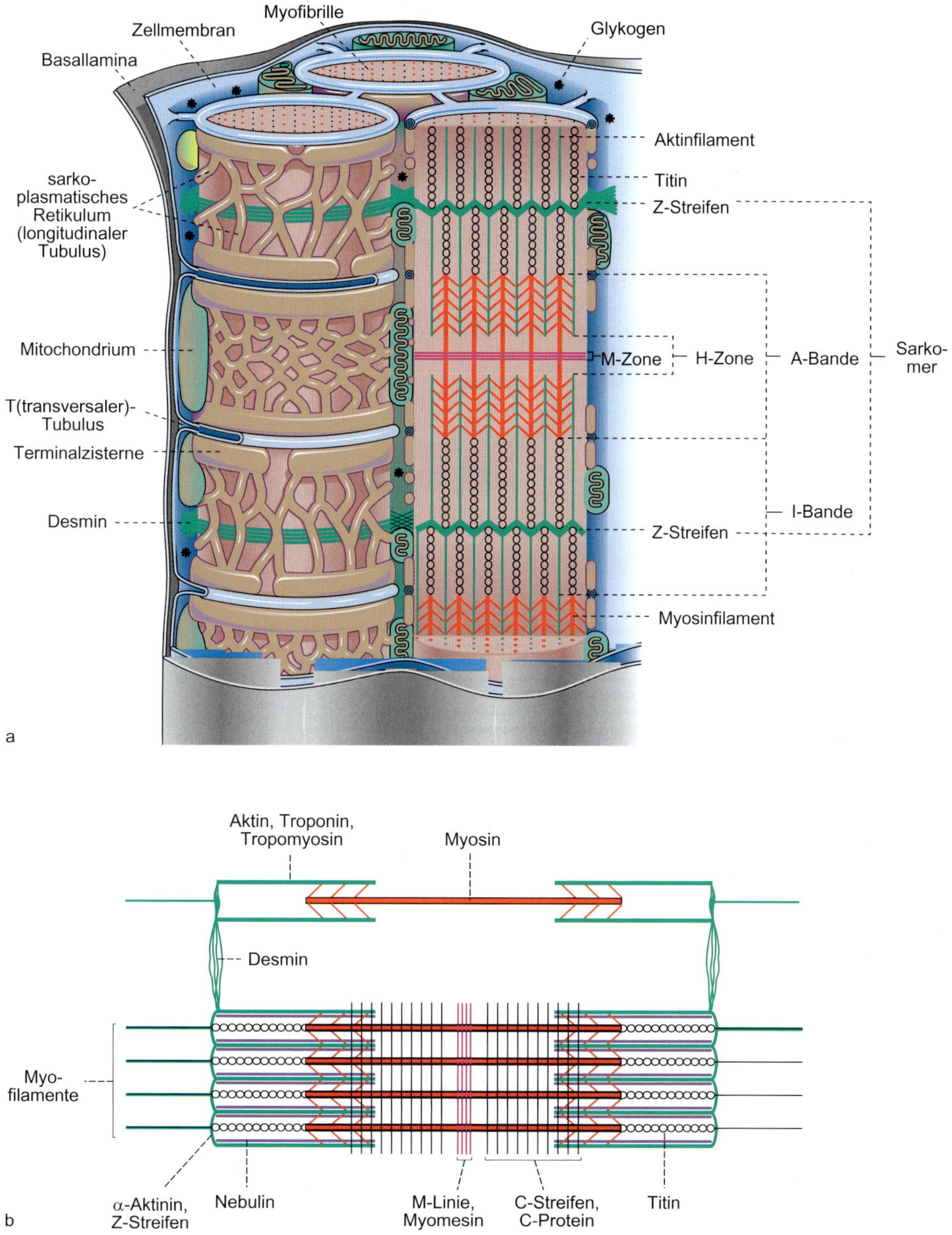

Abb. 15.1 Kontraktiler Apparat einer Skelettmuskelfaser. a Myofibrillen in einer Skelettmuskelfaser, links Außenansicht einer Myofibrille, rechts Längsschnitt. **b** Anordnung der kontraktilen Proteine und Strukturproteine in einem Sarkomer. [6]

Verteilungsmuster Das Verteilungsmuster der Paresen ist häufig krankheitsspezifisch. So findet sich eine ausgeprägte okuläre Beteiligung bei Mitochondriopathien (CPEO plus), Myasthenia gravis und okulopharyngealer Muskeldystrophie (OPMD). Die oropharyngeale Muskulatur (Kau-, Schluck-, Sprechstörung) ist beteiligt bei der OPMD, idiopathischen Myositiden und Myasthenia gravis. Die mimische Muskulatur (Facies myopathica, Tapirmund) ist typischerweise bei der fazioskapulohumeralen Muskeldystrophie (FSHD) und der myotonen Dystrophie Curschmann-Steinert (DM1) betroffen.

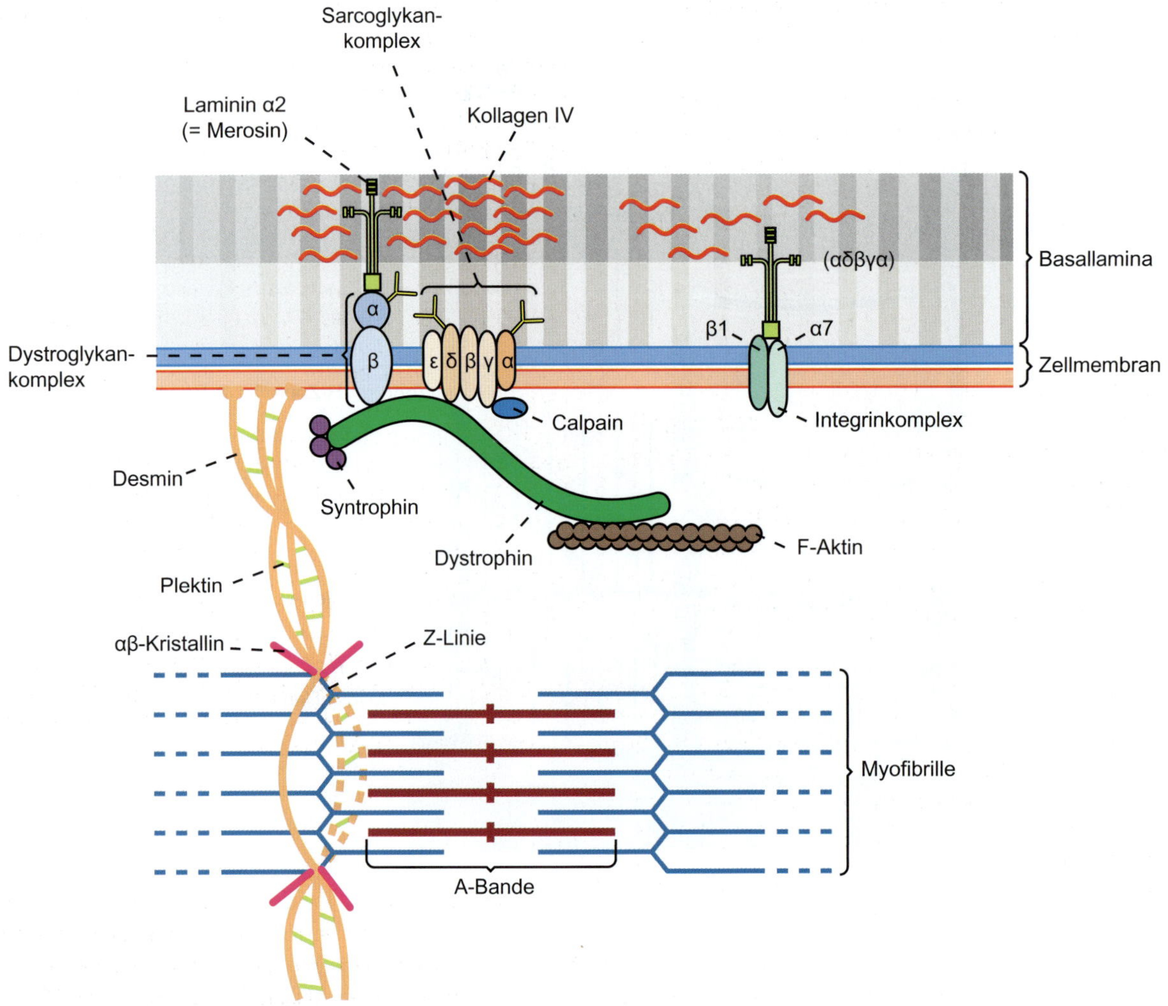

Abb. 15.2 Proteine des Skelettmuskels, deren Defekte verschiedenen Muskeldystrophien zugrunde liegen. [9]

Viele Myopathien manifestieren sich als sog. **Gliedergürtel-Syndrom.** Dabei sind das Treppensteigen und Überkopfarbeiten besonders beeinträchtigt. Unter der Bezeichnung Gliedergürtel-Muskeldystrophie („limb girdle muscle dystrophy", LGMD) werden viele genetisch und ätiologisch unterschiedliche Muskeldystrophien zusammengefasst (s.a. ➤ Tab. 15.2). Eine zumindest initial an Armen und Beinen überwiegend distale Manifestation ist gemeinsames Kennzeichen der ätiologischen heterogenen Gruppe sog. **distaler Myopathien.** Hierbei klagen die Patienten zunächst über eine Störung der Feinmotorik der Hände und Schwierigkeiten beim Zehenstand und Hackengang. Andere Myopathien manifestieren sich asymmetrisch sowohl proximal als auch distal (z.B. Einschlusskörperchenmyositis) oder distal und fazial (z.B. myotone Dystrophie Typ 1 Curschmann-Steinert). Eine Beteiligung der Kopfhaltemuskulatur (Kopfbeugung und Extension) und der paravertebralen Muskulatur führt zum „dropped-head"-Phänomen und zur Kamptokormie (Vornüberbeugung des Rumpfes).

Muskelkraft Die Muskelkraft wird bei Paresen mithilfe der MRC-Skala beurteilt (➤ Kap. 1.3.5). Sie ist allerdings wenig geeignet, leichte und mittelschwere Paresen zu differenzieren.

Weitere häufige Symptome

Atrophien Atrophien sind die Folge länger dauernder Paresen. Wenn es bei einer Atrophie zur Zunahme von Fett und Bindegewebe kommt und dies sogar zur Umfangsvermehrung des Muskels führt, spricht man von einer **Pseudohypertrophie.** Sie ist besonders häufig an den Waden zu finden und findet sich typischerweise bei Muskeldystrophie Duchenne und auch bei sonst asymptomatischen Konduktorinnen dieser X-chromosomal vererbten Myopathie und der LGMD2I.

Myalgien Myalgien sind muskelkaterähnliche, tief im Inneren der Muskeln empfundene Schmerzen und müssen gegen schmerzhafte Muskelverspannungen mit Triggerpoints beim myofaszialen Schmerzsyndrom (Fibromyalgie) abgegrenzt werden. Myalgien können schon unter Ruhebedingungen bestehen, aber auch erst belastungsinduziert auftreten. Entgegen einem weit verbreiteten Vorurteil sind sie keinesfalls typische Kennzeichen für entzündliche Myopathien, da diese meist wenig schmerzhaft verlaufen.

Myotonie Myotone Phänomene sind zunächst Symptome, die bei vielen Erkrankungen auftreten können, andererseits sind sie aber auch Hinweis auf eine der verschiedenen myotonen Myopathien. Klinisch sind sie durch die Unfähigkeit des Skelettmuskels charakterisiert, sich nach einer Willkürkontraktion rasch wieder zu relaxieren.

Kontrakturen Kontrakturen, also die bleibende Muskelverkürzung mit der Folge von Bewegungseinschränkungen, treten schon früh im Krankheitsverlauf bei der Emery-Dreifuss- und der Hauptmann-Thannhauser-Muskeldystrophie auf (besonders Achillessehnen, Kniebeuger- und Ellenbogenkontrakturen), aber auch sekundär im Verlauf bei anderen Myopathien (Muskeldystrophie Duchenne, kongenitale Myopathien).

Krampi Krampi sind plötzliche, unwillkürliche, meist schmerzhafte, sicht- und tastbare Zusammenziehungen von Muskeln. Sie finden sich bei verschiedenen progressiven Muskeldystrophien und bei einigen metabolischen Myopathien.

Auf den Punkt gebracht

Krampi sind von Faszikulationen zu unterscheiden. Faszikulationen sind zwar auch unwillkürliche Bewegungen, aber meist nicht schmerzhaft und betreffen nur kleine Muskelanteile oder -gruppen. Sie führen im Gegensatz zu den Krampi auch zu keinem Bewegungseffekt. Faszikulationen treten oft bei einer Schädigung des zweiten (spinalen) Motoneurons auf, müssen aber nicht immer einen Krankheitswert haben („benigne Faszikulationen") (➤ Kap. 13.2.2).

Myoglobinurie Rezidivierende Attacken von Myoglobinurie (Rhabdomyolyse) treten insbesondere beim muskulären Carnitin-Palmityl-Transferase-II-Mangel auf.

15.2.2 Diagnostik

Elektromyografie (EMG)

Mit der EMG ist die Unterscheidung, möglich, ob die zugrunde liegende Erkrankung das zweite Motoneuron, den Nerv, den Muskel oder die Endplatte geschädigt hat.

Zur Vertiefung

Elektromyografie

Die Elektromyografie (EMG) misst die elektrische Aktivität eines Muskels in Ruhe (Spontanaktivität) und bei unterschiedlich stark kontrahiertem Muskel (Muskelaktionspotenzial).

Indikation

Die EMG kann zwischen neurogenen und myopathischen Paresen unterscheiden und Hinweise auf eine Myositis liefern.

EMG und Einzelfaser-EMG

Beim EMG und Einzelfaser-EMG werden Elektroden eingesetzt, die in den Muskel bzw. die einzelne Faser eingestochen werden. **Neurogene Veränderungen** sind durch eine pathologische Spontanaktivität einschließlich pseudomyotoner Serien und in der Willküraktivität durch ein gelichtetes Interferenzmuster und motorische Einheiten mit erhöhter Entladungsfrequenz und hohen Amplituden charakterisiert (➤ Abb. 15.3). Typisch für **myopathische Veränderungen** sind eine vorzeitige Rekrutierung und ein dichtes Interferenzmuster mit amplitudenniedrigen Potenzialen (➤ Abb. 15.3). **Pathologische Spontanaktivität** findet sich häufig bei Myositiden und in Form von myotonen Serien bei den myotonen Dystrophien.

Beim **Einzelfaser-EMG** beurteilt man das Entladungsintervall von Muskelfasern einer motorischen Einheit („Jitter"). Daraus ergibt sich manchmal der einzige Hinweis auf eine neuromuskuläre Übertragungsstörung.

Repetitive Nervenstimulation

Mit der repetitiven Nervenstimulation wird die Funktionsfähigkeit der Endplatte geprüft. Dabei wird der Nerv repetitiv mit 3–5 Hz gereizt und das Muskelaktionspotenzial mit Oberflächenelektroden abgeleitet (Endplattenbelastungstest). Dass dabei die Antwort des Muskels auf den 5. Reiz etwas niedriger ausfällt als auf den ersten, ist normal. Pathologisch ist es aber, wenn dieses Dekrement bei ≥ 10% liegt oder wenn der Wert nach einer 50-Hz-Stimulation (sehr schmerzhaft!) oder 10 Sekunden maximaler Willkürkontraktion sogar ansteigt (Inkrement). Ein pathologisches Dekrement findet sich typischerweise bei der Myasthenia gravis (➤ Abb. 15.7), ein Inkrement ist der typische Befund beim Lambert-Eaton-Syndrom.

MRT

Möglichkeiten Eine MRT kann zur Auswahl eines geeigneten Muskels vor Biopsie und zur Beurteilung tiefer liegender Muskelgruppen beitragen und hierbei insbesondere Hinweise auf fokale oder granulomatöse (z.B. bei Sarkoidose) Myositi-

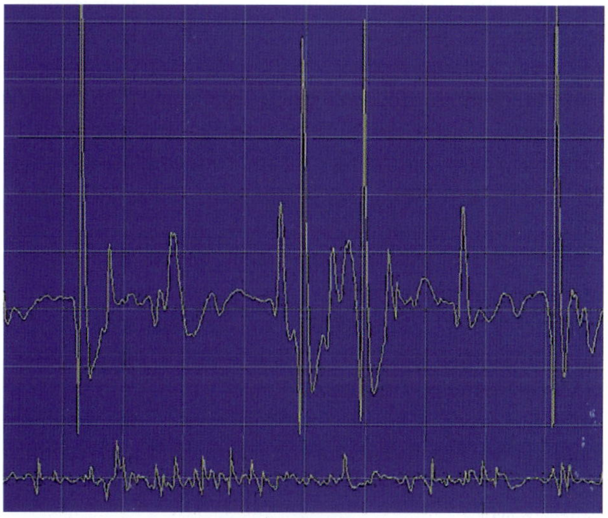

Abb. 15.3 Neurogene und myopathische Veränderungen im Nadel-EMG (Aktionspotenziale motorischer Einheiten bei muskulärer Willküraktivität). **Oben:** neuropathisches Muster mit hochamplitudigen Potenzialen infolge Vergrößerung und Rarefizierung motorischer Einheiten. **Unten:** myopathisches Muster mit niedrigamplitudigen Muskelaktionspotenzialen durch Verkleinerung motorischer Einheiten.

den geben. Ein fettiger Umbau ist jedoch auch bei chronischen Myositiden mit langem Verlauf und schlechtem Ansprechen auf immunsuppressive Therapie zu verzeichnen (insbesondere sporadische Einschlusskörperchenmyositis). Muskeln, die in der Bildgebung unauffällig erscheinen (primär oder unter immunsuppressiver Behandlung), können jedoch histologisch entzündliche Veränderungen zeigen. Ödematöse Veränderungen als Ausdruck einer inflammatorischen Komponente lassen sich auch bei Muskeldystrophien (z.B. FSHD) finden. Es gibt zwar Versuche, anhand des Verteilungsmusters befallener Muskeln auf die verursachende Myopathie oder Dystrophie rückzuschließen, trotzdem ist die MRT zur spezifischen Diagnosestellung nicht geeignet und nimmt einen geringeren Stellenwert ein als Biopsie und genetische Untersuchung.

Sequenzen Als Untersuchungsprotokoll sollten folgende Sequenzen zum Einsatz kommen:

- T1-gewichtete Spinecho-Sequenzen zur Beurteilung der Fettverteilung und Identifizierung einer fettigen Muskelatrophie (hyperintens, „Mottenfraßaspekt") bei chronischer Muskelatrophie
- T2-gewichtete Sequenzen und fettunterdrückte STIR-Sequenzen zum Nachweis ödematöser Veränderungen.

Laborchemie

Kreatinkinase (CK) Die Bestimmung der Serum-CK erlaubt einen Überblick über das Ausmaß des Muskelfaseruntergangs. Eine Erhöhung um das Fünffache spricht eher für eine myogene als für eine neurogene Ursache. Die CK-Erhöhung sollte jedoch mindestens einmal bestätigt werden, wobei auf vorangehende körperliche Schonung geachtet werden sollte.

Laktat Eine Erhöhung des Ruhelaktats im Serum und ein pathologischer Laktatanstieg im und nach dem Fahrradbelastungstest (30 min Ruhe vorher, 15 min bei 30 W, Laktatbestimmung vor, während und 15 min nach dem Test) sprechen für eine Mitochondriopathie mit Muskelbeteiligung (hohe Spezifität, mäßige Sensitivität). Ein fehlender Laktatanstieg im ischämischen oder nichtischämischen Unterarmbelastungstest (30 min Ruhe vorher, maximaler repetitiver Faustschluss 1/s für 60 s, Laktatbestimmung vor, 1 und 3 min nach Test) kann für eine metabolische Myopathie (Glykogenose, insbesondere McArdle-Syndrom) sprechen.

Guthrie-Test Ein Screening auf die Glykogenose Typ 2 (Morbus Pompe) kann mittels Guthrie-Test (Trockenbluttest, GAA-Bestimmung) erfolgen.

Autoantikörper Die Bestimmung von Autoantikörpern kann bei der Differenzierung von entzündlichen Myopathien (z.B. Jo1-Syndrom, Mischkollagenosen, Overlap-Syndromen) hilfreich sein.

Muskelbiopsie

Histologie Mithilfe der histologischen Beurteilung kann man einschätzen, ob

- überhaupt eine strukturelle Schädigung vorliegt
- es sich um eher neurogene oder myopathische Veränderungen handelt
- entzündliche Veränderungen nachweisbar sind.

Schon mit wenigen Routinefärbungen (z.B. Hämatoxylin/Eosin, ATPase pH 9,4, Trichrom nach Gomori) können dystrophische Veränderungen nachgewiesen und verschiedene kongenitale Myopathien mit Strukturauffälligkeiten (z.B. Central-Core-Myopathie, Nemaline-Myopathie) und metabolische Myopathien (Lipidspeichermyopathie, Mitochondriopathie, lysosomale und nichtlysosomale Glykogenose) vermutet werden.

Typische histologische Kennzeichen einer Muskeldystrophie sind eine Faserkalibervariation mit einem Nebeneinander von atrophen und hypertrophen Fasern, degenerierende und regenerierende Fasern, vermehrtes Auftreten binnenständiger Kerne sowie Spaltbildungen in den Muskelfasern. Das intramyofibrilläre Netzwerk ist stellenweise unterbrochen („Mottenfraß") oder zeigt eine bizarre ringförmige statt longitudinale Ausrichtung („whorled fibre"). Darüber hinaus kommt es zu einer Bindegewebsproliferation und interstitieller Fetteinlagerung. Nekrotische Fasern werden durch Makrophagen phagozytiert, was unter Umständen primär myositische Veränderungen vortäuschen kann.

Immunhistochemie und Western-Blot Mit immunhistochemischen und Western-Blot-Untersuchungen lassen sich gezielt Muskelproteine untersuchen, die bei Muskeldystrophien vermindert, trunkiert oder unregelmäßig exprimiert werden oder wie bei den myofibrillären Myopathien pathologisch akkumulieren. Die immunhistochemische Charakterisierung der entzündlichen Infiltrate erlaubt eine Differenzierung der idiopathischen Myositiden.

Elektronenmikroskopie Selten ist zur Sicherung der Diagnose eine ultrastrukturelle Untersuchung erforderlich: Gesucht wird nach intranukleären tubulofilamentösen Veränderungen bei okulopharyngealer Muskeldystrophie (OPMD), intrazytoplasmatischen und intranukleären filamentösen Einschlüssen bei der Einschlusskörperchenmyositis, Nemaline-Körperchen bei der Nemaline-Myopathie.

Zur Vertiefung

Vorgehen bei der Muskelbiopsie

Planung Bei der Planung einer Muskelbiopsie ist zu beachten:

- Geeignet sind Muskeln mit mittelschwerer Parese, da in hochgradig atrophischen Muskeln oft ein fettiger und bindegewebiger Umbau stattgefunden hat und nur Veränderungen im Endstadium zu erkennen sind.
- Vor einer Biopsie sollten über mehrere Wochen keine Steroide genommen werden, da Steroide die entzündliche Reaktion im Muskelgewebe verfälschen können.
- Der Muskel darf vorher (Tage bis Wochen!) nicht elektromyografisch untersucht worden sein, da dieses Trauma entzündliche Reaktionen hervorrufen kann.

Durchführung Die Biopsie kann als Nadelbiopsie durchgeführt werden (geringe Materialausbeute, lediglich für Probengewinnung zu biochemischen Untersuchungen oder von mitochondrialer DNA

aus Muskulatur geeignet). Ergiebiger ist eine offene Biopsie in Lokalanästhesie. Drei Proben können separat asserviert werden:
- *Für Histologie:* Probe zunächst in Isopentan einfrieren, um Gefrierartefakte zu vermeiden, dann in flüssigem Stickstoff lagern.
- *Für biochemische Untersuchungen:* Probe sofort in flüssigen Stickstoff geben.
- *Für Elektronenmikroskopie:* Probe in 5%iges Glutaraldehyd in 0,1 M Cacodylatpuffer (pH 7,4) geben.

Der Versand von Proben in einem mit Trockeneis gefüllten Styroporbehälter birgt das Risiko von Gefrierartefakten in der Histologie.

Genetische Untersuchung

Bei einigen Myopathien kann aufgrund der typischen Klinik und passender Konstellation der CK- und EMG-Befunde ohne vorherige Muskelbiopsie eine genetische Diagnosestellung sinnvoll sein, so z.B. bei der myotonen Dystrophie Typ 1 Curschmann-Steinert (DM1), der proximalen myotonen Myopathie (PROMM, myotone Dystrophie Typ 2, DM2), der fazioskapulohumeralen Muskeldystrophie (FSHD), den Dystrophinopathien Typ Duchenne und Becker, der okulopharyngealen Muskeldystrophie (OPMD) sowie beim Carnitin-Palmitoyl-Transferase-Mangel. Liegt eine verminderte α-Glukosidase-Aktivität im Guthrie-Trockenbluttest vor, ist ein genetischer Test auf Morbus Pompe sinnvoll.

Bei den meisten anderen Myopathien ermöglicht jedoch erst die Muskelbiopsie eine präzisere Eingrenzung und damit eine gezielte und ökonomisch vertretbare molekulargenetische Diagnose. Eine Besonderheit stellen die mitochondrialen Myopathien dar. Hier sind die molekularen Untersuchungen aus dem Muskelgewebe sehr viel aussagekräftiger als aus Blutzellen, da hier der Heteroplasmiegrad meist sehr gering ist.

15.3 Klinisches Management

15.3.1 Vorgehen

Anamnese und Untersuchung

An erster Stelle stehen Anamnese (inkl. Familienanamnese) und klinische Untersuchung. Bei der **Anamnese** kommen einmal mehr die 6-W-Fragen in Betracht (➤ Kap. 1.1):
- Wo, d.h., welche Muskeln sind betroffen, gibt es ein Verteilungsmuster (äußere Augenmuskeln, mimische Muskulatur, proximale versus distale Paresen, symmetrisch versus asymmetrisch)?
- Wie, d.h. wie äußern sich die Beschwerden, z.B. Myalgien, Kraftlosigkeit (passager-belastungsinduziert oder permanent-progredient), Veränderung des Gangbilds (Watschelgang versus Fußheberparese)?
- Wann, d.h., seit wann bestehen die Beschwerden, wann treten sie aktuell auf?
- Wie oft, d.h., sind die Beschwerden jetzt persistent vorhanden (Muskeldystrophien, Myositiden) oder treten sie nur fluktuierend bzw. belastungsinduziert auf (metabolische Myopathien, Erkrankungen der neuromuskulären Übertragung) oder sind sie ein episodisches Problem (Kanalerkrankungen)?
- Womit einhergehend, d.h., welche Begleitsymptome treten auf?
- Wodurch verstärkt, d.h., gibt es z.B. Auslöser (wie Kälte) oder Faktoren, die die Symptomatik verstärken?

Bei der **klinischen Untersuchung** stehen die Prüfung der Muskelkraft nach der MRC-Skala (➤ Kap. 1.3.5) und die Inspektion der Muskulatur (Atrophie? Pseudohypertrophie? Kontraktur?) im Vordergrund. Für die Untersuchung der einzelnen Muskeln ist in ➤ Kap. 1.3.2 die genaue Vorgehensweise angegeben.

Labor und apparative Diagnostik

Die diagnostischen Möglichkeiten bei Patienten mit muskulären Symptomen sind in ➤ Tab. 15.1 aufgelistet.

Tab. 15.1 Diagnostische Möglichkeiten bei Patienten mit muskulären Symptomen.

Basale Diagnostik	
Basislabor	• CK, Makro-CK • BSG
EMG	• pathologische Spontanaktivität • myopathisch-myotone Serien
repetitive Stimulation	• 3/s-Stimulation • LEMS-Test
Primärdiagnostik	
erweiterte Labordiagnostik	• Antikörperdiagnostik (Myasthenie, LEMS, Myositis, Isaacs-Syndrom, Stiff-Person-Syndrom) • Ruhelaktat, Fahrradbelastungstest (Mitochondriopathie) • Laktat-Ischämie-Test (Glykogenosen)
Biopsie	• Strukturmyopathie • Muskeldystrophie • metabolische Myopathie (Mitochondriopathie, Glykogenose) • Myositis
Genetik	• DM1 / PROMM • OPMD • FSHD • CPTII • LGMD2I • Dystrophinopathie
Erweiterte Diagnostik	
Biochemie	• metabolische Myopathien
Elektronenmikroskopie	• Einschlusskörperchenmyositis • Strukturmyopathien
kardiale Untersuchung (Echokardiografie, Langzeit-EKG)	• Dystrophinopathien • Dermatomyositis • myotone Dystrophien • Emery-Dreifuss-Muskeldystrophie
Tumorscreening	• LEMS • Polymyositis/Dermatomyositis • Amyloid-Myopathie
Lungenfunktion	• (Saure-Maltase-Mangel)

15.3.2 Generelles therapeutisches Management

Obgleich es bei den meisten genetisch determinierten Myopathien noch keine kausale Therapie gibt, ist es bei diesen Erkrankungen essenziell, die Pflegebedürftigkeit und Immobilisation hinauszuzögern. So sind ein moderates Ausdauertraining und eine regelmäßige Physiotherapie zur Vermeidung von Kontrakturen zu empfehlen. Ist dies nicht ausreichend, können Kontrakturen und Skoliose operativ oder durch Orthesen versorgt werden. Erkannt und behandelt werden sollten respiratorische Insuffizienz, kardiale Komplikationen, Schmerzen und Schluckstörungen.

15.3.3 Multisystembeteiligung

Bei manchen Erkrankungen, bei denen die Muskulatur prominent betroffen ist, handelt es sich um Multisystemerkrankungen (myotone Dystrophien, mitochondriale Myopathien, autoimmunvermittelte Myopathien).

Herzmuskulatur

Ein sehr hohes Risiko für einen plötzlichen Herztod oder die Entwicklung einer dilatativen Kardiomyopathie (DCM) besteht bei Patienten mit der X-chromosomal vererbten Emery-Dreifuss-Muskeldystrophie und der autosomal-dominant vererbten Hauptmann-Thannhauser-Muskeldystrophie.

Die Indikation zur Implantation eines Schrittmachers mit Defibrillatorfunktion sollte frühzeitig und großzügig gestellt werden.

Die Herzmuskulatur ist häufig betroffen bei den myotonen Dystrophien (Herzrhythmusstörung > DCM), bei der Gliedergürteldystrophie Typ 2I (DCM > Herzrhythmusstörung), bei mitochondrialen Myopathien (Herzrhythmusstörungen) und den meist autosomal-dominant vererbten myofibrillären Myopathien (DCM).

Eine mögliche Beteiligung der Herzmuskulatur sollte mittels 24-Stunden-Holter-EKG und transthorakaler Echokardiografie untersucht werden, wenn ein Anhalt für eine Myopathie besteht. Es sollte nach einem plötzlichen Herztod in der Familie oder Anzeichen einer Herzrhythmusstörung (Synkopen) oder Kardiomyopathie (Belastungsdyspnoe, Orthopnoe, Ödeme) gezielt gefragt werden.

Atemmuskulatur

Im Verlauf der Muskelerkrankungen kann es zu einer Schwäche der Atemhilfsmuskulatur kommen, zu einer restriktiven Ventilationsstörung infolge zunehmender Skoliose oder rezidivierenden Atemwegsinfektionen durch Minderbelüftung (Immobilität) oder Aspiration (Schluckstörung). Dies betrifft insbesondere die Muskeldystrophien, den adulten Morbus Pompe (Glykogenose Typ 2) sowie einige kongenitale Myopathien.

Zu fragen ist nach Anzeichen einer **Hypoxämie** (morgendlicher Kopfschmerz, unruhiger oder wenig erholsamer Schlaf, zunehmende Tagesmüdigkeit und rezidivierende Atemwegsinfektionen).

Die respiratorische Situation kann durch regelmäßige Atemtherapie, Bereitstellung eines Hustenassistenten (Cough Assist) und Einstellung auf nichtinvasive CPAP-Beatmung verbessert werden.

ZNS-Beteiligung

Bei den myotonen Dystrophien kann eine Störung der exekutiven Funktion (psychometrische Tests) nachzuweisen sein (DM1 > PROMM). Auf T2-gewichteten MRT-Aufnahmen des Kopfes können bei Patienten mit MELAS-Syndrom (Mitochondriopathie) Hyperintensitäten im Kortex und in der weißen Substanz zu sehen sein. Bei kongenitalen Muskeldystrophien, die mit einer abnormen Glykosylierung von α-Dystroglykan (Immunohistochemie, Western-Blot) einhergehen, sind strukturelle Hirnveränderungen und epileptische Anfälle häufig.

Maligne Hyperthermie

Unter Allgemeinnarkose mit depolarisierenden Muskelrelaxanzien und bestimmten Inhalationsnarkotika kann es bei entsprechender genetischer Disposition zu einer lebensbedrohlichen malignen Hyperthermie (MH) kommen. Frühzeichen sind Tachykardie, Hyperkapnie, Masseterspasmus und Rigor. Häufigste Ursachen sind Mutationen im Ryanodinrezeptor- (RYR1, 80%) und Dihydropyridinrezeptor-Gen. Die kongenitalen Myopathien Central-Core-Disease und Multi-/Mini-Core-Disease sind häufig mit Mutationen im RYR1-Gen assoziiert und bergen somit das Risiko für eine MH-Attacke. Auch Patienten mit anderen Myopathien und insbesondere mit Kanalerkrankungen (z.B. hypokaliämische Paralyse, kaliumsensitive Myotonie) können MH-ähnliche Attacken erleiden. Komplikationslos überstandene Narkosen in der Anamnese schließen die Gefahr des erstmaligen Auftretens einer MH-Attacke bei späteren Narkosen keineswegs aus.

Myopathie und Schwangerschaft

Schwangerschaften bei Myopathien sind Risikoschwangerschaften, bei denen es zu einer Exazerbation der Myopathie kommen kann (DM1, FSHD). Außerdem ist die Rate von Spontanaborten und perinataler Mortalität erhöht (DM1, PROMM, FSHD), und es kommen sonografische Auffälligkeiten vor (Polyhydramnion bei DM1).

15.4 Myopathien

Myopathien (➤ Tab. 15.2) können genetisch determiniert oder erworben sein. Aufgrund möglicher Spontanmutationen schließt eine unauffällige Familienanamnese eine genetisch determinierte und damit vererbbare Myopathie keineswegs aus. Erworbene Myopathien sind die große Gruppe autoimmun- und erregerbedingter Myositiden, endokriner und medikamentös-toxisch bedingter Myopathien. Im Folgenden sind die häufigsten Myopathien detaillierter dargestellt.

Tab. 15.2 Einteilung der Myopathien mit ausgewählten Beispielen.

Muskeldystrophien	
Dystrophinopathien	• Muskeldystrophie Typ Duchenne (DMD) • Muskeldystrophie Typ Becker-Kiener (BMD)
fazioskapulohumerale Muskeldystrophie (FSHD)	
Muskeldystrophien vom Gliedergürteltyp („limb girdle muscle dystrophy", LGMD)	• autosomal-dominant vererbte Formen (LGMD1A–LGMD1G) • autosomal-rezessiv vererbte Formen (LGMD2A–LGMD2N)
Kernhüllenerkrankung	• Muskeldystrophie Typ Emery-Dreifuss (EDMD) • Muskeldystrophie Typ Hauptmann-Thannhauser (HTMD)
okulopharyngeale Muskeldystrophie (OPMD)	
Bethlem-Myopathie	
myotone Dystrophien	• myotone Dystrophie Typ Curschmann-Steinert (DM1) • proximale myotone Myopathie (PROMM, DM2)
kongenitale Muskeldystrophien (CMD)	• MDC1A (merosindefiziente CMD) • Ullrich-Syndrom • CMD Fukuyama • Rigid-Spine-Syndrom
Metabolische Myopathien	
Glykogenspeicherkrankheiten	• Glykogenose Typ II, Morbus Pompe (Saure-Maltase-Mangel) • Glykogenose Typ V, McArdle-Syndrom (Myophosphorylasemangel)
Lipidspeichermyopathie	• Carnitin-Palmitoyl-Transferase-II-Mangel (CPTII)
Mitochondriopathien	
Ionenkanalerkrankungen	
Myotonia congenita Typ Thomsen und Typ Becker	
periodische Lähmungen	
Kongenitale Myopathien mit charakteristischen Strukturveränderungen	
Central-Core-Myopathie	
myofibrilläre Myopathie	
zentronukleäre Myopathien	
Nemaline-Myopathie	
Entzündliche Muskelerkrankungen	
Polymyositis, Dermatomyositis, Einschlusskörperchenmyositis, myositische Syndrome bei Kollagenosen und Vaskulitiden	
Erkrankungen der neuromuskulären Transmission	
Myasthenia gravis	
Lambert-Eaton-Syndrom (LEMS)	
Muskelerkrankungen bei Endokrinopathien	
Schilddrüsen-, Nebenschilddrüsen-, Nebennierenerkrankungen	
Exogen-toxische Myopathien	
Alkohol, Steroide, Statine, Amiodaron	

15.4.1 Myotone Dystrophie Typ 1 Curschmann-Steinert (DM1)

Die Prävalenz beträgt 10:100.000. Der Vererbungsmodus ist autosomal-dominant mit unvollständiger Penetranz. Ursache ist eine CTG-Repeat-Expansion (> 50 bis mehrere tausend Repeats) auf dem nichttranslatierten 3'-Ende des DMPK-Gens (Dystrophia-myotonica-Proteinkinase) auf Chromosom 19q13.3. Über diesen Mechanismus scheint die Expression mehrerer benachbarter Gene beeinflusst zu werden. Die Schwere und der Beginn der Erkrankung korreliert mit der Länge der CTG-Expansion. Als Antizipation wird das Phänomen bezeichnet, dass es in nachfolgenden Generationen zu einem zunehmend schwereren Krankheitsverlauf mit früherem Beginn kommt. Ursache ist die Zunahme der Repeatlänge in aufeinanderfolgenden Generationen.

Klinik

Man unterscheidet eine kongenitale, eine infantile und eine adulte Form. Leitsymptome sind eine Facies myopathica mit Ptosis und Atrophie des M. temporalis und M. sternocleidomastoideus, distal betonte Muskelatrophien sowie myotone Phänomene. In fortgeschrittenen Stadien können Kau- und Atemmuskulatur betroffen sein. Die Myotonie äußert sich klinisch als Muskelsteifigkeit, die bei Kälte zunimmt.

Die DM1 ist eine Multisystemerkrankung. Es sind endokrine Störungen möglich (Glukosetoleranz, seltener manifester Diabetes mellitus, testikuläre Atrophie, Schilddrüsenerkrankungen, Stirnglatze), aber auch Katarakte, Hypersomnie und kardiale Beteiligung, meist in Form von Reizleitungsstörungen (am häufigsten Vorhofflimmern), seltener als Kardiomyopathie.

Diagnostik

Untersuchung Die Myotonie lässt sich durch Beklopfen des betroffenen Muskels (Lingua, Thenar mit M. opponens pollicis) mittels Reflexhammer oder Spatel provozieren (Perkussionsmyotonie). Das Öffnen der Augen nach kräftigem Lidschluss oder der fest geschlossenen Faust ist verzögert. Gelegentlich ist die Myotonie aber auch erst in der EMG-Ableitung nachweisbar.

Labor Die CK ist normal oder leicht erhöht. Zudem lassen sich oft eine moderate γ-GT-Erhöhung und Hypogammaglobulinämie nachweisen.

EMG Typisch sind myopathische Veränderungen und myotone Entladungen. Eine hohe Sensitivität zeigt die Untersuchung der paravertebralen Muskulatur.

Genetik Der Nachweis einer vermehrten CTG-Repeat-Expansion sichert die Diagnose.

Muskelbiopsie Sie ist heute aufgrund der molekulargenetischen Diagnostik nicht mehr erforderlich. Typisch sind der hohe Anteil binnenständiger Kerne sowie eine Atrophie von Typ-1- und Hypertrophie von Typ-2-Fasern.

15.4.2 Myotone Dystrophie Typ 2 (DM2)

Die DM2 (oder proximale myotone Myopathie = PROMM) hat eine Prävalenz von 5:100.000. Der Erbgang ist autosomal-dominant. Ursache ist eine CCTG-Repeat-Expansion (> 30 bis mehrere tausend Repeats) im 1. Intron des ZNF9-Gens (Zinkfingerprotein) auf Chromosom 3q. Es gibt nur eine adulte Form mit einem breiten Manifestationsalter.

Klinik

Die Symptomatik erscheint oft fluktuierend. Die Paresen sind im Unterschied zur DM1 proximal betont. Bei ca. einem Drittel der Patienten sind Schmerz und Myalgie die Symptome, die sie am meisten beeinträchtigen. Die Myalgien werden meist nicht durch körperliche Aktivität ausgelöst und korrelieren nicht mit dem Ausmaß der Myotonie. Die myotonen Phänomene sind oft geringer ausgeprägt als bei der DM1 (klinisch 75%, elektromyografisch 90%).

Diagnostik

Die CK ist allenfalls etwas, die γ-GT oft stärker erhöht, eine Hypogammaglobulinämie ist nachweisbar. Als Multisystembeteiligung finden sich wie bei der DM1 Katarakte (60%), Diabetes mellitus (20%) sowie seltener auch eine kardiale Beteiligung (< 20%).

15.4.3 Dystrophinopathie: Muskeldystrophie Typ Duchenne

Die Prävalenz beträgt 1:3.500 männliche Geburten. Der Erbgang ist X-chromosomal-rezessiv und beruht auf Mutationen im DYS-Gen auf Chromosom Xp21.

Klinik

Leitsymptome sind verzögerte motorische Meilensteine, eine progrediente proximal betonte Muskelschwäche mit Lendenlordose, Watschelgang, positivem Trendelenburg-Zeichen und Pseudohypertrophie der Waden. Ein typisches klinisches Zeichen ist das Gowers-Manöver. Hierbei „klettert" der Patient beim Aufrichten aus der Hockstellung oder aus gebückter Haltung mit den Armen an den eigenen Oberschenkeln hoch. Kontrakturen der Hüftbeuger und Achillessehne sind häufig. Eine Kardiomyopathie ist bei ca. 25% der über 18-Jährigen vorhanden.

Verlauf Die Gehfähigkeit geht zwischen dem 8. und 14. Lebensjahr verloren. Zudem macht eine zunehmende respiratorische Insuffizienz durch Parese der Atemhilfsmuskulatur und Skoliose eine nichtinvasive Beatmung erforderlich. Die meisten Patienten versterben in der 3. Lebensdekade an Folgen der respiratorischen Insuffizienz, an respiratorischen Infekten oder an der Kardiomyopathie.

Konduktorinnen Bei 70% der weiblichen Genträgerinnen ist die CK erhöht, in 10% der Fälle kann eine dilatative Kardiomyopathie, eine Pseudohypertrophie der Waden oder eine Muskelschwäche in Form eines Gliedergürtelsyndroms vorliegen.

Diagnostik

Labor Die CK ist auf das 5–50-Fache erhöht.

Histologie und Western-Blot Histologisch finden sich unspezifische dystrophische Veränderungen, die allerdings schon im Säuglingsalter nachweisbar sind. Dystrophin kann weder in der Immunhistochemie noch im Western-Blot dargestellt werden – oder ist kaum noch nachweisbar. Das Dystrophinanalogon Utrophin ist kompensatorisch hochreguliert.

Genetik In 60% sind Out-of-Frame-Deletionen, in 5–10% Duplikationen, in 30% Punktmutationen im DYS-Gen die Ursache. Etwa ein Drittel der Patienten hat Neumutationen, die zu 50% durch ein Keimzellmosaik der Mutter bedingt sind.

Therapie

Deflazacort 0,9 mg/kgKG/d kann den Verlust der Gehfähigkeit verzögern. Die Prophylaxe von Kontrakturen umfasst Physiotherapie und orthopädisch-operative Maßnahmen.

15.4.4 Dystrophinopathie: Muskeldystrophie Typ Becker-Kiener

Die Prävalenz beträgt 5:100.000 männliche Geburten. Der Erbgang ist ebenfalls X-chromosomal-rezessiv und beruht auf Mutationen im DYS-Gen. Die Erkrankung beginnt zumeist zwischen Kindheit und dritter Lebensdekade.

Klinik

Leitsymptome Die Erkrankung verläuft milder als beim Typ Duchenne und manifestiert sich durch Schwierigkeiten im Sportunterricht beim Rennen, Springen, aber auch Treppensteigen. Die Leitsymptome sind ähnlich wie bei der Muskeldystrophie Typ Duchenne. Das Erkrankungsspektrum ist äußerst

variabel und reicht vom asymptomatischen Anstieg der CK im Serum bis zu einem ausgeprägten Gliedergürtelsyndrom.
Verlauf Die Lebenserwartung ist durch die kardiale und respiratorische Beteiligung herabgesetzt. Bei Beginn der Symptomatik nach dem 30. Lebensjahr ist die Prognose auch hinsichtlich der Gehfähigkeit gut (Gehfähigkeit bleibt bis ins 7. Lebensjahrzehnt erhalten).

Diagnostik

Labor Die CK ist auf das 5–50-Fache erhöht.
Histologie Myopathische bis dystrophe Veränderungen. Dystrophin stellt sich ungleichmäßig oder vermindert dar.
Western-Blot In 80% ist das Protein verkürzt, in 5% verlängert und in 15% ist die Menge des Proteins verringert.

15.4.5 Fazioskapulohumerale Muskeldystrophie (FSHD)

Die Prävalenz beträgt 1–5:100.000. Der Erbgang ist autosomal-dominant mit fast vollständiger Penetranz. Die Erkrankung manifestiert sich meist in der 2. Lebensdekade. Der der FSHD zugrunde liegende Gendefekt ist nicht bekannt, jedoch wurde eine Kopplung zur Subtelomerregion auf Chromosom 4 (4q35-qter) festgestellt.

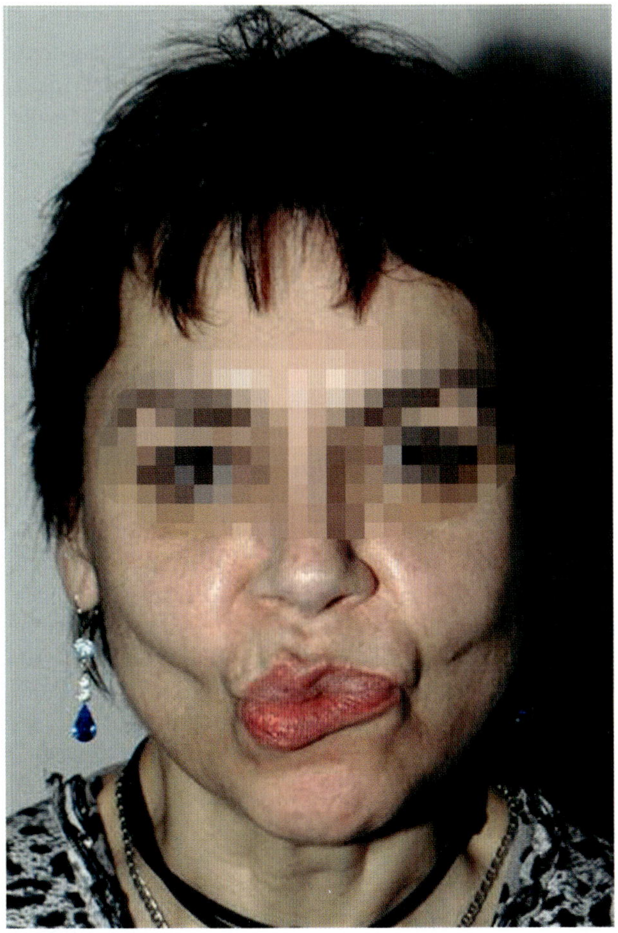

Abb. 15.4 Tapirmund beim Versuch zu Pfeifen bei einer Patientin mit FSHD.

Klinik

Leitsymptome Paresen und Atrophien (auch im Gesicht) manifestieren sich oft asymmetrisch. Prominentes Zeichen ist die Facies myopathica, wobei die Mm. orbiculares oris besonders betroffen sind (mangelhaftes Pfeifvermögen, Unfähigkeit, durch einen Strohhalm zu trinken). Der M. orbicularis oris kann auch hypertrophiert sein und vorgewölbt erscheinen („Tapirmund“, ➤ Abb. 15.4). Trotz dieser typischen und namensgebenden Gesichtsbeteiligung gibt es aber auch häufig „Facial-sparing“-Phänotypen. Der M. deltoideus ist oft ausgespart und hypertroph. Achsel-Brust-Falten erscheinen durch Atrophie des M. pectoralis. Bei Armabduktion kommt es zu einer charakteristischen Aufwärtsbewegung der Schulterblätter und Scapula alata (➤ Abb. 15.5). Sehr spezifisch ist das **Beevor-Zeichen,** bei dem es aufgrund einer Schwäche der unteren Bauchmuskulatur beim Anheben des Kopfes in liegender Position zu einer Verschiebung des Nabels kommt.
Weitere Symptome Ein Drittel der Patienten beklagt belastungsabhängige oder chronische Schmerzen und Myalgien unabhängig vom Grad der körperlichen Beeinträchtigung.
Verlauf Etwa 20% der Patienten werden rollstuhlpflichtig.

Diagnostik

Labor Die CK ist nur leicht oder gar nicht erhöht.
Genetik Die Diagnosesicherung erfolgt mittels genetischer Diagnostik.

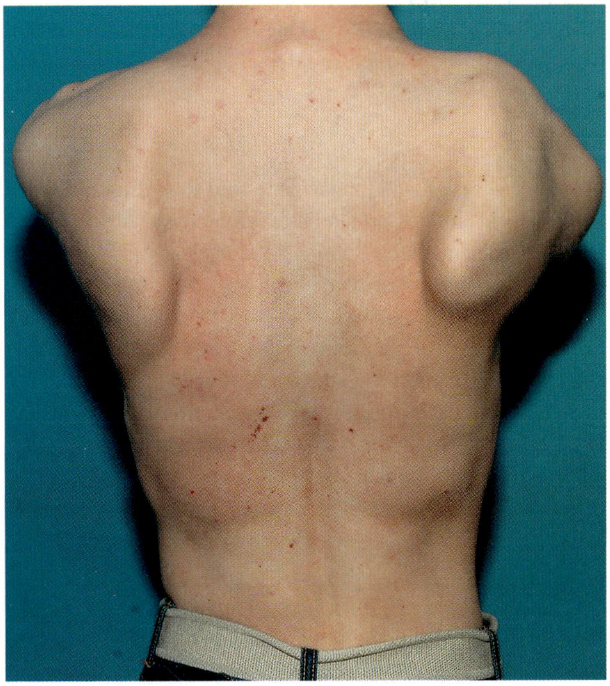

Abb. 15.5 Scapulae alatae (engl.: winging scapula) bei einem Patienten mit Gliedergürtelsyndrom.

Weitere Diagnostik Bei ca. zwei Drittel der Patienten ist eine Innenohrschwerhörigkeit mit Hochtonverlust Teil der Erkrankung. Mit der gleichen Häufigkeit sind fluoreszenzangiografisch retinale Veränderungen nachzuweisen, die jedoch selten klinisch relevant sind. Selten (10%) kommen kardiale Reizleitungsstörungen (meist supraventrikuläre Arrhythmien) vor.

Histologie Eine Muskelbiopsie ist außer bei atypischer Manifestation (10% der Fälle) aufgrund der molekulargenetisch diagnostischen Möglichkeiten nicht mehr indiziert. Myopathologisch finden sich nur unspezifisch myopathische Veränderungen mit oft sekundär entzündlichen Veränderungen. Dies kann gelegentlich zur Fehldiagnose einer Polymyositis führen.

15.4.6 Muskeldystrophien vom Gliedergürteltyp (LGMD)

Gliedergürtelmuskeldystrophien („limb girdle muscle dystrophies", LGMD) sind eine genetisch heterogene Gruppe von Muskeldystrophien, die Männer und Frauen gleichermaßen betreffen. Sie beginnen zwischen der 1. und 4. Lebensdekade. Bei der Klassifikation unterscheidet man autosomal-dominante Formen (LGMD 1) und autosomal-rezessive Formen (LGMD 2). Die Vielzahl der einzelnen Erkrankungen werden in beiden Gruppen in der Reihenfolge der Entdeckung der chromosomalen Kopplung bzw. des Gendefekts alphabetisch bezeichnet (z.B. LGMD1A, B, C usw.). Die Liste dieser Erkrankungen wächst somit stetig an. Die gegenwärtig bekannten dominanten und rezessiven Formen sind in ➤ Tab. 15.2 aufgeführt. Die häufigsten Erkrankungen sind die LGMD2A (Calpain 3), die LGMD2B (Dysferlin) sowie die LGMD2I (Fukutin-related protein, FKRP). Einige LGMDs sind allelisch mit anderen Myopathien, die einen gänzlich anderen Phänotyp aufweisen.

Klinik

Trotz der genetischen Unterschiede sind die Paresen bei den LGMDs recht ähnlich verteilt. Erste Symptome sind eine Hyperlordose, Probleme beim Rennen, Watschelgang, Schwierigkeiten beim Treppensteigen sowie beim Aufrichten aus der Hocke. Im weiteren Verlauf kommt es zu einer Beteiligung der Schultergürtelmuskulatur mit Scapulae alatae und es entwickeln sich deutliche Atrophien im Schulter- und Beckengürtelbereich. Eine Beteiligung der Gesichtsmuskulatur kommt nur selten vor. Der Verlauf ist variabel, in der Regel aber recht langsam progredient. Bei einigen Formen kommt es zu einer Herzbeteiligung, die manchmal auch erstes oder einziges Symptom sein kann.

Diagnostik

Labor Die CK-Erhöhung im Serum reicht von nur geringfügig erhöhten Werten bis hin zum Hundertfachen der Norm (besonders LGMD2B). Bei den rezessiven Formen ist die CK meist deutlich höher als bei den dominanten Formen.

Immunhistochemie Die Diagnostik umfasst die immunhistochemische Darstellung der bekannten Genprodukte, deren Analyse im Western-Blot sowie ggf. den Nachweis der häufigsten Mutationen im betreffenden Gen.

15.4.7 Mitochondriopathien

Überblick

Mitochondriale Erkrankungen kommen häufiger vor als bisher angenommen. Die minimale Prävalenz wird mit 13:100.000 angenommen. Sie sind eine klinisch und molekulargenetisch sehr heterogene Gruppe von Erkrankungen, die neben der Muskulatur und dem ZNS eine Vielzahl anderer Organe betreffen können. Innerhalb dieser Gruppe lassen sich einzelne klinische Syndrome unterscheiden. Die häufigsten Syndrome im Jugend- und Erwachsenenalter sind die mitochondriale chronisch progrediente Ophthalmoplegie (CPEO, Ophthalmoplegia-plus) und das MELAS-Syndrom (mitochondriale Enzephalomyopathie mit Laktatazidose und schlaganfallähnlichen Episoden). Obgleich den einzelnen Syndromen charakteristische Mutationen der mtDNA (Deletionen, bestimmte Punktmutationen) zugrunde liegen, zeigen die Phänotypen häufig Überlappungen der einzelnen Symptome.

Neben diesen Syndromen gibt es aber auch Fälle, bei denen nur die Skelettmuskulatur in Form progredienter generalisierter Paresen beteiligt ist. Hierbei kann das Erkrankungsalter auch erst im höheren Erwachsenenalter liegen.

Chronisch progressive externe Ophthalmoplegie (CPEO)

Formen

Eine CPEO ist das häufigste Symptom einer Mitochondriopathie im Erwachsenenalter. Weil es häufig mit anderen Organbeteiligungen (z.B. Retina, Herz, Skelettmuskel, zentrales und peripheres Nervensystem, Endokrinium) assoziiert ist, ist die dann als CPEO-plus bezeichnete Erkrankung ein Syndrom. Die CPEO manifestiert sich als eine meist bilaterale, oft asymmetrische Ptosis und progrediente Lähmung der äußeren Augenmuskeln. Eine besondere Unterform ist das SANDO-Syndrom (sensorische Ataxie, Neuropathie, Dysarthrophonie, Ophthalmoplegie). Die Existenz des Kearns-Sayre-Syndroms (CPEO, Retinadegeneration, Erkrankungsalter vor dem 20. Lebensjahr, mögliche Herzbeteiligung) als Krankheitsentität ist umstritten.

Genetik

Bei etwa der Hälfte der CPEO-plus-Syndrome finden sich singuläre mtDNA-Deletionen, wobei der Heteroplasmiegrad (Anteil mutierter mtDNA zu Wildtyp-mtDNA) in den verschiedenen Geweben, aber auch bei den einzelnen Patienten sehr unterschiedlich sein kann, was möglicherweise zur Variabilität der Symptome beiträgt. Die singulären Deletionen sind nahezu ausschließlich sporadisch und werden nicht weitervererbt. Bei der anderen Hälfte (insbesondere auch beim SANDO-Syndrom) finden sich multiple Deletionen der mtDNA, die ausnahmslos autosomal-rezessiv oder dominant vererbt werden. Diese Deletionen sind Folge einer Störung der intergenomischen Kommunikation. Ursache hierfür sind Mutationen in nukleär codierten Genen (z.B. Polymerase γ, Adenosinnukleotid-Translokator, Twinkle), die für die Synthese der mtDNA notwendig sind. Weitere Ursachen sind Punktmutationen der mtDNA (insbesondere Mutation 3243A>G), die dann einem maternalen Erbgang folgen.

Diagnostik

Labor Die CK ist normal oder gering erhöht. In vielen Fällen finden sich ein erhöhtes Ruhelaktat im Serum und ein exzessiver Laktatanstieg im Fahrradbelastungstest. Diese Laktatveränderungen haben zwar eine hohe Spezifität, aber nur eine Sensitivität von 60–70%.

Histologie In der Muskelbiopsie lassen sich häufig „ragged-red fibres" (RRF) und Cytochrom-c-Oxidase-negative Fasern nachweisen. Diese myopathologischen Veränderungen sind jedoch nicht spezifisch, da sie auch bei idiopathischen entzündlichen Muskelerkrankungen und mit zunehmendem Alter vermehrt gefunden werden können. Somit liefern diese Befunde zusammen mit einem möglicherweise typischen klinischen Phänotyp nur Bausteine zur Diagnosestellung, die die molekulargenetische Identifizierung der mtDNA-Mutation erfordert.

Genetik Diese Analysen sollten aus Muskelgewebe oder Urinepithelien durchgeführt werden, da in Blutzellen der Nachweis aufgrund der dort nur geringen Heteroplasmie meist nicht gelingt. Im Fall von multiplen Deletionen der mtDNA ist die Suche nach der Mutation in den entsprechenden nukleären Genen gerechtfertigt.

15.5 Myositiden

Idiopathische oder Autoimmunmyositiden umfassen die Dermatomyositis (DM), die Polymyositis (PM) und die sporadische Einschlusskörperchenmyositis (s-IBM).

Klinik

Paresen und Atrophien PM und DM führen typischerweise zu symmetrischen proximalen Paresen an Armen und Beinen, die bei der DM akut innerhalb von Wochen auftreten, bei der PM eher subakut über Monate. Häufig findet sich eine ausgeprägte Kopfheberparese. Demgegenüber entwickeln sich die Paresen bei der IBM asymmetrisch sehr langsam über Monate bis Jahre und betreffen auch initial distale Muskelgruppen. Im Krankheitsverlauf entwickeln sich Atrophien, die bei der IBM am deutlichsten ausgeprägt sind.

Schmerzen Myalgien in Form von dumpfen, in der Tiefe lokalisierten Schmerzen treten nur bei einem Teil der Patienten auf, häufig im akuten Stadium der DM, seltener auch bei der PM, ganz selten dagegen bei der IBM.

Hautveränderungen Typische Hautveränderungen bei der DM sind Lidschwellungen sowie ein heliotropes (fliederfarbenes) Erythem im Bereich der Augenlider, der Wangen und des vorderen Halsdreiecks. Über den Fingerknöcheln kommt es zu schuppigen Erosionen (Gotton-Zeichen) und an den Nagelwällen zu Mikroaneurysmen und kleinen Blutungen (Keinig-Zeichen). Diese Hautveränderungen können sehr leicht und flüchtig sein, weshalb ihr Fehlen nicht gegen die Diagnose einer DM spricht.

MERKE

Die Unterscheidung zwischen DM und PM beruht keineswegs allein auf dem Erkennen einer Hautbeteiligung, sondern auf dem Nachweis der unterschiedlichen histopathologischen Veränderungen (s.u.).

Extramuskuläre Manifestationen Andere Manifestationen bei der DM und PM sind u.a. eine kardiale Beteiligung mit Reizleitungsstörungen oder dilatativer Kardiomyopathie sowie gastrointestinale Symptome mit Dysphagie.

Diagnostik

Labor Die Serum-**CK** ist bei der DM und PM in über 90% auf das 30–50-Fache erhöht und korreliert mit der Krankheitsaktivität. Demgegenüber ist die CK bei der IBM nur leicht erhöht oder normal. Die **BSG** ist nur in weniger als der Hälfte der Patienten erhöht. Myositisassoziierte **Antikörper** finden sich nur bei einem kleinen Teil der Patienten, insbesondere bei Overlap-Syndromen und Mischkollagenosen (s.a. ➤ Tab. 15.4).

MERKE

Für die Diagnosestellung werden klinische Kriterien und myositisspezifische Antikörper herangezogen, die definitive Zuordnung kann jedoch erst anhand (immun)histolopathologischer Befunde getroffen werden.

Histopathologie Während die PM durch eine T-Zell-vermittelte Muskelfaserschädigung charakterisiert ist, ist die DM durch eine hauptsächlich B-Zell-vermittelte Mikroangiopathie bedingt, die zu einer reduzierten Kapillardichte und einer typischen perifaszikulären Faseratrophie führt. Bei der IBM finden sich neben den entzündlichen Veränderungen lichtmikroskopisch geänderte Vakuolen („rimmed vacuoles"), die z.B. β-Amyloid, Ubiquitin, TDP-43 und Tau-Protein enthalten sowie elektronenmikroskopisch filamentöse Einschlüsse in Zytoplasma und Zellkernen. Neben der s-IBM gibt es auch eine hereditäre IBM, bei der die entzündlichen Veränderungen deutlich geringer ausgeprägt sind (➤ Tab. 15.3, ➤ Abb. 15.6).

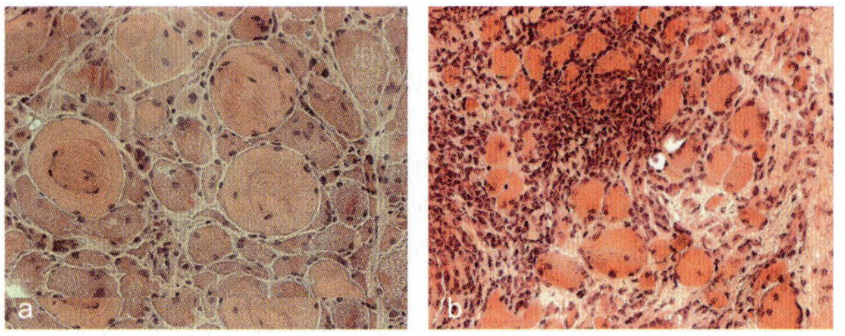

Abb. 15.6 Einschlusskörperchenmyositis. **a** Myopathisch-dystrophes Gewebssyndrom. **b** Myositisches Gewebssyndrom.

Sonderformen

Overlap-Syndrom Als Overlap-Syndrom wird die Assoziation einer Myositis mit verschiedenen Kollagenosen bezeichnet. Diese Erkrankungen umfassen das Sharp-Syndrom („mixed connective tissue disease"), die systemische Sklerose, den systemischen Lupus erythematodes und das Sjögren-Syndrom. Diese Syndrome treten besonders bei der DM auf. Andererseits kommt es bei einer PM im weiteren Verlauf häufig zu einer Assoziation mit einer Kollagenose, sodass die reine PM wahrscheinlich eine bislang überdiagnostizierte Erkrankung darstellt.

Antisynthetase-Syndrom (Jo-1-Syndrom) Etwa 20% der autoimmun bedingten Myositiden sind mit Anti-Synthetase-Antikörpern assoziiert. Am häufigsten ist dabei der Anti-Jo-1-Antikörper nachzuweisen, daneben gibt es in geringerer Häufigkeit andere Antikörper gegen t-RNA-Synthetasen. Leitsymptome sind Myositis, interstitielle Pneumonie, Polyarthritis, Raynaud-Phänomen und Fieber. Am häufigsten ist der Phänotyp einer DM oder unklassifizierbaren Myositis.

Klinisch amyopathische Dermatomyositis (C-ADM) Bei dieser „Dermatomyositis sine Myositis" haben die Patienten die für die DM typischen Hautveränderungen, aber ohne Muskelschwäche und oft ohne relevanten CK-Anstieg. Ein Teil dieser Patienten (jeweils 10–15%) kann mit zeitlicher Verzögerung (Monate bis Jahre) muskuläre Symptome, ein Neoplasma oder eine lebensbedrohliche interstitielle Muskelerkrankung entwickeln. In bis zu 50% der Fälle mit C-ADM sind Anti-C-ADM-140-Antikörper nachweisbar (➤ Tab. 15.4).

Paraneoplastische DM und PM In ca. 10–30% der Dermatomyositiden und bis zu 15% der Polymyositiden tritt die Myositis als paraneoplastisches Syndrom auf, das dem Nachweis des Tumors in mehr als der Hälfte der Fälle vorausgeht. Die Mehrzahl der Tumoren wird innerhalb des ersten Jahres nach Manifestation der Myositis entdeckt. Ein erhöhtes Risiko, einen Tumor zu entwickeln, besteht bis zu 5 Jahre nach der Diagnose einer Dermatomyositis. Weibliches Geschlecht und ein Alter über 50 Jahre stellen einen Risikofaktor für einen mit Dermatomyositis assoziierten Tumor dar.

Tab. 15.4 Autoantikörper bei Myositiden.

Erkrankung	Autoantikörper	Häufigkeit (%)
Unspezifische Antikörper		
	ANA	70
Myositisspezifische Antikörper		
Jo-1-Syndrom	Anti-Jo-1 (Histidyl-tRNA-Synthetase)	15–20
nekrotisierende Myopathie	Anti-SRP („signal recognition particle")	5–10
klinisch amyopathische DM	Anti-CADM-140	50
Dermatomyositis	Anti-p155 Mi2	20 5–10
Myositisassoziierte Autoantikörper		
PM-Overlap-Syndrom mit Sklerodermie	Anti-PM-Scl	8–10
Mischkollagenose, SLE	U1-RNP	10

Tab. 15.3 Klinische und diagnostische Charakteristika von Polymyositis (PM), Dermatomyositis (DM) und sporadischer Einschlusskörperchenmyositis (s-IBM)

Kriterium	PM	DM	s-IBM
Erkrankungsalter	> 18 Jahre	5–15 J. und 45–65 J.	> 50 J.
Hautveränderungen	nein	ja	nein
Paresen	• proximal > distal • symmetrisch	• proximal > distal • symmetrisch	• proximal/distal • asymmetrisch
Myalgien	(+)	+	(+)
Atrophien	+	(+)	++
Dysphagie	++	++	++
Herzbeteiligung	+	+	–
Lungenbeteiligung	+	+	–
Muskelbiopsie	• vorwiegend endomysiale Infiltrate • vorwiegend CD8-positive Zellen • MHC-1-Darstellung	• perifaszikuläre und perivaskuläre Infiltrate • vorwiegend CD4-positive Zellen und B-Lymphozyten • C59b-Komplementablagerung, teils reduzierte Kapillardichte	• vorwiegend endomysiale Infiltrate • vorwiegend CD8-positive Zellen auch um normale Fasern • „rimmed vacuoles" mit basophilem Randsaum • Amyloidablagerungen • MHC-1-Darstellung

Therapie

PM und DM Therapie der Wahl für die Initialtherapie sind Kortikosteroide in anfänglich hoher Dosis (Prednisolon 1–2 mg/kgKG/d), die nach Wirkungseintritt (rückläufige CK-Werte, Kraftzunahme), spätestens nach 6 Monaten langsam auf eine Erhaltungsdosis unter der Cushing-Schwelle reduziert werden können. Wegen des Rezidivrisikos werden die Kortikosteroide über mindestens 2 Jahre oft in Kombination mit Azathioprin weiter gegeben. Während der Langzeitbehandlung mit Steroiden kann die Muskelschwäche erneut auftreten – bei normaler oder unveränderter CK. Hierbei muss dann an eine **Steroidmyopathie** gedacht werden. CK-Anstieg, pathologische Spontanaktivität im EMG bei fehlenden Zeichen einer Cushing-Symptomatik sprechen gegen eine Steroidmyopathie und für ein Wiederaufflammen der Myositis.

Mittel der zweiten Wahl sind Methotrexat, Ciclosporin oder Mycophenolat-Mofetil. Bei der DM konnte auch die Wirksamkeit von intravenösen Immunglobulinen belegt werden.

s-IBM Die IBM ist weitgehend therapierefraktär unter immunmodulatorischer und -suppressiver Therapie. Die Entzündung ist nur ein Aspekt der Erkrankung, bei der auch eine erhebliche degenerative Komponente relevant ist.

Differenzialdiagnosen

Die oben genannten Myositiden müssen gegen spezifische erregerbedingte und parainfektiöse Myositiden (viral, bakteriell, mykotisch, parasitisch, ➤ Kap. 6), granulomatöse Myositiden (Sarkoidose, s.a. ➤ Kap. 7.4), eine vaskulitische Begleitmyositis und die eosinophile Myositis abgegrenzt werden. Weitere Differenzialdiagnosen sind sporadische progressive Muskeldystrophien, metabolische Myopathien sowie medikamentös-toxische Myopathien.

15.6 Erkrankungen der neuromuskulären Transmission

15.6.1 Myasthenia gravis

Die Myasthenia gravis (MG) ist eine Autoimmunerkrankung, bei der entweder Antikörper gegen den postsynaptischen Azetylcholinrezeptor (AChR) oder gegen die präsynaptische muskelspezifische Tyrosinkinase (MuSK) zu einer gestörten neuromuskulären Transmission führen. Der Thymus und insbesondere die myoiden Zellen des Thymus scheinen eine zentrale Rolle bei der Initiierung der Autoimmunpathogenese zu spielen. Die MG kann in jedem Lebensalter auftreten. Die Prävalenz der Myasthenia gravis (MG) beträgt etwa 6–10 pro 100.000. Frauen sind deutlich häufiger betroffen als Männer. Eine Assoziation mit anderen Autoimmunerkrankungen ist häufig (Schilddrüsenerkrankungen, SLE).

Klinik

Kernsymptom sind belastungsabhängige, schmerzlose Muskelschwächen, die typischerweise im Tagesverlauf zunehmen. Initial treten häufig okuläre, meist transiente Symptome wie Doppelbilder und Ptosis auf. Nur bei 10–20% bleibt die MG auch über einen Zeitraum von mehr als 2 Jahren auf eine Schwäche der Augenmuskeln beschränkt. Bei den anderen Patienten ist in unterschiedlicher Ausprägung auch die mimische, bulbäre, Hals- und Extremitätenmuskulatur beteiligt.

Diagnostik

Die Diagnostik umfasst klinische und pharmakologische Tests, elektrophysiologische Untersuchungen sowie die Autoantikörperdiagnostik. Die Beschwerden können mithilfe des Myasthenie-Scores (auch „Besinger-Score“, ➤ Tab. 15.5) quantifiziert werden:

- **Simpson-Test:** Blick nach oben für 60 s zur Provokation von Doppelbildern oder Ptosis
- **Edrophonium-Test:** zunächst 1 Amp. Kochsalzlösung i.v. als Placebo, dann 10 mg Edrophonium i.v. (zunächst 2 mg, nach 30 s dann 8 mg), kontinuierliche Pulskontrolle (Antidot bei Bradykardie: Atropin 1 mg i.v.); Zielparameter ist die klinische Besserung innerhalb von 30–90 s oder die Besserung eines pathologischen Dekrements unter repetitiver Nervenreizung.
- **Endplattenbelastungstest:** pathologisches Dekrement, unter Edrophoniumgabe reversibel; in 20% positiv bei okulärer MG, in 80% bei generalisierter MG. Sensitivität 65–85% (➤ Abb. 15.7).

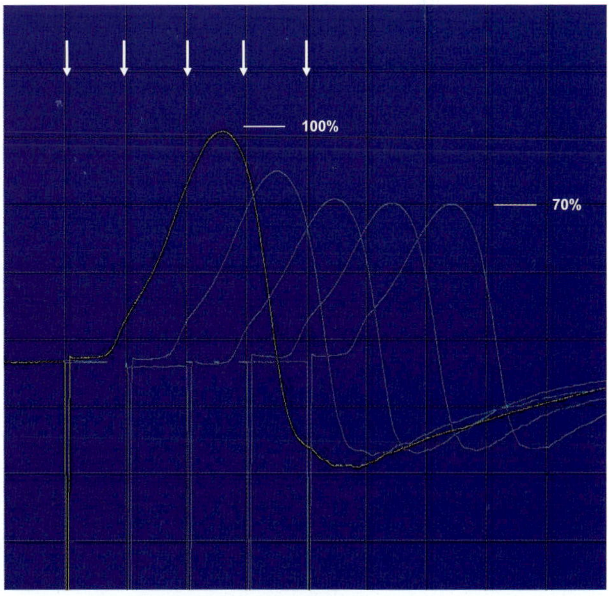

Abb. 15.7 Dekrement im Oberflächen-EMG. Antwortamplituden (waagerechte Balken) des M. trapezius auf repetitive elektrische Stimulation (Pfeile) des N. accessorius bei einer Patientin mit Myasthenia gravis: 30% Amplitudenverlust bei 5 Reizen (pathologisches Dekrement, Stimulationsfrequenz 3 Hz, sog. Endplattenbelastungstest).

- **Autoantikörperdiagnostik:** Azetylcholinrezeptor-Antikörper sind in 50–60% der okulären MG und 90% der generalisierten MG nachweisbar. In etwa 50% der „seronegativen“ MG (ohne Nachweis des Azetylcholinrezeptor-Antikörpers im Serum) sind Anti-MuSK-Antikörper (muskelspezifische Tyrosinkinase) positiv. Bei den „doppelt seronegativen“ Fällen ist der Autoimmunmechanismus noch nicht bekannt. Anti-Titin-Antikörper sind bei Patienten unter 60 Jahren häufig mit einem Thymom assoziiert.
- **Thymusdiagnostik:** Mittels Thorax-CT, Thorax-MRT und evtl. Octreotid-SPECT (Somatostatin-Analogon) Suche nach einem Thymom oder Thymuskarzinom. Die Thymushyperplasie ist keine radiologische, sondern eine histologische Diagnose, da es sich hierbei um eine lymphofollikuläre Hyperplasie (Thymitis) handelt.

Medikamente und MG

Eine nahezu unüberschaubare Vielzahl von Medikamenten (einschließlich gängiger Antibiotika wie Tetrazykline) kann zur Verschlechterung einer bestehenden MG führen. Eine Auflistung der die MG verstärkenden Medikamente und der möglichen Ausweichpräparate findet sich z.B. im „Leitfaden für Myasthenia gravis-Patienten“ von F. Schumm (Deutsche Myasthenie Gesellschaft e.V.).

Differenzialdiagnose der MG

Okuläre Form Hinsichtlich der okulären Form umfasst die Differenzialdiagnose die verschiedenen kongenitalen myasthenen Syndrome, mitochondriale Myopathien (CPEO), die okulopharyngeale Muskeldystrophie (OPMD), die endokrine Orbitopathie und die okuläre Myositis.

Generalisierte Form Bei generalisierten Formen muss aufgrund der tageszeitlichen Fluktuation und Belastungsabhängigkeit der Beschwerden an metabolische Myopathien und das Lambert-Eaton-Syndrom gedacht werden. Weiterhin gibt es medikamentös-toxische Myopathien, die sich als Myasthenie manifestieren können.

Kongenitale myasthene Syndrome Diese sind nicht autoimmun bedingt, sondern genetisch determinierte und vererbbare Erkrankungen mit Störungen der neuromuskulären Transmission. Klinisch äußern sie sich wie die Myasthenia gravis durch Paresen und Ermüdung infolge körperlicher Anstrengung. Die unterschiedlichen Pathogenesen umfassen präsynaptische Defekte mit veränderten Azetylcholinvesikeln, Azetylcholinesterase-Defekte sowie postsynaptische Defekte mit verschiedenen kinetischen Veränderungen des Azetylcholinrezeptors.

Therapie

Symptomatische Therapie Die symptomatische Therapie besteht aus dem oral verabreichbaren Cholinesterasehemmer Pyridostigmin. Mögliche Nebenwirkungen sind Übelkeit, Darmkoliken, Muskelkrampi, Faszikulieren, vermehrtes Schwitzen, Tränenfluss und Miosis.

Immunsuppressive Therapie Die immunsuppressive Therapie besteht in erster Linie aus Prednisolon und Azathioprin. Prednisolon kann entweder langsam mit 10 mg/d beginnend aufdosiert oder sofort in hoher Dosis (z.B. 100 mg/d) gegeben werden. Dabei ist jedoch zu beachten, dass es dann regelhaft in den ersten 10 Tagen zu einer zwar transienten, aber deutlichen Verschlechterung der Symptomatik kommt. Die Immunsuppression ist meistens für viele Jahre erforderlich. Patienten mit einer rein okulären MG entwickeln unter Immunsuppression seltener eine Progression zu einer generalisierten MG. Immunsuppressiva der zweiten Wahl (Eskalationstherapie) sind Ciclosporin und Methotrexat. Zur Behandlung einer krisenhaften Exazerbation können i.v. Immunglobuline oder die Plasmapherese eingesetzt werden. Bei therapierefraktärer Myasthenie, insbesondere der MusK-Ak-positiven MG, ist ein Versuch mit Rituximab oder Tacrolimus gerechtfertigt.

Tab. 15.5 Quantitativer Myasthenie-Score (modifizierter Besinger-Score).

Ausprägung	ohne	gering	mäßig	stark
Scorewert	0	1	2	3
Arme 90° vorhalten, sitzend (s)	> 180	60–180	10–60	< 10
Beine 45° gestreckt vorhalten, liegend (s)	> 45	30–45	5–30	< 5
Kopf 45° angehoben, liegend (s)	> 90	30–90	5–30	< 5
Vitalkapazität (l)	♂ > 4,0 ♀ > 3,0	♂ 2,5–4,0 ♀ 2,0–3,0	♂ 1,5–2,5 ♀ 1,2–2,0	♂ < 1,5 ♀ < 1,2
Kauen/Schlucken	normal	Erschöpfung bei festen Speisen	nur weiche Speisen	Magensonde
Gesichtsmuskulatur	normal	leichte Schwäche beim Lidschluss	Signe des cils	keine Mimik
Simpson-Test: Doppeltsehen beim Aufwärtsblick (s)	> 60	10–60	0–10	spontane Doppelbilder
Ptosis beim Aufwärtsblick (s)	> 60	10–60	0–10	spontane Ptosis

maximale Punktzahl: 24; Gesamtpunktzahl dividiert durch die Zahl der durchgeführten Tests: 0 – keine myasthenen Symptome, 3 – schwerste myasthene Symptome

Thymektomie Die Thymektomie sollte früh, d.h. innerhalb von 1–2 Jahren nach Sicherung der Diagnose, und als elektiver Eingriff bei stabil eingestellter MG durchgeführt werden. Patienten im Alter von 15–50 Jahren mit generalisierter MG scheinen am deutlichsten von einer Thymektomie zu profitieren. Da bei Patienten mit rein okulärer Myasthenie, bei denen es nach 2 Jahren nicht zu einer Generalisierung gekommen ist, mit hoher Wahrscheinlichkeit auch weiterhin keine Generalisierung zu erwarten ist, ist eine Thymektomie bei diesen Patienten umstritten. Allerdings wird bei Patienten mit schlecht medikamentös einstellbarer rein okulärer MG die Thymektomie durchaus als Option betrachtet. Eine Thymektomie ist dagegen nicht sinnvoll bei Patienten mit MuSK-Antikörpern.

Zur Vertiefung

Thymektomie

Standardtechnik ist die transsternale Thorakotomie mit Entfernung des gesamten Thymus und des retrosternalen Fettgewebes. Bei nicht neoplastischen Thymusveränderungen ist die minimalinvasive thorakoskopische Thymektomie an einem spezialisierten Zentrum eine Option.

Bis zu 70% der Patienten zeigen im Thymus eine Thymitis (lymphofollikuläre Hyperplasie) mit Keimzentren als Ausdruck eines aktiven immunologischen Prozesses. In 10–15% tritt die MG als paraneoplastisches Syndrom bei Thymom auf. Unter den verschiedenen thymomassoziierten paraneoplastischen Syndrome (u.a. Neuromyotonie, Myositis) ist die MG mit 60% am häufigsten.

Myasthene Krisen

Bei lange Zeit gut eingestellter Myasthenia gravis kann es manchmal plötzlich zu krisenhaften Verschlechterungen kommen. Diese lebensbedrohlichen Krisen erfordern eine rasche therapeutische Intervention. Voraussetzung ist jedoch die Diagnose der Ursache der Krise. Grundsätzliche Differenzialdiagnosen sind die cholinerge, die myasthene und die insensitive Krise.

Cholinerge Krise Die cholinerge Krise ist eine Überdosierungskrise, die mit muskarinergen Symptomen wie Koliken, Bradykardie, Schwitzen und Hypersalivation sowie nikotinergen Symptomen wie Krampi, Faszikulationen und Verwirrtheit einhergeht. Die Behandlung erfolgt durch Absetzen der Cholinesterasehemmer und mit intravenöser Atropingabe.

Myasthene Krise Die myasthene Krise ist eine akute Exazerbation einer bestehenden MG mit respiratorischer Insuffizienz und Aspiration. Besondert gefährdet sind Patienten mit bulbären Symptomen und einer Schwäche der Atemmuskulatur. Als Auslöser kommen häufig Infektionen, Medikamenteneinnahmefehler, unzureichende Immunsuppression sowie die Einnahme eines der vielen myasthenieverstärkenden Medikamente infrage. Als Interventionstherapie bei myasthener Krise sind neben der i.v. Gabe von Pyridostigmin eine Plasmapherese oder i.v. Immunglobuline indiziert. Beides ist gleichermaßen effizient und verkürzt die Beatmungspflichtigkeit.

Insensitive Krise Bei lange andauernder Gabe von Azetylcholinesteraseinhibitoren kann es zu einer Refraktärität der motorischen Endplatte kommen. Eine Dosiserhöhung des Azetylcholinesteraseinhibitors führt dann zu einem Nebeneinander von cholinergen und myasthenen Symptomen. Ein vorübergehendes Absetzen der Medikation unter intensivmedizinischen Bedingungen führt wieder dazu, dass die Rezeptoren ansprechen.

15.6.2 Lambert-Eaton-Syndrom (LEMS)

Beim LEMS ist die Freisetzung von Azetylcholin aufgrund von Antikörpern gegen die spannungsabhängigen präsynaptischen Kalziumkanäle gestört. In etwa 60% der Fälle besteht eine Assoziation mit einem kleinzelligen Bronchialkarzinom.

Klinik

Kernsymptome sind okuläre und bulbäre Symptome, proximal betonte, oft belastungsabhängige Paresen und vegetative Symptome (trockene Augen und Mund, Impotenz, Obstipation). Häufig ist die Kraft nach Ruhe besonders gering und bessert sich dann unter Bewegung innerhalb von Sekunden und Minuten, um dann später wieder deutlich abzunehmen („vorzeitige Ermüdbarkeit").

Die Symptome sind bei Patienten mit oder ohne Nachweis eines kleinzelligen Bronchialkarzinoms identisch, sie entwickeln sich aber schneller bei Patienten mit kleinzelligem Bronchialkarzinom.

Diagnostik

Klinischer Test Häufig sind Muskeleigenreflexe abgeschwächt oder erloschen und lassen sich erst nach 30 s maximaler Willkürinnervation (Reflexbahnung) auslösen.

Diagnose Die Diagnose beruht im Wesentlichen auf:

- Nachweis eines positiven Inkrements des Summenaktionspotenzials (um ≥100%) bei hochfrequenter repetitiver Nervenstimulation (20–50 Hz, im Sinne einer posttetanischen Potenzierung). Das Summenaktionspotenzial ist typischerweise initial abnorm niedrig.
- Nachweis von Antikörpern gegen spannungsabhängige Kalziumkanäle (VGCC) vom P/Q-Typ. Die Antikörper werden gleichermaßen bei Patienten mit als auch ohne Nachweis eines kleinzelligen Bronchialkarzinoms gefunden und sind bei 80–90% der Patienten mit LEMS nachweisbar.

Karzinomnachweis Nach einem (kleinzelligen) Bronchialkarzinom sollte mittels Antikörperscreening (NSE, Cyfra21-1), Thorax-CT und Bronchoskopie gezielt gefahndet werden. Da die paraneoplastische Symptomatik der Tumormanifestation um mehrere Jahre vorausgehen kann, sollten jährlich für mindestens 5 Jahre eine Bildgebung der Lunge und ein Antikörperscreening erfolgen.

Therapie

Der reversible Kaliumkanalblocker 3,4-Diaminopyridin (3,4-DAP) steigert indirekt die Kalzium- und Azetylcholinfreisetzung, indem er spezifische präsynaptische Kaliumkanäle blockiert. In schwer einstellbaren Fällen kann eine Kombination mit Azathioprin, Prednisolon oder i.v. Immunglobulinen notwendig sein. Die Tumorentfernung führt häufig zu einer deutlichen Rückbildung der Symptome.

15.6.3 Botulismus

Botulismus wird durch das Neurotoxin Botulinumtoxin (BTX) hervorgerufen, das vom anaeroben sporenbildenden Bakterium Clostridium botulinum produziert wird und die Ausschüttung von Azetylcholin in der präsynaptischen motorischen Nervenendigung hemmt. BTX stammt entweder aus verunreinigten Nahrungsmitteln – meist Konserven – oder aus einer Wundbesiedelung mit Clostridium botulinum (Wundbotulismus).

Klinik

Die Hauptsymptomatik des Botulismus ist charakterisiert durch eine schlaffe symmetrische, meist absteigende Tetraparese mit bulbärem Beginn (Diplopie, Dysarthrie, Dysphagie) und Beteiligung des autonomen Nervensystems (anticholinerge Effekte wie Mydriasis, Mundtrockenheit). Beim Nahrungsmittelbotulismus gehen gastrointestinale Symptome oft der neurologischen Symptomatik voraus.

Diagnostik

Botulinumtoxin ist aus Stuhl, Serum, Mageninhalt bzw. asservierten Nahrungsmitteln mittels Maus-Inokulationstest nachzuweisen (Nachweisrate 50%)

Therapie

Die Patienten müssen intensivmedizinisch überwacht und behandelt werden, probatorisch werden Cholinesterasehemmer gegeben und bei Nahrungsmittelbotulismus der Magen gespült bzw. Einläufe/Prokinetika (Domperidon, Metoclopramid) verabreicht. Einzige spezifische Therapie ist die Gabe von Botulinumantitoxin i.v. innerhalb der ersten 24 Stunden. Dabei ist ein vorheriger Intrakutantest wegen der hohen Rate von Hypersensitivitätsreaktionen notwendig.

KAPITEL

16 Degenerative Wirbelsäulenerkrankungen

Julian Rathert, Rüdiger Gerlach

Zur Orientierung

Unter degenerativen Wirbelsäulenerkrankungen fasst man Erkrankungen der Wirbelsäule und der angrenzenden Strukturen zusammen, die als Folge der natürlichen Alterung, der längerfristigen übermäßigen Beanspruchung der Wirbelsäule oder der Kombination aus anlagebedingter Disposition für eine Erkrankung und natürlicher Belastung der Wirbelsäule auftreten. Die Unterscheidung zwischen natürlichem Alterungsprozess und krankhafter Veränderung kann dabei fließend und z.T. schwierig sein. Entscheidend ist die Abgrenzung zu akuten Erkrankungen der Wirbelsäule, wie z.B. unfallbedingten, malignen oder entzündlichen Erkrankungen (z.B. traumatischer Bandscheibenvorfall, bakterielle Bandscheibenentzündung).
Degenerative Wirbelsäulenerkrankungen haben erhebliche sozioökonomische Auswirkungen. Ihr häufigstes Symptom ist der Rückenschmerz, über den ca. 80% der Bundesbürger im Laufe ihres Lebens klagen. Er ist das häufigste Symptom in der Praxis niedergelassener Ärzte und Ursache jeder zweiten Konsultation einer orthopädischen Praxis. Beschwerden des Rückens zählen zu den häufigsten Ursachen für Arbeitsunfähigkeit und Frühberentung in Deutschland (ca. 16 Millionen Tage der Arbeitsunfähigkeit pro Jahr!).
Unter Rückenschmerzen versteht man dabei zumeist den unspezifischen lumbalen Rückenschmerz („lower back pain"). Allerdings liegt diesem in nur ca. 10% der Fälle eine umschriebene Ätiopathogenese zugrunde, also eine Ursache im Sinne der degenerativen Erkrankungen. Ein wichtiger differenzialdiagnostischer Aspekt des Rückenschmerzes sind somatisierte psychosoziale Belastungen. Die Abnahme der Prävalenz von Rückenbeschwerden im Rentenalter wird u.a. mit der verminderten Belastung nach dem Ausscheiden aus dem Erwerbsleben begründet.

Prüfungsschwerpunkte

+++ Ursache, Wirkung, Diagnostik und Therapiealgorithmus zervikaler und lumbaler Bandscheibenvorfälle sowie zervikaler und lumbaler Spinalkanalstenosen; Nervenwurzelkompressionssymptome, Cauda-equina-Syndrom und Symptome der zervikalen Myelopathie
++ Spondylolisthese, Anatomie eines Wirbelsäulensegments, Pathophysiologie degenerativer Erkrankungen der Wirbelsäule
+ Spondylarthrose, Epidemiologie degenerativer Erkrankungen

16.1 Anatomie der Wirbelsäule

Die Wirbelsäule besteht aus 33–34 Wirbeln, von denen 7 der zervikalen Wirbelsäule, 12 der thorakalen, jeweils 5 der lumbalen und sakralen sowie 4–5 dem Steißbein zugeordnet werden. Die sakralen und kokzygealen Wirbel sind zu Kreuz- und Steißbein verschmolzen. Aufbau und Form der Wirbelsäule spiegeln ihre Aufgabe als Stütz- und Halteorgan, als Bewegungsorgan und als Schutz für Rückenmark und Nervenwurzeln wider.

Aufbau der Wirbel

Bestandteile Die Wirbel, Vertebrae, sind einheitlich aufgebaut, weisen jedoch entsprechend den Abschnitten der Wirbelsäule spezifische Variationen auf. Das vordere Element des Wirbels ist der Wirbelkörper, der über die Pedikel mit den dorsalen Elementen, dem Wirbelbogen, den Gelenkflächen der kleinen Wirbelbogengelenke und dem medianen Dornfortsatz verbunden ist (➤ Abb. 16.1).
Ausnahmen Atlas und Axis Der Atlas, HWK 1, besitzt keinen Körper, dafür einen vorderen und hinteren Bogen sowie zwei laterale, gelenkflächentragende Massae laterales, mit denen er kranial mit dem Kranium und kaudal mit dem 2. HWK, dem Axis, in Verbindung steht. Der Axis gleicht in seinem Grundaufbau bereits einem zervikalen HWK. Abweichend trägt er jedoch einen zahnartigen Fortsatz, den Dens axis. Dieser steht mit der Innenfläche des vorderen Atlasbogens über ein Synovialgelenk in Verbindung. Das Gelenk und damit die Position des Dens gegenüber dem Atlas ist durch Bänder gesichert (Lig. cruciforme atlantis, Ligg. alaria, Lig. apicis dentis), wodurch eine ebenfalls synoviale Gelenkverbindung zwischen dem Bandapparat und der Hinterfläche des Dens entsteht. Die synovialen ossären und ligamentären Gelenkverbindungen zwischen Atlas und Dens sind der bevorzugte Erkrankungsort der spinalen rheumatoiden Arthritis.

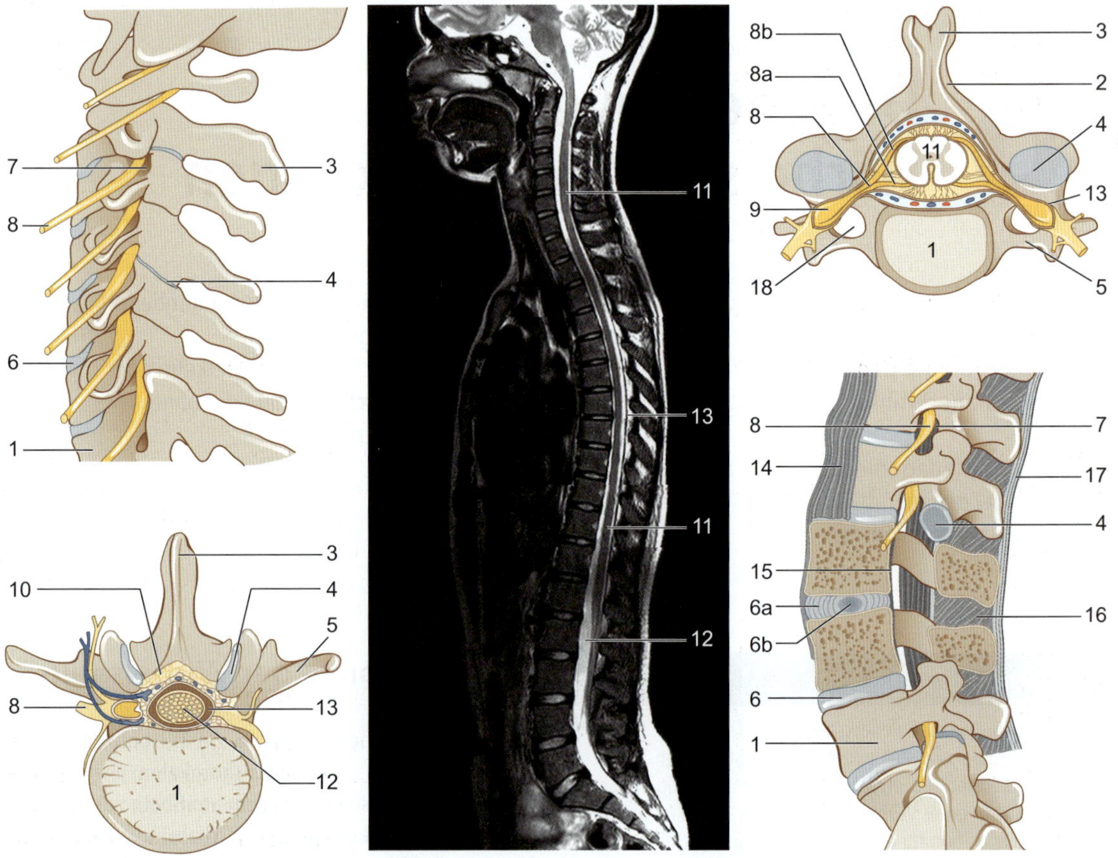

Abb. 16.1 Anatomie der Wirbelsäule. Die Zeichnungen in der oberen Reihe zeigen die HWS (links Seitenansicht, rechts Querschnitt), die der unteren Reihe die LWS (links Querschnitt, rechts Seitenansicht). In der Mitte ist eine T2-gewichtete sagittale MRT der Wirbelsäule dargestellt; Wirbelkörper (1) mit Wirbelbogen (2), Dornfortsatz (3), Wirbelbogengelenk (4) und Querfortsatz (5). Zwischen den Wirbelkörpern liegt die Bandscheibe (6) mit dem Anulus fibrosus (6a) und Nucleus pulposus (6b). Im Foramen intervertebrale (7) verlässt die abgehende Nervenwurzel (8) den Spinalkanal (10). Radix anterior (8a) und posterior (8b), Ganglion spinale (9). Rückenmark (11) und Cauda equina (12) sind von der Dura mater spinalis (13) umgeben. Ventral der Wirbelkörper verläuft das Lig. longitudinale anterius (14), dorsal im Spinalkanal das Lig. longitudinale posterius (15). Zwischen den Dornfortsätzen finden sich die Ligg. interspinalia (16) und das Lig. supraspinale (17). Im Foramen transversarium (18) verläuft die A. vertebralis.

Wirbelsäule als Stütz- und Halteorgan

Der aufrechte Gang des Menschen bedeutet sowohl eine erhebliche statische axiale als auch eine dynamische Belastung bei Bewegung. Die Wirbelsäule kann diese Belastungen mit ihrer doppelten „S"-Form als Gesamtsystem – und mithilfe der Bandscheiben auf segmentaler Ebene – abfedern und bleibt dabei dennoch mobil.

Die Schwerpunktlinie der Wirbelsäule verläuft beim aufrechten unbelasteten Stand – durch die S-Form bedingt – sowohl vor als auch hinter der Wirbelsäule. Werden z.B. die Arme oder Gegenstände vor dem Körper angehoben, verschiebt sich die Schwerpunktlinie vor die Wirbelsäule. Um dies auszugleichen, bedarf es eines Gegenzugs hinter der Wirbelsäule, der durch die Rückenmuskulatur einerseits und einen dorsalen Bandapparat im Bereich der Dornfortsätze (Ligg. interspinalia, Lig. supraspinale) andererseits erzeugt wird. Die dabei auftretenden Hebelkräfte – um eine Achse etwa auf Höhe der kleinen Wirbelbogengelenke – sind enorm: Wirbelkörper und Bandscheiben werden alleine durch das Anheben der Arme vor dem Körper um ein Vielfaches des Körpergewichts mehr belastet.

Wirbelsäule als Bewegungsorgan

Bandscheiben Die kleinste Bewegungseinheit der Wirbelsäule ist die Bandscheibe mit den beiden angrenzenden Wirbelkörpern. Bandscheiben bestehen aus einem weichen Kern (Nucleus pulposus), der von einem faserigen Ring (Anulus fibrosus) umgeben ist, und erlauben sowohl Flexions- und Extensions- als auch rotatorische und minimale axiale Bewegungen im Sinne von Stauchungsbewegungen.

Bänder Die Freiheitsgrade der Beweglichkeit, insbesondere translatorische Bewegungen eines Segments, werden durch Bänder der Wirbelsäule und Wirbelbogengelenke eingeschränkt. Wesentliche Bänder sind die Ligg. longitudinale anterius und posterius:

- Das **vordere Längsband** zieht von der Vorderfläche des vorderen Atlasbogens (HWK 1) bis zur Vorderfläche des Kreuzbeins (➤ Abb. 16.1). Dabei ist es jeweils an der Vorderfläche der Wirbelkörper fixiert. Die Verlängerung des Bandes nach kranial, zwischen Atlasbogen und Schädelbasis, ist die vordere atlantookzipitale Membran.

- Das **hintere Längsband** beginnt an der Hinterfläche des Axis und endet innerhalb des Canalis sacralis im Kreuzbein. Mit den Randleisten der Wirbelkörper sowie mit dem Anulus fibrosus bestehen Verbindungen, welche die Bandscheibe nach dorsal stabilisieren. Allerdings dünnt das Band nach lateral aus, wodurch eine dorsolaterale Prädilektionsstelle für Bandscheibenvorfälle, Richtung Neuroforamen und Rezessus, entsteht. Am kranialen Ende geht das Band in die Membrana tectoria über, die von der Hinterfläche des Dens zum Klivus zieht.

Beide Bänder beschränken die Beweglichkeit der Wirbelsäule bei Flexion und Extension. Für die Genese von Kompressionssyndromen innerhalb des Spinalkanals sind die **Ligg. flava** – die gelben Bänder – von Bedeutung, die zwischen den Wirbelbögen verlaufen und sich bei der degenerativen Spinalkanalstenose verdicken, hypertrophieren und damit den Spinalkanal einengen.

Wirbelbogengelenke Die kleinen Wirbelbogengelenke sind in den verschiedenen Abschnitten der Wirbelsäule unterschiedlich ausgerichtet (➤ Abb. 16.1) und bestimmen damit deren bevorzugte Bewegungsrichtung: An der HWS sind sie nahezu frontal gestellt und erlauben eine Flexion und Extension, Seitwärtsneigung und geringe Rotationsbewegung. An der BWS sind sie Ausschnitte eines Zylindermantels und erlauben eine Rotation und geringe Beugung und Streckung. In der LWS lassen die sagittal eingestellten Gelenke vorzugsweise Beugung und Streckung zu.

Rückenmark und Nervenwurzeln

Spinalnerven Das Rückenmark, das geschützt innerhalb des Spinalkanals im Duralsack verläuft (➤ Abb. 16.1), ist segmental organisiert, wobei je Segment zwei Nervenwurzeln, die Nn. spinales, vom Rückenmark abgehen, um durch die korrespondierenden seitlich gelegenen Neuroforamina der Wirbelsäule den Spinalkanal zu verlassen. Ein N. spinalis besteht dabei aus Radix posterior (sensorisch) und anterior (motorisch), wobei die Radix posterior distal des Neuroforamens das Ganglion spinalis bildet (sensorisch). Die Wurzel C1 besitzt nur die motorische Radix.

Nervenwurzelaustritte Das zervikale Rückenmark entlässt 8 Nervenwurzeln. Da die 1. Nervenwurzel (C1) zwischen Okziput und Atlas (HWK 1) die Wirbelsäule verlässt, verläuft die Wurzel C8 zwischen dem 7. zervikalen und 1. thorakalen Wirbel. Daraus folgt, dass die zervikalen Nervenwurzeln C1–C7 jeweils oberhalb des korrespondierenden Wirbelkörpers durch das Neuroforamen austreten, alle folgenden Wurzeln (ab Th1) unterhalb des Wirbelkörpers.

Cauda equina Die Segmente des Rückenmarks sind kürzer als die Segmente der Wirbelsäule, sodass das Rückenmark auf Höhe der Wirbelkörper BWK 12/LWK 1 endet und kaudal hiervon nur noch die lumbalen und sakralen Nervenwurzeln als sog. Cauda equina innerhalb des Spinalkanals anzutreffen sind. Diese verlaufen kurz vor ihrem Austritt aus dem Neuroforamen in einer knöchernen Nische, dem Rezessus, in dem sie gegenüber komprimierenden Strukturen wie z.B. Bandscheibenvorfällen oder einer Hypertrophie der kleinen Wirbelbogengelenke im Rahmen einer Spondylarthrose besonders anfällig sind.

16.2 Pathophysiologie degenerativer Wirbelsäulenerkrankungen

Bei der gesunden, physiologisch belasteten Wirbelsäule wird eine Balance gehalten zwischen Stabilität im Sinne der Halte- und Stützfunktion der Wirbelsäule und Mobilität im Sinne der Wirbelsäule als ein Gelenk. Verschiebt sich dieses Gleichgewicht auf segmentaler Ebene in Richtung einer Instabilität, werden die angrenzenden Segmente mehr belastet, und es entstehen ossäre Abstützreaktionen, eine ligamentäre fibrotische Hypertrophie und eine Hypertrophie der Wirbelbogengelenke. Bei den degenerativen Erkrankungen wechseln sich segmentale Instabilität und kompensatorische Immobilität oft im Krankheitsverlauf ab.

Bandscheibenvorfall (BSV)

Die Bandscheiben unterliegen einem natürlichen Alterungsprozess: Bereits in der Adoleszenz geht die Zahl ihrer Gefäße zurück und die passive Versorgung nimmt zu. Die Bandscheibe enthält weniger Flüssigkeit und wird flacher, konzentrische Einrisse innerhalb des Anulus und der knorpeligen Deck- und Grundplatten führen dazu, dass sich Material des Nucleus pulposus in den Anulus fibrosus einlagert (s.a. ➤ Abb. 16.4a).

Protrusion, Sequester Die Einlagerungen können eine lokale Raumforderung der Bandscheibe, eine Protrusion in den Spinalkanal, hervorrufen. Aber erst wenn das Material des Nukleus aus dem Anulus austritt und entweder ventral des hinteren Längsbandes (subligamentärer Sequester) oder frei innerhalb des Spinalkanals (freier Sequester) zu liegen kommt, spricht man von einem Bandscheibenvorfall. Das hintere Längsband ist mit dem Anulus fibrosus mittelliniennah verwachsen und dünnt lateralseitig aus.

Daraus ergeben sich Prädilektionsstellen für Bandscheibenvorfälle im dorsolateralen Anteil des Anulus. Bandscheibenvorfälle treten bevorzugt auf:

- an der HWS in den Segmenten HWK6/7, gefolgt von HWK5/6
- an der LWS in den Segmenten LWK4/5, gefolgt von LWK5/SWK1.

Bandscheibe und Nervenwurzel An der HWS liegen Bandscheibenraum und abgehende Nervenwurzel eng nebeneinander. Ein mediolateraler BSV beeinträchtigt damit meist die im Segment austretende Nervenwurzel. An der LWS liegt der Abgang der Nervenwurzel aus dem Duraschlauch dagegen deutlich oberhalb des Zwischenwirbelraums. Entsprechend befindet sich die Nervenwurzel auf Höhe der Bandscheibe bereits innerhalb des Neuroforamens und damit in räumlicher Distanz. Nur ein nach kranial sequestrierter BSV ist in der Lage, die im Segment abgehende Wurzel zu kompromittieren. Ein auf Höhe des Zwischenwirbelraums oder kaudal sequestrierter BSV erreicht hingegen die nächste, erst im folgenden Segment austretende Nervenwurzel.

Massenprolaps Große Bandscheibensequester, die den kompletten Spinalkanal verlegen, nennt man Massenprolaps. Sie können die Cauda equina komprimieren.

Spinalkanalstenose und Spondylose

Spinalkanalstenose Die Spinalkanalstenose ist als segmentale knöcherne und ligamentäre Einengung des Spinalkanals definiert. Sie tritt vorzugsweise zervikal und lumbal auf. Häufig beginnt die Erkrankung mit einer Instabilität des betroffenen Segments: Die Bandscheibe degeneriert (s.o.), wird flacher und wölbt sich in den Spinalkanal vor. Dadurch ist einerseits der Spinalkanal schon etwas eingeengt, andererseits nimmt die Mobilität zu. Die Instabilität bewirkt, dass:

- sich die Bänder lockern, die Ligg. flava einfalten und die Bänder fibrotisch hypertrophieren,
- die kleinen Wirbelbogengelenke mehr belastet werden und ebenfalls hypertrophieren,
- als Abstützreaktion ossäre Anbauten an den Hinterkanten der Wirbelkörper entstehen.

Protrusion der Bandscheibe, knöcherne Anbauten, Hypertrophie von Gelenken und Bändern sowie Einfaltung des gelben Bandes engen den Spinalkanal ein. Zervikal ist diese Stenose häufig „kneifzangenartig", mit einer Betonung der Einengung von ventral und dorsal, wohingegen lumbal die primär längsovale Form des Kanals in eine „T-Form" übergeht (s.a. ➤ Abb. 16.7). Die konsekutive Kompression des Myelons (zervikal) oder der Nervenwurzeln (lumbal) wird verstärkt, wenn die HWS gebeugt oder gestreckt wird, was sich in elektrisierenden Missempfindungen vom Nacken ausgehend in die Extremitäten äußert (Lhermitte-Zeichen), oder wenn die lumbale Lordose durch Stehen und Gehen den Spinalkanal weiter einengt, was sich in der typischen Symptomatik der Claudicatio intermittens spinalis äußert.

Zervikale Spondylose An der HWS wird synonym für die Spinalkanalstenose der Begriff zervikale Spondylose verwendet. Dies ist jedoch ein eigenständiges Krankheitsbild, das zwar klinisch und bildmorphologisch vieles mit der Spinalkanalstenose gemein hat, pathophysiologisch aber als Endzustand einer Bandscheibendegeneration betrachtet wird. Bei der zervikalen Spondylose findet man osteophytäre Randkantenausziehungen an Deck- und Grundplatten, Unkovertebralarthrosen und ossäre foraminale Einengungen. Je nachdem, welche raumfordernde Komponente dabei im Vordergrund steht, handelt es sich um die geschilderte zentrale Stenose oder um eine fokal betonte Stenose mit einer Einengung des Rezessus oder des Neuroforamens.

Zur Vertiefung

Spondylolisthese und Spondylarthrose

Degenerative Spondylolisthese Das Wirbelgleiten ist die Maximalversion der segmentalen Instabilität. Wenn die degenerativen Veränderungen durch Bandscheibenschaden und Bandlaxität zu einer Instabilität führen, die nicht ausreichend stabilisiert werden kann, degenerieren die kleinen Wirbelbogengelenke und die Wirbel sind gegeneinander verschieblich. Diese Verschiebung tritt unter Belastung in ventrodorsaler Richtung auf und führt zu einer Stufe im Spinalkanal. Da vornehmlich die unteren lumbalen Segmente betroffen sind, kommt es zu Kompressionssyndromen der lumbalen und sakralen Nervenwurzeln.

Spondylarthrose Die Spondylarthrose bezeichnet die arthrotische Degeneration der kleinen Wirbelbogengelenke, die von einer Facettengelenkhypertrophie und nicht selten von degenerativen Gelenkzysten begleitet wird. Die Hypertrophie der Gelenke und begleitende Gelenkzysten können die Nervenwurzel im Bereich des Rezessus komprimieren. Sonst imponieren lokale Beschwerden im Sinne einer Lumbalgie.

Myelonkompression und Myelopathie

Druck oder Zug auf das Rückenmark führt zu einer Schädigung, die bei degenerativen Erkrankungen der Wirbelsäule häufiger zervikal als thorakal auftritt. Die zervikale spondylotische Myelopathie ist ein eigenständiges Krankheitsbild – die häufigste Halsmarkschädigung im höheren Lebensalter. Ursache kann ein BSV, eine knöcherne Spinalkanalstenose oder zumeist die zervikale Spondylose sein, wobei die Myelopathie nahezu ausschließlich bei prädisponierendem engem zervikalem Spinalkanal mit Schwerpunkt im mittleren und unteren Abschnitt der HWS auftritt. Pathophysiologisch wird von einem komplexen Geschehen ausgegangen, wobei druckbedingt sowohl mechanische Komponenten (Scherverletzungen) mit Schädigung von Myelinscheiden und Axonen als auch vaskuläre Faktoren im Sinne von ischämischen Läsionen eine Rolle spielen. Das konsekutive Myelonödem und die Demyelinisierung zeigen sich in der Bildgebung (MRT) als Myelopathiesignal, als Signalanhebung in T2-gewichteten Sequenzen (s.a. ➤ Abb. 16.6).

Auf den Punkt gebracht

- **Myelopathie:** Kompressionssyndrom des Rückenmarks
- **Radikulopathie:** Nervenwurzelkompressionssyndrom, z.B. als Folge eines Bandscheibenvorfalls

Nervenwurzelkompression

Mechanischer Druck auf eine Nervenwurzel führt zu einer radikulären Symptomatik in ihrem Versorgungsgebiet. Dies umfasst Schmerzen, Gefühlsstörungen (sensible Ausfälle und Dysästhesien) im abhängigen Dermatom und motorische Ausfälle in den Kennmuskeln. Die Schmerzen werden als direkte Folge der Wurzelkompression interpretiert und als mediatorenvermittelte biochemische Entzündungsreaktion der Nervenwurzel. Insbesondere bei der Claudicatio intermittens spinalis wird eine arterielle Ischämie oder venöse Kongestion in der Nervenwurzel als Ursache der Schmerzsymptomatik diskutiert.

Auf den Punkt gebracht

- **Lumbalgie:** Schmerzen der lumbalen Wirbelsäule
- **Lumboischialgie:** Schmerzen der lumbalen Wirbelsäule mit Ausstrahlung in das Bein (im engeren Sinne: in das Versorgungsgebiet des N. ischiadicus)
- **Brachialgie:** in den Arm ausstrahlende Schmerzen

Chronifizierung von Schmerzen

Für den akuten Schmerz zu Beginn einer degenerativen Wirbelsäulenerkrankung gibt es meist ein morphologisches Korrelat. Wenn die Schmerzen jedoch chronifizieren, also länger als 12 Wochen anhalten, können somatische Ursachen in den Hintergrund treten und psychosoziale Faktoren (z.B. Schmerzgedächtnis, maladaptive Krankheitsverarbeitung, subjektives Beeinträchtigungsempfinden) in den Vordergrund. Behandelt man in dieser Phase „nur" die primäre somatische Erkrankung, ist das u.U. nicht mehr erfolgreich. Dies ist umso wichtiger zu wissen, als die Chronifizierung von Rückenschmerzen mit einer Prävalenz von 23% sowohl für den Patienten als auch sozioökonomisch von erheblicher Bedeutung ist.

Auf den Punkt gebracht

Degenerative Wirbelsäulenleiden

- **Bandscheibenvorfall:** Nucleus-pulposus-Prolaps, das Heraustreten von weichem Bandscheibengewebe durch die faserige Bandscheibenbegrenzung und Kompression nervaler Strukturen
- **Spinalkanalstenose und Spondylose:** knöcherne, diskogene oder ligamentäre Einengung des Spinalkanals mit Kompression von Rückenmark oder Nervenwurzeln
- **Spondylarthrose:** arthrotische Veränderung der kleinen Wirbelbogengelenke mit lokalen Beschwerden oder nervaler Kompression
- **degenerative Spondylolisthese:** Wirbelgleiten als Folge einer segmentalen Instabilität mit Verschiebung der Wirbelkörper in anterior-posteriorer Richtung und konsekutiver Einengung des Spinalkanals.

16.3 Klinik und Management

16.3.1 Schmerz bei degenerativen Wirbelsäulenerkrankungen

Häufigstes Symptom degenerativer Wirbelsäulenerkrankungen ist der Schmerz, ob als Rückenschmerz und/oder ausstrahlender Schmerz in Arme und Beine.

Anamnese

In der Anamnese kommt der Beurteilung des Schmerzes eine besondere Bedeutung zu. Dazu können z.B. die 6-W-Fragen verwendet werden:

- Wo? Die Lokalisation und ggf. Ausstrahlung des Schmerzes (z.B. in ein Dermatom) lassen Rückschlüsse auf den Ort der Ursache zu.
- Wie? Wie intensiv ist der Schmerz (anhand von Schmerzskalen) und wie ist seine Qualität (stechend, brennend)?
- Wann? Beginn (akut oder langsam), Kopplung an Tageszeiten; der Schmerzbeginn ist häufig charakteristisch für seine Genese. Ein BSV beginnt z.B. plötzlich unter Belastung, eine Spinalkanalstenose schleichend mit progredientem Verlauf.
- Wie oft? Frequenz (dauernd oder intermittierend)
- Womit einhergehend? Begleitsymptome
- Wodurch verstärkt? Faktoren, die den Schmerz provozieren oder aber auch lindern.

16

Klinische Untersuchung und typische Symptome

Die klinische Untersuchung orientiert sich an der allgemeinen und speziellen neurologischen Untersuchung (➤ Kap. 1). Dabei zeigen degenerative Wirbelsäulenerkrankungen häufig typische Symptome, die bei der Untersuchung herausgearbeitet werden sollten:

Nervenwurzelkompressionssyndrom (Radikulopathie) Ursachen der Kompression können weiche Bandscheibenvorfälle („soft disc") oder knöcherne Einengungen („hard disc") in Form von Foramenstenosen, Rezessusstenosen, Unkarthrose oder Spondylarthrose sein. Auch im Rahmen der Spondylolisthese kann es durch die Verschiebung der Wirbel zu einer Foramenstenose mit Kompression der abgehenden Nervenwurzel kommen. Die typische Symptomatik umfasst:

- Schmerzausstrahlung in das Dermatom der betroffenen Nervenwurzel
- Paresen und verminderte Muskeleigenreflexe der Kennmuskeln
- Dysästhesien, häufig als Kribbelparästhesien („Ameisenlaufen") und Hypästhesien im Dermatom der Nervenwurzel
- Nervendehnungszeichen: Werden die lumbalen und sakralen Nervenwurzeln unter Zug belastet, strahlen Schmerzen in das Versorgungsgebiet des N. ischiadicus aus (Lasègue-Zeichen). Um dies zu überprüfen, liegt der Patient auf dem Rücken und der Untersucher hebt das betroffene Bein gestreckt an. Das umgekehrte Zeichen nach Lasègue wird in Bauchlage überprüft. Beim Anheben des Beins kommt es unter pathologischen Bedingungen zu einer Ausstrahlung in das sensible Innervationsgebiet des N. femoralis.

Zervikale und thorakale Myelopathie Durch degenerative Erkrankungen kann das zervikale oder – weniger häufig – das thorakale Rückenmark komprimiert werden. Mögliche Ursachen sind ein großer zervikaler oder thorakaler BSV, eine chronische Spinalkanalstenose oder die zervikale Spondylose. Klassische Symptome sind die sog. Zeichen der langen Bahnen:

- spastische Tonuserhöhung und Paresen der unteren Extremitäten mit gesteigerten und pathologischen Reflexen (Babinski-Reflex) sowie Kloni
- spastische Paresen der Hände und Unterarme mit Atrophie der Handmuskulatur
- Taubheitsgefühl und Parästhesien der Hände mit Feinmotorikstörungen
- Gangataxie
- Lhermitte-Zeichen: elektrisierende Missempfindungen bei schneller Anteflexion des Kopfes, ausgehend vom Nacken und in die Extremitäten ausstrahlend
- Sphinkterdysfunktion mit ggf. Blasenentleerungsstörungen.

Cauda-equina-Syndrom Dieses Kompressionssyndrom der lumbalen und sakralen Nervenwurzeln oder des Conus medullaris entsteht z.B. durch große BSV („Massenprolaps") thorakolumbal (Conus medullaris) oder lumbal (Cauda equina). Typische Symptome sind:

- Blasen-Mastdarm-Entleerungsstörungen im Rahmen von Sphinkterdysfunktionen mit Blasenretention, Restharn nach willkürlicher Miktion, Urin- und Stuhlinkontinenz sowie vermindertem Analsphinktertonus
- Reithosenhyp- oder -anästhesie, d.h. Gefühlsstörungen in den Dermatomen um den Anus, den Genitalbereich und das Gesäß, den sog. „tiefen S-Segmenten"
- Paresen oder Plegie der unteren Extremitäten, häufig symmetrisch, die mehrere Nervenwurzeln umfassen.

Die motorischen Eigenreflexe können abhängig von der Höhe der Schädigung gesteigert (Conus medullaris) oder vermindert sein (Cauda equina).

Claudicatio intermittens spinalis Sie ist Folge der mechanischen Irritation von lumbalen und sakralen Nervenwurzeln bei chronischer Spinalkanalstenose:

- Gehstreckenabhängige Schmerzen und Missempfindungen in Gesäß, Hüfte, Leiste und Beinen, meist auf beiden Seiten. Die Beinschmerzen bessern sich durch Vornüberbeugen oder Sitzen, da der Lordose im Lumbalbereich damit entgegengewirkt wird.
- Die Symptomatik ist, anders als bei der vaskulären Claudicatio, nicht grundsätzlich belastungsabhängig, sondern tritt nur bei Belastung in aufrechter Haltung auf (Zunahme der Lordose). Belastungen in gebeugter Haltung (Fahrradfahren!) sind häufig unbeeinträchtigt möglich.
- Neurologische Defizite wie Paresen oder sensible Ausfälle können auftreten, betreffen dann meist mehrere Wurzeln und sind häufig bilateral.

Wichtig zum differenzialdiagnostischen Ausschluss ist die sorgfältige Untersuchung der Beingefäße (z.B. Pulsstatus, Zeichen der arteriellen Insuffizienz).

Auf den Punkt gebracht

Hexenschuss

Der Hexenschuss ist das landläufige Synonym für die akute Lumbalgie. Die Beschwerden sind unspezifisch und häufig multifaktoriell bedingt. Mögliche Ursachen sind arthrotische Veränderungen der kleinen Wirbelbogengelenke, Bandscheibenprotrusionen mit Dehnung des hinteren Längsbandes oder schmerzhafte muskuläre Verspannungen.

MERKE

- **Radikulopathie:** Kompression einer Nervenwurzel im Neuroforamen → Schmerzen, Dysästhesie im zugeordneten Dermatom, evtl. Lasègue-Zeichen positiv
- **Myelopathie:** Kompression des zervikalen (oder thorakalen) Rückenmarks → Zeichen der langen Bahnen, evtl. Lhermitte-Zeichen positiv
- **Cauda-equina-Syndrom:** Kompression lumbaler und sakraler Nervenwurzeln oder des Conus medullaris → Blasen-Mastdarm-Entleerungsstörungen, Reithosenhyp- oder -anästhesie, Paresen der unteren Extremitäten, die mehrere Nervenwurzeln umfassen
- **Claudicatio intermittens spinalis:** Kompression lumbaler Nervenwurzeln durch Spinalkanalstenose → gehstreckenabhängige Schmerzen in den Beinen, Besserung im Sitzen

Schmerztherapie

WHO-Stufenschema: Die WHO hatte 1986 ein Schema für die Behandlung von Tumorschmerzen entwickelt, das die Schmerztherapie in drei Stufen gliedert. Dabei werden zunächst „einfache" Analgetika und erst bei deren Unwirksamkeit stärker wirkende Analgetika eingesetzt. Dieses Schema hat sich auch für die allgemeine Schmerztherapie bewährt:

- Stufe 1: Nicht-Opioid-Analgetika
- Stufe 2: schwache Opioide
- Stufe 3: starke Opioide

In jeder Stufe können zusätzliche Medikamente eingesetzt werden, die zwar nicht analgetisch, aber dennoch verstärkend wirken, wie z.B. Neuroleptika, Muskelrelaxanzien oder Antidepressiva. Parallel dazu werden auch andere analgetische Verfahren eingesetzt, wenn sie im individuellen Fall indiziert sind (z.B. Physiotherapie, Ergotherapie, Verhaltenstherapie).

Medikamente: Die in der Behandlung von degenerativen Wirbelsäulenerkrankungen eingesetzten Analgetika (➤ Tab. 16.1) sind nichtsteroidale Antirheumatika (NSAR), Opioide, Pyrazolon-Derivate (z.B. Novaminsulfon, Metamizol), Glukokortikoide (z.B. Dexamethason) und Muskelrelaxanzien.

MERKE

- bei Gabe von Steroiden: Blutzuckerkontrolle!
- bei Gabe von NSAR: zusätzlich „Magenschutz", z.B. Protonenpumpenhemmer, insbesondere bei der Kombinationstherapie mit steroidalen Antiphlogistika
- bei Gabe von Opioiden: zeitliche Beschränkung: Opioidabhängigkeit!

Tab. 16.1 Typische Schmerzmedikationen (Beispiele für normalgewichtige Erwachsene ohne wesentliche Vorerkrankungen).

Medikament	Dosierung	Tageshöchstdosis	Bemerkung
Leichte bis moderate Schmerzen			
Diclophenac 100 mg p.o.	2 × 1 Tbl.	200–300 mg	evtl. Magenschutz, Vorsicht bei Niereninsuffizienz
Ibuprofen 400 mg p.o.	3 × 1 Tbl.	2.400 mg	
Pantoprazol 40 mg p.o.	1 × 1 Tbl.		Magenschutz
Dexamethason 4 mg p.o.	3 × 1 Tbl.		bei Wurzelkompressionssyndrom
Novaminsulfon 1.000 mg p.o.		3.000 mg	Bedarfsmedikation
Tetrazepam 50 mg p.o.	1 × 1 Tbl. zur Nacht	400 mg	Bedarfsmedikation
Starke Schmerzen			
Ibuprofen 600 mg p.o.	3 × 1 Tbl.	2.400 mg	
Pantoprazol 40 mg p.o.	1 × 1 Tbl.		Magenschutz
Novaminsulfon 1.000 mg p.o.	3 × 40 Tropfen	3.000 mg	
Tetrazepam 50 mg p.o.	1 × 1 Tbl. zur Nacht	400 mg	
Tilidin (+ Naloxon) 100 mg/8 mg p.o.		600 mg/48 mg	Bedarfsmedikation
Oxycodon 10 mg p.o.		400 mg	Bedarfsmedikation

Pharma-Info

Nichtsteroidale Antiphlogistika (NSAR)

Wirkstoffe

Hierzu gehören Substanzen, die ihre Wirkung in erster Linie über Inhibition der Prostaglandinsynthese vermitteln, wie z.B. Carbonsäuren (Diclofenac, Ibuprofen) oder Enolsäuren (Piroxicam). Zu den „neueren" NSAR zählen die selektiven COX-2-Inhibitoren, z.B. Celecoxib oder Etoricoxib.

Wirkungsmechanismus

- Carbonsäuren und Enolsäuren: Inhibition der Prostaglandinsynthese
- COX-2-Inhibitoren: Hemmung der Zyklooxygenase 2

Wirkung

- Carbonsäuren und Enolsäuren: analgetisch, antipyretisch und antiphlogistisch
- COX-2-Inhibitoren: analgetisch und antiphlogistisch

Indikationen

- Carbonsäuren und Enolsäuren: Schmerzen mit entzündlicher Komponente
- COX-2-Inhibitoren: degenerative und entzündliche Gelenkerkrankungen

Kontraindikationen

- Carbonsäuren: Bronchospasmus, Asthma bronchiale nach der Einnahme nichtsteroidaler Entzündungshemmer, ungeklärte Blutbildungsstörungen, gastrointestinale Blutungen, schwere Leber- oder Nierenfunktionsstörung, schwere Herzinsuffizienz
- Enolsäure: gastrointestinale entzündliche Erkrankungen, Blutungen oder Perforationen. Kombination mit anderen NSAR einschließlich COX-2-selektiven NSAR und Azetylsalizylsäure, Anwendung in Kombination mit Antikoagulanzien, schwere Herzinsuffizienz, ungeklärte Blutbildungs- oder Blutgerinnungsstörungen
- COX-2-Inhibitoren: Bronchospasmus, Asthma bronchiale, angioneurotisches Ödem nach der Einnahme nichtsteroidaler Entzündungshemmer, gastrointestinale entzündliche Erkrankungen, Blutungen oder Perforationen, schwere Leberfunktionsstörungen, Niereninsuffizienz, unzureichend eingestellter art. Hypertonus, koronare Herzkrankheit (NYHA II–IV), periphere arterielle Verschlusskrankheit, zerebrovaskuläre Erkrankungen

Nebenwirkungen

- Carbonsäuren und Enolsäuren: Schädigung der Magenschleimhaut (NSAR immer mit z.B. Protonenpumpenhemmern verschreiben), Asthmaanfälle bei disponierten Patienten, Einschränkung der Nierendurchblutung (Niereninsuffizienz), arterielle Hypertonie und Ödemneigung
- COX-2-Inhibitoren: mögliches Risiko für kardiovaskuläre Nebenwirkungen

Opioide oder Opioidabkömmlinge

Wirkstoffe

Typische Vertreter stark wirksamer Opioide sind: Morphin, Oxycodon, Piritramid, Pethidin

Typische Vertreter schwach wirksamer Opioide sind: Tramadol und Tilidin (+ Naloxon)

Wirkungsmechanismus

Opioide wirken über die Stimulation zentraler Opioidrezeptoren, wobei die Wirkung vom Typ des Rezeptors abhängt.

Wirkung

Opioide wirken analgetisch, sedativ, antitussiv und z.T. antiemetisch.

Indikationen

Starke Schmerzen, die nur mit Opioid-Analgetika ausreichend behandelt werden können.

Kontraindikationen

Schwere Atemdepression, schwere chronisch obstruktive Lungenerkrankung, Cor pulmonale, Asthma bronchiale, paralytischer Ileus, akutes Abdomen oder verzögerte Magenentleerung

Nebenwirkungen

Zu den unerwünschten Wirkungen zählen Atemdepression, Obstipation, Pruritus, Spasmen von Hohlorganen (Gallenwege, Bronchospasmus) und, aufgrund der euphorisierenden Wirkung, die Gefahr der Abhängigkeit.

Klinische Anwendung

Im Rahmen des WHO-Stufenschemas kommen Opioide in Stufe 2 (schwach wirksame) und 3 (stark wirksame) zur Anwendung. In Kombination mit Morphinantagonisten (Naloxon) soll dem Missbrauch vorgebeugt werden. Opioide werden nach ihrer Potenz in Relation zu Morphin eingeteilt. Das Morphinäquivalent des schwach wirksamen

Tilidins beträgt 0,1–0,2, Oxycodon besitzt als starkes Opioid eine relative Potenz von 1,5–2.

Steroidale Antiphlogistika

Wirkstoffe
Dexamethason (Verhältnis der gluko- zur mineralokortikoiden Wirkung: 30:0) wird oft eingesetzt, obwohl die Wirkung nicht sicher belegt ist.

Wirkungsmechanismus
Die entzündungshemmenden, immunsuppressiven und antiproliferativen Effekte werden u.a. durch verringerte Bildung, Freisetzung und Aktivität von Entzündungsmediatoren und durch Inhibierung der spezifischen Funktionen und der Migration von Entzündungszellen hervorgerufen.

Wirkung
Glukokortikoide wirken u.a. antiphlogistisch und antiödematös und reduzieren damit im Idealfall die Kompression nervaler Strukturen.

Indikationen
Glukokortikoide haben ein breites Indikationsspektrum. Bei degenerativen Wirbelsäulenerkrankungen werden sie eingesetzt, wenn Wurzelreiz- und -kompressionssyndrome sowie Schädigungen des Myelons therapiert werden sollen.

Kontraindikationen
Überempfindlichkeit gegen Dexamethason oder einen der sonstigen Bestandteile

Nebenwirkungen
Das Nebenwirkungsspektrum ist mit diabetogener und ulzerogener (Schädigung der Magenschleimhaut) Wirkung, mit der Induktion von Fettstoffwechselstörungen (Stammfettsucht, Mondgesicht) und Osteoporose erheblich. Die Verschreibung sollte daher nur nach sorgfältiger Nutzen-Risiko-Abwägung erfolgen.

Muskelrelaxanzien

Wirkstoffe
Abhängig davon, an welcher Stelle das Medikament seine Wirkung entfaltet, werden Muskelrelaxanzien in periphere (am Muskel angreifende) und zentrale (im Gehirn angreifende) Stoffe eingeteilt. Letztere sind chemisch sehr heterogen. Bei der Behandlung degenerativer Wirbelsäulenerkrankungen finden die Substanzen Tolperison, Tizanidin und Flupirtin Anwendung. Auch Benzodiazepine wirken zentral muskelrelaxierend, allerdings ist nur Tetrazepam für diese Indikation geeignet.

Wirkungsmechanismus
- Tolperison: zentral wirksames Muskelrelaxans, das ähnliche Eigenschaften wie Lokalanästhetika aufweist. Der Wirkungsmechanismus ist nicht völlig bekannt. Man vermutet aber einen membranstabilisierenden Effekt.
- Tizanidin: α_2-Adrenozeptor-Agonist
- Flupirtin: Membranstabilisierung an der postsynaptischen Membran durch selektive Öffnung neuronaler spannungsunabhängiger K^+-Kanäle und damit Stabilisierung des Ruhepotenzials. Es ist ein zentral wirkendes nichtopioides Analgetikum, das keine Sucht erzeugt und keine Toleranzentwicklung.
- Tetrazepam: verstärkt die hemmende Wirkung des zentralen Botenstoffs GABA

Wirkung
- Tolperison: vermindert den Tonus quergestreifter Muskulatur, wirkt nicht sedierend
- Tizanidin: Verringert den pathologisch erhöhten Muskeltonus einschließlich des Widerstands gegen passive Bewegung. Damit lindert es schmerzhaften Spasmus und Klonus.
- Flupirtin: Entfaltet eine analgetische und verspannungslösende Wirkungen. Eine Beeinflussung von Chronifizierungsprozessen wird diskutiert.
- Tetrazepam: wirkt muskelrelaxierend, anxiolytisch und deutlich sedierend (Einnahme zur Nacht)

Indikationen
- Tolperison und Tetrazepam: schmerzreflektorische Muskelverspannungen insbesondere als Folge von Erkrankungen der Wirbelsäule und der achsennahen Gelenke
- Tizanidin: in niedriger Dosierung bei peripher bedingten schmerzhaften Muskelverspannungen, z.B. im Rahmen von Wirbelsäulenbeschwerden. In höherer Dosierung auch bei zentral bedingten Muskelspasmen, z.B. bei multipler Sklerose oder Schädigungen des Rückenmarks
- Flupirtin: zur Anwendung bei akuten und chronischen Schmerzen wie schmerzhaften Muskelverspannungen, Spannungskopfschmerzen oder Tumorschmerzen

Kontraindikationen
- Tolperison: Myasthenia gravis
- Tizanidin: eingeschränkte Leberfunktion oder gleichzeitige Gabe von starken Inhibitoren von Cytochrom P450
- Flupirtin: hepatische Enzephalopathie oder Cholestase, Lebererkrankung und Alkoholabusus, Myasthenia gravis, Tinnitus
- Tetrazepam: dekompensierte respiratorische Insuffizienz

Nebenwirkungen
- Tolperison: Über die Gefahr schwerer Überempfindlichkeitsreaktionen als Nebenwirkung ist der Patient aufzuklären.
- Tizanidin: Wesentliche Nebenwirkung ist die sedierende Komponente.
- Flupirtin und Tetrazepam: Wesentliche Nebenwirkungen sind die sedierende Wirkung und gastrointestinale Beschwerden. Bei Tetrazepam treten darüber hinaus gelegentlich Artikulationsstörungen, Ataxie und selten schwere Hautreaktionen auf. Insbesondere über die sedierende Komponente ist der Patient aufzuklären.

16.3.2 Akuter Rückenschmerz mit oder ohne fokale neurologische Defizite

Zervikaler Bandscheibenvorfall

Klinik

Der Patient mit zervikalem Bandscheibenvorfall berichtet über meist akute Beschwerden im Sinne eines Nervenwurzelkompressionssyndroms (➤ Kap. 14.5). Zum Teil geht dem Armschmerz – der Brachialgie – eine Periode des Nacken-Hinterkopf-Schmerzes voraus. Häufig verstärken sich die Beschwerden, wenn der Patient den Kopf in den Nacken legt oder ihn zur betroffenen Seite neigt, wohingegen sie durch Anheben des Arms hinter den Kopf gelindert werden. Neben der Brachialgie sind Paresen, Ausfälle von Muskeleigenreflexen in den Kennmuskeln und sensible Ausfälle in den entsprechenden Dermatomen möglich.

Prädilektionsstellen für zervikale BSV sind die Segmente HWK 6/7, gefolgt von HWK 5/6. Da die zervikalen Nervenwurzeln oberhalb des korrespondierenden Wirbelkörpers das intervertebrale Neuroforamen verlassen, führt beispielsweise ein

BSV im Segment HWK 5/6 zu einer Nervenwurzelkompression von C6.

Selten kommt es bei einem Massenvorfall zu einer Querschnittssymptomatik oder zervikalen Myelopathie.

FALLBEISPIEL

Eine 48-jährige Patientin sucht die Ambulanz des örtlichen Krankenhauses auf und berichtet über seit zwei Tagen bestehende Schmerzen, die vom Nacken in den rechten Arm ziehen. Dort seien der radiale Unterarm und die radiale Handkante unter Beteiligung des Daumens und Zeigefingers vom Schmerz betroffen. Die Schmerzen seien besser zu ertragen, wenn sie die Hand an den Hinterkopf lege. Schon seit Längerem habe sie ein Verspannungsgefühl im Nacken, habe diesem aber keine weitere Bedeutung beigemessen. Ebenfalls seit zwei Tagen habe sie das Gefühl, der rechte Daumen „schläft ein". Am Nachmittag habe sie versucht, einen Einkaufskorb auf den Tisch zu heben, was ihr nicht gelungen sei.
Klinisch zeigen sich eine schmerzbedingte Fehlhaltung des Kopfes, eine klopfschmerzhafte HWS, ausstrahlende Schmerzen bei passiver Rotation und Seitwärtsneigung des Kopfes, Paresen des M. biceps und M. brachioradialis rechts vom Kraftgrad 3/5 und ein abgeschwächter Bizepssehnenreflex rechts gegenüber links. Am radialen Unterarm und am Daumen gibt die Patientin eine Hypästhesie an.
Die MRT der HWS zeigt einen lateralen Bandscheibenvorfall des Segments HWK 5/6 mit Kompression der Nervenwurzel C6 rechts.

Diagnostik

Die MRT der HWS ist beim Verdacht auf einen Bandscheibenvorfall die Bildgebung der Wahl (➤ Abb. 16.2). Ist ein MRT nicht verfügbar oder kontraindiziert (z.B. bei Herzschrittmacher), ist eine CT indiziert. Für Röntgenuntersuchungen in der Primärdiagnostik besteht keine Indikation.

Therapie

Bei allen degenerativen Prozessen der Wirbelsäule ist die Frage nach neurologischen Defiziten therapieentscheidend. Meist ist die konservative Behandlung ausreichend (➤ Tab. 16.2), aber in folgenden Fällen ist eine Operation indiziert:

- höhergradige Paresen (< Kraftgrad 4/5) in den Kennmuskeln
- bildmorphologische oder klinische Zeichen der zervikalen Myelopathie
- frustraner Auslassversuch der konservativen Therapie nach 4 Wochen
- konservativ nicht beherrschbare Schmerzen
- Querschnittssymptomatik (Notfallindikation!).

Prognose und Komplikationen

Konservative und operative Therapie zeigen gute Ergebnisse. Die Rate zufriedener Patienten nach einer Operation liegt bei 80–95%. Die Rückbildung neurologischer Defizite (Paresen) ist abhängig von der Dauer und Schwere der Parese vor der operativen Entlastung. Nach ventraler Operation mit Fusion des Segments wird im längeren Verlauf eine höhere Inzidenz an degenerativen Veränderungen der benachbarten Segmente angenommen („adjacent level disease").

Tab. 16.2 Konservative und operative Therapie bei zervikalem Bandscheibenvorfall.

Konservative Therapiemaßnahmen	Operative Maßnahmen
• Schmerzmedikation nach WHO-Stufenschema; bei anhaltenden muskulären Verspannungen unter Schmerztherapie zusätzlich muskelrelaxierende Medikation • physikalische Therapie • frühzeitige Mobilisierung, keine alleinige Ruhigstellung	• mediolateraler BSV: – mikrochirurgische Diskektomie und Fusion (Spondylodese) von ventral – mikrochirurgische Diskektomie und Implantation einer Bandscheibenprothese von ventral • intraforaminaler BSV: mikrochirurgische Sequestrotomie über eine dorsale Foraminotomie (nach Frykholm)

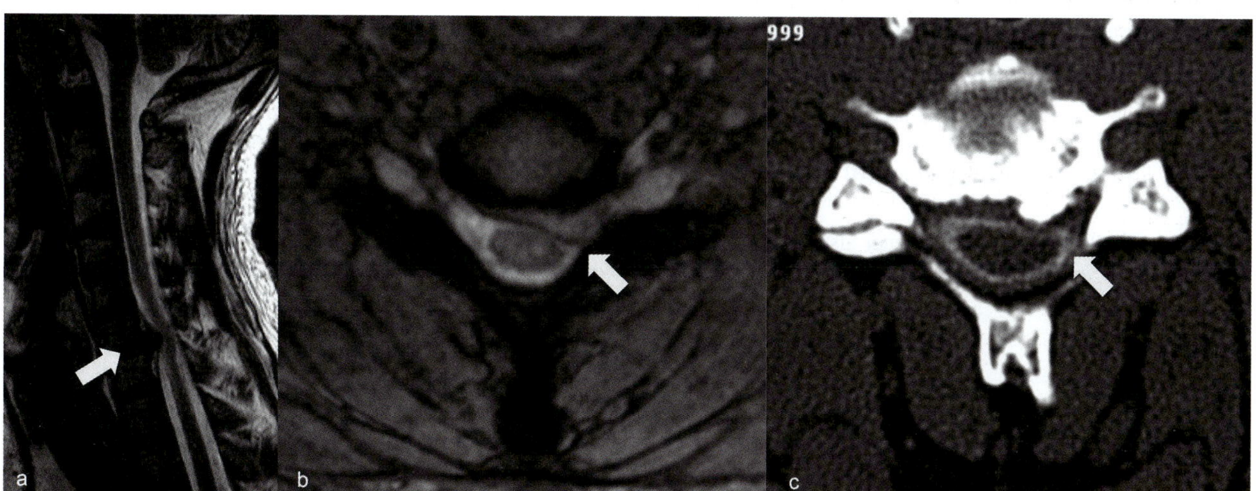

Abb. 16.2 Bandscheibenvorfall HWK 6/7. a, b Weicher subligamentär sequestrierter Vorfall. **c** Überwiegend verknöcherter Vorfall in der Post-Myelografie-CT.

MERKE

Zervikaler Bandscheibenvorfall

- Nervenwurzelkompression, seltener zervikale Myelopathie oder Querschnittssymptomatik
- Bildgebung der Wahl ist die MRT
- konservative Therapie nach WHO-Stufenschema, sofern kein höhergradiges neurologisches Defizit besteht
- OP-Indikation bei höhergradigen Paresen, zervikaler Myelopathie oder therapierefraktären Beschwerden
- Eine Querschnittssymptomatik ist eine Notfallindikation für die OP!

Zur Vertiefung

Mikrochirurgische Operation des zervikalen BSV

Der Patient liegt auf dem Rücken, der Kopf ist leicht extendiert. Nach Desinfektion folgt ein Hautschnitt von ca. 3 cm Länge in einer Hautfalte über dem entsprechenden, zuvor mittels Röntgendurchleuchtung gesicherten Zwischenwirbelraum. Die Subkutis, das Platysma und die Halsweichteile werden präpariert und zwischen dem Gefäß-Nerven-Bündel (Halsschlagader, N. vagus) und der Speiseröhre und Luftröhre die Wirbelsäule aufgesucht. Die Operation wird mikrochirurgisch, d.h. unter Verwendung eines Operationsmikroskops, fortgesetzt. Die Muskelansätze des M. longus colli werden von der Vorderfläche der Wirbelkörper abpräpariert, der Zwischenwirbelraum wird inzidiert und die Bandscheibe stückchenweise entfernt. Besondere Vorsicht ist geboten, wenn das hintere Längsband erreicht wird: Da das Myelon möglicherweise bereits durch den BSV komprimiert wird, ist ein weiterer Druck durch die Instrumente unbedingt zu vermeiden. Im Bereich des Längsbandes (subligamentär) lässt sich das sequestrierte Bandscheibengewebe entfernen. Das leere Bandscheibenfach muss mit einem Platzhalter versehen werden, um den Abstand der Wirbelkörper zu erhalten. Dazu verwendet man einen sog. Cage oder eine Bandscheibenprothese. Der Cage erlaubt eine Verknöcherung der angrenzenden Wirbelkörper, führt also zur knöchernen Fusion, die Prothese erhält im besten Fall die Beweglichkeit im Segment. Nach sorgfältiger Blutstillung werden die Instrumente entfernt und das Platysma, die Subkutis und die Haut genäht.

Die Operation wird von ventral durchgeführt, weil sich das sequestrierte Bandscheibengewebe meist ventral des Duralschlauchs und damit vor dem Rückenmark befindet. Von dorsal sind solche Sequester nur zu erreichen, wenn man das Rückenmark „zur Seite hält", was ohne Schädigung des Rückenmarks nicht möglich ist.

Thorakaler Bandscheibenvorfall

Der thorakale BSV ist deutlich seltener als der zervikale oder lumbale (weniger als 1% aller BSV). Die untere BWS ist am häufigsten betroffen.

Klinik und Diagnostik

Das führende Symptom ist der lokale Schmerz, der in den Brustkorb ausstrahlen kann. Bei einem thorakalen Massenprolaps kann sich ein Querschnittssyndrom entwickeln. Bei kleineren Vorfällen kann eine Myelopathie im Vordergrund stehen. Diagnostisch wird eine MRT der BWS und des thorakolumbalen Übergangs durchgeführt. Eine CT ist indiziert, wenn eine MRT nicht verfügbar oder kontraindiziert ist.

Therapie

Eine Querschnittssymptomatik ist Indikation zur sofortigen operativen Entlastung. Lediglich bei einer isolierten Schmerzsymptomatik ist der konservative Therapieversuch indiziert. Die wesentliche Schwierigkeit bei der operativen Versorgung ist der Zugang. Da das Rückenmark empfindlich auf jede Art der Manipulation reagiert, ist nur bei weit lateral gelegenen BSV der dorsale Zugang sinnvoll. Für alle anderen Fälle ist ein anteriorer transthorakaler Zugang indiziert.

MERKE

Bei den seltenen thorakalen Bandscheibenvorfällen mit Querschnittssymptomatik ist die sofortige operative Entlastung indiziert.

Lumbaler Bandscheibenvorfall

Klinik

Führendes Symptom ist die akute Lumboischialgie. Die Patienten können dabei häufig das auslösende Ereignis benennen. Die Symptomatik wird stärker, wenn der intraabdominale Druck steigt (z.B. bei Husten, Niesen oder Pressen), und schwächt sich manchmal ab, wenn die Patienten mit angewinkelten Beinen im Hüft- und Kniegelenk auf dem Rücken liegen (Stufenlagerung). Die Kennmuskeln sind paretisch und die zugehörigen Reflexe vermindert, sensible Defizite finden sich im betroffenen Dermatom, das Nervendehnungszeichen (nach Lasègue) ist positiv. Ein Massenprolaps, der den Spinalkanal ausfüllt, kann zu einem Cauda-equina- oder Conus-medullaris Syndrom führen.

Diagnostik

Mittel der Wahl ist die lumbale **MRT** (➤ Abb. 16.3, ➤ Abb. 16.4), die auch postoperativ bei bleibenden oder erneut auftretenden Beschwerden an erster Stelle steht. Zur sicheren Differenzierung zwischen Narbengewebe und Bandscheibenvorfallrezidiv muss die MRT mit Kontrastmittel durchgeführt werden. Die **CT** ist indiziert, wenn eine MRT nicht verfügbar oder kontraindiziert ist. Wenn eine Nervenwurzelkompression mit MRT oder CT nicht sicher ausgeschlossen werden kann, kommen ggf. eine klassische **Myelografie** und eine Postmyelo-CT infrage (➤ Abb. 16.3). Dabei können die Nervenwurzelabgänge nach Kontrastmittelinjektion in den Duralschlauch beurteilt werden. **Röntgenuntersuchungen** sind als Übersichts-, Funktions- und Schrägaufnahmen speziellen Fragestellungen vorbehalten und keinesfalls primärdiagnostisches Instrument.

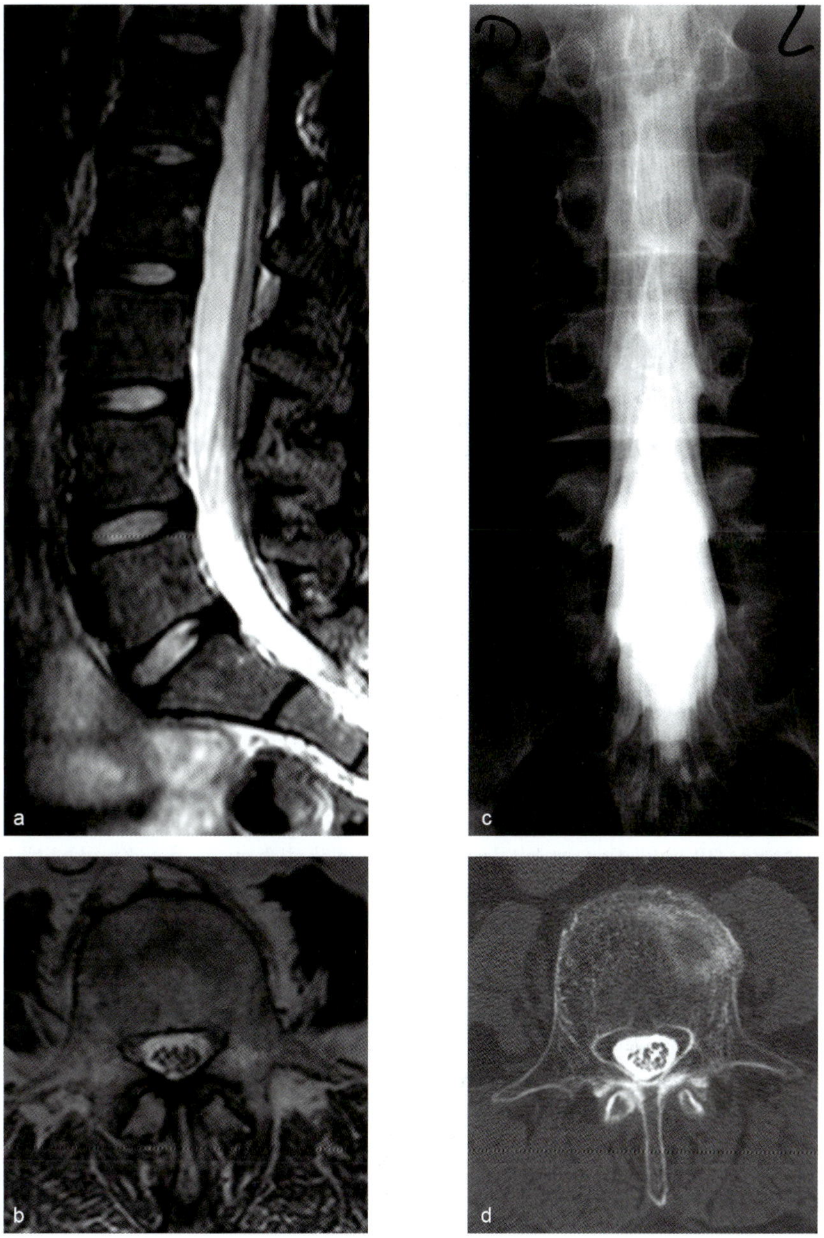

Abb. 16.3 Normalbefunde der LWS. Der Spinalkanal ist weit, die Nervenwurzeln sind in den axialen Schichten jeweils unbehindert von Liquor umflossen. **a, b** MRT sagittal (a) und axial (b). **c** Myelografie der LWS a.p. **d** Post-Myelografie-CT axial.

Therapie

Konservative Maßnahmen stehen auch bei der Behandlung lumbaler BSV im Vordergrund (➤ Tab. 16.3). Indikationen für einen operativen Eingriff sind:

- höhergradige Paresen (< Kraftgrad 4/5) in den Kennmuskeln
- frustraner Auslassversuch der konservativen Therapie nach 4 Wochen
- konservativ nicht beherrschbare Schmerzen
- Cauda-equina-Syndrom bei Bandscheibenmassenprolaps (Notfalloperation!)

Tab. 16.3 Konservative und operative Therapie bei lumbalem Bandscheibenvorfall.

Konservative Therapiemaßnahmen	Operative Maßnahmen
• analgetische Therapie mit NSAR (nichtsteroidalen Antirheumatika) und muskelrelaxierende Medikation • Bedarfsmedikation entsprechend WHO-Stufenschema • ggf. Kortisonstoßtherapie im Sinne einer Eskalationstherapie • physikalische Therapie • frühzeitige Mobilisierung, keine alleinige Ruhigstellung	• mediolateraler BSV: mikrochirurgische Sequestrotomie und Nukleotomie mit Zugang über eine interlaminäre Fensterung, also Eröffnung des Spinalkanals • intra- oder extraforaminaler BSV: mikrochirurgische Sequestrotomie und Nukleotomie mit transmuskulärem Zugang ohne Eröffnung des Spinalkanals • endoskopische Sequestrotomie in ausgewählten Fällen

Aus Patientensicht

Patienten, die einen BSV erleiden, sind in der Regel jünger als solche mit einer knöchernen Spinalkanalstenose, der typischen Erkrankung des höheren Lebensalters. Damit treffen Bandscheibenvorfälle häufig noch berufstätige Menschen. Die berufliche Perspektive dieser Patienten darf bei der Therapieentscheidung nicht außer Acht gelassen werden. Manchen Patienten ist eine mehrwöchige Krankschreibung – mit möglichem Arbeitsplatzverlust – für einen konservativen Therapieversuch mit unklarem Ausgang nicht zu vermitteln. Bei diesen Patienten ist sorgfältig die medizinische gegen die soziale Indikation abzuwägen.
Nach operativen Eingriffen, wenn die oft lange, qualvolle Symptomatik abrupt endet, entsteht bei den Patienten nicht selten eine euphorische Erwartungshaltung mit neuen guten Vorsätzen zur Umgestaltung der Lebensweise. Solchen Patienten sollte erläutert werden, dass eine sofortige exzessive Rehabilitation und sportliche Be- und Überlastung kontraproduktiv sind. Stattdessen ist unter präventiven Gesichtspunkten die langfristige Umstellung der Lebensgewohnheiten mit rückenschonendem Tragen von Lasten, moderatem, aber dauerhaftem Rückentraining, häufigem Positionswechsel bei mehrstündigen monotonen Beschäftigungen (Schreibtischarbeit) der Vorzug zu geben.

16

Prognose und Komplikationen

Patienten ohne höhergradiges neurologisches Defizit profitieren in ca. 85% der Fälle von der konservativen Therapie. Besteht eine OP-Indikation, ist mit der Operation ein ähnlich gutes Ergebnis zu erzielen. Im Vergleich zwischen konservativer und operativer Therapie bei Patienten ohne dringliche OP-Indikation (kein höhergradiges neurologisches Defizit) zeigt sich, dass mit der Operation meist eine schnellere Beschwerdelinderung erzielt werden kann. Diesem scheinbaren Vorteil stehen allerdings die intraoperativen Risiken (Nervenwurzelverletzung, Liquorfistel, ca. 2%) und postoperativen Komplikationen („failed-back"-Syndrom, Postnukleotomiesyndrom) gegenüber. Nachteil der konservativen Therapie ist bei frustranem Verlauf die Gefahr der Chronifizierung des Beschwerdebildes.

MERKE

Lumbaler Bandscheibenvorfall

- Nervenwurzelkompression, seltener (bei Massenprolaps) Cauda-equina- oder Conus-medullaris-Syndrom
- Bildgebung der Wahl ist die MRT
- konservative Therapie mit NSAR und muskelrelaxierender Medikation; weitere Therapie und Bedarfsmedikation nach WHO-Stufenschema, sofern kein höhergradiges neurologisches Defizit besteht
- OP-Indikation bei höhergradigen Paresen oder therapierefraktären Beschwerden
- Cauda-equina- oder Conus-medullaris-Syndrom sind Notfallindikationen für die OP!

16.3.3 Chronischer oder wiederkehrender Rückenschmerz mit oder ohne neurologische Defizite

Zervikale Spinalkanalstenose und zervikale Spondylose

Die Begriffe zervikale Spinalkanalstenose und zervikale Spondylose werden häufig synonym verwendet. Da sich die Symptome beider Krankheitsbilder ähneln und die gleichen Therapieoptionen bestehen, werden sie im Folgenden gemeinsam beschrieben, obwohl es sich pathophysiologisch um eigenständige Krankheitsbilder handelt.

Klinik

Häufigstes Beschwerdebild der zervikalen Spinalkanalstenose und Spondylose ist die zervikale Myelopathie, die häufig mit unspezifischen Nacken- und Schulterschmerzen einhergeht, bisweilen sogar schmerzlos auftritt. Ist die Einengung des Spinalkanals lateral betont, z.B. als Folge verkalkter Bandscheibenvorfälle oder einer Facettengelenkhypertrophie, kann eine Brachialgie bei Wurzelkompressionssyndrom im Vordergrund stehen. Bei fortgeschrittener multisegmentaler Spinal-

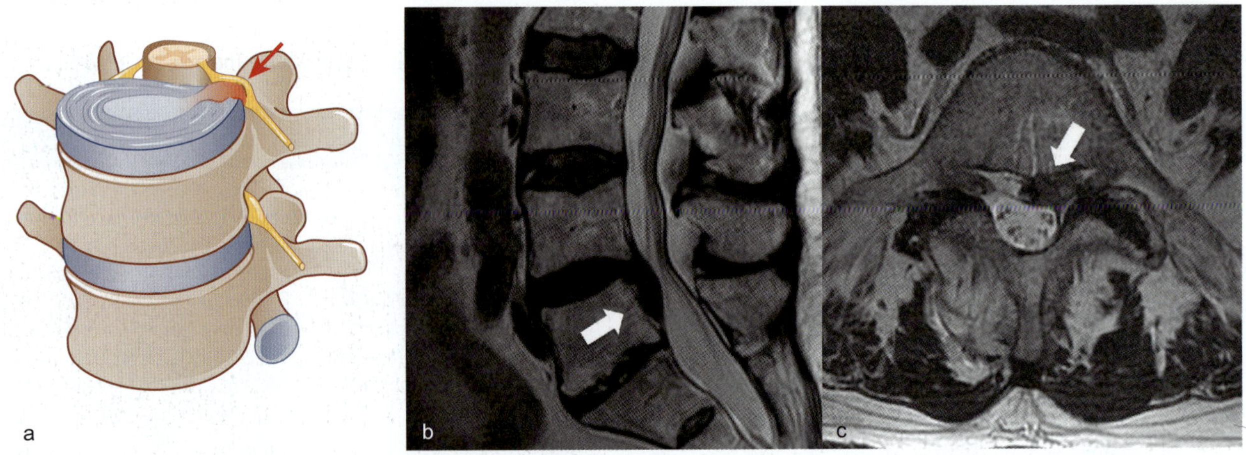

Abb. 16.4 Lumbaler Bandscheibenvorfall LWK 4/5 links. a Der Nucleus-pulposus-Prolaps dringt durch den Anulus fibrosus und komprimiert die Nervenwurzel. **b, c** T2-gewichtete MRT-Bilder des kaudal sequestrierten BSV (Pfeile) in der sagittalen (b) und axialen Ansicht (c).

kanalstenose und Spondylose kann es zu Mischbildern mit sowohl radikulärer als auch myelopathischer Symptomatik kommen.

Diagnostik

Ziel der gründlichen **Befunderhebung** ist es, die Beschwerden und neurologischen Defizite dezidierten Segmenten zuzuordnen.

Die **MRT** der HWS erlaubt die Beurteilung der diskogenen und ligamentären Beteiligung. Signalanhebungen im Myelon in den T2-gewichteten Sequenzen (Myelopathiesignal) sind das bildmorphologische Korrelat der Demyelinisierung und Ödembildung im Rückenmark (➤ Abb. 16.5).

Die **CT** der HWS zeigt eine knöcherne Beteiligung (➤ Abb. 16.6), insbesondere wenn Bandscheibenvorfälle und Bänder sekundär ossifizieren. Anhand der CT lässt sich der Längsdurchmesser bestimmen, der beim gesunden Erwachsenen durchschnittlich 18,5 mm beträgt. Bei einem Durchmesser von weniger als 14 mm ist eine Stenose wahrscheinlich.

Röntgen-Schrägaufnahmen stellen die Neuroforamina dar zur Beurteilung umschriebener Foramenstenosen. Funktionsaufnahmen dienen der Beurteilung pathologischer Beweglichkeiten.

CT-gesteuerte **Wurzelblockaden** können bei der multisegmentalen Stenose zur differenzialdiagnostischen Beurteilung hilfreich sein: Wenn ein Lokalanästhetikum am Nervenwurzelaustritt die Beschwerden lindern kann, gilt die Wurzel als beteiligt.

Mit **EMG** und Nervenleitungsmessung kann eine eventuelle Wurzelbeteiligung beurteilt werden.

Wichtige Differenzialdiagnosen

Motoneuronerkrankungen Aufgrund der gleichzeitigen Affektion von Strukturen des peripheren (Nervenwurzel und Vorderhornzellen) und des zentralen Nervensystems (Pyramidenbahn) ergibt sich als wichtige Definition der zervikalen Spinalkanalstenose eine kombinierte Motoneuronerkrankung wie bei der amyotrophen Lateralsklerose (➤ Kap. 13.6.1). Dabei finden sich an den oberen Extremitäten atrophisierende Paresen und an den unteren Extremitäten eine spastische Paraparese. Um diese wichtige Differenzialdiagnose sicher auszuschließen, sollten bei jedem Verdacht auf eine kombinierte Motoneuronerkrankung eine zerebrale und eine zervikale Bildgebung (MRT) durchgeführt werden.

Intramyeläre Raumforderung Auch eine intramyeläre Raumforderung (z.B. Ependymom, Astrozytom) kann das spinale Syndrom einer peripheren Lähmung der oberen Extremitäten in Kombination mit einer spastischen Paraparese der unteren Extremitäten ergeben.

Therapie

Konservative Maßnahmen (➤ Tab. 16.4) mit analgetischer Therapie stehen bei den meisten Fällen im Vordergrund und können zu einer ausreichenden Beschwerdelinderung führen. Daneben empfiehlt sich für wenige Tage die Ruhigstellung in einer weichen Halskrawatte. Indikationen für einen operativen Eingriff richten sich nach der vorherrschenden Klinik:

- dringliche Operationsindikation:
  - zervikale Myelopathie
  - lokale Beschwerden und radiologische Zeichen der Myelopathie (Myelopathiesignal)
  - höhergradige Paresen (< Kraftgrad 4/5) in den Kennmuskeln bei vorrangigem Nervenwurzelkompressionssyndrom
- relative Operationsindikation:
  - frustraner Auslassversuch der konservativen Therapie nach 4 Wochen
  - konservativ nicht beherrschbare Schmerzen.

Prognose und Komplikationen

Eine manifeste Myelopathie verbessert sich sowohl unter konservativer Behandlung als auch unter chirurgischer Therapie nur teilweise. Indikation für den operativen Eingriff ist u.a., einen weiteren Progress der Erkrankung zu verhindern.

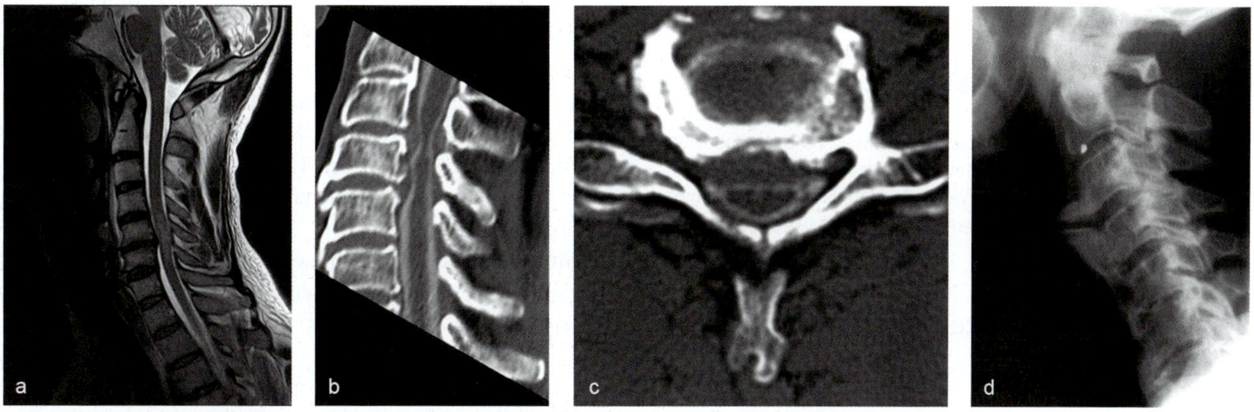

Abb. 16.5 Zervikale multisegmentale Spinalkanalstenose. a Als Folge der Myelonkompression ist ein Myelonödem entstanden, das sich als Myelopathiesignal zeigt (hyperintenses Signal). **b, c** Stenose (Pfeil) in der Post-Myelografie-CT. Als Folge der Instabilität kommt es zu Abstützreaktionen des Knochens in Form von Randkantenausziehungen (Osteophyten). **d** Bizarre Osteophyten im seitlichen HWS-Röntgenbild.

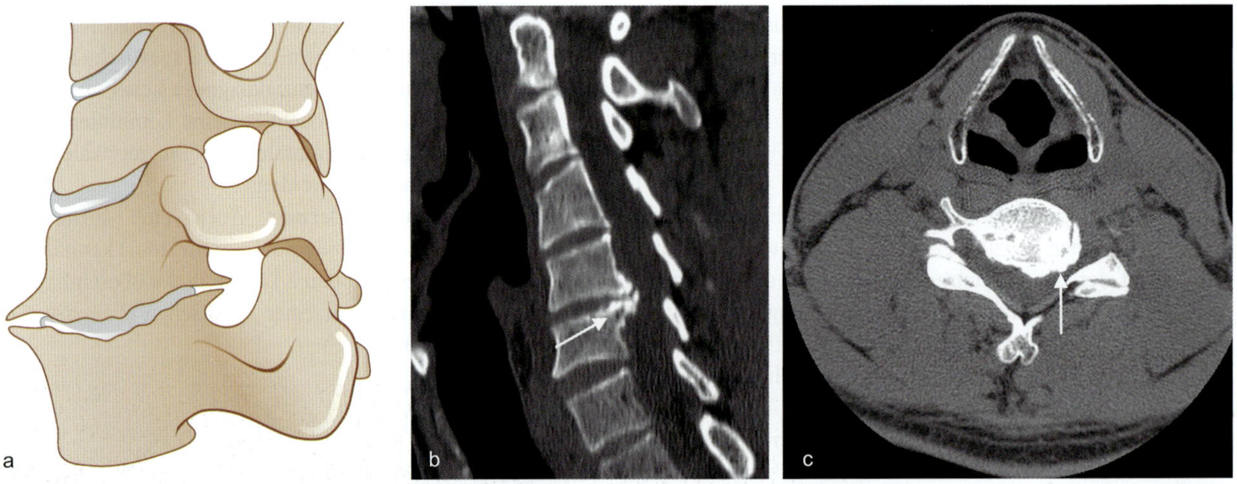

Abb. 16.6 Zervikale Spondylose und Foramenstenose. a Ventrale und dorsale Randkantenausziehungen (Schema). **b, c** Osteophyten und Foramenstenose in der CT sagittal (b) und axial (c).

Tab. 16.4 Konservative und operative Therapie bei zervikaler Spinalkanalstenose.

Konservative Therapiemaßnahmen	Operative Maßnahmen
• Schmerzmedikation nach WHO-Stufenschema • bei anhaltenden muskulären Verspannungen muskelrelaxierende Medikation • physikalische Therapie	• Spinalkanalstenose: – mikrochirurgische Diskektomie, Dekompression des Spinalkanals und Fusion (Spondylodese) von ventral bei umschriebenen Pathologien beschränkt auf den Zwischenwirbelraum – mikrochirurgische Korporektomie – Entfernung eines Wirbelkörpers – Dekompression des Spinalkanals und Fusion (Spondylodese) mittels Beckenkamms von ventral bei langstreckigen Einengungen von ventral – Laminoplastie, Dekompression des Spinalkanals von dorsal • foraminale Stenose: mikrochirurgische Dekompression über eine ventrale oder dorsale Foraminotomie (nach Frykholm)

MERKE

Zervikale Spinalkanalstenose

- unspezifische Nacken-Schulter-Schmerzen, zervikale Myelopathie oder radikuläre Symptomatik (Brachialgie) bei Nervenwurzelkompressionssyndrom
- Bildgebung: MRT und CT mit besonderer Beachtung von Signalanhebungen in den T2-gewichteten Sequenzen: Myelopathiesignal!
- OP-Indikation bei zervikaler Myelopathie, höhergradigen neurologischen Defiziten oder therapierefraktären Beschwerden

Lumbale Spinalkanalstenose

Klinik

Das führende Symptom der zentralen lumbalen Spinalkanalstenose ist die Claudicatio intermittens spinalis – gehstreckenabhängige Schmerzen in beiden Beinen. Sie tritt im hohen Lebensalter auf und ist langsam progredient. Neurologische Fokaldefizite sind nicht typisch. Wichtig ist bei der Anamnese und Befunderhebung die differenzialdiagnostische Abgrenzung zur vaskulären Claudicatio. Handelt es sich um eine Spinalkanalstenose mit Betonung im Bereich der Rezessus, kann statt der Claudicatio intermittens spinalis ein Nervenwurzelkompressionssyndrom im Vordergrund stehen.

Diagnostik

Bei der Diagnostik der Spinalkanalstenose haben **MRT und CT** ihre Berechtigung. Abhängig vom Ausmaß der ossären oder ligamentären Beteiligung kann die MRT (Weichteilpathologie) oder die CT (knöcherne Pathologie) die Stenose besser darstellen (➤ Abb. 16.7, ➤ Abb. 16.8). Eine **Myelografie** oder Postmyelo-CT kann hilfreich sein, wenn mittels MRT oder CT keine eindeutige Diagnose möglich ist (➤ Abb. 16.8). Das intrathekale Kontrastmittel zeigt in der betroffenen Höhe eine Kontrastmittelaussparung. Die zusätzliche Darstellung in Funktionsstellung erlaubt die Beurteilung einer dynamischen Stenosierung. Bei multisegmentaler Spinalkanalstenose kann zur Bestimmung des führenden Segments die Postmyelo-CT hilfreich sein (s.a. ➤ Abb. 16.5).

Zur Beurteilung des Schweregrads der Spinalkanalstenose wird zwischen einer relativen Spinalkanalstenose mit einem Sagittaldurchmesser zwischen 10 und 14 mm und einer absoluten Spinalkanalstenose mit einem Durchmesser < 10 mm unterschieden.

Röntgen-Funktionsaufnahmen in Anteflexions- und Retroflexionshaltung erlauben die Beurteilung einer pathologischen Beweglichkeit.

Therapie

Prognostische Faktoren zur Beurteilung des natürlichen Verlaufs der Erkrankung gibt es nicht. Bei einigen Patienten

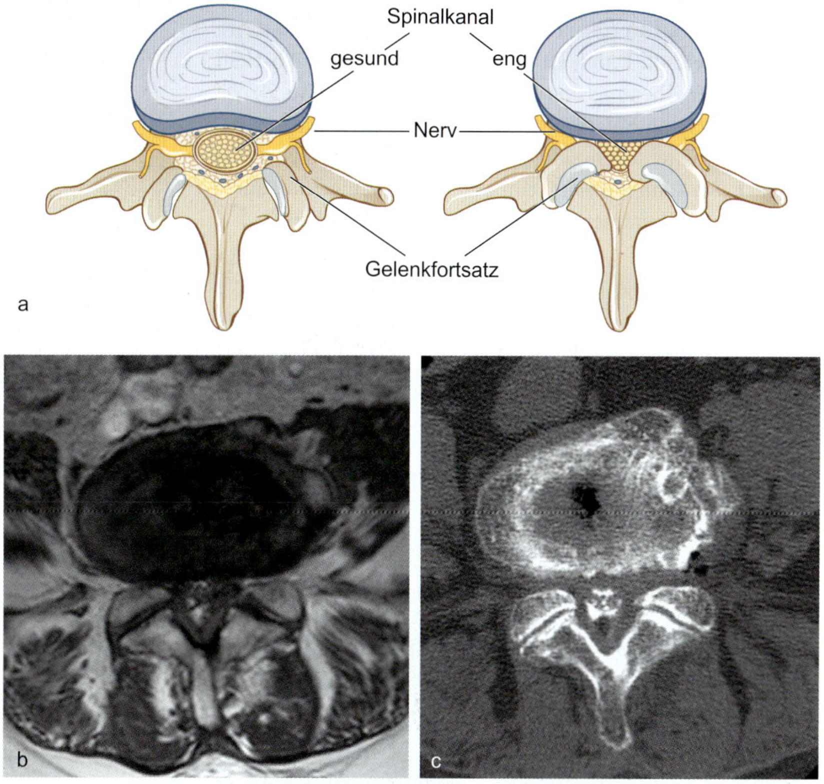

Abb. 16.7 Lumbale Spinalkanalstenose LWK 4. a Links ist der Normalbefund, rechts die Spinalkanalstenose schematisch gezeigt. Durch die hypertrophen Wirbelbogengelenke, den hypertrophen Bandapparat und die begleitende Bandscheibenvorwölbung ist der Spinalkanal T-förmig oder dreieckig eingeengt. **b, c** Spinalkanalstenose in der MRT (**b**) und CT (**c**). Im Vergleich zu den Normalbefunden (➤ Abb. 16.3) ist ein Liquorsaum um die Nervenwurzeln nicht mehr abzugrenzen.

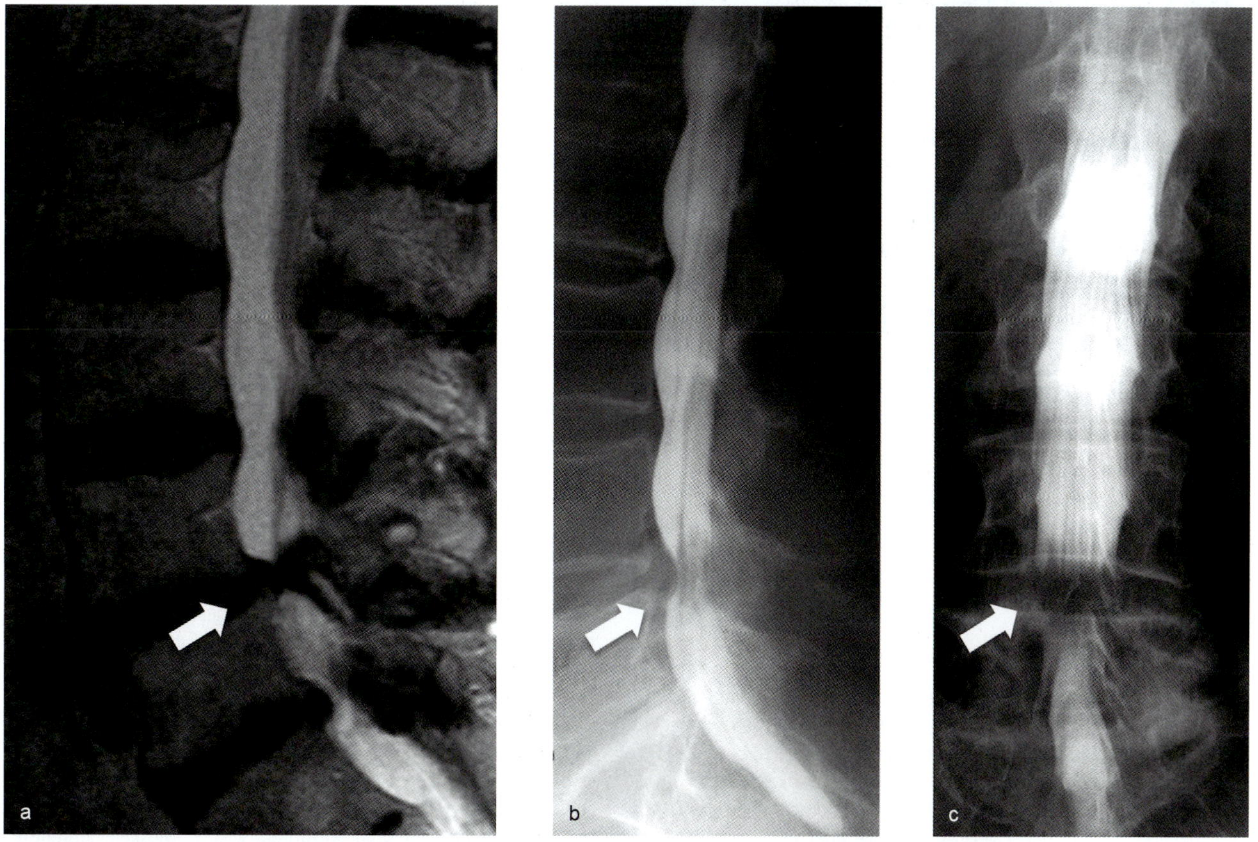

Abb. 16.8 Lumbale Spinalkanalstenose LWK 4/5. a In der MRT (T2-gewichtet, sagittal) ist die multifaktorielle Genese nachzuvollziehen: Neben dem hypertrophierten Gelenk- und Bandapparat ist auch eine Bandscheibenprotrusion im Segment nachweisbar. **b, c** In der konventionellen Myelografie ist die Kontrastmittelaussparung im Segment deutlich (Pfeile).

kommt es spontan oder unter konservativer Therapie zu ausreichender Beschwerdelinderung oder einem Stillstand im Krankheitsverlauf. Damit ist bei allen Patienten zunächst ein konservativer Therapieversuch indiziert (➤ Tab. 16.5). Da die Schmerzsymptomatik im Vordergrund steht und neurologische Defizite selten sind, ist eine Operation meist nicht dringlich. Sie kann indiziert sein, wenn die Beschwerden unter konservativen Therapiemaßnahmen nicht zurückgehen.

Tab. 16.5 Konservative und operative Therapie bei lumbaler Spinalkanalstenose.

Konservative Therapiemaßnahmen	Operative Maßnahmen
• analgetische Therapie mit NSAR (nichtsteroidalen Antirheumatika) • weitere Therapie und Bedarfsmedikation entsprechend WHO-Stufenschema • physikalische Therapie	• mikrochirurgische bilaterale Dekompression des Spinalkanals über einen unilateralen Zugang mit Teilhemilaminektomie – Teilentfernung einer Wirbelbogenhälfte (ist dem bilateralen Zugang gleichwertig und einer Komplettentfernung des Wirbelbogens überlegen) • interspinöse Spreizer bei milder Symptomatik (werden zwischen die Dornfortsätze geklemmt und sollen der Lordose im betroffenen Segment entgegenwirken, sind allerdings umstritten)

Prognose und Komplikationen

Die Kurzzeitergebnisse der operativen Behandlung sind meist gut und die intra- und postoperative Komplikationsrate – trotz des häufig hohen Lebensalters der Patienten – niedrig. Der pathophysiologische Mechanismus der Erkrankung wird durch die Operation nicht außer Kraft gesetzt, eine Restenosierung ist daher im Langzeitverlauf häufig.

MERKE

Lumbale Spinalkanalstenose

- Claudicatio intermittens spinalis
- differenzialdiagnostische Abgrenzung zur vaskulären Claudicatio
- operative Dekompression bei Patienten, die progrediente therapierefraktäre Beschwerden haben

FALLBEISPIEL

Immer dieser Anton ...

Der 68-jährige Anton H. humpelt offensichtlich schmerzgeplagt in die Praxisräume von Dr. Krömer. Er berichtet von unerträglichen Schmerzen im Rücken, das Gehen sei nicht mehr richtig möglich, auch stelle sich hin und wieder ein komisches Gefühl in den Beinen ein. Im Nachttisch seiner Frau habe er Schmerzmittel gefunden, die zunächst gut gewirkt hätten, mittlerweile würden die aber auch nicht mehr helfen. Ja, das Wasserlassen sei in Ordnung, er wisse aber nicht, was diese Frage mit seinen Schmerzen zu tun habe.

Variante 1

Auf weiteres Nachfragen stellt sich heraus, dass die Beschwerden plötzlich vor 2 Monaten bei der Gartenarbeit angefangen hätten und der Schmerz auch in das rechte Bein ziehe – hier v.a. in den lateralen Oberschenkel und den ventralen Unterschenkel bis in die Großzehe. In der Großzehe komme es auch zu dem komischen Gefühl, das sich wie „Ameisenlaufen" anfühle. Das Gehen sei schwierig, da er häufiger über den rechten Fuß stolpere.

Klinisch ist die untere LWS klopfschmerzhaft bei paravertebralem Hartspann, das Gangbild bei einer Parese des M. gluteus medius rechts eingeschränkt mit Absinken des Beckens auf der Gegenseite und Großzehenheberparese rechts vom Kraftgrad 3/5. Die Muskeleigenreflexe sind seitengleich nicht auslösbar. Pyramidenbahnzeichen finden sich nicht. Am Schienbein und am Fußrücken auf der rechten Seite gibt der Patient eine Hypästhesie an, das Zeichen nach Lasègue ist rechts bei 40° positiv.

Verdachtsdiagnose: BSV LWK 4/5 rechts mit L5-Nervenwurzelkompression rechts.

Variante 2

Auf weiteres Nachfragen gibt Anton H. an, dass die Beschwerden seit Jahren zunehmen und v.a. beim Spazierengehen aufträten. Die ersten 100 Meter seien fast immer beschwerdefrei, dann nähmen die Schmerzen in beiden Beinen zu, v.a. im Oberschenkel. Er müsse dann stehen bleiben und sich setzen oder mit den Armen vornübergebeugt auf ein Geländer abstützen. Rad fahren hingegen sei immer noch gut möglich.

Klinisch ist die LWS etwas klopfschmerzhaft, der Finger-Boden-Abstand beträgt 5 cm. Paresen finden sich nicht, die Muskeleigenreflexe sind seitengleich schwach, das Sensorium ist o.B. Das Zeichen nach Lasègue ist beidseits negativ.

Dr. Krömer schließt zunächst eine vaskuläre Genese der Symptomatik aus. Da Anton H. einen Herzschrittmacher hat, veranlasst Dr. Krömer dann ein natives CT der lumbalen Wirbelsäule. Dieses zeigt eine hochgradige Spinalkanalstenose im Segment LWK 3/4.

Variante 3

Auf weiteres Nachfragen klagt Anton H. insbesondere über Schmerzen im Rücken, manchmal aber auch im linken Gesäß und lateralen linken Oberschenkel. Begonnen habe alles vor 2 Wochen, als er seiner Frau aus dem Auto geholfen habe.

Klinisch findet sich ein offensichtlich schmerzbedingt massiv eingeschränktes Gangbild. Die Einzelkraftprüfung ist schmerzbedingt nicht sicher zu beurteilen, eine höhergradige Parese ist aber nicht nachzuweisen. Das linksseitige Iliosakralgelenk ist auf Druck massiv schmerzhaft. Beim Test des umgekehrtes Zeichens nach Lasègue gibt der Patient eine massive Schmerzzunahme im Rücken an.

Verdachtsdiagnose: ISG-Syndrom. Eine ambulant durchgeführte, CT-gesteuerte ISG-Blockade mit einem Lokalanästhetikum bringt für mehrere Stunden eine deutliche Beschwerdelinderung.

Variante 4

Auf weiteres Nachfragen schildert Anton H., dass die Rückenschmerzen vor 10 Tagen angefangen hätten, seit gestern aber die Schmerzen in beiden Beinen unerträglich seien. Das Gehen sei nicht mehr möglich, weil er das Gefühl habe, beide Beine gehörten ihm nicht mehr. Es stellt sich heraus, dass er die Frage nach dem Wasserlassen falsch verstanden hatte. Seit gestern habe er nämlich kein Urin mehr gelassen, bis dahin sei aber alles in Ordnung gewesen.

In der neurologischen Untersuchung ist der Patient nicht wirklich gehfähig. Die Einzelkraftprüfung zeigt distal und rechts betonte Paresen der Beinmuskeln vom Kraftgrad 2–3/5. Muskeleigenreflexe rechts sind nicht erhältlich, links nur schwach. Pyramidenbahnzeichen sind nicht auslösbar. Eine Reithosenhypästhesie ist nachweis-

bar, der Analsphinkter ist schlaff und nicht willkürlich steigerbar. Kremaster- und Sphinkterreflex sind erloschen. Die Sonografie zeigt eine prall gefüllte Harnblase.
Anton H. wird als Notfall in die nächste Neurochirurgie eingeliefert. Die sofortige MRT der LWS zeigt den vermuteten Bandscheibenmassenprolaps im Segment LWK 4/5 mit Kompression der Cauda equina. Keine Stunde später liegt Anton H. bereits auf dem Operationstisch. Die Symptomatik bildet sich über einen Zeitraum von 6 Monaten unter intensiver physiotherapeutischer Behandlung fast vollständig zurück.

KAPITEL

17

K. Zweckberger, A.W. Unterberg

Traumatische Erkrankungen

Zur Orientierung

Schädel-Hirn-Trauma Jedes Jahr werden etwa 200.000 Patienten mit einem leichten Schädel-Hirn-Trauma („Gehirnerschütterung") stationär aufgenommen. Das Schädel-Hirn-Trauma (SHT) ist eine der häufigsten Todesursachen im Kindes- und jungen Erwachsenenalter. Hauptursache waren bis 1998 Verkehrsunfälle, derzeit sind es jedoch eher Stürze (52%), gefolgt von Verkehrsunfällen (26%). Die Patienten sind am häufigsten entweder junge Erwachsene (18 bis 30 Jahre) oder ältere Patienten über 60 Jahre. 71% aller Patienten sind männlich.

Spinales Trauma Verletzungen der Wirbelsäule kommen vor allem bei Jugendlichen und jungen Erwachsenen im Alter zwischen 15 und 25 Jahren vor. Männer sind dreimal so oft betroffen wie Frauen. Die jährliche Inzidenz für Verletzungen mit neurologischen Defiziten wird mit 3/100.000 angegeben. Hauptursache sind Verkehrs- und Arbeitsunfälle, gefolgt von Suizidversuchen, Sport- und Badeunfällen.

Prüfungsschwerpunkte

+++ Schweregradeinteilung des Schädel-Hirn-Traumas nach der Glasgow-Koma-Skala (GCS)
++ Therapieoptionen zur Senkung des intrakraniellen Drucks (ICP)
+ Prinzipien der Erstversorgung schwerer Traumata am Unfallort

17.1 Schädel-Hirn-Trauma

17.1.1 Pathophysiologie

Primärer und sekundärer Hirnschaden

Bei der Pathophysiologie des SHT sind der primäre und der sekundäre Hirnschaden zu unterscheiden (➤ Tab. 17.1):

- Der **Primärschaden** entsteht im Moment des Traumas: Das Gewebe wird direkt geschädigt (Kontusionen), Gefäße zerreißen, Hämatome entstehen, Axone werden infolge von Scherverletzungen der Faserbahnen diffus geschädigt.
- Der **Sekundärschaden** kommt nach mehreren Stunden bis Tagen noch hinzu und kann den ursprünglichen Schaden erheblich vergrößern. Extrakraniell entsteht der Sekundärschaden z.B. durch Anämie, Fieber, intravaskuläre Koagulopathien oder – vor allem bei polytraumatisierten Patienten – durch arterielle Hypotonie und eine respiratorische Insuffizienz mit globaler Hypoxie und Hyperkapnie. Intrakranielle Mechanismen können ein Hirnödem, Blutungen, inflammatorische Reaktionen, metabolische Veränderungen und Infektionen sein.

Nach einem SHT werden im Gehirn biochemische, molekulare und genetische Prozesse aktiviert. Durch das Trauma verändern sich die Funktionen zellulärer Membranen, von Ionenkanälen, Axonen, Neuronen und Astrozyten. Die Durchblutung und die Stoffwechselfunktionen werden beeinflusst – und dadurch die Funktionen des Gehirns. Raumfordernde Hämatome und die Entstehung eines Hirnödems lassen den intrakraniellen Druck (ICP) steigen und vermindern die zerebrale Durchblutung. Dadurch werden minderperfundierte Areale größer und es entstehen sekundäre zerebrale Ischämien.

MERKE

Die Einteilung in primäre und sekundäre Schadensmechanismen ist vor allem klinisch relevant, da die oberste Maxime in der Minimierung des Sekundärschadens besteht. Der Primärschaden ist definitionsgemäß keiner Therapie zugänglich.

Diffuser Axonschaden

Die Art und Weise, mit der kinetische Energie auf den Schädel einwirkt, ist je nach Unfallmechanismus unterschiedlich und ruft unterschiedliche Verletzungsmuster hervor. Prinzipiell werden Niedrig- und Hochgeschwindigkeitsverletzungen unterschieden:

- **Hochgeschwindigkeitsverletzung:** Wird der Kopf eines Menschen bei einem Motorradunfall innerhalb weniger Millisekunden von einer sehr hohen Geschwindigkeit auf null abgebremst, wird dies selbst bei äußerlicher Unverletztheit zur sofortigen tiefen Bewusstlosigkeit des Patienten führen. In der weißen Substanz der Hemisphären, des Corpus callosum und des Hirnstamms sind dann Axone gezerrt und zerrissen, im Corpus callosum und in rostralen Hirnstammanteilen kommt es zu Mikroeinblutungen. Die Beteiligung des Hirnstamms ist dabei meist die Ursache für ein dauerhaftes Koma.
- **Niedriggeschwindigkeitsverletzung:** Andererseits kann es bei einem „einfachen" Sturz zu ausgedehnten Frakturen, extraaxialen Hämatomen und Kontusionen kommen. Ein diffuser axonaler Schaden ist dabei selten, da die Scherwirkungen klein sind, und die Patienten verlieren daher oft nicht sofort das Bewusstsein. Durch die Gewalteinwirkung in entsprechender Richtung kommt es mit einer Verzögerung von wenigen Zehntelsekunden zur Bewegung des Gehirns im Schädel. Dadurch entstehen eine lokale Kontusion am Ort des Anpralls (**Coup**) und oft ein weiterer Kontusionsherd gegenüber (**Contrecoup**), der sogar größer sein kann als der erste.

17

MERKE

Axonale Scherverletzungen im Bereich des Hirnstamms, des aufsteigenden retikulären Systems und der tiefen weißen Substanz, z.B. der Corona radiata, können zur sofortigen Bewusstlosigkeit des Patienten führen.

Hirnödem

Eine Hirnschwellung durch abnorme Flüssigkeitsakkumulation im Gewebe (Hirnödem) wird bei fast allen Patienten mit schwerem SHT und bei 5–10% der Patienten mit nur moderatem Trauma nachgewiesen. Die Ursachen sind vielfältig und bis heute nicht in allen Aspekten verstanden. Zu unterscheiden sind das zytotoxische und das vasogene Hirnödem.

- **Zytotoxisches Ödem:** Unmittelbar nach dem Trauma kommt es zur Flüssigkeitszunahme im Extrazellularraum, die mit einer kurzfristigen Öffnung der Blut-Hirn-Schranke einhergeht. Es wird ein Nettoshift von kleinen Ionen Na^+/K^+ und Cl^-, natürlich in Kombination mit Wasser, aus dem intravaskulären Kompartiment in den Extrazellularraum beobachtet. Dieser Vorgang folgt passiv dem Ionengradienten, da es bereits zur Ionenaufnahme in Neurone und Astrozyten gekommen ist und diese stark geschwollen sind. Am Ende ist das verletzte Hirngewebe nicht mehr in der Lage, das Ionengleichgewicht aktiv (energieabhängig) aufrechtzuerhalten. Es gibt mittlerweile klare Hinweise, dass in der Akutphase des Traumas vor allem dieses zytotoxische Ödem zur Hirnschwellung führt.
- **Vasogenes Ödem:** Das „vasogene" Ödem infolge eines Zusammenbruchs der Blut-Hirn-Schranke wird erst einige Tage nach dem Trauma evident.

Beide Ödemformen führen aber letztendlich zur zerebralen Volumenzunahme und zum Anstieg des intrakraniellen Drucks (ICP), der für das Überleben des Patienten eine entscheidende Rolle spielt.

Tab. 17.1 Primäre und sekundäre Hirnschäden.

Primärschaden	Sekundärschaden	
	intrakraniell	extrakraniell
• Kontusionen • Gefäßzerreißungen • Hämatome • diffuser Axonschaden	• Hämatom • Hirnschwellung • intrakranieller Druck • Vasospasmus • Infektion • Epilepsie	• Hypotonie • Hypoxämie • Fieber • Hyponatriämie • Anämie • Koagulopathie

MERKE

Das weit verbreitete Missverständnis, dass die akute Hirnschwellung bei Patienten mit einem SHT maßgeblich vasogen bedingt sei und daher mit Kortikosteroiden behandelt werden sollte, führt nach wie vor zu unnötigen und schwerwiegenden Behandlungskomplikationen.

17.1.2 Klinik und Diagnostik

Einteilung Bei einem SHT kann es zu Verletzungen der Haut, der Galea, des Schädelknochens, der Dura und der Gehirnsubstanz selbst kommen. Dementsprechend lassen sich die Verletzungsmuster einteilen (➤ Tab. 17.2). Dies hilft bei der Abschätzung der Schwere und der Ausprägung von Verletzungen und hat zudem Einfluss auf Therapieentscheidungen. Während es z.B. bei einer offenen Fraktur ohne Dislokation des Knochens ausreichend sein kann, die Hautverletzung durch eine Naht zu versorgen, ist bei einem offenen SHT mit Liquoraustritt unter Umständen eine Kraniotomie und die Versorgung der verletzten Dura erforderlich.

Glasgow-Koma-Skala Die Einteilung des SHT in die Kategorien „Commotio", „Contusio" und „Compressio cerebri" wird heute als überholt angesehen. International hat sich vielmehr die Einteilung gemäß dem Glasgow Coma Scale Score (GCS) durchgesetzt (➤ Tab. 17.3). Der erste nach einem SHT erhobene GCS-Score zeigt einen fast linearen Zusammenhang mit dem neurologischen Spätergebnis (Outcome). Letzteres wird heute international standardisiert mit dem Glasgow-Outcome-Score (GOS) quantifiziert. Ab einem GCS von 8 Punkten ist der Patient definitionsgemäß bewusstlos und es besteht die Indikation zur Intubation und künstlichen Beatmung.

Tab. 17.2 Einteilung des Schädel-Hirn-Traumas gemäß dem Ausmaß der Verletzungen.

Offene Fraktur	Verletzung der Haut über der Schädelfraktur
Offenes SHT	Schädelfraktur mit Duraverletzung
Direkt offenes SHT	verletzte Haut über einer Schädelfraktur mit Duraverletzung
Indirekt offenes SHT	Verletzung eines pneumatisierten Sinus (z.B. Sinus frontalis) mit Duraverletzung

Tab. 17.3 Glasgow-Koma-Skala (3–15 Punkte). Bei der Erhebung darf der Patient nicht sediert sein.

Punkte	Augen öffnen	Verbale Antwort	Motorische Leistung
6	–	–	gezielt auf Aufforderung
5	–	orientiert	gezielt auf Schmerzreiz
4	spontan	verwirrt	ungezielt auf Schmerzreiz
3	auf Ansprache	inadäquat	Beugesynergismen
2	auf Schmerzreiz	unverständlich	Strecksynergismen
1	keine	keine	keine
Auswertung			
13–15 Punkte	leichtes Schädel-Hirn-Trauma		
9–12 Punkte	mittelschweres Schädel-Hirn-Trauma		
3–8 Punkte	schweres Schädel-Hirn-Trauma		

Begleitverletzungen 10% aller Patienten mit einem schweren SHT haben gleichzeitig eine Verletzung der Halswirbelsäule. Verletzungen der Wirbelsäule verursachen oft dauerhafte Behinderungen mit Lähmungen und Sensibilitätsausfällen distal der Verletzungshöhe.

17.1.3 Klinisches Management

Primärversorgung

Für die Behandlung von Patienten mit einem SHT gibt es viele nationale und internationale Richtlinien. Bereits vom Notarzt werden Patienten mit einem GCS von 8 Punkten oder weniger intubiert und kontrolliert beatmet. Weil SHT sehr häufig mit Wirbelsäulenverletzungen einhergehen (über 10%, ⅔ davon HWS), muss bei bewusstseinsgetrübten Traumapatienten bis zum Beweis des Gegenteils von einer Mitverletzung der Wirbelsäule ausgegangen und der Patient mit einem „Stiff-Neck“ und auf einer Vakuummatratze schonend transportiert werden. Schon in der Prähospitalphase muss auf eine ausreichende Oxygenierung (paO_2 > 95%) und auf einen stabilen Blutdruck geachtet werden, damit sich keine sekundären Hirnschäden entwickeln. Die Patienten sollten in ein Traumazentrum transportiert werden, in dem eine 24-Stunden-CT-Bereitschaft und eine neurochirurgische OP-Bereitschaft bestehen.

Intensivmedizinisches Monitoring

Basismonitoring

Patienten mit einem schweren SHT werden nach Abschluss der Schockraumdiagnostik und Durchführung eventueller Notoperationen auf einer Intensivstation behandelt. Das allgemeine Basismonitoring unterscheidet sich dabei nicht von dem bei anderen intensivmedizinisch betreuten Patienten:

- kontinuierliche Kontrolle von Herzrhythmus und Herzfrequenz über ein EKG
- Erfassung der peripheren Oxygenierung
- kontinuierliche Blutdruckmessung über einen arteriellen Katheter (bei intubierten und kontrolliert beatmeten Patienten)
- regelmäßige Blutgaskontrollen (bei intubierten und kontrolliert beatmeten Patienten)
- regelmäßige Kontrolle und Dokumentation des Pupillenstatus
- Kontrolle der Körpertemperatur.

Wenn es die intensivmedizinische Gesamtsituation des Patienten erlaubt, sollten Sedierungspausen angestrebt werden, in denen der Patient neurologisch untersucht werden kann.

Zerebrales Monitoring

Neurologische Untersuchung Die klinisch-neurologische Untersuchung spielt eine zentrale Rolle bei der Überwachung von Patienten mit leichtem und mittelschwerem SHT. Um Patienten dabei systematisch zu beurteilen, werden der GCS-Score und der Pupillenstatus regelmäßig erfasst. Bei komatösen oder sedierten Patienten ist dies jedoch nur bedingt möglich.

ICP-Messung Nach den Leitlinien der Brain Trauma Foundation ist bei komatösen Patienten (GCS ≤ 8 Punkte) mit in der CT nachgewiesener Kontusion, Blutung oder Ödem oder bei komatösen Patienten ohne pathologisches CT, aber einem Alter von über 40 Jahren, einem systolischen Blutdruck < 90 mmHg oder einer unnormalen Schmerzreaktion die Messung des intrakraniellen Drucks (ICP) mithilfe von parenchymatösen oder intraventrikulären Sonden indiziert. Eine ICP-senkende Therapie ist ab einem ICP > 20 mmHg indiziert, weil der ansteigende ICP Hauptursache für die Abnahme des zerebralen Perfusionsdrucks, die Zunahme der ischämischen Areale und damit für das schlechte „Outcome“ der Patienten ist.

MERKE

- ICP < 15 mmHg → normwertig
- ICP > 20 mmHg → behandlungsbedürftig

Zur Vertiefung

Erweitertes zerebrales Monitoring

Da ein erhöhter intrakranieller Druck (ICP) zwangsläufig zu einer schlechten Perfusion und damit Oxygenierung des Hirngewebes führt und ein normaler oder mäßig erhöhter ICP umgekehrt nicht immer eine ausreichende Perfusion garantiert, ist man seit einigen Jahren bemüht, Methoden zu entwickeln, die die Versorgung des Hirngewebes direkt messen. Durch die Kombination verschiedener Messmethoden, wie der Mikrodialyse, der Messung des zerebralen Blutflusses (CBF) und der partiellen Sauerstoffsättigung des Gewebes ($ptiO_2$-Monitoring) wird versucht, pathologische Vorgänge, die zur Zunahme des sekundären Hirnschadens führen, frühzeitig zu erkennen und diesem durch therapeutische Intervention gegenzusteuern.

CPP Ist der mittlere arterielle Blutdruck (MAP) bekannt, kann der zerebrale Perfusionsdruck (CPP) näherungsweise errechnet werden: CPP = MAP – ICP. Der CPP-Sollwert ist jedoch unklar. Er wurde in den letzten Jahren von 70 auf 60 mmHg und weiter auf > 50 mmHg korrigiert. Wahrscheinlich ist der optimale CPP-Wert, bei dem die zerebrale Oxygenierung ($ptiO_2$) normale Werte erreicht, von Patient zu Patient verschieden.

Intensivmedizinische Therapie

Ziel der intensivmedizinischen Therapie ist es, den Patienten zu stabilisieren und den sekundären Hirnschaden zu minimieren. Der ICP soll dabei unter 20 mmHg und der zerebrale Perfusionsdruck über 60 mmHg liegen.

Basismaßnahmen

Die richtige Lagerung des Patienten ist wichtig. Patienten mit erhöhtem intrakraniellem Druck sollen mit etwas erhöhtem Oberkörper (ca. 30°) und gerader Kopfposition gelagert werden. Dadurch wird ein optimaler venöser Blutrückfluss über die Vv. jugulares ermöglicht.

ICP-Therapie

Gelingt es trotz der Basismaßnahmen nicht, den ICP unter 20 mmHg zu halten, sollte eine spezifische ICP-Therapie durchgeführt werden (➤ Tab. 17.4). Nach den Leitlinien der Brain Trauma Foundation gibt es dazu Optionen „erster Wahl": Liquordrainage, moderate Hyperventilation oder osmotisch wirksame Substanzen. Sind diese Maßnahmen nicht erfolgreich, können Maßnahmen der „zweiten Wahl" versucht werden, bei denen allerdings das Risiko von Nebenwirkungen höher ist: Barbituratkoma und Kraniektomie.

Liquordrainage Durch die Abnahme des intraventrikulären Liquorvolumens kann der intrakranielle Raum, der für das geschwollene Gehirn zur Verfügung steht, vergrößert werden. Der intrakranielle Druck nimmt ab.

Moderate Hyperventilation CO_2 ist ein potenter Vasodilatator der zerebralen Gefäße. Eine Hyperventilation führt dazu, dass die $paCO_2$-Konzentration abnimmt und sich vor allem venöse Gefäße kontrahieren. Dadurch nimmt das intrakranielle Blutvolumen ab, das geschwollene Gehirn kann sich besser ausdehnen und der intrakranielle Druck sinkt. Es besteht allerdings die Gefahr, dass bei forcierter Hyperventilation ($paCO_2$ < 30 mmHg) Ischämien entstehen.

Osmotisch wirksame Substanzen Diese führen zur Hämodilution, zur Dehydratation nicht geschädigten Hirngewebes und zur Abnahme der Endothelzellschwellung, des Kapillarwiderstandes und der Adhäsion von Leukozyten. Als Substanzen stehen u.a. Mannitol, Glycerol, hyperonkotisches Kochsalz und hochkonzentrierte Hydroxyethylstärke (HHES) zur Verfügung. Die Therapie kann bis zu einer Serumosmolarität von 320 mosmol/l durchgeführt werden. HHES zeigt eine vergleichbare Wirkung auf den ICP wie Mannitol. Zu beachten ist dabei ein möglicher Anstieg der Serum-Na^+-Konzentration. Bei Verwendung von Glyzerol muss ein Anstieg des Blutzuckers vermieden werden, da dieser sekundäre Hirnschäden verstärken kann.

Barbituratkoma Um den Energie- und Sauerstoffverbrauch der Neurone und Astrozyten zu minimieren, kann ein tiefes Barbituratkoma eingeleitet werden. Dadurch haben die gefährdeten Zellen eine größere Chance, diese Phase mit erniedrigtem Sauerstoffangebot zu überstehen. Diese Therapie kann jedoch mit erheblichen kardiopulmonalen Nebenwirkungen einhergehen.

Kraniektomie Als weitere Therapiemöglichkeit steht die Kraniektomie zur Verfügung. Durch eine bifrontale Kraniektomie oder eine Hemikraniektomie mit Duraerweiterungsplastik kann dem geschwollenen Gehirn Raum zur Ausdehnung gegeben werden. Der ICP wird dadurch rasch gesenkt.

Auf den Punkt gebracht

Nicht mehr empfohlene Maßnahmen

Die Gabe von Steroiden ist nicht indiziert, da diese Komplikationen begünstigt und die Mortalität erhöht. Gleiches gilt für die therapeutische Hypothermie, die zwar in tierexperimentellen Untersuchungen effektiv war, jedoch klinisch zu gehäuften Komplikationen führt (Pneumonie, ARDS). Auch eine primärprophylaktische antikonvulsive Therapie wird nicht empfohlen. Sie sollte erst nach Auftreten von Krampfanfällen begonnen werden.

17.1.4 Epidurales Hämatom

Dem epiduralen Hämatom liegt in der Regel eine Fraktur der Schädelkalotte zugrunde. Blutungsquelle sind dabei Sickerblutungen aus dem Frakturspalt oder Verletzungen duraler Gefäße, vor allem der A. meningea media.

Klinik und Diagnostik

Symptome Die Symptome sind unspezifisch und variieren in Abhängigkeit von Lokalisation und Größe der Blutung. Weil

Tab. 17.4 Therapie des erhöhten ICP.

Empfohlen	Nicht empfohlen
• Basismaßnahmen – Oberkörperhochlagerung (30–40°) – gerade Kopfposition • ICP-Therapie – Liquordrainage – osmotische Therapie (z.B. Mannitol) – moderate Hyperventilation ($paCO_2$ 32–35 mmHg) • forcierte Therapie – Barbituratkoma – dekompressive Kraniektomie	• Anhebung des CPP > 70 mmHg • Hyperventilation ($paCO_2$ < 30 mmHg • Hypothermie • aktives Aufwärmen • Steroide • prophylaktisches Barbituratkoma („burst-suppression")

sich das Hämatom meist schnell ausdehnt und mit einer raumfordernden Wirkung einhergeht, ist eine Vigilanzminderung, die bis hin zum Koma reichen kann, häufig. Das vielfach beschriebene „freie" oder „luzide" Intervall ist zwar typisch, tritt aber nur in 10% der Fälle auf. Ist das Hämatom parietal lokalisiert, lässt sich in der neurologischen Untersuchung meistens eine Hemiparese nachweisen.

Bildgebung Die beste und einfachste Untersuchung ist die kraniale Computertomografie (➤ Abb. 17.1). Darin stellen sich epidurale Hämatome hyperdens und, aufgrund der Verwachsungen der Dura mit den Suturen, bikonvex dar.

Therapie und Prognose

Therapie Entsprechend den Leitlinien der Brain Trauma Foundation besteht bei Blutungen über 30 cm^3 (errechnet durch die Annäherungsformel $(a \times b \times c)/2$ [in cm] unabhängig vom Bewusstseinszustand des Patienten (GCS) die Indikation zur operativen Hämatomevakuation. Patienten mit einem epiduralen Hämatom einer Größe unter 30 cm^3 und mit einer maximalen Dicke von weniger als 15 mm sowie einer Mittellinienverlagerung von weniger als 5 mm und einem GCS von mindestens 8 Punkten ohne neurologische Defizite können konservativ behandelt werden. Dabei werden engmaschige klinisch-neurologische und CT-Kontrollen gefordert. Bei Patienten mit einem GCS < 9 Punkten und einer Anisokorie sollte schnellstmöglich das raumfordernde Hämatom operativ evakuiert werden.

Prognose Die Prognose des epiduralen Hämatoms ist abhängig von:

- Lebensalter
- initialem Bewusstseinszustand (GCS)
- Pupillenstatus
- Begleitverletzungen
- einer rechtzeitigen, suffizienten Entlastung (postoperativer ICP).

Mit einer Gesamtmortalität von ca. 10% ist die Prognose insgesamt gut.

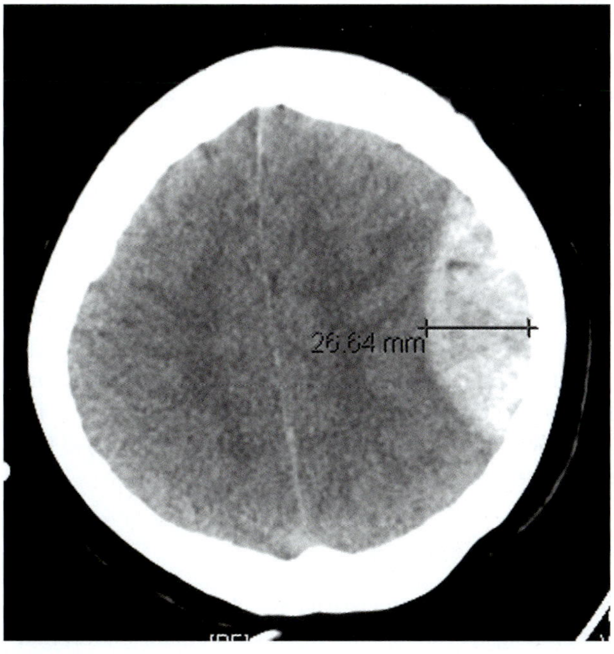

Abb. 17.1 Bikonvexes Epiduralhämatom in der Nativ-CT.

17.1.5 Subdurales Hämatom

Subdurale Hämatome (SDH) lassen sich unterteilen in akute, subakute oder chronische SDH.

Akutes subdurales Hämatom

Als Blutungsursache gelten Verletzungen der oberflächlichen Kortexstruktur oder subduraler Brückenvenen.

Klinik und Diagnostik

Symptome Innerhalb von 72 Stunden nach einem Trauma setzt die Symptomatik ein und kann von einer geringen Bewusstseinstrübung bis zu Zeichen der Einklemmung und tiefem Koma reichen. Aufgrund des unter Umständen erheblichen raumfordernden Effekts ist bei Patienten mit einem akuten SDH eine sehr rasche Vigilanzverschlechterung möglich!

Bildgebung In der CT ist das akute SDH eine sichelförmige, meist frontotemporal gelegene, hyperdense extrazerebrale Raumforderung (➤ Abb. 17.2). Aufgrund der weitreichenden

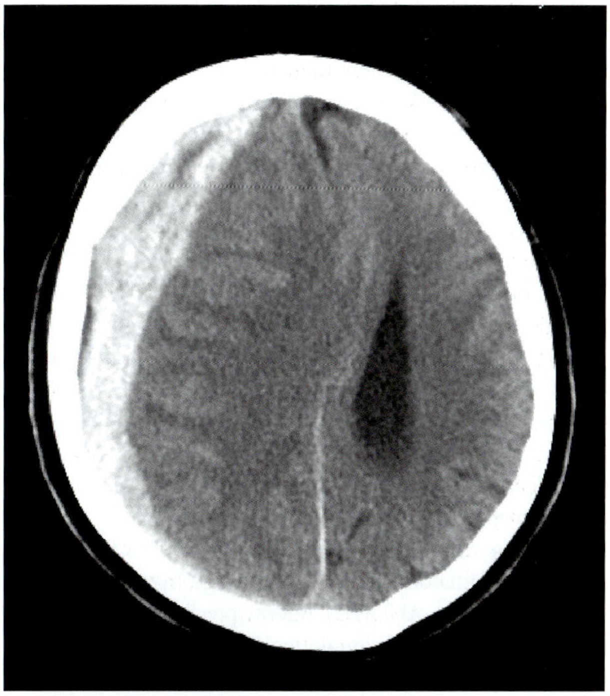

Abb. 17.2 Sichelförmiges akutes Subduralhämatom auf der rechten Seite in der Nativ-CT. Der Seitenventrikel ist komprimiert und die Mittellinie deutlich verlagert.

17

Ausdehnung können sie bei entsprechendem Durchmesser eine erhebliche raumfordernde Wirkung auf das Gehirn mit Kompression des Seitenventrikels und erheblicher Mittellinienverlagerung ausüben.

Therapie und Prognose

Therapie Bei Patienten mit einem akuten SDH besteht entsprechend den Empfehlungen der Brain Trauma Foundation (BTF) eine Indikation zur operativen Therapie bei einer maximalen Hämatomdicke in der CT von > 10 mm oder einer Mittellinienverlagerung von > 5 mm, unabhängig vom GCS des Patienten. Bei allen komatösen Patienten (GCS < 9 Punkte) ist eine kontinuierliche ICP-Messung indiziert. Ebenso besteht bei komatösen Patienten mit einem Hämatomdurchmesser < 10 mm und einer Mittellinienverlagerung < 5 mm die Indikation zur operativen Therapie, wenn sie sich vom Zeitpunkt des Unfalls bis zur Klinikaufnahme um mindestens 2 GCS-Punkte verschlechtern, wenn der ICP auf mehr als 20 mmHg steigt oder wenn eine Anisokorie bzw. weite, lichtstarre Pupillen vorliegen. Ist eine Operation indiziert, sollte sie unverzüglich durchgeführt werden. Die Methode der Wahl ist die Kraniotomie bzw. Kraniektomie mit oder ohne Duraplastik.

Prognose Die Prognose des akuten SDH ist abhängig vom Lebensalter, vom initialen neurologischen Status (GCS, Einklemmungszeichen) und von den Begleitverletzungen. Sie ist schlechter als die der epiduralen Blutung. Die Mortalität des akuten SDH beträgt bis zu 70%.

Chronisches subdurales Hämatom

Chronische subdurale Blutungen sind oft Folge leichter Traumata, die mehrere Wochen zurückliegen können und an die sich der Patient oft nicht mehr erinnert. Sie werden durch die Einnahme von Antikoagulanzien oder Antiaggreganzien begünstigt.

Klinik und Diagnostik

Symptome Typischerweise entsteht 14–20 Tage nach dem Trauma eine neurologische Symptomatik. Sie kann entsprechend der Größe und Lokalisation der Blutung mit Kopfschmerzen, Wesensänderungen, Gedächtnisstörungen, einer Hemiparese oder Aphasie evident werden. Bei entsprechender Größe kann es auch zu Vigilanzminderungen bis hin zum Koma kommen.

Bildgebung In der CT stellt sich das bereits verflüssigte chronische Hämatom als eine sichelförmige, hypodense Raumforderung dar (➤ Abb. 17.3). Bei entsprechender Größe kann das Hämatom – wie beim akuten SDH – einen erheblichen Druck auf das Gehirn ausüben. Auch hier kann also die Mittellinie verlagert und der Seitenventrikel komprimiert sein.

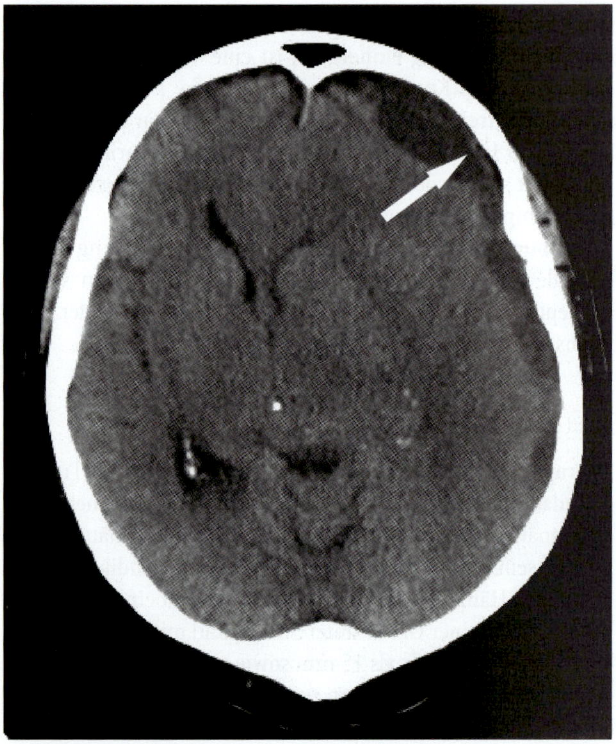

Abb. 17.3 Chronisches Subduralhämatom auf der linken Seite in der Nativ-CT. Kompression des Seitenventrikels und Mittellinienverlagerung nach rechts. Charakteristisch sind Septen und Membranen, die das Hämatom kompartimentieren (Pfeil).

Therapie

Für die operative Therapie des chronischen SDH sind unterschiedliche Methoden beschrieben. Da sich das chronische Hämatom bereits verflüssigt hat, lässt es sich in der Regel durch eine Bohrlochtrepanation einfach entlasten. Die Hämatomflüssigkeit ist bernsteinfarben und von Membranen umgeben. Die meisten Neurochirurgen legen das Bohrloch am Ort des größten Durchmessers an, spülen Hämatom heraus und legen ggf. einen subduralen Katheter ein, der für 2–3 Tage dort belassen wird, um Flüssigkeitsreste zu drainieren.

17.1.6 Traumatische intrazerebrale Blutung/ Kontusionsblutung

Kontusionsblutungen entstehen aus einer Parenchymverletzung, in die es einblutet. Seltener kann aber auch eine Gefäßzerreißung, die ein gutes Stück vom eigentlichen Kontusionsherd entfernt ist, zum intrazerebralen Hämatom führen. Treten diese verzögert auf, werden sie als **DTICH** („delayed traumatic intracerebral hemorrhage") bezeichnet.

Klinik und Diagnostik

Symptome Die neurologische Symptomatik hängt vom Ort der Blutung ab. Häufig sind Antriebsarmut und Wesensänderung (frontal), Sprachstörungen (temporal), Hemiparese (zentral), progrediente Vigilanzstörung oder ein Mischbild.

Bildgebung In der CT können die Hämatome hypodens, hyperdens und gemischt-dicht sein. Prinzipiell können sie in jeder Hirnregion auftreten und sind in der Regel multipel. Sie sind von einem perifokalen Ödem umgeben, das unterschiedlich groß sein kann und sich langsam oder schnell entwickelt. Bei den meisten Patienten werden die Kontusionen innerhalb von 12 Stunden nach dem Trauma größer.

MERKE

Weil traumatische Hirnblutungen oft innerhalb von 12 Stunden nach dem Trauma deutlich größer werden, sollte die CT bei bewusstlosen Patienten nach 6–12 Stunden wiederholt werden. Nur so kann eine kritische Größenzunahme im Hinblick auf eine evtl. operative Therapie rechtzeitig erkannt werden (➤ Abb. 17.4).

Therapie und Prognose

Therapie Patienten mit Kontusionsblutungen und fortschreitender neurologischer Verschlechterung, einem therapierefraktären Anstieg des ICP und Zeichen einer kritischen lokalen Hirnschwellung (Raumforderung) in der CT sollten, gemäß den Leitlinien der Brain Trauma Foundation operativ behandelt werden. Ebenso besteht bei Patienten mit einem GCS von 6–8 Punkten mit frontalen oder temporalen Kontusionen mit einer Größe von > 20 cm^3 oder einer Mittellinienverlagerung von mindestens 5 mm sowie bei Patienten mit Kontusion jeglicher Art mit einer Größe von > 50 cm^3 eine Indikation zur operativen Therapie. Patienten mit Kontusionen, jedoch ohne neurologische Beeinträchtigung, ohne kritische Raumforderung in der CT und ohne erhöhten ICP können, unter neurologischer und CT-tomografischer Kontrolle, konservativ behandelt werden.

Prognose Traumapatienten können auch ohne eindeutigen Kontusionsnachweis in der CT tief bewusstlos sein und an ihrem SHT versterben. Andererseits können selbst großflächige Hirnblutungen und Kontusionen relativ symptomarm bleiben. Die Größe der Kontusion korreliert nicht mit den Behandlungsergebnissen. Vielmehr kommt es auf die Lokalisation und die axonalen Scherverletzungen vor allem im Hirnstamm an.

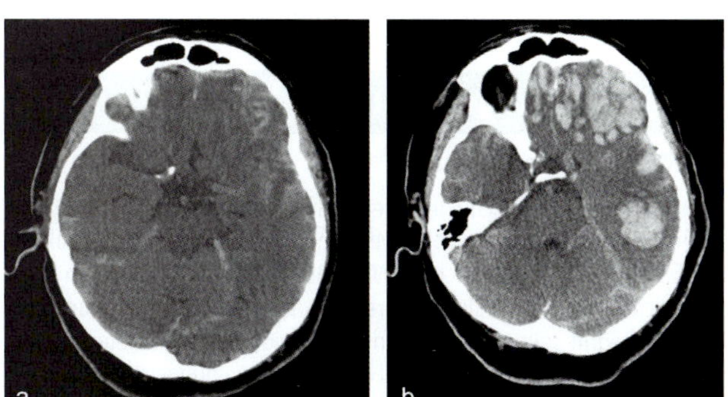

Abb. 17.4 Intrazerebrale Kontusion mit subarachnoidalen Blutanteilen links frontotemporal in der Nativ-CT. **a** CT bei Aufnahme. **b** CT nach 24 Stunden auf der Intensivstation. Deutlich ist die Größenzunahme der Kontusionsfolgen zu erkennen, die zu einer erheblichen raumfordernden Wirkung beitragen.

17.2 Spinales Trauma

17.2.1 Pathophysiologie

Verletzungstyp Wirbelsäulenverletzungen werden wie Schädel-Hirn-Traumen eingeteilt, wobei hier direkte und indirekte Verletzungen unterschieden werden: Die meisten Rückenmarksverletzungen entstehen durch indirekte Gewalteinwirkung, wenn also Extension, Flexion, Rotation, Distraktion oder Kompression zu Frakturen oder Zerreißungen diskoligamentärer Strukturen führen, die dann ihrerseits noch Hämatome verursachen können.

Instabilität Bei Wirbelsäulenfrakturen stellt sich immer die Frage nach der Wirbelsäulenstabilität. Instabilität ist dabei als eine Situation definiert, in der die Wirbelsäule unter physiologischer Belastung Bewegungen durchführen kann, bei der neurologische Defizite, Schmerzen und Deformierungen entstehen können. Dazu wird die Wirbelsäule nach der „Drei-Säulen-Theorie" beurteilt. Die vordere Säule sind das vordere Längsband, die vordere Hälfte des Wirbelkörpers und des Anulus fibrosus der Bandscheibe, die mittlere Säule das hintere Längsband, die hintere Hälfte des Wirbelkörpers und des Anulus fibrosus und die hintere Säule die Bogenwurzeln, Wirbelbögen sowie die Ligg. flava, interspinosa und supraspinosa. Vereinfacht lässt sich sagen, dass Frakturen der vorderen und mittleren oder mittleren und hinteren Säule zur Instabilität der Wirbelsäule führen. Eine „Checkliste" der Stabilität der thorakolumbalen Wirbelsäule zeigt ➤ Tab. 17.5.

17.2.2 Klinisches Management

Immobilisierung und Transport Bei bestimmten Unfällen, z.B. einem Sturz aus großer Höhe oder Sprung ins flache Wasser, ist bereits anamnestisch ein spinales Trauma wahrscheinlich. Bis zum Beweis des Gegenteils muss ein solcher Patient entsprechend behandelt werden, um zusätzliche Verletzungen des bereits potenziell geschädigten Rückenmarks zu vermeiden. Dazu zählen die Immobilisierung der Halswirbelsäule mit einem „Stiff-Neck" und der Transport auf einer Vakuummatratze.

Tab. 17.5 Checkliste zur Erfassung der Instabilität der thorakolumbalen Wirbelsäule (White und Panjabi 1988). Ab einem Gesamtpunktewert > 5 wird die thorakolumbale Wirbelsäule als instabil eingestuft.

Betroffenes Element	Punktewert
Zerstörung/Funktionsverlust der vorderen Säule	2
Zerstörung/Funktionsverlust der hinteren Säule	2
Zerstörung des kostovertebralen Gelenks	1
Wirbelkörperversatz > 2,5 mm	2
relative sagittale Winkelbildung in der a.p. Aufnahme	2
neurologisches Defizit	2
antizipierte starke Belastung	1

Intubation Bei Verletzungen der Halswirbelsäule, z.B. einer Fraktur von HWK 4 und einer Verlegung des Spinalkanals mit Knochenfragmenten, die zur Kompression des Myelons führen, muss zudem mit einer Ateminsuffizienz gerechnet werden, die eine Intubation und künstliche Beatmung erfordert.

Neurologische Untersuchung Bei wachen Patienten lässt sich die potenzielle Region der Wirbelsäulenverletzung feststellen, wenn man die motorische und sensible Funktion, die Muskeleigenreflexe, die Blasen-Mastdarm-Funktion und die kardiovaskulären und respiratorischen Funktionen prüft. In der Akutphase eines spinalen Traumas kann sich der neurologische Status jedoch rasch verändern und muss daher regelmäßig kontrolliert werden (z.B. mit dem standardisierten ASIA-Score, dem Überwachungsbogen der „American Spinal Injury Association“).

Bildgebung Nach Erstversorgung, neurologischer Untersuchung und schonendem Transport findet im nächstgelegenen Traumazentrum die radiologische Diagnostik statt. Native Röntgenaufnahmen des Achsenskeletts und des Thorax geben erste Hinweise auf das Ausmaß der Verletzungen. Bei nicht wachen Patienten folgt im Anschluss die CT-Diagnostik von Schädel, Halswirbelsäule, Thorax und Abdomen. Die Wirbelsäule wird dabei axial sowie multiplanar rekonstruiert dargestellt. Besonders Frakturen und Hämatome lassen sich in der CT-Diagnostik gut erkennen. Eine zusätzliche MRT ist dann indiziert, wenn durch die oben genannten Untersuchungen neurologische Befunde nicht erklärt werden können, wenn diskoligamentäre Verletzungen vorliegen oder zur Differenzierung intraspinaler Hämatome.

17.2.3 HWS-Trauma

Frakturen

An der Halswirbelsäule kommen u.a. die folgenden Frakturtypen vor.

Jefferson-Fraktur Sie ist eine Berstungsfraktur des Atlas, die durch Kompression in Richtung der Wirbelsäule entsteht (axiale Kompression). Dabei liegt eine Sprengung des Atlasrings an meistens 2 Stellen vor. Über die Stabilität dieser Fraktur entscheidet die Integrität des Lig. transversum. Neurologisch leiden die Patienten meist nur unter Nackenschmerzen.

Densfrakturen Diese werden in die Typen I–III untergliedert:

- Der Typ I beschreibt einen Schrägbruch der Densspitze, ist selten und gilt als stabil.
- Beim Typ II läuft die Fraktur am Übergang zwischen Dens und Wirbelkörper und kann zur Luxation führen. Sie wird typischerweise als instabil angesehen.
- Beim Typ III läuft die Fraktur durch den Denssockel und in den Axiskörper hinein. Weil dabei große Spongiosakontaktflächen vorliegen, kann von einer stabilen Ausheilung ausgegangen werden.

Hangman's Fraktur Durch Hyperextension des Kopfes gegenüber dem Hals kommt es zur doppelseitigen Fraktur des Axisbogens mit Spondylolisthese. Die Frakturlinien verlaufen dabei beidseitig durch die Pars interarticularis des 2. Halswirbels, zwischen den Gelenkflächen und den Laminaanteilen des Bogens. Dadurch verschiebt sich der Wirbelkörper nach ventral und der Bogen verlagert sich nach dorsal. Der Spinalkanal ist dabei aufgeweitet, sodass neurologische Defizite eher selten beobachtet werden.

Tear-Drop-Fraktur Eine Hyperflexion der HWS führt zur Ruptur des Kapsel-Band-Apparats und zum dreiecksförmigen Knochenfragmentausriss aus der vorderen Wirbelkörperkante. Da meist auch ein Vertikalbruch des Wirbelkörpers vorliegt, wird diese Fraktur als instabil gewertet.

MERKE

Instabile HWS-Frakturen:
- Atlasfraktur (Jefferson-Fraktur)
- Densfraktur Typ II
- doppelseitige Atlasbogenfraktur (Hangman's Fraktur)
- Hyperextensions-Hyperflexions-Luxation mit:
  - Tear-Drop-Fraktur
  - Wirbelbogenfraktur
  - doppelseitiger Gelenkverhakung
  - Distorsion

HWS-Distorsion

HWS-Distorsionen sind besonders häufige Folgen von Unfällen mit plötzlicher unerwarteter Beschleunigung (typisch: Pkw-Heckaufprall). Es kommt dabei meistens zu einer Retroflexionsbewegung der HWS („Peitschenschlag“) mit entsprechenden Belastungen der Muskulatur, des Bandapparats, der Knochen, Wirbelgelenke und evtl. der zervikalen Nervenwurzelabgänge. Hieraus können vorübergehend Kopf- und Nackenschmerzen, Bewegungseinschränkungen, sensible Missempfindungen der Arme, Abschwächungen der Armeigenreflexe, Schwindel, Hör- und Schluckstörungen resultieren. Eine Hirnverletzung tritt ohne begleitendes SHT nicht auf.

Auf den Punkt gebracht

„HWS-Schleudertrauma"

Internationale Unterschiede in der Häufigkeit entschädigungspflichtiger Unfallfolgen lassen die Mitwirkung nicht unfallabhängiger Faktoren bei Beschwerden nach „HWS-Schleudertrauma" vermuten (gesetzliche und kulturelle Faktoren, andere Erwartungshaltungen). Dieser Begriff sollte daher zugunsten weniger „vorbelasteter" Diagnosen wie HWS-Distorsion oder HWS-Beschleunigungstrauma aufgegeben werden. Eine genaue Analyse und Dokumentation des Unfallhergangs, der vermutlichen Aufprallgeschwindigkeit, der anschließenden Symptome und Befunde ist für spätere Begutachtungen oft entscheidend.

Atlantookzipitale Dislokation

Die atlantookzipitale Dislokation findet man überdurchschnittlich häufig bei tödlich verlaufenden Autounfällen, insbesondere bei Kindern (wegen des noch weichen Bandapparats). Überlebende Patienten haben zumeist schwere neurologische Defizite mit Hirnnervenausfällen und einer Tetraplegie. In der konventionellen Seitenaufnahme ist der Abstand zwischen Basion und Dens in vertikaler Richtung auf über 5 mm bei Erwachsenen und über 12 mm bei Kindern vergrößert. Das atlantookzipitale Gelenk ist auf über 5 mm erweitert und die Distanz zwischen Dens und Atlas beträgt über 3 mm.

17.2.4 Spinale Kontusion

Definition und Pathogenese

Erschütterung Die leichteste Form der Wirbelsäulenverletzung ist die Erschütterung oder Commotio spinalis, wie sie früher bezeichnet wurde. Sie beschreibt eine vollständig reversible Funktionsstörung des Rückenmarks ohne morphologische Defekte. Meist ist die Ursache ein stumpfes Trauma der Wirbelsäule, wie man sie gelegentlich bei Sportlern findet. Pathophysiologisch werden dabei eine transitorische Ischämie oder ein Ödem diskutiert.

Strukturelle Schädigung Das Rückenmark kann jedoch auch strukturell geschädigt werden – z.B. bei Verkehrs- und Arbeitsunfällen, beim Sturz von der Treppe und bei Sportunfällen oder beim Kopfsprung ins flache Wasser.

Zervikale Myelopathie Durch ein entsprechendes Trauma kann es zur Torquierung, Fraktur oder Luxation von Wirbelkörpern kommen. Knochenfragmente, Bandscheibenvorfälle oder assoziierte spinale Hämatome können zur Einengung des Spinalkanals und zur Kompression des primär ungeschädigten Myelons führen.

Klinik

Erschütterung Bei der Erschütterung stehen sensible Reizerscheinungen, Reflexdifferenzen und Miktionsstörungen im Vordergrund. Die Symptomatik hält maximal 48 Stunden an und ist vollständig reversibel.

Strukturelle Schädigung Bei struktureller Schädigung des Rückenmarks kommt es zu medullären Ausfällen bis hin zum Querschnittssyndrom. Sie sind in allen Bereichen möglich, am häufigsten aber am zervikothorakalen und thorakolumbalen Übergang zu finden. Das charakteristische klinische Bild beinhaltet ein partielles oder komplettes Querschnittssyndrom. Initial kommt es dabei zunächst zu einem „spinalen Schock“ mit einer schlaffen Parese kaudal der Läsion. Bei anhaltenden Querschnittssyndromen entstehen eine Tetraplegie/-parese (zervikal), Paraplegie/-parese (thorakal und lumbal) oder ein Konus- oder Kauda-Syndrom. Etwa 4–6 Wochen nach der akuten Querschnittslähmung und dem „spinalen Schock“ kommt es zur Reaktivierung der Reflextätigkeit auf spinaler Ebene und zur spastischen Tonuserhöhung. Trotz intensiver Rehabilitationsmaßnahmen wird in der Regel nur eine partielle Remission erreicht.

Als Sonderform bei halbseitiger Rückenmarksverletzung wurde von Brown-Séquard ein bestimmter Symptomenkomplex beschrieben (> Kap. 1.9.2).

MERKE

Spinaler Schock

Der „spinale Schock" bezeichnet ein akutes passageres Querschnittssyndrom mit Ausfall sowohl der willkürlichen als auch der reflektorischen Motorik, der Sensibilität und der autonomen Funktionen kaudal der Läsion. Dies resultiert in einer schlaffen Para- oder Tetraparese sowie in einer Blasenlähmung.

Zervikale Myelopathie Bei Verletzung des Myelons, z.B. durch Kompression durch ein epidurales Hämatom oder ein Frakturstück, kommt es, z.T. unter heftigen Rückenschmerzen, zur langsamen oder rasch progredienten neurologischen Verschlechterung mit radikulären Ausfällen bis hin zur sekundären Querschnittssymptomatik mit sensomotorischer Para- oder Tetraparese. Auch hier kann ein spinaler Schock auftreten.

MERKE

Zervikale Myelopathie

- radikuläre Syndrome der Arme
- medulläres Syndrom mit Paraparese der Beine
- Pyramidenbahnzeichen
- Blasen- und Mastdarmstörungen

17.2.5 Spinales Hämatom

Spinale Hämatome können nichttraumatisch („spontan“), z.B. aus vaskulären Malformationen, durch Antikoagulanzieneinnahme oder als Tumoreinblutungen, entstehen. Meist sind sie jedoch traumabedingt. Je nach Lokalisation unterscheidet man subdurale, intramedulläre und epidurale Hämatome, wobei Letztere als Traumafolge am häufigsten vorkommen. Sie entstehen aufgrund von Sickerblutungen aus frakturierten Knochen oder aus verletzten duralen Gefäßen.

Klinik und Diagnostik

Symptome Klassischerweise beklagen die Patienten plötzlich auftretende starke Rückenschmerzen, die zum Teil radikulär ausstrahlen. Die Lokalisation der Schmerzen lässt unmittelbar auf den Ort der Blutung rückschließen. Neurologische Defizite treten mit einer Verzögerung von wenigen Stunden nach den ersten Schmerzen auf und sind abhängig von der Größe der Blutung. Dabei sind Dys- und Hypästhesien genauso möglich wie Para- bzw. Tetraplegien mit Blasen- und Mastdarmstörungen.

Bildgebung Die bestmögliche bildgebende Diagnostik gelingt mit der MRT (➤ Abb. 17.5), ggf. in Kombination mit einer CT, um die knöchernen Strukturen beurteilen zu können. In der MRT lassen sich Ödem und Blut bzw. Abszesse gut differenzieren.

Therapie und Prognose

Therapie Ein spinales Hämatom, das das Myelon komprimiert und/oder mit neurologischen Defiziten einhergeht, muss zunächst nachgewiesen und dann umgehend entlastet werden. Es kann meistens über eine von dorsal durchgeführte Laminektomie oder Hemilaminektomie erreicht werden. In Ausnahmefällen, z.B. bei einem ventral gelegenen Hämatom infolge eines Wirbelsäulentraumas, kann eine ventrale Diskektomie bzw. Korporektomie mit anschließender ventraler Fusion bzw. Wirbelkörperersatz indiziert sein.

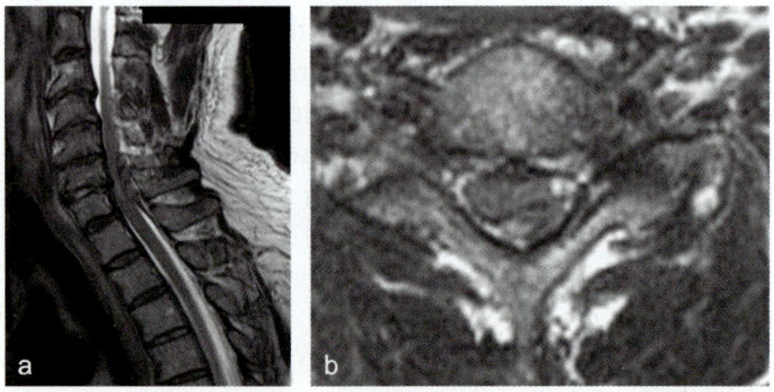

Abb. 17.5 MRT eines Patienten nach Fahrradsturz. T1-gewichtetes MRT mit sagittaler (**a**) und axialer Darstellung (**b**) der HWS und einem Epiduralhämatom links dorsolateral von HWK4–7 reichend und einem Punctum maximum auf Höhe HWK6/7. In Kombination mit Bandscheibenprotrusionen der Höhen HWK3/4, 4/5 und 6/7 führt dies zur Kompression des Myelons. Als bildmorphologisches Korrelat der Myelonschädigung lässt sich bereits auf Höhe HWK6/7 eine Hyperintensität im Bereich des Myelons („Myelopathiesignal") nachweisen.

Prognose Die Prognose von spinalen Hämatomen hängt von der Ausdehnung der Blutung und der damit verbundenen kompressiven Wirkung auf das Myelon ebenso ab wie von der präoperativen neurologischen Symptomatik und deren Dauer. Gelingt es, das Myelon rasch, innerhalb nur weniger Stunden nach Auftreten der ersten Symptome, zu entlasten, besteht eine Chance, dass sich die neurologischen Defizite wieder weitgehend zurückbilden. Besteht die Symptomatik jedoch schon länger, wird die Prognose deutlich schlechter.

FALLBEISPIEL

Ein 56-jähriger, helmtragender Fahrradfahrer stürzte auf einem Feldweg. Bei Eintreffen des Notarztes war er wach und konnte alle Extremitäten bewegen, beklagte jedoch starke Nackenschmerzen und eine Hypästhesie der linken Körperhälfte. Nach Anlegen eines Stiff-Necks wurde er auf einer Vakuummatratze in die Notaufnahme der nahe gelegenen Universitätsklinik gebracht. Bei der neurologischen Untersuchung wurde eine Plegie des linken Beins und eine Parese des rechten Beins und beider Arme des MRC-Kraftgrades 2/5 nachgewiesen. Das Babinski-Zeichen war links positiv. Der Patient war weiterhin wach und orientiert.

In einer CT des Kopfes und der HWS konnten Traumafolgen am Schädel und Frakturen der HWS ausgeschlossen werden. Zwischen den Halswirbelkörpern 6 und 7 ließ sich jedoch eine dorsal gelegene, hämatomverdächtige Raumforderung abgrenzen. Daraufhin wurde eine MRT der HWS durchgeführt. Sie zeigte ein spinales Epiduralhämatom dorsolateral links von HWK4–7 mit Punctum maximum über HWK6/7 (➤ Abb. 17.5). Unmittelbar nach Abschluss der Bildgebung wurde das Hämatom über eine linksseitige Hemilaminektomie von HWK6 operativ entlastet.

Postoperativ verbesserte sich die klinische Symptomatik noch während des stationären Aufenthalts über 7 Tage deutlich. Bis zur Verlegung in die Rehaklinik erhielt der Patient mehrmals täglich krankengymnastische Übungen und war auf Stationsebene mobil. Die Plegie bzw. Paresen verbesserten sich bis zu einem MRC-Kraftgrad von 4/5.

KAPITEL

18 Entwicklungsstörungen und Fehlbildungen

Fuat Aksu

Zur Orientierung

Neuropädiater untersuchen Früh- und Neugeborene, Säuglinge, Kleinkinder, Kinder im Schulalter und Adoleszenten. Im Fall einer Störung ist auch bei diesen Patienten zu klären, um welche Art einer Erkrankung es sich handelt, wo sie lokalisiert und wie sie entstanden ist. Zusätzlich aber müssen die Entwicklungs- und Reifestadien des Patienten berücksichtigt werden, also die Tatsache, dass das Nervensystem strukturell und/oder funktionell noch nicht dem des Erwachsenen entspricht. Die neurologische Entwicklung bestimmt die Entwicklung aller psychomotorischen Funktionen maßgeblich mit und verläuft in den unterschiedlichen Modalitäten (z.B. Muskelkraft, Propriozeption, Gleichgewichtsfunktion, visuelles System) parallel und variabel sowie sich gegenseitig beeinflussend. Den normalen Verlauf dieser Entwicklung, also z.B. die altersentsprechenden Normwerte, muss der Neurologe kennen, um beurteilen zu können, ob es sich überhaupt um eine Störung handelt.

Prüfungsschwerpunkte

+++ Definition und Diagnostik der Entwicklungsstörungen, häufigere angeborene Fehlbildungen (Hydrozephalus, Spina bifida, Arnold-Chiari-Fehlbildung, Tethered-cord-Syndrom) und Phakomatosen (tuberöse Sklerose, Neurofibromatose Typ I)
++ Ätiopathogenese und Therapie der Entwicklungsstörungen, Arachnoidalzysten, Sturge-Weber-Syndrom, Syringomyelie
+ seltene angeborene Fehlbildungen (Klippel-Feil-Syndrom, Spondylolisthese, Okzipitalisation des Atlas, basiläre Impression) und Phakomatosen (Neurofibromatose Typ 2, Von-Hippel-Lindau-Syndrom)

18.1 Anatomie und Pathophysiologie

Fetale Entwicklung Der ontogenetische Ursprungsort des Nervensystems ist eine Zellplatte am Rücken des Embryos (Neuralplatte), die sich zu einer Röhre bzw. zum Neuralrohr faltet und am Vorderende dieses Rohrs 3 Schwellungen bildet, aus denen die 3 Hauptabschnitte des Gehirns hervorgehen: Vorder-, Mittel- und Hinterhirn. Die Großhirnhemisphären überwachsen Mittel- und Hinterhirn und zum Teil auch das Kleinhirn. Die charakteristische Faltung der Hirnrinde tritt erst etwa in der Mitte der Schwangerschaft ein. Da das erwachsene Gehirn aus ungefähr hundert Milliarden Nervenzellen besteht, müssen während der Entwicklung des Gehirns im menschlichen Fetus Hunderttausende von Nervenzellen pro Minute gebildet werden. Diese Zunahme betrifft auch die axonalen und dendritischen Verzweigungen der Neurone in der Großhirnrinde und im Kleinhirn. Sie entwickeln sich beim Menschen aber vor allem postpartal, und zwar über einen Zeitraum von mehreren Jahren. Somit nimmt die Zahl der Neuronenverzweigungen nach der Geburt kontinuierlich zu.

Umwelteinflüsse Nach der Geburt entwickelt sich das Gehirn zunehmend unter dem Einfluss der Umwelt weiter. Der Anteil, den die Interaktion mit den Umweltfaktoren an der Strukturierung des Gehirns hat, wird mit zunehmendem Alter größer. Durch die Folge von Wachstumsschüben und Stabilisierung der Synapsen entsteht eine enge Verflechtung zwischen der Entwicklung des Gehirns und den Eigenschaften seiner Umwelt.

Die Gesamtentwicklung eines Kindes wird somit außer durch genetische Programme auch von Umweltfaktoren beeinflusst. Bereits das Neugeborene verfügt über gute motorische Fähigkeiten, die im Verlauf der Entwicklung unter genetischen und nichtgenetischen Einflüssen variabel zunehmend besser werden. Auch die Sprache, das logische Denken und die sozioemotionale Entwicklung reifen parallel dazu verschieden aus. Über die normale Variabilität in der Entwicklung muss jeder Neurologe informiert sein, um die vorliegenden Befunde zuverlässig interpretieren zu können.

18.2 Frühkindliche Hirnschädigung

18.2.1 Definition

Die Hirnentwicklung ist in ihren morphologischen und funktionellen Prinzipien genetisch determiniert und hierarchisch strukturiert. Die verschiedenen Entwicklungsabläufe (u.a. der Motorik, der Sprache und der Sozialisation) reagieren jedoch adaptiv und individuell auf die Umweltfaktoren, unter denen ein Kind aufwächst. Von einer Entwicklungsstörung spricht man erst, wenn sich deutliche Abweichungen von der Norm (2-Sigma-Grenze bzw. die 3. Perzentile) ergeben. Bei einer abnormen Entwicklung sollte man zunächst zwischen Auffälligkeit, Verzögerung und Störung unterscheiden:

- Eine **Entwicklungsauffälligkeit** ist die Abweichung von der normalen Entwicklung, ohne dass eine Diagnose gestellt werden kann. Hierbei sind weitere Verlaufsuntersuchungen erforderlich. Transitorische neurologische Auffälligkeiten treten gerade während des ersten Lebensjahrs, insbesondere im Verlauf des 1. und 2. Trimenons auf (d.h. zum Zeitpunkt der U4 und U5). Ausmaß und Persistenz der auffälligen Symptome im Zusammenhang mit Risikofaktoren in der Vorgeschichte bestimmen hier das weitere diagnostische und therapeutische Vorgehen.
- Bei der **Entwicklungsverzögerung** bzw. Retardierung handelt es sich um einen aufholbaren Entwicklungsrückstand, der durch weitere Verlaufskontrollen erwiesen werden muss.
- Eine **Entwicklungsstörung** wird erst diagnostiziert, wenn eine Entwicklungsabweichung mit Krankheitswert vorliegt. Diese führt in aller Regel zu bleibender Behinderung. Von einer globalen Entwicklungsstörung spricht man dann, wenn mehrere Bereiche der kindlichen Entwicklung (motorisch, perzeptiv, sprachlich, sozial und emotional) betroffen sind.

MERKE

Transitorische neurologische Auffälligkeiten fallen besonders zum Zeitpunkt der U4 und U5 auf. Für ihre genaue Beurteilung sind Verlaufsbeobachtungen in kurzen Intervallen erforderlich.

Auf den Punkt gebracht

Abnorme Entwicklung

- zunächst zwischen Auffälligkeit, Verzögerung und Störung unterscheiden
- erst die deutliche Abweichung von der Norm (2-Sigma-Grenze) ist eine Entwicklungsstörung → Krankheitswert mit in aller Regel bleibender Behinderung

18.2.2 Ätiologie und Pathogenese

Zahlreiche Einflüsse können das sich entwickelnde Gehirn prä-, peri- und postnatal schädigen (➤ Tab. 18.1). Dabei sind der Zeitpunkt, die Art und die Lokalisation der Schädigung von großer Bedeutung.

18.2.3 Diagnostik

Anamnese, Untersuchung Zuerst sind die Erhebung der Fremd- und Eigenanamnese und die neurologische Untersuchung bedeutsam:

- Wie ist die Entwicklung bisher verlaufen?
- Welche Entwicklungsstufen („Meilen- oder Grenzsteine") wurden wann erreicht?
- Welche Untersuchungsergebnisse liegen bereits vor, u.a. im Vorsorgeheft?
- Welche Risikofaktoren liegen vor?

Mit der Anamnese, dem klinisch-neurologischen Befund und den Ergebnissen der Entwicklungsdiagnostik (z.B. Münchner funktionelle Entwicklungsdiagnostik, Entwicklungstest 6-6, Wiener Entwicklungstest) wird die Art der Entwicklungsstörung definiert und differenziert, ob es sich um eine Entwicklungsauffälligkeit, -störung oder -verzögerung handelt. Für eine genaue Beurteilung sind evtl. Verlaufsbeobachtungen in kurzen Intervallen erforderlich.

Weitere Tests Erst danach werden ggf. die Sinnesfunktionen (Hören und Sehen) überprüft und weitere Tests gezielt veranlasst: neuropsychologische Untersuchung, Ultraschalluntersuchung des Schädels bei noch offener Fontanelle, neurophysiologische Untersuchungen (EEG, VEP, AEP, NLG, EMG), MRT des Gehirns und Stoffwechseluntersuchungen in Blut und

Tab. 18.1 Ursachen von frühkindlichen Hirnschädigungen.

Genetisch	Formen
Pränatal	
Störungen der Proliferation, Migration und Organisation neuronaler Zellen	Heterotopien, Lissenzephalie, Pachygyrie, Polymikrogyrie, Schizenzephalie, Hemimegalenzephalie, Hydranenzephalie, Agenesie des Corpus callosum, Mikrozephalie
neurometabolische und degenerative Erkrankungen	• peroxisomale Erkrankungen (neonatale Adrenoleukodystrophie, Zellweger-Syndrom) • Degenerationen der weißen Substanz (metachromatische Leukodystrophie, Morbus Krabbe, Morbus Hanefeld, Morbus Alexander, zystische Leukoenzephalopathie, Aicardi-Goutières-Syndrom, Morbus Pelizaeus-Merzbacher) • Degenerationen der grauen Substanz, Degeneration (Poliodystrophien: Morbus Albers, Sphingolipidosen, Gangliosidosen: G_{M1}- und G_{M2}-Gangliosidosen, Morbus Gaucher vom infantilen Typ, Morbus Niemann-Pick, Morbus Fabry, Morbus Farber) • andere Speichererkrankungen (neuronale Zeroidlipofuszinose, Glykogenspeicherkrankheit Typ I, II, III, IV) • Harnstoffzyklusdefekte (Hyperammonämie) • Aminoazidopathien (PKU, Ahornsirupkrankheit, Homocystein-Stoffwechselstörung, Tyrosinämie) • Organoazidopathien (Glutarazidurie Typ I, Propionazidurie, Biotinidasemangel, Morbus Canavan) • Fettsäureoxidationsdefekte • Cholesterinsynthese-Defekte (Mevalonazidurie, Smith-Lemli-Opitz-Syndrom, Conradi-Hünermann- und CHILD-Syndrome) • kongenitale Defekte der Glykosylierung (CDG-Syndrom) • mitochondriale Erkrankungen (Morbus Leigh, Atmungskettendefekte, Störungen des Pyruvatmetabolismus) • Rett-Syndrom • Pyridoxinmangel (therapieresistente Anfälle in der Neonatalphase)
chromosomal	• Down-Syndrom • Prader-Willi-Syndrom • Angelman-Syndrom
konnatal	• konnatale Infektionen mit ZNS-Beteiligung: Toxoplasmose, Röteln, Zytomegalie, Herpes-simplex- und Varicella-Zoster-Virusinfektionen • Embryofetopathien durch Alkohol, Drogen, Medikamente etc.
multifaktoriell	Neuralrohrdefekte
Perinatal	
	• persistierende Hypoglykämien und Azidosen • Hyperbilirubinämie (Kernikterus) • Asphyxie bei Atemstörungen (Apnoen) und Herzfehlern • intraventrikuläre und -kranielle Blutungen, epi- und subdurales Hämatom • hypoxisch-ischämische Enzephalopathie • periventrikuläre Infarzierung, thrombembolische Schädigungen • periventrikuläre Leukomalazie • multizystische Enzephalomalazie
Postnatal	
	• konnatale Hypothyreose • angeborene Stoffwechselerkrankungen • Enzephalitis, Meningoenzephalitis • Trauma (Kindesmisshandlung) • ischämischer Infarkt • akut lebensbedrohliches Ereignis (ALTE) • neuromuskuläre Erkrankungen (spinale Muskelatrophie, kongenitale Myopathien, Muskeldystrophien, hereditäre Neuropathien)

Urin. Wichtig ist dabei immer ein rationaler Untersuchungsgang.

Je nach den Ergebnissen der o.a. Diagnostik sind weitere diagnostische Schritte angezeigt: pränatale Infektionen (TORCH-Diagnostik), Chromosomenanalyse, ggf. gezielte molekulargenetische Untersuchungen, z.B. bei Lissenzephalie, Pachygyrie, Polymikrogyrie, oder etwa eine gezielte Gerinnungs- und Lipidstoffwechseldiagnostik nach kindlichen Hirninfarkten.

MERKE

Ausmaß und Persistenz der auffälligen Symptome im Zusammenhang mit Risikofaktoren in der Anamnese bestimmen das weitere diagnostische und therapeutische Vorgehen.

18.2.4 Therapie und Förderung

Zu den therapeutischen Möglichkeiten zählen: Krankengymnastik auf neurophysiologischer Basis, Frühförderung, Heilpädagogik, Ergotherapie, medikamentöse Behandlungen (Botulinumtoxin, Baclofen), Hilfsmittel u.a. Da die gestörte Entwicklung eines Kindes den Eltern Angst macht, ist auch ihre Einstellung zur Behandlung affektbesetzt. Die Verordnung und Durchführung einer Behandlung hat deshalb immer eine mehr oder weniger komplexe Auswirkung auf die Eltern-Kind-Interaktion. Deshalb darf eine Therapie erst nach einer kritischen Indikationsstellung verordnet werden. Dazu gehören zum einen die kompetente Unterscheidung zwischen Normvarianten und pathologischer Entwicklungsabweichung und zum anderen eine realistische Einschätzung, ob die erwogene Förderung bei der vorliegenden Störung aussichtsreich ist.

18.3 Hydrozephalus

Physiologie Die Liquorräume, also die Ventrikel (innere Räume) und der Subarachnoidalraum (äußere Räume), haben ein Volumen von etwa 150 ml bei Erwachsenen und von ca. 50 ml bei Kleinkindern. Normalerweise verteilen sich etwa 80% des Liquors subarachnoidal und 20% in den Ventrikeln. Dabei wird der Liquor überwiegend im Plexus choroideus gebildet und fließt durch die Ventrikel in den Subarachnoidalraum. Störungen entstehen im Wesentlichen auf diesem Weg, z.B. indem die Liquorwege blockiert werden.

Formen Wie beim Erwachsenen kann je nach Lage des Hindernisses ein Hydrocephalus occlusus (➤ Kap. 11.2.1) oder ein Hydrocephalus malresorptivus (➤ Kap. 11.2.2) entstehen, beide mit einer intrakraniellen Drucksteigerung einhergehend. Im Unterschied hierzu bezeichnet man mit Hydrocephalus e vacuo die Zunahme des Liquorraums aufgrund einer primären Hirnvolumenminderung durch abgelaufene Parenchymschäden – und ohne Drucksteigerung (➤ Abb. 18.1):

Pathogenese Der **Hydrocephalus occlusus** entsteht vor allem durch einen Verschluss der Foramina Monroi, des Aquädukts oder der Foraminae Luschkae et Magendii. Letztere sind etwa im Rahmen einer Arnold-Chiari-Fehlbildung, eines Hydrozephalus oder eines Dandy-Walker-Syndroms betroffen. Auch Patienten mit einer Myelomeningozele (Spina bifida) entwickeln in 80–90% einen Hydrocephalus occlusus (s.a. ➤ Abb. 18.5). Dieser ist am ehesten auf die in ca. 80% der Fälle gleichzeitig bestehende Arnold-Chiari-Malformation zurückzuführen. Der **Hydrocephalus malresorptivus** entsteht vor allem durch Verklebungen der Granulationes arachnoidales nach einer Meningitis oder Subarachnoidalblutung.

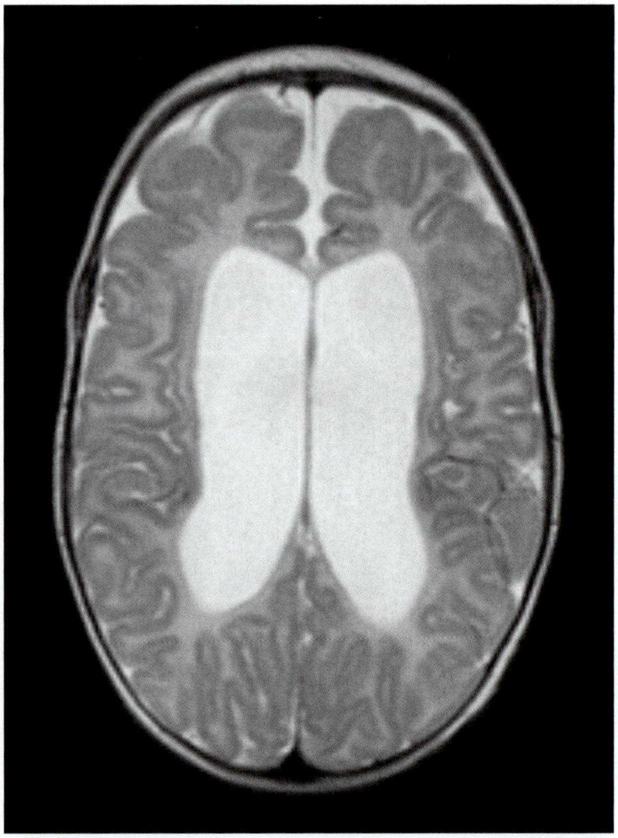

Abb. 18.1 Hydrocephalus e vacuo mit deutlicher Erweiterung der beiden Seitenventrikel und mehrerer Hirnfurchen über der Konvexität.

> **Zur Vertiefung**
>
> **Dandy-Walker-Syndrom**
>
> Das Dandy-Walker-Syndrom ist ein angeborener Verschluss des Foramen Magendii und der Foramina Luschkae (der zur zystischen Erweiterung des IV. Ventrikels führt), verbunden mit einer Hypoplasie des Kleinhirnwurms und einer Verlagerung der Kleinhirntonsillen.

Bildgebung Beim **Hydrocephalus occlusus** sind die Ventrikel vor dem Abflusshindernis erweitert, die Ventrikel dahinter und der Subarachnoidalraum eher eng. Beim **Hydrocephalus malresorptivus** sind alle Hirnkammern gleichmäßig weitgestellt ohne Nachweis eines ventrikulären Abflusshindernisses – bei ebenfalls engem Subarachnoidalraum.

18.4 Arachnoidalzysten

Arachnoidalzysten sind umschriebene, mit Flüssigkeit gefüllte Erweiterungen (➤ Abb. 18.2), die als Duplikatur der Arachnoidea, also der mittleren der 3 Hirnhäute, entstehen. Sie haben eine Inzidenz von etwa 1% und können überall im Gehirn vorkommen, sind aber am häufigsten im Bereich der Fissura Sylvii (> 45%).

Klinik Es handelt sich meistens um asymptomatische Zufallsbefunde. Wenn Arachnoidalzysten doch einmal Sympto-

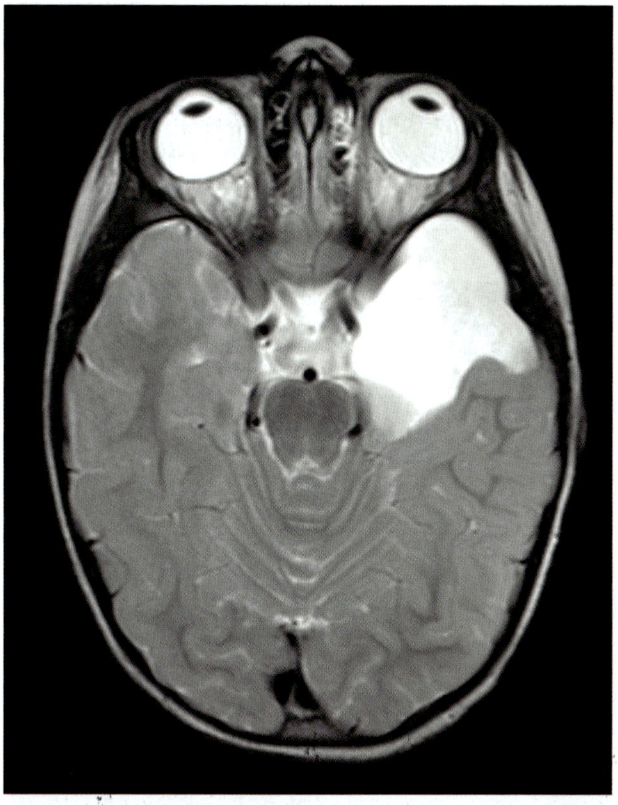

Abb. 18.2 Arachnoidalzyste temporopolar links ohne raumfordernde Wirkung. Die benachbarten Hirnfurchen sind normal weit.

me hervorrufen, dann hängt diese Symptomatik von ihrer Lage und Größe ab. Mögliche Symptome sind:

- intrakranielle Drucksteigerung mit Kopfschmerzen, Erbrechen und Stauungspapille
- Hydrocephalus occlusus (➤ Kap. 18.3) durch Druck mittelliniennaher Zysten auf den Aquädukt oder den III. Ventrikel
- fokale Epilepsien oder Hemiparesen
- Hirnnervenausfälle und endokrinologische Störungen (sehr selten).

Differenzialdiagnostisch müssen zystische Tumoren ausgeschlossen werden.

Vorgehen In den asymptomatischen Fällen ist keine Therapie, sondern nur eine magnetresonanztomografische Kontrolle erforderlich. Zysten, die Symptome hervorrufen, werden neurochirurgisch eröffnet und der Zysteninhalt z.B. in die Ventrikel abgeleitet.

18.5 Fehlbildungen des kraniozervikalen Übergangs

18.5.1 Okzipitalisation des Atlas (Atlasassimilation)

Der Atlas ist der erste Halswirbel (C1) und trägt als schädelnächster Teil der Wirbelsäule den Kopf. Er kann ganz oder teilweise mit dem Os occipitale verwachsen, was als Atlasassimilation bezeichnet wird. Ursache hierfür ist die komplette oder teilweise Verschmelzung der Sklerotome aus den oberen 4 Somiten, aus denen sich das knöcherne Material der Wirbel (und auch des Os occipitale) ableitet.

18.5.2 Basiläre Impression

Bei der basilären Impression steht der Atlas näher am Kopf, der Dens axis tritt in das Foramen occipitale magnum ein und kann bei Kopfbewegungen auf die Medulla drücken. Mögliche Ursachen sind kongenitale Erkrankungen (Achondroplasie, Trisomie 21, Klippel-Feil-Syndrom, Atlasassimilation), aber auch erworbene Erkrankungen (Morbus Paget, Osteomalazie, Hyperparathyreoidismus und fibröse Dysplasie).

Klinik Durch den Druck auf die Medulla können Hirnstammsymptome entstehen (Nystagmus, Diplopie, Zungenparese), ebenso Hinterkopf-Nacken-Schmerzen, Sensibilitätsstörungen der Arme und eine eingeschränkte Kopfbeweglichkeit.

Therapie Therapeutisch kommen physikalische und physiotherapeutische Maßnahmen und ein operativer Eingriff mit Dekompression des Foramen magnum und Abtragung eines Teils des Os occipitale in Betracht.

18.5.3 Klippel-Feil-Syndrom

Bei dieser angeborenen Fehlbildung der Halswirbelsäule ist eine Blockwirbelbildung oft mit weiteren Befunden kombiniert.

Klinik Die Patienten haben einen kurzen, breiten Hals mit verminderter Beweglichkeit, eine tiefe Haargrenze im Nacken, überschüssige Nackenfalten und einen konsekutiven Torticollis (Schiefhals). Sekundär sind neurologische Defizite (Hemibzw. Tetraparese, untere Hirnnervenausfälle, Nystagmus, Strabismus convergens, Hyperreflexie) möglich. Auch die Kombinationen mit einer Sprengel-Deformität (Schulterblatthochstand bei dysplastischer Skapula), einer Gaumenspalte, Spina bifida oder Herz- und Nierenfehlbildungen kommen vor. Die MRT-Untersuchung der HWS ist beweisend und zeigt das Ausmaß der Fehlbildung (➤ Abb. 18.3).

Therapie Bei den meisten Fällen kommt nur eine symptomatische Physiotherapie in Betracht, u.a. um sekundäre Komplikationen zu vermeiden.

18.5.4 Arnold-Chiari-Fehlbildung

Bei der von Arnold und Chiari 1891 beschriebenen Fehlbildung sind Kleinhirnhemisphärenanteile in den Spinalkanal verlagert und die Ausgänge des IV. Ventrikels verschlossen (➤ Abb. 18.4, ➤ Abb. 18.5). Man unterscheidet dabei 3 Formen (➤ Tab. 18.2).

Eine sehr ähnliche begleitende Fehlbildung, bei der die Medulla oblongata, der IV. Ventrikel und Kleinhirnanteile durch das Foramen magnum nach intraspinal verlagert sind, ist bei etwa 80–90% aller Patienten mit Myelomeningozele (> Kap. 18.8.1) nachzuweisen und verursacht wahrscheinlich den Hydrozephalus bei diesen Patienten.

Klinik Bei etwa 20% der Patienten entwickeln sich neurologische Ausfallerscheinungen basaler Hirnnerven, des Atemzentrums und von Kleinhirnfunktionen. Die klinischen Symptome sind dabei variabel und reichen z.B. von Heiserkeit bei Stimmbandlähmung, Schluckbeschwerden mit Dysphagie und zervikalen oder okzipitalen Kopfschmerzen bis hin zu inspiratorischem Stridor, Apnoen und Zyanoseanfällen. Muskulär sind Hypotrophien der Thenarmuskulatur, der Unterarm- und Schultermuskulatur, aber auch progrediente Spastiken möglich.

MERKE

Die Symptome einer Arnold-Chiari-Malformation entwickeln sich im Säuglingsalter u.U. sehr rasch, später dagegen eher schleichend.

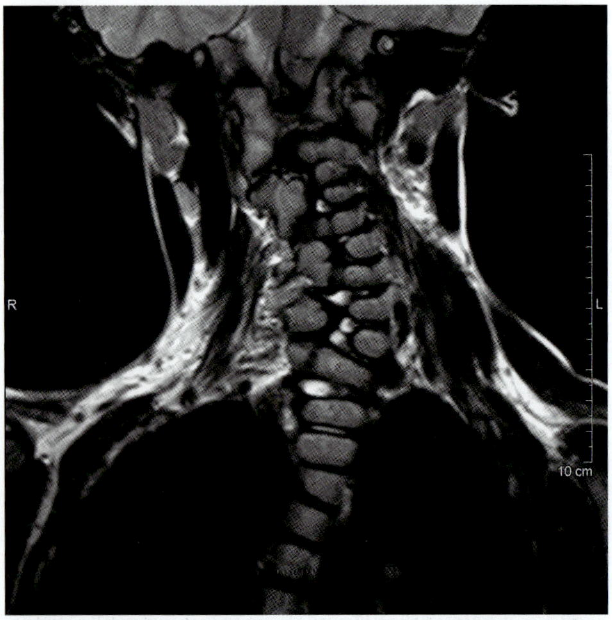

Abb. 18.3 Klippel-Feil-Syndrom mit angeborener Fehlbildung der HWS mit vertebralen Segmentationsstörungen und Skoliose in der MRT-Diagnostik.

Tab. 18.2 Einteilung der Arnold-Chiari-Malformationen.

Typ	Fehlbildung
Typ I	häufigste Fehlbildung, Verlagerung der Kleinhirntonsillen und des Kleinhirnwurms in den Spinalkanal (5 mm unter das Niveau des Foramen magnum), geringgradige Deformierung der Medulla oblongata und der unteren Kleinhirnabschnitte. IV. Ventrikel verbleibt in normaler Position; Hydrozephalus oder Hydromyelie kommen vor
Typ II	Verlagerung der Medulla oblongata, der unteren Kleinhirnanteile (Vermis und Kleinhirntonsillen) und des IV. Ventrikels in den Spinalkanal (dieser erscheint verkleinert oder lässt sich gar nicht darstellen), lumbosakrale Myelomeningozele, Hydrozephalus, Seitenventrikel dysmorph verändert
Typ III	schwerste Fehlbildung, Vorkommen aller bei Typ I und II beschriebenen Auffälligkeiten einschließlich einer okzipitalen Zephalozele

Diagnostik Die MRT des Gehirns und der HWS mit Darstellung des kraniozervikalen Übergangs ist beweisend und zeigt das Ausmaß der Fehlbildung (> Abb. 18.4, > Abb. 18.5).

Therapie Bei progredienten Ausfallerscheinungen ist die Operation indiziert, von einer prophylaktischen Operation wird dagegen abgeraten. Bei der Operation werden die nach intraspinal verlagerten Teile des Hirnstamms und des Klein-

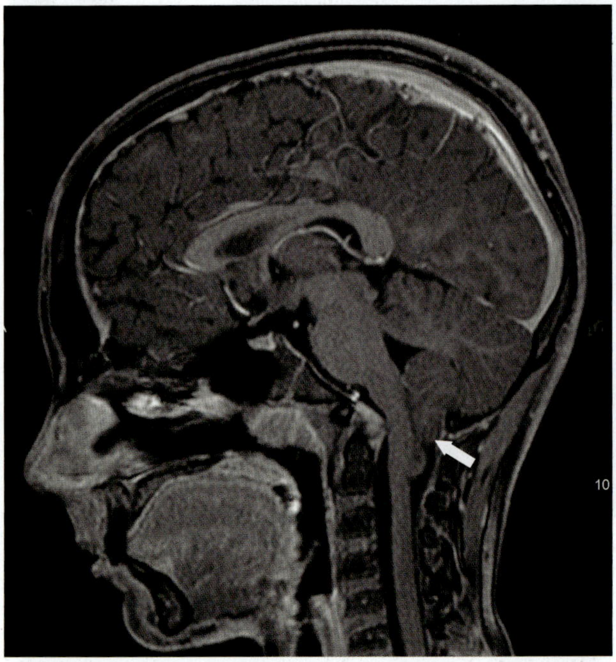

Abb. 18.4 Arnold-Chiari-Malformation Typ I mit isolierter zerebellärer Herniation durch das Foramen magnum in den zervikalen Spinalkanal.

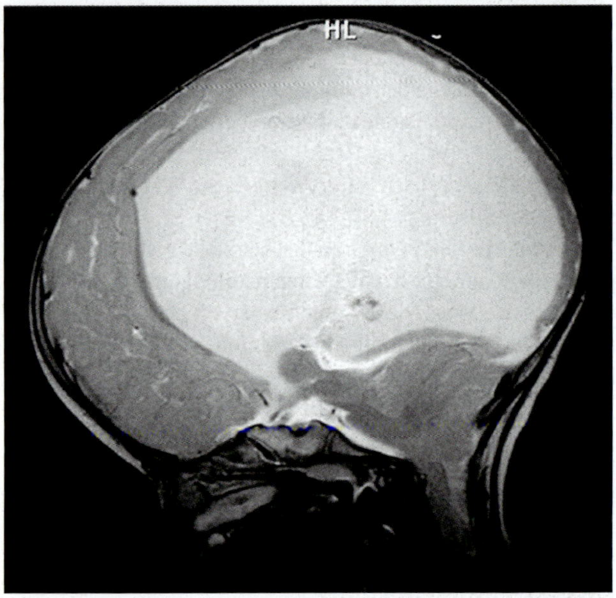

Abb. 18.5 Arnold-Chiari-Malformation Typ II. 3 Tage altes Mädchen mit Myelomeningozele und Hydrozephalus. MRT des Schädels in der T2-Wichtung sagittal: zerebelläre Herniation durch das Foramen magnum in den zervikalen Spinalkanal. Der komprimierte IV. Ventrikel ist nach rostral verlagert, es besteht ein Verschlusshydrozephalus. [4]

18

hirns dekomprimiert. Weil die Operation die neurologische Symptomatik vor allem dann verbessern kann, wenn die Symptomatik progredient ist, muss genau diese Progredienz so früh wie möglich erkannt werden.

18.6 Syringomyelie (-bulbie)

Als Syringo- und Hydromyelie bezeichnet man zystische Hohlräume innerhalb des Rückenmarks (➤ Abb. 18.6), die hierfür typische neurologische Symptome und Defizite hervorrufen können. Bei Beteiligung der Medulla oblongata spricht man von Syringobulbie. Die Ursachen der Höhlenbildungen sind unklar.

Klinik Durch ihre allmähliche Größenzunahme mit Druck auf die Kommissur der protopathischen Fasern und die graue Substanz können segmentale Schmerzen, dissoziierte Sensibilitätsstörungen (für Schmerz und Temperatur) sowie Atrophien der Hand-, Arm- und Schultermuskeln auftreten. Die Armeigenreflexe sind dabei abgeschwächt. Bei zunehmendem Druck auf die langen Rückenmarksbahnen treten im Verlauf eine Spastizität und Ataxie der unteren Extremitäten, Blasenstörungen und Horner-Syndrom hinzu. Die Symptome der Syringobulbie sind eine Muskelatrophie sowie dissoziierte Sensibilitätsstörung im Gesicht.

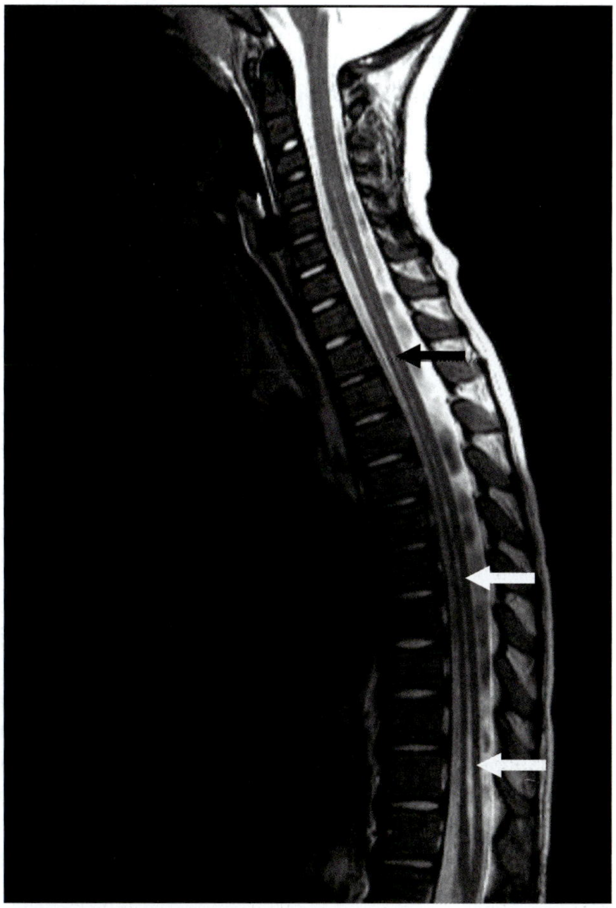

Abb. 18.6 Syringomyelie mit einem langstreckigen, schmalen Hohlraum im Bereich des gesamten Rückenmarks in der MRT-Diagnostik.

Diagnostik Der Nachweis der Höhlenbildung lässt sich am besten in der MRT führen.

Therapie Eine operative Therapie (Laminektomie und/oder Liquorableitung) ist nur bei Progression mit Entwicklung relevanter neurologischer Defizite angezeigt.

Zur Vertiefung

Eine **Diastematomyelie** ist eine angeborene Spaltbildung des Myelons, die meist im unteren BWS-/oberen LWS-Bereich durch einen knöchernen oder bindegewebigen Sporn in 2 Teile getrennt ist. Auch sie kann neuromuskuläre Ausfälle, insbesondere im Bereich der unteren Extremitäten, verursachen.

18.7 Phakomatosen

MERKE

Bei diesen Erkrankungen können die Hautveränderungen wie Café-au-lait-Flecken, hypomelanotische Flecken („white spots") und eine angiomatöse Fehlbildung im Versorgungsgebiet des Trigeminusastes richtungsweisend sein, da sie sich meist als Leitsymptom manifestieren.

18.7.1 Neurofibromatose (Morbus Recklinghausen)

Neurofibromatose Typ 1

Die Neurofibromatose Typ 1 (NF1) ist mit einer Inzidenz von ca. 1:2.500 eine der häufigsten Erberkrankungen und kann aufgrund der typischen klinischen Befunde (➤ Tab. 18.3) meist bis zum 6. Lebensjahr eindeutig diagnostiziert werden. Das für die Erkrankung verantwortliche NF1-Gen auf dem Chromosom 17q codiert ein als Neurofibromin bezeichnetes Tumor-

Tab. 18.3 NF1-Diagnosekriterien nach den Empfehlungen der „National Institutes of Health Consensus Conference". Die Diagnose NF1 kann gestellt werden, wenn mindestens 2 der Kriterien erfüllt sind.

6 oder mehr Café-au-lait-Flecken mit einem größten Durchmesser von mehr als 5 mm bei präpubertären Patienten, von mehr als 15 mm bei postpubertären Patienten (➤ Abb. 18.7)
2 oder mehr Neurofibrome jeglichen Typs oder mindestens ein plexiformes Neurofibrom
sommersprossenartige Pigmentierung der Achselhöhlen oder der Inguinalregion („freckling")
Optikusgliom
Lisch-Knötchen (Irishamartome)
typische Knochenläsionen wie Keilbeinflügeldysplasie oder Verkrümmungen der langen Röhrenknochen mit oder ohne Pseudarthrose
ein Verwandter ersten Grades (Elternteil, Geschwister oder Kind) mit Diagnose von NF1 aufgrund der o.a. Kriterien

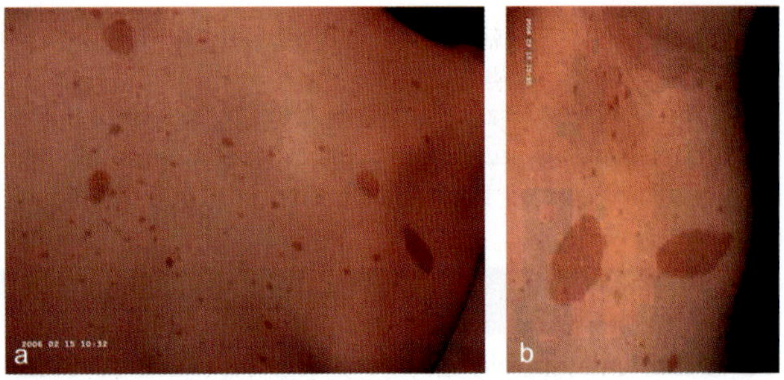

Abb. 18.7 Patientin mit NF1. a Typische Café-au-lait-Flecken. **b** „axillary freckling".

suppressorprotein. Dennoch ist die Pathogenese der charakteristischen Neurofibrome, die überwiegend gutartige Tumoren des perineuralen Gewebes sind, unklar.

Klinik und Diagnostik Die Diagnose einer NF1 kann gestellt werden, wenn mindestens 2 der in der ➤ Tab. 18.3 erwähnten Kriterien erfüllt sind. Als weitere Zeichen können eine intellektuelle Retardierung, der Nachweis sog. NBOs („neurofibromatosis bright objects") in der MRT, Tumoren oder Hamartome des Nervensystems, Hydrozephalus, Kleinwuchs (ca. 30% der Patienten haben eine Körpergröße < 3. Perzentile), Skelettveränderungen und Nierenarterienstenosen auftreten.

Therapie Kausal kann die NF1 nicht behandelt werden. Daher gilt es, Komplikationen frühzeitig zu erkennen und für den individuellen Patienten zu entscheiden, ob und wann was behandelt werden muss. Hilfestellungen sowohl für die Betroffenen als auch für die behandelnden Ärzte gibt dabei ein internationales Netz von NF-Selbsthilfegruppen.

MERKE
Bei 6 oder mehr Café-au-lait-Flecken mit einem größten Durchmesser von mehr als 5 mm bei präpubertären Patienten, von mehr als 15 mm bei postpubertären Patienten an eine Neurofibromatose Typ1 denken.

Neurofibromatose Typ 2

Die NF2 ist mit einer Prävalenz von ca. 1:30.000 deutlich seltener als die NF1.

Klinik und Diagnostik Auch für die NF2 sind Diagnosekriterien festgelegt (➤ Tab. 18.4). Oft ist eine – ein- oder beidseitige – zunehmende Schwerhörigkeit das erste Symptom, insbesondere im Alter zwischen etwa 18 und 22 Jahren. Sie wird durch Vestibularisschwannome des oder der VIII. Hirnnerven (N. vestibulocochlearis) verursacht (s.a. ➤ Kap. 8.8.2). Vestibularisschwannome sind letztlich bei bis zu 98% aller NF2-Patienten nachzuweisen. Noch vor einer Schwerhörigkeit entwickeln sich – bei Jugendlichen – ggf. dermale Tumoren (Neurofibrome, Schwannome u.a.) oder posteriore, subkapsuläre Linsentrübungen. Von den weiteren, die NF2 sichernden Befunden (➤ Tab. 18.4) kommen insbesondere Meningeome im Laufe des Lebens bei rund 40% der Patienten vor.

Tab. 18.4 NF2-Diagnosekriterien nach den Empfehlungen der „National Institutes of Health Consensus Conference".

1. Magnetresonanz- oder computertomografischer Nachweis von bilateralen Tumoren des VIII. Hirnnervs oder
2. Ein Verwandter ersten Grades mit gesicherter Diagnose von NF2 und entweder a) einem unilateralen Tumor des VIII. Hirnnervs oder b) 2 der folgenden Befunde • Neurofibrom • Meningeom • Gliom • Schwannom • juvenile posteriore subkapsuläre Linsentrübung

MERKE
Bei der NF2 sind Café-au-lait-Flecken untypisch, Optikusgliome kommen gar nicht vor und das Risiko maligner Tumoren ist nicht erhöht. Obligate Bestandteile einer Untersuchung bei Verdacht auf eine NF2 sind die kranielle und spinale MRT und die audiologische Untersuchung.

Therapie Schwierig und nur individuell zu entscheiden ist die Frage, ob und wann ein Tumor des VIII. oder auch anderer Hirnnerven operiert werden sollte: Kleine Vestibularisschwannome sind technisch einfacher zu entfernen als große. Das spricht für eine frühe Operation, aber die Operation, die im Erfolgsfall eine Ertaubung verhindert, geht selbst mit einem nicht unerheblichen Ertaubungsrisiko einher. Daher sollten die Patienten rechtzeitig auf ein gehörloses Leben vorbereitet und entsprechend betreut werden, z.B. durch Erlernen der Gebärdensprache.

MERKE
Bei Patienten mit einem langsam progredienten ein- oder beidseitigen Hörverlust ist differenzialdiagnostisch auch an eine Neurofibromatose Typ 2 zu denken, insbesondere wenn die MRT des Gehirns ein sog. Akustikusneurinom aufweist.

18.7.2 Tuberöse Sklerose (Bourneville-Pringle)

Die tuberöse Sklerose (TS) ist eine autosomal-dominant vererbte Erkrankung mit einer variablen klinischen Symptomatik, deren Prävalenz etwa 1:10.000 beträgt. Bei familiären Fällen sind Mutationen im TSC1-Gen (Chromosom 9q34; Hamartin) und TSC2-Gen (Chromosom 16p13; Tuberin) gleich häufig zu finden. Bei sporadischem Vorkommen sind Mutationen im TSC2-Gen häufiger. Die TSC1- und -2-Gene gehören zu den Tumorsuppressorgenen, sind für die Teilung- und Regulationskontrolle der Zellen verantwortlich und inhibieren den mTOR-Signalweg (mTOR = „mammalian target of Rapamycin"). Die bisherigen Erkenntnisse sprechen dafür, dass beide Genprodukte zusammen agieren und ein Ausfall eines der beiden Gene zum Funktionsausfall des gesamten Komplexes und somit zur gleichartigen Symptomatik führt.

Klinik und Diagnostik Eine TS liegt definitiv vor, wenn entweder 2 Hauptkriterien oder 1 Hauptkriterium und 2 Nebenkriterien erfüllt sind (➤ Tab. 18.5). Eine wahrscheinliche TS liegt vor bei 1 Haupt- und 1 Nebenkriterium; eine mögliche TS bei entweder 1 Haupt- oder 2 Nebenkriterien.

Die fleckförmigen **Hypopigmentierungen** der Haut („white spots", ➤ Abb. 18.8d) sind häufig (> 90%) und oft schon bei Geburt vorhanden. Weil sie jedoch unterschiedlich groß und unterschiedlich stark ausgeprägt sind und u.U. erst unter dem Wood-Licht (UV-Licht mit 360 nm Wellenlänge) erkannt werden, führen sie meist nicht zur Diagnose. Faziale **Angiofibrome** (ca. 50%) sind pathognomonisch für die TS (➤ Abb. 18.8a), treten aber erst im Kleinkind- bzw. Schulalter auf. Auch sie sind also nicht entscheidend für die Erstdiagnose. Erst wenn **zerebrale Krampfanfälle** (85% aller Patienten) schon im Säuglingsalter als Blitz-Nick-Salaam-Anfälle in Erscheinung treten, wird in der Regel auch auf eine TS hin untersucht. Fokale und/oder generalisierte Anfälle können auch in jedem anderen Alter erstmals auftreten, gerade als frühkindliche Anfälle sind sie jedoch mit dem Risiko einer bleibenden geistigen Behinderung assoziiert. Die Anfälle der TS gehen auf kortikale Tubera, subependymale verkalkte Knötchen und Riesenzellastrozytome zurück.

Tab. 18.5 Diagnostische Kriterien für den „tuberous sclerosis complex" (TSC).

Hauptmerkmale	Nebenkriterien
• faziale Angiofibrome (➤ Abb. 18.8a) oder Stirnplaques (➤ Abb. 18.8b) • nicht traumatische Nagelfalztumoren • 3 oder mehr hypomelanotische Flecken (➤ Abb. 18.8d) • Chagrinhaut (lumbosakraler Bindegewebsnävus, ➤ Abb. 18.8c) • multiple Hamartome der Retina (Netzhaut) • Tubera der Hirnrinde • subependymaler Gliaknoten • Riesenzellastrozytome • kardiale Rhabdomyome • pulmonale Lympangiomyomatose • renale Angiomyolipome	• multiple Zahnschmelzdefekte • hamartöse rektale Polypen • ossäre Zysten • radiale Heterotopien der weißen Hirnsubstanz • Zahnfleischfibrome • nicht renale Hamartome • unpigmentierter Fleck der Retina • konfettiartige Depigmentierung der Haut • multiple renale Zysten

Therapie Im Vordergrund stehen gezielte Förderungsmaßnahmen und oft die antiepileptische Therapie, die auch neurochirurgisch möglich ist, wenn ein Zusammenhang zwischen den Anfällen und entsprechenden Hirnveränderungen nachgewiesen wird. Außerdem sind eine umfassende Aufklärung und eine genetische Beratung wichtig. Weitere Symptome und Befunde (z.B. renale Zysten oder Angiomyolipome) müssen kontrolliert und je nach klinischer Relevanz therapiert werden.

Durch die molekulargenetische Aufklärung der TS gibt es erstmals auch Hoffnung auf eine kausale Therapie. Das gegen die Nierentransplantatabstoßung bereits als Arzneimittel zugelassene Rapamycin inhibiert die mTOR-Hyperaktivität bei TS-Patienten. Die ersten Studienergebnisse zeigen, dass Rapamycin die Größenzunahme renaler Angiomyolipome und fazialer Angiofibrome wirksam unterdrücken kann. Auch in der Therapie der zerebralen Riesenzellastrozytome und der Nierenzellkarzinome sowie der therapierefraktären Epilepsien erwies sich Rapamycin als wirksam.

MERKE

Bei zerebralen Krampfanfällen Jugendlicher sollte nach fleckförmigen Hypopigmentierungen, fazialen Angiofibromen oder periungualen Fibromen gesucht und eine tuberöse Sklerose in Betracht gezogen werden.

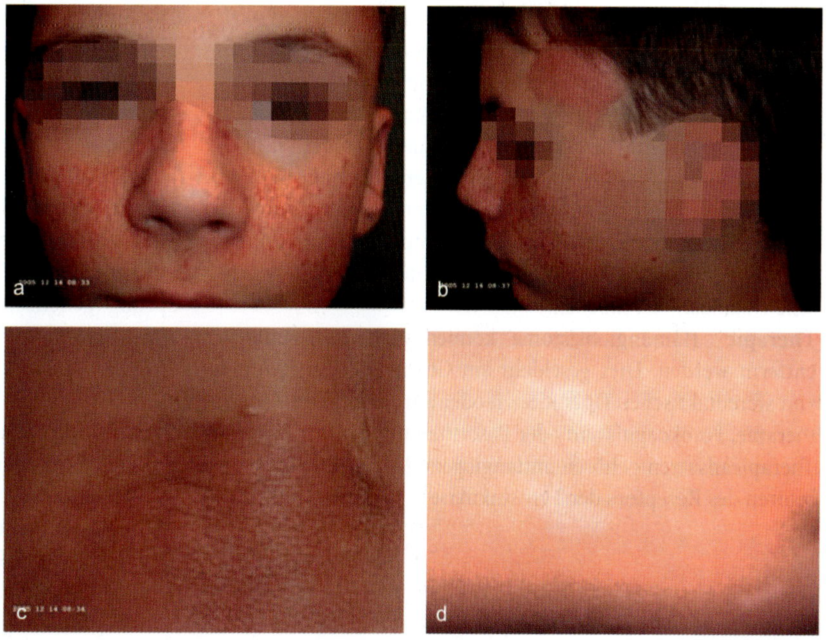

Abb. 18.8 10-jähriger Junge mit tuberöser Sklerose. a Angiofibrome der Wangen. **b** Stirn-Plaque. **c** Lumbosakraler Pflasterstein-Nävus. **d** „white spots".

18.7.3 Enzephalotrigeminale Angiomatose (Sturge-Weber)

Es handelt sich um eine kongenitale angiomatöse Fehlbildung im Versorgungsbereich des 1. und seltener des 2. Astes des N. trigeminus sowie des Gehirns. Der Gesichtsnävus ist meistens einseitig und oft median scharf begrenzt. Bei typischer angiomatöser Hautsymptomatik sollte auch vor der Manifestation eines zerebralen Anfallsleidens (meist halbseitige epileptische Anfälle mit Entwicklung einer spastischen Hemiparese) an eine Hirnbeteiligung gedacht werden. Die psychomotorische Entwicklung der Patienten ist oft verzögert.

18.7.4 Hämangioblastom des Kleinhirns und Angiomatosis retinae (Von-Hippel-Lindau, VHL)

Das Von-Hippel-Lindau-Syndrom ist durch die Bildung gutartiger und bösartiger Tumoren in vielen Organen charakterisiert. Sehr häufig ist dabei das Hämangioblastom, ein gutartiger, sehr gefäßreicher, oft zystisch wachsender Tumor, der in der Retina (40–60%), dem Zerebellum (ca. 60%) und gelegentlich in den Großhirnhemisphären vorkommt. Außerhalb des Nervensystems werden im Pankreas, in den Nieren und Nebenhoden zystische Tumoren (Zystadenome) beobachtet. Sehr häufig sind Phäochromozytome.

18

Genetik Das VHL-Syndrom ist eine autosomal-dominante Erkrankung mit irregulärer Penetranz. Die Prävalenz beträgt ca. 1:40.000. Das VHL-Gen ist auf dem kurzen Arm von Chromosom 3 lokalisiert. In sporadischen Tumoren wurden Mutationen dieses Gens in Nierenzellkarzinomen (25–30%), Phäochromozytomen (ca. 25%), Kolonkarzinomen und in kapillären Hämangioblastomen nachgewiesen.

Klinik und Diagnostik Erste Symptome im 2. Lebensjahrzehnt sind Sehstörungen, zerebelläre Dysfunktionen und okzipital betonte Kopfschmerzen. Ein Phäochromozytom kann eine unkontrollierbare arterielle Hypertonie hervorrufen. Diagnostisch werden am Auge die retinalen Hämangioblastome, im Urin die Vanillinmandelsäure (VMA) und Noradrenalin als Hinweis auf ein Phäochromozytom, in der Abdomensonografie eventuelle Nieren- und Nebennierenveränderungen und in der kranialen CT und MRT Veränderungen z.B. des Kleinhirns oder des Hirnstamms nachgewiesen. Eine molekulargenetische Diagnostik ist möglich.

Therapie Hämangioblastome können prinzipiell operativ entfernt werden. Dies geschieht am Gehirn z.B. im Rahmen von stereotaktischen Operationen oder am Auge mittels Kryotherapie, Fotokoagulation oder Lasertherapie. Zu den neueren Therapieansätzen gehören antiangiogene Medikamente (Inhibitoren des Rezeptors der Tyrosinkinase).

18.8 Fehlbildungen der Wirbelsäule

MERKE
Die Spina bifida ist eine dysrhaphische Fehlbildung (dorsale Schlussstörung) der Wirbelsäule in einem umschriebenen Bereich, die mit einem fehlenden Verschluss des Neuralrohrs verbunden sein kann. Je nach dem Zeitpunkt der embryonalen Entwicklungsstörung treten verschiedene Formen auf: Spina bifida occulta – Meningozele – Myelomeningozele.

18.8.1 Spina bifida

Die Spina bifida ist ein Mittelliniendefekt der Wirbelsäule und betrifft meistens die Wirbelbögen. Sie kann in eine häufigere Spina bifida occulta und eine Spina bifida cystica aperta unterteilt werden.

Epidemiologie

Diese Fehlbildungen des ZNS (Neuralrohrdefekte, engl. „neural tube closure defects", NTD) gehören zu den häufigsten angeborenen Störungen. Ihre Inzidenz und Prävalenz sind in Großbritannien besonders hoch, in Japan dagegen niedrig. In Nordamerika und Mitteleuropa wird die Prävalenz mit 0,5% angegeben. Durch zunehmende genetische Beratung und pränatale Diagnostik geht sie aber weltweit kontinuierlich zurück.

MERKE
Das Wiederholungsrisiko neuraler Schlussstörungen nach einem ersten betroffenen Kind liegt bei 3% und steigt auf > 10%, wenn 2 Kinder in der Familie betroffen sind.

Ätiologie und Pathogenese

Die Entwicklung von der Neuralplatte bis zum Neuralrohr ereignet sich während des 19.–28. Tages post conceptionem. Eine Entwicklungshemmung während dieser Phase führt zu einer partiellen oder totalen Verschlussstörung des Neuralrohrs meist ohne häutige Deckung [(Kranio-)Rachischisis, Myelozelen]. Störungen während der 4.–7. Gestationswoche führen zu Meningozelen, Lipomeningozelen und Dysrhaphien, die überwiegend von einer intakten Haut bedeckt sind. Ätiologisch hat ein Großteil dieser Fehlbildungen einen multifaktoriellen Ursprung (genetisch und exogen).

Klinik

Spina bifida occulta Der Defekt ist äußerlich nicht sichtbar, es können ein oder mehrere Wirbel befallen sein, bei denen der Wirbelkanal erweitert ist und der Bogenschluss der Wirbelkörper nicht stattgefunden hat. Hautveränderungen in der Mittellinie sind bereits bei Neugeborenen zu erkennen und können auf eine Spina bifida occulta hinweisen. Dazu gehören z.B. Hämangiome, Pigmentanomalien, Grübchen, Hautfisteln (Dermalsinus) oder Dermoidzysten. Auch im späteren Alter lassen eine neurogene Blasenstörung und/oder orthopädische Störungen einen Defekt der Wirbelsäule vermuten.

MERKE
Hautveränderungen in der Mittellinie können ein Hinweis auf eine Spina bifida occulta sein.

Spina bifida aperta cystica Das Neuralrohr ist unvollständig verschlossen, Rückenmarkanteile und/oder Meningen stülpen sich durch einen Wirbelbogendefekt sackartig vor. Dabei handelt es sich in ca. 90% um eine lumbosakrale, in ca. 7% um eine thorakolumbale und in ca. 2% um eine okzipitale Fehlbildung. Sie kann unterteilt werden in:

- **Meningozele:** Die Meningen sind vorgewölbt, die Zele ist mit Liquor, aber nicht mit Myelonanteilen gefüllt. Oft ist sie von intakter Haut überdeckt. Neurologische Ausfälle sind dabei selten.
- **Myelomeningozele (MMC):** Sie ist die häufigste Form der Neuralrohrdefekte (➤ Abb. 18.9). In der Zele liegen fehlgebildete Myelonanteile, was neurologisch zu einer Querschnittssymptomatik mit sensiblen und motorischen Ausfällen sowie einer Blasen- und Mastdarmentleerungsstörung führt. Ferner entwickeln sich ein Hydrozephalus (80 bis 90%, s.a. ➤ Kap. 18.3), Fußdeformitäten (46%) und Hüftdysplasien (20%).

MERKE
Nur weniger als 10% aller Kinder mit MMC haben eine ungestörte Blasen- und Mastdarmfunktion sowie Beinmotorik. Deshalb leiden die Patienten unter Harn- und Stuhlinkontinenz sowie Wirbelsäulendeformitäten, Fußdeformitäten (46%) und Hüftdysplasien (20%).

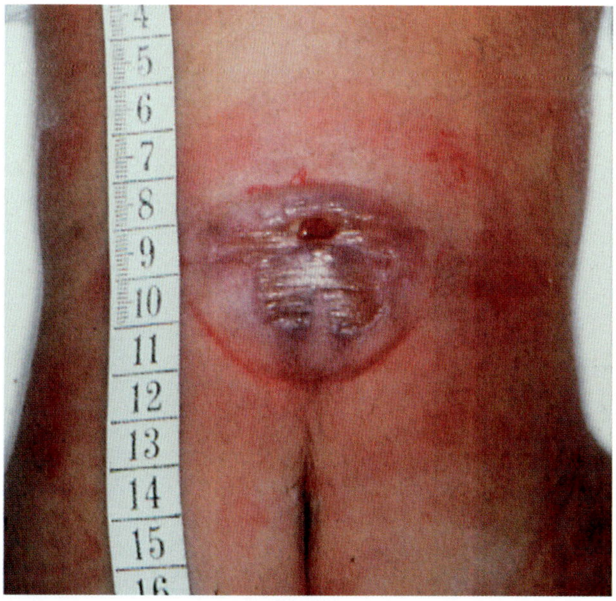

Abb. 18.9 Neugeborenes mit Myelomeningozele (MMC). Die Verschlussstörung des Neuralrohrs geht mit einer sackartigen Ausstülpung von Rückenmarkanteilen durch einen Wirbelbogendefekt einher. [4]

Therapie

Die Vielzahl der therapeutischen Probleme bei Kindern mit angeborenen Fehlbildungen des ZNS, insbesondere mit Spina bifida und Hydrozephalus, bedarf einer integrativen Behandlung durch Neuropädiater, Nephrologen, Kinderärzte, Kinder- und Neurochirurgen, Orthopäden, Urologen, Psychologen, Physiotherapeuten und Sozialarbeiter. In einem Referenzzentrum sollte die Überwachung und Therapie koordiniert werden. Der niedergelassene Kinderarzt sollte immer in die Planung für die routinemäßigen Kontrollen wie Urinkontrollen, Hydrozephalusüberwachung oder Dekubitussuche einbezogen werden.

90% der Kinder mit MMC weisen einen progredienten Hydrozephalus auf. Die Akutbehandlung besteht daher postpartal aus einem operativen Verschluss der Zele sowie ggf. dem Anlegen einer Liquordrainage.

MERKE
Kinder mit einer Myelomeningozele sollten interdisziplinär von Neuropädiatern, Nephrologen, Urologen, Orthopäden, Psychologen, Physiotherapeuten und Sozialarbeitern betreut werden.

Zur Vertiefung

Pränatale Diagnostik und Prophylaxe

Diagnostik Fetale Neuralrohrdefekte können prinzipiell durch hochauflösende Ultraschalluntersuchungen, Bestimmung des α-Fetoproteins und der Azetylcholinesterase im Fruchtwasser diagnostiziert werden. Kombiniert man diese Untersuchungen, kann die Diagnose eines fetalen Neuralrohrdefekts zu 98% gesichert werden. Um welche Schädigung es sich dabei im Einzelnen handelt und wie stark sie ausgeprägt ist, kann aber oft nicht vorhergesagt werden. Ein eingehendes, interdisziplinäres Beratungsgespräch ist in solchen Fällen essenziell.

- **Sonografie:** Die Mutterschaftsrichtlinien sehen 3 Ultraschalluntersuchungen vor (10., 20., 30. Schwangerschaftswoche), in denen explizit auch auf Fehlbildungen zu achten ist. Bei der zweiten dieser drei Sonografien kann bereits die gesamte fetale Wirbelsäule eingesehen werden. Ein sich entwickelnder Hydrozephalus ist dabei oft der erste Anlass, um gezielt nach einem Neuralrohrdefekt zu suchen.
- **α-Fetoprotein:** Das α-Fetoprotein wird vom entodermalen Gewebe des Kindes produziert. Im Fall eines Neuralrohrdefekts kann es ins Fruchtwasser und darüber auch ins Blut der Mutter gelangen. Im Fruchtwasser kann es bei einer Amniozentese, im Blut der Mutter z.B. im Rahmen des sog. Triple-Tests nachgewiesen werden. Beide Untersuchungen gehören allerdings nicht zur Routinediagnostik in der Schwangerschaft.
- **Azetylcholinesterase:** Das Enzym ist bei offenen Neuralrohrdefekten im Fruchtwasser nachweisbar.

Prävention Das Neuralrohr verschließt sich, wenn die werdende Mutter die Schwangerschaft noch gar nicht bemerkt hat. Von daher ist eine Prävention von Neuralrohrdefekten zwar möglich, muss aber perikonzeptionell stattfinden: Es werden 0,4 mg Folsäure/Tag für alle Frauen im gebärfähigen Alter und 4 mg Folsäure/Tag bei vorhandenem Wiederholungsrisiko empfohlen. Die Folsäure sollte 4 Wochen vor und 12 Wochen nach Konzeption eingenommen werden.

18.8.2 Tethered-Cord-Syndrom

Als Tethered-Cord-Syndrom (Syndrom des angehefteten Rückenmarks) wird eine Aszensionsstörung des Myelons bezeichnet (➤ Abb. 18.10). Das Myelon endet normalerweise auf Höhe des 1. LWK. Beispielsweise nach Verwachsungen der Meningen, Verkürzungen und Verdickungen des Filum terminale oder durch Lipome kann das Rückenmark an der Durawand im Sakralbereich fixiert sein. Ein hieraus resultierendes Tethered-Cord-Syndrom kann isoliert auftreten, aber auch als Folge aller dysrhaphischen Fehlbildungen und von Tumoren und Entzündungen entstehen. Therapie der ersten Wahl ist eine operative Lösung des Rückenmarks (Myelolyse). Sie kann das Auftreten neurologischer Symptome verhindern oder das Risiko einer Verschlechterung mindern.

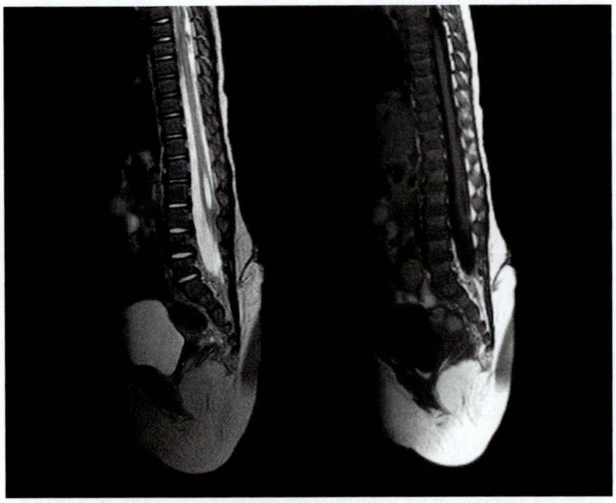

Abb. 18.10 Tethered-Cord-Syndrom. 3 Monate altes Mädchen, MRT des Spinalkanals, links T2-Wichtung, rechts T1-Wichtung: Tiefstand des in Höhe L3/4 dorsal fixierten Conus medullaris sowie Dermalsinus in einem subkutanen Lipom lumbosakral. [4]

18.8.3 Lumbalisation und Sakralisation

Wenn der 5. LWK mit dem ersten Kreuzbeinwirbel (Os sacrum) verwachsen ist, spricht man von einer Sakralisation. Die Lendenwirbelsäule (LWS) besteht in diesem Fall aus nur 4 Wirbelkörpern. Meist handelt sich hierbei um eine harmlose Normvariante ohne Symptome. Ebenso kann die natürliche Verschmelzung des ersten Kreuzbeinwirbels mit den restlichen 4 Kreuzbeinwirbelkörpern ausbleiben. In diesem Fall spricht man von einer Lumbalisation.

18.8.4 Spondylolisthese

Als Spondylolisthese bezeichnet man das anlagebedingte Wirbelgleiten nach vorn auf dem Boden einer Spondylolyse mit gleichzeitiger Bandscheibendegeneration. Besonders betroffen sind die unteren Abschnitte der Lendenwirbelsäule.

Eine traumatische Spondylolisthese gibt es dagegen nur in äußerst seltenen Fällen nach einem beidseitigen Bruch des Wirbelbogens. Eine bereits bestehende Spondylolyse oder Spondylolisthese kann durch Wirbelsäulentraumen verschlimmert werden. Eine Pseudospondylolisthese ist dagegen ein immer erworbenes Wirbelgleiten infolge einer Bandscheibendegeneration; sie weist keine Wirbelbogenspaltbildung auf.

Danksagung
Für die Überlassung der MRT-Bilder danke ich Herrn Priv.-Doz. Dr. med. R. Wunsch, Chefarzt der Abteilung für Pädiatrische Radiologie, Sonografie und MRT, Vestische Kinder- und Jugendklinik Datteln, Universität Witten/Herdecke, sehr herzlich.

18

KAPITEL

19 Neurorehabilitation

Mario Siebler

Zur Orientierung

Die neurologische Rehabilitation fördert die Selbstbestimmung und gleichberechtigte Teilhabe behinderter und von Behinderung bedrohter Menschen am Leben der Gesellschaft. Allen von Behinderung betroffenen oder bedrohten Menschen werden diejenigen Versorgungsmaßnahmen zugesichert, die zu ihrer möglichst umfassenden Wiedereingliederung in Familie, Beruf und Gesellschaft erforderlich sind (§ 8 SGB IX). Behandlungsziele einer Rehabilitation sind deshalb die Restitution der Körperfunktionen, Kompensation von Defiziten, Adaptation und emotionale Akzeptanz (Coping).

Prüfungsschwerpunkte

+++ Kenntnisse der International Classification of Functioning (ICF)
++ Methoden der neurologischen Rehabilitation, Barthel-Index
+ Kenntnisse des Phasenmodells der Neurorehabilitation

19.1 Grundlagen

MERKE

Ziel der Rehabilitation ist eine Wiedereingliederung des Patienten in eine ihm angemessene Umgebung mit Hinblick auf die bestmögliche Teilhabe im Alltag und Beruf.

19.1.1 ICF und bio-psycho-soziales Modell

Die internationale Klassifikation der Funktionsfähigkeit, Behinderung und Gesundheit (International Classification of Functioning, Disablility and Health, ICF) beruht auf dem Konzept der funktionalen Gesundheit oder Funktionsfähigkeit des Menschen. Demnach ist eine Person funktional gesund, wenn

- ihre Körperfunktionen und -strukturen denen eines gesunden Menschen entsprechen,
- sie das tun kann, was ein gesunder Mensch tun kann (Aktivitäten) und
- sie sich in allen Lebensbereichen so entfalten kann, wie das ein gesunder Mensch tun kann (Teilhabe).

Körperfunktionen und -strukturen, Aktivitäten und Teilhabe (Partizipation) sind Komponenten des zugrunde liegenden bio-psycho-sozialen Modells und können sich gegenseitig beeinflussen, aber auch von sog. Kontextfaktoren (personenbezogene und Umweltfaktoren) beeinflusst werden (➤ Abb. 19.1). Körperstrukturen können z.B. durch Krankheiten geschädigt werden (z.B. Schlaganfall), wodurch eine Teilhabe in einem Lebensbereich eingeschränkt ist, sodass eine Funktionsstörung oder Behinderung entsteht. Dieses bio-psycho-soziale Modell berücksichtigt viele Abhängigkeitsvariablen und ermöglicht es schließlich, eine Funktionsstörung zu einem bestimmten Zeitpunkt genauso zu verschlüsseln, wie z.B. die ICD-Klassifikation (ICD = International Classification of Diseases) eine Erkrankung verschlüsselt. Zusätzlich kann das Ausmaß der Funktionsstörung angegeben werden, indem verschlüsselt wird, ob ein Problem gar nicht, leicht, mäßig, erheblich oder voll ausgeprägt ist.

MERKE

Das bio-psycho-soziale Modell nach ICF ist internationale Grundlage der Rehabilitationsklassifikation mit Ausrichtung auf die Einschränkung der Teilhabe.

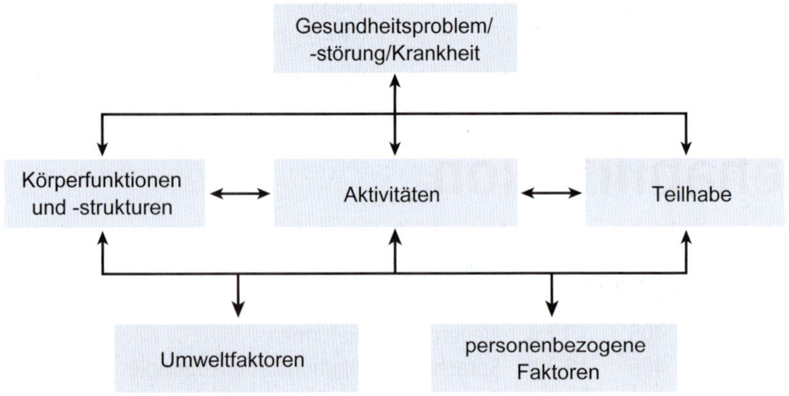

Abb. 19.1 Bio-psycho-soziales Modell der ICF. Jedes Element des Modells kann andere Elemente beeinflussen.

19.1.2 Neurologische Rehabilitationsstufen

In der Rehabilitation ist nicht das DRG-System aus der Akutversorgung eingeführt (DRG = „diagnosis-related groups"). Somit wird die Leistung nicht gemäß diagnoseorientierter Fallpauschalen vergütet, sondern bisher in Tagessätzen nach Betroffenheitsgrad abgegolten. Um die Verhandlungen mit Kostenträgern zur Aufwandsentschädigungen von Rehabilitationsleistungen in der Neurologie zu vereinfachen, werden Patienten in Kategorien bzw. Phasenstufen eingeteilt (➤ Tab. 19.1). Für diese Einteilung wird der Barthel-Index verwendet, mit dem alltägliche Fähigkeiten bewertet und die Selbstständigkeit (oder Pflegebedürftigkeit) des Patienten erfasst werden kann (➤ Tab. 19.2).

19

Im Verlauf der Behandlung kann sich die Phasenstufe ändern und dann zu einer anderen Entlohnung führen. Gleichzeitig erlaubt das Phasenmodell eine Steuerung der Therapie und die Quantifizierung des Behandlungsergebnisses bei schwer betroffenen Patienten (Phase B, C). Es lässt auch eine Steuerung der Therapiedauer und des Kostenträgers zu. Im Allgemeinen wird ab Phase D der Rententräger als Kostenträger eingeschaltet, wenn der Patient im erwerbsfähigen Alter und noch nicht berentet ist. Dies hat zur Folge, dass Patienten die Rehabilitation teilweise in unterschiedlichen Kliniken erfahren, je nach Kostenträger und deren Vertragskliniken.

MERKE

Die Rehabilitationsbedürftigkeit wird in einem Phasenmodell (A–E) abgebildet. Die Pflegebedürftigkeit wird dagegen durch den Medizinischen Dienst der Krankenkasse (MDK) in die Pflegestufen (I–III) eingeteilt.

FALLBEISPIEL

Rehabilitation nach Schlaganfall

Ein 52-jähriger Pharmareferent erleidet während seines Urlaubs in Österreich eine plötzliche Parese der rechten Körperhälfte, insbesondere des rechten Arms und Gesichts. Seine Sprache ist schwer beeinträchtigt. Im nächstgelegenen Krankenhaus wird ein akuter linkshemisphärischer kardioembolischer Hirninfarkt – bei bekanntem Hypertonus und neu aufgetretenem Vorhofflimmern – diagnostiziert und eine systemische Thrombolyse durchgeführt. Trotz dieser Therapie ist die brachiofaziale Hemiparese rechts am nächsten Tag jedoch immer noch deutlich ausgeprägt und die Sprachstörung hat sich nur wenig gebessert.

Die Indikation zur Rehabilitation wird gestellt, da sich eine positive Rehabilitationsprognose bezüglich des funktionellen Verlaufs und der Teilhabe ergibt. In der Rehabilitationsklinik zeigt die Eingangsdiagnostik einen erheblichen Pflegebedarf: Der Patient ist bettlägerig, aphasisch und hat eine therapierelevante Schluckstörung. Weiterhin werden ein Vorhofflimmern und eine sekundäre Einblutung in den Hirninfarkt in der MRT nachgewiesen. Die motorisch evozierten Potenziale zu den rechten Extremitäten sind aufgehoben, neuropsychologische Tests ergeben eine Aufmerksamkeitsspanne von 5–10 Minuten. Rehabilitationsziele: Vermeidung von Sekundärkomplikationen (Aspiration, Dekubitus, Venenthrombose), Sicherstellung von Ernährung und Ausscheidung, Frühmobilisierung mit Kreislauftraining, Depressionsprophylaxe, Erarbeitung einer Kommunikationsfähigkeit.

Die Therapie wird mit thymoleptischer Medikation, aktiver Atemphysiotherapie und passiver Mobilisation im Bett begonnen. Prophylaktische Maßnahmen werden eingeleitet, um der Aspirations-, Dekubitus- und Kontrakturgefahr zu begegnen. Eine perkutane enterale Gastrostomie (PEG), um die Ernährung sicherzustellen, und ein Blasenkatheter werden angelegt. Die Sprachtherapie wird auf die Dysphagie fokussiert, kann aber wegen der geringen Aufmerksamkeitsspanne zunächst nur 2-mal täglich durchgeführt werden.

Nach 5 Wochen kann der Patient vollständig wahrnehmen, Sprache verstehen und 2-Wort-Sätze bilden. Die Mobilität ist ausreichend auf ebener Fläche mit Hilfsmitteln, die Arm-Hand-Motorik noch bis proximal mit beginnender spastischer Komponente eingeschränkt. Daher wird eine lokale Botulinumtoxin-Applikation begonnen und die Physiotherapie auf vermehrte funktionelle Übungen mit gerätetechnischen Unterstützungen umgestellt. Die Dysphagie hat sich so gebessert, dass die PEG entfernt werden kann.

Nach 8 Wochen wird aufgrund der guten Entwicklung eine ambulante Phase (D) mit Schwerpunkt Sprachtherapie und Verbesserung der Teilhabe in der Kommunikation begonnen. Nach 6 Monaten kann der Patient selbstständig in der eigenen Wohnung mithilfe seiner Ehefrau wieder leben und soziale Kontakte wahrnehmen. Das weitere Behandlungskonzept der Hand-Arm-Fähigkeitsverbesserung mündet in Forced-Use-Übungen, mit mäßigem Erfolg. Eine berufliche Wiedereingliederung wird nicht angestrebt. Hauptbarriere sind die nicht mehr vorhandene Fahrtauglichkeit und die motorische Restaphasie, die eine Restutitio ad integrum nicht mehr erwarten lassen. Damit ist die Berufsfähigkeit als Pharmareferent nicht mehr erreichbar und es wird ein Umschulungsversuch angestrebt. Die sozialmedizinische Beurteilung ergibt nach 12 Monaten eine Berufsunfähigkeit für seinen bisherigen Beruf und eine Arbeitsfähigkeit auf dem allgemeinen Arbeitsmarkt von 3–6 Stunden täglich.

Tab. 19.1 Phasenmodell in der Neurorehabilitation, wie es Rehabilitationseinrichtungen und die Kostenträger benutzen.

Reha-Stufen	Phasenmodell	Grad der Autonomie	Ziele
Akutbehandlung	A	biologische Autonomie, Akutbehandlung	Behandlung der Erkrankung und deren Auswirkung auf biologischer Ebene, kurativer Ansatz
Frührehabilitation Barthel < 30	B	Abhängigkeit von Maschinen und Intensivpflege, Intensivtherapie	Unabhängigkeit von Maschinen, Behandlung von Sekundärkomplikationen, Erlangung der Reha-Fähigkeit
postakute stationäre Rehabilitation Barthel < 70	C	Pflegebedürftigkeit, stark reduzierte Fähigkeiten wie Schlucken, Selbstversorgung, Toilette, Mobilität, Kommunikation	Unabhängigkeit von Pflege und ständiger funktioneller Hilfestellung
stationäre/ambulante Rehabilitation Barthel > 70	D	meist funktionell nicht stark beeinträchtigt, kognitiv autonom, Eigenversorgung ohne Pflege möglich	unabhängige, selbstbestimmte Lebensführung in der sozialen Gemeinschaft, Vorbereitung für die berufliche Wiedereingliederung
ambulante Phase	E	Patient bereits sozial integriert, teils auch wieder oder noch berufstätig	Gewährleistung der Nachhaltigkeit der Rehabilitation, Vermeidung von Krankheitsverschlimmerung

Tab. 19.2 Barthel-Index. Je nach Fähigkeit des Patienten werden 0, 5, 10 oder 15 Punkte vergeben, wobei die höchste Punktzahl immer für Selbstständigkeit steht. Maximal sind 100 Punkte möglich.

Fähigkeit	Punkte
Essen und Trinken	0, 5, 10
Körperpflege	0, 5
Baden/Duschen	0, 5
An- und Ausziehen	0, 5, 10
Stuhlkontrolle	0, 5, 10
Harnkontrolle	0, 5, 10
Benutzen der Toilette	0, 5, 10
Bett-/Stuhltransfer	0, 5, 10, 15
Mobilität (selbstständiges Gehen)	0, 5, 10, 15
Treppensteigen	0, 5, 10

19.1.3 Ablauf der Rehabilitation

Indikationen Typische neurologische Erkrankungen mit Indikation zur Rehabilitation sind Hirninfarkt, Hirnblutung, Subarachnoidalblutung, Enzephalitis, multiple Sklerose, Critical-Illness-Neuropathie, Schädel-Hirn-Trauma, Hirntumor, Rückenmarkschädigung, Schädigung peripherer Nerven/Plexus, Muskelerkrankungen und neurodegenerative Erkrankungen wie z.B. die Parkinson-Krankheit.

Zugang Patienten erhalten die Rehabilitationsleistung nicht durch direkte Zuweisung der sie behandelnden Ärzte oder medizinischen Einrichtungen. Vielmehr müssen sie einen Rehabilitationsantrag an den zuständigen Kostenträger, also an ihre Krankenkasse als AHB-Maßnahme oder an den Rentenversicherungsträger (im Erwerbsalter), stellen. Der Medizinische Dienst des Kostenträgers prüft den Antrag und gewährt ggf. die Leistung, deren Art und Umfang er bestimmt und bei der er auch die geeignete Behandlungseinrichtung vorgibt. Die Berechtigung ist über das SGB IX geregelt.

Prozessablauf Die Rehabilitation beginnt mit einer ausführlichen Anamnese (allgemein, Beeinträchtigung der Körperfunktion, Beeinträchtigung der Teilhabe, Sozial- und Berufsanamnese, gegenwärtige Therapie) und Diagnostik (Aufnahmebefund, ergänzende Befunde, Vorbefunde), an der außer dem Arzt auch die Therapeuten beteiligt sind. Wichtig ist es dann, dass sich Arzt, Patient und Therapeuten frühzeitig auf geeignete Rehabilitationsziele einigen. Ein solches Ziel kann z.B. die Wiedererlangung der Gehfähigkeit mit Hilfsmitteln und dann die Wiedereingliederung zu Hause sein. Erfahrungsgemäß fördern solche Ziele die Motivation bei Patienten, Angehörigen und Therapeuten enorm und helfen bei der erfolgreichen Umsetzung der Übungstherapien. Je nach Patient und den definierten Zielen werden verschiedene Methoden der Rehabilitation eingesetzt und insbesondere die Krankheitsverarbeitung und -bewältigung berücksichtigt (➤ Kap. 19.2). Parallel dazu werden Präventionsmaßnahmen geschult (z.B. Raucherentwöhnung, Gewichtssprechstunde, Ernährungsberatung, Blutdruckschulung), Angehörige und Patienten beraten (z.B. Rente, Pflegestufen, Umgang mit der Erkrankung) und den Patienten der Kontakt zu Sport- und Selbsthilfegruppen ermöglicht. Am Ende der Rehabilitation stehen die klinische und sozialmedizinische Epikrise, weiterführende Maßnahmen und Nachsorge.

19.1.4 Pathophysiologische Grundlagen und neue Therapiehypothesen

Neuroplastizität und Reorganisation Die neurologische Rehabilitation berücksichtigt zunehmend das Konzept der Neuroplastizität und Reorganisation zerebraler und spinaler Aktivität: Relevant für die Erholung und Reorganisation ist demnach nicht nur, dass neuronale Projektionsbahnen wiederhergestellt werden, sondern dass Lernmechanismen zur Kompensation stattfinden. So ist beispielsweise die Integrität des kortikospinalen Systems zwar wesentliche Voraussetzung dafür, dass sich die motorische Funktion innerhalb der ersten Wochen nach der Schädigung erholt, sie ist aber nicht ihre einzige Bedingung. Die funktionelle Reorganisation ist eng mit Reparaturprozessen assoziiert, die im Bereich der Schädigung, aber auch der korrespondierenden kontralateralen kortikalen Areale stattfinden. Zerebrale Plastizität findet auf Netzwerk- bzw. neuronaler Ebene statt. Auf synaptischer Ebene konnte gezeigt werden, dass die repetitive Aktivierung afferenter Projektionen eine Langzeitpotenzierung (LTP) in Neuronenpopulationen des motorischen Kortex auslöst. LTP verbessert die synaptische Transmission und erleichtert damit die Aktivierung der neuronalen Netzwerke (repetitives Übungskonzept). Verbesserungen sind dabei auch nach Jahren noch möglich, wie Anwendungen mit erzwungenem Gebrauch („forced use", s.u.) gezeigt haben.

Auf den Punkt gebracht

Für die Rehabilitation ist es nicht nur wichtig, dass neuronale Projektionen wiederhergestellt werden, sondern auch, dass die physiologische Funktion wiedererlernt werden muss. Unterstützt wird daher von Anfang an das erreichbare physiologische Muster, nicht die Umgehungsstrategien, die durch die Behinderung hervorgerufen werden. Dazu benutzt man vermehrt Hilfsmittel wie z.B. das Taping von Gelenkfunktionen. In der Spätphase spricht man mehr vom Delearning (Vergessen) falscher Bewegungsmuster und Wiederaufbau physiologischer Muster.

19

Spiegelneuronen In dieses Konzept passt die Entdeckung von sog. Spiegelneuronen („mirror neurons"). Jeder Mensch aktiviert diese Neuronen, wenn er bestimmte motorische und sensorische Aufgaben selbst ausführt, vor allem aber, wenn er andere Individuen dabei beobachtet, wie sie diese Aufgaben lösen. Die Aktivierung dieser Spiegelneuronen scheint also einen alternativen Zugriff zum motorischen, aber auch zum sensorischen System zu ermöglichen. Damit wird die Spiegeltherapie zu einem neuen Ansatz in der Rehabilitation: Motorische Imagination (Spiegeltraining) und das Wiedererlernen der körperlichen Repräsentation kann Patienten mit Paresen oder sensorischen Defiziten helfen.

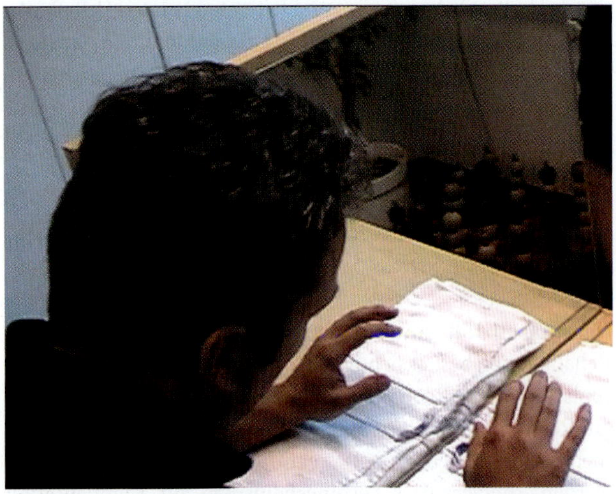

Abb. 19.2 Prinzip der Spiegeltherapie mit visuellem Halbfeld. Der Patient sitzt so vor dem Spiegel, dass seine paretische linke Hand vom Spiegel verdeckt wird. Führt er jetzt Bewegungen mit der gesunden rechten Hand aus, nimmt er die linke paretische Hand als funktionsfähig wahr (mit freundlicher Genehmigung der Mediclin AG/Offenburg).

Die Ansätze eines falschen Lernens gelten insbesondere dann, wenn Schmerzen die physiologischen Bewegungsmuster verhindern (z.B. schmerzhafte Schulter nach Schlaganfall mit Hemiparese). Hier trägt ein konsequentes frühes schmerztherapeutisches Konzept z.B. mit Spiegeltherapie zu einer Schmerzreduktion und schnelleren Funktionsverbesserung bei.

Zur Vertiefung

Spiegeltherapie

Die Spiegeltherapie ist noch nicht einheitlich definiert und umfasst derzeit 2 Methoden: Konfrontation mit dem Spiegelbild und visuelle Halbfelddarstellung einer Körperhälfte.

- Konfrontationsspiegel: Der Patient kontrolliert – wie ein Balletttänzer – seine Bewegungen im Spiegelbild. Er erhält damit eine Widerspiegelung seiner Bewegung und imitiert teilweise die Bewegungen der gesunden Seite (Autostimulation). Man geht davon aus, dass im Gehirn spezielle Neuronenfelder eine Symmetrie herstellen wollen und damit Assoziationsfelder in die Bewegung integriert werden.
- Visuelle Halbfeldstimulation: Der Patient blickt von der Seite in den Spiegel und sieht seinen gesunden Arm als Spiegelbild (➤ Abb. 19.2). Seine Bewegungen geben ihm die Illusion, dass die paretische Hand sich bewege oder sensible Stimuli wahrgenommen würden. Damit soll die kortikale Repräsentation der Körperoberfläche – hier der Hand bzw. des Arms – wieder erreicht werden, um ein physiologisches sensomotorisches Muster wiederzuerlangen. Die Methode wird auch erfolgreich in der Behandlung von Schmerzsyndromen, insbesondere Phantomschmerzen, eingesetzt, wo es z.B. systematisch zu „Retraktionen oder Verstellung" des Phantomgliedes kommt.

19.2 Klassische Methoden

In den stationären und ambulanten Rehabilitationseinrichtungen ermitteln Ärzte und Therapeuten (Sprach-Schluck-Therapie, Ergo-/Physio/Balneotherapie und Neuropsychologie) zunächst die funktionellen Defizite (Neurostatus, Komorbiditäten) und die alltagsrelevanten Störungen nach ICF (➤ Kap. 19.1.1). Spezifische Belastungsrisiken sollen dabei erfasst, mögliche Therapieverfahren vorgeschlagen und eine Prognose abgegeben werden, inwieweit sich der Patient erholen kann (Rehabilitationsbedarf und -prognose). Mit diesen Informationen wird ein Therapieziel erarbeitet und ein individueller, dynamisierter Therapieplan in Abstimmung mit dem Patienten erstellt. Im Behandlungsverlauf werden die therapeutischen Entscheidungen in Teamsitzungen überprüft und angepasst („clinical reasoning").

19.2.1 Spezielle Pharmakologie

Medikamentenanpassung Die Rehabilitation führt zunächst die in der Akutklinik begonnene oder die vom Hausarzt ver-

Tab. 19.3 Spezielle Pharmakotherapie in der Rehabilitation.

Störung	Fördernde Substanz/ Therapie	Negativ wirkende Substanz
Motorik	Botulinumtoxin, L-DOPA, D-Amphetamin, GABA-A- und Kalziumantagonisten, Methylphenidat, Serotoninwiederaufnahmehemmer	Neuroleptika, Barbiturate, Phenytoin, Sedativa
Sprache	Piracetam	
Neglekt, Aufmerksamkeit	L-DOPA	Barbiturate, Diazepam, lang wirksame Schlafmittel
Depression nach Schlaganfall	Serotoninwiederaufnahmehemmer	
Paraspastik	intrathekale Applikation von Baclofen über eine Pumpe	

ordnete Medikamententherapie fort. Sie wird auf ihre Wirksamkeit hin kontrolliert und ggf. angepasst. So müssen häufig Blutdrucksenker wieder reduziert werden, um Synkopen zu vermeiden, die teils hochpotenten Analgetika (z.B. nach SAB oder Lumbalgie) ausgeschlichen oder die Medikamente zur Einstellung eines Diabetes mellitus den körperlichen Belastungsbedingungen angepasst werden. Zusätzlich gibt es Medikamente (➤ Tab. 19.3), die unter dem Verdacht stehen, dass sie den Rehabilitationsverlauf fördern oder verzögern.

Besondere Behandlungen Eine Domäne der Rehabilitation sind antispastisch wirksame Substanzen. Prinzipiell soll eine **Spastik** gar nicht erst entstehen, was insbesondere durch Schmerzvermeidung erreicht wird. Bei massiver Schädigung des Pyramidaltrakts ist eine frühzeitige lokale Botulinumtoxinapplikation in die Muskeln indiziert. Hochwirksame Antispastika wie Baclofen, über Pumpen verabreicht, mit intrathekalem Wirkort tragen bei Querschnitts- und Hirntraumapatienten erheblich dazu bei, dass sich ihre pflegerische und schmerztherapeutische Situation verbessert. Patienten mit **extrapyramidalen Störungen** bedürfen einer sorgsamen, oft dem Tagesablauf angepassten differenzierten Pharmakotherapie. Bei **Demenzen** ist oft erst eine exakte neuropsychologische Diagnostik erforderlich, bevor Medikamente bei bestimmten kognitiven Defiziten eingesetzt werden. Eine wichtige Rolle spielen auch psychische und psychiatrische Störungen (z.B. „Depression nach Schlaganfall", psychotische Zustände nach Reanimation) für den Rehabilitationsverlauf und müssen mit Psychopharmaka meist nur auf Zeit behandelt werden.

19.2.2 Physiotherapie

Die Physiotherapie will die Bewegungsfähigkeit wiederherstellen, erhalten oder fördern. Sie vermittelt physiologische Bewegungen und orientiert sich dabei daran, welche Beschwerden der Patient hat, in welchen Funktionen und bei welchen Aktivitäten er eingeschränkt ist, welche anatomischen und physiologischen Gegebenheiten es gibt, wie motiviert er ist und welche Übungen er wie umsetzen kann. Mit manuellen Fertigkeiten des Physiotherapeuten, ggf. auch mit natürlichen physikalischen Reizen (z.B. Wärme, Kälte, Druck, Strahlung, Elektrizität), wird die Eigenaktivität des Patienten gefördert (koordinierte Muskelaktivität, bewusste Wahrnehmung). Dabei zielt die Behandlung einerseits auf natürliche, physiologische Reaktionen des Organismus (z.B. Muskelaufbau und Stoffwechselanregung), andererseits auf ein verbessertes Verständnis der Funktionsweise des Organismus (Dysfunktionen/Ressourcen).

Die Physiotherapie setzt auf die Elemente des funktionellen Übens. Durch Wiederholungen soll eine Bewegung automatisiert werden, d.h., sie soll zunächst ausgeführt werden, ohne aktiv nachzudenken (kognitive Kontrolle). Anschließend wird sie ökonomisiert, d.h. der Energieaufwand vermindert. Unter Shaping versteht man ein lerntheoretisches Prinzip mit Erfolg – Rückkopplung –, Verstärkung und Vermeidung des Nichtgebrauchs bei wiederholten Fehlschlägen. In den Aufgaben bzw. dem zielorientierten Üben mit motorischem Training ist es das Ziel, ergebnis- (z.B. Treppensteigen) und nicht bewegungsorientiert (z.B. Schrittlänge) zu arbeiten. Diese Therapie geht dann schließlich in Selbstkontrolle mit Übungen in Kleingruppen oder Eigenübungen über.

Zur Vertiefung

Methoden in der Physiotherapie

Bobath-Therapie Die Bobath-Therapie ist weit verbreitet und will ursprünglich eine Spastik, z.B. bei Schlaganfallpatienten, durch eine bestimmte Lagerung und Stellung des Körpers verhindern. Klinische Studien konnten bisher keine gesicherte Wirksamkeit zeigen, sodass diese derzeit in Diskussion steht. Mit der Perfetti-Methode soll die Bewegungskontrolle mithilfe der kognitiven Fähigkeiten des Patienten verbessert werden. Bei der Behandlung wird die optische Kontrolle ausgeschaltet und der Patient soll seine sensorischen Fähigkeiten wiedererlernen.

Weitere Methoden sind Vojta, funktionelle Bewegungslehre von Klein-Vogelbach (FBL) und die propriozeptive neuromuskuläre Fazilitation (PNF) bei der Spastik. Für den Aufbau der Muskulatur wird das sporttherapeutische Programm der gerätegestützten Krankengymnastik (MTT) umgesetzt, wobei nur ein kleiner Teil der neurologischen Patienten davon profitiert. Eine zunehmende Bedeutung haben Hilfsmittel wie Taping, Gurte, Schienen und Unterstützungssysteme, wie sie auch in der Sportmedizin bekannt und erprobt sind. Die personalintensiven Massagen, manuellen Lymphdrainagen und die manuelle Therapie nehmen dagegen an Bedeutung ab und haben nur noch spezielle Indikationen (Lymphdrainage nach Lymphknotenexstirpation, kraniosakrale Therapie nach SAB).

19.2.3 Ergotherapie

Die Ergotherapie wird bei Patienten mit motorisch-funktionellen, sensomotorisch-perzeptiven, neuropsychologischen, neurophysiologischen oder psychosozialen Störungen angewandt. Sie will „Patienten in der Durchführung ihrer Betätigungen in den Bereichen Selbstversorgung, Produktivität und Freizeit in ihrer persönlichen Umwelt stärken. Hierbei dienen spezifische Aktivitäten, Umweltanpassung und Beratung dazu, dem Menschen Handlungsfähigkeit im Alltag, gesellschaftliche Teilhabe und eine Verbesserung seiner Lebensqualität zu ermöglichen." (Gesellschaft Ergotherapie 2007). Durch Verbesserung, Wiederherstellung oder Kompensation der beeinträchtigten Fähigkeiten und Funktionen soll dem Patienten eine möglichst große Selbstständigkeit und Handlungsfreiheit im Alltag ermöglicht werden. Neben geeigneten Übungen soll auch der Einsatz von Hilfsmitteln dazu beitragen, dass die verbleibenden Fähigkeiten angepasst werden und so ein Optimum an Rehabilitation erreicht wird. Im Wesentlichen sind dabei drei Therapiemethoden von Bedeutung:

- kompetenzzentrierte Methode: Einsatz ausgewählter handwerklicher Techniken, Übungen aus dem lebenspraktischen- und Freizeitbereich, Erwerb verloren gegangener oder nicht vorhandener Fähigkeiten, Training von Fertigkeiten
- ausdruckzentrierte Methode: Verwendung von Therapiemitteln in kreativ-gestalterischer Form als Ausdrucksmittel, Mittel zur Darstellung, Kommunikationsmittel
- interaktionelle Methode: gruppendynamische Prozesse durch Arbeiten in der Gruppe.

Zur Vertiefung

Methoden der Ergotherapie

In der Ergotherapie sollen krankhafte Haltungs- und Bewegungsmuster gehemmt und abgebaut und normale Bewegungen erlernt und geübt werden. Die Therapieziele sind: gute Verarbeitung von Sinnesreizen, normale Geschwindigkeit der Reizverarbeitung, optimale Gleichgewichtsempfindungen und -reaktionen, Behandlung von Störungen der Grob- und Feinbewegungen. Um diese Ziele zu erreichen, arbeiten die Patienten beispielsweise sowohl in der Küche als auch in der Werkstatt und setzen praktische Dinge des Alltags genauso um, wie sie planerische und konzeptionelle Strategien anwenden. Ist bei einem Patienten zu erkennen, dass ein Defizit verbleiben wird, ist es die Aufgabe der Ergotherapeuten, ihnen Ersatzfunktionen beizubringen, das häusliche und berufliche Umfeld anzupassen und geeignete Hilfsmittel zu empfehlen (bzw. diese dann anzupassen und den Umgang damit zu trainieren, z.B. Elektrorollstuhl). Das Methodenspektrum beschreibt sich in Schulen nach Anna Jean Ayres, Affolter, Johnstone und Castillo Morales, wobei Überschneidungen zu physiotherapeutischen Methoden oder zur Neuropsychologie existieren.

19.2.4 Neuere Therapieformen

EMG-initialisierte elektrische Muskelstimulation Sie ermöglicht es dem Patient, den Muskel durch Willkürinnervation zusätzlich elektrisch zu stimulieren. Aufgabe des Patienten ist es, die Bewegung so oft wie möglich willkürlich durchzuführen. Mittlerweile können auch fokal Muskelgruppen stimuliert werden, die den Bewegungsablauf unterstützen. Hier hilft z.B. eine elektrische Stimulation des N. peroneus nach Schlaganfall, ein physiologisches Bewegungsmuster in der Beinbewegung zu erzielen.

Locomaten Ein Laufbandtraining im Hängegurt dient der Gewichtsentlastung für ein repetitives Training. Durch eine Art Roboterassistenz der Beinführung ist zusätzlich eine Imitation des Bewegungsmusters z.B. für nicht gehfähige Schlaganfallpatienten und Querschnittspatienten möglich.

Erzwungener Gebrauch Bei der „forced-use"-Therapie wird die gesunde Extremität, die meist die Gegenseite kompensiert und damit übertrainiert ist, in ihrer Bewegung gehemmt („delearning") mit dem Ziel, dass die paretische Seite mehr benutzt wird („learning"). Selbst wenn der Störungsbeginn schon Jahre zurückliegt, kann die Gebrauchsfähigkeit innerhalb weniger Wochen noch verbessert werden.

Robotorassistierte Therapie Sie kombiniert die aktive Führung eines paretischen Arms durch ein PC-gesteuertes Außenskelett mit der Möglichkeit, definierte, zielgerichtete Bewegungen zu trainieren und dabei die Trainingsmotivation durch spielerische Komponenten zu erhöhen.

Magnetstimulation Derzeit gibt es vermehrt Hinweise darauf, dass repetitive, niederfrequente transkranielle Magnetstimulation des Kortex zu einer Disinhibition und damit Fazilitation von Hirnarealen führt und damit zu Funktionsverbesserungen.

Zur Vertiefung

Forced Use

Beim erzwungenen Gebrauch wurde eine tierexperimentell entwickelte Methode erfolgreich in die klinische Anwendung umgesetzt. Man beobachtete bei Ratten nach Schlaganfall, dass sich die Regeneration und Funktion der Läsionsseite verbesserte, wenn man die gesunde Extremität z.B. durch einen Verband „behinderte". Die Ratten mussten gezwungenermaßen die Läsionsseite einsetzen, womit wahrscheinlich ein falsches Lernprogramm der Kompensation durch die gesunde Seite verhindert wurde. An Patienten wird dieser Effekt durch eine Schienung („Taping") oder einen Fausthandschuh erreicht, sodass die gelähmte Hand verstärkt benutzt werden muss. Optimal ist es, wenn die gesunde Seite den ganzen Tag „ausgeschaltet" wird, aber bereits einige Stunden führen innerhalb von wenigen Wochen zu einer signifikanten Besserung. Voraussetzung ist allerdings, dass die Läsionshand prinzipiell funktionsfähig ist (muss grobes Greifen können) und der Patient motiviert ist. Eine Plegie oder spastische Kontraktionen stellen eine Kontraindikation dar. Die Therapie ist auch noch Jahre nach dem Schlaganfallereignis wirksam.

19.2.5 Sprach- und Kommunikationstherapie

Die Logopädie ist die medizinisch-therapeutische Fachdisziplin, die den durch eine Sprach-, Sprech-, Stimm-, Schluck- oder Hörbeeinträchtigung in seiner Kommunikationsfähigkeit eingeschränkten Patienten zum Gegenstand hat. Inhalte der Logopädie sind Prävention, Beratung, Diagnostik, Therapie und Rehabilitation. Sie benutzt standardisierte Tests zur Erfassung der Sprachstörungen wie z.B. den Aachener Aphasie-Test

(AAT). Typische Indikationen der Sprachtherapie sind Dyslalien (phonetische) mit Sprech- und Artikulationsfehlern oder Störungen der korrekten Lautverwendung, Dysphonien mit Stimmstörungen, Dysgrammatismus bei eingeschränkten grammatikalischen Fähigkeiten und Dysphagie. Entsprechende Therapieziele sind z.B. die Verbesserung des Wortschatzes, das orofaziale Muskeltraining, die Schlucktherapie und die Verbesserung der Artikulation und Atmung.

19.2.6 Psychologie – Neuropsychologie

Schäden und Veränderungen des ZNS haben funktionelle Defizite und Aktivitätsstörungen zur Folge und die Partizipation an Lebensbereichen ist eingeschränkt. Aufmerksamkeit und Gedächtnis können gestört, Reaktionszeiten und exekutive Funktionen verändert, Wahrnehmung, Visuokonstruktion und die intellektuelle Leistungsfähigkeit erheblich beeinträchtigt sein. Mit diesem veränderten Erleben und Verhalten beschäftigt sich die klinische Neuropsychologie. In der Rehabilitation werden zudem Krankheitsverarbeitung, Fahrtauglichkeit (sehr häufig!) und Stressbewältigung als Aufgabe des klinischen Psychologen angesehen. In der Praxis werden Defizite mit Testverfahren diagnostiziert und – darauf aufbauend – therapeutische Methoden (z.B. PC-Training) entwickelt und umsetzt. Mit der Therapie sollen die Defizite vermindert oder dem Patienten eine bessere Anpassung an seine Lebensumwelt ermöglicht werden.

19.2.7 Balneotherapie – Hydrotherapie

Die Balneotherapie, auch Bädertherapie genannt, ist eine der ältesten Rehabilitationsmethoden und bezeichnet eine Behandlung mit Heilwässern (Trinkkuren), Heilpeloiden (Moor und Schlamm), Wasser (Hydrotherapie, medizinische Bäder), Kälte und Wärme (Kneipp-Kur) sowie Inhalationen. Diese Anwendungen werden heute in der Rehabilitation immer weniger genutzt, da der wissenschaftliche Nachweis oft nicht vorliegt. Die spezielle Wirkung von Bädern ergibt sich dadurch, dass der Körper durch den Auftrieb des Wassers lediglich ein Zehntel seiner eigentlichen Masse wiegt. Daher entlastet jedes Bad die Muskeln und Gelenke. Es wirkt zudem blutdrucksenkend und fördert die Durchblutung. Bewegungen, die unter normalen Umständen Schmerzen verursachen, sind im Wasser meist besser möglich.

Auf den Punkt gebracht

Die moderne Rehabilitation ist vorwiegend eine Postakutbehandlung, die alle Schwergrade der Patientenversorgung (Beatmung von Schwersterkrankten bis zur Verbesserung der Teilhabefunktionsstörungen im ambulanten Bereich) in den Phasen B–E umfasst. Sie orientiert sich an einem bio-psycho-sozialen Modell, das nicht nur auf die Wiederherstellung einer körperlichen Leistungsstörung abzielt, sondern die bestmögliche Integration trotz eines Handicaps in die frühere soziale Umwelt verfolgt. Sie ist damit der Übergang vom DRG-System in das ICF-Schema. Dabei werden nicht nur klassische Übungsverfahren, sondern auch zunehmend gerätegestützte Therapien und Medikamente eingesetzt. Die wissenschaftliche Evaluation der Methoden ist zwar nur in einem Teilbereich vorhanden, steht aber immer mehr im Fokus der Forschung.

19.3 Sozialmedizinische Aspekte

Die Rehabilitation liegt immer an der Schnittstelle der Akuterkrankung und der Nachversorgung und soll die Wiedereingliederung in den Alltag ermöglichen. Eine Herausforderung ist die Nachversorgung immer dann, wenn die Selbsthilfefähigkeit nicht mehr erreicht werden kann und die häusliche Unterbringung z.B. behinderter, allein lebender Patienten nicht mehr möglich ist. Obwohl heute die Möglichkeiten der ambulanten Pflege und Versorgung gut ausgebaut sind, scheitert die Versorgung an einer nicht behindertengerechten Wohnung (z.B. Wohnung in der 4. Etage ohne Aufzug) oder fehlenden sozialen Netzwerken. Ähnliche Probleme haben Patienten, die durch die Erkrankung berufsunfähig geworden sind oder ihre Arbeitsstelle verloren haben, sodass die Sicherung des Lebensstandards gefährdet ist. Eine gutachterliche Grundbeurteilung der Berufsfähigkeit ist bereits in der Rehaklinik notwendig. Deshalb sind in allen Rehaeinrichtungen Sozialarbeiter tätig, welche die häusliche Versorgung, Betreuungsmaßnahmen, berufliche Eingliederung oder Umschulungsmaßnahmen veranlassen.

Aus Patientensicht

Ausgangssituation Ein Patient mit einer Hemiparese und Sprachstörung hat oft keine Vorstellung davon, was eigentlich mit ihm passiert ist. Er erlebt die Situation als bedrohlich und beschämend, da er pflegebedürftig und nicht mehr „funktionsfähig" ist. Bei den Angehörigen kommt es nicht selten zu Schuldgefühlen, weil sich das Ereignis z.B. nach einem Streit oder Überforderungen ereignet hat. Angehörige und Patienten realisieren daher in der 1. Woche erstmalig, welches Ausmaß das Defizit hat und wie langwierig manche Prozesse sein können oder dass Funktionen nicht mehr erreicht werden. Hier erwarten der Patient und Angehörige Aufklärung und Information. Die Möglichkeit des Arbeitsplatzverlustes oder die Unterbringung in einem Pflegeheim wird erstmalig thematisiert. Hier gewinnen die Sozialmaßnahmen und die psychologische Betreuung von Patienten und Angehörigen erhebliche Bedeutung.

Falsche Vorstellungen Der Übergang aus der Akutmedizin in die Rehabilitation ist bei Patienten und Angehörigen oft mit der Vorstellung auf eine schnelle Genesung verbunden. Der Patient erwartet durch die Rehabilitation die möglichst vollständige Besserung der Beschwerden und eine vollständige Wiedereingliederung. Der natürliche Wunsch ist es, wieder nach Hause und nicht in eine Pflegeeinrichtung oder schnellstmöglich an seinen bisherigen Arbeitsplatz zurückzukommen. In leichteren Fällen wird noch eine Art „Kurbetrieb" erwartet mit vorwiegender Anwendung von Bädern und Massagen. Meist glauben die Patienten dabei, dass hochfrequente Therapieanwendungen schneller zum Ziel führen würden. Dies entspricht aber oft nicht ihrer körperlichen Belastungsfähigkeit. Hier muss ein individuelles leistungsgerechtes Therapiekonzept abgesprochen und akzeptiert werden, um einen guten Erfolg zu erzielen und nicht durch Komplikationen Verläufe zu gefährden („Das Training für einen Marathonlauf beginnt nicht mit einem Marathonlauf").

FALLBEISPIEL

Rehabilitation nach hypoxischem Hirnschaden

Eine 47-jährige Grundschullehrerin wird nach einem Volksmarathonlauf komatös und reanimationspflichtig. Nach erfolgreicher kardiopulmonaler Behandlung vor Ort wird sie auf einer Intensivstation mit Hypothermie unter Narkose behandelt und nach 2 Tagen entwöhnt und extubiert. Kardiologisch ist sie stabilisiert und benötigt eine Rhyhtmustherapie. Sie entwickelt ein Durchgangssyndrom mit schweren kognitiven Defiziten, psychotischem Erleben und Derealisation. Unter der Diagnose hypoxische Enzephalopathie wird sie zur stationären neurologischen Rehabilitation (Phase B) vorgestellt.

Rehabilitationsziele: Entaktualisierung des Psychosyndroms, Verbesserung der kognitiven Leistungen und des Allgemeinzustands, muskulärer Wiederaufbau, Krankheitsbewältigung, Klärung der beruflichen Wiedereingliederung der beamteten Patientin.

Allgemeinzustand und kognitive Störungen bessern sich rasch (Übergang in die Phase C). Die kognitiven Funktionen sind zuletzt so ausreichend, dass die Patientin in die ambulante Versorgung eingebunden (Phase D) und ein Arbeitsversuch nach dem Hamburger Modell (stundenweise Wiedereingliederung) begonnen wird. Bei der beruflichen Belastung kommt es aber zu Disharmonien im Kollegium, da sich die Patientin als stigmatisiert („Hirnschaden") erlebt. Das berufliche Ziel der Teilhabe muss daher zurückgestellt und zunächst um eine psychotherapeutische Behandlung erweitert werden (Phase E).

KAPITEL

20

Frank Erbguth

Ethische Aspekte bei der Behandlung neurologischer Patienten

Zur Orientierung

Ethik bedeutet „Reflektieren und Reden über Moral" und entspricht im Kontext der Medizin einer Auseinandersetzung mit der Frage: „Was *soll* ich tun?", wenn ich in das Leben anderer eingreife. Diese ethische Reflexion ärztlichen Handelns steht dabei in Beziehung sowohl zur „rein" medizinischen Frage „Was *kann* ich tun?" als auch zur rechtlichen Frage „Was *darf* ich tun?". Medizinethik ist eine Bereichsethik – andere Bereichsethiken sind etwa Wirtschaftsethik oder Medienethik. Medizinethik ist spannend, weil sie das „große Metaphysische" ebenso berührt wie das „alltäglich Praktische".

Prüfungsschwerpunkte

+++ Definition des Hirntods, Hirntodkonzept
++ Bedeutung von Patientenverfügungen
+ Definition und Abgrenzung der verschiedenen Formen von Sterbehilfe

20.1 Ethik in der Neurologie

20.1.1 Ethikkonzepte

Ärztliche Entscheidungen nehmen explizit, implizit oder intuitiv Bezug auf unterschiedliche ethische Grundpositionen und Konzepte, deren wichtigste die „deontologische" und die „teleologische" Ethik darstellen.

Deontologische Ethik Die deontologische Ethik (vom griechischen „to deon" = das Gesollte) stellt als „Prinzipienethik" generelle Handlungsgrundsätze auf, z.B.: „Beende niemals eine laufende Therapie!" Eine solche deontologische Position formulierte am eindringlichsten der Arzt Christoph Wilhelm Hufeland 1806: „*Der Arzt soll und darf nichts anderes tun, als Leben erhalten, ob es ein Glück oder Unglück sei, ob es Wert habe oder nicht, dies geht ihn nichts an. Und maßt er sich einmal an, diese Rücksicht in sein Geschäft mit aufzunehmen, so sind die Folgen unabsehbar und der Arzt wird der gefährlichste Mensch im Staate.*"

Teleologische Ethik Dagegen betonen teleologische Ethikkonzepte (vom griechischen „to telos" = Zweck, Ziel) die Folgen der Handlung, z.B.: „Beende dann eine laufende Therapie, wenn dadurch das Leiden und Sterben eines Patienten verkürzt werden kann." Diese Ethik kann je nach inhaltlichen Akzenten auch konsequenzialistisch bzw. utilitaristisch genannt werden.

Handlungsprinzipien der Medizinethik Die meisten Medizinethikkonzepte favorisieren 4 konstituierende Handlungsprinzipien:

- Prinzip der Patientenselbstbestimmung (Autonomie)
- Schadensvermeidung (Non-Malefizienz)
- Fürsorge (Benefizienz)
- Gerechtigkeit.

Diese Prinzipien stehen häufig untereinander im Konflikt.

20.1.2 Relevanz der Ethik in der Neurologie

Die meisten öffentlich diskutierten Fälle von erlaubter oder verbotener Sterbehilfe sowie die damit verbundenen ethischen und juristischen Kontroversen betrafen Patienten mit neurologischen Erkrankungen. Beispielsweise litt die Amerikanerin Terry Schiavo nach einer kardiopulmonalen Reanimation über 15 Jahre an einem „apallischen Syndrom" („Wachkoma", persistierender vegetativer Status, ➤ Kap. 1.10), bevor nach langer Debatte 2005 die Zufuhr von Nahrung und Flüssigkeit per Sonde beendet wurde. Der assistierte Suizid des vom Hals abwärts querschnittsgelähmten Spaniers Jorge Sampraio wurde ebenso eindrucksvoll nach Buchvorlagen verfilmt („Das Meer in mir") wie das einjährige Überleben des französischen Modejournal-Chefs Jean-Dominique Bauby nach einem Hirnstamminfarkt im Locked-in-Syndrom („Schmetterling und Taucherglocke"). Auch im Film „Million Dollar Baby" spielt das „Recht auf Sterben" bei schwerer Hirnerkrankung eine entscheidende Rolle. Die ethischen Debatten betreffen meist die neurologischen Erkrankungen Schlaganfall, „Wachkoma", amyotrophe Lateralskerose, Demenz, Parkinson und multiple Sklerose.

Auf den Punkt gebracht

Neurologische Erkrankungen sind prognostisch oft schwer einzuschätzen, verlaufen oft chronisch und betreffen als Hirnerkrankungen zentrale Elemente des Bewusstseins, der Persönlichkeit sowie der Bewegungs- und Kommunikationsfähigkeit. Die meisten Verfasser von Patientenverfügungen benennen eine schlechte zerebrale Prognose als entscheidende Voraussetzung für eine eingeforderte Unterlassung therapeutischer Maßnahmen.

Damit kommt der neurologischen Expertise eine entscheidende Bedeutung im medizinethischen Diskurs zu. Die Publikationen einer neuen Fachzeitschrift „Neuroethics" und von wissenschaftlichen Studien zu ethische Fragestellungen in der Neurologie unterstreichen die Bedeutung ethischer Aspekte der Neurologie.

20.2 Ethik in der neurologischen Praxis

In der Neurologie spielt Ethik eine wichtige Rolle in Arzt-Patient-Beziehungen, bei der Übermittlung schlechter Nachrichten, am Ende des Lebens (Sterbehilfe, Hirntod), bei der Verteilungsgerechtigkeit (Allokationsethik) und der Neuroethik.

20.2.1 Arzt-Patient-Beziehung

In der Charakterisierung des Verhältnisses zwischen Arzt und Patient können modellhaft 3 Typen unterschieden werden:

- das traditionelle „paternalistische" Verhältnis, in dem der Arzt eine väterlich-fürsorgliche Rolle einnimmt und zum (vermeintlichen) Wohl des Patienten handelt (Salus aegroti suprema lex)
- das strikte Autonomieprimat des Patienten als Konsument oder Kunde (Vertragsmodell), das den Arzt auf die Rolle des „technischen Experten" reduziert und dem Patienten Bewertungen und Entscheidungen gänzlich überlässt (Voluntas aegroti suprema lex)
- das dialogische Partnerschaftsmodell, in dem der Arzt über das reine Autonomiemodell hinaus den Patienten im Entscheidungsprozess beratend begleitet, ohne dessen Entscheidungshoheit zu verletzen.

Zur Vertiefung

Partnerschaftsmodell

Das Partnerschaftsmodell entspricht den heutigen Wertvorstellungen. Gerade bei neurologischen Erkrankungen besteht eine Vielzahl von diagnostischen Entscheidungsmöglichkeiten, die nicht allein und eindeutig durch die ärztliche Indikationsstellung „zum Wohle" des Patienten zu lösen sind. Angesichts moderner Therapien ist das „Wohl" des Patienten von außen schwer zu bestimmen: Was der eine Patient noch als zu seinem Wohle geschehend empfindet, beurteilt der andere bereits als Zufügen von unerwünschtem Nachteil und Schaden. Daher müssen die Präferenzen des einzelnen Patienten berücksichtigt werden: Soll ein zufällig entdecktes intrakranielles Aneurysma ausgeschaltet werden? Soll eine antiepileptische Therapie bei einem Anfallsrisiko von 50% begonnen werden? Soll bei einem ersten isolierten klinischen Ereignis mit der Wahrscheinlichkeit der Entwicklung einer multiplen Sklerose bereits eine immunmodulatorische Therapie begonnen werden?

20.2.2 Übermittlung schlechter Nachrichten („breaking bad news")

Der Paradigmenwechsel vom Paternalismus zur Partnerschaft hat Auswirkungen auf die Kommunikation zwischen Arzt und Patient. In der Neurologie sind häufig schlechte Nachrichten über Erkrankungen und ihre Prognosen an Patienten und Angehörige zu vermitteln. Die ethische Grundposition besteht darin, die Kommunikation wahr und wahrhaftig zu gestalten, ohne Signale der Abwehr oder des Nicht-Wissen-Wollens zu missachten. Dies wird an 2 beispielhaften Fallszenarien deutlicher:

- Eine 19-jährige Patientin stellt sich wegen einer vermeintlich harmlosen Gefühlsstörung am Unterschenkel vor. Es wird die Diagnose „multiple Sklerose" gestellt. Das Spektrum der Prognose reicht von gelegentlichen Gefühlsstörungen über Jahrzehnte bis zu baldiger schwerer Behinderung.
- Ein 50-jähriger Patient stellt sich wegen einer Schwäche beider Hände vor. Die Symptomatik ist bisher als Bandscheibenproblem behandelt worden. Es wird die Diagnose einer „amyotrophen Lateralsklerose" gestellt. Die Erkrankung wird sehr wahrscheinlich innerhalb der nächsten 2–4 Jahre zum Tod durch Schluck- und Atemlähmung im Rahmen der sich ausbreitenden Paresen führen.

Schlechte Nachrichten sollten prozesshaft vermittelt werden und die Haltung des „Überbringers" sollte vor allem gekennzeichnet sein von Offenheit und Authentizität, Verständnis und Einfühlungsvermögen, Engagement und Interesse, Vertrauen in Ressourcen des Gegenübers sowie Betonung des Positiven.

Ethische Diskussionen beim Thema „Übermittlung schlechter Nachrichten" umfassen Fragen wie:

- Muss man immer alles sagen?
- Hat der Patient ein Recht auf Nichtwissen?
- Wie geht man mit den Wünschen um, den Betroffenen oder seine Angehörigen vor schlechten Nachrichten zu verschonen?

- Wie fängt man Verzweiflungsreaktionen auf, ohne die professionelle Souveränität zu verlieren?

20.2.3 Ende des Lebens (Sterbehilfe)

Therapieziele Wenn bei einem Patienten bereits der Sterbeprozess eingesetzt hat, besteht kein Zweifel, dass im Vordergrund des ärztlichen Handelns nicht mehr Heilen – also kuratives Handeln –, sondern das Lindern von Beschwerden und eventuellem Leiden – also palliatives Handeln – steht. An diese Änderung des Therapieziels sind Diagnostik und Therapie anzupassen. Schwieriger gestaltet sich die Einschätzung der angemessenen Maßnahmen, wenn der unmittelbare Sterbeprozess noch nicht eingesetzt hat, es sich aber entweder um letztendlich tödliche neurologische Erkrankungen handelt, die in absehbarer Zeit sicher zum Tode führen, oder aber um schwerste Erkrankungen, deren Verlauf nicht absehbar zum Tode führt – zumindest wenn bestimmte eingeleitete Therapien wie etwa eine künstliche Ernährung, Dialyse oder Beatmung weitergeführt werden.

Therapieindikation Gemäß der Rechtssystematik stellt jede medizinische Maßnahme grundsätzlich eine Körperverletzung dar, es sei denn, sie ist gerechtfertigt durch

- ihre medizinische Indikation und
- die Einwilligung durch den Patienten.

Damit steht der Arzt auch in der Verantwortung, eine in aussichtsloser Situation eventuell nicht mehr gegebene medizinische Indikation für eine bestimmte Therapie festzustellen und diese dann zu beenden. Bei nicht mehr gegebener Indikation ist der Wille des Patienten unerheblich.

Vorsorgeinstrumente In der Neurologie sind der Wille und die Zustimmung des Patienten zur Einleitung oder Fortführung einer medizinischen Maßnahme wegen Störungen des Bewusstseins in der konkreten Situation oft nicht zu ermitteln, sodass Vorsorgeinstrumente in Form von Patientenverfügungen und/oder benannten „Vertretern im Willen“ wie Vorsorgebevollmächtigten und Betreuern wirksam werden. Die Verbindlichkeit und Umsetzung einer Patientenverfügung ist seit 2009 gesetzlich geregelt (§ 1901 ff. BGB); dabei werden dem Arzt und dem Betreuer definierte Rollen in einem Dialog zur Umsetzung des Patientenwillens zugewiesen.

Therapiebegrenzung Therapiebegrenzungen am Lebensende werden meist mit dem Begriff der Sterbehilfe bezeichnet. Dabei sind die passive, indirekt aktive und aktive Sterbehilfe sowie der assistierte Suizid zu unterscheiden. Bei Therapiebegrenzungen geht es meist darum, dass Therapien nicht ausgeweitet oder gar nicht erst begonnen und bereits begonnene Maßnahmen abgebrochen werden. Vor allem beim Abbruch beispielsweise von Dialyse, Beatmung oder künstlicher Ernährung fürchten Ärzte unberechtigterweise, dass ihr beendendes Handeln als „aktive“ – und damit verbotene – Sterbehilfe verstanden werden könne. Es handelt sich jedoch nach einem Urteil des Bundesgerichtshofs 2010 um einen erlaubten Therapieabbruch im Sinne des „Geschehenlassens durch Handeln“.

> **Auf den Punkt gebracht**
>
> **Sterbehilfe**
>
> - passive Sterbehilfe = Unterlassung oder Beendigung lebenserhaltender Therapien, die nicht mehr indiziert sind oder vom Patienten nicht mehr gewollt werden = erlaubt
> - indirekt aktive Sterbehilfe = Palliativtherapie, z.B. Schmerzmedikamente unter Inkaufnahme einer ungewollten Lebens- und Sterbeverkürzung, z.B. durch Atemdepression = erlaubt
> - assistierter Suizid = mithilfe Dritter, z.B. durch Beschaffung von Medikamenten durchgeführte Suizidhandlung = in Deutschland straffrei; seit 2011 für Ärzte von der Bundesärztekammer (Grundsätze zur ärztlichen Sterbebegleitung) nicht mehr generell als unethisch sanktioniert, sondern nur noch als „nicht zu den ärztlichen Aufgaben gehörig“ betrachtet
> - aktive Sterbehilfe = gezielte Tötung = verboten

Bei der Bewältigung komplexer Fragen am Ende des Lebens wird die Institutionalisierung klinischer Ethikberatungen oder -konsile meistens als wertvolle Hilfe empfunden; neben onkologischen sind vor allem neurologische Fragestellungen Grund für die Konsultationen.

Eine häufig eingesetzte Therapiebegrenzung vor allem bei Schlaganfallpatienten sind „Anweisungen zum Verzicht auf Wiederbelebung“ („do-not-resuscitate-orders“, DNR-Orders) oder ein Verzicht auf die Behandlung auf einer Intensivstation.

In Studien wurde gezeigt, dass sich die prognostische Einschätzung bei häufigem Gebrauch therapiebegrenzender Maßnahmen im Sinne einer „self-fulfilling prophecy“ ändern kann: Eine schlechte Prognoseeinschätzung z.B. bei einer Hirnblutung kann dazu führen, dass die Therapie weniger aggressiv durchgeführt wird. Das hat einen schlechten Ausgang zur Folge. Zukünftig wird die Prognose noch negativer eingeschätzt und die Therapie noch weiter eingeschränkt.

20.2.4 Hirntod

Mit dem Tod endet aus medizinischer Sicht unwiderruflich das menschliche Leben. Da einzelne Zellen im Körper den Individualtod vorübergehend „überleben“, wird der Tod in der medizinischen Betrachtung eher als Prozess denn als ein punktuelles Ereignis aufgefasst.

Feststellung des Hirntods

Definition Bis ins letzte Jahrhundert galt der Stillstand von Herz und Atmung als „klinischer Tod“. Durch die Entwicklung der Herz-Kreislauf-Wiederbelebung („Reanimation“) im 20. Jahrhundert galt endgültig das Merkmal der Unumkehrbarkeit des Herz-Kreislauf-Stillstands nicht mehr und es mussten im Rahmen einer Leichenschau die „sicheren“ Todeszeichen wie Totenflecken, Totenstarre und Anzeichen von Verwesung festgestellt werden. Als es vor ca. 50 Jahren möglich wurde, schwerstkranke Menschen über längere Zeiträume maschinell zu beatmen und deren Kreislauf zu stützen, auch wenn zwischenzeitlich ihr Gehirn komplett abgestorben war, bestand Bedarf an einer neuen Definition für den Tod des Individuums Mensch in dieser speziellen Situation des noch nicht eingetretenen Herz-Kreislauf-Stillstands. 1968 definierte eine Kommission der Harvard-Universität den „Hirntod“ als Tod des Menschen, wenn

- eine tiefe, irreversible Bewusstlosigkeit,
- ein Verlust der Reflexe des Gehirnstamms und
- ein Verlust der Spontanatmung

eingetreten waren. Diese Definition für den Tod des Menschen ist in den meisten Ländern bis heute gültig. Analog bezeichnet auch die Bundesärztekammer den Hirntod als „vollständigen und irreversiblen Zusammenbruch der Gesamtfunktion des Gehirns“ bei noch erhaltener Kreislauffunktion im übrigen Körper.

Untersuchung Der Hirntod wird durch eine akribische, protokollierte Untersuchung von 2 in der intensivmedizinischen Behandlung von Patienten mit schweren Hirnschädigungen langjährig erfahrene Ärzte festgestellt (➤ Kap. 1.12). Im Falle einer bestehenden Einwilligung durch einen Organspenderausweis oder durch Angehörige kann gemäß dem deutschen Transplantationsgesetz bei einem Hirntoten eine Organentnahme durchgeführt werden („Zustimmungslösung“). In Österreich dagegen besteht eine Widerspruchslösung, die davon ausgeht, dass eine Person der Organentnahme zustimmt, wenn sie nicht zu Lebzeiten einen Widerspruch hinterlegt hat.

MERKE
- Zustimmungslösung: Eine Organentnahme ist möglich, wenn eine Einwilligung (durch Organspenderausweis oder durch Angehörige) vorliegt.
- Widerspruchslösung: Eine Organentnahme ist nur dann nicht möglich, wenn eine Person zu Lebzeiten der Organentnahme widersprochen hat.

20

Ethische Debatte

Argumente gegen das Hirntodkonzept Während die methodische Verlässlichkeit der Hirntodfeststellung weitgehend unbestritten ist, verläuft die Diskussion zur ethischen Angemessenheit des Hirntodkonzepts kontrovers. Debattiert wird die Frage „Ist der Hirntod der Tod des Menschen?“. Da sich zeitgleich mit der Hirntoddefinition durch die verbesserten intensivmedizinischen Therapien auch die Möglichkeit der Organtransplantation entwickelte, wird kritisiert, das Hirntodkonzept sei zur „Verwertung“ menschlicher Organe eingeführt worden. Akzeptanzprobleme entstehen auch durch die Tatsache, dass ein beatmeter hirntoter Mensch mit schlagendem Herzen für „tot“ erklärt wird. So löste der Fall des „Erlanger Babys“ 1992 heftige öffentliche Kontroversen aus: Eine in der 15. Woche hirntote Schwangere wurde 6 Wochen weiterbeatmet, um eine Entbindung zu ermöglichen; jedoch starb der Fötus durch einen Spontanabort und die Beatmung wurde eingestellt. Kritisiert wird, dass der Mensch im Hirntodkonzept auf seine Hirnfunktionen reduziert werde und man den Hirntod allenfalls als fortgeschrittenes irreversibles Stadium des menschlichen Sterbeprozesses betrachten könne, das erst mit dem Herz-Kreislauf-Stillstand und dem Einritt der sicheren Todeszeichen vollendet sei. Würde man dies einräumen, träten unweigerlich ethisch-juristische Probleme bei der Organexplantation auf, weil dann erlaubt werden müsste, dass eine Organentnahme bei noch nicht toten, sondern noch lebenden Personen stattfände, womit folgenreich eine „fremdnützige“ Tötung des Menschen legitimiert worden wäre. Ähnlich problematisch erscheinen Regelungen, die die Organentnahme unter Umgehung des Hirntodkriteriums wenige Minuten nach einem Herz-Kreislauf-Stillstand erlauben („non-heart-beating donors“). Dabei ist die minimale Latenzzeit zwischen der Feststellung des Herzstillstandes und der Entnahmemöglichkeit der Organe strittig, weil der Betroffene ja noch nicht zwingend hirntot ist und noch für mehrere Minuten reanimierbar wäre: In den USA werden Spender nach 2- bis 5-minütiger Latenz für tot erklärt, in einigen europäischen Ländern, in denen die Organentnahme nach dem Herztod erlaubt ist, gelten 10 Minuten Latenz als „äquivalent zum Hirntod“.

Argumente für das Hirntodkonzept Für das Hirntodkonzept spricht, dass die eigentliche Irreversibilität des Sterbevorgangs auch beim sog. klinischen Tod – dem Herz-Kreislauf-Stillstand – erst durch den Hirntod markiert ist und dass man den Hirntoten als „spinalen Menschen“ oder „intrinsisch Enthaupteten“ betrachten kann, dem zwar die Merkmale einer Leiche fehlen, dem aber keine Personalität und keine Individualität mehr zugesprochen werden kann. Das im deutschen Transplantationsgesetz anerkannte Hirntodkonzept wird auch in Stellungnahmen der beiden großen christlichen Kirchen und von einer internationalen islamischen Rechtskonferenz akzeptiert.

20.2.5 Verteilungsgerechtigkeit – Allokationsethik

Die zunehmende Knappheit der zur Verfügung stehenden oder gestellten Mittel zwingt auch in der Neurologie zur Diskussion über ethische Aspekte einer möglichst gerechten Ressourcenverteilung (Allokationsethik). Beispielsweise kosten neu entwickelte Enzymersatztherapien bei neurologischen Erkrankungen wie Morbus Fabry oder Morbus Pompe mehrere hunderttausend Euro jährlich. Die Frage der Finanzierung kann eine Gesellschaft gesundheitspolitisch transparent lösen, z.B. durch explizite Rationierung oder Festlegung von „erlaubten“ Kosten für ein standardisiertes Maß an Lebensqualität. So darf in Großbritannien ein Lebensjahr mit einer bestimmten adjustierten Lebensqualität („qualy“ = „quality adjusted life year“) nicht mehr als 30.000 Pfund kosten. In Deutschland wird über gedeckelte Budgets und Anreizsysteme (DRGs) eine für den Patienten weniger transparente implizite Rationierung praktiziert, deren Ausführung weitgehend den „Leistungsanbietern“ überlassen wird. Zur Finanzierung teurer Therapien neurologischer Erkrankungen existieren innerhalb Europas divergierende Kosten-Nutzen-Einschätzungen wie beispielsweise für den Einsatz von Interferonen bei multipler Sklerose oder für Demenzmedikamente.

20.2.6 Neuroethik: neuronale Grundlagen ethischer Entscheidungsprozesse

Neben den bislang thematisierten ethischen Aspekten neurologischer Fragestellungen kann sich Neuroethik auch umgekehrt mit den neuronalen Grundlagen ethischen Handelns befassen. Dabei geht es um neurobiologische und philosophische Fragen wie etwa nach dem neuronal determinierten oder freien Willen, nach den Möglichkeiten des Selbst und der Autonomie oder nach den neurobiologischen Grundlagen der Entwicklung von „Moral". Die modernen Verfahren der funktionellen Hirnbildgebung wie der funktionellen Magnetresonanztomografie (fMRT) oder der Positronenemissionstomografie (PET) ermöglichen auf faszinierende Weise die Analyse von Lokalisation und Dynamik bestimmter Hirnfunktionen, bieten jedoch auch Raum für unangemessen banalisierende Fragestellungen und Spekulationen („Sitzt die Moral im Temporallappen?").

KAPITEL

21 Neuroradiologie

Richard du Mesnil de Rochemont, Elke Hattingen

Zur Orientierung

Bildgebende neuroradiologische Verfahren sind ein wichtiger Baustein in der Diagnostik und Therapie von Patienten mit neurologischen Erkrankungen. Deren technisch-physikalische Grundlagen scheinen zunächst „trocken" und wenig mit Medizin zu tun zu haben. Sie zu verstehen hilft jedoch bei der klinischen Interpretation und Zuordnung von pathologischen Befunden. Ziel einer neuroradiologischen Untersuchung ist es, eine klinische Fragestellung so genau wie möglich zu beantworten. Dazu ist es für den Kliniker hilfreich, die Vor- und Nachteile der einzelnen Verfahren zu kennen und über die Indikationen und Kontraindikationen Bescheid zu wissen.

Prüfungsschwerpunkte

++ Technisch-physikalische Grundlagen von Computer- und Magnetresonanztomografie
\+ Indikationen und Kontraindikationen der Untersuchungen

21.1 Grundlagen

21.1.1 Technik

In der modernen Neuroradiologie spielen „klassische Röntgenaufnahmen" nur noch eine untergeordnete Rolle. Sie haben einen nur begrenzten Weichteilkontrast und stellen als projektionsradiografisches Verfahren die Strukturen im Strahlengang überlagernd dar. Eine direkte Beurteilung des Hirnparenchyms ist daher nicht möglich.

Die Diagnostik basiert heute im Wesentlichen auf den beiden Schnittbildverfahren Computer- und Magnetresonanztomografie, die beide überlagerungsfreie Schichten des Körpers erzeugen und damit das zentrale Nervensystem sichtbar machen. Die erzeugten transversalen Schnittbilder werden nach der heutigen Konvention „von unten" betrachtet, als ob der Beobachter zu Füßen des Patienten stünde. Was im Körper des Patienten rechts ist, erscheint also auf dem Bild links und umgekehrt. Die Computertomografie beruht auf Röntgenstrahlen, während die Magnetresonanztomografie zur Bilderzeugung starke Magnetfelder und elektromagnetische Strahlung verwendet.

Mit der digitalen Subtraktionsangiografie (DSA), die ebenfalls auf Röntgenstrahlen beruht, kann das Gefäßsystem dargestellt werden. Sie bietet auch die Grundlage für gering invasive therapeutische Verfahren wie z.B. die Gefäßeröffnung beim akuten ischämischen Schlaganfall oder den Verschluss von Aneurysmen.

21.1.2 Anforderung einer Untersuchung

Der Neuroradiologe, der die Untersuchung indiziert, durchführt und befundet, muss grundsätzlich über die Beschwerden des Patienten informiert sein und eine Fragestellung vorliegen haben. Er soll schließlich nicht möglichst „schöne" Bilder erzeugen, sondern die Untersuchungsparameter so wählen, dass die klinische Frage des Neurologen so genau wie möglich und mit geringstmöglicher Strahlenexposition beantwortet wird.

MERKE

Zur Indikationsstellung und Untersuchungsplanung sind genaue klinische und anamnestische Informationen über den Patienten und eine Fragestellung zwingend erforderlich. Je genauer die Frage, desto präziser die Antwort!

21.1.3 Vorbereitung

Computer- und Magnetresonanztomografie Für die Untersuchung ist in der Regel keine spezielle Vorbereitung notwendig, es sind jedoch die allgemeinen Kontraindikationen (➤ Kap. 21.2.2, ➤ Kap. 21.3.3) zu beachten. Vor einer Kontrastmittelgabe sind die jeweiligen Verbrauchsinformationen der Medikamente zu beachten und ist der Einsatz jeweils unter Berücksichtigung von Nutzen und Risiko für den einzelnen Patienten abzuwägen.
Angiografie Zur Angiografie sollte ein aktuelles Labor mit Gerinnungswerten, Nierenfunktionswerten und ggf. Schilddrüsenwerten vorliegen. Die Normwerte sind vom jeweiligen Labor abhängig. Eine Thrombozytenfunktionshemmung und Antikoagulation mit Heparin kann je nach geplanter therapeutischer Maßnahme indiziert sein und sollte individuell mit dem Therapeuten besprochen werden.

21.1.4 Aufklärung

Jede diagnostische und therapeutische Maßnahme bedarf der Zustimmung des Patienten. Verantwortlich für die Aufklärung ist der die Untersuchung und Behandlung durchführende Arzt, das Aufklärungsgespräch selbst kann delegiert werden. Bei einer Notfalluntersuchung und nicht zustimmungsfähigen Patienten ist der mutmaßliche Wille des Patienten entscheidend.
Angiografie Die Patienten müssen rechtzeitig, d.h. in der Regel am Vortag, über den Eingriff, seine Risiken und alternative Methoden aufgeklärt werden und ihr Einverständnis erklären. Das Aufklärungsgespräch muss ausdrücklich den Hinweis auf das Schlaganfallrisiko mit der möglichen Folge einer bleibenden Behinderung oder eines lebensgefährlichen Zustands enthalten. Nach den derzeit gültigen Qualitätskriterien soll die Schlaganfallrate bei „normalen" Patienten unter 0,5% liegen und bei Patienten mit generalisierter Atherosklerose 1% nicht überschreiten. In der Aufklärung muss auf individuelle Risiken des Patienten, alternative Behandlungen und besondere Risiken von Interventionen hingewiesen werden.

21.2 Computertomografie

Die Computertomografie (CT) ist ein auf Röntgenstrahlen basierendes digitales Schnittbildverfahren, mit dem das Körperinnere überlagerungsfrei dargestellt werden kann. Sie ist in Deutschland flächendeckend verbreitet. Die Untersuchung dauert nicht lange und kostet relativ wenig. Auch schwer kranke oder verunfallte Patienten können dabei gut überwacht werden.

21.2.1 Technik

Prinzip

Technische Grundlagen Ein schmales Fächerbündel von Röntgenstrahlen durchdringt den Patienten aus verschiedenen Richtungen in einer Schichtebene. Hochempfindliche Detektoren registrieren dann für jede Projektion die durchdringende Strahlung und damit umgekehrt auch die Strahlenschwächung durch den Patienten. Aus den einzelnen Messdaten errechnet ein Computer die örtliche Schwächung der Röntgenstrahlung im Körper und ordnet dann im sichtbaren Abbild der Schicht, dem Schnittbild, einen Grauwert zu.
Mehrzeilen- und Spiral-CT Ältere CT-Geräte konnten immer nur eine Schicht nach der anderen untersuchen. Der Patient wurde dabei jeweils um die Schichtdicke im Computertomografen vorgeschoben. Moderne CT-Geräte können viele Schichten auf einmal aufnehmen (Mehrzeilen-CT), oder der Patient wird kontinuierlich während des Abtastvorgangs im Gerät vorgeschoben (Spiral-CT). Hierdurch verkürzt sich die Untersuchungsdauer – die reine Messzeit für eine vollständige Untersuchung des Kopfes in der CT beträgt nur wenige Sekunden.

Bildmatrix und Schichtdicke

Pixel und Voxel Das Schnittbild besteht aus einzelnen Bildpunkten (Pixel), die sich zu einer meist quadratischen Matrix von 256 × 256 bis 1.024 × 1.024 zusammensetzen. Jedes Pixel im Bild repräsentiert ein kleines Volumenelement (Voxel) der Körperschicht, die zusätzlich zur Längen- und Breitenausdehnung durch die Schichtdicke definiert ist. Die Auflösung des Bildes bzw. die Größe des einzelnen Volumenelementes hängt von der Matrix, der Messfeldgröße und der Schichtdicke ab. Mit modernen Computertomografen kann eine Auflösung bis unter 1/10 mm erreicht werden.
Schichtdicke Die übliche Schichtdicke bei Untersuchungen des Hirngewebes beträgt 4–8 mm, bei Orbitauntersuchungen 2 mm und bei Darstellung des Felsenbeins und der Schädelbasis unter 1 mm.

CT-Wert und Fenstereinstellung

Hounsfield-Einheit Als Maß für die Röntgenschwächung wurde der CT-Wert definiert und nach seinem Erfinder G. Hounsfield benannt. $CT = 1.000 \times (\mu_{Gewebe} - \mu_{Wasser}) \div \mu_{Wasser}$. Der CT-Wert (Hounsfield-Einheit HE) für Wasser beträgt also 0 HE. Für Luft ist er –1.000 HE, erreicht für die Kompakta des Knochens bis zu 2.000 HE und ist nach oben offen. Es lassen sich damit gut Luft, Fett, Wasser, Gewebe, Blut und Knochen differenzieren.
Fenster CT-Werte könnten zwar theoretisch 1:1 in Grauwerte umgerechnet werden, das menschliche Auge kann aber nur 40–100 Graustufen unterscheiden und wäre daher bei bis zu mehreren 1.000 Grauwerten überfordert. Es wird daher nicht

die gesamte Skala der CT-Werte dem Grauwertebereich zugeordnet, sondern je nach Fragestellung nur ein kleiner Ausschnitt, das sog. Fenster (➤ Abb. 21.1). Alle CT-Werte, die unterhalb dieses Fensters liegen, werden schwarz, alle, die oberhalb liegen, weiß dargestellt. Das Bild ist auf den CT-Wert-Bereich begrenzt, der für die Fragestellung erforderlich ist. Der abgebildete CT-Wert-Bereich wird durch die Lage („level"), also den mittleren Dichtewert, und die Weite des Fensters, also den CT-Wert-Bereich, bestimmt. Bei der Untersuchung des Gehirns wird ein „enges Fenster" bevorzugt, um auch kleine Dichteunterschiede des Hirnparenchyms, z.B. zwischen grauer und weißer Substanz, zu erkennen. Strukturen, die eine höhere Dichte als eine Referenzstruktur aufweisen, werden als „hyperdens" bezeichnet und erscheinen auf dem Bild hell. Strukturen, die weniger dicht sind, erscheinen dunkel und werden als „hypodens" bezeichnet. Veränderungen des Schädelknochens werden aus dem gleichen Datensatz in einem anderen, hieran adaptierten Fenster gesondert dargestellt. Gerade an der Grenze zwischen Hirnparenchym und Knochen können kleine Veränderungen (z.B. schmale subdurale Hämatome) besser durch eine individuelle Anpassung des Fensters herausgearbeitet werden.

Bildrekonstruktion

Bei der Bildrekonstruktion aus den Rohdaten kann zwischen verschiedenen Algorithmen gewählt werden, die das Verhältnis von Kontrastauflösung zu Ortsauflösung beeinflussen. Je höher die Ortsauflösung, desto geringer die Kontrastauflösung und umgekehrt. Bei sehr kleinen Strukturen wie dem Mittel- und Innenohr wird daher ein hochauflösender Algorithmus für den Ort gewählt. Kommt es hingegen auf eine gute Kontrastauflösung an, um z.B. kleine Dichteunterschiede des Hirnparenchyms zu erkennen, wählt man „glättende" Algorithmen, die die Ortsauflösung gering reduzieren.

Zur Vertiefung

2-D- und 3-D-Rekonstruktionen

Aus den Rohdaten der Untersuchung können in der Bildnachverarbeitung verschiedene 2-D- und 3-D-Rekonstruktionen erstellt werden.
Bei der **multiplanaren Reformation (MPR)** werden aus den Schichtstapeln Schnitte in beliebigen Raumrichtungen erstellt. Die Auflösung der rekonstruierten Schichten erreicht die Auflösung der Schichten des ursprünglichen Bildes, wenn die Kantenlänge der einzelnen Voxel in allen 3 Raumrichtungen gleich ist. Die MPR wird vor allem zur koronaren Darstellung der knöchernen Schädelbasis und zur sagittalen und koronaren Darstellung der Wirbelsäule verwendet.
Maximum-Intensitätsprojektionen (MIP) sind Volumendarstellungsverfahren, bei denen aus einem Untersuchungsvolumen jeweils der maximale CT-Wert in eine Betrachtungsebene projiziert wird. Damit werden kleine kontrastreiche Strukturen hervorgehoben, in der Neuroradiologie vor allem dann, wenn Gefäße mit der CT-Angiografie dargestellt werden sollen (➤ Abb. 21.2). Die Dichte in den Gefäßen wird dabei durch ein intravenös appliziertes Kontrastmittel angehoben und unterscheidet sich so vom umgebenden Hirnparenchym. Bei ischämischen Schlaganfällen können damit Gefäßverschlüsse und -stenosen oder bei einer Subarachnoidalblutung Aneurysmen nachgewiesen werden.
3-D-Oberflächenrekonstruktionen werden erstellt, indem Voxel gleicher Dichte zusammenhängend dargestellt und alle anderen Anteile ausgeblendet werden. Durch virtuelle Lichtquellen kann ein dreidimensionaler Bildeindruck entstehen. Diese Verfahren werden bei der Gefäß- und Knochendarstellung verwendet.
So schön manche Rekonstruktionen auch anzuschauen sein mögen, sie liefern grundsätzlich keine neuen Bildinformationen, sondern stellen nur die in den primären Schichtbildern vorhandenen Informationen mehr oder weniger verlustbehaftet anders dar. Es ist daher immer notwendig, die Quellbilder sorgfältig zu analysieren.

Partialvolumeneffekte und Artefakte

Der Grauwert des Pixels spiegelt die mittlere Dichte im erfassten Voxel wider. Befinden sich Gewebe mit stark unterschiedlicher Dichte in einem Voxel, werden die richtigen Dichtewerte lokal verfälscht. Dieser Partialvolumeneffekt tritt bei der CT des Kopfes insbesondere an der Schädelbasis auf, wo

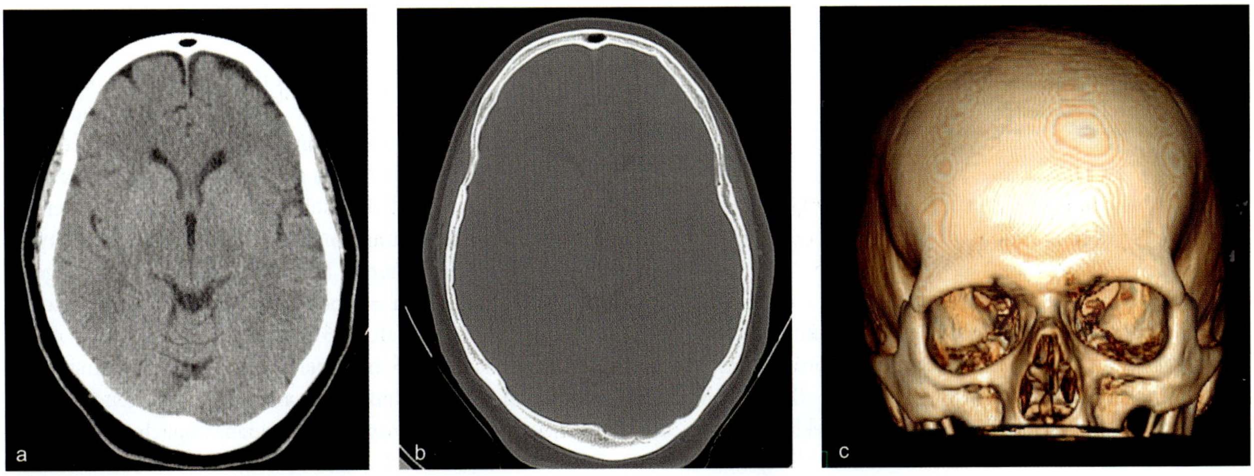

Abb. 21.1 CT des Kopfes. a Transversale Schicht im Weichteilfenster. **b** Knochenfenster. **c** 3-D-Darstellung.

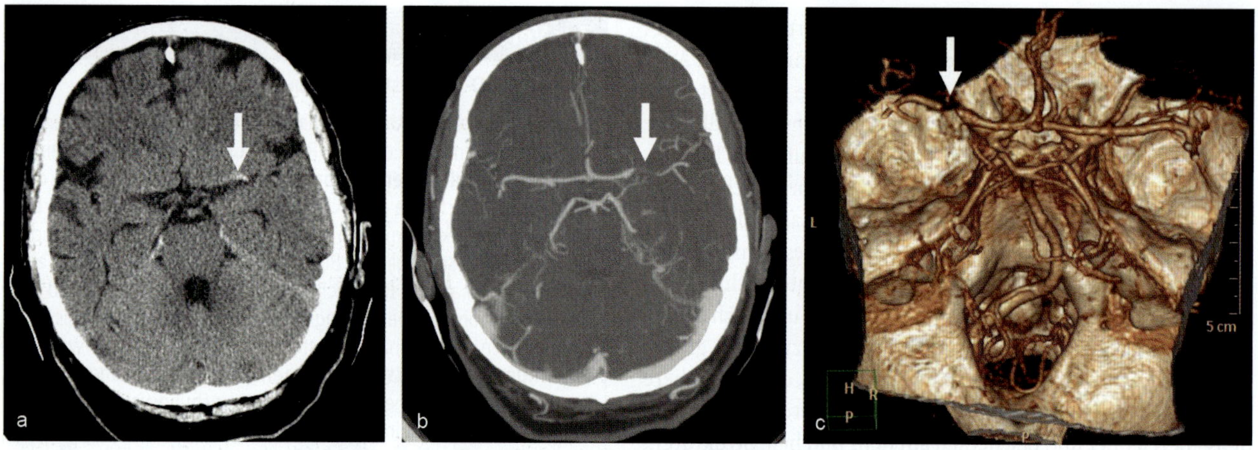

Abb. 21.2 CT des Kopfes bei Verschluss der A. cerebri media links. a CT des Kopfes im Weichteilfenster mit hyperdenser Darstellung der A. cerebri media. **b** CT-Angiografie in MIP-Rekonstruktion, Aussparung durch Thrombus. **c** 3-D-Darstellung der Gefäße mit Schädelbasis (wegen der 3-D-Rekonstruktion in seitenverdrehter Darstellung).

Hirnparenchym, Liquorraum und Knochen eng nebeneinanderliegen. An den Grenzen zwischen Strukturen sehr unterschiedlicher Dichte können streifige Artefakte entstehen, die eine Interpretation erschweren oder Läsionen des Hirnparenchyms vortäuschen können. In der CT des Kopfes sind hierdurch insbesondere der Hirnstamm und die unteren Anteile der Kleinhirnhemisphären und der Temporallappen oft nur eingeschränkt zu beurteilen. Erkrankungen, die manchmal nur kleine Dichteunterschiede des Hirnparenchyms verursachen, wie z.B. Herpesenzephalitis oder frische Hirninfarkte, können somit dem Nachweis entgehen oder vorgetäuscht werden.

Kontrastmittel-CT

Bei ungefähr einem Drittel der Patienten wird ein jodhaltiges Kontrastmittel intravenös verabreicht, das die Strahlenabsorption verstärkt. Beispielsweise heben sich damit Gefäße deutlicher vom übrigen Gewebe ab, sodass Verschlüsse der großen Gefäße sicher nachzuweisen sind. Ist die Blut-Hirn-Schranke gestört, tritt das Kontrastmittel aus dem Gefäßlumen in das Interstitium aus und reichert sich an (Enhancement). Hierdurch können insbesondere Tumoren besser abgegrenzt und charakterisiert werden.

MERKE

Die Anreicherung von Kontrastmittel im Gewebe wird als Enhancement bezeichnet.

Risiken Jodhaltige Röntgenkontrastmittel werden über die Nieren ausgeschieden, sodass sie bei Nierenfunktionsstörungen nicht oder nur nach entsprechender Vorbereitung durch Flüssigkeitsgabe eingesetzt werden dürfen. Darüber hinaus muss vor der Gabe eines Kontrastmittels geklärt werden, ob eine Schilddrüsenüberfunktion besteht oder allergische Reaktionen bei vorangegangenen Kontrastmittelgaben vorgekommen sind, damit eine entsprechende Begleitmedikation verordnet werden kann. Metformin muss vor der Gabe von Kontrastmittel abgesetzt werden (Kontraindikationen der Verbrauchsinformation).

Zur Vertiefung

Die Durchblutung des Gehirns kann mit der **Perfusions-CT** untersucht werden. Dazu werden – nach intravenöser Gabe eines Kontrastmittelbolus – wiederholt mit einer Frequenz von 0,5–2 Bildern/Sekunde Schichtaufnahmen an derselben Stelle erstellt. Die Dauer und Intensität des An- und Abflutens des Kontrastmittels wird in Parameterbildern des zerebralen Blutflusses, des zerebralen Blutvolumens und der mittleren Transitzeit des Kontrastmittels veranschaulicht. Hierdurch können z.B. die weniger durchbluteten Areale beim akuten ischämischen Schlaganfall frühzeitig erkannt werden. Mit derzeit üblichen CT-Geräten kann nur ein umschriebener Bereich des Gehirns erfasst werden, mit Geräten der neuesten Generation sind aber auch Perfusionsmessungen des gesamten Gehirns möglich.

21.2.2 Indikationen und Kontraindikationen

Die CT ist bei neurologischen Notfällen Methode der ersten Wahl. Die häufigsten Indikationen sind der ischämische und hämorrhagische Schlaganfall und das Schädel-Hirn-Trauma. In der Akutdiagnostik können größere raumfordernde Tumoren oder Liquorzirkulationsstörungen nachgewiesen werden. Zur näheren Einordnung von Läsionen des Hirnparenchyms, insbesondere bei Tumoren, Entzündungen und neurodegenerativen Erkrankungen ist aber meist eine Magnetresonanztomografie (MRT, ➤ Kap. 21.3) indiziert.

Insbesondere bei Schwangeren, Kindern und jungen Erwachsenen sollte die Indikation wegen der Strahlenexposition besonders kritisch überprüft und wenn möglich ein alternatives Verfahren (Ultraschall, MRT) eingesetzt werden.

Auf den Punkt gebracht

Computertomografie

- auf Röntgenstrahlen basierendes digitales Schnittbildverfahren
- wesentliche Indikation: neurologische Notfälle
- „Fenster" ist die Bezeichnung für den CT-Werte-Bereich, der als Grauwerte im Bild dargestellt wird
- durch Kontrastmittel heben sich Gefäße deutlicher vom übrigen Gewebe ab, sodass Verschlüsse der großen Gefäße sicher nachzuweisen sind; eine Anreicherung im Gewebe wird als Enhancement bezeichnet

21.3 Magnetresonanztomografie (MRT)

Wie die CT ist auch die MRT ein digitales Schnittbildverfahren, mit dem das Körperinnere überlagerungsfrei dargestellt werden kann. Bei der MRT werden jedoch keine Röntgenstrahlen, sondern ein starkes Magnetfeld und Hochfrequenzimpulse eingesetzt. Das Prinzip der Magnetresonanz (Magnetic Resonance, MR) ist seit 1946 bekannt und geht auf eine unabhängige Entdeckung von Bloch und Purcell zurück. Der physikalische Effekt wurde zunächst als spektroskopische Methode in der MRT-Spektroskopie ausgenutzt. Zu Beginn der 70er Jahre wurde dann aus der MRT-Spektroskopie die MR-Bildgebung entwickelt. Sie ist heute das wichtigste „Arbeitspferd" in der neuroradiologischen Diagnostik und zeichnet sich nicht nur durch den guten Kontrast zwischen weißer und grauer Hirnsubstanz aus, sondern auch durch die hohe Sensitivität gegenüber pathologischen Veränderungen.

21.3.1 Technik

Prinzip

Kernspin Atomkerne mit einer ungeraden Nukleonenzahl besitzen einen Drehimpuls, den sog. Kernspin. Für die MRT ist dabei insbesondere das Wasserstoffatom relevant, dessen Kern genau ein Proton enthält. Durch die positive Ladung entsteht mit dem Kernspin ein magnetisches Dipolmoment M_0, d.h., das sich drehende Wasserstoffproton ist eine Art Stabmagnet. Solange kein äußeres Magnetfeld angelegt wird, ist die Ausrichtung dieser „Magneten" beliebig und sie liegen ungeordnet im Körper vor.

Statisches Magnetfeld Wird ein äußeres, statisches Magnetfeld (B_0-Feld) angelegt, wirkt ein Drehmoment, das versucht, die Dipole entlang dieses Magnetfeldes auszurichten. Wegen des Eigendrehimpulses ist dies allerdings nicht möglich. Man erhält eine Situation analog der eines Kreisels im Schwerefeld der Erde, d.h., die Drehachse des Atomkerns beschreibt eine Kreisbewegung (Präzession) um die Richtung des äußeren Feldes. Die Frequenz dieser Bewegung nennt man Larmor-Frequenz, sie wird üblicherweise mit dem Symbol ω_0 abgekürzt. Aufgrund der Quantenmechanik gibt es genau zwei verschiedene Orientierungen der Drehachse, eine mehr in Richtung des äußeren Feldes, die andere entgegengesetzt. Zur Umorientierung ist die Absorption oder Emission eines Photons mit der Energie $E = h_{\omega 0}$ erforderlich (magnetische Kernresonanz). Ohne gezielte Einstrahlung dieser Frequenz stellt sich nach einer gewissen Zeit, die von der Längsrelaxationszeit T1 (s.u.) abhängt, das (thermische) Gleichgewicht ein, bei dem die Zustände mit höherer Energie etwas weniger häufig besetzt sind. Es ergibt sich daher eine Nettomagnetisierung in Richtung des Magnetfeldes (M_0).

Hochfrequenzimpulse Wenn zusätzlich zum statischen Magnetfeld ein elektromagnetisches Wechselfeld mit der Larmor-Frequenz eingestrahlt wird (z.B. erzeugt durch eine Sende-/Empfangsspule), bei dem die magnetische Komponente senkrecht zum statischen Feld B_0 steht, können die Wasserstoffprotonen einen Teil dieser Energie absorbieren (Kernresonanz, s.o.). Üblicherweise erfolgt die Einstrahlung nur für sehr kurze Zeit (< 10 ms), sodass man von Hochfrequenzimpulsen (HF-Impuls) spricht. Bleibt man bei dem im vorherigen Absatz beschriebenen Analogiemodell eines Kreisels im Schwerefeld, so bewirkt die magnetische Komponente des Wechselfeldes eine zweite überlagerte Präzessionsbewegung, die die Nettomagnetisierung M_0 aus der Richtung des äußeren Feldes herausdreht. Je nach Stärke und Dauer des angelegten Wechselfeldes ist die Auslenkung, d.h. der Winkel (sog. Flip-Winkel) zwischen Hauptmagnetfeld B_0 und der Magnetisierung M_0, unterschiedlich groß. Beispielsweise wird ein HF-Impuls, der dazu führt, dass M_0 senkrecht zu B_0 ausgerichtet wird, 90°-Impuls genannt. Nach einem 90°-Impuls beschreibt M_0 dann eine Kreisbewegung (Präzession) in der Ebene senkrecht (transversal) zum statischen Magnetfeld. Das damit verbundene elektromagnetische Wechselfeld kann mit einer geeigneten Spule (z.B. der oben genannten Sende-/Empfangsspule) detektiert werden.

T1- und T2-Zeit Nach dem Abschalten des Impulses nimmt die Quermagnetisierung (die transversale Komponente von M_0) ab und die Längsmagnetisierung nimmt zu, bis wieder der Ausgangswert erreicht ist. Für die Zunahme der Längsmagnetisierung müssen die Protonen die aufgenommene Energie wieder abgeben. Dies dauert je nach Gewebe (und anliegendem Magnetfeld B_0) unterschiedlich lange und wird über die sog. T1-Zeit (Längsrelaxation) charakterisiert. Eine Abnahme der Quermagnetisierung ist aber auch ohne Zunahme der Längsmagnetisierung möglich, indem z.B. die Energie auf einen benachbartes Proton übertragen wird, wobei die Phasenkohärenz der Präzessionsbewegung verloren geht. Immer weniger Protonen addieren sich dann zu einem gemeinsamen MR-Signal. Dieses Dephasieren folgt der Zeitkonstante T2 (Querrelaxation), die kürzer als T1 ist.

MERKE

Das entstehende MR-Signal hängt u.a. von der Protonendichte im Gewebe und von den gewebespezifischen T1- und T2-Zeiten ab. Um ein MR-Bild zu erhalten, sind viele Hochfrequenzimpulse nacheinander notwendig.

Ortcodierung Um schließlich noch zu wissen, von welchem Punkt des Gewebes das empfangene Resonanzsignal ausgeht, muss dieser Punkt codiert werden. Dazu bauen sog. Gradientenspulen ein zusätzliches Magnetfeld auf, das sich dem Hauptfeld überlagert. Es führt dazu, dass sich die Feldstärke in einer bestimmten Raumrichtung linear ändert, d.h., in Abhängigkeit von dieser Richtung liegt letztlich eine andere Feldstärke vor. Werden dann die Signale wiederholt mit systematisch modifizierten Feldgradienten aufgenommen und in ihre Frequenzbestandteile zerlegt (Fourier-Transformation), können letztlich die aufgenommenen Signale einem bestimmten Ortspunkt zugeordnet werden.

Sequenzen und Sequenzparameter

Sequenzen Pulssequenz oder Sequenz bezeichnet ein Programm, das die Anregung, Codierung und Datenakquisition steuert. In der Neuroradiologie werden vorrangig SE-Sequenzen (SE = Spinecho) eingesetzt, die jeweils für bestimmte Gewebekontraste optimiert sind. Die SE-Sequenz besteht aus einem 90°-Puls zur Anregung und einem zu einem definierten Zeitpunkt folgenden 180°-Puls. Aus technischen und/oder praktischen Gründen ist ein reiner T1-Kontrast oder T2-Kontrast meistens nicht möglich (s.u.; T1- und T2- Kontrast).

TR und TE TR ist die Zeit zwischen einem und dem nächsten Anregungspuls (90°-Puls der Spinecho-Sequenz). Diese **Wiederholungszeit TR** beeinflusst vor allem den T1-Kontrast. Ist TR kurz, werden nur die Protonen in Geweben mit kurzer T1-Zeit wieder nahezu den Ausgangswert der Längsmagnetisierung erreicht haben. Nur diese Gewebe werden dann bei der nächsten Anregung auch ein stärkeres MR-Signal erzeugen können und dementsprechend im Bild hell erscheinen. Die **Echozeit TE** ist die Zeit zwischen der Anregung und der Messung des MR-Signals. Sie beeinflusst vor allem den T2-Kontrast. Ist TE kurz, sind nur Protonen in Geweben mit kurzer T2-Zeit bereits weitgehend dephasiert und geben dementsprechend kaum noch ein Signal. Eine kurze T2-Zeit führt hier also zu dunklen Geweben.

TR und TE können vom Benutzer vorgegeben werden und dienen z.B. der Erzeugung bestimmter Kontraste, die die unterschiedlichen Relaxationszeiten verschiedener Gewebearten widerspiegeln. Die hohe Sensitivität der MR-Bildgebung liegt darin begründet, dass sich T1- und T2-Zeiten der verschiedenen Gewebe, aber auch von gesundem und pathologischem Gewebe unterscheiden (s.u.).

Bildgebung

T1-Kontrast Die Kontraste eines T1-gewichteten Bildes gründen vorwiegend auf unterschiedlichen T1-Zeiten der verschiedenen Gewebe, also auf der unterschiedlichen Längsrelaxation der Moleküle in diesen Geweben. Für ein T1-gewichtetes Bild wählt man am günstigsten eine Wiederholungszeit TR, die ungefähr der durchschnittlichen T1-Zeit der wichtigsten zu untersuchenden Gewebetypen entspricht (TR = 500–800 ms). Für die zerebrale Bildgebung sind die T1-Zeiten der grauen und weißen Substanz entscheidend, um einen guten Kontrast dieser Gewebekomponenten zu erzielen. Bei 1,5 Tesla beträgt die T1-Zeit der weißen Hirnsubstanz ungefähr 0,7 s und die der grauen Hirnsubstanz ungefähr 0,9–1,2 s, während die T1-Zeit des Liquors bis 4 s lang ist.

MERKE

Für Gewebe mit kurzer T1-Zeit erhält man starke Signale, sodass sich die weiße Hirnsubstanz heller als die graue Substanz darstellt (➤ Abb. 21.3a, ➤ Tab. 21.1) und Liquor dunkel erscheint. Die Echozeit TE muss für ein T1-gewichtetes Bild so kurz wie möglich gewählt werden, um den Einfluss unterschiedlicher T2-Zeiten gering zu halten.

T2-Kontrast Die Kontraste eines T2-gewichteten Bildes werden vorwiegend durch die unterschiedlichen T2-Zeiten der verschiedenen Gewebe bestimmt (➤ Abb. 21.3b), also durch die unterschiedliche Querrelaxation der Moleküle in diesen Geweben. Bei langem TE (z.B. 90 ms) ist die Phasenkohärenz in Geweben mit kurzer T2-Zeit nahezu zerstört, d.h., sie haben eine geringere Signalhöhe des Spinechos als Gewebe mit langer T2-Zeit. Die T2-Zeiten des Hirngewebes liegen bei 60–100 ms und die des Liquors bei ca. 1,5 s. Lange TR-Zeiten verringern den Einfluss der longitudinalen Relaxation (➤ Tab. 21.1).

Protonenkontrast Lange TR-Zeit und kurzes TE vermindern den Einfluss der T1- und T2-Zeiten auf die MR-Signale. Der verbleibende Signalunterschied wird somit vorwiegend durch die Protonendichte der Gewebe bestimmt (➤ Abb. 21.3c). Die protonengewichteten Sequenzen sind in der zerebralen Bildgebung zurzeit weitgehend durch die FLAIR-Sequenzen ersetzt worden.

MERKE

- T1-Kontrast: kurze TR und TE
- T2-Kontrast: lange TR und TE
- Protonenkontrast: lange TR, kurze TE

FLAIR FLAIR-Sequenzen (FLAIR = „fluid attenuated inversion recovery“) unterscheiden sich von den T2-gewichteten Sequenzen dadurch, dass vor dem 90°-Anregungspuls ein Präparationspuls geschaltet wird, der die gesamte Magnetisierung invertiert. Dadurch werden die hellen Signale des Liquors unterdrückt (➤ Abb. 21.4).

MERKE

FLAIR-Sequenzen sind vorwiegend T2-gewichtete Sequenzen, bei denen die Liquorsignale unterdrückt werden. Sie sind Teil jeder MR-Standarduntersuchung, wobei sich die FLAIR als „Suchsequenz“ für pathologische Hirnparenchymveränderungen bewährt hat.

Gradientenecho Durch Feldgradienten kann man das Signal dephasieren und refokussieren (den Phasenverlauf invertieren). In diesem Fall spricht man von Gradientenechos (GE). GE-Sequenzen werden zur schnellen Bildgebung gezählt und

21

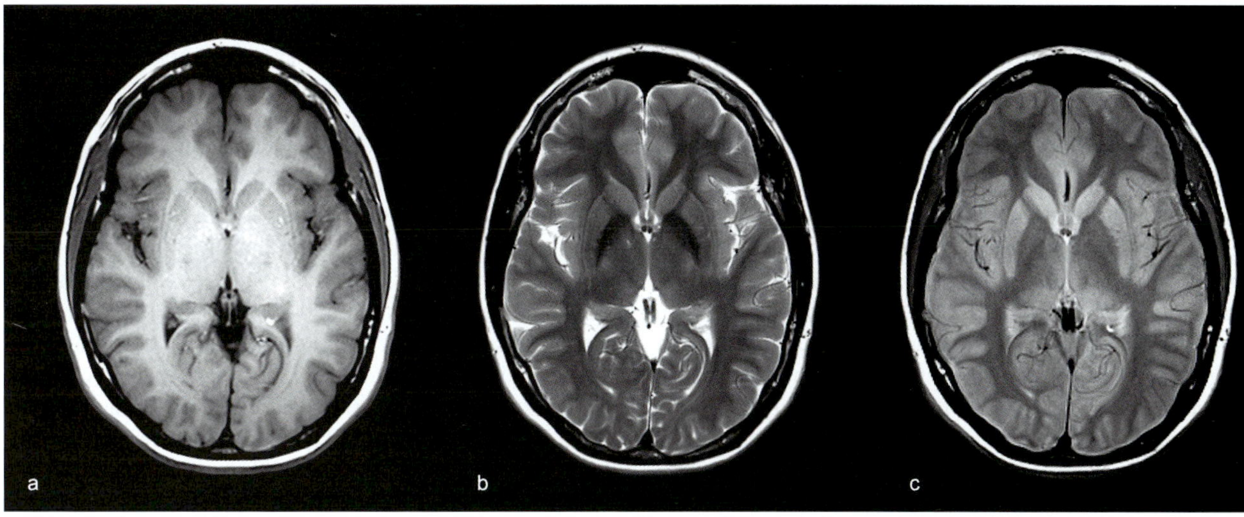

Abb. 21.3 Kontraste in der MRT, dargestellt an 3 transversalen MR-Schichten in Höhe der Stammganglien. **a** Auf dem T1-gewichteten Bild (TR = 600, TE = 12) ist der Liquor dunkel (hypointens) und das Marklager signalreich abgebildet. Die graue Substanz des Rindenbandes und der Stammganglien kommt gegenüber der weißen Substanz hypointenser (dunkler) zur Darstellung. **b** Auf dem T2-gewichteten Bild (TR = 4.000, TE = 102) ist der Liquor hyperintens, die weiße Substanz ist gegenüber der grauen Substanz signalärmer (dunkler). **c** Auf dem protonengewichteten Bild (TR = 4.000, TE = 15) sind Strukturen mit hoher Protonendichte (Liquor, graue Substanz) signalreicher als die weiße Substanz mit geringerer Protonendichte.

Tab. 21.1 Signalintensitäten im MRT-Bild.

Gewebe/Befund	T1-Kontrast	T2-Kontrast
Liquor	hypointens	hyperintens
frische Blutung	hypo- bis isointens	hyperintens
1–2 Wochen altes Blut	hyperintens	hypo- bis hyperintens
Ödem	hypointens	hyperintens
Kontrastmittel	hyperintens	–

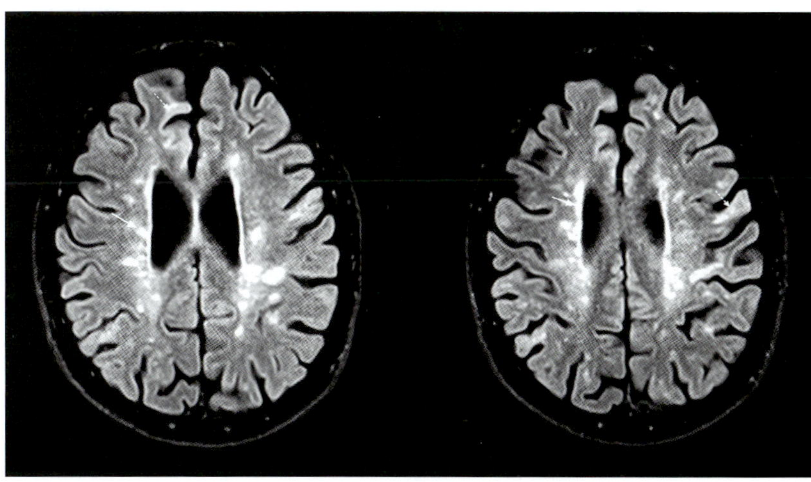

Abb. 21.4 FLAIR-Sequenz bei 2 transversalen Schichten eines Patienten mit multipler Sklerose. Liquor ist signalarm (hypointens), die Läsionen gegenüber dem übrigen Hirnparenchym signalreich (hyperintens) abgebildet. Läsionen sind unmittelbar angrenzend an die Seitenventrikel zu erkennen (Pfeile), aber auch im direkt subkortikalen Marklager, die zum Teil auch das angrenzende Rindenband beteiligen (gestrichelte Pfeile).

sind gekennzeichnet durch kurze Wiederholungszeiten TR und Anregungswinkel kleiner als 90°. Spin-Dephasierungen, die durch Inhomogenitäten des Magnetfeldes und Unterschiede in den Magnetisierungseigenschaften (Suszeptibilität) innerhalb des Gewebes entstehen, werden beim GE (im Gegensatz zum SE) nicht refokussiert, wodurch diese artefaktanfälliger gegenüber solchen Dephasierungsmechanismen sind. T2-gewichtete GE-Sequenzen werden auch T2*-Sequenzen genannt. Diese Sequenzen sind besonders geeignet, um Blutbestandteile (z.B. in Kavernomen), vermehrte Eisenablagerungen und Verkalkungen nachzuweisen.

Kontrast bei pathologischen Hirnprozessen Bei den meisten pathologischen Hirnprozessen bildet sich ein Ödem und/oder es entstehen narbige Veränderungen (Gliosen). Verallgemeinernd nehmen T1- und T2-Zeiten dabei zu, d.h., in T1-gewichteten Bildern ist das Signal im Vergleich zum normalen Hirngewebe gleich (isointens) oder vermindert (hypointens), während es in T2- und protonengewichteten Sequenzen sowie in den FLAIR-Sequenzen zunimmt (hyperintens). Mit Liquor gefüllte Hirnsubstanzdefekte hingegen verhalten sich wie der Liquor selbst.

Kontrastmittel Die Blut-Hirn-Schranke verhindert, dass sich die in der Routine angewandten Kontrastmittel im Hirngewebe anreichern. Das gilt allerdings nicht für die Meningen, den Plexus choroideus und die zirkumventrikulären Organe wie die Hypophyse und die Zirbeldrüse, weil deren Blutversorgung nicht durch die Blut-Hirn-Schranke limitiert ist. Bei einigen pathologischen Prozessen (z.B. Tumoren, Entzündungen, subakuten Infarkten oder Blutungen) ist die Blut-Hirn-Schranke gestört, sodass auch in diesen Fällen Kontrastmittel ins Hirngewebe gelangt. Die in der Routine eingesetzten Kontrastmittel enthalten ein Element aus der Gruppe der seltenen Erden, das Gadolinium (Gd). Es ist nicht toxisch, weil es an Chelate (z.B. DTPA, DOTA) gebunden ist. Gd ist paramagnetisch und verkürzt die Relaxationszeiten T1 und T2. Für geringe Kontrastmittelkonzentrationen (z.B. 0,5 mol/kgKG) ist der T1-Effekt maßgebend, der eine deutliche Zunahme der Signalintensität in T1-gewichteten Sequenzen bewirkt.

MR-Spezialuntersuchungen in der Neuroradiologie

Neben den Sequenzen, die die Struktur des normalen Gehirns und der pathologischen Prozesse abbilden, können durch spezielle Techniken funktionelle und dynamische Prozesse des Gehirns dargestellt werden.

Diffusionsgewichtete Sequenzen

In diffusionsgewichteten Sequenzen (DWI = „diffusion weighted imaging") kann man beispielsweise Infarktbereiche im Gehirn schon zu einem sehr frühen Zeitpunkt erkennen (Hirninfarktdiagnostik).

Prinzip Die freie (ungerichtete) Bewegung der Wassermoleküle innerhalb des Gewebes nennt man Diffusion. Das Maß der Diffusion wird „apparent diffusion coefficient" (ADC) genannt. Es trägt die Einheit m^2/s.

Ergebnisse Regionen mit starker Diffusionseinschränkung grenzen sich durch eine Signalzunahme relativ zu anderen Bereichen des Gehirns ab. Beim akuten ischämischen Hirninfarkt entstehen ein zytotoxisches Ödem und damit eine Flüssigkeitsverschiebung vom Extra- zum Intrazellularraum, was zu einer Einschränkung der Diffusion führt. Physiologischerweise sind vor allem die Axone und ihre Myelinscheiden in der weißen Hirnsubstanz starke Diffusionsbarrieren quer zur Ausrichtung dieser Fasern, womit die Diffusion eine Vorzugsrichtung entlang der Faserbahnen bekommt (anisotrope Diffusion). Diese Anisotropie kann man ausnutzen, um indirekt Faserbahnverläufe der weißen Hirnsubstanz darzustellen (sog. Diffusionstensor-Bildgebung).

MERKE

Neben dem akuten ischämischen Hirninfarkt stellen sich v.a. Abszesse und Epidermoide sehr signalreich in der DWI dar.

Perfusions-MRT

Prinzip Die Hirnperfusion kann mit verschiedenen MR-Techniken gemessen werden. Diese Techniken verwenden jeweils eigene Markierungsverfahren für das intravasale Blut (Labeling) und spezielle mathematische Modelle für die Auswertung. Damit sind ihre Ergebnisse nicht oder nur schwer vergleichbar. Am häufigsten kommen schnelle suszeptibilitätsgewichtete Messtechniken (s.u.) zur Anwendung, bei denen wie in der Perfusions-CT ein Kontrastmittelbolus gespritzt und das An- und Abfluten des Kontrastmittels gemessen wird. Der hierbei messbare Signalabfall ist annähernd proportional zur Kontrastmittelkonzentration und erlaubt unter Verwendung der Indikatorverdünnungsmethode eine Berechnung verschiedener Perfusionsparameter. Diese Parameter werden für jedes Messvolumen (Voxel) berechnet und können in Parameterkarten bildlich dargestellt werden.

Ergebnisse Die Perfusions-MRT spielt vor allem in der Diagnostik von zerebrovaskulären Erkrankungen und von Hirntumoren eine Rolle. Entscheidende Parameter sind die Zeit bis zur Spitze des Signalabfalls (TTP = „time to peak"), die mittlere Passagezeit im Kapillarbett (MTT = „mean transit time"), das regionale zerebrale Blutvolumen (rCBV = „cerebral blood volume") und der regionale zerebrale Blutfluss (rCBF = „cerebral blood flow").

Zur Vertiefung

Die magnetische **Suszeptibilität** gibt das Ausmaß der Magnetisierbarkeit von Materie in einem externen Magnetfeld an. Paramagnetische Materialen (z.B. Gadolinium) weisen eine positive magnetische Suszeptibilität auf, d.h., sie magnetisieren sich in einem externen Magnetfeld und verstärken dieses lokal. Der paramagnetische Effekt des Deoxyhämoglobins wird zur funktionellen Bildgebung genutzt, Methämoglobin ist sogar superparamagnetisch. Diamagnetische Materialien (z.B. Kalzium, Luft) besitzen eine sehr schwache oder negative Suszeptibilität und schwächen das Magnetfeld lokal ab. An Grenzflächen von Materialien unterschiedlicher Magnetisierbarkeit entstehen Suszeptibilitätsartefakte.

MR-Angiografie (MRA)

Prinzip Die MRA-Verfahren beruhen überwiegend auf GE-Sequenzen. Im Unterschied zu anderen gefäßdarstellenden Techniken (digitale Subtraktionsangiografie [DSA], CT-Angiografie [CTA]) benötigen die meisten MRA-Verfahren kein Kontrastmittel, da die durch den Blutfluss hervorgerufenen Signal- oder Phasenveränderungen der Protonen zur Erstellung eines Gefäßbildes herangezogen werden. Bei der **CE-MRA** (CE = „contrast enhanced") hingegen wird die T1-Zeit des Blutes durch die Gabe eines paramagnetischen Kontrastmittels verkürzt und damit der T1-Kontrast verstärkt.

Ergebnisse Mit der MRA können sowohl Arterien als auch die venösen Blutleiter dargestellt werden. Die CE-MRA hat den Vorteil einer hohen zeitlichen Auflösung bei jedoch gegenüber der DSA noch deutlich verminderter räumlicher Auflösung.

MR-Spektroskopie (MRS)

Prinzip Bei der **^{1}H-MRS** wird wie bei der ^{1}H-MRT die magnetische Resonanz der Wasserstoffatomkerne bei einer Radiowellenfrequenz von 42,5764 MHz/T gemessen (Resonanzfrequenz); bei der **^{31}P-MRS** nutzt man die magnetische Resonanz der Phosphorkerne (17,24 MHz/T). Abhängig von der chemischen Bindung des betrachteten Atomkerns kommt es zu einer weiteren Veränderung der Resonanzfrequenz, die in der Größe von bis zu 1.000 Hz liegt, z.B. liegen die Signale bei 3 Tesla in einem Bereich von 127,7 ± 0,001 MHz. Dieser geringe Unterschied reicht zur Unterscheidung vieler Stoffwechselprodukte (Metaboliten) aus.

Ergebnisse Mit der MRS können nichtinvasiv Stoffwechselveränderungen des Gehirns in vivo gemessen werden. Die spektroskopische Bildgebung (MRSI = „MRS Imaging“) misst simultan verschiedene Hirnareale. Die Messwerte werden computergestützt ausgewertet und zeigen dann, wie die Konzentration der einzelnen Metaboliten über die Hirnareale verteilt ist. Die MRS kann zusätzliche Informationen über Stoffwechselerkrankungen des Gehirns, aber z.B. auch über Tumoren liefern (➤ Abb. 21.5). Kombiniert man ^{1}H-MRS und ^{31}P-MRS, lassen sich Störungen des zellulären Energiestoffwechsels und Funktionsänderungen der Nervenzellen und des Nervenstützgewebes feststellen.

21.3.2 Beispiele aus der Klinik

Glioblastom

Das Glioblastom ist ein sehr gefäßreicher Tumor, bei dem die Blut-Hirn-Schranke der neu gebildeten Tumorgefäße defekt ist. Daher reichert der Tumor deutlich Kontrastmittel an (➤ Abb. 21.6), was aufgrund der T1-Zeit-Verkürzung des Gadoliniums als starke Signalsteigerung zu erkennen ist. Die FLAIR-Sequenz ist zudem empfindlich für Signalveränderungen an der Grenze zum signalunterdrückten Liquor, wie sie in ➤ Abb. 21.6 durch die ependymale Tumoraussaat entlang der Wand des linken Seitenventrikels bis in den medialen Thalamus nachzuweisen sind. Das sehr signalreiche Binnensignal des Glioblastoms in der T2-Wichtung und FLAIR-Sequenz demarkiert die für das Glioblastom typische Nekrose, wobei das

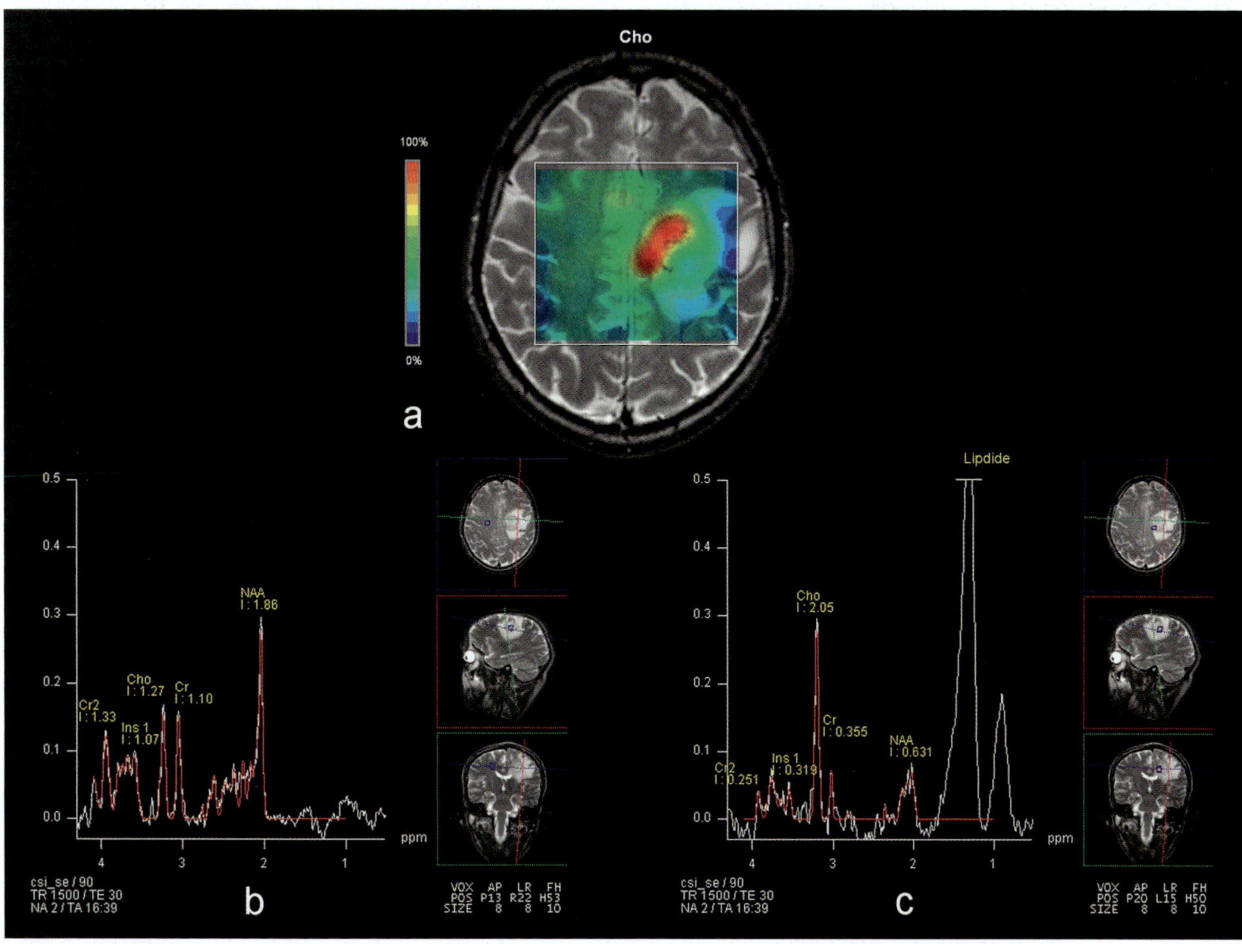

Abb. 21.5 Spektroskopische Bildgebung. a Signalintensitätsverteilung des Metaboliten Cholin (Cho) als Marker des Zellmembranumsatzes bei einem Glioblastom. **b** Im Spektrum des gesunden Marklagers dominiert die Signalintensität des N-Acetylaspartats (NAA) als Marker des normalen neuronalen Gewebes. **c** Im Tumorspektrum ist das NAA deutlich niedriger, während die Signalintensität des Cho durch die gesteigerte Tumorzellproliferation erhöht ist. Die Lipidpeaks entstehen durch Zellnekrose und sind bei unbehandelten Gliomen ein Zeichen der Malignität.

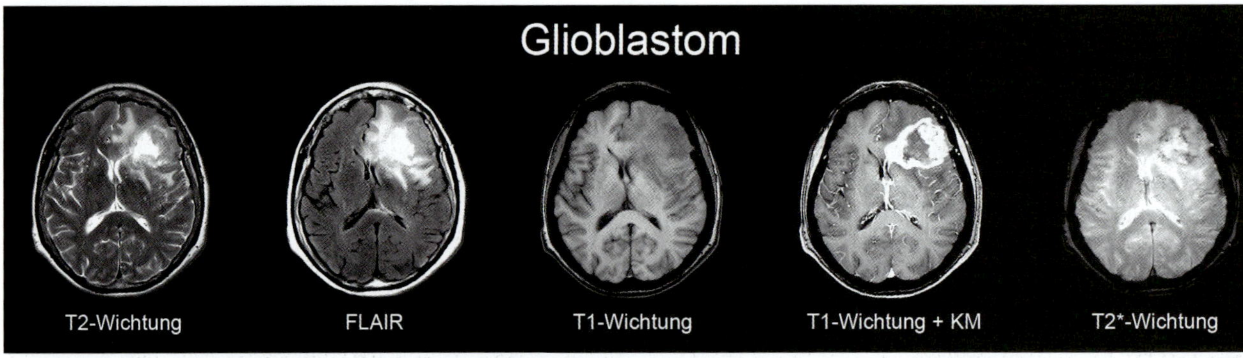

Abb. 21.6 Patient mit Wesensänderung bei Raumforderung links frontal. Der Tumor reichert deutlich Kontrastmittel an. Zudem reichert auch das Ependym im linken Seitenventrikel als Zeichen einer ependymalen Tumorausdehnung Kontrastmittel an. Die nachfolgende Operation erbrachte die Diagnose eines Glioblastoms.

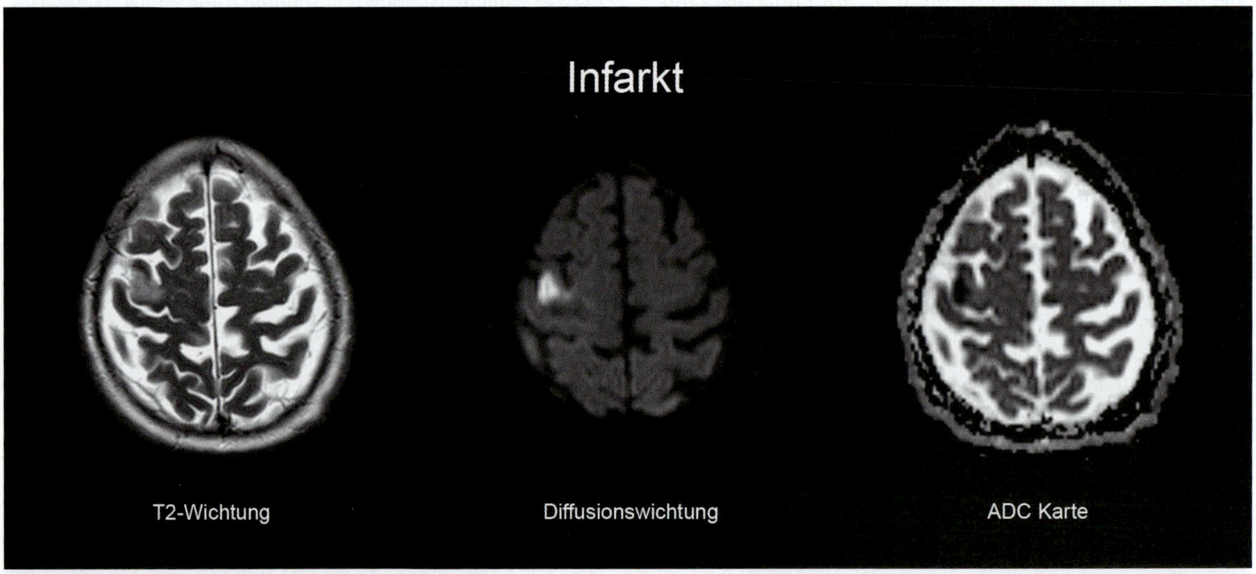

Abb. 21.7 Patient mit akuter Lähmung der linken Hand. Im primär-motorischen Handareal des Gyrus precentralis ist ein frischer kortikaler Infarkt nachweisbar.

21

Signal der FLAIR durch Zellreste und höheren Proteingehalt im Gegensatz zum Liquor nicht mehr unterdrückt wird.

Intrazerebrale Ödeme

In der T2-Wichtung und in der FLAIR-Sequenz werden intrazerebrale Ödeme hyperintens dargestellt. Ödeme können vasogen (Tumor, Entzündung, Blutung) oder zytotoxisch (frische Ischämie, ➤ Abb. 21.7) entstanden sein. Zytotoxische Ödeme sind in der Diffusionsbildgebung an der deutlichen Signalsteigerung und in der ADC-Karte an den entsprechend erniedrigten ADC-Werten zu erkennen.

Intrazerebrale Blutung

Die frische intrazerebrale Blutung kann in den normalen Spinechosequenzen wie eine inhomogene Raumforderung aussehen (➤ Abb. 21.8) und sich erst in der suszeptibilitätsempfindlichen T2*-gewichteten Gradientensequenz durch die Signalabsenkung zu erkennen geben. Auch die lakunäre Läsion links periventrikulär weist in T2*-Wichtung eine auf ältere Blutungsresiduen verdächtige Signalabsenkung auf. Die frische Blutung ist in die Ventrikel eingebrochen, erkennbar an den Signalabsenkungen entlang der Ventrikelwand in T2*-Wichtung und an den Blut-Flüssigkeitsspiegeln des sedimentierten Blutes in den Hinterhörnern. Frisches Blut stellt sich zudem in der Diffusionswichtung oft inhomogen und zum Teil signalgesteigert dar, da auch die Blutung die Protonendiffusion einschränken kann.

21.3.3 Indikationen und Kontraindikationen

Indikationen Zur Untersuchung des Hirnparenchyms, insbesondere bei neurovaskulären Erkrankungen, Tumoren, Entzündungen und neurodegenerativen Erkrankungen, ist die MRT die Methode der Wahl. Dabei hat sie gegenüber anderen

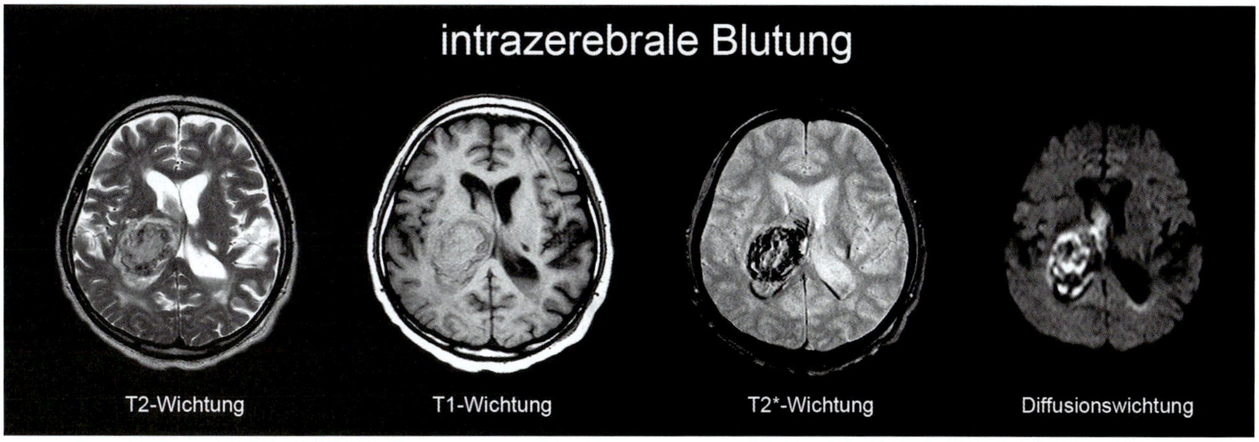

Abb. 21.8 Patient mit akuter Halbseitenlähmung. Die MRT wird unter dem Verdacht auf einen frischen Hirninfarkt durchgeführt.

bildgebenden Verfahren (CT) den Vorteil, nicht mit ionisierenden Strahlen zu arbeiten.

Kontraindikationen Dennoch gibt es Kontraindikationen, die zwingend beachtet werden müssen (s.u.). Zu den relativen Kontraindikationen gehört das erste Trimenon der Schwangerschaft. Bei Klaustrophobie ist bei entsprechender Indikation eine Untersuchung in Sedierung/Narkose möglich. Für künstliche Herzklappen und andere Fremdmaterialien (Coils, Clips, Shuntsysteme) muss ihre MR-Tauglichkeit unter Berücksichtigung der Magnetfeldstärke beim Hersteller erfragt werden. Make-up mit metallhaltigen Farbpigmenten sollte vor der MR-Untersuchung entfernt werden.

Auf den Punkt gebracht

Magnetresonanztomografie

- digitales Schnittbildverfahren zur überlagerungsfreien Darstellung des Körperinneren
- wesentliche Indikationen: neurovaskuläre Erkrankungen, Tumoren, Entzündungen und neurodegenerative Erkrankungen
- T1-Zeit = Längsrelaxation, im T1-Kontrast sind der Liquor, Ödeme und die graue Substanz hypointenser als die weiße Substanz, eine frische Blutung nahezu isointens, subakutes Blut und Kontrastmittel hyperintens
- T2-Zeit = Querrelaxation, im T2-Kontrast ist die weiße Substanz hypointenser als graue Substanz, Liquor, Ödeme und eine frische Blutung hyperintens

Aus Patientensicht

Magnetresonanztomografie

Vorteile der MRT

Bei Beachtung der Gegenanzeigen ist die MRT nicht gesundheitsschädlich, weil sie gegenüber anderen bildgebenden Verfahren (CT) keine ionisierenden Strahlen verwendet.

Belastungen durch die MRT

Bei Platzangst kann der Aufenthalt in der Magnetröhre Beklemmungsgefühle auslösen.

Der Körper wird im MRT verschiedenen physikalischen Einflüssen ausgesetzt:

- einem sehr starken statischen Magnetfeld mit dem 20.000- bis 60.000-Fachen der Erdanziehungskraft
- gepulsten elektromagnetischen Wellen im Radiofrequenzbereich (106–108 Hz), wodurch es zu einer gewissen Wärmeentwickung kommen kann
- magnetischen Wechselfeldern, die in elektrischen Leitern und damit auch in biologischem Gewebe Ströme induzieren und dadurch zu Hautempfindungen und gelegentlich zu Muskelkontraktionen führen, die jedoch in keiner Weise gesundheitsschädlich sind
- sehr lauten Klopfgeräuschen und spürbaren Vibrationen (Ohrstöpsel oder Kopfhörer und Schaumstoffkissen für die Ohren sind Vorschrift).

Kontraindikationen

Auf magnetisierbare Metalle wirken im Magnetfeld starke magnetische Kräfte, außerdem können in leitfähigen Materialien Wirbelströme induziert werden, die zu einer Erwärmung führen können.

Daher müssen Patienten von der Untersuchung ausgeschlossen werden, bei denen sich folgende Fremdkörper im Körper befinden:

- elektronische Geräte (z.B. Herzschrittmacher, Kochleaimplantate, implantierte Insulinpumpen oder Neurostimulatoren), weil sie beschädigt werden können
- Metallteile (z.B. Spirale, Metallprothese, ferromagnetische Gefäßclips, Granatsplitter), insbesondere in Auge oder Gehirn, da es zu einer Erwärmung oder „Wanderung" im Gewebe kommen kann
- Herzschrittmacher und implantierte Defibrillatoren, da sie in ihrer Funktion gestört werden können und ihre Reizschwelle ansteigen kann
- größere, nicht abnehmbare Piercings aus magnetischen Materialien, große oder schleifenförmig angeordnete Tätowierung (metallhaltige Farbpigmente, die Hautverbrennung bis II. Grades hervorrufen können), permanentes Make-up.

Relative Kontraindikationen sind das erste Trimenon der Schwangerschaft und Platzangst.

Implantate

Viele Implantate wie künstliche Herzklappen und andere Fremdmaterialien (Coils, Clips, Shuntsysteme) sind vom Hersteller auf ihre MR-Tauglichkeit unter Berücksichtigung der Magnetfeldstärke geprüft worden. Für viele Implantate gibt es daher einen Pass, der diese wichtigen Informationen enthält. In Notfallsituationen kann das Mitführen eines solchen Passes entscheidend sein, um eine dringende MR-Untersuchung durchführen zu können.

Vorbereitung
Vor der Untersuchung müssen entfernt werden:
- externe Pumpen (z.B. Insulinpumpen)
- Make-up mit metallhaltigen Farbpigmenten
- Zahnprothesen
- Bügel-BHs, Ohrringe, Piercings und andere metallhaltige Kleidungsstücke bzw. Gegenstände.

21.4 Angiografie

Die zerebrale Angiografie ist eine invasive diagnostische Maßnahme zur Darstellung der hirnversorgenden Gefäße.

21.4.1 Technik

Zugang Für die Untersuchung werden meist die A. femoralis oder die A. brachialis punktiert. Dazu wird die Haut an der Punktionsstelle desinfiziert, die Umgebung der Punktionsstelle steril abgedeckt und zunächst eine Lokalanästhesie der Umgebung des zu punktierenden Gefäßes durchgeführt. Dann wird die Arterie punktiert, ein Draht im Gefäß vorgeschoben und über diesen eine Einführungsschleuse platziert (Seldinger-Technik).

Arteriendarstellung Bevor die Untersuchung beginnt, sollte bereits feststehen, welche Gefäße dargestellt werden müssen, um die klinische Fragestellung zu beantworten. Das Risiko der Untersuchung und die Strahlendosis müssen so klein wie möglich gehalten werden, daher gilt: möglichst wenig Gefäße und Aufnahmeserien, jedoch genug, um die Fragestellung beantworten zu können (➤ Abb. 21.9). Die meisten hirnversorgenden Arterien lassen sich selektiv mit einem 4F- oder 5F-Vertebraliskatheter und einem gebogenen, gleitbeschichteten Draht sondieren. Gefäßwandverletzungen müssen beim Sondieren vermieden werden, daher dürfen Draht und Katheter nicht gegen Widerstand vorgeschoben werden. Bei Gefäßelongationen des Aortenbogens und spitzwinkligen Gefäßabgängen können Katheter mit stärker gebogener Spitze wie „Headhunter" und „Sidewinder" notwendig sein. Um eine Thrombenbildung im Katheter zu vermeiden, hat sich eine Dauerspülung des Katheters bewährt. Um die Gefäße letztendlich darzustellen, werden über den Katheter 4–8 ml Kontrastmittel injiziert. Die Geschwindigkeit der Injektion wird an den Fluss im sondierten Gefäß angepasst.

DSA Die Darstellung erfolgt heute als digitale Subtraktionsangiografie (DSA). Hierzu wird zunächst eine sog. „Leeraufnahme" angefertigt und danach die identische Aufnahmeprojektion mit Kontrastmittelfüllung der Gefäße aufgenommen. Nun werden beide Aufnahmen digital voneinander subtrahiert, sodass die Überlagerung durch knöcherne Strukturen wegfällt und die kontrastierten Gefäße übrig bleiben.

3-D-Darstellung Mit der 3-D-Rotationsangiografie können die Gefäße dreidimensional abgebildet werden. Hierzu errechnet ein Computer aus einzelnen Röntgenaufnahmen in verschiedenen Projektionen – die Röntgenröhre rotiert hierbei um den Patienten – ein dreidimensionales Bild. Damit können besonders gut Aneurysmen vermessen und ihre Konfiguration und Lage zum Trägergefäß analysiert werden.

21.4.2 Endovaskuläre Therapie

Mit einer endovaskulären Therapie lassen sich Hirngefäße wieder eröffnen oder verschließen. Ein Verschluss von Gefäßen ist bei arteriovenösen Malformationen, duralen Fisteln und Aneurysmen indiziert, eine Gefäßeröffnung bei Stenosen und akuten Gefäßverschlüssen. Endosvaskuläre Therapien sollten generell spezialisierten Zentren mit neuroradiologischer Expertise vorbehalten bleiben.

Aneurysmen

Krankheitsbild Intrakranielle Aneurysmen sind kleine Gefäßaussackungen, die bevorzugt an den Gefäßen der Hirnbasis lokalisiert sind. Die Wand der Gefäße ist an den Stellen der Aussackungen geschwächt und kann leicht rupturieren. Wenn dies geschieht, ergießt sich das Blut in den Subarachnoidalraum. Diese Subarachnoidalblutung kommt zunächst von alleine zum Stehen, aber die Gefahr einer erneuten Blutung beträgt über 50% und ist in den ersten Tagen am höchsten.

Therapie Um eine solche erneute Blutung zu vermeiden, kann das Aneurysma endovaskulär mit kleinen Metallspiralen (Coils) verschlossen werden. Hierzu wird ein Mikrokatheter vorsichtig bis in das Aneurysma vorgeschoben und dieses sukzessive durch kleine Metallspiralen ausgestopft (➤ Abb. 21.10). Das Trägergefäß, an dem das Aneurysma lokalisiert ist, soll hierbei offen bleiben. Bei breitbasigen Aneurysmen kann zusätzlich ein Stent oder ein Ballonkatheter, der temporär im Trägergefäß aufgeblasen wird, helfen, die Coils sicher im Aneurysma zu verankern. Die endovaskuläre Therapie von Aneurysmen ist der Operation (falls beide Verfahren technisch möglich sind) wegen der geringeren Morbidität und Mortalität, überlegen.

Prophylaxe Wird ein Aneurysma zufällig entdeckt, muss entschieden werden, ob es sinnvoll ist, das Aneurysma zu verschließen. Das hängt von der Größe und Lage des Aneurysmas und damit von seiner spontanen Rupturrate ab, aber auch vom Alter des Patienten und von der Komplikationsrate des Eingriffs. Ein Nutzen ist besonders bei jüngeren Patienten mit Aneurysmen über 5–7 mm zu erwarten, es ist aber immer eine individuelle Beratung des Patienten notwendig.

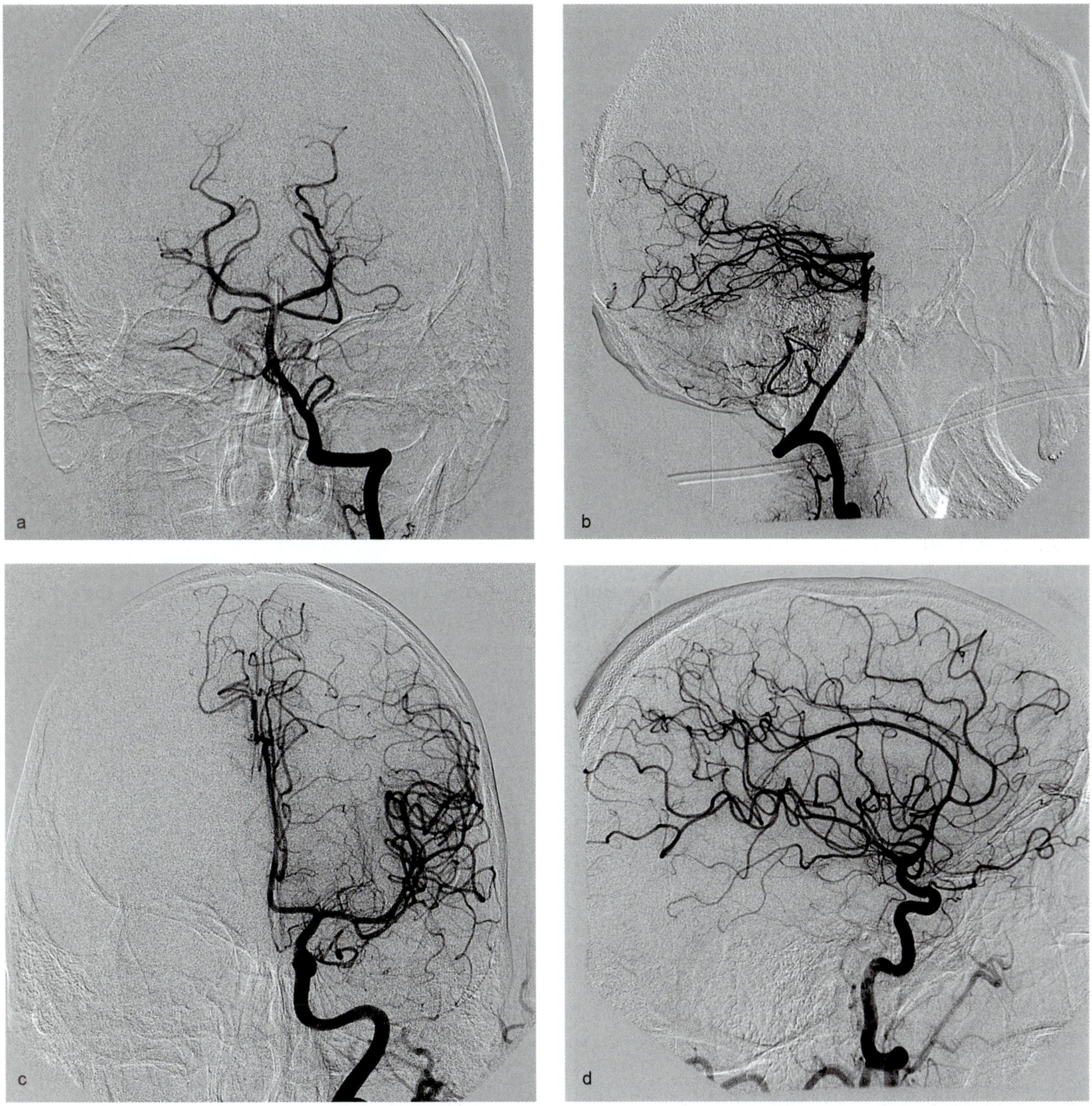

Abb. 21.9 Digitale Subtraktionsangiografie (DSA), Normalbefund **a, b** DSA der A. vertebralis im anterior-posterioren und lateralen Strahlengang. **c, d** DSA der A. carotis interna im anterior-posterioren und lateralen Strahlengang.

Zur Vertiefung

Gefäßfehlbildungen

Arteriovenöse Malformationen

Krankheitsbild Arteriovenöse Malformationen (AVM) sind angeborene oder erworbene Gefäßfehlbildungen, die vor allem durch Blutungen und Anfälle symptomatisch werden können.

Therapie Pathologische Gefäße können über die Arterien mit einem Mikrokatheter erreicht und gezielt insbesondere durch Flüssigembolisate verschlossen werden. Gefäße, die das Gehirn versorgen, müssen hierbei natürlich geschont werden, um Infarkte zu vermeiden. Allerdings ist die reine endovaskuläre Therapie bei arteriovenösen Malformationen häufig nicht ausreichend, da sie nicht vollständig verschlossen werden können. Um einen vollständigen Verschluss zu erreichen und damit das Blutungsrisiko zu beseitigen, ist meist eine zusätzliche neurochirurgische Operation und Strahlentherapie notwendig. Das Behandlungsrisiko hängt vor allem von der Größe, der Lagebeziehung zu „eloquenten Hirnarealen" und dem Aufbau der Malformation ab.

Durale Fisteln

Krankheitsbild Durale arteriovenöse Fisteln sind meist erworbene Kurzschlussverbindungen zwischen duralen arteriellen Gefäßen und venösen Sinus und Hirnvenen.

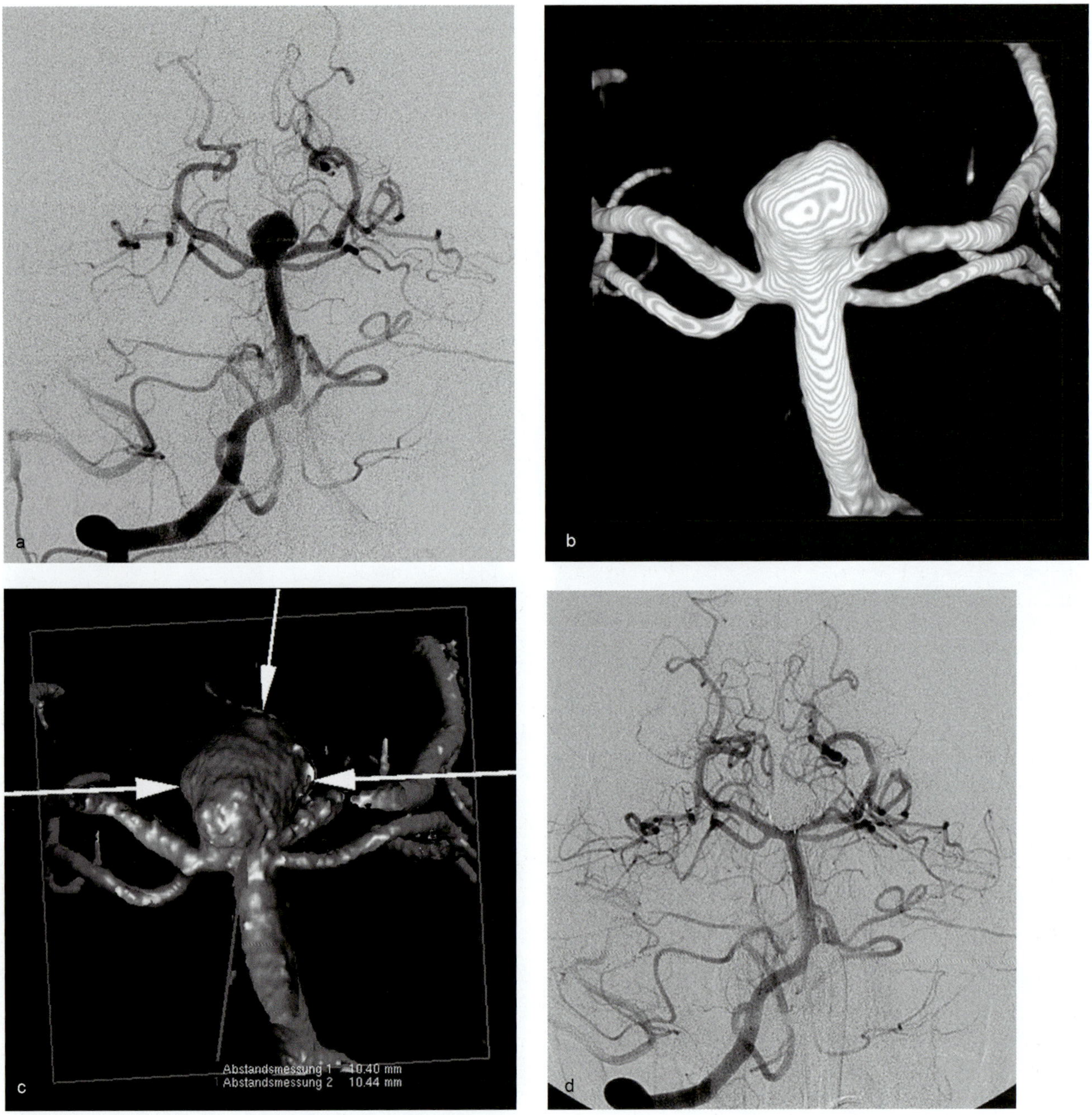

Abb. 21.10 Aneurysma der A. basilaris. a DSA a.p. zur Darstellung des Aneurysmas. **b, c** Zur Therapieplanung wird eine 3-D-Rotationsangiografie erstellt und das Aneurysma vermessen. **d** DSA nach endovaskulärem Verschluss mit Platinspiralen.

Therapie Ein endovaskulärer Verschluss der Fistel ist besonders dann indiziert, wenn die Fistel eine direkte Drainage in kortikale Venen hat oder indirekt durch Überlastung des Venensystems einen Rückstau in kortikale Venen verursacht und damit die Gefahr einer Blutung und eines Ödems besteht. Ziel der endovaskulären Therapie ist der Gefäßverschluss genau am Fistelpunkt, d.h. am Übergang von der Arterie zur Vene. Der Zugang zum Fistelpunkt ist transarteriell oder transvenös möglich, und die Fistel wird mit Coils oder Flüssigembolisaten verschlossen. Bei Partikelembolisation besteht eine höhere Rezidivrate.

Stenosen und Gefäßverschlüsse

Stenosen Ischämische Schlaganfälle könne durch extra- und intrakranielle Stenosen der hirnversorgenden Arterien verursacht werden. Zur primären und sekundären Prophylaxe kann der verengte Gefäßabschnitt endovaskulär mit einer Gefäßstütze, einem **Stent,** aufgeweitet werden.

Gefäßverschlüsse Bei einem akuten Schlaganfall durch einen Gefäßverschluss kann eine endovaskuläre Behandlung das betroffene Gefäß wieder eröffnen. Dies kann durch eine intraarterielle Lyse oder eine **mechanische Rekanalisation** erfolgen. Bei der mechanischen Rekanalisation wird der Thrombus oder Embolus durch einen Katheter abgesaugt oder mit speziellen Vorrichtungen eingefangen und retrahiert.

21.4.3 Indikationen und Kontraindikationen

Die Indikation zur zerebralen Angiografie besteht vor allem bei Gefäßverschlüssen und Gefäßfehlbildungen und dient hier auch als Grundlage von interventionellen Behandlungen. Hirntumoren und ihre Gefäßversorgung sind dagegen meist durch die CT und MRT hinreichend genau diagnostiziert, sodass eine Angiografie meist nicht mehr erforderlich ist.

MERKE
Im Notfall hat die Angiografie keine absoluten Kontraindikationen.

Auf den Punkt gebracht

Angiografie

- hauptsächliche Indikation: Gefäßverschlüsse, Gefäßfehlbildungen und vor Interventionen
- Zugang über die A. femoralis (oder A. brachialis) nach Seldinger-Technik
- möglichst wenig Gefäße und Aufnahmeserien, jedoch genug, um die Fragestellung beantworten zu können
- endovaskuläre Therapie: Hirngefäße wieder eröffnen (z.B. bei Stenosen, akutem Schlaganfall) oder verschließen (z.B. bei arteriovenösen Malformationen, Fisteln, Aneurysmen)

Register

C

L

O

X

Z